现代内科疾病临床诊治

孙海玲等◎编著

吉林科学技术出版社

图书在版编目（CIP）数据

现代内科疾病临床诊治 / 孙海玲等编著. -- 长春：
吉林科学技术出版社，2017.9
ISBN 978-7-5578-3244-5

Ⅰ.①现… Ⅱ.①孙… Ⅲ.①内科－疾病－诊疗
Ⅳ.①R5

中国版本图书馆CIP数据核字(2017)第232575号

现代内科疾病临床诊治
XIANDAI NEIKE JIBING LINCHUANG ZHENZHI

编　　著　孙海玲等
出 版 人　李　梁
责任编辑　刘建民　韩志刚
封面设计　长春创意广告图文制作有限责任公司
制　　版　长春创意广告图文制作有限责任公司
开　　本　889mm×1194mm　1/16
字　　数　400千字
印　　张　33.5
印　　数　1—1000册
版　　次　2017年9月第1版
印　　次　2018年3月第1版第2次印刷

出　　版　吉林科学技术出版社
发　　行　吉林科学技术出版社
地　　址　长春市人民大街4646号
邮　　编　130021
发行部电话/传真　0431-85635177　85651759　85651628
　　　　　　　　　　　　　85652585　85635176
储运部电话　0431-86059116
编辑部电话　0431-86037565
网　　址　www.jlstp.net
印　　刷　永清县晔盛亚胶印有限公司

书　　号　ISBN 978-7-5578-3244-5
定　　价　98.00元

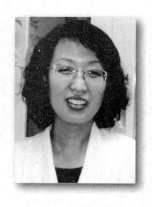

孙海玲

医学硕士，济宁医学院附属医院内分泌二科副主任医师，副教授。山东省医学会糖尿病学分会青年委员会委员，山东省医学会中西医结合分会委员，济宁市医学会内分泌学分会委员。擅长糖尿病及其并发症、甲状腺疾病、身材矮小、性腺发育异常、垂体疾病（肢端肥大症、泌乳素瘤、腺垂体功能减退症、尿崩症）、嗜铬细胞瘤、库欣综合征、骨质疏松症、痛风、继发性高血压及其他内分泌与代谢疾病的诊断及治疗。

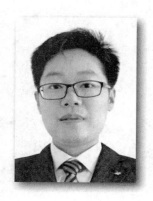

庄绪栋

男，1981年11月出生，2005年毕业于山东中医药大学，本科毕业，学士学位，现任临沂市中医医院透析科主任，兼任临沂市中医医院肾内科副主任，荣获医院"优秀青年工作者"等称号，为山东省第二批中医技术骨干培训学员，为临沂市中西医结合学会肾病委员会秘书，临沂市中医药学会肾病专业委员会副主任委员，参编著作多部。从事肾脏病领域近十年，擅长慢性肾炎、肾病综合征、高血压肾病、糖尿病肾病等各种慢性肾脏病的诊治，尤其是慢性肾衰竭的血液净化一体化治疗。

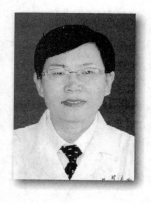

牛翠芳

现任兖矿集团总医院济东院区综合内科主任。中华医学会心血管病学分会委员。擅长心血管疾病的诊治，尤其在恶性心律失常、心肌病、难治性高血压、急性重症心肌炎、急性心肌梗死、心力衰竭等诊治方面具有独到之处。发表论文数篇，发明专利两个。

前言
preface

　　近年来,科学技术飞速发展,人类文明高度进步,人们社会环境、生活习惯与行为方式也发生改变,同时,许多慢性疾病也发生了明显的变化,影响人类的健康。心脑血管病与恶性肿瘤发病率与死亡率高居榜首,高脂血症、肥胖症、动脉粥样硬化、胆囊炎等疾病也随之而来。

　　此书在内容设计上,主要介绍了内科学各个系统性疾病,如呼吸系统疾病、循环系统疾病、消化系统疾病、泌尿系统疾病、内分泌系统疾病及神经、精神疾病,此外,还包括职业性中毒的内容。在本书编写过程中,力求体现实用性,深入浅出,简明扼要,通俗易懂。希望本书能给各级医院的内科工作者提供帮助,成为内科临床工作必备的工具书。

　　本书在编写过程中,参考了许多专业书籍和文献,得到了相关专家的支持和帮助。尽管我们付出了很大的努力,但由于编者水平有限,时间和精力不足,本书难免有不足、疏漏及错谬之处,我们恳切地希望专家及广大读者批评指正,谢谢。

《现代内科疾病临床诊治》编委会

2017 年 7 月

目录 CONTENTS

1

第一章 绪 论

一、医学、临床医学和内科学

内科学是临床医学中一个大的学科。学习内科学先要对医学和临床医学有概括的了解。

医学是生命科学的重要组成部分,是一门探讨疾病的发生和发展规律,研究其预防和治疗对策的学科。自人类在地球上诞生以来,与疾病作斗争以维护和增进自身健康、延长寿命就成为人类历史中重要的一章,所以医学是一门历史悠久,称得上是古老的科学。公元前5~公元前3世纪的古希腊时期,希波克拉底就创立了医学的理论和实践,撰写了众多的医学论著,奠定了医学的基础;此时我国春秋战国时代也有托名黄帝所写的医学专著《内经》问世,总结了古代我国人民长期与疾病作斗争的经验和理论知识,奠定了我国传统医学的理论基础。随着岁月的渐进,科学的发达,促使构筑在科学实验基础上的现代医学不断地发展。观念不断更新;实践不断改进。因此,医学又是一门不断创新的学科。以不断的变化作为它永恒不变的规律,体现了现代医学的活力。

医学科学不断发展,它所探索的范围也不断地扩展。到19世纪初,现代医学已逐渐分化成基础医学、临床医学和预防医学三大领域。①基础医学是研究人体的解剖、生理功能、致病因素以及人体对致病因素的入侵所作出的反应、疾病发生的机制以及药物或其他治疗措施等干预对人体所起的作用的学科。它包括解剖学、组织胚胎学、病理解剖学、生理学、病理生理学、药理学、生物化学、医学生物学、医学微生物学、医学寄生虫学、免疫学、分子生物学、医学遗传学以及行为科学等一系列学科。②临床医学是研究人体各系统疾病发生的规律、其临床表现、诊断和治疗的学科。传统上分为内科学、外科学、妇产科学、儿科学、眼科学、耳鼻咽喉科学、皮肤科学和口腔医学等。20世纪30年代以后,特别是50年代以后,随着临床医学的迅速发展,上述学科进一步分化为门类众多的专业学科。例如内科学分化成传染病学、神经病学、精神病学、呼吸病学、心血管病学、消化病学、肾病学、血液病学、内分泌病学、营养和代谢病学、风湿病学、老年病学等专业学科;外科学则分化成麻醉学、普通外科学、神经外科学、心胸外科学、创伤外科学、骨科学、泌尿外科学、显微外科学、整形外科学、血管外科学等专业学科。据报道,到20世纪80年代,美国已形成了由24个领域51个专业所组成的临床医学体系。临床医学的专科化有利于对疾病的深入研究,提高其诊断和治疗水平。但是,分科过细也有不利于患者就诊和进行综合防治的负面影响。因此,在发达国家,发展专科医学的同时,也注意发展集健康促进、常见病防治和康复服务于一体的、面向初级保健的全科医学。③预防医学是研究人群中疾病的发生、发展和流行的规律及其预防措施的学科,现已发展成独立的公共卫生学。临床医学和预防医学的区别在于前者是医治患者于既病之后,后者是预防疾病于未病之前,从费用-效益的角度来考虑,预防医学对维护健康、延长寿命所付出的代价低,所获得的效益高。因此,在医学发展到目前阶段,预防医学逐渐得到各国政府和医学界的重视,广大人民群众也逐渐认识到预防疾病、保持身体健康的重要性。

内科学是临床医学领域中一门重要的学科,它涉及面广,整体性强,在研究人体各器官系统疾病的诊断和防治中,以诊治措施不具创伤性(如体格检查、实验诊断、影像学诊断、药物治疗等)或仅有轻微的创伤性(如介入性诊断和治疗)为其特色。它又是临床医学中各学科的基础,并与它们之间存在着密切的联系。近年来,以生物学(尤其是分子和细胞生物学)、化学、物理学、数学和基础医学的理论和技术蓬勃发展为基础,临床医学正处在内容不断更新和深入的阶段,内科学也相应地进入了一个飞跃发展的时期。

内科学的发展历史和人类与疾病作斗争的历史密切相关。人类经历了两次卫生革命的阶段。第一次卫生革命主要是针对传染病斗争。有史以来传染病是威胁人类生命的主要疾病,其中烈性传染病如鼠疫、霍乱,其传染性强、流行面广、迅速致命,历史上多次出现过居民大批死亡。即使慢性传染病如麻风、结核,亦曾使人群大批病残或丧命。随着医学科技的进步，人类对传染病的斗争到 20 世纪后叶取得了丰硕的成果。以各种疫苗、菌苗的接种为主要预防手段，以各种抗生素和化学药物的应用为主要治疗手段，以天花于 1979 年在全球根绝和脊髓灰质炎于 2005 年被消灭为重要标志，人们乐观地认为传染病已得到控制，第一次卫生革命取得了决定性的胜利。目前主要威胁人类生命的疾病已经是与生活水平的提高、平均期望寿命的延长、不良生活方式的泛滥以及心理行为和社会环境影响相关的心脑血管病、恶性肿瘤和其他一些老年期的疾病。这些疾病已经成为流行病，针对这些疾病进行斗争就是从 20 世纪后叶开始的第二次卫生革命的主要内容，也就是当前的重点。

然而，从 2002 年冬到 2003 年春，我国突然受到"严重急性呼吸综合征"(SARS)的袭击。这一新出现的传染病传染性极强，迅速跨省、跨地区和跨国传播、被全球 13 个实验室的学者发现、经世界卫生组织(WHO)认定为新型冠状病毒感染所致的疾病，对我国人民的生命、社会的稳定和经济的发展都造成很大的负面影响。幸而由于党和政府的坚强组织和领导，医务工作者的奋力拼搏，人民群众的积极配合，2003 年春夏疫情得到控制。2004 年春夏之交个别地区的零星发病也迅速得到控制。SARS 的突袭向我们敲响了警钟，人类的第一次卫生革命其实尚未成功。老的传染病艾滋病、结核病、疟疾等还未被控制，或正在卷土重来，而约 30 余种新的传染病纷纷出现，特别是埃博拉病毒出血热、西尼罗河病毒脑炎、新型病毒流感等，都在伺机对人进行攻击、致人死命。

因此，第一次卫生革命仍须继续并要大力加强，第二次卫生革命也要进行且不能松懈，内科学的任务艰巨，任重而道远。

二、基础医学的发展促进了现代内科学的进步

自 20 世纪 70 年代以来，现代生物学技术迅猛发展，从而极大地推动了现代内科学的发展，特别是以分子生物学为代表的现代生命科学理论和实验技术，使得我们对疾病的认识深入到分子水平。20 世纪 80 年代发明并逐渐应用的重组 DNA 技术和 PCR 技术，应用异常基因作为指标，用 PCR 技术能定性或定量检测致病基因的转录产物，其灵敏度可达 $10-5$。开始于 1990 年由美、英、法、德、日和我国合作进行的人类基因组计划，要将人体细胞的 23 对染色体中的 30 亿个碱基对进行识别和测序。此项工作原预期在 2003 年全部完成，但在 2000 年 6 月 26 日已提前公布了人类基因组框架结构草图，2001 年 2 月又公布了人类基因组图谱及初步分析结果，2003 年 4 月 30 日宣布人类基因组的精细测序工作全部完成。这为阐明基因如何在决定人类生长、发育、衰老和患病中起作用提供了结构基础，也为深入到基因和分子水平来认识遗传性疾病和与遗传有关的疾病提供了条件。进入 21 世纪后，随着人类基因组测序的完成，医学研究已从基因组学进入到后基因组时代。基因芯片和蛋白质芯片等高通量技术的日臻成熟和应用，将为疾病的研究提供动态深入的综合信息。开展功能基因的研究，有助于发现疾病基因和抗病基因。生物信息学技术、生物芯片技术、转基因和基因敲除技术、酵母双杂交技术、基因表达谱系分析、蛋白质组学、结构基因组学和高通量细胞筛选技术等的应用为现代内科学对疾病的认识提高到一个新的水平。

人类基因组含两类遗传信息，一类是传统意义上的遗传信息，即 DNA 序列所提供的遗传信息，另一类是表观遗传学信息，即没有 DNA 序列变化的、可遗传的基因表达发生改变，并通过细胞有丝分裂和减数分裂向子代遗传。和 DNA 序列改变不同，许多表观遗传学改变是可逆的，这为疾病治疗提供了理论依据，表观遗传改变在疾病发病机制、诊断、治疗和预后判断方面起重要作用。例如近年来 DNA 甲基化和组蛋白去乙酰化已逐渐成为白血病相关研究的热点，以上两种表观遗传学修饰在白血病发病机制研究中获得可喜的成绩，DNA 甲基转移酶抑制剂和组蛋白去乙酰化酶抑制剂都是表观遗传学药物，已在临床上应用，表观遗传靶向治疗是肿瘤治疗的新方向。

由于分子生物学和细胞遗传学的进展使不少内科疾病的病因和发病机制获得进一步的阐明。截至 1999 年 5 月全世界文献已报道异常血红蛋白 751 种，对血红蛋白的分子及其编码的基因进行了深入研究，血红蛋白基因突变引起的异常血红蛋白病已从过去认识的遗传病，进入到现代认识的血红蛋白分子病，对血红蛋白病的深入研究又大大推动了分子生物学与分子遗传学的发展。分子生物学技术的发展，使

血红蛋白病的产前诊断和基因诊断才能在临床实施。急性白血病的分型诊断,已从过去单纯依赖形态学进入到近代以形态学、免疫学、细胞遗传学和分子生物学(MICM)综合分型诊断。t(15;17)、t(8;21)、inv(16)/t(16;16)融合基因的发现,使急性髓细胞白血病的早期诊断及微量残留白血病的诊断已成为可能。现代内科学更重视疾病实体的诊断,例如慢性淋巴细胞白血病(CLL)和小淋巴细胞淋巴瘤(SLL),WHO分型认为两者无论从肿瘤细胞形态、免疫表型、细胞遗传学都十分相似,因此将其纳入 CLL/SLL 诊断。

分子生物学技术的发展,使内科疾病的实验诊断学有了长足的进步。高效液相层析、放射免疫和免疫放射测量、酶联免疫吸附测定、聚合酶链反应和酶学检查技术的建立和完善,使测定体液中微量物质、免疫抗体、药物或微生物的 DNA 和 RNA 成为可能,其灵敏度可以达到皮克($pg,1pg=1\times10^{-12}g$)乃至飞克($fg,1fg=1\times10^{-15}g$)水平。单克隆抗体制备成功又把高度专一性的分析技术推进一步,为实验医学提供了新的有效手段。临床生化分析向超微量、高效能、高速度和自动化方面发展,已有每小时能完成 300 份标本、20 项指标的多道生化分析仪。实验诊断技术的革命,为现代内科疾病的诊断建立了扎实的基础。

分子靶向治疗直接作用于靶基因或其表达产物而达到治疗目的,基于单克隆抗体的靶向治疗也已在临床上广泛应用,采用表观遗传学原理设计的药物也已开始出现,从而使恶性肿瘤的内科治疗具有高度选择性,分子靶向治疗的出现在内科药物治疗史上具有划时代的意义。

三、正确处理大内科各专科和普通内科的关系

20 世纪 50 年代之后,随着临床医学的发展,各种先进的诊疗方法先后应用于临床。除了前述的分子生物学技术应用于内科疾病的实验诊断学外,影像学诊断技术也迅猛发展,包括各种超声检查(包括经食管、经肛管、多普勒、二维、三维、声学造影等)。超声诊断近年发展很快,已从 A 型(一维)、B 型(二维)发展到三维成像,可得到脏器的立体图;多普勒彩色血流显像更可对血流及其变化取得直观的效果;食管内多平面超声心动图能在更接近心脏的部位进行探测;心肌超声显像技术有助于判断心肌的血液灌注情况。血管内超声显像能显示血管壁结构的变化,有力地补充血管造影的不足。电子计算机化 X 线和磁共振体层显像(包括快速 CT、多排螺旋 CT、CT 三维成像等)在临床上的应用。更新的计算机化磁共振体层显像(MRI),对显示软组织结构,例如心、脑等又略胜一筹。数字减影法动脉造影(DSA)对于肝脏、胰腺和肠道肿瘤的诊断,对肠道出血,尤其是小肠出血的定位和定性有诊断价值。数字减影法心血管造影的意义也很大。全数字化心血管 X 线造影专用系统用于心导管检查能提高影像的分辨率,增强组织对比度,用光盘录像,激光打印,可录得能显示更多细节的高质量图像,给诊断和治疗提供更有参考价值的资料。放射性核素检查的新技术已广泛应用于胃、肠、肝胆、心血管、内分泌、肾、血液、肺部疾病的诊断,用单光子计算机化体层显像(SPECT)使诊断水平进一步提高,而用正电子体层显像(PET)可无创伤地观察活体内的物质代谢改变,使诊断更加深入。内镜的不断改进扩大了内镜的用途,减轻了患者在检查时的痛苦,并通过直接观察、电视照相、电影照相、采取脱落细胞和活组织检查等手段,提高了对消化道、呼吸道、泌尿道、腹腔内等一些疾病的早期诊断,而且可用于治疗,如止血、切除息肉、取出结石等,逐渐发展成为微创性治疗的手段,代替了部分外科手术治疗。近年又有用于心血管系统的内镜问世。仿真内镜检查术是将 CT 或 MRI 所取得的图像经计算机处理获得的体内管腔三维动态影像,对胃肠道息肉、肿瘤等病变有诊断价值,成为一种新的非侵入性诊断技术。机械通气的应用,呼吸机的不断更新换代,使抢救呼吸衰竭成功率不断提高。细针穿刺活检的推广,对肝、肾、肺、心内膜和心肌、甲状腺等进行经皮活组织检测的技术,提高了这些脏器疾病的诊断准确性。造血干细胞移植技术的应用,使恶性血液病可获得治愈的机会。血液净化技术的应用,不仅是肾脏的替代治疗,而且可以应用于非肾脏疾病的治疗。心(包括血压)、肺、脑的电子监护系统能连续监测病情,当出现超过容许范围的变化时能及时报警,提高了抢救危重患者的成功率。由于先进的诊疗技术的应用,一方面大大提高了内科临床诊断和治疗水平,另一方面使内科各专科获得迅速的发展,专业化程度不断提高,逐渐形成了目前三级医院中内科各专科的设置。因此内科领域内的专科化是临床医学的发展,先进诊疗方法应用的必然结果。例如心血管病专科,由于高度选择性的心血管造影、放射性核素显像、心脏电生理检查等的推广;新的治疗手段如心脏电复律、人工心脏起搏、埋藏式的自动起搏复

律除颤、带球囊心导管的血管和心脏瓣膜扩张术，经心导管的电能、射频、激光销蚀术和血管内置入支架，近年又开展心肌梗死急性期的冠状动脉球囊扩张和支架安置术治疗等。如果没有心血管病专科的设置是难以完成上述诊疗任务的。由于内科各专科的不断完善和发展，因此出现了"普通内科是否要继续存在"的大讨论。但是，正如前述，分科过细也有不利于患者就诊和进行综合防治的负面影响。澳大利亚皇家内科学院主席 Thomson 教授认为目前全球疾病状况主要特点是疾病的老龄化、慢性化和复杂化，必须以全球的观点来考查普通内科的现状，普通内科医生作为衔接初级医疗与专科医疗的职业，面临重要的挑战是日益增长的"复杂患者"。这些患者同时患有两种或者更多的疾病，尤其是年龄大于 65 岁的慢性疾病患者。内科医生的培训也面临许多新的挑战，首先应平衡普通内科培训和专科的培训。专科的蓬勃发展虽然提高了疾病诊治水平，但如由专科医生负责基本医疗将会造成卫生资源的浪费，过度医疗使美国的卫生费用迅速增长，并且专科医生对患者的整体医疗缺乏综合协调。因此，近 20 年来美国医学院普通内科发展十分迅速，到 2002 年几乎所有美国医学院校都设有普通内科。中华内科杂志在 2003 年-2005 年开展了"大内科是否有存在的必要"的讨论，历时一年余。大家一致认为：从提高医疗质量、降低医疗成本、提高内科医师素质各方面来看，大内科不但存在的必要，而且应当加强。2007 年 9 月召开了中华医学会第十一届全国内科学术会议，提出了通过大内科领域学科交叉，促进大内科学科发展，提高内科医师综合素质的号召。北京协和医院已正式设置普通内科，他们认为内科是专科医生成才的基础，内科的去实体化趋势非常不利于医学生和内科住院医生综合能力的培养。

四、怎样成为内科学医师

（一）应注意培养自己成为一名高素质的内科医师

由于现代临床医学的广度和深度都较以前有了很大的变化，医学涉及社会、伦理、法律、经济等方面的问题日益增多。临床医生是一种崇高的职业，又是一种特殊的职业，因此要学好内科学，当好内科医师，首先需要将自己培养成一名高素质的内科医师。我国著名血液病专家张之南教授著书《治学与从业》提出医生应有的职业素质，认为一名内科医生应具有下列素质：①奉献精神；②求真务实；③勤奋敬业；④机敏、灵活、周密、有序。他虽已 80 高龄，仍重读先贤千余年前的大作，我国唐代著名医学家孙思邈《备急千金要方》，"大医精诚"指出"医乃仁术"，"凡大医治病，必当安神定志，无欲无求，先发大慈恻隐之心，誓愿普救含灵之苦"。因此，治病救人是一名内科医师的天职，所谓高素质首先必须要有这方面的素质。内科医师不应将患者看成病例，只顾病例不顾患者，要全心全意为患者服务，医师服务的对象是患者。因此必须要具有高度负责的精神，要像古人孙思邈提出的大病治病的精神对待每一位患者。再一次强调高度负责的精神是一位内科医师应有的职业素质。此外，内科医师也要认识到医学已不是一门纯自然科学，它的边缘学科已经深入到心理学、社会学、人类学，甚至经济学和文化传统之中。疾病可能来源于基因组编码的变异，也可能是贫困、文化水平低从而卫生条件差，缺乏防病保健知识的结果。医学研究不仅要重视患者异常的分子和细胞，也要注意患者曾有过艰辛的生活经历，从而使身心健康受到损害。内科医师临诊时不能单纯着眼于疾病，还要着眼于患者，必须正确地运用医学伦理学的准则；在疾病防治中不仅要考虑疾病的生物学方面，还必须考虑疾病发生、发展和防治中的心理学和社会学方面；在疾病防治中要全面关心患者，建立良好的医患关系，以取得患者对治疗过程的合作；要尊重患者的权利，对医疗干预措施的介入、更改或撤停，应当向患者作出解释；要正确运用法律手段，保护医患双方的合法权益；要合理运用保护性医疗的原则，选择适当的时机，将疾病的诊断和结局告知患者或其家属；要做好临终关怀，并在法律允许范围内慎重使用减轻或消除患者痛苦的措施等。

美国 Weinstein MC 教授编著的《临床决策分析》中指出临床医师总是在不确定情况下作出临床决策。这种不确定性来自以下 4 个方面：①临床资料的不正确；②临床资料的模糊和解释的多样性；③临床信息和疾病表现间关系的不确定性；④治疗效果的不确定性。面对不确定的临床问题作出正确的判断是一门医学艺术。Harrison 内科学的绪论中也认为临床医师将医学知识、直觉的观察和个人的经验结合起来进行正确的判断是一种医学艺术，从而使临床实践成为具有科学基础的实践。这是临床工作的特点，从这方面来要求一名临床医师,他必须具有较高的逻辑思维的素质,尤其对一名内科医师来说更为重要,要具有正确的临床思维能力,面对医学知识爆炸的时代,能够运用这些知识,融入临床实践,作出正确的判断。因此临床思维能力的培养也是一名高素质内科医师的必备条件。

(二)要养成不断学习的习惯

临床内科学是实践性很强的学科,疾病的临床表现千变万化,同一疾病不同患者可以有不同临床表现。即使做了几十年的内科医师,积累了大量的临床经验,但每天面对的患者的病情仍有不少新面孔,仍需要参阅大量文献资料,才能为患者解决其诊治问题。再加上现代内科学发展神速,知识爆炸,这就促使内科医师自己需要不断通过实践积累经验,不断学习接受再教育,阅读新的医学书籍和杂志,参加有关学术会议,不断吸收新知识,开展新技术,赶上内科学的进展。因此,作为内科医师要准备为患者服务到老、为科学献身到老和学到老。实践经验告诉我们,只有结合自己经治的患者,参阅有关文献,其文献阅读效率最高,同时又为患者解决了实际诊疗问题,一举两得,这是临床医师学习医学文献的主要方式。关键问题是内科医师在繁忙的临床工作中,要养成不断学习,不断总结临床经验,不断接受继续教育的习惯,才会在实践中提高自己的水平。

在生物医学及信息技术高度发达的今天,医学研究已全球化,医学文献信息几何倍数增长。此外还有数量庞大的未公开发表的文献、灰色文献等。如何从中追踪研究前沿,掌握新进展,如何从海量的信息资源中提取有价值的信息,是内科医师面临的巨大挑战。因此需要学会文献检索,如何从电子文献数据库(如美国国立医学图书馆 MEDLINE 和 Cochrane 图书馆等)中找到您所需要的文献。除了学会文献检索外,还需要应用临床流行病学的原则和方法对文献报道结论的真实性、精确性和实用性进行严格评价,然后才能将文献报告的结论应用于您所经治的患者。

事实上,临床实践是临床研究选题的丰富源泉,在日常工作中,无时无刻不面临着许多诊断问题、治疗问题及预后估计问题,都值得每位内科医师认真研究和总结。只有不断总结临床经验的内科医师才能成为一名高级内科医师。

(三)注意内科基本功训练和培养认真仔细的工作作风

内科医师诊病的基本方法,主要还是依靠详细的询问病史,全面的体格检查,结合有针对性的实验室检查,进行正确的临床思维。大多数病例通过上述方法都能获得正确诊断。根据临床经验,许多误诊的原因并不是缺乏什么高深的新技术,而是在于询问病史有遗留,重要体征未发现,临床思维不得当。因此内科基本功的训练至关重要,那种认为目前各种先进检查方法已在临床广泛应用,不必再强调病史询问、体格检查等基本功训练,这是非常错误的论调,将会祸害年轻一代的内科医生,增加误诊率。

内科基本功的含义可能还要广些,应包括重要实验室检查的原理和结果的判断、心电图的阅读、X 线片、CT 片及 MRI 片的阅读、骨髓片的阅读等,有上述基本功的内科医师比那些只会看报告的内科医师要强很多,在诊断过程中对疾病的理解要深刻得多。在临床工作过程中发现,经常跑放射科请教读片的内科医师,其诊断正确率要比单纯依靠报告诊病的内科医师高很多。

内科医师和外科医师的工作条件不同,外科医师比较直观,内科医师依靠推理分析的多,因此内科医师必须养成认真仔细的工作作风。不论在询问病史、体格检查、分析病例以及下结论都必须认真、仔细,不能马虎,这可能也是内科医师的基本素质,要注意培养。

(李 莉)

第二章 循环系统疾病

第一节 心脏性猝死

由于诊断技术和治疗手段的迅速发展,心脏病总病死率有所降低,但心脏性猝死(SCD)仍然是医疗保健方面的一个大问题。发生心搏骤停的患者能被成功复苏的机会很小,美国低于30%,而在许多国家接近0%。因为绝大多数心搏骤停发生在医院外,不能得到有效的快速治疗干预(如初步的紧急心肺复苏术),仅有发生在医院内或有幸经过初步抢救治疗并及时送至急诊室的心搏骤停患者,有机会得到有效治疗而幸存。SCD具有突发、迅速、不可预料和病死率高的特征,是直接危害人类生命的一大杀手。

一、猝死的定义及分类

猝死的定义不一,对定义的根本分歧在于出现症状到死亡的时间界定。美国心肺血液研究所曾将其定义为症状发生后在24小时内死亡者,世界卫生组织(WHO)原先的定义是6小时。2008年美国心脏病学会、美国心脏协会、欧洲心脏病学会发表的相关指南将SCD定义为"由各种心脏原因引起,死亡发生于症状出现后1小时之内的院外、急诊室或到达医院时已经发生的死亡"。这个定义目前被大多数学者所接受。这样的死亡可以发生在一个有或没有心脏病的患者,但在这个患者,死亡的时间和方式是意外和不能预期的。重点是在"自然的""骤然发生""快速"和"不能预期"。

心脏性猝死与心搏骤停有时被混淆为同义词。严格地说,这是不对的,尤其关于存活或生还,应将两者区分。因为从字面上的确切含义,死亡是所有生物学功能不可逆转的停止,而心搏骤停通过紧急的治疗干预有逆转的可能。

SCD死亡原因可以是室颤、室速、心脏停搏或者非心律失常原因。目前Hinkle-Thaler的心脏性猝死分类法是最常用的,这个分类法把猝死与充血性心力衰竭(CHF)的关系考虑在内。但是可以进行危险分层的SCD特指恶性室性心律失常导致的猝死,因为这部分患者经干预治疗(体内或者体外除颤)可逆转。

二、心脏性猝死的流行病学及相关因素

SCD占所有自然死亡的18%,占冠心病死亡的50%。近年来,由于采取了一系列针对冠心病的干预措施,因此在欧美国家冠心病的病死率有所下降,但是由于老龄化的进展以及慢性心脏疾病的增加,心脏性死亡及SCD的绝对值并没有下降。全球范围内由于各地的冠状动脉性心脏病(冠心病)发生率不同,SCD发生率也有相应差异。美国SCD的发生率为每年0.1%~0.2%。据美国死亡原因回顾性分析资料表明,每年有30万~35万SCD事件,欧洲的SCD发生率与美国相似。我国冠心病发生率低于美国和一些欧洲国家,但人口总数大得多,因此SCD的绝对数字不小。由阜外医院华伟、张澍教授牵头完成的国家十五攻关课题结果提示,我国SCD的发生率为每年41.84/10万(0.04%),以13亿人口推算,我国每年SCD的发生率为54.4万。并且随着工业化程度的提高、冠心病发生率的增加,我国SCD的发生率将有增加的趋势。

SCD同年龄明显相关。猝死的发生率呈双峰的年龄分布,第一个峰在出生后6个月(婴儿猝死综合征,不在此讨论),而第二个峰在45~75岁间。但在75岁以上患者中发生率相对下降,主要是由于其他死因的竞争性影响。关于遗传因素在SCD中的作用,目前认为,基因突变和相关的基因多态性通过多步级联效应对动脉粥样硬化、斑块不稳定、血栓栓塞和致心律失常等与冠脉事件相关的每一步都发挥重要影

响。绝经后女性冠脉事件危险增加,SCD 危险也相应增加。SCD 危险的种族差异,研究结果不一,并无定论。

与冠状动脉粥样硬化有关的生物和行为传统危险因素对于识别群体水平发生 SCD 是有用的,但对个体的价值有限。SCD 的家族聚集性作为疾病的特殊表现形式可能有助于识别 SCD 易患的特殊基因异常。高血压、左室肥厚是 SCD 危险因素。吸烟、肥胖、糖尿病与 SCD 有关。近期生活方式(工作、家庭、环境)的重大变动也与心肌梗死和 SCD 有关。

SCD 的发生危险在以下人群中依次增加:正常人群、高危亚组人群(具有导致首次冠脉事件多重危险因素的人群)、有任何冠脉事件史、左室射血分数(EF)≤30% 或心力衰竭、心搏骤停复苏者、心肌梗死后室性心律失常患者。

三、猝死的病因

各种心脏病均可导致猝死,但以冠心病为最主要的原因,在西方国家可能占猝死原因的 80%,20%～25% 的冠心病以猝死为首发表现。患心肌梗死者 75% 可发生心脏性猝死。因为冠心病在美国发病率最高,因此美国心脏性猝死的发生率在 30 万～40 万/年。除冠心病外,心脏性猝死的第二大病因为心肌病。此外,一些先天性或遗传性疾病,如长 QT 综合征、Brugada 综合征、马方综合征等也是猝死的原因。

四、心脏性猝死的病理生理

促使发生心脏性猝死的机制可能是缺血性、机械性或心电性的。有上述疾病或其他异常的患者易于发生心脏性猝死。这些因素的相互作用是心脏性猝死的病理生理的一个重要方面。自主神经系统的激活是关键性事件,导致交感性张力增高和副交感性影响减弱,其结果是血压、心率、血小板凝聚和血液黏稠度的增高。这些改变使心室颤动阈值减低,趋于使动脉粥样硬化斑块破裂、血小板凝聚,从而引起缺血性事件(心绞痛或心肌梗死)或心电性事件(心律失常),导致心脏性猝死。

五、心脏性猝死的临床表现

心脏性猝死临床表现的框架可分为 4 个组成部分:①前驱症状;②终末事件的发生;③心搏骤停;④生物学的死亡。

(一)前驱症状

前驱症状是新的心血管症状的出现或原有的症状加重,诸如胸痛、呼吸困难、心悸或疲乏无力,发生在终末事件之前的数天、数周或数月。不幸的是,所有的研究资料表明,前驱症状既不敏感也缺乏特异性。

(二)终末事件的发生

特异的症状一般是急骤发生的心悸或心跳快速、头晕、呼吸困难、软弱无力或胸痛。比这些特异症状更为重要的是心血管状态的显著改变。在许多病例,这段时间非常短暂,患者往往不能回忆起在晕厥发生之前有任何症状。

终末事件的发生代表了心脏的结构性异常与功能性影响之间的相互作用。短暂性心肌缺血可引起心绞痛或心律失常的症状,而再灌注可骤然诱发严重的心律失常。延迟的、不充分的或不适当的治疗可导致有症状的 VT/VF。自主神经系统的改变可引起心脏局部或整体的电生理特性的变化,结果是易于产生心律失常以及心肌环境的代谢状态发生改变。

(三)心搏骤停

心搏骤停的特征是由于脑血流量不足而致的意识突然丧失、呼吸停止和脉搏消失。心搏骤停的心电机制是室颤(在证实的医院外发生的心搏骤停患者中为 60%～80%),缓慢心律失常或心脏停搏(20%～30%),和持续性室速(5%～10%)。除了这些心电机制外,其他较少见的机制包括电-机械分离、心室破裂、心脏压塞、血流的急性机械性阻塞(例如大的肺动脉栓塞)以及大血管的急性事件(如大动脉穿孔或破裂)等。

（四）进展到生物学死亡

如无治疗干预，持续4～6分钟的室颤引起不可逆的大脑损害。8分钟内若缺乏生命支持治疗措施，即刻复苏和长时间存活几乎不可能。

六、高危患者的识别

对每个心搏骤停后生还者以及心肌梗死后患者，进行一些特殊检查以判别其复发或发生心搏骤停的危险性，从而选用最适当的预防性治疗，有重要意义。理想的识别方法及策略不但需要识别出将来可能发生室速、室颤的患者，并给予行之有效的干预，最终达到改善存活率的目的地。与此同时，这些技术还需要能有效地排除将来不发生室速、室颤的患者。

（一）无创技术

无创性心脏技术检查易行而费用低，无创而普及性高，易被社会人群所接受。由于绝大部分的SCD与恶性心律失常相关，而启动和维持室速、室颤的电生理机制中以折返机制最重要。因此无创性技术可以通过检出心室的传导或复极异常，进而筛选出对折返发生有触发和促发作用的因素，间接对SCD进行危险分层。目前的心脏无创检测技术对这些病理性影响因素检测的内容侧重不同，对传导延迟(QRS波宽度、晚电位)；心室复极不均衡(QT间期、QT离散度、T波电交替)；自主神经张力失衡(心率变异性、窦性心律震荡、运动后心率恢复、压力感受器敏感度)；心肌受损和瘢痕形成程度(LVEF，6分钟步行试验)；异位室性激动(动态心电图)等。2008年美国AHA/ACC/HRS学会公布了"无创技术对心脏性猝死(SCD)进行危险分层的专家共识"，评估了目前四类12项心脏无创的检测技术：①左室射血分数(EF值)。②心电图：QRS波宽度；QT间期及QT离散度；心室晚电位(信号平均心电图)；短程HRV(短程心率变异性)。③动态心电图：室性期前收缩及非持续室速；长程HRV(长程心率变异性)；窦性心律震荡。④运动试验及功能状态：运动能力和NYHA分级；心率恢复和恢复期室性异搏；T波电交替；压力感受器敏感性(BRS)。

1.左室射血分数(EF值)

左室射血分数是评价左室收缩功能最常用的指标。一般认为，EF≤40%是识别高危患者的分界线。EF30%～40%时发生心律失常事件的相对风险4.3%，敏感性和特异性分别为59.1%和77.8%。2008年AHA/ACC/HRS公布的专家共识指出：①EF值降低是心衰患者总体病死率和SCD最强有力的预测因子。②多变量的分析中，EF值降低是唯一具有预测致命性心律失常的重要因子。经动态心电图监测存在非持续性室速，而EF<30%的亚组患者相对危险度是EF≥30%且不伴有非持续室速者的8.2倍。③EF值较低组的ICD与药物治疗相比，ICD组病死率减少接近50%(MUSTT研究)。心肌梗死伴EF≤30%者，ICD组比药物组降低31%(SCD-HeFT研究)，ICD治疗EF<26%且伴其他危险因素者疗效最明显。总之，EF值降低可识别猝死风险相对增高的患者，但多数SCD发生在EF值相对较高的患者，提示这项技术的敏感性尚可，但有一定的局限性。

2.心电图

(1)QRS波宽度：QRS波宽度是心室激动时间和室内、室间传导延迟的简单指标，重复性好，变异率<5%，可作为心肌病进展程度较高的标志。室内传导减慢，尤其伴心室复极离散度增加时，可直接促发室性心律失常。一般认为，QRS波宽度>120毫秒是高危患者的筛选指标。目前的共识认为：①慢性心衰患者QRS波增宽的发病率20%～50%，提示这一指标应用范围大；②QRS波宽度和收缩功能不全呈线性关系，QRS波的增宽直接造成心室不同步及心功能下降；③左束支阻滞是SCD的独立预测因素，一年内SCD的风险增加35%，伴室内或左束支阻滞时，总病死率将增加50%，也是预测ICD患者获益的一个指标；④对于缺血性扩心病的患者，QRS波宽度的预警SCD的能力优于扩张型心肌病。因此，QRS波增宽时，SCD的风险增高，但有些资料并不一致，目前缺少专门的前瞻性研究，因此目前不推荐QRS波时限增宽用于心衰患者SCD的危险分层。

（2）QT 间期及 QT 离散度：QT 间期代表心室动作电位时程，测量值重复性好，但受测量导联和 QRS 波增宽的影响。QT 离散度是心电图不同导联 QT 间期的最大差值，QT 间期变异性是患者 QT/R-R 比值的变化。QT≥440 毫秒为增高，QT 间期延长、QT 离散度大、QT 间期变异性增加与自发室速、室颤，与 SCD 风险的增加有关。部分资料认为，心脏复极异常和 SCD 的增加有关，但尚不能用 QT 间期、QT 离散度、QT 变异性对 SCD 进行危险分层。

（3）心室晚电位（信号平均心电图）：晚电位是指 QRS 波结束后的低幅信号，经减少噪声的信号平均技术可提高增益的放大和滤波作用，并在体表心电图显示晚电位。心肌梗死后，梗死或瘢痕区心室肌激动传导延迟，使 QRS 波后持续存在低幅电活动，其与碎裂电位有关，可成为折返的基质，与室速、室颤的发生相关。目前认为：晚电位的重复性为中等，预测猝死或心律失常事件敏感性 30%～76%，但阴性预测值高，特异性超过 95%，识别低危患者非常有效，但常规使用晚电位识别 SCD 的高危患者的证据尚不充分。

（4）短程 HRV：短程 HRV 分析能推测自主神经对心脏，尤其静息状态下的影响，这些影响在室速、室颤的发生中起重要作用。少数资料表明短程 HRV 异常与猝死相关，但目前不推荐应用短程 HRV 行 SCD 的危险分层。

3.动态心电图

（1）室性期前收缩和非持续性室速：自发的室性期前收缩、非阵发性室速与室速、室颤的发生有关。但室性期前收缩和非阵发性室速的自然变异率可高达 70%，心肌梗死后室性期前收缩预测的阳性值 5%～15%，阴性预测值≥90%。非持续性室速阳性预测值低（20%～50%），但阴性预测值高达 72%～93%。目前认为，心肌梗死伴心衰者室性期前收缩和非持续性室速和猝死风险有相关性，但是否能进行 SCD 的危险分层尚不完全明确。

（2）长程 HRV：即通过记录 Holter 经傅里叶转换等方法得到时域和频域数值，包括超低频、极低频、低频和高频指标。因此 HRV 在 SCD 危险分层中的价值还需进一步确定。

（3）窦性心律震荡：应用 Holter 记录患者室性期前收缩相关的心电图，进而公式计算。指标包括：TO（震荡起始）>0 为阳性，≤0 为阴性；TS（震荡斜率）≥2.5mm/s 为阴性，<2.5mm/s 为阳性。目前认为，这是一个有吸引力的危险分层指标，但需进一步明确其危险分层中的价值。

4.运动试验及功能状态

（1）NYHA 分级：心衰患者心功能 Ⅱ 级者死亡中，85% 的死亡为猝死，而 Ⅳ 级心功能者仅 33% 为猝死，因此，心衰级别能增加泵衰竭的死亡比例，猝死的比例反而降低。但需要指出的是，医生对心衰患者的评级有主观性，可重复性仅 5% 左右，除此，患者心功能分级也不断在变化，不同试验有的结果不同，以 ICD 治疗获益为指标，有的研究结果 Ⅱ 级心功能优于 Ⅲ 级，有的结果提示无差别。因此 NYHA 分级作为危险分层指标的价值还未被证实。

（2）心率恢复和恢复期间的室性期前收缩：心衰时交感神经过度激活，迷走神经张力下降和死亡风险增加有关，并使运动后心率恢复减慢。因此测量运动试验停止后 30～60 秒的心率下降值，若心率下降≤12 次/分，则和全因病死率的增加显著相关，阳性预测值 19%，阴性预测值 95%。如果运动停止后 5 分钟内出现频发或严重室性期前收缩也与死亡风险有关。这一指标是预测死亡的新指标，但在 SCD 危险分层中的价值尚未证实。

（3）T 波电交替：T 波电交替是 T 波逐跳中出现振幅、形态、方向发生变化，常需要通过运动增快心率，再用特殊方法记录微伏级的 T 波交替。T 波电交替能反映单个细胞水平的复极交替。当心率增快并超过心肌细胞转运细胞内钙离子的能力时则可诱发。因此，越低频率诱发 T 波电交替的意义越大。对于缺血性和非缺血扩心病患者，T 波电交替阳性者，心脏事件的发生率明显高于正常者，是预测心律失常事件的强有力预测因子。但还需要有更多研究证据支持这一技术在危险分层中的地位。

（二）心内电生理检查

电生理检查（EPS）已被广泛用于评估室性心律失常并对 SCD 进行危险分层，尤其对有冠心病，陈旧心肌梗死的患者。目前的指南认为，对于合并左心功能不全或心脏结构异常的不明原因晕厥患者，以及心肌梗死所致非持续室速,LVEF<40%的患者,实施EPS进行SCD的危险分层被作为Ⅰ类推荐。EPS检查在扩张型心肌病、肥厚型心肌病、ARVC、LQTS、Brugada综合征等患者中的应用价值不大。

目前,尚无对于SCD的最佳危险分层策略或这些技术的最佳联合的相关资料。虽然过去已经注意到多变量的联合分析,但这些联合指标通常是EF值降低和另一危险分层指标的联合,系统的研究和明确的结果很少。此外,SCD的病理机制还涉及其他因素:例如易损斑块、易损心肌,易发生血栓的"易损血管"等。所以,需要开发和创用一些新的技术对SCD的这些"易损性"进行筛选和总体评价。这些将包括基因学检查、血浆标志物测定和一些新的影像学技术等。近期Zipes等发表的一项SCD的流行病学资料表明,SCD者中,1/3属于当今概念中猝死的高危人群,1/3属于低危人群,1/3根本无任何危险因素。该资料说明,当今流行的猝死概念尚有重大缺陷而不完备,同时SCD危险分层的技术尚不敏感。

七、心搏骤停者的防治

高质量心肺复苏(CPR)对于SCD的救治至关重要。CPR是一系列提高SCD后生存机会的救命措施,主要包括基础生命支持(BLS)和高级心血管生命支持(ACLS)。《2010美国心脏协会心肺复苏及心血管急救指南》指出,成功的CPR需要一整套协调的措施,各个环节紧密衔接,即组成5环生存链:立即识别心搏骤停并启动急救系统、尽早进行心肺复苏,着重于胸外按压、快速除颤、有效的高级生命支持、综合的心搏骤停后治疗。生存链每个环节的成功依赖于前面环节的效果。指南强调先进行胸外按压(C),再行保持气道通畅(A)和人工呼吸(B)的操作,即CPR的程序是C—A—B。胸外按压的要点包括:①在胸骨下1/2中部进行有节奏的快速用力按压;②速率每分钟至少100次;③按压的深度应为至少5cm或者胸廓前后径的1/3,胸部按压和放松的时间大致相等,在每一次按压后要允许胸廓充分回弹;④成人胸外按压:通气比例推荐为30:2;⑤每2分钟(或者在每5个30:2的按压:通气比例循环进行后)就轮换一次以保证按压的质量;⑥避免因检查患者而中断胸外按压,在实施保持气道通畅措施或使用除颤器时应控制胸外按压中断时间不超过10秒。

大部分SCD是由于恶性心律失常所导致,故及时进行除颤至关重要。抢救人员应立即应用除颤器给予一次电击,能量双相波为200J,单相波为360J。电击后立即从胸外按压开始继续进行CPR2分钟,再检查心律,如需要可再次电击。如果电击后室颤终止,但稍后室颤又复发,可按前次能量再次电击。在准备除颤器时,不要停止CPR的操作,这一点十分重要。当至少1次除颤和2分钟CPR后室颤/室速仍持续时,可给予肾上腺素或加压素。当室颤/室速对CPR、除颤和血管活性药均无反应时,可给予胺碘酮治疗。对于电-机械分离或心室停搏患者,应立即进行CPR2分钟,再重新检查心律,观察心律有无变化,如无变化继续循环进行上述抢救措施。一旦有应用抢救药品的条件时,应给予肾上腺素或加压素,不推荐使用阿托品。

不能得到及时有效的除颤治疗是SCD高病死率的主要原因,从心搏骤停发生到除颤的时间与存活率呈负相关,3分钟内得到除颤,有74%的患者存活,3分钟后存活率下降至49%。而目前在大多数国家,从目击者发现患者发生心搏骤停到急救人员赶到现场为患者除颤的时间平均为9分钟。为了争分夺秒挽救生命,国外开展了公众应用除颤(PAD)计划,即在公共场所如火车站、社区,飞机场甚至飞机上等放置非常便于使用的自动体外除颤器(AED),如同灭火器一样,当患者发生心搏骤停,在场同事或朋友会立即使用这种自动体外除颤器使心搏骤停患者能最快得到除颤。《2010美国心脏协会心肺复苏及心血管急救指南》中建议,在发生有目击者心搏骤停概率相对较高的公共区域(例如,机场、赌场、体育场馆)推广AED项目。

目前公认植入ICD是预防SCD最有效的方法,当患者发生心搏骤停时该系统能自动识别心律失常,并在10~20秒内释放电击除颤,转复为正常心律成功率几乎100%。由于能植入体内又是自动放电工作,因此预防猝死的效果大大提高。自从1980年为一位美国妇女植入第一台ICD,过去30多年来ICD应用已经证明在预防心脏性猝死的效果。目前仅美国ICD年植入量达15万台。需要植入ICD的指征主要有两方面,一是曾经发生过心搏骤停者,即猝死经抢救存活者;二是有心脏性猝死高危因素的患者,如心肌梗死后合并室性心律失常或心力衰竭。具体可参见 2008ACC/AHA/HRS 关于永久性起搏器、除颤器和再同步化治疗装置的指南。

八、心搏骤停生还者的处理

经成功复苏的医院外心搏骤停幸存者,40％～60％于住院期内死去。国内调查表明,我国院内复苏成功率约 25.5％,有高达 80％以上的患者在自主循环恢复后的最初数小时或几天内死亡,存活出院率仅 6.5％。由于心搏骤停而导致全身长时间的完全性缺血,机体在复苏成功后又进入更为复杂的新的病理生理过程。有鉴于此,2008 年美国心脏协会和国际复苏联络委员会(AHA/ILCOR)发表声明,提出心搏骤停后综合征(PCAS)这一概念,强调其特殊而复杂的病理生理过程。它包括:①心搏骤停后的脑损害;②心搏骤停后的心肌损害;③全身性缺血/再灌注损伤;④导致心搏骤停的未解除的病理生理过程。

复苏后时间阶段的定义为:心搏骤停即刻为出现自主循环恢复后 20 分钟,此阶段可发生在现场、转运途中或医院急诊;早期阶段为 20 分钟至 6～12 小时,早期的损伤有限,干预可能最有效,主要是器官支持;中间阶段是 6～12 小时至 72 小时,此时期器官损伤仍在继续,应采取积极的特殊治疗;超过 3 天则为恢复期,此期的预后更具可靠性。

根据目前的有效证据,PCAS 早期的治疗目标是:平均动脉压维持在 65～90mmHg,中心静脉压维持在 8～12mmHg,中心静脉压血氧饱和度＞70％,尿量＞1mL/(kg·h),血清乳酸浓度正常或偏低。具体的治疗包括:氧合与通气,使氧饱和度维持在 94％～96％,避免过度通气及高碳酸血症;循环支持,补充容量使中心静脉压达到 8～12mmHg,必要时使用血管活性药及机械循环辅助设备,如 IABP 等;ACS 的处理,对 ST 段抬高心肌梗死致 PCAS 患者应即做冠状动脉造影,必要时行 PCI;亚低温治疗,对 PCAS 无意识成人患者需降温至 32℃～34℃,并持续至少 24 小时。在第一个 72 小时的发热要用退热药治疗,同时注意癫痫的控制与预防;控制血糖,血糖浓度最好控制在 8mmol/L 以下。

大多数 PCAS 患者会出现意识障碍,部分为植物状态。评价不良预后的预测方法包括:心搏骤停和复苏的临床情况、患者病情、神经系统检查、电生理检查、生化标志物和神经影像学检查等。尽管亚低温治疗可能影响 PCAS 神经功能预后,但还需要改进其应用及监测方法,以便追踪脑损伤的变化和对治疗的反应。

(牛翠芳)

第二节　心绞痛

一、稳定型心绞痛

稳定型心绞痛是在冠状动脉狭窄的基础上,冠状动脉供血不足引起的心肌急剧的、暂时的缺血缺氧综合征。临床特点为阵发性胸骨后或心前区压榨性疼痛,常发生于劳力性心肌负荷增加时,持续数分钟,休息或用硝酸酯制剂后消失,其临床表现在 1～3 个月内相对稳定。

(一)病因与发病机制

最常见的病因为冠状动脉粥样硬化。其他病因最常见为重度主动脉瓣狭窄或关闭不全,肥厚型心肌病、先天性冠状动脉畸形等亦可是本病病因。

心肌能量的产生依赖大量的氧气供应。心肌对氧的依赖性最强,耗氧量为 9mL/(min·100g),高居人体其他器官之首。生理条件下,心肌细胞从冠状动脉血中摄取氧的能力也最强,可摄取血氧含量的 65％～75％,接近于最大摄取量,因此,当心肌需氧量增加时,心肌细胞很难再从血液中摄取更多的氧,而只能依靠增加冠状动脉血流储备来满足心肌需氧量的增加。正常情况下,冠状循环储备能力很强,如剧烈体力活动时,冠状动脉扩张可通过使其血流量增加到静息时的 6～7 倍,即使在缺氧状态下,也能使血流量增加 4～5 倍。然而在病理条件下(如冠状动脉狭窄),冠状循环储备能力下降,冠状动脉供血与心肌需血之间就会发生矛盾,即冠状动脉血流量不能满足心肌的代谢需要,此时就会引起心肌缺血缺氧,诱发心绞痛。

动脉粥样硬化斑块导致冠状动脉狭窄,冠状动脉扩张性减弱,血流量减少。当冠状动脉管腔狭窄<50%时,心肌血供基本不受影响,即血液供应尚能满足心肌平时的需要,则无心肌缺血症状,各种心脏负荷试验也无阳性表现。然而当至少一支主要冠状动脉管腔狭窄>70%～75%时,静息时尚可代偿,但当心脏负荷突然增加(如劳累、激动、左心衰竭等)时,则心肌氧耗量增加,而病变的冠状动脉不能充分扩张以供应足够的血液和氧气,即可引起心绞痛发作。此种心肌缺血为"需氧增加性心肌缺血",而且粥样硬化斑块稳定,冠状动脉对心肌的供血量相对比较恒定。这是大多数稳定型心绞痛的发病机制。

疼痛产生的原因:产生疼痛的直接原因可能是在缺血缺氧的情况下,心肌内积聚过多的代谢产物如乳酸、丙酮酸、磷酸等酸性物质或类激肽多肽类物质,刺激心脏内自主神经的传入纤维末梢,经胸 1～5 交感神经节和相应的脊髓段,传至大脑,即可产生疼痛感觉。这种痛觉可反映在与自主神经进入水平相同脊髓段的脊神经所分布的区域——胸骨后和两臂的前内侧与小指,尤其是在左侧,而多不在心脏部位。有人认为,在缺血区内富有神经分布的冠状血管的异常牵拉或收缩,也可直接产生疼痛冲动。

(二)病理生理和病理解剖

患者在心绞痛发作之前,常有血压增高、心率增快、肺动脉压和肺毛细血管压增高的变化,反映心脏和肺的顺应性减低。发作时可有左心室收缩力和收缩速度降低、射血速度减慢、左心室收缩压下降、心搏量和心排血量降低、左心室舒张末期压和血容量增加等左心室收缩和舒张功能障碍的病理生理变化。左心室壁可呈收缩不协调或部分心室壁有收缩减弱的现象。

粥样硬化可累及冠状动脉任何一支,其中以左前降支受累最为多见,病变也最为严重,其次是右冠状动脉、左回旋支和左主干。血管近端的病变较远端为重,主支病变较分支为重。粥样硬化斑块多分部在分支血管开口处,且常为偏心性,呈新月形。

冠状动脉造影显示,稳定型心绞痛患者中,有 1 支、2 支或 3 支冠状动脉腔径减少>70%者各占 25% 左右,左主干狭窄占 5%～10%,无显著狭窄者约占 15%;而在不稳定型心绞痛患者中,单支血管病变约占 10%,2 支血管病变占 20%,3 支血管病变占 40%,左主干病变约占 20%,无明显血管梗阻者占 10%,而且病变常呈高度狭窄、偏心性狭窄、表面毛糙或充盈缺损等。冠状动脉造影未发现异常的心绞痛患者,可能是因为冠状动脉痉挛、冠状动脉内血栓自发性溶解、微循环灌注障碍或造影检查时未识别,也可能与血红蛋白与氧的离解异常、交感神经过度活动、儿茶酚胺分泌过多或心肌代谢异常等有关。

(三)临床表现

1. 症状

心绞痛以发作性胸痛为主要临床表现,疼痛的特点如下。

(1)部位:典型心绞痛的部位是在胸骨体上中段之后或左前胸,范围有手掌大小甚至横贯前胸,界限不很清楚;可以放射到颈部、咽部、颌部、上腹部、肩背部、左臂及左手指,也可以放射至其他部位。非典型者可以表现在胸部以外的其他部位如上腹部、咽部、颈部等。疼痛每次发作的部位往往是相似的。

(2)性质:常呈紧缩感、绞榨感、压迫感、烧灼感、胸闷或窒息感、沉重感,有的只表现为胸部不适、乏力或气短,主观感觉个体差异较大,但一般不会是针刺样疼痛。疼痛发作时,患者往往被迫停止原来的活动,直至症状缓解。

(3)持续时间:疼痛呈阵发性发作,持续数分钟,一般不会超过 10 分钟,也不会转瞬即逝或持续数小时。疼痛可数天或数周发作一次,亦可一日内发作多次。

(4)诱因:疼痛常由体力劳动(如快步行走、爬坡等)或情绪激动(如愤怒、焦急、过度兴奋等)所诱发,饱食、寒冷、吸烟、贫血、心动过速和休克等亦可诱发。疼痛多发生于劳力或激动当时而不在其之后。典型的心绞痛常在相似的条件下发生,但有时同样的劳力只在早晨而不在下午引起心绞痛,可能与晨间疼痛阈值较低有关。

（5）缓解方式：一般停止诱发活动后疼痛即可缓解，舌下含硝酸甘油也能在 2～5 分钟内（很少超过 5 分钟）使之缓解。

2.体征

体检常无明显异常。心绞痛发作时可有心率增快、血压升高、焦虑、出汗等；有时可闻及第四心音、第三心音或奔马律，心尖部收缩期杂音（系乳头肌缺血性功能失调引起二尖瓣关闭不全所致），第二心音逆分裂；偶闻双肺底湿啰音。

3.分级

参照加拿大心血管学会（CCS）分级标准，将稳定型心绞痛严重程度分为四级。

Ⅰ级：一般体力活动如行走和上楼等不引起心绞痛，但紧张、剧烈或持续用力可引起心绞痛发作。

Ⅱ级：日常体力活动稍受限制，快步行走或上楼、登高、饭后行走或上楼、寒冷或风中行走、情绪激动等可发作心绞痛，或仅在睡醒后数小时内发作，在正常情况下以一般速度平地步行 200m 以上或登一层以上的楼梯受限。

Ⅲ级：日常体力活动明显受限，在正常情况下以一般速度平地步行 100～200m 或登一层楼梯时可发作心绞痛。

Ⅳ级：轻微活动或休息时即可出现心绞痛症状。

（四）辅助检查

1.实验室检查

基本检查包括空腹血糖（必要时查糖耐量试验）、血脂和血红蛋白等；胸痛较明显者需查心肌坏死标志物；冠状动脉造影前还需查尿常规、肝肾功能、电解质、肝炎相关抗原、人类免疫缺陷病毒（HIV）及梅毒血清试验等；必要时检查甲状腺功能。

2.心电图检查

（1）静息心电图约半数心绞痛患者的心电图在正常范围。可有陈旧性心肌梗死或非特异性 ST-T 改变，有时出现房室或束支传导阻滞或室性、房性期前收缩等心律失常。不常见的隐匿性的心电图表现为 U 波倒置。与既往心电图作比较，可提高心电图的诊断准确率。

（2）心绞痛发作时心电图 95% 的患者于心绞痛时出现暂时的缺血性 ST 段移位。因心内膜下心肌更容易发生缺血，故常见反映心内膜下心肌缺血的导联 ST 段压低＞0.1mV，发作缓解后恢复；有时出现 T 波倒置。平时有 T 波持续倒置者，心绞痛发作时可变为直立（称为"假性正常化"）。T 波改变反映心肌缺血的特异性不如 ST 段，但与平时心电图比较则有助于诊断。

（3）心电图负荷试验运动负荷试验最为常用，运动可增加心脏负荷以激发心肌缺血。运动方式主要有分级踏板或蹬车。

（4）心电图连续监测常用方法是让患者佩带慢速转动的记录装置，以两个双极胸导联（现可同步 12 导联）连续记录并自动分析 24 小时心电图（动态心电图），然后在显示屏上快速回放并进行人机对话选段记录，最后打印综合报告。动态心电图可发现 ST-T 改变和各种心律失常，出现时间可与患者的活动情况和症状相对照。胸痛发作时心电图显示缺血性 ST-T 改变有助于心绞痛的诊断。

3.超声心动图

超声心动图可以观察心腔大小、心脏结构、室壁厚度和心肌功能状态，根据室壁运动异常，可判断心肌缺血和陈旧性梗死区域。稳定型心绞痛患者的静息超声心动图大都无异常表现，负荷超声心动图有助于识别心肌缺血的范围和程度。

4.血管内超声和冠状动脉内多普勒血流描记

血管内超声是近年来应用于临床的一种高分辨率检查手段，可作为冠状动脉造影更进一步的确诊手段。

5.多层螺旋 X 线计算机断层显像

多层螺旋 X 线计算机断层显像可进行冠状动脉三维重建，能较好应用于冠心病的诊断。

（五）内科治疗

1. 一般治疗

心绞痛发作时立刻休息，症状一般在停止活动后即可消除。平时应尽量避免各种诱发因素如过度体力活动、情绪激动、饱餐、便秘等。调节饮食，特别是进食不宜过饱，避免油腻饮食，忌烟酒。调整日常生活与工作量；减轻精神负担；治疗高血压、糖尿病、贫血、甲状腺功能亢进症等相关疾病。

2. 硝酸酯类

该类药物可扩张冠状动脉、降低血流阻力、增加冠状循环血流量；同时能扩张周围血管，减少静脉回流，降低心室容量、心腔内压力、心排血量和血压，减低心脏前后负荷和心肌需氧量，从而缓解心绞痛。患有青光眼、颅内压增高、低血压者不宜应用本类药物。

硝酸甘油：心绞痛发作时应用，$0.3\sim0.6mg$ 舌下含化，可迅速被唾液溶解而吸收，$1\sim2$ 分钟开始起效，作用持续约 30 分钟。对约 92% 的患者有效，其中 76% 在 3 分钟内见效。

3. β受体阻滞剂（美托洛尔）

阻断拟交感胺类的刺激作用，减慢心率、降低血压，减弱心肌收缩力和降低心肌氧耗量，从而缓解心绞痛发作。

4. 钙离子拮抗剂

本类药物能抑制 Ca^{2+} 进入细胞和心肌细胞兴奋-收缩耦联中 Ca^{2+} 的作用，因而可抑制心肌收缩，减少心肌氧耗；扩张冠状动脉，解除冠状动脉痉挛，改善心肌供血。

5. 抗血小板药物

若无特殊禁忌，所有患者均应服用阿司匹林。

6. 调脂药物

调脂药物在治疗冠状动脉粥样硬化中起重要作用，他汀类制剂可使动脉粥样硬化斑块消退，并可改善血管内皮细胞功能。

7. 代谢类药物

曲美他嗪通过调节心肌能源底物，抑制脂肪酸氧化，促进葡萄糖氧化，优化心肌能量代谢，能改善心肌缺血及左心室功能，缓解心绞痛，而不影响血流动力学。

8. 中医中药治疗

目前以"活血化瘀"法（常用丹参、红花、川芎、蒲黄、郁金、丹参滴丸或脑心通等）、"芳香温通"法（常用苏合香丸、苏冰滴丸、宽胸丸或保心丸等）以及"祛痰通络"法（如通心络）最为常用。此外，针刺或穴位按摩治疗也可能有一定疗效。

二、不稳定型心绞痛

不稳定型心绞痛是指稳定型劳力性心绞痛以外的缺血性胸痛，包括初发型劳力性心绞痛、恶化型劳力性心绞痛，以及各型自发性心绞痛。不稳定型心绞痛通常认为是介于稳定型心绞痛与急性心肌梗死之间的一种临床状态。

（一）病因与发病机制

与稳定型劳力性心绞痛的差别在于当冠状动脉粥样硬化斑块不稳定时，易发生斑块破裂或出血、血小板聚集或血栓形成或冠状动脉痉挛致冠状动脉内张力增加，均可使心肌的血氧供应突然减少，心肌代谢产物清除障碍，引起心绞痛发作。此种心肌缺血为"供氧减少性心肌缺血"，是引起大多数不稳定型心绞痛的原因。虽然这种心绞痛也可因劳力负荷增加而诱发，但劳力终止后胸痛并不能缓解。

（二）临床表现

1. 症状

不稳定型心绞痛的胸痛部位和性质与稳定型心绞痛相似，但通常程度更重，持续时间较长，患者偶尔从睡眠中痛醒。以下线索有助于不稳定型心绞痛的诊断。

（1）诱发心绞痛的体力活动阈值突然或持久地降低。

（2）心绞痛发生的频率、严重程度和持续时间增加或延长。

（3）出现静息性或夜间性心绞痛。

（4）胸痛放射至附近或新的部位。

（5）发作时伴有新的相关特征，如出汗、恶心、呕吐、心悸或呼吸困难等。

（6）原来能使疼痛缓解的方式只能暂时或不完全性地使疼痛缓解。

2.体征

可有一过性第三心音或第四心音，重症者可有肺部啰音或原有啰音增加、心动过缓或心动过速，或因二尖瓣反流引起的收缩期杂音。若疼痛发作期间发生急性充血性心力衰竭和低血压提示预后较差。

3.分级

依据心绞痛严重程度将不稳定型心绞痛分为3级。

Ⅰ级：初发性、严重性或加剧性心绞痛，指心绞痛发生在就诊前2个月内，无静息时疼痛，每日发作3次或以上，或稳定型心绞痛的心绞痛发作更频繁或更严重，持续时间更长，或诱发体力活动的阈值降低。

Ⅱ级：静息型亚急性心绞痛，指就诊前1个月内发生过1次或多次静息型心绞痛，但近48小时内无发作。

Ⅲ级：静息型急性心绞痛，指在48小时内有1次或多次静息型心绞痛发作。

（三）内科治疗

不稳定型心绞痛是严重的、具有潜在危险性的疾病，随时可能发展为急性心肌梗死，因此应引起高度重视。对疼痛发作频繁或持续不缓解以及高危患者应立即住院治疗。

1.一般治疗

（1）急性期宜卧床休息，消除心理负担，保持环境安静，必要时给予小剂量镇静剂和抗焦虑药物。

（2）有呼吸困难、发绀者应给氧吸入，维持血氧饱和度达到90%以上。

（3）积极诊治可能引起心肌耗氧量增加的疾病，如感染、发热、急性胃肠道功能紊乱、甲状腺功能亢进症、贫血、心律失常和原有心力衰竭的加重等。

（4）必要时应重复检测心肌坏死标记物，以排除急性心肌梗死。

2.硝酸酯类制剂

在发病最初24小时的治疗中，静脉内应用硝酸甘油有利于较恒定地控制心肌缺血发作；对已用硝酸酯药物和β受体阻滞剂等作为标准治疗的患者，静脉应用硝酸甘油能减少心绞痛的发作次数。初始用量5~10μg/min，持续滴注，每3~10分钟增加10μg/min，直至症状缓解或出现明显不良反应如头痛或低血压（收缩压<90mmHg或比用药前下降30mmHg）。目前推荐静脉用药症状消失24小时后，改用口服制剂或皮肤贴剂。持续静脉应用硝酸甘油24~48小时即可出现药物耐受。

3.β受体阻滞剂

可用于所有无禁忌证的不稳定型心绞痛患者，并应及早开始应用，口服剂量要个体化，使患者安静时心率50~70次/分。

4.钙离子拮抗剂

钙离子拮抗剂能有效地减轻心绞痛症状，尤其用于治疗变异型心绞痛疗效最好。

5.抗凝制剂（肝素和低分子肝素）

静脉注射肝素治疗不稳定型心绞痛是有效的，推荐剂量为先给予肝素80U/kg静脉注射，然后以18U/(kg·h)的速度静脉滴注维持，治疗过程中需注意开始用药或调整剂量后6小时测定部分激活凝血酶时间（APTT），并调整用量，使APTT控制在45~70秒。低分子肝素与普通肝素相比，可以只根据体重调节皮下用量，而不需要实验室监测；疗效肯定，使用方便。

6.抗血小板制剂

（1）阿司匹林类制剂：阻断血小板聚集，防止血栓形成，抑制血管痉挛。阿司匹林可降低不稳定型心绞痛患者的死亡率和急性心肌梗死的发生率,除了短期效应外,长期服用也是有益的。用量每日75~325mg。小剂量阿司匹林的胃肠道不良反应并不常见,对该药过敏、活动性消化性溃疡、局部出血和出血体质者则不宜应用。

(2)二磷酸腺苷(ADP)受体拮抗剂:氯吡格雷是新一代血小板 ADP 受体抑制剂,可抑制血小板内 Ca^{2+} 活性,抑制血小板之间纤维蛋白原桥的形成,防止血小板聚集,作用强于阿司匹林,即可单用于阿司匹林不能耐受者,也可与阿司匹林联合应用。常用剂量每日 75mg,必要时先给予负荷量 300mg,2 小时后达有效血药浓度。本药不良反应小,作用快,不需要复查血象。

7. 血管紧张素转换酶(ACE)抑制剂

冠心病患者均能从 ACE 抑制剂治疗中获益,合并糖尿病、心力衰竭或左心室收缩功能不全的高危患者应该使用 ACE 抑制剂。临床常用制剂:卡托普利、依那普利。

8. 调脂制剂

他汀类药物能有效降低胆固醇和低密度脂蛋白胆固醇(LDL-C),并因此降低心血管事件;同时他汀类还有延缓斑块进展、稳定斑块和抗炎等有益作用。常用他汀制剂:洛伐他汀、辛伐他汀。在应用他汀类药物时,应严密监测转氨酶及肌酸激酶等生化指标,及时发现药物可能引起的肝脏损害和疾病。

(牛翠芳)

第三节 高原心脏病

高原心脏病是指人体长期在高原低氧环境中,发生急性或慢性高原缺氧而引起的一系列病理生理改变所致的心肌损害和循环功能障碍。由于高原缺氧,肺血流量急剧增加,使肺动脉压及毛细血管压增高、肺小动脉痉挛、肺动脉压升高,右心室负荷增大,最终使右心室肥大及右心功能不全;肺小动脉血栓也是引起肺动脉高压的重要因素;同时慢性缺氧使红细胞及血红蛋白增高,血液黏滞度增加,加重左、右心室负荷;缺氧也可直接损害心肌纤维,使心功能减退,导致高原心脏病。

一、诊断

(一)流行病学

本病通常发生在海拔 3000 米以上高原地区,成人发病多为在高原生活半年以上者,但也有进入海拔3500 米以上地区居住 2~3 年内发病的,以高原移居者多见,世居者也可发生,无明显性别差别。儿童发病以出生后 1 个月到 3 岁的婴儿发病率最高,其父母多为高原移居者。发病季节以冬、春为多。

(二)症状

以心悸、气短、头痛、胸闷、乏力、纳差、失眠为常见,偶有类似心绞痛发作。心力衰竭时上述症状加重,伴有厌食、腹胀、水肿、咳嗽、咳血性痰、端坐呼吸、咳粉红色泡沫痰等。小儿常伴呼吸道感染、消化道功能紊乱和烦躁等症状。

(三)体征

早期体征不明显。较重时,口唇、颜面部、甲床发绀,杵状指,心界扩大,肺动脉瓣听诊区可听到第二心音亢进或分裂。心尖部和三尖瓣区常听到Ⅰ~Ⅱ级柔和的吹风样收缩期杂音,第一心音较低钝。出现心力衰竭时可见面部、下肢水肿甚至全身水肿,颈静脉怒张、肺部啰音等。一般心率增快,也有心率正常或减慢者。血压可升高,以舒张压为明显,个别有低血压。

(四)X 线

右心室扩大、或以右心室扩大为主的双心室扩大,肺动脉段突出、右下肺动脉扩大等。

(五)心电图

多数电轴右偏、顺钟向转位,P 波高尖,右心室或双心室肥厚、劳损,右束支传导阻滞或双束支传导阻滞,ST-T 改变,室性期前收缩。

（六）超声心动图

右肺动脉、右室流出道、右室内径增大,部分患者左室内径也有增大,并有肺动脉高压的超声心动图表现。

（七）诊断依据

①根据移居高原史,病儿也多为移居高原妇女所生;②有肺动脉高压征象;③出现急性高原反应或慢性高原性心脏病症状,有右心室肥大或（和）右心功能不全,除外冠心病、扩张性心肌病、肺心病者;④转移至海拔低处病情好转或痊愈者;⑤部分高原世居者 X 线和心电图检查也有上述异常表现,如无临床症状,应视为适应性生理反应。

二、治疗

（一）一般处理

①休息,重者须卧床休息。②饮食宜清淡,易消化。③吸氧,予以低流量（1～3L/min）或高流量（4～6L/min）氧气间断或持续吸入（必要时可给予高压氧疗法）,可明显减轻肺动脉压,改善心功能。对高原肺水肿伴有大量泡沫痰时,将氧气通过 50%～70%的乙醇以改善肺泡通气。④积极防治呼吸道感染。

（二）药物治疗

1.氨茶碱

是高原性心脏病中常用的药物,具有强心、利尿、兴奋中枢、扩张支气管、胆管、冠状动脉等作用。急性者,氨茶碱 0.25g 加入 10%葡萄糖 40mL 中 10～15 分钟内静推,继以 0.5mg/（kg·h）维持。慢性者,氨茶碱 100～200mg,口服,一日 3 次。

2.利尿剂

常用呋塞米、双氢克尿噻及螺内酯等。

3.阿司匹林

可防止血小板聚集和血栓形成,对心房颤动和高原红细胞增多症的患者可加用小剂量阿司匹林 50～125mg,一日 1 次,长期服用。

4.营养代谢药物治疗

常用维生素 C、维生素 E、ATP、肌苷、丹参等。

（三）其他

对于病程长且反复发作,在高原治疗效果不佳的顽固性心衰者,宜转往平原或低海拔地区治疗。

三、预防

进行积极的健康宣教,改变应激生活方式,松弛紧张情绪,低盐饮食;在高原地区特别要注意劳逸结合;控制危险因素,积极治疗高血压、糖尿病、高脂血症、高尿酸血症等基础疾病,戒除烟酒;参加体育锻炼,在冬春疾病多发季节积极预防呼吸道感染。

（牛翠芳）

第四节 特发性心肌病

特发性心肌病是指迄今原因未明,病变累及心肌使心肌变性、坏死或肥大、间质纤维化等,但无炎性病变也不包括其他心血管疾病和全身性疾病引起的继发性心肌病。根据病理生理和临床特点,特发性心肌病可分扩张型、肥厚型、限制型、致心律失常性右心室发育不良和未定型 5 型。

一、诊断

1）凡有下列情况之一或多项表现而原因不明者，要考虑有本病之可能。①心脏增大。②充血性心力衰竭。③昏厥合并心脏增大。④复杂难治的心律失常。⑤心电图持久的 ST 段 T 波异常。⑥肺栓塞或体循环栓塞。⑦出现第一心音变低且出现奔马律者。

2）疑有特发性心肌病者，在排除常见的心脏病（如风湿性心脏病、冠心病、高血压性心脏病、先天性心脏病、心包疾病等）和继发性心肌病（如贫血、脚气病、甲亢、结缔组织病等）后，方可诊断为本病。特发性者较继发性者多见。

3）分辨属于哪一型特发性心肌病。

（1）扩张型心肌病：①尖部与胸骨左缘可听到二尖瓣或三尖瓣相对闭锁不全的收缩全期杂音等。②合并有心力衰竭时，有劳力性气喘、疲乏、肝大和水肿等充血性心力衰竭症状和体征。③脉搏细速，可出现各种类型心律失常，如心房颤动、频发期前收缩、各类房室或室内传导阻滞等。④有动脉栓塞体征。⑤X 线检查，心影呈普遍性增大，心脏搏动减弱，肺部有不同程度的充血或有胸腔积液。⑥超声心动图可见左心室腔和左心室流出道明显扩大，左心室后壁的搏动幅度和二尖瓣的波幅降低，左、右心房和右心室也明显扩大，多个瓣膜反流，左心收缩功能差。⑦心电图以 ST 段和 T 波改变为明显，多有左室肥厚或双室肥厚的图形。偶有异常 Q 波，酷似心肌梗死，但缺乏演变过程。晚期病例可有明显的低电压，且有 P 波相对增大，其振幅可超过同导联的 QRS 综合波。可发现各种类型心律失常。⑧血流动力学检查，心排血指数下降，左、右心室舒张终末期压均增高，肺动脉压增高。⑨放射性核素血池扫描见心脏阴影扩大。心肌扫描可见花斑样改变。

（2）肥厚型心肌病：还可分为梗阻性和非梗阻性。

梗阻性：是因左心室特别是室间隔心肌过度肥厚，致心室收缩时二尖瓣前叶紧靠室间隔从而使左心室流出道狭窄梗阻。①常见因左室流出道梗阻的症状，主要有呼吸困难、心悸、心前区疼痛或心绞痛、疲乏、头昏、头晕、昏厥甚至猝死。②心界多向左下扩大，心尖搏动呈抬举性，有时呈双重性心尖搏动。胸骨左缘第 3～4 肋间和心尖内侧可听到收缩中、晚期杂音。杂音是左室流出道梗阻所引起，可传导至腋部，但极少传导至颈部。杂音的强度时有变化，杂音响度与左室和流出道间收缩期压力阶差程度有关，压力阶差大者杂音响，压力阶差小者杂音较轻。运用某些药物或生理动作，提高或降低压力阶差，使杂音响度发生相应的变化，可协助诊断。如 Valsalva 动作（用力呼气且声门关闭以增加肺内压的操作）、静脉滴注异丙肾上腺素（每分钟 2μg）、吸入亚硝酸异戊酯、含用硝酸甘油后、服用洋地黄类药物、体力活动后或站立体位等，因心肌收缩力加强或因周围阻力降低，静脉回流减少，左室容量减少时本病杂音增强。用去甲肾上腺素、抬腿或下蹲和应用普萘洛尔后，心肌收缩力减弱，周围阻力增加或静脉回流增加时，则本病杂音减轻。约有半数患者心尖部有Ⅱ～Ⅲ级收缩期杂音、第三心音、第四心音，并可有第二心音分裂。③心力衰竭时出现以左心衰竭为主的征象。④X 线检查左心室增大，后期左心房有增大。双心室血管造影可以证实室间隔肥厚心腔变小。⑤超声心动图示左心室壁肥厚，而室间隔肥厚更明显，与左心室后壁厚度比较常达 1.3：1 以上，二尖瓣前叶曲线在心室收缩期呈弧形前凸靠近室间隔（SAM 征），心室收缩期流出道狭窄。⑥心电图常有心肌损害，左心室肥厚伴劳损，左心房肥大等变化。部分患者Ⅱ、Ⅲ、aVF 及左胸导联上，可出现深而不太宽的 Q 波。水平面 QRS 向量环间隔起始向量向前右、前左或向后左。同时有右心室流出道梗阻时可显示左右心室肥大。此外尚可有左前分支阻滞，和其他心律失常。⑦血流动力学检查，左心导管检查可发现左心室腔与流出道之间有收缩期压力阶差，此压力阶差可能在休息时不出现，而在运动时或用药物使心肌收缩力加强或左心室容量减少时出现，连续测压可描记流出道狭窄的曲线。

非梗阻性：①症状较轻，有时有心悸，劳累时有气短，胸痛或心前区压迫感。②心尖搏动呈双峰状，常可听到第三心音和第四心音。有心力衰竭时心浊音界可增大。③X 线检查左心室、左心房增大，左心室造影可确定无流出道梗阻。④心电图上主要为 ST 段、T 波改变，左心室肥厚图形，但合并各种心律失常者较少见。⑤超声心动图见两侧心室壁增厚，但心室腔内径在正常范围。⑥血流动力学检查，左心室充盈压增高,但左心室与流出道之间无收缩期压力阶差。

（3）限制型心肌病。①表现为发展缓慢的右心衰竭,临床酷似缩窄性心包炎,以肝脾大,腹水和下肢水肿最为突出。②X线检查示心影轻至中度增大,以两心房或右室、右房增大为主,偶尔可以看到心室内膜钙化阴影。心血管造影时可见造影剂在心脏内流动缓慢或可见心室腔狭小。③血流动力学检查示静脉压、心房压增高,心室舒张终末压增高,肺动脉压亦增高,心排血量下降。④心脏收缩时间间期(STI)测定不正常,其中射血前间期(PEP)延长,左室射血期缩短(LVET),故 PEP/LVET 比值增大,而 STI 在缩窄性心包炎者正常,STI 测定可能对鉴别此两病有帮助。

（4）致心律失常性右室心肌病(ARVC):是一种原因不明的心肌疾病,病变主要累及右室(RV),以RV 心肌不同程度地被脂肪或纤维脂肪组织代替为特征。临床表现:①反复发生持续或非持续性室性心动过速(VT)为特征,可从室性期前收缩到 VT 甚至心室颤动,VT 为左束支阻滞型。心脏性猝死。②右心衰竭。③X线胸片:心脏正常或增大,轮廓呈球形,右室流出道扩张,左侧缘膨隆,多数患者心胸比率≥0.5。④窦性心律时常呈完全性或不完全性右束支阻滞表现。右心导联出现右室晚激动波(epsilon波)。T波倒置。发作 VT 时,QRS 波呈左束支阻滞图形,常伴有电轴右偏。电生理学检查:对有自发性VT 史的患者,大多数程序电刺激可诱发单形性或多形性持续性 VT,呈左束支阻滞图形。⑤超声心动图:RV 扩大,流出道增宽。RV 运动异常或障碍,舒张期呈袋状膨突或呈室壁瘤样改变。RV 节制带结构异常,肌小梁紊乱。⑥放射性核素血管造影对判断 RV 的病变特征、范围及其解剖学定位和左心受累情况,具有敏感性高,特异性强等优点。⑦磁共振显像:可精确测定 RV 各种形态和功能改变以及左室受累情况。可鉴别正常心肌与脂肪或纤维脂肪组织。⑧心内膜心肌活检:是确诊 ARVC 的有效方法。活检取材部位应是病变最常累及的 RV 游离壁。但由于该处心壁变薄,质脆而软,有发生穿孔的危险,故应在超声心动图引导下进行,并应有相应的心外科做后盾。

二、治疗

（一）扩张型心肌病

（1）未发生心衰者,注意预防呼吸道感染,戒烟、酒。一旦发生心衰,应予以较长时间休息。

（2）心衰者按心衰治疗,由于本病对洋地黄类药物耐受差,因此宜选用见效迅速而排泄快的制剂,用药量宜小,可用地高辛 0.25mg,不足时再补充注射毛花苷丙。应用利尿剂时要特别注意电解质的平衡。有多量胸腔积液者宜作胸腔穿刺放液。

（3）血管扩张药应用见充血性心力衰竭节。

（4）心律失常者按不同的类别给予相应处理,但在应用抑制心率药物或电复律时应慎重,要警惕同时存在病窦综合征的可能。对完全性房室传导阻滞或病窦综合征、心率缓慢引起的心衰或阿-斯征者,宜及早植入人工心脏起搏器。

（二）肥厚型心肌病

（1）梗阻性者可长期服用 β 肾上腺受体阻滞剂消除 β 肾上腺能对心脏的刺激作用,减慢心率,降低流出道梗阻程度,增加心排量。可口服普萘洛尔,先从小剂量开始,逐渐加大剂量,以血压不过低,心率不过慢而患者能耐受为度,普萘洛尔最大剂量可达 120～320mg/d,也可服美托洛尔,阿替洛尔。也可服用硫氮䓬酮,30mg,每日三次或四次。

（2）有心力衰竭者按心力衰竭治疗,唯梗阻性者应用洋地黄时要特别慎重,可同时服用普萘洛尔等 β受体阻滞剂。

（3）有心律失常按心律失常治疗。

（4）梗阻性者,可行冠状动脉第一间隔支化学消融,也可考虑手术切除肥大的肌束。

（三）限制型心肌病

代偿期应避免劳累与呼吸道感染,预防心衰。心衰时应予及时对症治疗。为防止栓塞可使用抗凝药。

（四）致心律失常性右室心肌病

（1）可选用Ⅰa、Ⅰc或Ⅲ类抗心律失常药和β受体阻滞剂。视病情可单独应用，也可联合用药。应用β受体阻滞剂可减少猝死的危险。

（2）非药物治疗①导管射频消融术。②植入型心律转复除颤器（ICD）：对反复发作和（或）药物无效VT患者，能可靠终止致死性心律失常，改善长期预后，明显优于药物或其他疗法。③手术治疗：适用于药物治疗无效的致命性心律失常患者。视病情可施行RV切开术、RV局部病变切除术、心内膜电灼剥离术和RV离断术。④心脏移植：对难治性反复性VT和顽固性慢性心力衰竭患者，作心脏移植是最后的选择。

（牛翠芳）

第五节　原发性心肌病

原发性心肌病是指除外先心病、瓣膜病、肺血管病及高血压等所致的心肌结构和（或）功能的异常。根据其不同的病理生理，可分为四种类型：扩张型心肌病、肥厚型心肌病、限制型心肌病及致心律失常型心肌病。因限制型及致心律失常型心肌病较少见。故本节仅述扩张型及肥厚型心肌病。

一、扩张型心肌病

扩张型心肌病（DCM）又称充血性心肌病。其主要病理变化为心肌细胞肥大及纤维增生，导致心肌收缩力下降，心排血量减低，心功能不全，心脏扩大。

（一）诊断

1.临床表现

DCM主要症状包括三方面：第一心功能不全；第二心律失常；第三由于血流缓慢，在心腔内形成附壁血栓，脱落形成体或肺循环栓塞。

根据临床表现可分为成人型和婴儿型。

（1）成人型：主要见于年长儿，起病缓慢。

初期：早期可无症状，耐受一般活动量；剧烈活动后感到心慌、气促。体检可正常，偶可听到第3或第4心音，心功能Ⅰ～Ⅲ级。

中期：心功能减退逐渐明显且进行性加重，收缩压正常或偏低。脉压偏小，常有劳累感、乏力、心悸、气促等症状。体检心音低钝，常有第3或4心音，心尖区有二尖瓣反流性杂音，心功能Ⅱ～Ⅲ级，可有心律失常、肝大、下肢水肿。

晚期：出现心衰症状和体征，左心衰有交替脉，肺部细湿啰音，右心衰可见颈静脉扩张、心脏扩大，肝大，黄疸，腹水，下肢水肿。心功能Ⅲ～Ⅳ级，常有奔马律及二尖瓣反流性杂音；伴有肺高压者P_2亢进。多数有心律失常。有体或肺循环栓塞者占20%，如脑栓塞（偏瘫、失语等），下肢栓塞（足发凉，坏死等），肺栓塞（咯血等）。

（2）婴儿型：多数婴儿期发病，主要表现为急、慢性心衰，心脏扩大，心音低钝，可有奔马律，20%患儿伴有二尖瓣反流性杂音。生长发育迟缓，体重不增，食欲减退等。少数为暴发型，6个月以下婴儿常见，病死率高，死亡原因为心源性休克、三度房室传导阻滞（AVB）和心衰等。

2.辅助检查

（1）X线检查：心影增大，以左心室为主或全心增大呈球形，心搏减弱，肺动脉扩张，肺淤血。

（2）心电图检查：无特异性，窦性心动过速最为常见。频发室性期前收缩很常见，反复发作的和（或）持续存在的室上性心动过速可成为心功能不全的原因，可有传导阻滞等心律失常。常无左室高电压表现，多为低电压，并伴有ST段降低及T波平坦或倒置等。可有左、右室及左、右房肥厚。

(3)超声心动图检查:左房、左室增大,左室流出道增宽。二尖瓣舒张期开口小,二尖瓣前叶与室间隔距离增宽。左室壁及室间隔运动幅度减低,厚度多正常。左室收缩功能指标为射血分数及短轴缩短率明显降低。多普勒检查可显示心内血流速度缓慢,并可有二尖瓣及三尖瓣反流。1/4可见附壁血栓,心包可有积液。

(二)治疗

主要治疗为控制心力衰竭,包括控制心律失常和减少血栓形成。入院时病情较重,可先用多巴胺和多巴酚丁胺强心,多巴胺先用肾剂量以增加肾灌注以利尿,亦可用氨力农或米力农强心和减轻后负荷,改善左心功能。硝普钠亦可减轻后负荷。可用利尿剂减轻前负荷。病情改善后可改用口服地高辛,采用维持量给药法,持续给药6个月至数年,直至心功能改善,心脏缩小至接近正常。如停用减轻后负荷的药物可续用血管紧张素转换酶抑制剂如卡托普利或依那普利等。

在心衰得到控制的患儿,试用β受体阻滞剂治疗令人关注,可改善心功能。

对免疫抑制剂的应用意见尚不统一。对严重心力衰竭或伴有心源性休克以及有不规则低热和血沉增快者,可试用泼尼松治疗。剂量为每天1～1.5mg/kg,1～2个月逐渐减量,疗程半年左右。

二、肥厚型心肌病

肥厚型心肌病(HCM)主要病变为室间隔及左室壁心肌肥厚,尤以室间隔肥厚明显,乳头肌亦见肥厚。左心室腔变小,室壁僵硬,舒张受限,心室舒张期充盈受阻。室间隔非对称性肥厚可致主动脉瓣下狭窄,左室流出道梗阻。

本病以男性较多见,约半数患者可有家族史。

(一)诊断

1.临床表现

因心肌肥厚的部位及有无流出道梗阻而不同。起病缓慢,常于年长儿童及成人期方出现明显症状。心室流出道无梗阻者症状较轻,主要表现为心衰,主要见于1岁内婴儿,如活动后出现气促、心率快,水肿、肝大、喂养困难和生长发育迟缓等。流出道梗阻多见于年长儿和成人,如胸痛、呼吸困难、晕厥、心悸和猝死。上述症状一般都随年龄增大而加重,首次出现症状年龄越小,预后越严重。

体检可发现心界向左扩大,心尖搏动向左下移位,并可扣及抬举感,偶有震颤。流出道狭窄者可于胸骨左缘第3～4肋间听到收缩期喷射样杂音。第二心音可有反常性分裂。

2.辅助检查

(1)X线检查:心影轻度增大,以左心室增大为主。晚期病例可有左心房增大及肺淤血征象。

(2)心电图检查:显示左心室肥大,心肌劳损。部分病例可有左心房肥大。异常Q波。并可有心律失常。

(3)超声心动图检查:室间隔、左室后壁及乳头肌均可见肥厚,尤以室间隔为甚,室间隔与左室后壁厚度比>1.3～1.5。室间隔肥厚呈非对称性,并凸入左室流出道。左室腔变小,左室流出道狭窄。收缩期二尖瓣前叶可见向前运动,贴近室间隔。多普勒检查可在左室流出道测得压力阶差。

(二)治疗

β受体阻滞剂普萘洛尔及钙离子阻滞剂维拉帕米可改善心室舒张功能及减轻流出道梗阻。普萘洛尔剂量为每日2～3mg/kg,并可根据疗效反应适当调整剂量。维拉帕米剂量为每日2～3mg/kg。可长期口服。

对洋地黄类及异丙肾上腺素等具有正性肌力作用的药及速效利尿剂等应避免使用。

对有明显心绞痛及反复晕厥的病例,可手术切除肥厚的心肌,以减轻或解除流出道梗阻。

介入治疗:肥厚心肌消融术,经导管应用无水乙醇堵塞供应肥厚室间隔的冠状动脉。

对心律失常可给予相应处理。

避免剧烈活动,以防加重病情及发生猝死。

(牛翠芳)

第六节　慢性心力衰竭

一、心力衰竭的定义

心力衰竭又称心功能不全,指在静脉回流正常的情况下,由于原发的心脏损害引起心排血量减少,不能满足组织代谢需要的一种综合征。临床上以肺循环和(或)体循环淤血以及组织血液灌注不足为主要特征,故亦称为充血性心力衰竭。

临床上按心力衰竭发展的速度可分为急性和慢性两种,以慢性居多。按心力衰竭发生的部位可分为左心、右心和全心衰竭。

二、慢性心力衰竭的基本病因

在我国,过去引起慢性心力衰竭的病因主要为瓣膜病,尤以风湿性心瓣膜病居首。但近年来,冠心病、高血压病、心肌病的比例明显增高。导致慢性心力衰竭的主要病因有以下几点。

（一）原发性心肌损害

可见于节段性或弥散性心肌损害,如心肌梗死、心肌炎、心肌病、结缔组织疾病的心肌损害等。亦可见于原发或继发的心肌代谢障碍,如糖尿病等。

（二）心室负荷过重

包括心室前负荷和后负荷过重。前负荷指容量负荷,临床可见于:①心瓣膜反流性疾病,如二尖瓣、三尖瓣、主动脉瓣关闭不全等;②心内外分流性疾病,如房间隔、室间隔缺损、动脉导管未闭等;③全身性血容量增多,如甲状腺功能亢进、慢性贫血、动静脉瘘、脚气病等。后负荷过重即压力负荷过重,见于高血压、肺动脉高压、主动脉瓣狭窄等。

三、诱发心力衰竭的常见因素

心力衰竭症状的出现或加重常可由某些因素所诱发,称为诱因。常见的诱因有:①感染,以呼吸道感染为多,亚急性感染性心内膜炎也常因损害心瓣膜和心肌而诱发心力衰竭;②心律失常,尤以心房颤动等快速心律失常多见;③水、电解质紊乱,如钠过多、输液过多过快等;④体力过劳;⑤其他:如妊娠和分娩;药物使用不当;环境;气候急剧变化;精神因素等。

四、左心衰竭的临床特点及主要体征

左心衰竭的主要临床症状出现的病理基础为肺循环淤血和心排血量降低。肺循环淤血的主要症状为呼吸困难,低心排血量的主要症状为外周脏器组织灌注不足的综合表现。

（1）呼吸困难是左心衰竭最早出现的症状。开始多在较重体力活动时出现,休息后可缓解。随着病情的进展,肺淤血日渐加重,呼吸困难症状可在较轻体力活动时即出现,并可出现夜间阵发性呼吸困难,此为左心衰竭的典型表现。严重时,患者可出现端坐呼吸,采取的坐位愈高说明左心衰竭的程度愈重。

（2）咳嗽、咳痰、咯血:咳嗽亦为左心衰竭的早期症状,常在夜间发生并伴有呼吸困难。咳嗽常伴咳白色泡沫状浆液性痰。严重时亦可出现痰中带血丝或咯粉红色泡沫痰。

（3）低心排量症状可有乏力、头晕、失眠、尿少、发绀、心悸等,其原因主要是由于心、脑、肾等脏器组织灌注不足所致。

（4）体征:多数左心衰竭患者左心室可增大,心率加快,两肺底可闻及湿啰音,有时伴有哮鸣音。湿啰音分布位置可随体位改变而变。血压一般正常,有时脉压减小。

五、右心衰竭的临床特点及主要体征

（一）临床特点

右心衰竭的主要临床症状出现的病理基础为体循环静脉淤血所致。由于多脏器淤血，常见的症状为上腹胀满、食欲减退、恶心、呕吐、水肿、尿少等。

（二）主要体征

主要包括：①颈静脉怒张：显示体循环静脉压增高，当压迫腹部肿大的肝脏时，可出现颈静脉怒张更明显，称为肝颈反流征阳性；②肝大及压痛：肝大常发生于下肢水肿之前，长期肝内淤血可导致心源性肝硬化；③水肿：是右心衰竭较晚期的表现，符合心源性水肿特点，水肿首先出现在身体下垂的部位，能起床活动的患者，水肿从双下肢开始，卧床的患者从腰骶部开始；严重右心衰竭者可呈现全身水肿，并伴有胸、腹水；④右心室增大或全心增大：心浊音界向两侧扩大，剑突下可见明显搏动。

六、全心衰竭的临床特点

心力衰竭早期常是一侧性的，临床多见先为左心衰竭，继而发展波及右心，导致右心衰竭，从而出现全心衰竭。此时左、右心衰竭的临床表现可同时存在，亦可以某一侧心力衰竭表现为主。当有右心衰竭的存在常可使左心衰竭肺淤血的临床表现得到缓解或减轻。

七、心力衰竭患者需要接受的实验室及其他检查

（一）X 线检查

左心衰竭患者除原有心脏病引起的心外形改变外，主要为肺门阴影增大、肺纹理增加等肺淤血表现。右心衰竭患者则常见右心室增大，心影向两侧扩大，还可见到胸腔积液。

（二）超声心动图

临床已广泛应用超声心动图检查测定左心室的收缩功能，如左心室射血分数（LVEF）和舒张功能。对诊断和评估心脏功能有重要价值。

（三）放射性核素检查

放射性核素心血池显影对评价心脏收缩功能有价值。

（四）血浆脑钠素（BNP）检查

BNP＞（80～100）pg/mL，可提示有心力衰竭的存在。研究证实，BNP 增高的幅度与心力衰竭的严重程度成正比。

（五）创伤性血流动力学检查

可应用右心导管或肺动脉漂浮导管（Swan-Ganz 导管）直接测量肺毛细血管楔压（PCWP）、心排血量（CO）、中心静脉压（CVP）。PCWP 可反映左心室舒张末压，正常为 6～12mmHg，当 PCWP＞18mmHg 时即出现肺淤血，提示左心衰竭。右心衰竭时，CVP 及外周静脉压可明显升高，其增高的程度与心力衰竭的程度相关。

八、慢性心力衰竭诊断的主要依据

慢性心力衰竭的诊断主要依据：①心脏病的体征，如心脏增大；②肺淤血的症状和体征；③外周体循环淤血的症状和体征；④其他辅助检查指标（BNP、血流动力学指标等）。

九、慢性心力衰竭的治疗目的

心力衰竭治疗目的在于缓解症状，减缓或阻止心室重塑，防止心肌损害加重，提高活动耐量，改善生活质量，降低死亡率。

十、慢性心力衰竭治疗中减轻心脏心脏负荷的具体措施

（一）休息

避免精神刺激和情绪紧张，控制体力活动，保证充足睡眠。

（二）控制钠盐摄入

减少钠盐的摄入有利于减轻水肿症状，但应注意在用强效排钠利尿剂时，不可过分限盐，以免导致低钠血症。

（三）利尿剂的应用

常用的利尿剂有：①噻嗪类利尿剂：为中效利尿剂，代表药物是氢氯噻嗪，长期服用注意补钾；②袢利尿剂：代表药物是呋塞米（速尿），为强效利尿剂，注意预防低血钾；③保钾利尿剂：利尿效果不强，与噻嗪类或袢利尿剂合用起到保钾排钠利尿作用，代表药物是螺内酯（安体舒通）。

十一、慢性心力衰竭治疗中改善心室重塑及长期预后，提高生活质量的治疗措施

（一）血管紧张素转换酶抑制剂（ACEI）的应用

是慢性心力衰竭的基础治疗措施之一。血管紧张素转换酶抑制剂通过扩张血管作用改善心力衰竭时的血流动力学，减轻淤血症状，同时能降低心力衰竭患者代偿性神经体液的不利影响，限制心肌、小血管的重塑，以发挥维护心肌的功能，从而推迟心力衰竭的进展，降低远期死亡率。常用药物有：卡托普利、贝那普利、培哚普利等，用药时注意低血压、高血钾、干咳及一过性肾功能损害。

（二）醛固酮受体拮抗剂的应用

近年来大样本临床研究证明，螺内酯小剂量应用对抑制心血管的重构、改善慢性心力衰竭的远期预后有很好的作用。

（三）β受体阻滞剂的应用

β受体阻滞剂可对抗代偿机制中交感神经兴奋性增强这一效应，从而降低患者死亡率、住院率，提高其运动耐量。常用药物有卡维地洛、美托洛尔等。但β受体阻滞剂确实有负性肌力作用，临床应用应十分慎重。待心力衰竭情况稳定后从小剂量开始，逐渐增加剂量，适量维持。

十二、应用洋地黄类药物治疗心力衰竭的机制、洋地黄类药物的毒性反应、处理及药疗监护

（一）药理作用

洋地黄类药物可使心肌收缩力增强，抑制心脏传导系统，对迷走神经系统有直接兴奋作用，从而改善心力衰竭患者的血流动力学变化。但肺源性心脏病导致的右心衰竭，洋地黄效果不好且易于中毒，应慎用；肥厚型心肌病主要是舒张不良，洋地黄属于禁用。

（二）洋地黄的毒性反应

由于洋地黄的治疗量与中毒量很接近，特别是有心肌严重损害（如急性心肌梗死、急性心肌炎）、低血钾、严重缺氧（如肺源性心脏病）、肝肾功能减退等时更容易发生中毒。其毒性反应主要表现有：①胃肠道反应，表现为恶心、呕吐、食欲减退等；②神经系统反应，为头痛、头晕、黄视绿视等；③心脏方面反应，可表现为引发的各种心律失常，多见室性期前收缩（甚至二联律）、室上性心动过速伴房室传导阻滞、交界区心律、房室传导阻滞等。

（三）毒性反应的处理

①停用洋地黄类药物；②补充钾盐，可口服或静脉滴注氯化钾，停用排钾利尿剂；③纠正心律失常，单发期前收缩、一度房室传导阻滞、心房颤动伴缓慢心室率等，一般停药后可自行消失，如为快速心律失常可用苯妥英钠或利多卡因，电复律一般属禁用；心率缓慢者可用阿托品0.5~1.0mg皮下或静脉注射。

（四）使用洋地黄药物的药疗监护

（1）护士给药前先数心率，若＜60次/分不能给药。

(2)用药期间注意询问患者有无不适并观察患者心电图变化及定期检测血清地高辛浓度水平。

(3)发现洋地黄中毒的表现时及时通知医生,共同处理。

十三、慢性心力衰竭患者应用利尿剂的药疗监护

使用利尿剂时:①注意记录尿量及每日测量体重,了解利尿效果;②监测血清电解质变化情况,如低钾、低钠等,注意监测患者有无乏力、腹胀、肠鸣音减弱等低钾血症的表现;③嘱应用排钾利尿剂患者饮食上多补充含钾丰富的食物,如深色蔬菜、瓜果、红枣、菇类、豆类等,必要时遵医嘱补充钾盐;④患者需要补钾时,注意口服补钾应在饭后或将水剂与果汁同饮,以减轻钾盐对胃肠道的刺激;静脉补钾时每500mL液体中氯化钾含量不宜超过1.5g,且速度不宜过快;⑤非紧急情况下,利尿剂的应用时间选择早晨或日间为宜,避免夜间过频排尿而影响患者的休息和睡眠。

十四、慢性心力衰竭患者出院指导内容

(1)指导患者避免引起心力衰竭的诱发因素,如过度劳累、过度激动、感染,尤其是呼吸道感染,钠盐摄入过多等。

(2)休息与活动:指导患者根据其心功能情况合理安排工作、活动与休息;保证足够的睡眠时间。

(3)用药指导:对于需长期服药的患者,护士应在患者出院前列出所服药物的注意事项,并嘱患者严格按医嘱坚持服药,不可随意增减或撤换药物。服用地高辛时,嘱患者如果一次漏服,则下一次不要补服,以免过量而中毒;长期心房颤动的患者,使用洋地黄后心室率转为规整,要注意有发生中毒的可能。

(4)教会患者自我监测:以便及时发现病情变化,当出现呼吸困难进行性加重、尿少、体重短期内迅速增加、水肿等表现时应及时就诊;服药期间出现食欲减退,应警惕洋地黄过量;利尿过多出现乏力应注意低钾,均应及时就诊。

(5)嘱患者定期门诊随访,及早发现病情变化。

(牛翠芳)

第七节　心源性休克

心源性休克是心力衰竭的极重表现,由于心排血功能衰竭,不能维持其最低限度的心排血量,导致血压下降,重要脏器和组织供血不足,引起全身性微循环功能障碍,从而出现一系列缺血、缺氧、代谢障碍及重要脏器损害为特征的病理生理过程。近20~30年来,由于血流动力学以及代谢方面监护的开展,增加了对心源性休克的病理生理机制的认识。一些新的治疗技术的发展,如辅助循环装置及血管再灌注治疗技术等,虽取得了一定的效果,但本病病死率未见明显下降,最低者仍超过50%,值得临床进一步研究提高。

一、病因

(一)心肌收缩力极度降低

临床上最多见的病因是大面积的急性心肌梗死,其他原因有急性心肌炎、心肌病等。住院急性心肌梗死患者的最常见死亡原因之一是泵衰竭,其中约15%~20%并发心源性休克。在死于心源性休克的急性心肌梗死患者尸检中,左心室心肌坏死的范围至少为40%。这些患者绝大多数均有包括左冠状动脉前降支在内的三支冠状动脉病变。

(二)严重的心室射血障碍

见于急性瓣膜损伤、大面积肺梗死、急性右室梗死等,造成急性心排血量下降。

（三）严重的心室充盈障碍

主要见于急性心脏压塞、严重的心律失常，持续性心动过速、心房肿瘤或球形血栓嵌顿在房室口，心室内占位性病变等。

（四）心脏损伤

见于心脏创伤、室间隔破裂、乳头肌断裂、心脏手术、张力性气胸等。

上述原因可以合并同时存在，互相影响，加重病情的恶化，要注意判定。

二、病理生理

（一）进行性冠脉供血不足加重心源性休克的循环衰竭

急性大面积心肌梗死后心肌收缩力减退是引起休克的决定性因素。心排血量降低首先导致动脉压减低，从而使冠状动脉血流量减低，进一步损害心肌功能，并可扩大心肌梗死的范围，加上随之而来的心律失常和代谢性酸中毒，可促进上述结果的进一步恶化形成恶性循环。

（二）早期的代偿反应

多数患者由于应激反应和动脉充盈不足，使交感神经兴奋和儿茶酚胺增多，小动脉、微动脉收缩，外周阻力增加，致使心脏后负荷加重；儿茶酚胺还可使心肌收缩力增强，使心率加快，两者均使心肌耗氧量增加。这一反应的作用主要是维持动脉血压，并保证足够的冠状动脉灌注。但是一旦这种代偿反应不能维持组织灌注，病情将急转直下。

因为灌注压如低于 $8.66\sim9.33$ kPa（$65\sim70$ mmHg），冠状动脉血流将不成比例地急剧下降。如原有冠状动脉狭窄，灌注量进一步减低，心肌缺血更为严重，坏死区域继续扩大，心排血量更为降低，心室充盈压继续上升，影响心肌灌注，构成恶性循环。

（三）心室舒张期末容量和压力升高

交感神经兴奋，静脉收缩，回心血量增加，而心脏不能把血液充分输入动脉，因而中心静脉压和心室舒张期末容量和压力升高，所以常比较早地出现较为严重的肺淤血和肺水肿，这些变化又进一步加重心脏的负担和缺氧，加重心泵衰竭和休克。

（四）心肌抑制因子

Glenn 等证实心源性休克以及其他休克过程中，血液循环中存在一种心肌抑制因子（MDF）。MDF为一多肽类，胰腺因为缺血，其中的溶酶体便解体，酸性蛋白酶使内源性蛋白质分解，产生 MDF。MDF 可使心肌收缩力明显减弱，从而加重休克的进展。

（五）心律失常

正常心脏能适应较大范围的心率变化，缺血心脏或者是在有其他病变的基础上，这种适应能力明显减弱。急性心肌梗死发生快速心律失常时使心肌耗氧量增加，进一步加重心肌缺氧，可引起严重的心排血量降低。发生慢性心律失常时，由于心脏贮备已经不足，心跳减慢本身即可成为心排血量降低的原因，或使已注降低的心排血量进一步减少。

（六）其他附加因素

血容量不足或恶心、呕吐、大量失水等可能成为促进休克发生、发展的重要因素。

三、临床表现

心源性休克的临床主要表现为在原有心脏病的基础上伴有重要器官血流灌注量的降低。如患者仅仅出现低血压则不足以诊断心源性休克。原因是许多患者发病后，在短期内会发生严重的低血压（收缩压低于 10.7kPa）。此种低血压可较顺利地得到恢复，因此只有当低血压伴有其他循环功能不良的临床体征时方可以为有休克综合征的存在。

（一）体循环衰竭表现

心源性休克患者应有以下一些特征：①血压降低，收缩压低于 12.0kPa（90mmHg）或者原有高血压者,其收缩压下降幅度超过 4.0kPa(30mmHg);②心率增加、脉搏细弱;③面色苍白、肢体发凉、皮肤湿冷有汗;④有神志障碍;⑤尿量每小时少于 20mL;⑥肺毛细血管楔压(PCWP)常高于 2.67kPa(20mmHg)、心脏指数(CI)低于 2L/(min·m²);⑦除外由于疼痛、缺氧、继发于血管迷走反应、药物反应或低血容量血症等因素的影响。

(二)严重的基础心脏病表现

急性心肌梗死患者出现第一心音减弱可认为有左心收缩力下降;当出现奔马律时,即可认为是左心衰竭的早期现象;新出现的胸骨左缘响亮的收缩期杂音,提示有急性室间隔穿孔或乳头肌断裂所致的急性二尖瓣反流,如杂音同时伴有震颤支持室间隔穿孔的诊断。瓣膜损伤可以听到心前区响亮的杂音。心脏压塞可以发现奇脉,心音遥远。严重的心律失常可以表现出明显心脏体征的异常。

(三)血流动力学的测定

心源性休克时,血流动力学的测定表现为心脏每搏做功降低,每搏血量减少,因而导致左心室舒张末压或充盈压上升,以及心排血量下降。

1.测定肺毛细血管压力

这是可靠的估计左心室前负荷的方法,也是引起肺水肿的一个重要因素,当肺毛细血管楔压超过 2.27kPa(17mmHg)时,即会有肺充血发生;超过 3.33kPa(25mmHg)时出现肺泡性肺水肿。

2.测定心排血量计算的各种指数

可用于估计病情预后,当心脏指数小于 2.4L/(min·m²),左室充盈压超过 2.0kPa(15mmHg)者,病死率达 50%。

(四)其他辅助检查

如 ECG、心脏超声等可发现特异性的基础疾病改变。

四、诊断

(一)具有严重的基础心脏病

如广泛心肌梗死、心肌炎、心脏压塞、心律失常、机械瓣失灵等。

(二)休克的典型临床表现

如低血压、少尿、意识改变等。

(三)血流动力学指标符合以下典型特征

(1)平均动脉压<8kPa(60mmHg)。

(2)中心静脉压正常或偏高。

(3)左室舒张末期充盈压或肺毛细血管楔压升高。

(4)心排血量极度低下。

五、急诊救治

心源性休克的病死率颇高,大约半数患者死于休克发生后 10 小时之内。因此,临床应尽可能早期识别心源性休克,在形成不可逆的代谢性改变和器官损害或微循环障碍之前开始病因治疗至关重要,目的是使心排血量达到保证周围器官有效灌注的水平。

(一)在严密的监测下积极开展各项抢救治疗

(1)心电、血压、血氧的监测。

(2)有条件应该进行血流动力学监测:心源性休克的治疗要求达到以下指标:动脉平均压维持在 9.33~10.7kPa(70～80mmHg);心率 90～100 次/分;肺毛细血管楔压(PCWP)小于 2.67kPa(20mmHg),心脏做功降低。

(3)监测尿量:对病情预后也是一项不可忽视的指标。休克后的患者,如尿量维持在 50mL/min 者,预后较佳。所以为了保证测定尿量的准确性,应采用留置导尿管。

（4）另外还需要进行酸碱平衡和血清离子、肝肾功能的监测。

最好的指标是心搏出量提高，动脉血氧分压（PO_2）和血压、尿量可以作为病情转归的判定指标。

（二）纠正低血容量

除静脉压明显上升达 1.96kPa（20cmH$_2$O）以上，或有明显肺水肿，应首先以 20mL/min 的速度静脉注射 5％葡萄糖 200～300mL，每 3 分钟测定一次尿量、静脉压。如有效则尿量增加、静脉压暂时性上升。而后静脉滴注液体速度则可依据尿量、静脉压、血压、肺部体征或肺毛细血管楔压、心排血量而定。肺毛细血管楔压应控制在 2.67～3.20kPa（20～24mmHg），静脉压的上升限于 1.47～1.96kPa（15～20cmH$_2$O）左右，并结合临床肺水肿体征适当掌握输液量和速度。

（三）给氧及纠正酸中毒

首先保持上呼吸道通畅，当意识不清时，因舌根容易下坠，应去掉枕头，使前颈部伸展。经鼻导管供氧 5～8L/min。意识不清或动脉血二氧化碳分压（PCO_2）上升时，应做气管内插管，行辅助呼吸。当患者 PCO_2 在 6.13kPa（46mmHg）以上，pH7.35 以下时，需采用人工呼吸机通气。另外，由于休克引起 PCO_2 降低和呼吸肌过度活动，也可以用呼吸机加以抑制。对于肺水肿患者，采用呼吸机正压呼吸，有减轻和防止肺水肿的作用。

静脉注射碳酸氢钠（5％或 8.4％），可以纠正组织低氧引起的酸中毒，剂量可按下列公式计算。

体重（kg）×0.2×BE＝NaHCO$_3$（mmol）

开始给药时可按计算所得的半量，以后根据血气分析的结果决定用药剂量。

（四）合理应用药物

1.儿茶酚胺类

常用药物有去甲肾上腺素、肾上腺素、异丙肾上腺素、多巴胺、多巴酚丁胺等。肾上腺素可以提高血压和心脏指数，去甲肾上腺素可提高血压，异丙肾上腺素虽可提高心排血量，但由于扩血管作用降低血压，而使心肌氧供减少。多巴胺是去甲肾上腺素的前体，具有正性心力作用，用药后心率增加不明显。对不同的血管其作用与药物浓度有关，2～4μg/（kg·min）时对肾脏和内脏血管有扩张作用，引起肾血流量增加，尿量增加。因此适合于明显的心动过速和末梢循环阻力低下的休克患者，有时往往与异丙肾上腺素并用。用量从 1μg/（kg·min）开始，逐渐可增加到 15μg/（kg·min）。多巴酚丁胺是儿茶酚胺类药物，有与多巴胺相似的正性心力作用，有轻微的增加心率和收缩血管的作用，用药后可使心脏指数提高，升压作用却很弱。本药静脉点滴，治疗量为 5～10μg/（kg·min）。

2.强心苷

在心源性休克时除特殊情况不应使用，因为洋地黄不能增加心源性休克时的心排血量，却可引起周围血管总阻力增加，反而减少心搏出量。还可诱发心律失常，因此只有在伴发快速性心律失常时方考虑应用。

3.其他药物如糖皮质激素、极化液

对心源性休克均有其有利的一面，但其疗效不确切。血管扩张剂对急性二尖瓣反流和室间隔穿孔时的血流动力学障碍有调整作用。对于急性心肌梗死合并心源性休克者，有选择地给予抗凝治疗，可防止发展为消耗性凝血病，降低血栓栓塞并发症的发生率，预防左心室内腔梗死部位的附壁血栓形成，并可防止冠状动脉内的血栓增大。

（五）建立有效的机械辅助循环

主要是指应用主动脉内气囊反搏（IABP）。IABP 对心脏有如下四个优点：①由于收缩期压力减小，使心工作量减少；②心肌耗氧量减少；③由于舒张压力上升，使冠状动脉血量增加；④保持平均动脉压。总之，使用 IABP 者，存活率要比单纯药物治疗者高。所以，只要患者没有明显禁忌证（如主动脉瓣关闭不全、盆腔动脉栓塞性病变），且有可能接受手术治疗者，应采用 IABP 治疗。

（六）治疗原发心脏病

病因治疗指急诊冠状动脉 PCI 治疗、急诊冠状动脉旁路手术、急诊心瓣膜置换术、急诊室间隔穿孔修补术等。如果暂时没有病因治疗的条件,则应采取紧急维持生命功能的对症治疗。急性心肌梗死并发室间隔穿孔或乳头肌断裂而致急性二尖瓣反流者,半数以上的患者将发生心源性休克。对于这种患者如先经药物和主动脉内气囊反搏治疗,待病情稳定后 3～6 周再行选择性手术,可大大降低病死率。

(牛翠芳)

第八节　急性主动脉夹层

急性主动脉夹层(AD)是指在 24～48 小时内主动脉内膜破裂,循环血液进入主动脉中层并沿其纵轴延伸剥离所形成的血肿,也称为主动脉夹层血肿,或者夹层动脉瘤。本病凶险、进展快、死亡率高,早期死亡率约为每小时增加 1％。发达国家发病率每年 50～100 人/10 万,发病年龄多集中在 50～70 岁,男女比约为 3∶1～4∶1,如未能得到及时诊断和有效的治疗,约 70％的患者死于一周内。

一、病因及发病机制

大多数患者基础病因不清,但多有明确的危险因素。

(一)高血压

据报道 AD 患者中,有高血压者占 65.6％。主动脉壁中层变性是主动脉夹层的基本因素。高血压并非引起主动脉中层囊性坏死的原因,但可促进其发展。临床及实验证实,血管波动的幅度,即脉波陡度与促使主动脉夹层分离,夹层血肿扩张有关。

(二)马方综合征和结缔组织病

可能是主动脉壁发育异常,中层退行性变,动脉壁结构疏松,支架受破坏,而引起夹层分离。

(三)其他原因

(1)先天性或遗传性心血管疾病:如先天性主动脉瓣狭窄、先天性主动脉发育不良、二叶主动脉瓣、Turner 综合征等,均有发生夹层的倾向。

(2)炎症、脓肿、外伤、医源性。

二、病理及分型

(一)病理

AD 最常发生于升主动脉,其内膜破裂口常在升主动脉距主动脉瓣上 2cm 以内处,该处主动脉明显扩张,呈梭形或囊状,可引起主动脉环扩大,导致主动脉瓣关闭不全。其次发生于胸,腹降主动脉,其内膜口常在胸降主动脉左锁骨下动脉开口处附近,破裂口可两处或多处;其外膜口则可破入纵隔、胸腔及腹腔,引起大量出血而危及生命。AD 也可向远端发展,由于主动脉内压力高,分离撕开的夹层可向远端及主动脉各大分支扩展,形成广泛的动脉夹层分离。

(二)分型

目前有两种分型。

1.DeBakey 分型

分为三种类型,见图 2-1。

Ⅰ型:内膜撕裂口位于升主动脉,扩展累及腹主动脉。

Ⅱ型:内膜撕裂口位于升主动脉,扩展仅限于升主动脉和主动脉弓。

Ⅲ型:内膜撕裂口位于降主动脉(主动脉峡部),且不累及升主动脉和主动脉弓,其中未累及腹主动脉者称为Ⅲa 型,累及腹主动脉者称Ⅲb 型。

2.Stanford 分型

A 型:包括 DeBakeyⅠ型和Ⅱ型,夹层分离侵及升主动脉,约占本病的 2/3。

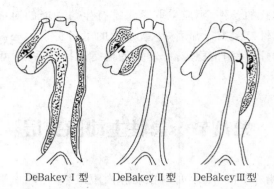

DeBakey I 型　　　DeBakey II 型　　　DeBakey III 型

图 2-1　DeBakey 分型

B 型：相当于 DeBakey III 型，夹层分离局限于降主动脉，内膜破裂口位于左锁骨下动脉远端，约占本病的 1/3。

三、临床表现

多见于原有高血压的中老年男性；多急性发病，65%～70% 的患者死于急性期；及时治疗的患者 25% 死于 24 小时之内，1 年内病死率达 90%。有以下几种表现。

（一）胸痛

突发持续性疼痛是本病的突出特点。90% 以上急性主动脉夹层血肿有突然发作性剧痛，近端夹层血肿疼痛以胸部或背部、肩胛间区为主，若血肿扩展，疼痛可逐渐沿脊柱下移，可延及腹部、下肢，偶尔可向上放射至上肢及颈部；远端夹层血肿可表现为下胸部或上腹部剧痛，也可向下腹部及下肢放射。逐渐出现多处疼痛，应用麻醉性止痛药也不能缓解。

（二）休克

休克表现与血压改变呈不平行性，是本病的特点。患者面色苍白、心动过速、大汗淋漓，表现为严重的休克样外貌，但检测血压仍然较高，不少原有高血压者，起病后剧痛使血压更高，即使一度下降，经输液或输血后血压多能回升。

（三）主动脉瓣关闭不全

若主动脉内膜撕裂、管壁剥离自升主动脉瓣环开始，可出现急性主动脉瓣关闭不全的体征，如主动脉瓣区出现舒张期叹气样杂音，脉压增宽和周围血管征。

（四）主动脉夹层血肿

主动脉夹层血肿延伸到主动脉重要分支，可引起分支口狭窄或闭塞，导致相应供血脏器急性缺血甚至坏死的症状，如双侧脉搏不对称、有的脉搏消失，偏瘫、急性心肌缺血或梗死、肠系膜动脉闭塞可引起腹内脏器缺血性坏死，肾动脉受累可产生血尿、尿闭和急性肾衰竭等。

（五）夹层血肿壁渗血或血肿破裂

可出现出血性休克、心包积血和急性心脏压塞、胸腔积血的征象，甚至猝死。

四、实验室和其他检查

（一）D 二聚体

其水平与 AD 撕裂程度和范围有关，可作为诊断及判断预后的参考指标。

（二）心电图

心电图表现是非特异的。可呈缺血型 ST 段及 T 波改变，若冠状动脉口受压完全闭塞，可出现急性心肌梗死图形。

（三）超声心动图检查

无论 M 型或二维超声心动图均可显示主动脉内径明显增宽、分层，呈假通道双腔管回声，内管为真正主动脉腔,外管为进入主动脉壁的血肿。此外,可有心包积液(积血)和主动脉瓣关闭不全的超声改变。

(四)X线检查

纵隔及主动脉短期内进行性增宽,当合并心包积血或主动脉瓣关闭不全时,心影明显增大,必要时做主动脉造影可以确立诊断。

(五)三维螺旋CT血管造影(3DCTA)及数字减影血管造影

是诊断夹层分离的"金标准"。

(六)计算机断层扫描和磁共振检查

可发现主动脉扩大,证实剥离的内膜有无钙化,有可能发现剥离的内膜存在,证实主动脉内有两个腔,即主动脉本来的管腔(真腔)和夹层血肿形成的假腔。

五、诊断

诊断要点有:①胸背或腹部等多处持续刀割或撕裂样疼痛,吗啡类止痛剂效果不佳,尤其是有高血压史的中年以上患者;②休克时血压曾一度下降,后又升高;③突然出现的主动脉瓣关闭不全;④血管杂音;⑤双侧颈动脉、肱动脉或股动脉搏动不一致或血压有明显的差别;⑥急腹症或突然出现的神经系统障碍;⑦其他的脏器供血不全的表现;⑧影像学检查有主动脉夹层分离征象。

六、急诊救治

(一)急诊室初步处理

1.一般处理

(1)立即将患者送监护室,严格卧床休息。吸氧,监测心电图、血压、呼吸和尿量等。

(2)疼痛剧烈者可给予吗啡类药物止痛及镇静药,可肌内注射哌替啶50～100mg或吗啡5～10mg皮下注射。严格卧床休息。

(3)休克者积极抗休克,静脉输全血,血浆或代血浆,必要时用多巴胺或间羟胺(阿拉明)等。

(4)合并心肌梗死者禁用溶栓或抗凝治疗。

2.药物治疗

联合应用血管扩张剂和β受体阻断药,对β受体阻断药有禁忌者,可选用钙离子拮抗剂。

(1)降压:降压可减轻或缓解患者胸痛,防止主动脉破裂,争取手术机会。对夹层动脉瘤要求15～30分钟内达到目标血压,以后口服药物维持。

硝普钠:为血管平滑肌松弛剂,有效降低外周阻力和心脏前后负荷。起效快、维持时间短、便于随时调整剂量。持续静脉滴注。一般剂量为50～100mg加入5%～10%葡萄糖液500mL或生理盐水中静脉滴注。开始剂量为20μg/min,视血压和病情可逐渐增至200～300μg/min。控制收缩压在100mmHg左右或可耐受的血压水平。

(2)降低心肌收缩力:用负性肌力、负性心率药物。降低脉波陡度和降低心肌收缩力是限制夹层动脉瘤血肿蔓延的重要措施。首选降低外周血管阻力又降低心排血量的药物——拉贝洛尔。

拉贝洛尔:为非选择性β受体阻断药,兼有α_1受体阻滞作用,可以同时有效降低心室收缩、舒张时压力上升的最大速率。首剂10～20mg静脉注射,然后60～80mg加入液体中静脉滴入。开始时滴速为2mg/kg,以后根据血压情况调整,可逐渐增加到20mg/kg。

也可用美托洛尔、阿替洛尔、比索洛尔等使心率降至60～70次/分。

3.严密观察病情变化

(1)若患者出现严重的低血压,应考虑瘤体以上的导联破裂导致心脏压塞。当AD患者出现心脏压塞而病情相对稳定时,行心包穿刺弊大于利,应尽快手术。

(2)经初步处理后,如病情稳定,无心、脑、肾等重要器官供血受累,无夹层动脉继续扩大或破裂的迹象,可暂缓手术继续药物治疗。

（3）注意保证尿量在 25mL/h 以上。

（4）血压不高的患者不宜降压，仅减低心肌收缩力加对症治疗即有利于病情缓解。

（二）手术治疗

凡具有急性主动脉夹层指征者均应手术。

（1）DeBakey Ⅰ 型和 Ⅱ 型为手术的最佳指征。

（2）DeBakey Ⅲ 型血压控制不好，出现神经障碍，药物治疗无效，或血压控制后仍有持续疼痛或证明有横膈下动脉大分支受累者。

（3）主动脉夹层伴发严重主动脉瓣关闭不全者。

（4）局限性破裂的急性主动脉夹层者。

（5）主动脉夹层伴发心脏压塞或左侧胸腔积血，且出血不能控制者。

（6）主动脉主要分支闭塞或受压致昏迷无尿者；某些慢性夹层伴严重进行性主动脉瓣关闭不全或分离继续发展，药物治疗无效者。

（牛翠芳）

第九节　病毒性心肌炎

一、病毒性心肌炎诊断标准(1999,昆明)

（一）临床诊断依据

（1）心功能不全、心源性休克或心脑综合征。

（2）心脏扩大（X 线、超声心动图检查具有表现之一）。

（3）心电图改变以 R 波为主的 2 个或 2 个以上的导联（Ⅰ、Ⅱ、aVF、V_5）的 S-T、T 改变持续 4 天以上伴动态变化，窦房传导阻滞、房室传导阻滞、完全性右或左束支阻滞、成联律、多形、多源、成对或并行性期前收缩，非房室结及房室折返引起的异位性心动过速，低电压（新生儿除外）及异常 Q 波。

（4）CK-MB 升高或心肌肌钙蛋白（cTnI 或 cTnT）阳性。

（二）病原学检查

1.确诊标准

自患儿心内膜、心肌、心包（活检、病理）或心包穿刺液检查，发现以下之一者可确诊心肌炎是由病毒引起。

（1）分离到病毒。

（2）用病毒核酸探针查到病毒核酸。

（3）特异性病毒抗体阳性。

2.参考依据

有以下之一者结合临床表现可考虑心肌炎系病毒引起。

（1）自患儿粪便、咽拭子或血液中分离到病毒，且恢复期血清同型抗体滴度较第一份血清升高或降低 4 倍以上。

（2）病程早期患儿血中特异性 IgM 抗体阳性。

（3）用病毒核酸探针自患儿血中查到病毒核酸。

（三）确诊依据

（1）具备临床诊断依据 2 项，可临床诊断为心肌炎。发病同时或发病前 1～3 周有病毒感染证据支持诊断者。

（2）同时具备病原学确诊依据之一，可确诊为病毒性心肌炎，具备病原学参考依据之一，可临床诊断为病毒性心肌炎。

（3）凡不具备确诊依据，应给予必要的治疗或随诊，根据病情变化，确诊或除外心肌炎。

（4）应除外风湿性心肌炎、中毒性心肌炎、先天性心脏病、结缔组织疾病以及代谢性疾病的心肌损害、甲状腺功能亢进症、原发性心肌病、先天性房室传导阻滞、心脏自主神经功能异常、受体亢进综合征及药物引起的心电图改变。

（四）分期

1.急性期

新发病、临床及检查阳性发现明显而多变，一般病程半年以内。

2.迁延期

临床症状反复出现，客观检查指标迁延不愈，病程半年以上。

3.慢性期

进行性心脏扩大，反复心力衰竭或心率失常，病情时轻时重，病程一年以上。

二、特殊类型的心肌炎

（一）重症病例

重症者可出现水肿、活动受限、气急、发绀、肺部湿啰音、心脏扩大及肝脾大等心功能不全表现。发病急骤者可发生急性心源性休克、急性左心衰竭、肺水肿、严重心律失常或心脑综合征，甚至发生猝死。出现心源性休克者脉搏微弱、血压下降、皮肤发花、四肢湿冷。

（二）新生儿心肌炎

母亲患病毒感染（柯萨奇 B 组病毒）可传播给胎儿。新生儿生后数小时即可发病。多在生后 2 周内出现症状，且累及多个脏器，表现为心肌炎、肝炎、脑炎。病初可现有腹泻、吸吮少或骤然呕吐、烦躁、拒食，迅速出现面色灰白、嗜睡、气急、发绀，有时伴黄疸，进而出现昏迷、惊厥或休克。体格检查可有颈强直、心脏增大、心动过速、心音低钝、奔马律，一般无杂音，肝脾大。脑脊液细胞数及蛋白增高，病情进展迅速，数小时内死亡。

三、治疗

（一）一般治疗

必须卧床休息，至症状消除后 3～4 周，心力衰竭、心脏扩大者，休息不少于 6 个月，须待心力衰竭、心律失常控制，心脏恢复正常大小，再逐渐增加活动。恢复期应限制活动至少 3 个月。确有合并细菌感染者可给以相应抗生素治疗。

（二）保护心肌及清除氧自由基药物

（1）静脉用维生素 C 每日 100～200mg/kg，3～4 周为一疗程。

（2）1,6 二磷酸果糖每日 100～250mg/kg 静点，连用 2 周。

（3）辅酶 Q_{10} 每日 1mg/kg，分 2 次口服 3 个月以上。

（4）卡托普利每日 1～6mg/kg，分 3 次服用。

（三）免疫调节及抗病毒治疗

（1）利巴韦林每日 10～15mg/kg 静脉滴注。

（2）免疫球蛋白 2g/kg 单剂 24 小时静脉滴注或每日 400mg/kg，共 3～5 天静脉滴注。

（四）肾上腺皮质激素

是否应用存在争议，多用于重症病例，特别是心源性休克和严重心律失常，包括Ⅲ度房室传导阻滞、室性心动过速，对晚期重症心力衰竭其他治疗无效时可考虑应用。可选择氢化可的松、地塞米松、强的松、甲基强的松龙，必要时可甲基强的松龙冲击治疗。

（五）控制心力衰竭

急性期选择洋地黄制剂，慢性心衰多地高辛维持。应慎用且随时注意洋地黄中毒。

（六）心律失常的治疗

（1）期前收缩不多，无自觉症状，可不予抗心律失常药物。

（2）室上性期前收缩及心动过速可采用普萘洛尔、洋地黄类药物或普罗帕酮。

（3）室性期前收缩及部分室上性期前收缩可采用胺碘酮或普罗帕酮，利多卡因、美西律等。

（4）严重房室传导阻滞除应用肾上腺皮质激素外，可应用异丙肾上腺素静点提高心室率，有阿斯发作者可考虑安装心脏起搏器。

（七）心源性休克

1.一般治疗

镇静、吸氧、绝对卧床。

2.大剂量维生素C

维生素C100～200mg/kg/次静推。

3.扩容及补液

24小时总液量1000～1200mL/m²。扩容可先用低分子右旋糖酐10mL/kg/或2：1等张含钠液10mL/kg，存酸中毒者可用5％碳酸氢钠5mL/kg，稀释成等渗液均匀滴入，余液量可用1/2～1/3张液体补充，见尿后补钾。

4.肾上腺皮质激素

一般用氢化可的松每日5～10mg/kg或地塞米松每日0.25～0.5mg/kg静脉滴注。病情好转后减量，1周内停用。

5.升压药

多巴胺和/或多巴酚丁胺，根据血压调整速度，病情稳定后减停。

（牛翠芳）

第十节　急性心包炎

急性心包炎是某种全身疾病的一部分，有时因上腹部疼痛或主诉不清楚，被误诊为上腹部急症，或因脓毒血病、肝脓肿、膈下脓肿等邻近脏器波及而成为上腹部急症的一部分，故需与上腹部急症鉴别。

一、病因

感染性心包炎可由于结核菌、化脓菌、病毒、真菌、寄生虫等引起，自身免疫性心包炎见于风湿热、类风湿关节炎、系统性红斑狼疮、心肌梗死后、心脏手术后，代谢性疾病（如尿毒症、黏液水肿等），恶性肿瘤、过敏性疾病、创伤等均可为急性心包炎的病因。

二、临床表现

临床表现取决于原发病，初发症状可有发热、胸痛及呼吸困难。

心前区疼痛：由于心包的炎症性变化，渗出液使心包伸展，约半数以上患者在整个心前区有锐痛或钝痛等各种不同性质的疼痛，常和胸膜炎同时存在，当深呼气、咳嗽、扭转身体或左侧躺卧时，疼痛明显加重。疼痛可向颈部、左肩、左臂、背部及上腹部放散。心包腔积液增加之后，疼痛反见减轻。

心脏压塞症状：呼吸困难是常见症状，由于疼痛常因深呼吸而加重，故呼吸变得浅表。发生心脏压塞时回心血流受阻，心排出量减少而出现呼吸困难。或由于大量心包积液，压迫气管、支气管、食管及喉返神经等可出现干咳、吞咽困难、声嘶等症状，为了减轻渗液对心脏的压迫，患者常采取前倾体位。

心包摩擦音:听诊可闻及心包摩擦音,听之近耳,音调为摩擦样或搔抓样的杂音,在收缩期及舒张期均可听到。胸骨左缘下半部听诊最清楚,坐位或前倾位易于听见。摩擦音出现的时期、持续的时间及强度等时刻发生变化,为本病的特征。

心包积液征象:第一心音减弱,呈遥远感,心率加快,心浊音界扩大并随体位发生改变,心尖搏动减弱乃至消失。当有大量积液还能触到心尖搏动时,其搏动部位是在心左侧浊音界的内侧,此点对诊断颇有帮助。少数患者心尖部可听到拍击音,颈静脉可见吸气性怒张征,左肩胛下区叩诊呈浊音,可闻气管呼吸音征。

心脏压塞征象:心包渗液迅速增加时,心包腔内压力增高即可产生心脏压塞征象,表现为:①动脉压降低,脉率变小,心率代偿性加快,严重时出现休克;②大循环淤血,静脉压升高,表浅静脉扩张,肝脏肿大水肿,并可有胸腔积液和腹水;③奇脉:吸气时血压下降 $10\sim20mmHg(1.3\sim2.7kPa)$,触诊可感到脉搏减弱,称为奇脉。

心电图所见:急性心包炎累及心包下肌层出现 ST 段升高,随着发热、胸痛出现的 ST 段升高,可作为诊断心包炎的重要线索。病情减轻时,ST 段恢复至基线,同时 T 波呈非特异的低下或倒置。积液存在时,肢导联可有低电压。

急性心包炎心电图的 ST 段抬高与急性心肌梗死不同:①本病在广泛导联上 ST 段抬高,即 Ⅰ、Ⅱ、Ⅲ 导联均抬高,而不像在心肌梗死时的 ST_I 抬高,而 ST_{III} 则呈镜像降低;②心包炎时弓背向下呈鞍状或平坦的地台状,而急性心肌梗死的 ST 段升高部分向上凸常呈圆顶状;③疾病过程中不出现 Q 波。

胸部 X 线所见:心包内液体积聚,心脏阴影向两侧普遍性增大,心缘的正常轮廓变得不明显,呈直线趋势(烧瓶状)。心影随体位发生变化。在病程经过中要注意心脏阴影的急速变化。由于右心的静脉回流受阻,故上腔静脉扩张,但肺内无充血。透视可见心影搏动明显减弱或几乎消失。若起因于感染或过敏性心包炎,肺内可有浸润性阴影或胸腔积液。

超声心动图检查:对检查心包内有无渗液积液很敏感,常为确诊手段。心脏前后面脏层和壁层之间的回声通常难以区分。若液体贮积之后,则两个回声分开,中间的渗液层以"无回声区"层表现出来。切面超声心动很易查出。在后侧壁观,潴留液外的心包几乎不动,心外膜与后壁一起于收缩期向前方运动,二者间隙变大。

放射性核素心血池扫描:静脉注射 ^{113m}铟或 ^{99m}锝进行心血池扫描,心腔周围有空白区,心腔可缩小或正常。扫描心影横径与 X 线心影横径的比值(Q 值)小于 0.75。

三、诊断

患者发热、胸痛、呼吸困难,没有其他原因心影迅速扩大,心率加快,颈静脉怒张或有肝大而又无心力衰竭的原因,应首先考虑心包炎,要进行详细检查,若发现原发病更有价值。心界扩大,心尖搏动难以触到,杂音难以确定是收缩期还是舒张期时均应引起注意。确定诊断则根据心包摩擦音;心电图各导联 ST 段普遍升高;X 线见心影迅速扩大,肺叶清晰,心脏搏动减弱,也是特征性改变;超声心动图证明有心包积液,更为可靠。

四、临床类型与鉴别诊断

1. 急性非特异性心包炎

大多数为病毒性,急性发病,常以上感、发热及明显心前区疼痛开始,易与急性胰腺炎、胆管疾病、膈下脓肿等上腹部的急腹症相混淆,应结合各种疾病的特点加以区别。

风湿性心包炎:部分风湿热患者同时可有心肌炎及心内膜炎,可伴有明显杂音,腹型风湿热患者,可误诊为急腹症甚而误行手术。

化脓性心包炎:胸腔内脏器感染、肝脓肿、膈下脓肿等直接波及心包,亦可由于败血症引起。有毒血症的征象,心包渗液为脓性。

2.结核性心包炎

为特异性心包炎,常有结核症状或病史,起病较缓慢,多无严重胸痛,大量渗液多为血性,不易与急腹症相混。

五、治疗

病因治疗:对结核性、细菌性及风湿性心包炎均应首先按原发病加以治疗。其中化脓性心包炎需要切开引流。非特异性心包炎可用糖皮质激素治疗。特异性心包炎如结核性心包炎可行抗结核治疗。心脏压塞可行心包穿刺减压。

对症治疗:心前区疼痛用阿司匹林、吲哚美辛等止痛,疼痛剧烈时可用吗啡。

(牛翠芳)

第十一节　克山病

克山病是一种由环境致病因素所引起的地方性心肌病。1935 年 11 月因我国黑龙江省克山县的病例首先被确诊报道而命名。

一、流行特征

（一）地区分布

主要分布在我国从东北到西南的 16 个省（区）326 个县 2587 个村,暴露人口为 13391 万,现症患者39470 人。

1.地理地貌特征

病区主要分布在温带、暖温带以棕壤土系为中心的地带,属于侵蚀、剥蚀的中、低山地、丘陵及相邻的部分平原地区,地处东南湿润季风区向西北干旱、半干旱地区过渡的中间地带,气候相对湿润,海拔高度多在 100～2500m 之间,最高至 3500m,呈由东北向西南逐渐增高的趋势。

2.灶状分布

病区沿着山地和丘陵地貌相互毗连成片并逐渐移行、过渡到非病区,数个省或县的病区连成一片,但其中也有一些县、乡和村不发病,或重病区中散在有非病村的健康岛;病区中的城镇、林场和矿区发病较少,呈随机灶状分布。

3.不同病区的病情不同

我国已制定有克山病病区划分标准,以县为单位并可至自然村或屯,按高发年急型、亚急型和自然慢型年发病率可将病区划分为三种类型:年发病率大于 100/10 万者为重病区;50/10 万～100/10 万之间为中病区;低于 50/10 万者为轻病区。

（二）人群分布

1.发病年龄与性别

多发在病区食用自产粮食农业人口中的育龄期妇女和断乳后至学龄前儿童,其中北方病区以生育期妇女急型克山病为主,而南方病区则以儿童亚急型克山病为主,但各病区高发年龄、最小发病年龄及病死率不一。同一病区的非农业人口极少发病。

2.种族与民族

主要侵犯居住在病区的人类,与动物白肌病的分布和病理变化相似。居住在病区的中国人、朝鲜和日本人以及汉、蒙古、回族、白族、藏族、彝族等均可发病,与不同民族的饮食来源、生活习惯相关,如东北病区同一病屯中急型克山病以汉族为多而朝鲜族较少。

3.家庭多发性

多为当地或新迁入病区的生活困难农业户;病例多连续或几年之内间断地发生于同一家庭,夫妻可同时或先后发病,在多子女家庭中存在倒数第二个孩子或最小孩子出生哺乳时其刚断乳的倒数第二个孩子易患的现象。

4.移民发病情况

出生在非病区的非农业人口迁入到病区后居住数月至30年者均可发病,以居住4个月至5年者为多。

（三）时间分布

1.发病趋势

自1935年暴发克山病以来,本病呈波浪形高发或短期暴发现象,但总体呈现从高发期向低发期的发病趋势,以急型和亚急型克山病显著减少而以慢型、潜在型、儿童亚急型发病转变为以成人慢型和四季散发为主的特征。1959年、1964年和1970年曾是本病的发病高峰期,发病率在22.3‰、3.82‰、5.4‰~6.4‰间,2011年慢型和潜在型克山病检出率分别为2.2‰和9.8‰。高发年可间隔三五年或十年左右,高、低发年的发病率可相差30倍左右。

2.季节多发

本病急型和亚急型具有明显的季节多发的特点,不同病区或同一病区的不同海拔的多发季节不一,北方病区急型克山病多发生在严寒的11月至翌年2月,称为"冬季型"。西南病区儿童亚急型克山病多发生在炎热的6~9月,称为"夏季型"。陕西、山西、山东等病区多介于东北和西南病区之间,多在12月至翌年4、5月发病,可谓"冬春型"。四川病区的季节多发分为两类:海拔在2000m以上者与北方病区相似;海拔在1000m左右者与西南病区相似。

二、病因与病理改变

（一）病因

病因至今尚未阐明,目前主要集中在生物地球化学说和生物病因假说。

1.生物地球化学说

主要指病区特定自然地理环境(水、土)化学元素组成失衡,通过食物链使病区人群体内出现某些元素及营养素缺乏、过多或比例失衡而引起心肌损伤,涉及硒缺乏及膳食营养单一。

本病主要分布在我国从东北到西南的低硒地带之中,病区的水、土壤和粮食及人群的头发、尿和血硒的含量显著低于非病区;患者及病区人群体内硒含量、谷胱甘肽过氧化物酶活性降低,脂质过氧化物、游离脂肪酸含量增高。

补硒可纠正人群低硒代谢紊乱且可有效预防急型、亚急型克山病的发生。然而并非所有的低硒地区都有克山病发病,低硒的情况并非伴随克山病的波浪形高发或季节性多发而发生相应变化,居住病区的克山病儿童和非病区正常儿童的血和头发的硒含量无显著性差异,以及单纯低硒可引起轻度心肌代谢障碍和超微结构改变但非克山病病理学特征,因此目前认为低硒是克山病重要的环境因素之一。

2.生物性病因学说

主要指病区具有适宜于生物群落繁殖和传播条件,使某种病原微生物或真菌毒素及其代谢产物侵入人体而致克山病心肌损伤,主要涉及肠道病毒感染、真菌毒素中毒等。急型、亚急型克山病年度和季节多发的流行特点较符合柯萨奇病毒感染的规律。有研究调查病区自产的粮食中串珠镰刀菌素(MF)可随食物长期、多次少量侵入机体后损害心肌实质及间质,发生心肌病变。

（二）心肌病理损害特征

主要病理学改变为心肌变性、坏死及继发性修复性变化。肉眼所见心脏呈不同程度的扩张,可达正常的2~3倍,严重者呈球形,多数左心室扩张较右心室为重。光镜观察主要有心肌颗粒变性、水泡变性、脂肪变性等;心肌坏死分为凝固性和液化性肌溶解两种类型,呈新老病灶共存、灶状并围血管成批反复发生,通常先左室、后右室，由内层向外层发生，严重时可见程度不等的间质炎反应。心肌损伤后，心肌细胞肥大、非心肌细胞性增生及间质纤维化，进而形成心腔扩张和心脏重量增加，尤以慢型为重。病变常累及室中隔，特别是心内膜下心肌，以传导系统的实质细胞以变性、坏死及纤维化为主。两侧束支最重，其中右束支常被中断，希氏束、房室结病变轻微，窦房结一般无改变。急型克山病心肌坏死常见于心内膜下心肌；亚急型克山病以坏死后广泛性空架及早期疏松瘢痕多见；慢型克山病的心肌病变以陈旧瘢痕为主，心脏重量增加，心肌纤维肥大，瘢痕周围显著；潜在型克山病心肌有不同程度的病变，但病变范围较小，未有明显的心脏扩张和增重。电镜观察可见线粒体肿胀、变性、嵴断裂或大部丧失；肌原纤维普遍断裂、破坏和溶解，细胞核变形、核膜破裂、肌浆网扩张，心肌闰盘迂曲等。除心肌有坏死外，其他横纹肌亦有较轻的类似病变。有研究认为本病是一种以心肌细胞线粒体损害为主要特征的原发性代谢性心肌病（心肌线粒体病）。

三、临床表现

（一）临床分型

根据起病急缓、心功能状态分为急型、亚急型、慢型、潜在型四种类型：①急型克山病：为我国北方地区的主要发病类型，多见于成人；发病急剧，病情变化迅速，表现为急性心功能不全，常合并心源性休克和严重心律失常；②亚急型克山病：主要发生在儿童，2～7岁占4/5以上；发病较急型稍缓，临床上主要表现为充血性心力衰竭，心界向两侧扩大，心音低弱，心率增快，舒张期奔马律，心律失常较少见；③慢型克山病：儿童、成人均可发病，以慢性充血性心力衰竭为主，根据心功能状态的不同可分为心功能Ⅱ（慢Ⅱ）、Ⅲ（慢Ⅲ）和Ⅳ（慢Ⅳ）级；慢型克山病可急性发作；④潜在型克山病：多无自觉症状，偶有心律失常和心电图改变，期前收缩较多见，可照常劳动或工作。

（二）临床辅助诊断检查方法

1. 心电图检查

可见多种异常心电图，以心肌损伤、心律失常和房室肥大为常见，各型特点为：①急型克山病：早期多见QT间期延长、QRS波群低电压、室早和房室传导阻滞，类似急性心肌梗死样改变；②亚急性克山病：以QRS波群低电压、ST-T改变、窦性心动过速、房室传导阻滞、右束支传导阻滞和室早为常见；③慢型克山病：以室早、S-T改变、右束支传导阻滞、房早、房室传导阻滞、房颤和左房肥大多见；④潜在型克山病：以室早、完全性右束支传导阻滞和ST-T改变常见。

2. X线检查

主要表现为心脏增大扩张，心搏减弱，常伴有肺淤血和肺间质水肿。

3. 超声心动图检查

以房室腔径增大、运动幅度减弱和射血分值降低为常见；房室腔径增大程度依次为慢型＞亚急型＞急型＞潜在型。

4. 血液检查

急型重症者血清门冬氨酸转氨酶（AST）、肌酸磷酸激酶（CK）和其同工酶（CK-MB）、乳酸脱氢酶（LDH）及其同工酶不同程度升高。多在发病后数小时上升，1～3天达高峰，1～2周后渐恢复正常。

5. 心内膜心肌活体组织检查

将取得的心内膜组织作病理切片检查。

四、诊断和鉴别诊断

依据我国制定的《WS/T201—2011克山病诊断》标准进行诊断，其诊断原则为：在克山病病区连续生活六个月以上，具有克山病发病的时间和人群特点，具有心肌病和心功能不全的临床表现，或心肌组织具有克山病的病理解剖改变，能排除其他心脏疾病，尤其是心肌疾病者。

急型克山病主要与急性病毒性心肌炎、急性心肌梗死、急性胃肠炎相鉴别；亚急型克山病与急性病毒性心肌炎、急慢性肾小球肾炎或肾病、支气管肺炎、心内膜弹力纤维增生症等相鉴别；慢型克山病与扩张型心肌病、缺血性心肌病、围生期心肌病相鉴别,潜在型与局灶性心肌炎、肥厚型非梗性心肌病及非特异性心电图改变相鉴别。

五、治疗

(一)急型

主要采用大剂量维生素C为主的综合疗法,尽可能做到早发现、早诊断、早治疗,就地抢救心源性休克,控制心力衰竭和纠正心律失常等。

(二)亚急型、慢型

亚急型发病初期可参照急型的治疗,一旦转变为慢性心力衰竭时,亚急型与慢型的治疗类似,基本治疗原则是去除诱发因素,控制心力衰竭,纠正心律失常,改善心肌代谢。药物治疗依据病情可给予利尿剂、正性肌力药物、血管紧张素转化酶抑制剂(ACEI)或血管紧张素II受体拮抗剂(ARB)、β受体阻滞剂、血管扩张剂、心肌能量及抗心律失常药物。

(三)潜在型

消除或避免诱发因素,注意劳逸结合及合理营养,定期随访复查;对于由其他类型演变的患者,可给予血管紧张素转化酶抑制剂(ACEI)或血管紧张素II受体拮抗剂(ARB)、β受体阻滞剂等治疗。

六、预防

(一)综合性预防措施

针对克山病病因多个发病环节,采用保护水源、改善居住条件、搞好室内外卫生、保管和预防粮食发霉、消除发病诱因等措施进行综合性预防发病。

(二)硒预防

依据病区人群体内硒水平,采取不同补硒措施(硒盐、亚硒酸钠片、农作物喷硒),以改善低硒营养状态,预防新发。

(三)膳食预防

主要采取增加病区居民每日膳食中大豆或其他豆制品的摄入比例,或调整病区居民的膳食结构。

(牛翠芳)

第十二节 亚急性感染性心内膜炎

一、诊断要点

(1)多在原有器质性心脏病的基础上发生。

(2)临床表现。

1)多数起病缓慢、低热、周身不适、乏力。其热型不规则,一般在38℃～39℃或为低热;轻度或中度的正常色素性贫血;关节肌肉酸痛;脾脏肿大;晚期可有杵状指(趾)。

2)心脏改变:病程中心脏杂音的性质可有改变或出现新的杂音;有时出现心力衰竭。

3)栓塞现象:①脏器栓塞多见于脑、肺、脾、肾等部位;②皮肤黏膜栓塞为点状紫癜,多见于睑结膜、口腔黏膜、胸前及四肢皮肤。眼底的小出血区称Roth点。发生于指趾末端掌面,呈紫或红色高出皮面的结节称Osler小结。在手掌及足底小结节状的出血性损害,无压痛,称Janeway病变。

(3)辅助检查。①血红蛋白及红细胞降低,白细胞总数增高,血沉增快。②尿常规:有蛋白和红细胞。③血培养:在抗生素应用前应多次反复取血送检,或可阳性。④心电图:偶可见急性心肌梗死或房室、室内传导阻滞,后者提示主动脉瓣环或室间隔脓肿。⑤超声心动图:可见瓣膜赘生物的回声反射波。

二、治疗原则

1.一般治疗

主要原则是对症治疗及防治并发症。高热不退、体温超过 39℃ 者,给予降温治疗;严重贫血、血红蛋白低于 6 克者,可给输入新鲜血;有心力衰竭者,可给予强心、利尿及扩张血管治疗;有心律失常者,可给予控制心室率及抗凝预防栓塞治疗等。

2.抗生素治疗

用药原则:①早期应用,选用杀菌性药物,大剂量和长疗程,旨在完全消灭藏于赘生物内的致病菌;②静脉用药为主,保持高而稳定的血药浓度;③病原微生物不明时,急性者选用针对金黄色葡萄球菌、链球菌和革兰阴性杆菌均有效的广谱抗生素,亚急性者选用针对大多数链球菌(包括肠球菌)的抗生素;④已分离出病原微生物时,应根据致病微生物对药物的敏感程度选择抗微生物药物。

3.外科治疗

适应证为:①严重瓣膜损害致顽固性心力衰竭;②充分使用抗生素治疗,仍不能控制病情进展;③真菌性心内膜炎;④反复发生大动脉栓塞等。

(牛翠芳)

第十三节　二尖瓣狭窄

一、概述

二尖瓣狭窄是由于各种原因致心脏二尖瓣结构改变,造成二尖瓣开放受限,引起左心室回心血量减少、左心房压力增高等一系列心脏结构和功能的变化。病因以风心病为最常见,其他还有黏液瘤、赘生物、弥漫性结缔组织病、感染性心内膜炎等。

二、诊断

心尖区有隆隆样舒张期杂音伴 X 线或心电图示左心房增大,一般可诊断二尖瓣狭窄,超声心动图检查可确诊。

(一)临床表现

1.症状

(1)呼吸困难:最常见的早期症状。患者首次呼吸困难发作常以运动、精神紧张、性交、感染、妊娠或心房颤动为诱因,并多先有劳力性呼吸困难,随狭窄加重,出现静息时呼吸困难、端坐呼吸和阵发性夜间呼吸困难,甚至发生急性肺水肿。

(2)咯血:有以下几种情况:①突然咯大量鲜血,通常见于严重二尖瓣狭窄,可为首发症状。支气管静脉同时回流体循环静脉和肺静脉,当肺静脉压突然升高时,黏膜下淤血、扩张而壁薄的支气管静脉破裂引起大咯血,咯血后肺静脉压减低,咯血可自止。多年后支气管静脉壁增厚,而且随病情进展肺血管阻力增加及右心功能不全使咯血的发生率降低。②阵发性夜间呼吸困难或咳嗽时的血性痰或带血丝痰。③急性肺水肿时咳大量粉红色泡沫状痰。④肺梗死伴咯血为本症晚期伴慢性心力衰竭时少见的并发症。

(3)咳嗽:常见,尤其在冬季明显,有的患者在平卧时干咳。

(4)声嘶。

2.体征

重度二尖瓣狭窄常有"二尖瓣面容",双颧绀红。

(1)二尖瓣狭窄的心脏体征:①望诊心尖搏动正常或不明显;②心尖区可闻第一心音亢进和开瓣音,提示前叶柔顺、活动度好;如瓣叶钙化僵硬,则第一心音减弱,开瓣音消失;③心尖区有低调的隆隆样舒张中晚期杂音,局限,不传导。常可触及舒张期震颤。窦性心律时,由于舒张晚期心房收缩促使血流加速,使杂音增强,心房颤动时,不再有杂音的舒张晚期加强。

(2)肺动脉高压和右心室扩大的心脏体征:右心室扩大时可见心前区心尖搏动弥散,肺动脉高压时肺动脉瓣区第二心音亢进或伴分裂。当肺动脉扩张引起相对性肺动脉瓣关闭不全时,可在胸骨左缘第二肋间闻及舒张早期吹风样杂音,称 Graham-Steell 杂音。右心室扩大伴相对性三尖瓣关闭不全时,在三尖瓣区闻及全收缩期吹风样杂音,吸气时增强。

(二)辅助检查

1. X 线

左心房增大,后前位见左心缘变直,右心缘有双心房影,左前斜位可见左心房使左主支气管上抬,右前斜位可见增大的左心房压迫食管下段后移。其他 X 线征象包括右心室增大、主动脉结缩小、肺动脉干和次级肺动脉扩张、肺淤血、间质性肺水肿(如 KerleyB 线)和含铁血黄素沉着等征象。

2. 心电图

重度二尖瓣狭窄可有"二尖瓣型 P 波",P 波宽度>0.12 秒,伴切迹,PV_1 终末负性向量增大。QRS 波群示电轴右偏和右心室肥厚表现。

3. 超声心动图

为明确和量化诊断二尖瓣狭窄的可靠方法。二维超声心动图可显示狭窄瓣膜的形态和活动度,测绘二尖瓣口面积。典型者为舒张期前叶呈圆拱状,后叶活动度减少,交界处粘连融合,瓣叶增厚和瓣口面积缩小。

三、鉴别诊断

心尖区舒张期隆隆样杂音尚见于经二尖瓣口的血流增加、Austin-Flint 杂音、左心房黏液瘤,应注意鉴别。

四、治疗

(一)一般治疗

(1)预防风湿热复发一般应坚持至患者 40 岁甚至终生应用苄星青霉素 120 万 U,每 4 周肌内注射 1 次。

(2)预防感染性心内膜炎。

(3)无症状者避免剧烈体力活动,定期(6~12 个月)复查。

(4)呼吸困难者应减少体力活动,限制钠盐摄入,口服利尿剂,避免和控制诱发急性肺水肿的因素,如急性感染、贫血等。

(二)并发症的处理

1. 大量咯血

应取坐位,用镇静剂,静脉注射利尿剂,以降低肺静脉压。

2. 急性肺水肿

处理原则与急性左心衰竭所致的肺水肿相似。但应注意:①避免使用以扩张小动脉为主、减轻心脏后负荷的血管扩张药物,应选用扩张静脉系统、减轻心脏前负荷为主的硝酸酯类药物;②正性肌力药物对二尖瓣狭窄的肺水肿无益,仅在心房颤动伴快速心室率时可静脉注射毛花苷 C,以减慢心室率。

3. 心房颤动

治疗目的为满意控制心室率,争取恢复和保持窦性心律,预防血栓栓塞。

4. 右心衰竭

限制钠盐摄入,应用利尿剂等。

（三）介入和手术治疗

经皮球囊二尖瓣成形术；闭式分离术；直视分离术；人工瓣膜置换术。

（牛翠芳）

第十四节 二尖瓣关闭不全

一、概述

收缩期二尖瓣关闭依赖二尖瓣装置（瓣叶、瓣环、腱索、乳头肌）及左心室的结构和功能的完整性，其中任何部分的异常可致二尖瓣关闭不全。风湿性损害最为常见，其次二尖瓣脱垂、感染性心内膜炎、肥厚型心肌病、先天性心脏病等。

二、诊断

心尖区有典型杂音伴左心房室增大，诊断可以成立，确诊有赖于超声心动图。

（一）临床表现

1. 症状

（1）急性：轻度二尖瓣反流仅有轻微劳力性呼吸困难。严重反流很快发生急性左心衰竭，甚至发生急性肺水肿心源性休克。

（2）慢性：轻度可终身无症状。严重反流有心排出量减少，首先出现的突出症状是疲乏无力，肺淤血的症状如呼吸困难出现较晚。

2. 体征

慢性者心尖搏动向左下移位，呈抬举性；心浊音界向左下扩大；心尖部 S_1 减弱，心尖部全收缩期高调吹风样杂音，向腋下传导。急性者心尖冲动为高动力型，P_2 亢进，心尖区可闻及病理性第四心音以及非全收缩期低调递减吹风样杂音；严重反流者可出现病理性第三心音和短促舒张期隆隆样杂音。

（二）常规检查

1. X 线

急性者心影正常或左心房轻度增大伴明显肺淤血，甚至肺水肿征。慢性重度反流常见左心房左心室增大，左心室衰竭时可见肺淤血和间质性肺水肿征。二尖瓣环钙化为致密而粗的 C 形阴影，在左侧位或右前斜位可见。

2. 心电图

急性者心电图正常，窦性心动过速常见。慢性重度二尖瓣关闭不全主要为左心房增大，部分有左心室肥厚和非特异性 ST-T 改变，少数有右心室肥厚征，心房颤动常见。

3. 超声心动图

M 型和二维超声心动图不能确定二尖瓣关闭不全。脉冲式多普勒超声和彩色多普勒血流显像可于二尖瓣心房侧和左心房内探及收缩期反流束，诊断二尖瓣关闭不全的敏感性几乎达 100%，且可半定量反流程度。后者测定的左心房内最大反流束面积 $<4cm^2$ 为轻度、$4\sim8cm^2$ 为中度以及 $>8cm^2$ 为重度反流。二维超声可显示二尖瓣装置的形态特征，有助于明确病因。

三、鉴别诊断

心尖区舒张期隆隆样杂音尚见于三尖瓣关闭不全、室间隔缺损、胸骨左缘收缩期喷射性杂音，应注意鉴别。

四、治疗

(一)急性期

治疗目的是降低肺静脉压,增加心排出量和纠正病因。内科治疗一般为术前过渡措施。

(1)静脉滴注硝普钠可扩张小动静脉。

(2)静脉注射利尿剂可降低前负荷。

(3)呼吸困难者应减少体力活动,限制钠盐摄入,口服利尿剂,避免和控制诱发急性肺水肿的因素,如急性感染、贫血等。

(二)慢性期

1.内科治疗

(1)风心病伴风湿活动者需抗风湿治疗并预防风湿热复发。

(2)预防感染性心内膜炎。

(3)无症状、心功能正常者无需特殊治疗,但应定期随访。

(4)心房颤动的处理同二尖瓣狭窄,但维持窦性心律不如在二尖瓣狭窄时重要。除因心房颤动导致心功能显著恶化的少数情况需恢复窦性心律外,多数只需满意控制心室率。慢性心房颤动,有体循环栓塞史、超声检查见左心房血栓者,应长期抗凝治疗。

(5)心力衰竭者,应限制钠盐摄入,使用利尿剂、血管紧张素转换酶抑制剂、β受体阻滞剂和洋地黄。

2.外科治疗

为恢复瓣膜关闭完整性的根本措施,包括瓣膜修补术及人工瓣膜置换术。

(牛翠芳)

第十五节　先天性心脏病

一、房间隔缺损

(一)概述

房间隔缺损(ASD)是先天性心脏病中最常见的类型之一,系胚胎发育期心房间隔上残留未闭的缺损而形成。分为:①原发孔缺损,部分心内膜垫缺损,常同时合并二尖瓣和三尖瓣发育不良;②继发孔缺损,单纯房间隔缺损(包括卵圆窝型、卵圆窝上型、卵圆窝后下型以及单心房)。

(二)临床表现

1.症状

劳力性呼吸困难为主要表现,继之可发生室上性心律失常,特别是房扑、房颤而使症状加重。有些患者可因右心室慢性容量负荷过重而发生右心衰竭。晚期约有15%的患者因重度肺动脉高压出现右向左分流而有青紫,形成 Eisenmenger 综合征。

2.体征

肺动脉瓣区第二心音亢进呈固定性分裂,并可闻及Ⅱ~Ⅲ级收缩期喷射性杂音。

(三)辅助检查

1.心电图

典型病例所见为右心前导联 QRS 波呈 rSr′ 或 rSR′ 或 R 波伴倒置,电轴右偏,有时可有 P-R 延长。

2.X线检查

可见右心房、右心室增大,肺动脉段突出及肺血管影增加。

3. 超声心动图

除可见肺动脉增宽,右心房、右心室增大外,剑突下心脏四腔图可显示房间隔缺损的部位及大小。彩色多普勒可显示分流方向,并可测定左、右心室排血量,从而计算出 Qp/Qs 值。

4. 心导管检查

典型病例不需要进行心导管检查。当疑有其他合并畸形,或需测定肺血管阻力以判断手术治疗预后时,应进行右心导管检查。根据房、室水平压力及血氧含量的测定并计算分流量以判断病情。

(四)诊断与鉴别诊断

典型的心脏听诊、心电图、X 线表现可提示房间隔缺损存在,超声心动图可以确诊。应与肺静脉畸形引流、肺动脉瓣狭窄及小型室间隔缺损等鉴别。

(五)治疗

包括非手术介入治疗和手术治疗。

二、室间隔缺损

(一)概述

室间隔缺损(VSD)是心室间隔各部分发育不全或相互融合不良而引起的心室间血流交通的一种先天性心脏病。室间隔分为肌部间隔与膜部间隔两部分。在面积上前者占整个室间隔的绝大部分。以此为基础室间隔缺损分为三类:膜部室间隔缺损、肌部室间隔缺损和动脉瓣下室间隔缺损(漏斗部室间隔缺损)。

(二)临床表现

一般根据血流动力学受影响的程度,症状轻重等,临床上分为大、中、小型室间隔缺损。

1. 小型室间隔缺损

收缩期左、右心室之间存在明显压力阶差,但左向右分流量不大,$Qp/Qs<1.5$,右心室压及肺动脉压力正常。缺损面积一般$<0.5cm^2/m^2$(BSA),有称之为 Roger 病。此类患者通常无症状,沿胸骨左缘第 3～4 肋间可闻及Ⅳ～Ⅵ级全收缩期杂音伴震颤,P_2 可有轻度分裂无明显亢进。

2. 中型室间隔缺损

左、右心室之间分流量较大,Qp/Qs 为 1.5～2.0,但右心室收缩期压力仍低于左心室,缺损面积一般为 $0.5～1.0cm^2/m^2$(BSA)。听诊除在胸骨左缘可闻及全收缩期杂音伴震颤外,并可在心尖区闻及舒张中期反流性杂音,P_2 可轻度亢进。部分患者有劳力性呼吸困难。

3. 大型室间隔缺损

左、右心室之间收缩期已不存在压力差,左向右分流量大,$Qp/Qs>2.0$,存活至成人期者较少见,且常已有继发性肺血管阻塞性病变,导致右向左分流而呈现青紫;并有呼吸困难及负荷能力下降;胸骨左缘收缩期杂音常减弱至Ⅲ级左右,P_2 亢进。

(三)辅助检查

1. 心电图

成人小室间隔缺损心电图可以正常或在 V_1 导联出现 rSr 图形;中等大室间隔缺损可有左心室肥厚,V_5 导联 R 波增高、q 波深而窄、T 波高尖等左心室容量负荷过重的表现,也可同时在 V_1 导联呈现右心室肥厚图形;大室间隔缺损时常以右心室肥厚图形为主。

2. X 线检查

成人小室间隔缺损 X 线片上可无异常征象;中等大室间隔缺损可见肺血增加,心影略向左增大;大室间隔缺损主要表现为肺动脉及其主要分支明显扩张,但在肺野外 1/3 血管影突然减少,心影大小不一,表现为左心房、左心室大,或左心房、左心室、右心室增大或以右心室增大为主,心尖向上抬举提示右心室肥厚。

3. 超声心动图

用以确定诊断同时可以测定缺损大小及部位,判断心室肥厚及心腔大小。运用 Doppler 技术还可测算跨隔及跨(肺动脉)瓣压差,并可推算 Qp/Qs 值,是本病最重要的检查手段。

4.心导管检查

典型的室间隔缺损一般不需要进行心导管检查及心血管造影。如疑有多孔缺损(室间隔上不止 1 个缺损口)或合并有其他先天畸形时应进行导管介入检查,对大的缺损已有继发性肺动脉病变,决定是否可行手术治疗时应行心导管检查,并进行肺动脉扩张的药物试验。

(四)诊断与鉴别诊断

根据临床表现及超声心动图即可确诊。轻度肺动脉瓣狭窄、肥厚型心肌病等心前区亦可闻及收缩期杂音应注意鉴别;大室间隔缺损合并肺动脉高压者应与原发性肺动脉高压及法洛四联症鉴别。

(五)治疗

包括非手术介入治疗和手术治疗。

三、动脉导管未闭

(一)概述

动脉导管连接肺动脉总干与降主动脉,是胎儿期血液循环的主要渠道。出生后一般在数月内因失用而闭塞,如 1 岁后仍未闭塞,即为动脉导管未闭(PDA)。

(二)临床表现

1.分流量甚小即未闭动脉导管内径较小

临床上可无主观症状,突出的体征为胸骨左缘第二肋间及左锁骨下方可闻及连续性机械样杂音,可伴有震颤,脉压可轻度增大。

2.中等分流量者

患者常有乏力、劳累后心悸、气喘胸闷等症状,心脏听诊杂音性质同上,更为响亮伴有震颤,传导范围广泛;有时可在心尖部闻及由于左心室扩大二尖瓣相对关闭不全和(或)狭窄所致的轻度收缩期和(或)舒张期杂音,周围血管征阳性。

3.分流量大的未闭动脉导管

常伴有继发性严重肺动脉高压者可导致右向左分流。上述典型杂音的舒张期成分减轻或消失,继之收缩期杂音亦可消失而仅可闻及因肺动脉瓣关闭不全的舒张期杂音,此时患者多有青紫,且临床症状严重。

(三)辅助检查

1.心电图

左向右分流量少的患者,心电图基本无变化。分流量较大的有左心室肥大、电轴左偏。若心电图呈双心室肥大或右心室肥大,说明肺动脉压力已有较明显增高。

2.X 线检查

透视下所见肺门舞蹈征是本病的特征性变化。胸片上可见肺动脉凸出;肺血增多,左心房及左心室增大。严重病例晚期出现右向左分流时,心影反可较前减小,并出现右心室增大的表现,肺野外带肺血减少。

3.超声心动图

二维超声心动图可显示未闭动脉导管,并可见左心室内径增大。彩色多普勒可测得存在于主动脉与肺动脉之间的收缩期与舒张期左向右分流。

4.心导管检查

右心导管检查及逆行升主动脉造影有助于了解肺血管阻力、分流情况及除外其他复杂畸形。

(四)诊断与鉴别诊断

根据典型杂音、X 线及超声心动图表现,大部分可以作出正确诊断,右心导管可进一步确定病情。临床上成人期诊断本病需与主动脉瓣关闭不全合并室间隔缺损、主动脉窦瘤(Valsalva 窦瘤)破裂等可引起连续性杂音的病变鉴别。

（五）治疗

包括非手术介入治疗和手术治疗。

（牛翠芳）

第十六节　心肌梗死

心肌梗死包括急性心肌梗死和陈旧性心肌梗死，主要是指心肌的缺血性坏死。其中，急性心肌梗死（AMI）是指在冠状动脉病变的基础上，发生冠状动脉血供急剧的减少或中断，使相应的心肌发生严重、持久的急性缺血而导致的心肌坏死，属冠心病的严重类型。

一、病因与发病机制

基本病因主要是冠状动脉粥样硬化造成一支或多支冠状动脉狭窄，导致心肌血供不足，且侧支循环未充分建立。在此基础上，一旦发生粥样斑块破裂等突发情况，就会造成冠状动脉阻塞，使心肌血供急剧减少或中断，若急性缺血严重而持久达 1 小时以上，即可发生心肌坏死。大量研究证明，绝大多数心肌梗死的发生，是由不稳定粥样斑块的破溃、出血和管腔内血栓形成所致冠状动脉闭塞；少数是由于粥样斑块内或其下出血，或血管持续痉挛；偶为冠状动脉栓塞、炎症或先天性畸形，或主动脉夹层累及冠状动脉开口等造成。

促使粥样斑块破裂出血及血栓形成的诱因有以下几点。

（1）日间 6 时至 12 时交感神经活动增加，机体应激反应性增强，心肌收缩力增强，心率和血压升高，冠状动脉张力增加，易致冠状动脉痉挛。

（2）在饱餐特别是进食大量脂肪后，血脂增高，血黏稠度增高，易致血流缓慢，血小板聚集。

（3）重体力活动、情绪过分激动、血压急剧上升或用力大便时，致左心室负荷突然显著加重。

（4）休克、脱水、出血、外科手术或严重心律失常，导致心排血量和冠状动脉灌流量骤减。

（5）夜间睡眠时迷走神经张力增高，冠状动脉容易发生痉挛。

（6）介入治疗或外科手术操作时损伤冠状动脉。

心肌梗死可发生在频发心绞痛的患者，也可发生于原无症状者。心肌梗死后继发的严重心律失常、休克或心力衰竭，均可使冠状动脉灌流量进一步降低，心肌坏死范围扩大。

二、病理生理和病理解剖

（一）左心室功能障碍

冠状动脉发生向前血流中断，阻塞部位以下的心肌丧失收缩能力，无法完成收缩功能，并可依次出现四种异常收缩形式。

（1）运动同步失调，即相邻心肌节段收缩时相不一致。

（2）收缩减弱，即心肌缩短幅度减小。

（3）无收缩，即心肌不运动。

（4）反常收缩，即矛盾运动，表现为梗死区心肌于收缩期膨出。

残余正常心肌在早期出现代偿性收缩增强，但多因矛盾运动而为无效做功。梗死发生后 2 周内，梗死区的过度运动减弱，收缩功能可有某种程度的恢复（尤其是梗死部位有再灌注使心肌顿抑减轻时）。如果心肌缺血损伤的范围太大，左心室泵功能受到严重损害，则心搏量、心排血量、血压和 dp/dt 峰值降低，收缩末期容积增加。在梗死后的数周时间里，左心室舒张末期容积增加，舒张压开始下降而趋于正常。

（二）心室重构

心肌梗死发生后，左心室腔大小、形态和厚度发生改变，这些改变称为心室重构。重构是左心室扩张和残余非梗死心肌肥厚等因素的综合结果,重构过程反过来影响左心室功能及患者的预后。除了梗死范围以外,影响左心室扩张的重要因素还有左心室负荷状态和梗死相关动脉的通畅程度。左心室压力升高可导致室壁张力增加和梗死扩展,而通畅的梗死区相关动脉可加快瘢痕形成和梗死区组织的修复,减少梗死扩展和心室扩大。

1. 梗死扩展

指梗死心肌节段随后发生的面积扩大,而梗死心肌量不增加。导致梗死扩展的原因有:①心肌束之间的滑动,致使单位容积内心肌细胞减少;②正常心肌细胞碎裂;③坏死区内组织丧失。梗死扩展的特征为梗死区不成比例的变薄和扩张,形成牢固的纤维化瘢痕。梗死扩展的程度与梗死前室壁厚度有关,即原有的心肌肥大可防止或减轻心室壁变薄。心尖部是心室最薄的部位,也是最容易受到梗死扩展损伤的区域。

2. 心室扩大

心室存活部分的扩大也与重构有重要关联。心室重构在梗死发生后立即开始,并持续数月甚至数年。在大面积梗死的情况下,为维持心搏量,有功能的心肌增加了额外负荷,可发生代偿性肥厚,但最终也会受损,导致心室的进一步扩张和心脏整体功能的障碍,最后发生心力衰竭。心室扩大还可造成心肌除极和复极异常,易导致致命性心律失常。心室扩大的程度与心肌梗死范围、梗死相关动脉开放迟早以及心室非梗死区局部肾素-血管紧张素系统的激活程度有关。

(三)心肌梗死形成过程

几乎所有的心肌梗死都是在冠状动脉粥样硬化的基础上发生血栓形成所致。在冠状动脉闭塞后20～30分钟,其所供血心肌即有少量坏死;1～2小时后绝大部分心肌呈凝固性坏死,心肌间质充血、水肿,伴大量炎性细胞浸润。之后,坏死的心肌纤维逐渐溶解,形成肌溶灶,并逐渐形成肉芽组织;坏死组织1～2周后开始吸收,并逐渐纤维化,并于6～8周形成瘢痕愈合,称为陈旧性或愈合性心肌梗死。瘢痕大者可逐渐向外膨出形成室壁瘤。病变可波及心包产生反应性心包炎,也可波及心内膜形成附壁血栓。在心腔压力的作用下,坏死的心壁还可发生破裂。心肌梗死灶分为三型。

1. 透壁性心肌梗死

此型最常见,心肌坏死累及心室壁的全层或接近全层,病灶较大,直径在2.5cm以上,常见于冠状动脉完全闭塞者,心电图上有ST段抬高并大都出现异常Q波,因此又叫“Q波性心肌梗死”或“ST段抬高性心肌梗死”。

2. 非透壁性心肌梗死

此型的心肌坏死累及心内膜下和(或)中层心肌,但没有波及整个心室壁到外膜,梗死灶分布常较广泛,严重者可累及左心室壁四个面的心内膜下心肌,常见于冠状动脉严重狭窄但未完全闭塞者,心电图表现为ST段压低,一般无异常Q波,又称“非Q波心肌梗死”或“心内膜下心肌梗死”。

3. 灶性心肌梗死

心肌梗死范围较小,呈灶性分布于心室壁内,心电图无ST段抬高和异常Q波,临床常易漏诊而为尸检发现,血肌钙蛋白的测定有助于微型心肌梗死的判断。

三、临床表现

急性心肌梗死的临床表现与梗死的范围、部位和侧支循环形成等密切相关。

(一)先兆

半数以上患者在发病前数日有乏力、胸部不适以及活动时心悸、气急、烦躁、心绞痛等前驱症状,其中以新发心绞痛(初发型心绞痛)或原有心绞痛加重(恶化型心绞痛)最为突出;心绞痛发作较以往频繁、剧烈、持续时间长、硝酸甘油疗效差、诱发因素不明显;心电图示ST段一过性明显抬高(变异性心绞痛)或压低,T波倒置或增高(假性正常化)。此时应警惕近期内发生心肌梗死的可能。发现先兆,及时住院处理,可使部分患者避免发生心肌梗死。

（二）症状

1.疼痛

疼痛是最先出现的症状，多发生于清晨，疼痛发生的部位和性质常类似于心绞痛，但多无明显诱因，且常发生于静息或睡眠时，疼痛程度较重，范围较广，持续时间较长（可达数小时或数天），休息和含硝酸甘油多不能缓解。患者常烦躁不安、出汗、恐惧或有濒死感。少数患者（多为糖尿病或老年患者）无疼痛，或一开始即表现为休克或急性心力衰竭。部分患者疼痛位于上腹部，易被误认为胃穿孔或急性胰腺炎等急腹症；部分患者疼痛放射至下颌、颈部或背部上方，易被误认为牙痛或骨关节痛。另有少数患者在整个急性病程中无任何明显症状，而被以后体检或尸检发现曾患过心肌梗死。

2.全身症状

主要有发热、心动过速、白细胞增高和血沉增快等，系由坏死物质吸收所致。发热一般于疼痛发生后24～48小时出现，程度与梗死范围常呈正相关，体温一般在38℃左右，很少超过39℃，持续1周左右。

3.胃肠道症状

约1/3的患者在疼痛剧烈时伴有频繁的恶心、呕吐和上腹胀痛，与迷走神经受坏死心肌刺激和心排血量降低致组织灌注不足等有关；肠胀气亦不少见，重症者可发生呃逆（以下壁心肌梗死多见）。

4.心律失常

见于75%～95%的患者，多发生于起病1～2周内，而以24小时内最为多见，可伴乏力、头晕、晕厥等症状。心律失常以室性心律失常最多见，尤其是室性期前收缩。若室性期前收缩呈频发（>5次/分）、成对、成串（连发≥3个）、多源性出现或落在前一心搏的易损期（R在T上）时，常为心室颤动的先兆。房室传导阻滞和束支传导阻滞也较多见，多见于下壁心肌梗死。室上性心律失常则较少，多发生在心力衰竭患者中。前壁心肌梗死易发生室性心律失常，若前壁心肌梗死并发房室传导阻滞或右束支传导阻滞，表明梗死范围广泛，病情严重。

5.低血压和休克

疼痛时血压下降常见，未必是休克，但如疼痛缓解后收缩压仍低于80mmHg，且伴有烦躁不安、面色苍白、皮肤湿冷、脉细而快、大汗淋漓、尿量减少（<20mL/h）、神志迟钝甚至昏厥者，则为休克表现。休克多在起病后数小时至1周内发生，见于约20%的急性心肌梗死患者。休克主要是由心肌广泛（40%以上）坏死、心排血量急剧下降所致，也与神经反射引起的周围血管扩张或血容量不足等因素有关。休克一般持续数小时至数天，可反复出现，严重者可在数小时内致死。

6.心力衰竭

主要是急性左心衰竭，可在起病最初几天内发生或在疼痛、休克好转阶段出现，系梗死后心脏舒缩力显著减弱或收缩不协调所致，发生率约32%～48%。表现为呼吸困难、咳嗽、发绀、烦躁等，严重者可发生肺水肿，随后出现颈静脉怒张、肝大、水肿等右心衰竭表现。右心室梗死者可一开始即出现右心衰竭表现，伴血压下降。

（三）体征

1.心脏体征

心脏浊音界可有轻至中度增大，心率多增快，少数也可减慢，心尖处和胸骨左缘之间扣及迟缓的收缩期膨出，是由心室壁反常运动所致，可持续几天至几周；心尖区有时可扣及额外的收缩期前的向外冲动，伴有听诊时的第四心音（即房性或收缩期前奔马律），系左心室顺应性减弱使左心室舒张末期压力升高所致。第一、二心音多减弱，可出现第四心音（房性）奔马律，少数有第三心音（室性）奔马律。约10%～20%的患者在发病第2～3小时出现心包摩擦音，系反应性纤维蛋白性心包炎所致。乳头肌功能障碍或断裂引起二尖瓣关闭不全时，心尖区可出现粗糙的收缩期杂音或伴收缩中晚期喀喇音。发生室间隔穿孔者，胸骨左下缘出现响亮的收缩期杂音，常伴震颤。右心室梗死较重者可出现颈静脉怒张，深吸气时更为明显。

2.血压

除发病极早期可出现一过性血压升高外，几乎所有患者在病程中都会有血压降低。起病前有高血压者,血压可降至正常;起病前无高血压者,血压可降至正常以下,且可能不再恢复到发病前的水平。

3.其他

另外可有与心律失常、休克或心力衰竭有关的其他体征。

四、辅助检查

(一)心电图检查

心电图常有进行性改变,对急性心肌梗死的诊断、定位、定范围、估计病情演变和预后都有帮助。

1.特征性改变

(1)急性ST段抬高性心肌梗死(STEMI):在面向梗死区的导联上出现下列特征性改变:①宽而深的Q波(病理性Q波);②ST段呈弓背向上型抬高;③T波倒置,往往宽而深,两肢对称。在背向心肌梗死区的导联上则出现相反的改变,即R波增高、ST段压低和T波直立并增高。

(2)急性非ST段抬高性心肌梗死(NSTEMI):不出现病理性Q波;ST段压低≥0.1mV,但aVR(有时还有V1)导联ST段抬高;对称性T波倒置。

2.动态性改变

(1)STEMI:①超急性期改变:起病数小时内,可无异常,或出现异常高大、两肢不对称的T波;②急性期改变:数小时后,ST段明显抬高呈弓背向上,与直立的T波相连形成单向曲线;数小时到2天内出现病理性Q波,同时R波减低,Q波在3~4天内稳定不变,以后70%~80%者永久存在;③亚急性期改变:如未进行治疗干预,ST段抬高持续数日至2周左右并逐渐回到基线水平;T波则变为平坦或倒置;④慢性期改变:数周至数月以后,T波呈V形倒置,两肢对称,波谷尖锐,T波倒置可永久存在,也可在数月到数年内逐渐恢复。

(2)NSTEMI:ST段普遍压低(除aVR或V1导联外)或轻度抬高,继而T波倒置,但始终不出现Q波,但相应导联的R波电压进行性降低。ST-T改变可持续数日、数周或数月。

3.定位和定范围

STEMI的定位和定范围可根据出现特征性改变的心电图导联数来判断。

(二)超声心动图

超声心动图可以根据室壁运动异常判断心肌缺血和梗死区域,并可将负荷状态下室壁运动异常分为运动减弱、运动消失、矛盾运动及室壁瘤。该技术有助于除外主动脉夹层,评估心脏整体和局部功能、乳头肌功能和室间隔穿孔的发生等。

(三)放射性核素检查

1.放射性核素扫描

利用坏死心肌细胞中的钙离子能结合放射性锝(Tc)焦磷酸盐或坏死心肌细胞的肌凝蛋白可与其特异性抗体结合的特点,静脉注射^{99m}Tc-焦磷酸盐或^{111}In-抗肌凝蛋白单克隆抗体进行"热点"扫描或照相;或利用坏死心肌血供断绝和瘢痕组织中无血管以致^{201}Tl(铊)或^{99m}Tc-MIBI不能进入细胞的特点,静脉注射这些放射性核素进行"冷点"扫描或照相,均可显示心肌梗死的部位和范围。前者主要用于急性期,后者主要用于慢性期。

2.放射性核素心腔造影

静脉内注射焦磷酸亚锡被细胞吸附后,再注射^{99m}Tc即可使红细胞或清蛋白被标记上放射性核素,得到心腔内血池显影,可显示室壁局部运动障碍和室壁瘤,测定左心室射血分数,判断心室功能。

3.正电子发射计算机断层扫描(PET)

利用发射正电子的核素示踪剂如^{18}F、^{11}C、^{12}N等进行心肌显像,既可判断心肌血流灌注,也可了解心肌的代谢情况,准确评估心肌的存活状态。

(四)冠状动脉造影

选择性冠状动脉造影就是利用特制定型的心导管经皮穿刺入下肢股动脉沿降主动脉逆行至升主动脉

根部,分别将导管置于左、右冠脉口,在注射显影剂的同时行 X 线电影摄像或磁带录像,可清楚地将整个左或右冠状动脉的主干及其分支的血管腔显示出来,可以了解血管有无狭窄病灶存在,对病变部位、范围、严重程度、血管壁的情况等作出明确诊断,决定治疗方案(介入手术或内科治疗),还可用来判断疗效。这是一种较为安全可靠的有创诊断技术。

1. 适应证

(1)拟行手术治疗的冠心病患者。

(2)拟行瓣膜置换术前了解有无冠状动脉疾病。

(3)经冠状动脉溶栓治疗或行经皮冠状动脉腔内成形术。

(4)冠状血管重建术后复查冠状动脉通畅情况。

(5)不典型心绞痛或原因不明的胸痛而需确诊者。

(6)疑有先天性冠状动脉畸形或其他病变者如冠状动静脉瘘和冠状动脉瘤等。

2. 禁忌证

(1)对造影剂过敏者。

(2)有严重肝肾功能不全者。

(3)有严重心肺功能不全者。

(4)有严重心律失常和完全性房室传导阻滞者。

(5)有电解质紊乱明显低钾者。

(6)合并严重感染者。

3. 术前护理

(1)心理护理患者多表现为紧张、恐惧、急躁、焦虑等,护理人员要安慰患者,使其配合,以避免这种不良的心理反应造成病情的加重。

(2)指导患者完善各种检查如血常规、尿常规、出凝血时间、肝肾功能、心电图、心脏超声检查、胸片。

(3)双侧腹股沟区备皮,做碘过敏试验。

(4)标记双侧足背动脉搏动部位,以便术后对比观察。

(5)保证良好的休息和睡眠。对于精神紧张的患者,可在术前 1 天晚应用镇静剂。

(6)术前教会患者练习床上排尿排便。

4. 术后护理

(1)鼓励患者多饮水,以便使造影剂尽快排出体外。观察有无造影剂引起的不良反应。

(2)因术后极易引起腹胀,不宜进食奶制品或生冷食物,不宜吃得过饱,最好吃粥类或面汤类食物,待可下床活动后再常规进食。

(3)术后卧床休息。穿刺一侧下肢应绝对制动 4～6 小时,术后 24 小时可下床活动。应用血管缝合器的患者术后 6 小时可下床活动。

(4)观察穿刺局部有无出血、血肿,注意足背动脉搏动情况。

(5)术后给予心电监护和血压监测。

(五)实验室检查

针对急性心肌梗死可作如下实验室检查。

1. 一般实验室检查

起病 24～48 小时后,白细胞可增至$(10～20)×10^9/L$,中性粒细胞增多至 75％～90％,嗜酸性粒细胞减少或消失;血沉加快;C 反应蛋白(CRP)增高。这些炎症反应可持续 1～3 周。起病数小时至 2 天血中游离脂肪酸增高,显著增高者易发生严重室性心律失常。血糖可应激性增高,糖耐量可下降,2～3 周后恢复。

2. 血心肌坏死标记物增高

(1)肌红蛋白:起病后 2 小时内升高,12 小时内达高峰,24～48 小时内恢复正常。

(2)肌钙蛋白 I(cTnI)或 T(cTnT):均于起病 3～4 小时后升高,其中 cTnI 于 11～24 小时达高峰,7～10 天降至正常;cTnT 于 24～48 小时达高峰,10～14 天降至正常。

(3)肌酸激酶同工酶 CK-MB:起病后 4 小时内增高,16～24 小时达高峰,3～4 天恢复正常。

对心肌坏死标记物的测定应进行综合评价,如肌红蛋白在急性心肌梗死后出现最早,也十分敏感,但特异性不强;cTnT 和 cTnI 出现稍延迟,敏感性强,特异性高,在症状出现后 6 小时内测定为阴性者,则 6 小时后应再复查,其缺点是持续时间可长达 10～14 天,对在此期间出现胸痛者,不利于判断是否为出现新的梗死;CK-MB 虽不如 cTn 敏感,但对急性心肌梗死早期(起病<4 小时)诊断有较重要价值,其增高程度能较准确地反映梗死范围,其高峰出现时间是否提前有助于判断溶栓治疗是否成功。

以往沿用多年的急性心肌梗死心肌酶谱测定,包括肌酸激酶(CK)、天门冬酸氨基转移酶(AST)和乳酸脱氢酶(LDH),其特异性及敏感性均远不如上述心肌坏死标记物高,但仍有一定的参考价值。三者在急性心肌梗死发病后 6～10 小时开始升高,分别于 12 小时、24 小时和 2～3 天内达高峰,并分别于 3～4 天、3～6 天和 1～2 周内回降至正常。

五、治疗

急性心肌梗死是临床最急危重症之一,"时间就是心肌,心肌就是生命。"因此必须争分夺秒地进行抢救和治疗。

(一)内科治疗

强调及早发现,及早住院,并加强住院前的就地处理。治疗原则:尽快恢复心肌血液再灌注,挽救濒死心肌,防止梗死范围扩大,缩小心肌缺血范围,保护和维持心脏功能;及时处理严重心律失常、泵衰竭和各种并发症,防止猝死,使患者不但能渡过急性期,且康复后还能保存尽可能多的有功能心肌。

1. 监护和一般治疗

(1)休息:急性期宜卧床休息,保持环境安静,减少探视,防止不良刺激,解除焦虑,以减轻心脏负担。

(2)吸氧:吸氧特别用于休克或泵衰竭患者,对一般患者也有利于防止心律失常、改善心肌缺血和缓解疼痛。通常在发病早期给予持续鼻导管或面罩吸氧 2～3 天,氧流量为 3～5L/min。病情严重者根据氧分压处理。

(3)监测:在冠心病监护室对患者心电、血压和呼吸进行监测,同时观察其神志、出入量和末梢循环,对严重泵衰竭者还需监测肺毛细血管压和静脉压。除颤仪应随时处于备用状态。

2. 解除疼痛

选用下列药物尽快解除疼痛:①哌替啶 50～100mg 肌内注射,必要时 1～2 小时后再注射一次,以后每 4～6 小时可重复应用;吗啡 5～10mg 稀释后静脉注射,每次 2～3mL。注意对呼吸功能的抑制。②疼痛较轻者,可用可待因或罂粟碱 0.03～0.06g 肌内注射或口服,或再试用硝酸甘油 0.3～0.6mg 或硝酸异山梨酯 5～10mg 舌下含化或静脉滴注,注意可引起心率增快和血压下降。

3. 心肌再灌注治疗

起病后应尽早并最迟在 12 小时内实施心肌再灌注治疗(如到达医院后 30 分钟内开始溶栓或 90 分钟内开始介入治疗),可使闭塞的冠状动脉再通,心肌得到再灌注,濒临坏死的心肌可能得以存活或使坏死范围缩小,可防止或减轻梗死后心肌重塑,改善患者预后,是一种积极的治疗措施。

(1)溶栓疗法:即通过溶解血管中的新鲜血栓而使血管再通,具有简便、经济、易操作等优点,早期应用可改善症状,降低死亡率。对无条件施行或估计不能及时(接诊后 90 分钟之内)实施急症介入治疗的急性 STEMI 患者,应在接诊后 30 分钟内行溶栓治疗。

适应证:①发病 12 小时以内,心电图至少两个相邻导联 ST 段抬高(胸导联≥0.2mV,肢导联≥0.1mV),或新出现或推测新出现的左束支传导阻滞,患者年龄<75 岁;②发病 12 小时以内且 12 导联心电图符合正后壁的 STEMI 患者;③急性 STEMI 发病时间已超过 12 小时但在 24 小时之内者,若仍有进行性缺血性胸痛或广泛 ST 段抬高,仍应给予溶栓治疗;④对年龄>75 岁但 ST 段显著性抬高的急性心肌梗死患者,经慎重权衡利弊后仍可考虑溶栓治疗,但用药剂量宜减少。

绝对禁忌证:①出血性脑卒中史,或3个月(不包括3小时)内有缺血性脑卒中者;②脑血管结构异常(如动静脉畸形)患者;③颅内恶性肿瘤(原发或转移)患者;④可疑主动脉夹层患者;⑤活动性出血或出血体质者(月经者除外);⑥3个月内有严重头面部闭合性创伤患者。

相对禁忌证:①慢性、严重高血压病史血压控制不良,或目前血压≥180/110mmHg者;②3个月之前有缺血性脑卒中、痴呆或已知的其他颅内病变者;③3周内有创伤或大手术史,或较长时间(>10分钟)的心肺复苏史者;④近2~4周有内脏出血者;⑤有不能压迫的血管穿刺者;⑥妊娠;⑦活动性消化性溃疡;⑧目前正在使用治疗剂量的抗凝药或已知有出血倾向者;⑨5天前用过链激酶或对该药有过敏史而计划再使用该药者。

溶栓药物的应用:纤维蛋白溶酶激活剂可激活血栓中纤维蛋白溶酶原,使其转变为纤维蛋白溶酶而溶解冠状动脉内血栓。国内常用的溶栓药物有:①尿激酶(UK),150万~200万U(或2.2万U/kg)溶于100mL注射盐水中,于30~60分钟内静脉滴入。溶栓结束后继续用普通肝素或低分子肝素3~5天。②链激酶(SK)或重组链激酶(rSK),150万U在30~60分钟内静脉滴入,注意可出现寒战、发热等变态反应。③重组组织型纤维蛋白溶酶原激活剂(rt-PA),阿替普酶,全量100mg在90分钟内静脉给予,具体用法:先于2分钟内静脉注射15mg,继而在30分钟内静脉滴注50mg,之后于60分钟内再滴注35mg;国内有报道半量给药法也能奏效,即总量50mg,先静脉注射8mg,再将剩余的42mg于90分钟内静脉滴入。瑞替普酶,10MU于2分钟以上静脉注射,30分钟后重复上述剂量。注意用rt-PA前先静脉注射负荷剂量普通肝素60U/kg,随后静脉注射12U/kg,调整APTT在50~70秒,连用3~5天。

溶栓再通直接判断指标:即根据冠状动脉造影显示的血流情况,采用TIMI分级标准,将冠状动脉血流分为4级。TIMI0级:梗死相关血管完全闭塞,远端无造影剂通过;TIMT1级:少量造影剂通过冠状动脉闭塞处,但远端血管不显影;TIMI2级:梗死相关血管完全显影,但与正常血管相比血流缓慢;TIMI3级:梗死相关血管完全显影,且血流正常。

溶栓再通间接判断指标:即临床判断标准。具备下列2项或以上者视为再通(但②和③组合除外):①心电图抬高的ST段于用药开始后2小时内回降>50%;②胸痛于用药开始后2小时内基本消失;③用药开始后2小时内出现再灌注性心律失常,如各种快速、缓慢性心律失常,最常见为一过性非阵发性室性心动过速;④血清CK-MB酶峰值提前至12~14小时内出现,cTn峰值提前至12小时内。

(2)介入治疗。

(3)紧急主动脉-冠状动脉旁路移植术。

4.消除心律失常

心律失常必须及时消除,以免演变为严重心律失常甚至猝死。

(1)室性心律失常:频发室性期前收缩或室性心动过速,立即用以下药物:①利多卡因:50~100mg稀释后静脉注射,每5~10分钟重复一次,直至期前收缩消失或用药总量达300mg,继以1~3mg/min维持静脉滴注。稳定后可用美西律维持口服。②胺碘酮:首剂75~150mg(负荷量≤5mg/kg)生理盐水20mL稀释,10分钟内静脉注射,有效后继以0.5~1.0mg/min维持静脉滴注,总量<1200mg/d,必要时2~3天后改为口服,负荷量600~800mg/d,7天后改为维持量100~400mg/d。③索他洛尔:首剂1~1.5mg/kg葡萄糖20mL稀释,15分钟内静脉注入,必要时重复1.5mg/kg一次,后可改用口服,每日160~640mg。

室性心动过速药物疗效不满意时,尤其是发生持续多形性室性心动过速或心室颤动时,应尽快采用同步或非同步直流电除颤或复律。

(2)缓慢性心律失常:对缓慢性窦性心律失常,可用阿托品0.5~1mg反复肌肉或静脉注射;若同时伴有低血压,可用异丙肾上腺素;药物无效或不良反应明显时可应用临时心脏起搏治疗。

对房室传导阻滞出现下列情况时,宜安置临时心脏起搏器:①二度Ⅱ型或三度房室传导阻滞伴QRS波增宽者;②二度或三度房室传导阻滞出现过心室停搏者;③三度房室传导阻滞心室率<50次/分,伴有明显低血压或心力衰竭药物治疗效果差者;④二度或三度房室传导阻滞合并频发室性心律失常或伴有血

流动力学障碍者。

（3）室上性快速心律失常：可选用β受体阻滞剂、洋地黄类制剂（起病24小时后）、维拉帕米、胺碘酮等，药物治疗不能控制时，也可考虑用同步直流电转复。

（4）心搏骤停：立即实施心脏复苏处理。

5.控制休克

（1）补充血容量：估计有血容量不足，或中心静脉压和肺动脉楔压（PCWP）低者，用低分子右旋糖酐或5%～10%葡萄糖静脉滴注，补液后如中心静脉压上升至18cmH$_2$O以上或PCWP＞15～18mmHg时，则应停止扩容。右心室梗死时，中心静脉压的升高未必是补充血容量的禁忌。

（2）应用升压药：若补充血容量后血压仍不升，且PCWP和心排血量正常时，提示周围血管张力不足，可用多巴胺起始剂量3～5μg/（kg·min）静脉滴注，或去甲肾上腺素2～8μg/min静脉滴注，亦可选用多巴酚丁胺，起始剂量3～10μg/（kg·min）静脉滴注。

（3）应用血管扩张剂：若经上述处理血压仍不上升，且PCWP增高，心排血量低或周围血管显著收缩以致四肢厥冷并有发绀时，可用硝普钠静脉滴注，15μg/min开始，每5分钟逐渐增量，至PCWP降至15～18mmHg；或硝酸甘油10～20μg/min开始，每5～10分钟增加5～10μg/min，直至左心室充盈压下降。

（4）其他治疗：措施包括纠正酸中毒、避免脑缺血、保护肾功能以及必要时应用洋地黄制剂等。为了降低心源性休克导致的死亡率，主张有条件的医院用主动脉内气囊反搏（IABP）治疗。

6.治疗心力衰竭

主要是治疗急性左心衰竭，以应用吗啡（或哌替啶）和利尿剂为主，亦可选用血管扩张剂减轻左心室负荷，或用多巴酚丁胺10μg/（kg·min）静脉滴注，或用短效血管紧张素转换酶抑制剂。由于最早期出现的心力衰竭主要是坏死心肌间质充血和水肿引起的顺应性下降所致，而左心室舒张末期容量尚不增大，因此在梗死发生后24小时内应尽量避免使用洋地黄制剂。右心室梗死患者慎用利尿剂。

7.其他治疗

下列治疗方法可能有助于挽救濒死心肌，防止梗死扩大，缩小缺血范围，加快愈合，但有些治疗方法尚未完全成熟或疗效尚存争议，因此可根据患者具体情况选用。

（1）血管紧张素转换酶抑制剂和血管紧张素Ⅱ受体阻滞剂：若无禁忌证且收缩压＞100mmHg（或较前下降不超过30mmHg）者，可在起病早期从低剂量开始应用血管紧张素转换酶抑制剂，有助于改善恢复期心肌重塑，降低心力衰竭发生率和死亡率，尤其适用于前壁心肌梗死伴肺充血或LVEF＜40%的患者。常用制剂有：卡托普利起始6.25mg，然后12.5～25mg，每日2次；依那普利2.5mg，每日2次；雷米普利5～10mg，每日1次；福辛普利10mg，每日1次。不能耐受血管紧张素转换酶抑制剂者，可选用血管紧张素Ⅱ受体阻滞剂，如氯沙坦、缬沙坦或坎地沙坦等。

（2）抗凝和抗血小板治疗：在梗死范围较广、复发性梗死或有梗死先兆者可考虑应用。其药物治疗包括：①继续应用阿司匹林；②应用肝素或低分子量肝素，维持凝血时间在正常的两倍左右（试管法20～30分钟，APTT法60～80秒，ACT法300秒左右）；③氯吡格雷75mg，每日1次，维持应用，必要时先给予300mg负荷量；④血小板糖蛋白Ⅱb/Ⅲa受体阻滞剂：可选择用于血栓形成的高危患者尤其接受PCI的高危患者。有出血、出血倾向或出血既往史、严重肝肾功能不全、活动性消化溃疡、血压过高、新近手术而伤口未愈者，应慎用或禁用。

（3）调脂治疗：3-羟基-3-甲基戊二酰辅酶A（HMG-CoA）还原酶抑制剂可以稳定粥样斑块，改善内皮细胞功能，建议及早应用。如辛伐他汀每日20～40mg，普伐他汀每日10～40mg，氟伐他汀每日40～80mg，阿托伐他汀每日10～80mg，或瑞舒伐他汀每日5～20mg。

（4）极化液：氯化钾1.5g，胰岛素8～10U加入10%葡萄糖液500mL中静脉滴注，每日1～2次，7～14天为一疗程。极化液可促进心肌摄取和代谢葡萄糖，使钾离子进入细胞内，恢复细胞膜极化状态，有利于心脏正常收缩，减少心律失常，并促使心电图抬高的ST段回到等电位线。近年有人建议在上述溶液中加入硫酸镁 5g,称为改良极化液,但不主张常规应用。

8.右心室梗死的处理

治疗措施与左心室梗死略有不同。右心室心肌梗死引起右心衰竭伴低血压而无左心衰竭表现时,宜扩张血容量治疗。在血流动力学监测下静脉补液,直到低血压得到纠治或肺毛细血管压达15～18mmHg;如输液 1～2L 后低血压未能纠正,可用正性肌力药物如多巴酚丁胺。不宜用利尿药。伴有房室传导阻滞者可予以临时心脏起搏治疗。

9.急性非 ST 段抬高性心肌梗死的处理

无 ST 段抬高的急性心肌梗死住院期病死率较低,但再梗死率、心绞痛再发生率和远期病死率则较高。低危组患者(无并发症、血流动力稳定、不伴反复胸痛)以阿司匹林和肝素尤其是低分子量肝素治疗为主;中危组(伴持续或反复胸痛,心电图无变化或 ST 段压低 1mV 左右)和高危组(并发心源性休克、肺水肿或持续低血压)患者则以介入治疗为首选。

10.并发症处理

并发栓塞时,用溶栓和(或)抗凝疗法。室壁瘤如影响心功能或引起严重心律失常,宜手术切除或同时作冠状动脉旁路移植手术。心脏破裂和乳头肌功能严重失调可考虑手术治疗,但手术死亡率高。心肌梗死后综合征可用糖皮质激素或阿司匹林、吲哚美辛等治疗。

11.恢复期的处理

如病情稳定,体力增进,可考虑出院。主张出院前作症状限制性运动负荷心电图、放射性核素和(或)超声显像检查,若显示心肌缺血或心功能较差,宜行冠状动脉造影检查,以决定是否进一步处理。提倡恢复期进行康复治疗,逐步进行适当的体育锻炼,有利于体力和工作能力的提高。如每天 1 次或每周至少3～4 次进行≥30 分钟的运动(步行、慢跑、踏车或其他有氧运动),并辅以日常活动的增加(如工作间歇步行、园艺和家务等)。经 2～4 个月的体力活动锻炼后,酌情恢复部分或轻体力工作;部分患者可恢复全天工作,但应避免过重体力劳动或精神过度紧张。

(二)介入治疗

PCI 是目前公认的首选的最安全有效的恢复心肌再灌注的治疗手段,因此具备实施介入治疗条件的医院,应尽早对急性心肌梗死患者实施急症介入治疗。

1.直接 PCI

即不行溶栓治疗,直接实施 PCI。适应证:①ST 段抬高或新出现左束支传导阻滞(影响 ST 段分析)的心肌梗死;②ST 段抬高性心肌梗死并发心源性休克;③适合再灌注治疗而有溶栓禁忌证;④非 ST 段抬高性心肌梗死,梗死相关动脉严重狭窄,血流＜TIMI2 级。

注意事项:①发病 12 小时以上一般不宜施行急症 PCI;②不宜对非梗死相关的动脉施行急症 PCI;③急症 PCI 要由有经验者实施,以避免延误治疗时机和出现不良后果;④对心源性休克者宜先行主动脉内气囊反搏治疗,并待血压稳定后再实施 PCI。

2.补救性 PCI

即溶栓治疗后闭塞冠状动脉未再通,再补行 PCI 治疗。溶栓治疗后仍有明显胸痛,抬高的 ST 段无明显降低者,应尽快进行冠状动脉造影,如显示 TIMI 血流 0～2 级,说明相关动脉未再通,宜立即施行 PCI。

3.溶栓治疗再通者的 PCI

溶栓治疗成功的患者,如无缺血复发表现,可在 7～10 天后行冠状动脉造影,如残留的狭窄病变适宜PCI 治疗,则可给予 PCI。

(三)外科治疗

急性心肌梗死的外科冠状动脉旁路移植手术主要用于:①介入治疗失败或溶栓治疗无效且有手术指征者;②冠状动脉造影显示高危病变(如左主干病变)者;③心肌梗死后合并室壁瘤、室间隔穿孔或乳头肌功能不全所致严重二尖瓣反流者;④非 Q 波性心肌梗死内科治疗效果不佳者。

(许帅元)

第十七节　心律失常

一、窦性心律失常

窦房结激动的发生或传导异常称为窦性心律失常。由于体表心电图不能看到窦房结激动波,通常根据心房 P 波形态来确定和显示窦性心律。

（一）诊断

1.窦性心动过速

成人窦性心率超过 100 次/分即为本症。一般在 101～160 次/分。可有心悸等不适。体力活动、情绪激动、妊娠等生理活动;浓茶、吸烟、饮酒等外在因素;肾上腺素、氨茶碱、阿托品等药物;炎症、发热、缺氧、贫血、中毒、休克、甲状腺功能亢进、恶病质等全身性疾病;心肌炎、心包炎、肺心病及伴有心力衰竭的各种器质性心脏病等均可引起。一般根据心律基本规则、心率逐渐增快和减慢、易受体位、情绪、活动等因素的影响即可诊断。心电图可确诊。"不适当窦性心动过速"是指某些无明显原因或诱因、症状明显而药物疗效不佳的持续性窦性心动过速。

2.窦性心动过缓

心率多在 40～59 次/分,常伴有窦性心律不齐,多见于长期体力锻炼、迷走神经兴奋、病态窦房结综合征、黄疸、颅内压增高、甲状腺功能减退、急性下壁心肌梗死早期,以及 β 受体阻滞剂和胺碘酮等抗心律失常药物作用。一般无症状,严重者或伴有期前收缩与逸搏时可感心悸、胸闷、头昏、乏力。心电图可确诊。

3.窦性心律不齐

心电图表现为长与短的正常 P-P 间隔相差 0.12 秒以上。心率在呼气时减慢、吸气时加快者为呼吸性窦性心律不齐,常为迷走神经张力变化所致,见于健康儿童和青少年,屏气或运动后心率加快时自行消失。与呼吸无关者系起搏点在窦房结头尾游走,多见于洋地黄毒性反应及老年心脏病者。

4.窦性停搏

多见于病态窦房结综合征、颈动脉窦过敏、迷走神经张力增高、睡眠呼吸暂停综合征、心肌炎、心肌梗死、卒中、洋地黄毒性反应等。心电图示长时间无 P 波,且停搏间距与基本的窦性 P-P 间距不成倍数(借此常可与窦房阻滞鉴别),停搏后常出现交界区或心室逸搏。若停搏时间＞3 秒可致阿-斯综合征,该综合征为短暂性心搏量严重不足,使大脑缺血而出现黑矇、晕厥等症状,多由严重窦性停搏,或心率极慢的窦性心动过缓、房室传导阻滞引起,也可由心室率极快的室性或室上性心律失常引起。

5.窦房传导阻滞

二度窦房阻滞心电图表现为窦性 P-P 间期周而复始地逐渐缩短后延长,而最小的 R-R 间期小于最短的 P-P 间期的两倍(Ⅱ度Ⅰ型),或 P-P 间期与其前后 P-P 间期成倍数地突然延长(二度Ⅱ型)。病因与窦性停搏类似。

（二）治疗

（1）分析病因给予治疗,偶尔短暂出现、无明显症状者一般不需处理。

（2）持久的窦性心动过速而无器质性心脏病者,除应特别注意查找有无甲亢、贫血、炎症等病因进行治疗外,可酌用镇静剂或 β 受体阻滞剂。有心力衰竭者在应用转换酶抑制剂、洋地黄和利尿剂的基础上,酌用 β 受体阻滞剂。"不适当窦性心动过速"可采用 β 受体阻滞剂、钙通道阻滞剂治疗,效果不佳者可考虑对窦房结头部进行射频消融。

（3）对伴有黑矇、晕厥或心功能不全的严重窦性心动过缓、窦房传导阻滞、窦性停搏患者,可行临时心脏起搏治疗,或用阿托品静脉注射每次 0.3～0.5mg,或异丙肾上腺素 0.5～1mg 加于 5％葡萄糖液 250mL 中静脉滴注,在除外继发性、可逆性因素(如心肌缺血、药物中毒、电解质紊乱)后,应植入永久心脏起搏器。

二、期前收缩

在窦性心搏前发生的异位搏动称为期前收缩,又称过早搏动,简称早搏。多因异位起搏点自律性增强或折返引起。

（一）诊断

（1）起源于右心室流出道或左心室后间隔左后分支分布区内的期前收缩,常见于健康人和无器质性心脏病者,安静和活动后均可发生,多发生于吸烟、饮酒、浓茶及失眠后。各种器质性心脏病,如冠心病、高血压性心脏病、风湿性心脏病、心肌炎、心肌病等常引起的期前收缩,常为多源而无一定起源部位,于活动后可加重。洋地黄中毒引发的室性期前收缩,常表现为二联律。电解质紊乱、心导管检查、胃肠和胆管疾病、急性感染,以及神经精神因素等也可引起期前收缩。

（2）症状常因原有疾病及个体敏感性而不同。可无症状,敏感者常有心悸、胸闷、心搏暂停感或咽喉部哽噎感,并可继发程度不一的焦虑、忧郁或心脏神经症。

（3）心脏听诊有提前的心搏,第一心音增强,其后多有较长间歇而致心搏不规则。若期前收缩频繁,每次正常心搏后均出现一次期前收缩则形成二联律;若每次心搏后连续二次期前收缩或每二次正常心搏后出现一次期前收缩则形成三联律,余类推。期前收缩时脉搏可因心搏量不足而微弱或触不到形成绌脉。

（4）心电图按期前收缩起源分房性、房室交界性、室性三类,以室性多见,房性次之。房性期前收缩的 P 波除提前发生外,其形态与窦性 P 波亦有差异,P-R≥0.12 秒,其后的 QRS-T 波通常正常,但也可因房性期前收缩传入时心室正处于相对不应期而造成室内差异性传导,使 QRS 波形态不同于正常的 QRS。若房性期前收缩出现极早,交界区或心室正处于绝对不应期,则成为未下传的房性期前收缩。房性期前收缩后代偿间期常不完全。交界区期前收缩的 QRS 波形态多正常,代偿间期常完全。P 波可重叠于 QRS 波中或位于其前、后,若 P 波在 QRS 波前,P'-R＜0.12 秒。室性期前收缩的 QRS 波宽大畸形≥0.12 秒,伴有反向的 T 波,多无 P 波,代偿间期多完全。期前收缩出现于两个正常心动周期之间者为插入性。期前收缩与前一心搏有固定联律间期者为配对型,最常见。并行期前收缩无固定的联律间期,其相同形态期前收缩间的最长间期大致为最短间期的倍数,并且可见融合波,多为室性。期前收缩超过 5 次/分为频发,2 个期前收缩连续出现称连发。同时有起源于心房、心室等不同部位者称多类期前收缩。同类期前收缩而有多种形态者为多源。频发、多源和出现极早而引起室内差异性传导、或不能下传的房性期前收缩常起源于肺静脉肌袖,是心房颤动的重要诱发因素。急性心肌梗死时发生于舒张早期的室性期前收缩（RonT）有导致心室颤动的危险。左束支阻滞图形、Ⅱ、Ⅲ、aVFQRS 波主波朝上的室性期前收缩多起源于右心室流出道,而右束支阻滞图形、Ⅱ、Ⅲ、aVFQRS 波主波朝下的室性期前收缩多起源于左心室后间隔左后分支分布区,此两种室性期前收缩是最常见的功能性室性期前收缩。

（二）治疗

一般偶发期前收缩无须治疗,尤其是房性、房室交界性和右心室流出道、左后分支分布区期前收缩,常属功能性。对于无一定形态规律和多源性期前收缩当探求病因,尽可能结合病因给予治疗。可选用下列方法。

（1）功能性期前收缩多无需药物治疗,但应耐心解释,避免发生医源性心脏神经症。对症状明显者,可酌用镇静剂,如地西泮每次 2.5mg,每日 3 次。房性及交界区期前收缩可酌用美托洛尔每次 25～50mg,每日 2 次;或维拉帕米每次 40～80mg,每日 3 次;如上述药物无效,可选用普罗帕酮。室性期前收缩可选用美托洛尔 25～50mg,每日 2 次;或维拉帕米每次 40～80mg,每日 3 次;也可选用美西律 150～200mg,每日 3～4 次;或普罗帕酮 150～200mg,每日 3 次;如无效,可联合应用美托洛尔与美西律。对起源于右心室流出道和左心室左后分支区域内期前收缩,如症状明显,常规抗心律失常药治疗无效,动态心电图显示 24 小时期前收缩总数超过 1 万次,可考虑行射频消融根治。

（2）由于Ⅰ类抗心律失常药的致心律失常作用和负性肌力作用,用于治疗器质性心脏病期前收缩时会使死亡率升高,故对伴有心衰、心肌缺血、心室扩大或心肌肥厚等器质性心脏病期前收缩,美西律、普罗帕酮等Ⅰ类抗心律失常药现列为禁忌,症状明显者在积极治疗病因,并注意补充钾、镁的同时,可选用β受体阻滞剂或胺碘酮治疗。对于心肌梗死急性期以及急性心肌炎的室性期前收缩,可首选胺碘酮150mg稀释后5分钟内缓慢静脉注射,如无效10～15分钟后可重复150mg,随后以1mg/min静脉滴注6小时,继以0.5mg/min静脉滴注18小时,24小时总量应控制在2200mg内。或给予利多卡因50～100mg稀释后静脉注射,必要时每隔5～10分钟重复一次,但20分钟内不超过250mg,期前收缩有效控制后以1～4mg/min维持静脉滴注,并注意早期休息,酌用保护心肌药物。对急性心肌炎性期前收缩,肾上腺皮质激素宜在起病一周后应用。

(3)洋地黄中毒引起者除停药外,应补充氯化钾3～6g/d,也可酌用苯妥英钠125mg静脉注射,必要时10分钟后重复一次,要注意药物对呼吸和心脏的抑制。

三、阵发性室上性心动过速

(一)诊断

(1)广义上室上性心动过速包括希氏束以上的各种心动过速,狭义上仅指房室/房室结折返性心动速和部分折返机制的房速,多不伴器质性心脏病。

(2)呈突发突止的阵发性发作,每次发作可持续数分钟至数日。发作时心率多在160～240次/分,节律规整,症状因心功能情况和个人耐受性而异,轻者仅有心悸、胸闷;重者可有晕厥、胸痛、气急,发作持续时间长时,可引起血压下降和心力衰竭。压迫颈动脉窦或其他刺激迷走神经的方法,如有效,可使心率立即恢复正常,如无效,心率保持不变。

(3)发作时心电图有确诊价值。QRS规整,可因心率较快而造成室内差异性传导,多为右束支阻滞形,V1呈"兔耳样"rSR三相综合波。有异常P波。房速时心房激动经房室结下传心室,故P波多位于QRS前120毫秒左右。房室结折返性心动过速时房室几乎同时激动,故P波多位于QRS波群内不易发现,或略前于QRS波而形成伪q波,或略后于QRS波而形成伪s波。房室折返性心动过速时心室激动后经旁道逆传心房,故P波多出现在QRS波群之后。

(二)治疗

1.终止室上性心动过速发作

(1)刺激迷走神经以终止发作,可选用瓦氏动作即深吸气后屏住声门用力作呼气动作;或闭眼后压迫一侧或两侧上巩膜,达到轻度疼痛为度,约10～15秒(青光眼、高度近视者禁用,老年及高血压者慎用);或以手指或筷子刺激咽部恶心;或取头侧位以手指压迫或按摩右侧颈动脉窦约5～10秒,无效时改压左侧,按压时应行心电监护或听心音,免致停搏。

(2)也可选用普罗帕酮每次0.5～1mg/kg缓慢静脉注射,如无效,30分钟后可重复。或维拉帕米5mg稀释后缓慢静脉注射,若无效,30分钟后可重复一次。或毛花苷丙(西地兰)0.4～0.8mg静脉注射,无效时,1小时后可再予0.2～0.4mg,或加用迷走神经刺激常可奏效。也可选用三磷酸腺苷0.15～0.20mg/kg稀释于5%葡萄糖液5～10mL中弹丸式快速静脉注射,如无效,间隔1～2分钟后将剂量递增为0.20～0.25mg/kg。对有心房颤动发作史的显性预激综合征患者,则应避免应用洋地黄、维拉帕米和三磷酸腺苷,前两药可加速旁道传导,后者可诱发心房颤动。

(3)对伴发心绞痛、心衰或其他严重血流动力学不稳者,可酌情选用同步直流电复律,或经食管或静脉心房超速起搏以尽快终止,并避免药物的负性肌力和致心律失常作用。

2.预防复发

首选射频消融,安全有效,可根治其发作。对发作频繁而又不愿意接受射频消融治疗或有禁忌者,可选用普罗帕酮、维拉帕米、β受体阻滞剂之一口服预防。

四、阵发性室性心动过速

阵发性室性心动过速为严重的心律失常,需尽快予以控制,否则可诱致心力衰竭或心室颤动,造成严重后果。

（一）诊断

（1）室性心动过速多见于缺血性心脏病，约占半数，其次为心肌病、瓣膜性心脏病、高血压心脏病、先天性心脏病（包括右室发育不良）、家族性或特发性 Q-T 间期延长综合征、二尖瓣脱垂等；也可见于缺氧、电解质紊乱（低钾，低镁）、洋地黄中毒或服用某些药物如抗心律失常药、交感胺类或三环类抗抑郁药等。心脏导管术、心血管造影术、心脏手术亦可引起。右室流出道及左室间隔部室性心动过速常见于正常心脏，多为良性。

（2）呈突发突止的阵发性发作，发作时心率多为 120～180 次/分，心律大致规整。心前区第一心音可有强弱差异。症状因发作持续时间、心率、基础心脏病、外周血管病等而异，发作持续时间长时，可引起休克、心绞痛、心力衰竭和阿-斯氏综合征，并可退变为心室扑动或心室颤动。压迫颈动脉窦或其他刺激迷走神经的方法对心率无影响。

（3）发作时心电图示心律轻微不规则，QRS 时间≥0.12 秒，V$_1$ 多呈 qR 或 R 波，T 波与主波方向相反。P 波常不清楚，可经食管电极显示。部分室性心动过速呈 1∶1 室房逆传，也有部分室性心动过速发作时出现不同程度的室房逆传阻滞，故 P 波少于 QRS 波，或为室房分离，即窦性 P 波与 QRS 无固定关系，可有室性夺获及室性融合波。

（二）治疗

1.终止发作

（1）积极矫治原有病变如低氧血症、酸中毒、低血钾等。

（2）如有休克、心绞痛、心力衰竭、阿-斯综合征等当首选同步直流电复律（200～250 瓦秒开始），对不伴心绞痛、肺水肿、低血压的持续性单形性室性心动过速可选择胺碘酮 150mg 稀释后 5 分钟内缓慢静脉注射，如无效 10～15 分钟后可重复 150mg，随后以 1mg/min 静脉滴注 6 小时，继以 0.5mg/min 静脉滴注 18 小时，24 小时总量不应超过 2200mg。或给予利多卡因每次 50～100mg 稀释后静脉注射，必要时每隔 5～10 分钟重复一次，但 20 分钟内不宜超过 250mg。发作停止后则以 1～4mg/min 维持静脉滴注。对右室流出道及左室后分支区域起源的室性心动过速，也可选用普罗帕酮 1mg/kg 或维拉帕米 5mg 稀释后静脉注射。

（3）因洋地黄中毒引起者，应积极补充钾镁，可用苯妥英钠 250mg 缓慢静脉注射，一般不采用同步直流电复律。

2.预防复发

（1）器质性心脏病室性心动过速复律后可口服胺碘酮每次 200mg，每日 3 次和每日 2 次各服用一周，或到总负荷 8～10g 后改维持量（每次 200～300mg，每日 1 次）。

（2）反复发作的致命性室性心动过速应置入心脏复律除颤器（ICD）。对未植入 ICD 者，常需将胺碘酮与 β 阻滞剂合用。

（3）某些类型的单形性室性心动过速（如起源于右室流出道及左室间隔部特发性室性心动过速）可选择射频消融根治之。

五、尖端扭转型室性心动过速

（一）诊断

尖端扭转型室性心动过速（TdP）系因心肌细胞传导缓慢、心室复极不一致引起。常反复发作，易致晕厥，可致死。多由电解质紊乱（如低钾、低镁）、Ⅰ 或 Ⅲ 类抗心律失常药（如奎尼丁、索他洛尔）、三环类抗抑郁药、心动过缓（如房室传导阻滞、窦房结病变）、家族性长 QT 综合征、自主神经失衡、中枢神经病变等致病。心电图特点为基础心律时 QT 延长，T 波宽大，U 波明显而 TU 融合；TdP 常由长间歇后舒张早期室性期前收缩（RonT）诱发。心率约 200 次/分，各 QRS 波群振幅不一，每隔 5～10 个 QRS 主波方向突然逆转。此种形态室性心动过速若发生于 QT 正常者称为多形性室性心动过速，多由缺血性心脏病引起，少数室性期前收缩联律间期极短者亦可无明显器质性心脏病。

（二）治疗

（1）解除病因，低钾者应予补钾、心率缓慢者应采用心室起搏或异丙肾上腺素静脉滴注将基础心室率提高至 80～90 次/分以缩短 QT 间期；同时可给予 25％硫酸镁 10mL 稀释后缓慢静脉注射，继以 4～8mg/min 静脉滴注。

（2）禁用抑制心室内传导的Ⅰa、Ⅰc 及Ⅲ类抗心律失常药。

（3）如发生昏厥、抽搐，可拳击心前区，进行胸外心脏按压，持续发作或退变为心室颤动者可用非同步直流电复律。

（4）先天性长 Q-T 间期综合征伴反复晕厥发作者应安装心脏复律除颤器（ICD），无条件者可选用 β 受体阻滞剂，亦可考虑行心脏起搏治疗或做颈胸交感神经切断术。

（5）多形性室性心动过速患者基础心律时 Q-T 间期正常，故起搏预防无效，儿茶酚胺类药物可使病情恶化。维拉帕米对终止及预防无明显器质性心脏病的多形性室性心动过速发作可能有一定效果，而Ⅰ、Ⅲ类抗心律失常药物通常无效。由缺血性心脏病引起的多形性室性心动过速，有认为Ⅰ类抗心律失常药可能有效。

六、心房扑动

（一）诊断

（1）心房扑动临床症状与心房颤动相似，多见于风湿性心脏病、高血压性心脏病、冠心病、甲亢等，现亦见于心房颤动行肺静脉前庭环形射频消融术后，罕因洋地黄引起。

（2）当心房扑动伴有固定的 2∶1、3∶1 房室传导阻滞时，因室律规整而漏诊，如呈 3∶2、4∶3 等变化不定的房室传导阻滞时，则心律不齐而易误诊为心房颤动或期前收缩。体检颈静脉搏动快于心室率是一个有助于诊断的体征。压迫眼球或颈动脉窦可加重房室传导阻滞，从而使心室率减慢甚至减半。通常分为典型和非典型两类。典型心房扑动心房扑动波（F 波）在Ⅱ、Ⅲ、avF 导联为负向，频率常在 240～350 次/分钟。非典型心房扑动的 F 波在Ⅱ、Ⅲ、avF 导联极少为负向，频率多在 340～433 次/分。

3.心电图

（二）治疗

（1）心房扑动为一种不甚稳定的心律，如无明显血流动力学障碍，可先用洋地黄、美托洛尔或维拉帕米控制心室率，在此过程中，常能自行转复为窦性，或在暂停或改用维持量洋地黄后，会先退变为心房颤动后再转为窦性。因普罗帕酮、双异丙吡胺等减慢 F 波频率而增加房室传导比例，故单独用药后可使心室率明显增快，常需先经洋地黄将心室率控制于 80 次/分左右后，再给予普罗帕酮或双异丙吡胺，可使转为窦性。对发作持续时间较短者，可给予依布利特 1mg 稀释后 10 分钟内静脉注射，半数可在 30～60 分钟内转复为窦性。如用药 1 小时后无效，可同剂量重复静脉注射一次。

（2）对心房扑动伴有明显血流动力学障碍，或持续不能自行转为窦性者，可选择同步直流电复律，多数用＜50 瓦秒即能转复。或经食管或静脉心房超速起搏终止，若不能终止时，也可促使其转为心房颤动而易于处理。

（3）预防复发：对典型心房扑动可经射频消融右房峡部根治；对非典型心房扑动则可应用三维电解剖标测系统明确折返机制后消融缓慢传导区，亦可达到根治效果。对不愿接受手术或有手术禁忌者，可口服胺碘酮或普罗帕酮预防。

七、心房颤动

（一）诊断

（1）心房颤动多见于器质性心脏病，近年来随着高血压发病率升高，高血压心脏病已成为心房颤动的主要病因，其次为冠心病、风湿性心脏病、甲亢及其他病因的心脏病，少数病例亦可见于洋地黄中毒、老年肺炎、预激综合征、肺栓塞等。也有不少心房颤动患者查无明显器质性心脏病和其他全身性疾病,过去称为孤立性心房颤动,现认为多为肺静脉内局灶性病灶所致。根据心房颤动发作持续时间将其分为阵发性:发作时间小于7天,可自行转复,并可反复发作;持续性:发作持续时间大于7天,需用药物或其他手段干预才能转复的心房颤动;永久性:心房颤动持续发作,药物或电复律等其他手段干预不能转复,或转复后不能维持窦性心律。

(2)有心悸、气短、焦虑、胸闷、心搏不齐等,初发、阵发性发作或心室率较快时症状较明显,重者可诱发或加重心衰、心绞痛。持续时间较长或在心室率不快时可无症状。高龄以及合并风湿性心脏病、心衰、糖尿病、TIA、高血压的持续性心房颤动患者易形成左房(耳)血栓而具有较高的脑动脉和其他动脉栓塞的危险,应给予抗凝治疗。

(3)可根据心律及心音强弱绝对不规则而诊断。心室率可正常,而初发者常在100~200次/分,第二心音有时可消失,多有绌脉。颈静脉呈怒张无搏动。持久的或经洋地黄控制后,心房颤动心率可缓慢且较齐,在压迫颈动脉窦时心率可暂减但不能复律。

(4)心电图示大小不等的心房颤动波(f),以 V_1、V_{3R} 为明显,频率为350~600次/分。QRS为室上性波型,R-R间期绝对不规则,慢-快交替时可伴有室内差异性传导。

(二)治疗

(1)除治疗基本疾病外,尤其要防治心衰、高血压、感染。应避免劳累、精神紧张以及饮酒吸烟等诱因以利控制病情。

(2)控制心室率:快速室率比缓慢室率导致心搏量减少更明显。对心功能正常的阵发快速性心房颤动,可选用倍他乐克5mg静脉注射,或倍他乐克口服,每次25mg,每日2次。对伴有心功能不全的阵发快速性心房颤动,首选毛花苷丙首次0.4mg静脉注射,每2~4小时可再给0.2~0.4mg,直至休息时室率降至70~90次/分。总量宜控制在1.2mg。对合并严重高血压、糖尿病和心功能不全的老年持续性心房颤动患者,可给予地高辛0.125~0.25mg,每日1次。如给洋地黄后室率仍快或活动后仍快(即休息状态下心室率和日平均心室率未能控制在80次/分以下),可并用倍他乐克每次12.5~25mg,每日2次;或维拉帕米每次40mg,每日3次。对药物控制心率效果不好的老年持续性或永久性心房颤动患者,可采用导管射频消融阻断房室传导后植入永久心脏起搏器治疗。

(3)转复窦律:对伴有心衰、低血压、心绞痛等情况的阵发性心房颤动,如心房颤动持续时间未超过48小时,可行紧急直流电同步复律(见电复律节);对心房颤动持续时间未超过48小时但血流动力学稳定的阵发性心房颤动,如不急于复律,可先给予低分子肝素5000单位皮下注射,每日2次,以预防左房血栓形成,同时采用洋地黄、倍他乐克或维拉帕米等控制室率,约半数可在48小时内自行转复。或采用胺碘酮(150~300mg)、依布利特(1~2mg)或普罗帕酮(70~140mg)等药物静脉注射或同步直流电复律治疗,对无明显器质性心脏病和心功能不全的阵发性心房颤动患者,也有采用普罗帕酮400~600mg顿服,1~2小时后可转复窦性,且可由患者自行操作(Pil-in-the-pocket)。如心房颤动持续时间超过48小时,原则上应先服用华法林每日2.5~3.0mg,将INR调节至2.0~3.0并维持3周以上;或经食管心脏超声检查排除左心房(耳)血栓后,再酌情行药物或直流电同步复律治疗,转律后应继续服用华法林4周。对心房颤动病程超过1年、左房内径显著增大(>50mm)、病态窦房结综合征、心房颤动病因未除如细菌性心内膜炎或甲亢未得到控制、活动性心肌炎、心包炎、二尖瓣狭窄未行分离或置换术,原则上不行药物或电复律治疗。对合并严重高血压、糖尿病和心功能不全的老年患者,因在控制死亡率和脑卒中方面,节律控制并不优于心率控制,故主张也不给予复律治疗,仅行心室率控制及抗凝治疗。

(4)预防复发:避免各种诱因,现多首选胺碘酮预防复发,也可选用普罗帕酮、奎尼丁、普鲁卡因胺等。胺碘酮预防复发效果最好,起始时每次200mg,每日3次和每日2次各服用5~7日,或到总负荷8~10g后改维持量(每次200~300mg,每日1次)。经6~12个月后,可逐渐停药,再发再治。服药期间应定期复查胸片、心电图以及甲状腺和肝脏功能。

(5)射频消融:对年龄<75岁、无或轻度器质性心脏疾患、左心房内径<50mm、发作频繁的阵发性心

房颤动患者可考虑作为一线治疗手段；对药物治疗无效、伴或不伴器质性心脏疾患的持续性或永久性心房颤动患者，也可慎重采用。目前比较成熟的消融方法有肺静脉节段性消融和三维电解剖标测系统指导下的环肺静脉前庭线性消融电隔离。前者常规设备即可开展，手术费用较低，主要用于无明显器质性心脏病的阵发性心房颤动患者，单次消融成功率50%～70%；后者需要特殊设备，医疗资源占用较大，可用于各种原因的阵发性或持续性心房颤动，单次手术成功率在阵发性心房颤动可达70%，在持续性心房颤动可达50%。

八、心室扑动和颤动

心室各部分发生快速微弱无效的收缩或不协调的乱颤，分别称为心室扑动和颤动。心室扑动多为心室颤动的前奏，二者都使心室丧失排血功能，常为临终前的表现，但亦可阵发性出现，是最严重的心律失常。

（一）诊断

（1）发病主要机制为普肯耶纤维与心室肌细胞间复极不匀，导致反复折返运动。心肌缺血、心室扩大、射血分数降低、室壁异常运动、交感神经兴奋、严重心动过缓等可引起上述变化，成为心室扑动和颤动的诱因。常见于冠心病，尤其是急性心肌梗死或心肌严重缺血、收缩性心力衰竭、完全性 AVB 伴极度缓慢心室率或室性期前收缩、低血钾（镁）等电解质紊乱、洋地黄、奎尼丁、普鲁卡因胺等药物中毒、触电、溺水；预激综合征并发快速心房颤动以及 Q-T 间期延长综合征。

（2）心室扑动和颤动很快引起晕厥，接着出现抽搐、呼吸停止，血压测不出、心音听不到、大动脉搏动消失。心室扑动时心电图示 QRS 波群和 T 波难以辨认，代以较为规则、振幅高大的正弦波形，频率为150～250 次/分。心室颤动时波形低小不整，频率200～500 次/分。

（二）治疗

对于心室颤动或意识丧失的心室扑动应立即进行非同步直流电复律。电能量选用 300～400J。电复律前应行胸外心脏按压和人工呼吸以争取时间。复律后如血压低、呼吸弱，应继续胸外心脏按压和人工呼吸，酌情给予碳酸氢钠纠正酸中毒、激素减轻脑水肿等，并连续心电监护，密切观察血压、呼吸变化，积极寻找和纠正心室扑动和颤动的诱因，如补充钾、镁；用胺碘酮或利多卡因控制室性心律失常；β-受体阻滞剂用于心肌梗死的二级预防等。

复苏成功者，如果病因不明或病因不能去除，建议植入 ICD 治疗。

九、病态窦房结综合征

病态窦房结综合征以窦房结及其周围组织有缺血、变性、纤维化病变为常见。若伴有房室交界区损害引起其起搏、传导障碍者称双结病变。

（一）诊断

（1）以窦房结退行性病变多见，也继发于冠心病、心肌病、风湿性心脏病、高血压性心脏病、心肌炎、心包炎、代谢性及结缔组织疾病等。

（2）本征病程长，进展慢，故老年多见。当无长期运动锻炼、黄疸、或服用 β-受体阻滞剂等情况下，有显著的窦性心动过缓（心率＜50 次/分钟），较长心搏停歇（≥2 秒），反复出现心动过缓-过速等时应考虑本征。由于心率过慢及短暂的窦性停搏使脑、心供血不足，可发生头昏、眩晕、黑矇、晕厥、胸闷、气短、心绞痛、心律失常。甚至心衰、休克、猝死。

（3）心电图：常分为五型，即窦性心动过缓、窦性停搏、窦房阻滞、慢-快综合征和变时功能不良，上述各型可单独或同时存在。24 小时动态心电图有助于诊断。

（4）激发试验。

1）运动试验：半分钟下蹲 15 次后立位心率＜90 次/分；或次极量活动平板试验后心率＜100 次/分，或出现窦房阻滞、逸搏心律等均为阳性。

2)阿托品试验:静脉注射阿托品 1～2mg(0.02mg/kg)观察 1、2、3、5、15、20 分钟的心电图如心率低于 90 次/分,或出现交界性心律或异位心动过速者为阳性。

3)电生理检查:经食管或静脉进行心房起搏,可测定窦房结恢复时间及窦房传导时间。本征窦房结恢复时间常超过 2000 毫秒(正常为 800～1400 毫秒),窦房传导时间超过 150 毫秒(正常为小于 150 毫秒)。

(5)诊断本征主要根据临床表现及心电图、动态心电图。激发试验有假阳性及假阴性,并非必需。

(二)治疗

(1)仅有心动过缓而无明显症状者,可仅对原发病进行治疗并定期随访观察。

(2)对急诊时显著窦性心动过缓、窦房阻滞并有明显症状者,可用阿托品、异丙肾上腺素、麻黄碱等提高心率,必要时安装临时心脏起搏器。禁用或慎用抑制窦房结功能的药如 β 受体阻滞剂、钙通道阻滞剂以及其他抗心律失常药。

(3)对有黑矇、晕厥、心衰、疲乏等症状,并有相应心电图、动态心电图表现者,在排除心肌缺血、药物等可逆性原因后,应安装永久心脏起搏器。由于右室心尖部起搏可损害心功能并增加心房颤动发生率,故对房室传导功能正常的本征患者,应尽量安装具有频率应答功能的心房起搏器(AAIR)或具有频率应答和 A-V 搜索功能的双腔起搏器(DDDR)。

(4)持续性心房颤动可能是本征的一种"自愈"形式,可选用洋地黄控制心室率。因电复律后可能造成心脏静止,故在没有心脏起搏保护的前提下,应禁用电复律。

(5)某些"快-慢型"病窦综合征在快速房性心律失常(心房扑动、心房颤动等)被控制后,一过性的窦房结停搏会随之消失,长期随访证明只要不再有心房扑动、心房颤动发生,就不再有窦性停搏发生,故对某些"快-慢型"病窦综合征,可先行心房扑动、心房颤动射频消融治疗后再酌情考虑安装永久心脏起搏器。

十、房室传导阻滞

心脏激动在传导过程中的任何部位都可发生传导阻滞。发生房室水平的传导阻滞,称为房室传导阻滞,较为常见。

(一)诊断

(1)见于心肌炎、冠心病(并发于急性前壁梗死时严重,于急性下壁梗死者常可恢复)、高血压病、风湿性心脏病、先天性心脏病、原发硬化性退行性病变、药物过量(如洋地黄、普萘洛尔、维拉帕米或奎尼丁等抗心律失常药)、高血钾、手术损伤等。少数为正常人而迷走神经张力过强者。

(2)可短暂发作或呈永久性。常有各种原发疾病症状与体征。一度:无自觉症状,可仅有第一心音减弱。二度又分Ⅰ型(文氏现象)较多见,常为短暂性,阻滞部位多在希氏束以上,预后好。可有心悸、心搏节律不齐,第一心音呈周期的由强变弱,而后有长间歇的变化。增强迷走神经张力使房率减慢时,可加重房室传导阻滞。常可逆,预后通常较好。Ⅱ型:多为持续性不可逆,预后较严重,心律可规则或不规则,阻滞部位多在希氏束以下,可骤然发展为高度或三度而发生阿-斯综合征。三度:即完全性房室传导阻滞。先天性者心率 40～60 次/分,常无心肌病变及明显症状。后天性获得者常有心肌病变,心率慢于 40 次/分,可有心悸、头晕,甚至晕厥、抽搐等。第一心音强弱不等,收缩压常增高,脉压大。

(3)心电图一度示 P-R 延长超过正常。若立位心电图 P-R 缩短至正常则考虑为生理性。二度Ⅰ型的 P-R 逐渐延长,R-R 逐渐缩短而后心室漏脱一次,此处的 R-R 短于二个 P-P 间期,其后 P-R 缩短,再周而复始地延长。房室比率常为 3:2、4:3……。Ⅱ型的 P-R 固定,突然发生心室漏脱,有时仅少数 P 波下传,形成 3:1、4:1 等房室比率者称高度阻滞。三度的 P 波均不下传,且与逸搏心律的 QRS 各不相关,P 波常多于 QRS 综合波。逸搏源于束支以下者 QRS 宽大畸形,频率慢,稳定性差,易并发其他心律失常而引起晕厥等严重症状。

(二)治疗

(1)处理病因与诱因,避免体力劳累、过度紧张,禁用奎尼丁、普鲁卡因胺、β 受体阻滞剂、维拉帕米及钾盐等,以免加重阻滞。无心力衰竭者不宜用洋地黄。

（2）一度者除治疗病因外不需治疗，心率缓慢者酌用阿托品。

（3）二度Ⅰ型如室率50次/分钟以上，无自觉症状者，仅予病情观察。如低于50次/分，可试用阿托品、麻黄碱口服。二度Ⅱ型或高度阻滞，估计阻滞部位在希氏束以下者，首选永久心脏起搏治疗。如无条件可暂时先予异丙肾上腺素1mg加入5%葡萄糖液中静脉滴注，心室率维持于45～60次/分；或异丙肾上腺素舌下含服每次10mg，每2～4小时一次。忌用阿托品，因其提高窦性心率并改善希氏束以上部位传导，会使希氏束以下部位频率负荷增加而加重二度Ⅱ型阻滞。

（4）三度房室传导阻滞伴乏力、气急、头昏、黑矇或阿-斯综合征者，给予心脏起搏治疗，或临时给予异丙肾上腺素治疗。对于下壁心肌梗死等阻滞部位在房室交界区的三度阻滞者，可试予阿托品，亦可改善传导，提高心室率。但对急性前壁梗死等阻滞部位在房室交界以下、或室率低于45次/分、或症状明显有心衰、血压下降、黑矇或阿-斯综合征者，应根据病因给予临时或永久心脏起搏。如无条件可先予异丙肾上腺素静脉滴注1mg加入5%葡萄糖液中静脉滴注，心室率维持于45～60次/分，直至能够进行心脏起搏或房室传导恢复。对有阿-斯综合征伴室率过缓、血压下降者，除采用起搏器或药物提高心率外，当予乳酸钠或碳酸氢钠纠正酸中毒。

十一、预激综合征

（一）诊断

预激综合征系房室间除正常传导系统之外还存在由工作心肌纤维组成的异常传导束（旁路），若心房冲动经旁路提前激动了部分或全部心室肌，称作显性预激，心电图表现为P-R缩短、预激波及QRS畸形、ST-T继发性改变等，根据V_1导联预激波及QRS主波方向朝上或朝下分作A型或B型，A型多为左侧旁路，B型多为右侧旁路；若旁路只能从心室到心房单向逆传，不能从心房向心室传导，称作隐匿性预激，以发作心动过速时逆行P波在QRS结束后为其特点。由于旁路通过房、室肌与正常传导系统形成折返环，故显性或隐匿性预激综合征患者均易发生房室折返性心动过速（AVRT），且多为经房室结前传、旁路逆传、QRS正常的顺向型AVRT。发生率随年龄而增。部分可因心室激动经旁路逆传抵达心房易损期而引发心房颤动或心房扑动，此时心房冲动大部或全部经旁路传至心室，心室率快，QRS宽大畸形，旁路前传不应期极短（≤230毫秒）或处理不当者有时可恶化为心室颤动。

（二）治疗

预激综合征并发AVRT时按室上性心动过速处理。对于显性预激综合征并发的顺向型AVRT，因易转化为心房颤动或心房扑动，故应慎用洋地黄、维拉帕米和三磷酸腺苷。当显性预激综合征并发心房颤动或心房扑动时，则应禁止单独使用洋地黄或维拉帕米，因此两种药物加速旁路传导，可使心房颤动的心室率明显增快，有引发心室颤动的危险。胺碘酮、普罗帕酮、普鲁卡因胺可减慢旁路和房室结传导，并有复律的作用，应为首选药物。美西律能减慢旁路传导，可用于降低心室率。对于药物不能及时终止发作者，应尽快采用同步直流电复律。预防再发应首选射频消融治疗。对不愿接受手术或有手术禁忌者，可选用胺碘酮、普罗帕酮、β受体阻滞剂等药物之一口服。

（许帅元）

第十八节 急性左心衰竭

急性左心衰竭是指由于心脏病变在短期内发生左室心肌收缩力明显降低或（和）左心室负荷突然增加，导致心排血量急剧下降，肺循环急性淤血和组织灌注不足的一种临床综合征，主要表现为急性肺水肿和心源性休克。

急性心衰是继发于心功能异常的急性发作，可伴有或不伴有基础心脏疾病。可表现为急性起病或慢性心力衰竭急性失代偿。

一、病因和发病机制

心脏解剖或功能的突发损害,导致心排血量急剧下降和肺静脉压突然升高,组织低灌注、肺毛细血管楔压(PCWP)增加和组织充血。心功能不全包括收缩性或舒张性心功能不全(主要由缺血和感染引起)、急性瓣膜功能不全、心脏压塞、心律失常或前/后负荷失常。

(一)急性收缩性或舒张性心功能不全

大面积心肌梗死、严重的风湿性心肌炎、暴发型病毒性心肌炎、原发性扩张性或限制性心肌病等引起弥漫性心肌损害致急性心肌收缩力降低和舒张功能障碍,心排血量急剧减少,左室舒张压显著增高。

(二)急性压力负荷过重

严重高血压、主动脉瓣狭窄、肥厚梗阻性心肌病等致左室压力负荷过重,左室排血受阻,左室左房压力增高。严重的二尖瓣狭窄、左房黏液瘤或巨大血栓嵌顿二尖瓣口,左心室舒张期充盈减少,左心室排血量降低,左房压、肺静脉及肺毛细血管压力增高,当体力活动、情绪激动等因素使体循环回心血量增多、左心室排血量低于右心室排血量时,即发生急性左心衰竭。

(三)急性容量负荷过重

急性心梗、感染性心内膜炎等所致乳头肌功能不全、腱索断裂、瓣膜穿孔而引起的急性瓣膜反流,主动脉窦瘤破入心室、室间隔穿孔,以及输血输液过多过快或由于肾衰、内分泌疾病导致的排泄过少或由于感染、甲亢、贫血、Paget病引起的高心排血量状态从而引起前负荷增加。

(四)急性心室舒张受限

急性心包积液或积血引起的急性心脏压塞致心室舒张受限,心排血量急剧减少,肺循环淤血。快速性心律失常致左心室舒张期缩短,肺静脉血液不能充分回流,引起肺静脉、肺毛细血管压力急剧升高。

二、病理生理

急性心衰最后的共同点是重度心肌收缩无力,心排血量不足以维持末梢循环的需要。

(1)各种病因致左室舒张压迅速升高,左心房、肺静脉和肺毛细血管压力依次迅速升高,血清渗入细胞间隙致肺间质淤血;严重时,血清通过肺泡上皮或终末小支气管侵入肺泡,致急性肺水肿。

(2)肺部感染、高儿茶酚胺血症等,使肺间质液体增加,肺弹性降低,肺泡容量减少;肺泡表面活性物质受损,肺顺应性降低;肺换气不足和肺内动静脉分流,导致血氧饱和度降低。

(3)渗出液阻塞气道、支气管黏膜水肿、缺氧诱发的支气管痉挛,均使气道阻力增加和通气功能下降。

(4)组织缺氧,产生过多乳酸,出现代谢性酸中毒,加重心衰,引发休克,严重室性心律失常。

三、临床表现

(一)症状

突发严重呼吸困难,呼吸浅快,每分钟可达30～40次,强迫体位,面色灰白、发绀、大汗、烦躁、频繁咳嗽、咳粉红泡沫痰。极重者神志模糊。

(二)体征

开始血压升高,随病情加重,血压下降。听诊时两肺满布湿啰音和哮鸣音,心尖部第一音减弱,频率快,闻及舒张期奔马律,肺动脉第二音亢进。

(三)肺水肿发展过程

1.发病初期

患者觉得呼吸急促,焦虑不安,查体心率加快,皮肤苍白,X线示肺门有典型阴影。

2.间质水肿期

呼吸困难进一步加重,但无泡沫痰,有端坐呼吸,皮肤苍白,发绀,心率快,肺部有哮喘音,有时伴细小湿啰音。

3.肺泡水肿期

肺水肿高峰期,极度呼吸困难,严重发绀,口吐白色或粉红色泡沫痰,查体双肺满布水泡音和哮鸣音,除心率快外,还有奔马律等。

4.休克期

水肿高峰期没有及时救治,患者血压下降,进入休克期。

5.临终期

昏迷,休克,严重心律失常,濒于死亡。

(四)急性左心衰竭 Kilip 分级

Ⅰ级:无心衰征象,但肺毛细血管楔压(PCWP)可升高,病死率为 0～5％。

Ⅱ级:轻至中度心力衰竭,中下肺野湿啰音,可有第三心音奔马律、持续性窦性心动过速或其他心律失常,静脉压升高,有肺淤血的 X 线表现,病死率为 10％～20％。

Ⅲ级:重度心力衰竭,出现急性肺水肿,满肺湿性啰音,病死率为 35％～40％。

Ⅳ级:出现心源性休克,收缩压小于 90mmHg,尿少于每小时 20mL,皮肤湿冷,发绀,呼吸加速,脉率大于 100 次/分,病死率为 85％～95％。

四、实验室及辅助检查

(一)心电图

心电图可确定心律,帮助确诊急性心衰的病因并评估心脏的负荷状态,可以描述出急性左室/右室或左房/右房劳损,心包炎及先前存在的左室和右室肥大或扩张型心肌病。12 导联心电图和持续心电监护可以发现心律失常。

(二)X 线检查

评估先前的心肺情况(心脏的形状和大小)和肺充血。用于诊断、疾病进展的随访或确定对治疗的反应。胸片可以鉴别心力衰竭来源于炎症还是肺部感染。

间质性肺水肿:肺野透过度下降呈云雾状,肺纹理增多、增粗、模糊,可见 KerleyB 线。

肺泡性肺水肿:肺门大片蝴蝶形云雾阴影,向周围呈放射状分布。肺野广泛分布大小不等点片状阴影,边缘可融合大片。肺部 CT 可确定肺的病理改变和诊断大的肺栓塞或主动脉夹层。

(三)超声心动图

多普勒-心脏超声可评估局部或左室和右室功能、瓣膜结构和功能、可能存在的心包病变、急性心肌梗死的机械并发症以及观察占位性病变。可通过主动脉多普勒成像或肺时间速度轮廓测定评估心排血量。多普勒-心脏超声亦可以用于评估肺动脉压(通过三尖瓣反流血量)和测量左室前负荷。急性心衰除基础疾病外,可见左心房和左心室扩大,心室壁运动幅度明显减低,左室射血分数降低等。

(四)动脉血气分析

评估氧含量(PaO_2)、呼吸充分(PCO_2)、酸碱平衡(pH)和碱缺乏。

(五)肺毛细血管楔压(PCWP)

床边测定 PCWP>18mmHg,是确定心源性肺水肿的金标准,尤其是 PCWP>25～30mmHg 时,强烈提示急性肺水肿。

(六)血浆 B 型脑钠肽(BNP)

心室释放 BNP 是血管张力和容量负荷升高的反映,增高的程度与心衰的严重程度呈正相关。BNP>400pg/mL,提示心衰;BNP<100pg/mL,提示心衰可能性很小。急性心衰已确诊,则血浆 BNP 浓度升高将会提示预后。但在"闪电性"肺水肿时,BNP 可正常。

五、诊断与鉴别诊断

诊断包括定性诊断和病因诊断。根据症状和临床表现即可诊断急性心衰,同时一些适当的检查如心电图、胸片、生化标记物和多普勒-心脏超声亦支持诊断。

鉴别诊断主要包括一些其他原因引起的呼吸困难。

（一）非心源性肺水肿

存在感染、过敏、吸入有毒气体、DIC、尿毒症等病史，咳粉红色泡沫痰及端坐呼吸不明显，无心脏增大及奔马律，无四肢湿冷及脉细速，胸片肺门不大，肺野周围片状阴影。PCWP 常小于 12mmHg。如急性呼吸窘迫综合征、高原性肺水肿、神经源性肺水肿、麻醉剂过量肺水肿、电复律后肺水肿等。

（二）晕厥

发病时无明显心动过缓过速或心律失常，一般无心脏病基础。

（三）支气管哮喘

长期哮喘病史，高调哮鸣而湿啰音不明显。无粉红色泡沫痰和心尖部舒张期奔马律。X 线肺野清晰或肺气肿表现。

（四）肺动脉血栓栓塞

大手术、长期卧床制动史及深部静脉血栓。呼吸困难但不伴大量泡沫痰，可咯血、胸痛，肺动脉三维增强 CT 显示肺动脉充盈缺损。

（五）气胸

呼吸困难伴胸痛，患侧呼吸音减弱或消失，肺 CT 显示肺压缩。

六、急诊救治

综合救治以减轻心脏负荷，增加心排血量，缓解肺淤血，改善和维持组织的充分供氧。目标是改善症状和稳定血流动力学状态，同时避免或减少心肌损害。

（一）急救措施

1.体位

端坐位，同时双腿下垂，有利于减少回心血量，减轻心脏前负荷。

2.纠正缺氧

尽快有效纠正低氧状态，保证患者的氧饱和度（SaO_2）在正常范围（95%～98%）。改善缺氧有如下几种方式。

（1）鼻导管吸氧或开放面罩吸氧：氧流量开始为 2～3L/min，可增至 6～8L/min。50% 的乙醇放入氧气滤瓶中，以消除气管内泡沫，改善肺顺应性和肺泡通气。

（2）无创通气：包括持续正压通气（CPAP）和双水平正压通气（BiPAP），有助于心源性肺水肿患者氧合，降低呼吸做功，改善肺的顺应性，促进氧的弥散，胸腔内压升高使回心血量减少，减轻左室前负荷。

CPAP：自主呼吸条件下，整个呼吸周期气道均保持正压，常以面罩给氧，压力一般为 5～15cmH$_2$O。

BiPAP：患者自主呼吸，鼻管或面罩，预设呼吸频率 16 次/分，在呼气和吸气时给予不同压力通气，逐渐升压，吸气压（IPAP）8～20cmH$_2$O，呼气压（EPAP）4～8cmH$_2$O。

适应证：患者神志清楚，经面罩给氧后氧分压仍低于 60mmHg 且症状未改善者。

禁忌证：①血流动力学不稳定，心跳呼吸骤停者；②气道分泌物多，阻塞气道者；③不能控制的呕吐、消化道出血患者；④不合作，不耐受面罩者。

（3）气管插管机械通气：呼吸模式为同步间歇指令通气（SIMV）或压力支持通气（PSV）＋呼吸末正压（PEEP）模式，PEEP5～10cmH$_2$O 为宜。

适应证：①急性呼吸衰竭对血管扩张剂、氧疗和（或）应用 CPAP 或 NIPPV 无反应时应用；②ST 段抬高的急性冠脉综合征引起的肺水肿。

（二）药物治疗

1.吗啡

镇静，减轻患者躁动和焦虑状态，降低心肌耗氧量，同时轻度扩张静脉和动脉，对抗交感神经的兴奋，减慢心率。静脉注射吗啡 3～5mg/次，并视患者的改善状况可重复应用。伴有颅内出血、神志障碍、休克、慢性阻塞性肺疾病或支气管哮喘时禁用，老年体弱者慎用。

2. 利尿剂

通过排水排钠减轻心脏的容量负荷，左、右室充盈压降低，减轻外周充血和肺水肿。袢利尿剂静脉注射还具有血管扩张作用。通过静脉血管扩张和快速利尿作用减少循环血量，减轻心脏前负荷。

常用利尿剂：呋塞米 20～100mg 静脉注射。布美他尼 1～4mg，托拉塞米 100mg 静脉注射。

持续滴注呋塞米或托拉塞米达到靶剂量比单独大剂量应用更有效。袢利尿剂联合应用多巴酚丁胺、多巴胺或硝酸酯比单纯增加利尿剂剂量更有效，并产生较少的不良反应。

3. 血管扩张剂

血管扩张剂在大多数急性心衰中作为一线治疗药物，以开通末梢循环及降低前负荷，但前提是血压正常，仍有低灌注、充血的体征并有少尿。

(1)硝酸酯类：在急性左心衰竭特别是伴有急性冠脉综合征的患者，硝酸酯可以缓解肺充血而不降低每搏量或增加心肌需氧量。小剂量时只扩张静脉，剂量逐渐增加时可扩张动脉，包括冠状动脉。扩张静脉使回心血量减少，前负荷降低，减轻肺水肿；扩张小动脉，降低后负荷，增加心排血量，改善心功能，增加脏器灌注血量。①硝酸甘油，硝酸甘油片舌下含服，每次 0.5mg，每 5 分钟一次，可连续 5～7 次。静脉滴注时，10μg/min，每 10 分钟调整一次，达目标血压。②硝酸异山梨酯或单硝酸异山梨酯，初始剂量可以从 1～2mg/h 开始，然后根据患者需要调整剂量，最大剂量为 8～10mg/h，个别病例可达 50mg/h。

(2)硝普钠：直接作用于血管平滑肌，均衡扩张小动脉和静脉，作用强，起效快、持续时间短。初始量 15～30μg/min，以后根据血压和症状调整，最大剂量可达 300～400μg/min。在急性冠脉综合征引起的急性心衰中，更常用硝酸酯，因为 SNP 可引起"冠脉窃血综合征"。

(3)α 受体阻断药：①酚妥拉明，主要扩张小动脉，也扩张静脉，适用有肺水肿伴外周阻力增高的患者，尤其是嗜铬细胞瘤、瓣膜反流所致的左心衰竭。初始量为 0.1mg/min，后根据反应调整剂量。注意该药可引起心率增快。②乌拉地尔，具有外周和中枢双重降压作用。外周作用主要阻断突触后 α₁ 受体，使血管扩张，显著降低外周阻力，同时也有较弱的突触前 α₂ 阻滞作用，阻断儿茶酚胺的收缩血管作用。中枢作用主要通过激动 5-羟色胺-1α(5-HT$_{1α}$)受体，降低延髓心血管中枢的交感反馈调节而降压。本品一般不会引起反射性心动过速。将 250mg 溶于输液 500mL 中，开始滴速为 6mg/min，维持剂量滴速平均为 120mg/h。

(4)重组人 B 型脑钠肽(BNP)：奈西立肽，具有扩张静脉、动脉和冠脉作用，利尿利钠，有效降低心脏前、后负荷，抑制肾素-血管紧张素系统(RAS)和交感神经系统等作用。通常的剂量为 0.01～0.03μg/(kg·min) 持续静脉注射。

4. 正性肌力药物

(1)洋地黄制剂：主要功效是正性肌力、降低交感神经活性、负性传导和负性频率。适合伴有快速房颤、房扑并已知有心室扩大伴左心室收缩功能不全者。可用毛花苷 C0.4mg 或毒毛花苷 K0.25mg 稀释后缓慢静脉推注，必要时 2～4 小时重复一次。重度瓣膜狭窄、肥厚梗阻性心肌病应用洋地黄制剂可使原来的血流动力学障碍加重，急性心肌梗死引起的急性心衰者应用洋地黄制剂可产生更多的肌酸激酶，引起致死性心律失常，均应禁忌。

(2)儿茶酚胺类：①多巴胺，小剂量多巴胺[1～2μg/(kg·min)]，仅作用于外周多巴胺受体，使肾、内脏、冠状动脉和脑血管床扩张，肾血流量及肾小球滤过率增加，尿量及钠排泄量增多，并加强对利尿剂的反应性。小到中等剂量[2～5μg/(kg·min)]，能直接激动 β1 受体及间接促使去甲肾上腺素自储藏部位释放，对心肌产生正性肌力作用，使心肌收缩力及心搏量增加，心排血量增加、收缩压升高、脉压增大，舒张压无变化或有轻度升高，外周总阻力常无改变，冠状动脉血流及耗氧增加。大剂量时[>10μg/(kg·min)]，激动 α 受体，导致周围血管阻力增加，肾血管收缩，肾血流量及尿量反而减少，收缩压及舒张压均增高。②多巴酚丁胺，刺激 β1 和 β2 受体产生剂量依赖性正性肌力和变时作用，反射性降低交感神经张力，降低血管阻力。小剂量多巴酚丁胺产生微弱的扩张动脉作用,降低后负荷增加每搏输出量。大剂量多巴酚丁胺收缩血管。多巴酚丁胺增加心率的剂量依赖性较多巴胺小。有效剂量为 $2\sim20\mu g/(kg\cdot min)$,应逐渐减量后停药。滴注时间延长($>24\sim48$ 小时)可引起耐药性,使用多巴酚丁胺可增加房性或室性心律失常的发生率。

(3)磷酸二酯酶抑制剂:具有明显的正性肌力和外周血管扩张作用,从而增加心排血量和每搏输出量,同时伴有肺动脉压、肺楔压、全身血管阻力和肺血管阻力的下降。①米力农,首次剂量为 $25\mu g/kg$,$10\sim20$ 分钟内静脉推注完,再以 $0.375\sim0.75\mu g/(kg\cdot min)$ 维持滴注;②依诺西蒙,首剂量为 $0.25\sim0.75mg/kg$ 静脉注射,再以 $1.25\sim7.5\mu g/(kg\cdot min)$ 维持滴注。

茶碱类(磷酸二酯酶抑制剂)对心肌缺血原因导致的急性左心衰竭伴心律失常者应慎用,以免增加恶性心律失常的发生。

(4)钙离子增敏剂:左西孟旦,具有钙敏感蛋白的正性肌力和平滑肌 K^+ 通道开放引起的外周血管扩张作用。药物作用半衰期长达 80 小时。但大剂量可能引起心动过速等心律失常以及低血压。首剂 $12\sim24\mu g/kg$ 静脉推注(>10 分钟),随后 $0.05\sim0.1\mu g/(kg\cdot min)$ 持续静脉滴注。它的血流动力学作用具有剂量依赖性,灌注频率可逐渐滴定至最大剂量 $0.4\sim0.6\mu g/(kg\cdot min)$。

5.肾上腺皮质激素

具有解除支气管痉挛、降低肺毛细血管楔压和毛细血管通透性、减少渗出、稳定细胞溶酶体和线粒体、促进利尿等作用。

6.具有潜在抗急性左心衰竭优势的新药

(1)心肌肌球蛋白激活剂:能促进激活的肌球蛋白与肌动蛋白牢固结合,抑制 ATP 裂解,减少 ATP 损耗,且提高其机械做功效应,在不增加细胞内 Ca^{2+} 浓度的情况下,增强心肌收缩力。

(2)istaroxime:一种新型、具有抑制 Na^+/K^+ ATP 酶和激动肌浆网钙泵双重作用的抗心衰药。本品除抑制 Na^+/K^+ ATP 酶、增加细胞内 Ca^{2+} 浓度以增强正性肌力效应外,尚可刺激肌纤维膜钙泵,旋即促使肌浆网摄取钙,进而改善心肌松弛功能。

(3)利钠肽:奈西立肽是重组人脑钠肽、卡培立肽和乌拉立肽是重组人钠尿肽,三者均具较强的扩血管效应,可促进尿钠排泄,并可改善及保护肾脏功能。

(4)腺苷拮抗剂:腺苷作用于肾脏腺苷 α_1 受体,导致肾小球入球小动脉收缩、肾小球后血管扩张,并参与肾小管、肾小球的反馈机制,进而降低肾小球滤过率(GFR)。腺苷拮抗剂尤适于利尿剂抵抗及心肾综合征患者的治疗。

(5)血管加压素受体拮抗剂:考尼伐坦为 V_1 和 V_2 双受体拮抗剂。托伐普坦及利希普坦为选择性 V_2 受体拮抗剂。血管加压素受体拮抗剂可在不影响其心脏供血或其他血流动力学参数的情况下,增加排尿量并明显降低 PCWP 及右心房压力。

7.急性心衰时心律失常的治疗

(1)室颤或无脉搏性室速:$200\sim300\sim360J$ 除颤。若无反应则静脉注射肾上腺素 1mg 或血管升压素 40IU 和(或)胺碘酮 $150\sim300mg$。

(2)室速:若患者不能自行转复,则给予胺碘酮或利多卡因达到药物转复,胺碘酮和 β 受体阻断药可以预防室颤或室速再发。

(3)窦速或室上速:当临床和血流动力学可以耐受时,应使用 β 受体阻断药。美托洛尔 5mg 缓慢静脉注射(若耐受可重复)。艾司洛尔先 $0.5\sim1.0mg/kg$ 静脉注射(>1 分钟),然后以 $50\sim300\mu g/(kg\cdot min)$ 静脉滴注。拉贝洛尔 $1\sim2mg$ 快速静脉注射,$1\sim2mg/min$ 再缓慢静点,总量达 $50\sim200mg$。在宽 QRS 波群心动过速中,可尝试静脉用腺苷以终止心律失常。胺碘酮可以减慢房室传导或折返性心律失常,必要时可以应用。急性心衰有低血压时,应在镇静时对室上速进行电复律。

(4)房颤或房扑:乙酰毛花苷 C 或 β 受体阻断药或胺碘酮可以减慢房室传导,必要时可应用,若可能则重复。胺碘酮药物转复无引起左室血流动力学损害的作用。急性心衰伴房颤的患者需抗凝。当房颤为阵发性,在最初的诊断检查和稳定后,要考虑进行药物复律或电复律。如果房颤超过 48 小时,在复律前,患者应进行抗凝治疗和应用药物控制心率 3 周。如果患者血流动力学不稳定,临床应进行紧急复律,但在复律前应通过经食管心脏超声排除心房血栓。在急性房颤时,应避免应用维拉帕米和地尔硫草,因二者可以加重心衰并引起三度房室传导阻滞。

(5)缓慢性心律失常:阿托品 0.5～1mg 静脉推注,必要时重复。房室分离伴心室低反应时可以静脉滴注异丙肾上腺素 2～20μg/min,但有心肌缺血时不能应用。房颤时缓慢心室率可以通过胆茶碱或氨茶碱0.2～0.4mg/(kg·h)静脉滴注。药物治疗无效时可安装临时起搏器。植入起搏器之前或之后应尽快治疗心肌缺血。

(三)腹膜超滤,血液超滤和血液透析

对严重的肾功能不全和难治性液体潴留的顽固性肺水肿患者,通过超滤,以清除体内过多液体,降低前负荷,减轻肺水肿。肾功能丧失特别是有低钠血症、酸中毒和有明显难以控制液体潴留表现的患者须透析治疗。

(四)急性左心衰竭的手术治疗

急性心衰是许多心脏病的严重并发症。在某些疾病中如果紧急实施手术治疗可改善预后。手术方式包括冠脉搭桥、纠正解剖损害、瓣膜置换或修复等。

(五)机械辅助治疗和心脏移植

暂时应用机械辅助治疗是帮助患者渡过急性左心衰竭极期和(或)等待心脏移植的重要方法,能有效维持患者血压和生命。

1.主动脉内球囊反搏(IABP)

适应证:①对输液、血管扩张剂和正性肌力药物无反应;②并发明显的二尖瓣反流或室间隔破裂;③伴有严重的心肌缺血,准备进行冠脉造影或血管重建术。原理:将一 30～50mL 的球囊置于胸主动脉,球囊在舒张期充气可升高主动脉压和冠脉血流,在收缩期放气,以降低后负荷和促进左心室排空。

禁忌证:主动脉夹层、严重主动脉关闭不全的患者。

2.体外膜氧合器(ECMO)

适应于终末期心脏病和肺病。原理:通过一根引流管将静脉血引流到体外膜氧合器内进行氧合,再经过另一根引流管将氧合血泵入体内(静脉或动脉),改善全身组织氧供。它可以暂时替代肺的气体交换功能和心脏的泵功能,改善循环灌注,延长患者的生命,为有严重心肺功能不全的患者提供治疗机会,为心肺功能的恢复争取时间。

3.左心辅助循环

适应证:①AHF 保守治疗无效;②终末器官功能不全;③心肌或心功能可能恢复;④IABP 和机械通气仍不能改善患者的情况。

原理:利用机械泵部分代替心室做功,它们不到达心室,将血泵入动脉系统,从而增加外周和终末器官的血流。临床意义同体外膜氧合器。

4.心脏移植

严重的终末期心衰患者,预后很差或严重患者经机械支持不能自然缓解,或暂时缓解者,可行心脏移植。

(六)病因治疗

在治疗急性左心衰竭的同时,积极明确基础心脏疾病并作病因治疗。如急性心梗,再灌注可以显著地改善或预防急性心衰,在早期即应进行急诊 PCI 或手术,如较长时间后才可进行,则应早期溶栓治疗。有心内膜炎的患者,治疗首先应慎重选用抗生素。高血压引起的左心衰竭,应迅速控制高血压等。

(七)消除诱因

大多数急性左心衰竭的患者可找出诱发因素,如快速心律失常、输液过快过多、感染、过劳、情绪激动等,应尽快找出,作出相应处理。

(孙济科)

第十九节　原发性高血压

高血压是以体循环动脉血压持续升高为主要特点的疾病。动脉血压的持续升高可导致心、脑、肾和血管的改变，并伴全身代谢的改变。成年人收缩压≥140mmHg（18.4kPa）和（或）舒张压≥90mmHg（12.0kPa）被定为高血压。据世界卫生组织及国际高血压协会（WHO/ISH）的建议（1999年），对高血压定义及血压水平分类列于表2-1。中国高血压联盟所提出的中国高血压防治指南基本上采用了该标准。如患者收缩压与舒张压属不同级别时，应按两者中较高的级别分类。

表 2-1　血压水平的定义和分类（WHO/ISH）

分类	收缩压（mmHg）	舒张压（mmHg）
理想血压	<120	<80
正常血压	<130	<85
正常高值	130~139	85~89
一级高血压（轻度）	140~159	90~99
二级高血压（中度）	160~179	100~109
三级高血压（重度）	≥180	≥110

高血压可分为原发性和继发性两大类。继发性高血压较少见，约占5%~10%，是继发于其他疾病如肾动脉狭窄、肾炎、肾上腺或垂体肿瘤等而引起的一种症状或体征，又称症状性高血压；原发性或特发性高血压又称高血压病，最多见，约占90%~95%，是本节重点叙述的内容。

高血压病是我国最常见的心血管疾病之一，多见于30~40岁以后的中、老年人，是以全身的细小动脉硬化为基本病变的全身性疾病，绝大多数病程漫长，症状不明显，不易被发现，发现者也难以坚持长期治疗。高血压病是冠心病和脑血管意外最重要危险因素之一，发展至晚期，常引起心、脑、肾及眼底的病变并有相应的临床表现，严重者可因心功能衰竭、脑卒中和肾衰竭而致死。研究表明，降低血压能明显地降低冠心病、心功能衰竭和脑卒中的发病率和死亡率。

一、病因和发病机制

高血压病的病因和发病机制很复杂，近年的研究虽有较大进展，但仍未完全清楚。目前多认为，本病主要是受多基因遗传影响，在多种环境因素作用下，使正常血压调节机制失衡而致的疾病。已知有关高血压病的发病因素和发病机制如下。

（一）发病因素

1.遗传和基因因素

高血压病患者常有明显的遗传倾向。据调查，约75%的高血压病患者具有遗传素质。双亲无高血压、一方有高血压或双亲均有高血压家族，其子女高血压患病几率分别为3%、28%和46%。目前认为高血压病是一种受多基因遗传影响，在多种后天因素作用下，正常血压调节机制失调而致的疾病。分子生物学研究显示：高血压病患者、有高血压家族史而血压正常者和有高血压倾向者，常有一种以上与血压调节相关的基因异常。目前已发现肾素-血管紧张素系统（RAS）编码基因有多种缺陷，如有些高血压患者伴有血管紧张素原位点和血管紧张素Ⅱ的Ⅰ型受体位点的多态性。极少数是由单基因缺陷引起的高血压病，如由上皮钠通道蛋白基因突变引起的钠敏感性高血压（Liddle综合征）。

2.膳食因素

摄入钠盐过多可引起高血压。日均摄钠盐量高的人群,高血压患病率高于日均摄盐量少的人群,减少摄入或用药物增加 Na^+ 的排泄可降低血压。WHO 建议每人每日摄入钠盐量应控制在 5g 以下,可起到预防高血压的作用。钾盐摄入量与血压呈负相关,且具有独立的作用,K^+ 摄入减少,可使 Na^+/K^+ 比例升高,促进高血压发生。膳食中钙对血压的作用还存在争议,多数认为膳食低钙是高血压的危险因素,Ca^{2+} 摄入不足也易导致高血压,高钙饮食可降低高血压发病率。

3.社会心理应激因素

据调查,精神长期或反复处于紧张状态的职业,其高血压患病率比对照组升高;应激事件,如暴怒、过度惊恐和忧伤等使神经精神受到剧烈冲击,可导致高血压的发生发展。高血压病的早期,只服镇静药血压即可恢复正常。目前认为,社会心理应激可改变体内激素平衡,从而影响代谢过程,导致血压升高。

4.其他因素

肥胖、吸烟、年龄增长或缺乏体力活动等,也是血压升高的重要危险因素。肥胖儿童高血压的患病率是正常体重儿童的 2～3 倍,高血压病患者中,约 1/3 有不同程度肥胖。阻塞性睡眠呼吸暂停(OSA)的患者约 60%～80% 伴有高血压病。

(二)发病机制

高血压病的发病机制并未完全清楚,关于高血压病的发病机制曾有许多学说,如精神神经源学说、内分泌学说、肾源学说、遗传学说和钠摄入过多学说等等。但是,哪一个学说都不能完全解释清楚高血压病的发病机制,表明高血压病的发病机制相当复杂。

动脉血压取决于心输出量和外周阻力。心输出量又受心率、心收缩力及血容量的影响;外周阻力又受神经、体液因素及局部自动调节因素的影响。因此,各种能引起血容量、外周阻力、心率及心缩力增加的因素,都可能使动脉血压升高。目前多认为高血压病是由彼此相互影响的多种因素共同作用的结果,这些因素包括遗传、环境、神经内分泌和体液等。

高血压病的发病机制主要涉及三条相互重叠的途径。

1.功能性的血管收缩

该途径是指外周血管(细小动脉)的结构无明显变化,仅平滑肌收缩使血管口径缩小,从而增加外周血管阻力,导致血压升高。

在发病因素中,凡能引起血管收缩物质如肾素、儿茶酚胺和内皮素等增多的因素都可通过这条途径引起血压升高。精神心理上的长期过度紧张、焦虑、烦躁等,可致大脑皮质高级中枢功能失调,对皮质下中枢调控能力减弱以致丧失,其中的血管舒缩中枢产生以收缩为主的冲动时,交感神经节后纤维则分泌多量的去甲肾上腺素(儿茶酚胺类),作用于细小动脉平滑肌 α 受体,引起细小动脉收缩或痉挛,使血压升高。另外,交感神经兴奋引起的细小动脉收缩,在肾引起肾缺血,刺激球旁装置 ε 细胞分泌肾素,通过肾素-血管紧张素系统直接引起细小动脉强烈收缩,使血压升高。近年研究还发现,血管紧张素系统的一些基因还表达于肾以外的其他组织器官,在局部组织的血管内皮细胞和平滑肌细胞表达并以自分泌或旁分泌的方式释出,使血管收缩、血压升高。

细小动脉的收缩,还可因血管平滑肌细胞对血管收缩物质敏感性的增加而引起,如平滑肌细胞对 Na^+、Ca^{2+} 跨膜转运的遗传缺陷,可致细胞内 Ca^{2+} 增多并增加平滑肌细胞对血管收缩物质的敏感性,使血压升高。

血管紧张素 Ⅱ 除通过收缩血管增加外周阻力作用外,还能刺激肾上腺皮质分泌醛固酮,进而引起钠水潴留、增加血容量,使血压升高。

2.钠水潴留

各种因素引起钠水潴留,致血浆和细胞外液增多,因而血容量增加,结果心输出量增加,导致血压升高。

在膳食因素中,摄入钠盐过多而且又是钠盐敏感的人群,主要就是通过钠水潴留的途径引起高血压的;遗传因素,如肾素-血管紧张素系统基因多种缺陷或上皮 Na^+ 通道蛋白单基因突变等,均能引起肾利钠自稳功能的缺陷,结果导致肾性钠水潴留,发生高血压。丘脑-垂体-肾上腺活动增强时,肾上腺皮质分泌醛固酮增多,使肾排 Na^+ 减少,导致钠水潴留,血压升高。

此外,外周血管具有自动调节机制,为防止心输出量无限增加而导致的组织过度灌注,外周血管会随心输出量增加而发生收缩以限制组织灌注。但是随血管收缩,外周阻力增加,使血压也相应升高。

3.结构性的血管壁增厚、变硬

该途径是指外周细小动脉壁的增厚,主要是由于血管平滑肌细胞的增生与肥大,胶原纤维和基质增多,细动脉壁玻璃样变,使血管壁增厚、管腔缩小、管壁变硬,结果外周血管阻力增加,血压升高。

一般来说,细小动脉平滑肌肥大和增生常继发于长期的或过度的血管收缩,从而使血管壁平滑肌细胞增生、肥大,管壁肥厚,管腔缩窄,使血压持续或永久性升高。但也有证据表明,有些血管壁的结构变化是发生在高血压病早期,是先于血管的持续收缩,这可能是由于遗传上的缺陷或环境因素的诱导,使平滑肌细胞内的信号转导发生变化,可能促进平滑肌细胞的生长并增加了血管的张力,分别导致血管壁肥厚和血管收缩。血管收缩因子(如血管紧张素Ⅱ)也具有生长因子作用,引起血管平滑肌的肥大、增生和基质的沉积,从而使血管壁增厚,使血压升高。

二、诊断步骤

(一)问诊要点

(1)询问患者有无高血压、糖尿病、血脂异常、冠心病、脑血管意外、肾脏病等家族史。

(2)膳食脂肪、盐、酒摄入量,吸烟年限、数量,体力活动量以及体重变化等情况。

(3)患高血压的时间,血压最高水平,是否接受过降压治疗及其疗效与不良反应。

(4)有无提示继发性高血压的症状:有无肾炎史或贫血史;有无肌无力、发作性软瘫;有无阵发性头痛、心悸、多汗;有无夜间打鼾、白日精神不佳、嗜睡。

(5)有无服用使血压升高的药物,例如口服避孕药、麻黄碱类滴鼻药、可卡因、类固醇、非甾体抗炎药、促红细胞生成素、环孢素以及中药甘草等。

(6)心理社会因素,包括家庭情况、工作环境、文化程度及有无精神创伤史。

(二)体检要点

(1)正确测量血压和心率,必要时测量立、卧位血压和四肢血压,测量体重指数。

(2)观察有无库欣面容、神经纤维瘤性皮肤斑、甲状腺功能亢进性突眼征或下肢水肿。

(3)触诊甲状腺有无增大及结节;腹部有无肾脏增大(多囊肾)或肿块;检查四肢动脉搏动和神经系统体征。

(4)听诊颈动脉、胸主动脉、心脏瓣膜、腹部动脉和肾动脉、股动脉等有无杂音。

(三)辅助检查

1.一般检查

(1)尿常规:高血压肾病患者可出现尿蛋白、红细胞、偶见管型。

(2)空腹及餐后 2 小时血糖、糖化血红蛋白:排查有无合并糖尿病。

(3)肾功能:早期患者检查无异常,肾损害到一定程度时血肌酐及尿素氮可升高。

(4)空腹血脂、尿酸:主要目的是为了解患者血脂水平,有无合并高尿酸血症。

2.选择性检查

(1)24 小时动态血压监测:正常血压为 24 小时平均压<130/80mmHg,白昼平均压<135/85mmHg,夜间平均压<125/75mmHg,夜间血压均值比白昼血压均值低 10%～20%。

(2)超声心动图:诊断左心室肥厚最敏感指标。室间隔和(或)左心室后壁厚>11mm 者提示左室肥厚;心肌收缩最大速率下降,等容舒张期延长、二尖瓣开放延迟等提示收缩和舒张顺应性减退。

(3)颈动脉彩超:可出现颈动脉内膜增厚或者动脉斑块。

(4)眼底检查:可出现视网膜中心动脉压增高的相关体征,在疾病不同阶段可有不同级别的眼底变化。Ⅰ级:视网膜动脉轻微收缩及有些迂曲。Ⅱ级:视网膜动脉有肯定的局部狭窄,有动静脉交叉征。Ⅲ级:视网膜动脉明显局部收缩,并有出血、渗出及棉絮斑。Ⅳ级:上述视网膜病变均较严重,并有视乳头水肿,即高血压性视网膜病变。

(5)胸片:部分可见主动脉升部、弓部扩张,迂曲延长。高血压性心脏病时有左室增大。

(6)甲状腺功能:排查有无甲状腺功能亢进继发血压升高。

(7)血同型半胱氨酸:同型半胱氨酸增高者缺血性卒中风险增高。

(8)尿微量清蛋白/尿肌酐:比值升高提示早期肾功能损害。

(四)诊断要点

(1)未使用降压药,非同日 3 次准确测得血压为收缩压≥140mmHg 和(或)舒张压≥90mmHg,如只有收缩压≥140mmHg 而舒张压正常则称为单纯性收缩期高血压。

(2)既往有明确高血压病史,虽经服药后血压正常,仍可诊断为高血压病。

(3)完整的高血压病的诊断应包括以下内容:①确定高血压水平及其他相关危险因素;②除外继发性高血压;③评估靶器官损害;④结合高血压危险因素及靶器官损害情况予高血压病危险分层;⑤有无合并冠心病、糖尿病、高脂血症、高尿酸血症等影响高血压病情发展和治疗情况的疾病。

(4)高血压危象:包括高血压急症与亚急症。高血压急症是指血压突然和显著升高(一般超过180/120mmHg),同时伴有进行性心、脑、肾等重要靶器官功能不全的表现。包括高血压脑病、脑血管意外、急性心力衰竭、急性冠状动脉综合征、主动脉夹层、子痫等。高血压亚急症:指血压显著升高但不伴靶器官损害。患者可以有血压明显升高造成的症状,如头痛,胸闷,鼻出血和烦躁不安等。

(五)鉴别诊断要点

1.与肾实质性高血压相鉴别

早期有明显肾脏病变的临床表现,高血压多在病程中后期出现,不同程度的蛋白尿、血尿、管型尿及肾功能减退是主要特征。

2.与肾血管性高血压相鉴别

通常由肾动脉狭窄导致,多为突然发生高血压或加速性恶性高血压,可存在无脉症或其他大动脉炎的表现,查体腹部或者背部听到血管杂音,实验室检查提示高肾素活性及继发性醛固酮增高,行肾动脉造影可鉴别。

3.与嗜铬细胞瘤相鉴别

来源于交感神经-肾上腺系统嗜铬细胞,血压明显波动或高血压伴体位性低血压、头痛、出汗、心悸和心动过速、面色苍白等,血 3-甲氧基肾上腺素或 3-甲氧基去甲肾上腺素水平增高,酚妥拉明实验及肾上腺CT 等均有助于鉴别。

4.与库欣综合征相鉴别

向心性肥胖、满月脸、水牛背、紫纹、多毛、高血糖、低钾血症等是其临床表现,血压升高多为轻、中度。24 小时尿游离皮质醇升高,血游离皮质醇昼夜节律消失,小剂量地塞米松抑制试验等有助于诊断。

5.与睡眠呼吸暂停综合征相鉴别

睡眠中反复咽部肌肉塌陷为特点,可引起低氧,高碳酸血症,甚至心、脑、肾多脏器损害,表现为难于控制的高血压,白天重度嗜睡,响亮的鼾声、睡眠时窒息、憋气、夜间频繁觉醒,睡眠呼吸监测可确诊。

6.与甲状腺功能亢进症相鉴别

多有疲乏无力、怕热多汗、多食善饥、紧张焦虑、失眠不安等高代谢症状,查体可有甲状腺肿大、心律失常,心搏增强,第一心音亢进等,血促甲状腺激素降低,游离甲状腺素升高可确诊。

(六)确定诊断

(1)在未用抗高血压药的情况下,非同日 3 次测量,收缩压≥140mmHg 和(或)舒张压≥90mmHg,可诊断为高血压。患者既往有高血压史,目前正在服用抗高血压药,血压虽低于 140/90mmHg,也应诊断为高血压。

（2）排除各种继发性高血压后可确诊为高血压病。

三、治疗方法

（一）西医治疗

（1）生活方式干预应贯穿整个治疗方案当中，如减少钠盐增加钾盐摄入、控制体重、不吸烟、不过量饮酒、适当体育运动、减轻精神压力、保持心理平衡。

（2）使用降压药物时机：高危、很高危或3级高血压患者，应立即开始降压药物治疗；2级高血压患者，应考虑开始药物治疗；1级高血压患者，可在生活方式干预数周后，血压仍≥140/90mmHg时，再开始降压药物治疗。

（3）制定降压目标：一般高血压患者，应降至140/90mmHg以下；65岁及以上的老年人的收缩压应控制在150mmHg以下，如能耐受还可进一步降低；伴有肾脏疾病、糖尿病、或病情稳定的冠心病患者一般可以降至130/80mmHg以下，但应该注重个体化。脑卒中后的高血压患者一般血压目标为＜140/90mmHg，舒张压低于60mmHg的冠心病患者，应在密切监测血压的前提下逐渐实现收缩压达标。

（4）用药原则：小剂量开始、优先选择长效制剂、联合应用及个体化是选择降压药物四项原则，单纯高血压患者可选择任何一种降压药物，只要使血压达标即可受益。

（5）常用降压药种类的临床选择：五大类降压药物均可作为初始和维持用药，应根据患者的危险因素、亚临床靶器官损害以及合并临床疾病情况，合理使用药物，优先选择某类降压药物。

1）钙离子阻滞剂（CCB）：①二氢吡啶类（D-CCB），如硝苯地平控释片30～60mg，口服，1次/天；或氨氯地平2.5～10mg，口服，1次/天；或左旋氨氯地平1.25～5mg，口服，1次/天。老年高血压、周围血管病、单纯高血压、稳定型心绞痛、颈动脉粥样硬化、冠状动脉粥样硬化等优先选用。常见不良反应包括心跳加快、面部潮红、便秘、脚踝部水肿、牙龈增生等。D-CCB没有绝对禁忌证，但心动过速与心力衰竭患者应慎用。②非二氢吡啶类，如维拉帕米40～120mg，口服，3次/天；或地尔硫草30～90mg，口服，4次/天。适用于心绞痛，颈动脉粥样硬化，室上性快速心律失常等。二、三度房室阻滞、心力衰竭患者禁用。

2）血管紧张素转换酶抑制剂（ACEI）：如贝那普利5～40mg，口服，1～2次/天；或依那普利2.5～40mg，口服，2次/天；或赖诺普利2.5～40mg，口服，1次/天。尤其适用于心力衰竭、冠心病、左室肥厚、左心室功能不全、心房颤动预防、颈动脉粥样硬化、非糖尿病肾病、糖尿病肾病、蛋白尿/微量清蛋白尿、代谢综合征等患者。禁用于妊娠妇女、双侧肾动脉严重狭窄、过敏患者。最常见不良反应为持续性干咳，多见于用药初期，症状较轻者可坚持服药，不能耐受者可改用血管紧张素Ⅱ受体拮抗剂（ARB）。还可引起低血压、皮疹，偶见血管神经性水肿及味觉障碍。长期应用有可能导致血钾升高，应定期监测血钾和血肌酐水平。

3）血管紧张素Ⅱ受体拮抗剂（ARB）：常用有缬沙坦80～160mg，口服，1次/天；或替米沙坦20～80mg，口服，1次/天；或奥美沙坦20～40mg，口服，1次/天；或坎地沙坦4～32mg，口服，1次/天。尤其适用于伴左心室肥厚、心力衰竭、心房颤动预防、糖尿病肾病、冠心病、代谢综合征、微量清蛋白尿或蛋白尿及不能耐受ACEI的患者。不良反应少见，偶有腹泻，长期应用可升高血钾，应注意监测血钾及肌酐水平变化。禁忌证同ACEI。

4）利尿剂：常用的药物有氢氯噻嗪6.25～25mg，口服，1次/天；或吲达帕胺0.625～2.5mg，口服，1次/天。氢氯噻嗪与ACEI或ARB合用可产生协同降压作用并可降低ACEI或ARB产生高钾血症的风险。利尿剂尤其适用于老年和高龄老年高血压、单纯收缩期高血压或伴心力衰竭患者，也是难治性高血压的基础药物之一。其不良反应与剂量相关，故通常应采用小剂量。对高尿酸血症，以及明显肾功能不全者慎用，肾功能异常者应使用襻利尿剂，如呋塞米等。

5）β受体阻滞剂：常用药物有美托洛尔片50～100mg，口服，2次/天；或美托洛尔缓释片47.5～190mg，口服，1次/天；或比索洛尔2.5～10mg，口服，1次/天。尤其适用于伴有快速性心律失常、冠心病、慢性心力衰竭、交感神经活性增高以及高动力状态的高血压患者。常见的不良反应有疲乏、肢体冷感、胃肠不适等，还可能影响血糖、血脂代谢。二度及以上房室传导阻滞、哮喘患者禁用。慢性阻塞性肺疾病、运动员、周围血管病或糖耐量异常者慎用。

6）固定配比复方制剂：也称单片固定复方制剂，通常由不同作用机制的两种小剂量降压药组成，其优点是使用方便，可改善治疗的依从性，是联合治疗的新趋势。对 2 级或 3 级高血压病或某些高危患者可作为初始治疗的选择药物之一。①新型固定配比复方制剂，如缬沙坦/氢氯噻嗪片，1～2 片，口服，1 次/天；或氯沙坦钾/氢氯噻嗪片，1 片，口服，1 次/天；或厄贝沙坦/氢氯噻嗪平片，1 片，口服，1 次/天；②我国传统的固定配比复方制剂有明确的降压作用，且价格低廉，可作为基层（尤其是对经济欠发达的农村地区）降压药的一种选择。如复方利血平片，1～3 片，2～3 次/天；或珍菊降压片，1～2 片，2～3 次/天；或复方利血平氨苯蝶啶片，1～2 片，1 次/天。

（6）联合用药的适应证：2 级或 3 级高血压、高于目标血压 20/10mmHg 和（或）伴有多种危险因素、靶器官损害或伴有临床症状的高危人群，往往初始治疗即需要应用 2 种小剂量降压药物，如仍不能达到目标血压，可在原药基础上加量或联合使用 3 种，甚至 4 种以上降压药物。推荐药物组合如下。

1）优先推荐的两种降压药物联用方案：①D-CCB＋ACEI 或 ARB；②ACEI 或 ARB＋噻嗪类利尿剂；③D-CCB＋噻嗪类利尿剂；④D-CCB＋β 受体阻滞剂；⑤1 种固定配比复方制剂。

2）三种降压药物联用：推荐选用 D-CCB＋噻嗪类利尿剂＋ACEI 或 ARB 方案。

（7）我国经济发展不平衡，降压药物的应用是长期甚至是终身的，医生还要充分考虑到患者的经济承受能力，应根据病情、经济状况及患者意愿选择适合的治疗药物。

（8）高血压危象的治疗：①高血压急症：应进入急诊抢救室或重症监护室，持续监测血压，数分钟到 1 小时内，血压下降幅度不超过治疗前平均动脉压水平的 25％，在随后的 2～6 小时内将血压降至较安全水平，一般为 160/100mmHg 左右。临床情况稳定后在以后的 24～48 小时逐步使血压达到正常水平。紧急情况下可用硝普钠 25～100mg 加入 5％葡萄糖注射液 500mL 中避光静脉滴注，根据血压情况调整。②高血压亚急症：可在 24～48 小时将血压缓慢降至 160/100mmHg，初始治疗可以在门诊或急诊室，建议选用起效快的口服降压药物，如：卡托普利片 25mg，舌下含服或替米沙坦 4～32mg，口服。用药后观察 5～6 小时，2～3 天后门诊调整剂量，此后可应用长效制剂控制至最终的靶目标血压。

（二）中医治疗

高血压病属中医学"眩晕""头痛"等范畴，临床上并不建议单纯依靠中药来控制血压，但 1 级高血压未合并其他危险因素时，或在血压控制尚稳定但症状未改善时，均可使用中医康复治疗。

1. 中医内治

临床辨证先分虚实，常见有肝火上炎证、痰湿内阻证、瘀血内阻证、阴虚阳亢证、肾精不足证、气血两虚证、冲任失调证等证型，治以熄风为主，辨证辅以泻肝、祛痰、活血、补虚、调理冲任等治法。相应的常用方剂有龙胆泻肝汤、半夏白术天麻汤、通窍活血汤、天麻钩藤饮、左归丸、归脾汤、二仙汤等。丹七片、清脑降压片等中成药亦常辨证选用。

2. 其他治疗

针刺取穴以百会、曲池、合谷、太冲、三阴交等为主；亦可练气功、太极拳等来辅助治疗。

四、风险规避

（一）误诊防范

高血压病的诊断前提条件是排除"白大衣高血压"和"假性高血压"及其他继发性因素引起的高血压，由于共同之处都是血压升高，加上某些继发因素隐匿，就容易误诊。

（1）初诊医生首先应详细问诊，按照正确的测量方法测量血压，必要时可行 24 小时动态血压监测以排除"白大衣高血压"，切不可仅凭一次血压测定便诊断原发性高血压并予降压治疗。

（2）熟悉各种能引起血压升高的疾病特点，仔细体格检查以发现继发性高血压线索。

（3）以下线索应警惕继发性高血压可能：①高血压发病年龄小于 30 岁；②重度高血压（高血压 3 级）；③降压效果差，血压不易控制；④血尿、蛋白尿或有肾脏病史；⑤夜间睡眠时打鼾或出现呼吸暂停；⑥血压升高伴肌无力或麻痹，常呈周期性发作，或伴自发性低钾血症；⑦阵发性高血压伴心悸、多汗、头痛；⑧下肢血压明显低于上肢，双侧上肢血压相差 20mmHg 以上，股动脉搏动减弱或不能测及；⑨长期口服避孕药者。

（二）医患沟通

1. 一般告知

常规对高血压患者进行宣教，指导其培养良好生活习惯，如减少钠盐摄入、增加钾盐摄入、控制体重、戒烟、不过量饮酒、适当体育运动、减轻精神压力，保持心理平衡等；让患者充分了解自己的病情，认识长期正规治疗的必要性及控制血压达标的重要性；家中自行规律监测血压，有任何不适随时测量，复诊时应提供近 3～7 天每天晨服药前血压和睡前血压监测情况。

2. 风险告知

（1）告知患者持续血压升高主要损害心、脑、肾、全身血管等靶器官，一旦出现靶器官损害想要逆转非常困难，最终可发生脑血管意外、心肌梗死、心力衰竭、肾衰竭、主动脉夹层等严重并发症。

（2）出现头痛、恶心、呕吐、胸痛、肢体偏瘫时可能出现高血压急症，应及时就医。

（3）行降压药物治疗时应按时规律服药，不可随意停药，漏服药物时应及时咨询医生。

（4）高血压亚急症患者，建议留院观察或门诊处理后复测血压达到相对安全范围后再离开医院。

（三）记录要点

（1）记录患者就诊时的主要症状特点，既往最高血压值及此次血压。

（2）记录复诊时间及注意事项。

（3）高血压急症的患者应收住院处理，若拒绝，则应记录相关风险并签字表示知情。

五、高血压的社区防治

由于疾病模式的转变，高血压的防治策略由单纯的生物学防治模式转向包括社会、心理在内的综合防治模式，因此社区开展高血压防治是控制高血压日益增长趋势的关键。

社区防治是以现存的卫生保健网为基础，多部门协作，动员全社区参与社区高血压防治的计划、实施和评价全过程。

（一）健康教育的方法

1. 门诊教育

候诊时可采取口头讲解、宣传手册、宣传单、宣传栏、讲座等形式开展健康教育。

2. 开展社区调查

利用各种渠道宣传普及高血压病相关健康知识，提高社区人群对高血压及其危险因素的认识，提高健康意识。

3. 社会性宣传教育

利用节假日或专题宣传日（全国高血压日等），积极参加或组织社会性宣传教育、咨询活动，免费发放防治高血压的自我监测工具（盐勺、油壶、计步器等）。

（二）活动指导

指导患者要劳逸结合，保证充足的睡眠。为了防止直立性低血压的发生，指导患者做到"下床 3 步曲"：第一步将病床摇起，在床上坐半分钟；第二步将下肢垂在床旁，坐于床沿休息半分钟；第三步站立于床旁，扶稳，活动下肢半分钟，再缓慢移步。运动可降低安静时的血压，一次 10 分钟以上、中低强度运动的降压效果可以维持 10～22 小时；长期坚持规律运动，可以增强运动带来的降压效果。患者根据血压情况合理安排休息和活动，每天应进行适当的、30 分钟以上中等强度的有氧活动，而每周至少进行 3～5 次。应避免短跑、举重等短时间内剧烈使用肌肉和需要屏气的无氧运动，以免血压瞬间剧烈上升引发危险；安静时血压未能很好控制或超过 180/110mmHg 的患者暂时禁止中度及以上的运动。

（三）饮食指导

饮食以低盐（＜3g/d）、低脂、低糖、清淡食物为原则。减少动物油和胆固醇的摄入，减少反式脂肪酸摄入，适量选用橄榄油，每日烹调油用量＜25g（相当于 2.5 汤匙）。适量补充蛋白质，高血压患者每日蛋白质的量为每公斤体重 1g 为宜，如高血压合并肾功能不全时，应限制蛋白质的摄入。主张每天食用 400～500g（8 两～1 斤）新鲜蔬菜，1～2 个水果。对伴有糖尿病的高血压患者，在血糖控制平稳的前提下，可选择低糖或中等含糖的水果，包括苹果、猕猴桃等。增加膳食钙摄入，补钙最有效及安全的方法是选择适宜的高钙食物，保证奶类及其制品的摄入，即 250～500mL/d 脱脂或低脂牛奶。多吃含钾、钙丰富，而含钠低的食品。

（四）用药指导

高血压患者需长期坚持服药，同时不能自己随意加减药物种类及剂量，避免血压出现较大幅度的波动。

（五）戒烟限酒

告诫患者应做到绝对戒烟；每日酒精摄入量男性不应超过 25g，女性减半。

（六）控制体质量

成年人正常体质指数为 18.5～23.9 患者应适当降低体质量，减少体内脂肪含量，最有效的减重措施是控制能量摄入和增加体力活动。减肥有益于高血压的治疗，可明显降低患者的心血管危险，每减少 1kg 体质量，收缩压可降低 2mmHg。

（七）血压监测

告知患者及家属做好血压自我监测，让患者出院后定期测量血压，1～2 周应至少测量一次。条件允许，可自备血压计，做到定时间、定部位、定体位、定血压计，并做好记录。

（八）告知患者定期门诊复查

血压升高或过低、血压波动大时、出现眼花、头晕、头痛、恶心呕吐、视物不清、偏瘫、失语、意识障碍、呼吸困难、肢体乏力等异常情况随时就医。

（李　莉）

第二十节　动脉粥样硬化

动脉粥样硬化（AS）是一组称为动脉硬化的血管病中常见而最重要的一种。各种动脉硬化的共同特点是动脉管壁增厚变硬，失去弹性和管腔缩小。AS 的特点是病变从动脉内膜开始，先后有脂质和复合糖类积聚、出血和血栓形成、纤维组织增生和钙质沉着，并有动脉中层的逐渐退变和钙化。由于在动脉内膜积聚的脂质外观呈黄色粥样，因此称为动脉粥样硬化。

其他常见的动脉硬化类型还有小动脉硬化和动脉中层钙化。小动脉硬化主要累及糖尿病或高血压患者的小型动脉。糖尿病患者的小动脉壁常出现玻璃样增厚、变性，管腔狭窄，引起弥漫性缺血，特别是在肾脏。高血压患者则常发生增生性小动脉硬化，通常出现管壁层状向心性增厚和管腔狭窄，有时伴有纤维素样沉积物和血管壁坏死。动脉中层钙化好发于老年人的中型动脉，常见于四肢动脉，尤其下肢动脉，管壁中层变质和钙盐沉积，多无明显症状而为 X 线检查所发现。

一、病因和发病情况

本病是一种由多因素引起的，以高度特异性的细胞分子反应为特征的慢性炎症过程，这些因素称为易患因素或危险因素。

（一）代谢综合征

有些危险因素倾向于集中在一起成为代谢综合征，其患病率正日益增加。据国际糖尿病联盟的定义，首先具备中心性肥胖，以腰围为标准，中国人男性＞90cm，女性＞85cm；同时具备下列4项中的2项者即可诊断：①血甘油三酯（TG）≥1.7mmol/L（150mg/dL）；②血高密度脂蛋白胆固醇（HDL-C）：男性＜1.04mmol/L（40mg/dL），女性＜1.30mmol/L（50mg/dL）；③血压≥130/85mmHg；④空腹血糖≥5.6mmol/L（100mg/dL）或有糖尿病病史。有代谢综合征者患冠状动脉粥样硬化性心脏病（冠心病）的风险是无代谢综合征者的2倍。

（二）血脂异常

血脂异常是AS的主要危险因素，包括血总胆固醇（TC）、TG、低密度脂蛋白（LDL）尤其是小而致密的LDL、极低密度脂蛋白（VLDL）、载脂蛋白apoB48和apoB100等致AS脂质的水平增高，以及高密度脂蛋白（HDL）尤其它的亚组分HDL2和载脂蛋白apoAⅠ等抗AS脂质水平的降低。由LDL和apo(a)两部分组成的脂蛋白(a)[Lp(a)]水平增高，也是致AS的危险因素。

（三）高血压

冠状动脉AS患者60%～70%有高血压，高血压患者（无论收缩压或舒张压增高）患冠状动脉AS者较血压正常者高4倍。

（四）吸烟

吸烟增加冠状动脉AS的发病率和病死率达2～6倍，且与每日吸烟支数成正比。

（五）糖尿病和高胰岛素血症

糖尿病患者AS的发病率较无糖尿病者高2倍，冠状动脉AS患者中糖耐量减退者颇常见。糖尿病或高胰岛素血症者的HDL水平较低。胰岛素水平增高可促进动脉壁平滑肌细胞（SMC）增生。

（六）年龄

本病多见于40岁以上的中老年人，49岁以后进展较快。其实病理变化在青年期甚至儿童期即已开始，但在中老年期才出现临床表现。

（七）性别

男性多见，男女比例约为2：1，女性于绝经期后雌激素分泌减少，发病迅速增多。

（八）肥胖

超标准体重的肥胖者易患本病，体重迅速增加者尤其如此。

（九）遗传

家族中有在较年轻时患本病者，其近亲得病的机会可5倍于无这种情况的家族。

（十）C-反应蛋白增高

C-反应蛋白（CRP）可能通过多种机制而对AS形成有直接作用。CRP增高也可能反映AS斑块破裂、进行性溃疡或血栓形成的危险性增加，或淋巴细胞和巨噬细胞的活性增强。

（十一）高同型半胱氨酸血症

尽管曾有大量文献报道高同型半胱氨酸血症与冠状动脉事件相关联，但荟萃分析显示同型半胱氨酸基线水平与血管疾病相关的强度比以前报道的小很多。

（十二）肾功能不全

肾功能不全通过几种途径促进动脉AS的发展，包括使高血压和胰岛素抵抗恶化，降低apoAⅠ水平，增高Lp(a)、同型半胱氨酸、纤维蛋白原和CRP的水平。

（十三）其他较次要的易患因素有

(1)职业：从事体力活动少、脑力活动紧张、经常有紧迫感的工作较易患本病。

(2)饮食：常进食较高的热量，较多的动物性脂肪、胆固醇和反式脂酸者易患本病。

(3)感染：在AS病变中已经发现了肺炎衣原体、巨细胞病毒和单纯疱疹病毒等。

(4)A型性格：进取心和竞争性强、工作专心而不注意休息、性情急躁、强制自己为成就而奋斗者易患本病。

(5)微量元素摄入：铬、锰、锌、钒、硒不足，铅、镉、钴过多为易患因素。

(6)食物中缺少抗氧化剂如维生素 E、A 等。

(7)体内铁贮存增多。

(8)血管紧张素转换酶基因的多态性和过度表达。

(9)促血栓状态如纤维蛋白原增高，纤溶酶原激活物抑制剂浓度增高等。

(10)5-脂加氧酶多态性(等位基因缺失或增加)可能会通过增加斑块内白三烯产生来促进 AS。

半个世纪以来，本病在欧美发病率明显地增高，20 世纪 60 年代末成为流行病，且在有些国家和地区，由冠状动脉 AS 引起的心脏病已成为人群中首位的死亡原因。70 年代以后，由于注意采取预防措施，本病发病率有下降趋势。以往本病在我国不多见，近年来由于人民卫生事业的发展，许多疾病得到控制，人民平均期望寿命增长，加之生活节奏和饮食成分的改变，本病相对和绝对地增多，现已跃居于人口死亡的主要原因之列。

二、发病机制

本病发病机制复杂，曾有多种学说从不同角度来阐述。损伤反应学说综合各家学说的内容，并结合 AS 的危险因素，较详细地说明了 AS 斑块的形成。此学说为 Ross(1976)所提出，后又补充修改，为众多学者所认同。损伤反应学说认为各种危险因素对动脉内皮的损伤，导致动脉壁脂质积聚和慢性炎症反应，逐渐形成粥样斑块。

（一）内皮损伤

内皮细胞不仅是血液和血管壁平滑肌之间的一层半透性屏障，还通过释放具有抗增生效应的扩血管物质[如一氧化氮(NO)]及释放具有促有丝分裂作用的缩血管物质(如内皮素)对血管进行局部调节。

在动脉的分支、分叉或弯曲处，由于血液湍流增加和切应力降低，内皮常有生理性的慢性轻微损伤，成为易于形成 AS 的部位。而高血压时局部增加的切应力、高 TC 血症、糖尿病者血液中的高度糖化终末产物、吸烟者血内升高的一氧化碳、循环中血管活性胺类、免疫复合物和感染等均可引起内皮的慢性轻微损伤。高浓度的同型半胱氨酸对内皮细胞也有毒性作用。血管内皮损伤后能引起：①内皮对脂蛋白和其他血浆成分的通透性增加；②内皮正常平衡调节作用改变，内皮合成和分泌 NO 减少，而内皮素释放增加；③内皮黏附分子的表达增加；④内皮的抗血栓功能紊乱。

（二）脂质积聚

AS 损害中沉积的脂类，大多来自血浆中的 LDL，它们利用内皮损伤或功能失常而进入血管壁。进入动脉内膜的脂蛋白与细胞外基质成分(主要是蛋白多糖)结合，导致其从内膜中移出的速度减慢，同时也更容易被氧化和化学修饰。动脉壁和 AS 损害中的所有主要类型的细胞，如内皮细胞、巨噬细胞、SMC，都能氧化 LDL，进入动脉壁的 LDL 首先被内皮细胞轻度氧化，它们和局部低切应力的湍流，通过诱导内皮细胞表达黏附分子(如细胞间黏附因子-1 和 P-选择素)，而在使单核细胞和 T 细胞黏附聚集中最先发挥作用。白细胞黏附到内膜后，在趋化因子的作用下穿过内皮进入动脉壁。有两组趋化因子，一组促进单核细胞定向迁移[如单核细胞趋化蛋白-1 和白介素-8(IL-8)]；另一组促进 T 细胞定向迁移[如 γ-干扰素(IFN-γ)诱导的蛋白-10(IP-10)]。单核细胞进入血管壁后，即分化为巨噬细胞，并使轻度氧化的 LDL 变为高度氧化，后者与巨噬细胞的清道夫受体结合，被吞噬入细胞内。与巨噬细胞摄取原始的非氧化型 LDL 相反，通过清道夫受体途径摄取氧化 LDL 缺乏负反馈调节，结果导致巨噬细胞大量吞噬脂质最终变为巨噬泡沫细胞。内膜中原有的以及由中膜迁入内膜的 SMC 亦吞噬脂质，巨噬泡沫细胞与这些 SMC 构成脂纹。脂纹中有时尚有少量 T 淋巴细胞。当 AS 的危险因素得到控制时(如血 LDL 降低)，脂蛋白进入内膜减少，脂纹可消退。反之则脂质不断堆积而使脂纹发展成粥样斑块。

（三）纤维斑块形成

当成熟的泡沫细胞积聚激活，在死亡前或后便释出氧化 LDL、自由基和一系列对血管内皮细胞具有毒性的水解酶,加重了血管的损伤。巨噬细胞还合成和分泌很多促炎介质,包括蛋白质类的细胞因子[如血小板源生长因子(PDGF)、成纤维细胞生长因子(FGF)、肿瘤坏死因子-α(TNF-α)、白介素-1(IL-1)和转化生长因子-β(TGF-β)]、花生酸类和脂类介质,促进斑块的炎症反应。

由巨噬细胞分泌促炎介质导致的炎症反应不需要抗原刺激。但抗原特异性免疫在斑块发展中仍然重要。能够刺激抗原特异性免疫的抗原包括修饰的脂蛋白、热休克蛋白、β-2 糖蛋白 1b 和病原体。被抗原激活的 T 细胞可以分泌许多细胞因子,调节 AS 的形成。

在 PDGF 和 FGF 的刺激作用下,SMC 由中膜向内膜迁移,内膜的 SMC 也有少量复制,虽然通常增殖缓慢,但是在某些情况如斑块破裂合并血栓形成时,SMC 暴露于强力的促丝裂原(如凝血酶)下,则会发生爆发性复制。SMC 合成和分泌 Ⅰ 型胶原、Ⅲ 型胶原、蛋白多糖和弹性蛋白,这些蛋白构成斑块的基质,使其结构加固;这些细胞外基质在分解酶(如基质金属蛋白酶)的催化下降解,从而维持其平衡,且有助于 SMC 从中膜向内膜迁移。细胞外的 TC 晶体(来自血管内膜中与蛋白多糖结合的 LDL 或由坏死的泡沫细胞释出)积聚于基质间隙内构成斑块的核。SMC、胶原和单层内皮细胞构成了斑块的纤维帽。在斑块内过度表达的血管生长因子[如 FGF、血管内皮生长因子(VEGF)]的刺激下,斑块内形成丰富的新生血管,易造成斑块内出血。当血管壁增厚时血管代偿性扩张,以保持动脉血管内径;当病变进一步扩大,血管不能再代偿性扩张,斑块便凸入管腔内形成"成熟"的斑块。典型病变包括偏心性增厚的内膜及其中间富含脂质的核。

三、病理

AS 主要累及体循环系统的弹性动脉(如主动脉、颈动脉和髂动脉)和肌性动脉(以冠状动脉和脑动脉罹患最多,肢体各动脉尤其是下肢股动脉、肾动脉和肠系膜动脉次之,脾动脉亦可受累),而肺循环动脉极少受累,体循环的乳内动脉和桡动脉因分支少也极少受累。病变分布多为数处血管和相应器官同时受累,但有时亦可集中在某一器官的动脉,而其他动脉则正常。最早出现病变的部位多在主动脉后壁及肋间动脉开口等血管分支处;这些部位血压较高,管壁承受血流的冲击力较大,因而病变也较明显。较小动脉,尤其是下肢动脉和心外膜冠状动脉的 AS,在吸烟者和糖耐量减退者中较为常见。

正常动脉壁由内膜、中膜和外膜三层构成(图 2-2)。内膜由单层内皮细胞和内皮下层构成。正常动脉内皮细胞对维持血管稳态至关重要。内皮下层为薄层疏松结缔组织,除含有胶原纤维和基质外,尚有少量 SMC。在肌弹力型动脉的内皮下层与中膜之间有一层有孔的内弹力板。中膜位于内弹力板和外膜之间,在肌性动脉,中膜由 10～40 层斜行的 SMC 构成,并有数量不等的胶原、弹力纤维和糖蛋白等环绕 SMC。外膜主要成分为胶原和糖蛋白,细胞成分很少,为成纤维细胞和柱细胞。外膜与中膜间还分隔着一层不连续的外弹力板。发生 AS 时,动脉壁出现脂质条纹,并可发展为纤维斑块,在纤维斑块的基础上伴发溃疡、出血、坏死、血栓形成等复杂情况则称为复合病变。主要由增生的 SMC 及结缔组织组成的内膜增厚,是血管内膜对机械损伤的一种适应性反应,并不专属于 AS。

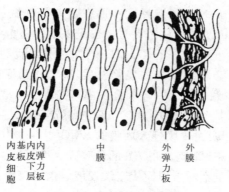

内 基 内 内 　　中 　　外 外
皮 板 皮 弹 　　膜 　　弹 膜
细 　 下 力 　　　　力
胞 　 层 板 　　　　板

图 2-2 动脉壁结构示意图

按 AS 的病理发展过程可以分为 6 型。

Ⅰ型病变又称起始病变,常见于婴儿和儿童,内膜中有巨噬细胞吞饮脂质形成泡沫细胞,积聚而成脂质点。

Ⅱ型病变为脂质条纹,主要由成层的巨噬泡沫细胞组成,内膜中 SMC 也含有脂质,细胞外有少量脂质沉积(图 2-3)。

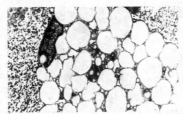

图 2-3 动脉粥样硬化早期病变透视电镜像
示人体主动脉脂纹中的泡沫细胞,胞浆内充满脂滴,胞核移位靠边(×6500)

Ⅲ型病变又称粥样瘤前期,可见到 SMC 被大量的细胞外脂质所形成的脂小池包围,但尚未形成脂质核心。

Ⅳ型病变也称粥样斑块或粥样瘤,特征是细胞外脂质融合,形成脂质核心(脂核),内膜深部的 SMC 和细胞间基质逐渐为脂质所取代,在脂核外周有巨噬细胞、淋巴细胞和柱细胞,在内皮层的下方有少量 SMC,脂核的纤维帽尚未形成。

Ⅴ型病变是在Ⅳ型的基础上同时有较明显的纤维增生,在脂核与内皮层之间形成纤维帽。Ⅴa 型指的是纤维粥样斑块,其脂核大小及纤维帽厚薄变化较大;不稳定斑块通常有较薄的非细胞性纤维帽和相对较大的脂质核心,其内充满巨噬细胞;而稳定斑块的纤维帽较厚且含有较多的 SMC,脂质核心则相对较小。Ⅴb 型是有明显钙盐沉着的斑块。Ⅴc 型斑块已纤维化,无脂核并含有极少量巨噬细胞。Ⅳ型和Ⅴa 型因斑块内含脂量高而甚易破裂。

Ⅵ型病变又称复合病变,分为 3 个亚型。Ⅵa 型病变,指斑块破裂或溃疡,主要由Ⅳ型和Ⅴa 型病变破溃而形成;Ⅵb 型病变,指壁内血肿,是由于 AS 斑块中出血所致;Ⅵc 型病变,指血栓形成,多由于Ⅳ或Ⅴa 型损害破溃,形成附壁血栓。附壁血栓形成又加重管腔的狭窄甚至使之闭塞。在血管逐渐闭塞的同时,也逐渐出现来自附近血管的侧支循环,血栓机化后又可以再通,从而使局部血流得以部分恢复。

受累动脉弹性减弱,脆性增加,易于破裂,其管腔逐渐变窄甚至完全闭塞,也可因中膜萎缩和弹力组织丧失引起动脉扩张,甚至形成动脉瘤。

视受累的动脉和侧支循环建立情况的不同,本病可引起整个循环系统或个别器官的功能紊乱。

(1)主动脉因 AS 而致管壁弹性降低,当心脏收缩时,它暂时膨胀而保留部分心脏所排出血液的作用即减弱,使收缩压升高、舒张压降低而脉压增宽。主动脉形成粥样硬化性动脉瘤时,管壁为纤维组织所取代,不但失去紧张性而且向外膨隆。这些都足以影响全身血流的调节,加重心脏的负担。也可形成动脉夹层,如破裂可致死。

(2)内脏或四肢动脉管腔狭窄或闭塞,在侧支循环不能代偿的情况下,使器官和组织的血液供应发生障碍,产生缺血、纤维化或坏死。如冠状动脉 AS 可引起心绞痛、心肌纤维化或心肌梗死。

(3)动脉壁的弹力层和肌层被破坏,使管壁脆弱,在血压波动的情况下易于破裂出血。以脑动脉破裂引起脑出血和动脉瘤破裂死亡为多见。

本病病理变化进展缓慢,明显的病变多见于壮年以后,但明显的症状多在老年期才出现。据病理解剖资料,国人同等程度的主动脉 AS 病理变化较欧美人平均晚发生 10～15 年,同等程度的冠状动脉 AS 病理变化则约晚 15～20 年发生。但这一差别近年可能已不如此显著。

现已有不少资料证明,实验动物的 AS 病变,不论在早期或晚期,在用药物治疗和停止致 AS 饲料的一段时间内病变可以消退。在人体经血管造影证实,控制和治疗易患因素一段时间后,特别是强化降脂治疗后,病变可部分消退。

四、分期

根据 AS 对器官的影响,可分为 4 期。

(一)无症状期或隐匿期

对应于Ⅰ～Ⅳ型病变及大部分Ⅴa型病变,此时管腔无明显狭窄,因此无器官或组织受累的临床表现。

(二)缺血期

对应于Ⅴb、Ⅴc和Ⅵb型病变及部分Ⅴa和Ⅵc型病变,症状由于血管狭窄、器官缺血而产生。

(三)坏死期

对应于Ⅵc型病变,由于血管内血栓形成致管腔闭塞而产生器官组织坏死的症状。

(四)纤维化期

长期缺血,器官组织纤维化和萎缩而引起症状。不少患者不经过坏死期而进入纤维化期,而在纤维化期的患者也可重新发生缺血期的表现。

五、临床表现

主要是有关器官受累后出现的病象。一般表现可有脑力与体力衰退,触诊体表动脉如颞动脉、桡动脉、肱动脉等可发现变粗、变长、迂曲和变硬。

(一)主动脉粥样硬化

大多数无特异性症状。叩诊时可发现胸骨柄后主动脉浊音区增宽;主动脉瓣区第二心音亢进而带金属音调,并有收缩期杂音。收缩期血压升高,脉压增宽,桡动脉触诊可类似促脉。

主动脉粥样硬化还可形成主动脉瘤,以发生在肾动脉开口以下的腹主动脉处为最多见,其次是主动脉弓和降主动脉。腹主动脉瘤多因体检时查见腹部有搏动性肿块而发现,腹壁上相应部位可听到杂音,股动脉搏动可减弱。胸主动脉瘤可引起胸痛、气急、吞咽困难、咯血、声带因喉返神经受压而麻痹引起声音嘶哑、气管移位或阻塞、上腔静脉或肺动脉受压等表现。主动脉瘤一旦破裂,可迅速休克而致命。AS 也可形成动脉夹层分离,但较少见。

(二)冠状动脉粥样硬化

可引起心绞痛、心肌梗死以及心肌纤维化等。

(三)脑动脉粥样硬化

脑缺血可引起眩晕、头痛与昏厥等症状。脑动脉血栓形成或破裂出血时引起脑血管意外,有头痛、眩晕、呕吐、意识突然丧失、肢体瘫痪、偏盲或失语等表现。脑萎缩时引起痴呆,有精神变态、行为失常、智力及记忆力减退以至性格完全改变等症状。

(四)肾动脉粥样硬化

可引起肾脏萎缩或顽固性高血压,年龄在 55 岁以上而突然发生高血压者,应考虑本病的可能。如有肾动脉血栓形成,可引起肾区疼痛、尿闭以及发热等。

(五)肠系膜动脉粥样硬化

可能引起消化不良、肠道张力减低、便秘与腹痛等症状。血栓形成时,有剧烈腹痛、腹胀和发热。肠壁坏死时,可引起便血、麻痹性肠梗阻以及休克等症状。

(六)四肢动脉粥样硬化

以下肢较为多见尤其是腿部动脉,由于血供障碍而引起下肢发凉、麻木和间歇性跛行,即行走时发生腓肠肌麻木、疼痛以至痉挛,休息后消失,再走时又出现;严重者可有持续性疼痛,下肢动脉尤其是足背动脉搏动减弱或消失。动脉管腔如完全闭塞时可产生坏疽。

六、实验室检查和辅助检查

部分患者有脂质代谢失常，表现为血 TC、LDL-C、TG、apoB 和 Lp(a) 增高，而 HDL-C 和 apoA 降低。主动脉 AS 的 X 线片可见主动脉结向左上方凸出，主动脉扩张与扭曲，有时可见片状或弧状的斑块内钙质沉着影；形成主动脉瘤时可见相应部位增大。选择性或数字减影法动脉造影、CT 或 MRI 血管造影以及超声显像可显示 AS 和斑块所造成的管腔狭窄，梭形或囊样的动脉瘤病变，以及病变的所在部位、范围和程度，有助于确定介入或外科治疗的适应证和选择施行手术的方式。多普勒超声检查有助于判断颈动脉、四肢动脉和肾动脉的血流情况和血管病变。包括多普勒测压、光电容积描记法和空气容积描记法的多功能周围血管检查仪，在诊断周围血管闭塞方面与血管造影有很好的相关性。CT 和 MRI 有助于判断脑组织的病变情况。放射性核素检查有助于了解心、肾组织的血供情况。超声心动图检查、心电图检查及其负荷试验所示的特征性变化有助于发现心肌缺血。

有多种通过导管进行的影像技术用于识别容易破裂的易损斑块，包括血管内超声显像（IVUS，可从管腔内显示血管的横截面，直接观察 AS 病变情况）、血管镜（特别是识别血栓形成）、斑块温度图（检测活动性炎性斑块内增高的温度）、光学相干断层成像（使用红外线激光进行成像）和弹性图（识别软的富含脂质的斑块）。免疫闪烁造影法使用能定位于易损斑块的放射性示踪剂，是可供选择的非侵入性方法。

CRP 浓度＞3mg/dL 高度预示可能发生心血管事件。脂蛋白相关的磷脂酶 A_2 水平增高在正常或低 LDL 水平的患者中似乎能预测心血管事件的发生。

七、诊断和鉴别诊断

本病发展到相当程度，尤其有器官明显病变时，诊断并不困难，但早期诊断很不容易。年长患者如检查发现血脂异常，动脉造影发现血管狭窄性病变，应首先考虑诊断本病。

主动脉 AS 引起的主动脉变化和主动脉瘤，需与梅毒性主动脉炎和主动脉瘤以及纵隔肿瘤相鉴别；冠状动脉 AS 引起的心绞痛和心肌梗死，需与其他冠状动脉病变如冠状动脉炎、冠状动脉先天畸形、冠状动脉栓塞所引起者相鉴别；心肌纤维化需与其他心脏病特别是原发性扩张型心肌病相鉴别；脑动脉 AS 所引起的脑血管意外，需与其他原因引起的脑血管意外相鉴别；肾动脉 AS 所引起的高血压，需与其他原因的高血压相鉴别；肾动脉血栓形成需与肾结石相鉴别；四肢动脉 AS 所产生的症状，需与其他病因的动脉病变所引起者相鉴别。

八、预后

本病预后随病变部位、程度、血管狭窄发展速度、受累器官受损情况和有无并发症而不同。脑、心、肾的动脉病变发生了脑血管意外、心肌梗死或肾衰竭者，预后不佳。

九、防治

首先应积极预防 AS 的发生。治疗包括积极干预危险因素，改变生活方式包括饮食调整、戒烟和有规律的体育锻炼，对血脂异常、高血压和糖尿病常需给予药物治疗，以减慢业已存在的斑块的进展并使其逆转。这些措施直接或间接地改善内皮功能，减轻炎症并改善临床结果。抗血小板药物对所有患者都有帮助。

（一）一般防治措施

1.合理的膳食

（1）推荐大量减少饱和脂肪和糖类的摄入，增加水果、蔬菜和纤维的摄入，这是控制血脂的基本条件。膳食总热量勿过高，以维持正常体重为度。正常体重的简单计算法为：身高（cm 数）－110＝体重（kg 数），或体重指数（BMI）＝体重（kg）/身高（m）^{2}，国人 BMI≥24kg/m^2 为超重，BMI≥28kg/m^2 为肥胖。超重者应减少每日进食的总热量，食用低脂（脂肪摄入量不超过总热量的 30％，其中动物性脂肪不超过 10％）、低胆固醇(每日不超过 250～300mg)膳食,并限制酒和蔗糖及含糖食物的摄入。

(2)少量减少脂肪摄入似乎不会减轻或稳定 AS。有效的饮食改变需要将脂肪摄入限制在每天 20g 以内,包括多不饱和脂肪酸(含等比例的 ω-3 不饱和脂肪酸和 ω-6 不饱和脂肪酸)6～14g,饱和脂肪 2g 以内,其余用单不饱和脂肪。

(3)为补偿膳食中饱和脂肪的减少而增加碳水化合物的摄入会使血 TG 水平升高、HDL 水平下降。因此,任何热卡缺少均需以摄入蛋白质和不饱和脂肪而不是摄入碳水化合物来补偿。

(4)水果和蔬菜(每天食用 5 次)可能减少冠状动脉 AS 的危险。黄酮类植物化学物质(存在于红和紫葡萄、红葡萄酒、红茶和黑啤酒中)似亦有保护作用。

(5)增加纤维摄入能降低总 TC 并可能对血糖和胰岛素水平产生有益的作用。推荐每天至少摄入 5～10g 可溶性纤维(如燕麦麸、豆类和大豆产品),可使 LDL 下降大约 5%。不溶性纤维(如纤维素、木质素)似对 TC 无影响。

(6)酒精(红葡萄酒)适量饮用时升高 HDL,并可能有抗血栓形成、抗氧化和抗炎作用。每周 5～6 次,每次 28g 能防止冠状动脉 AS。但大量饮酒会引起其他问题(如可使血 TG 增高、血压升高),因此不宜提倡。

2.适当的体力活动对预防肥胖、锻炼循环系统的功能和调整血脂代谢均有裨益,是预防本病的一项积极措施。体力活动强度应根据原来身体情况、活动习惯和心脏功能状态来规定,要循序渐进,不宜勉强做剧烈活动,以不过多增加心脏负担和不引起不适感为原则。对老年人提倡步行(每日 1 万步约 1 小时,分次进行),做保健体操,打太极拳等。

儿童也应避免进食过多脂肪和过量的甜食,并鼓励他们多做户外活动,避免肥胖。

(二)药物治疗

1.扩张血管药物

解除血管运动障碍,可用血管扩张剂。

2.调整血脂药物

经上述饮食调节和注意进行体力活动后,血脂水平仍异常者,须用调整血脂药物治疗。

血 HDL-C<1.04mmol/L(40mg/dL)为异常低下,可作为已有心血管疾病的患者或尚无心血管疾病但已是高危患者的治疗指征。宜首先采用改善生活方式的措施,如无效选用烟酸或与他汀类合用以增加血 HDL-C 水平。贝特类药物也可升高 HDL-C。用于治疗 2 型糖尿病的噻唑烷二酮类药物可使 HDL-C 升高 5%～15%。其他升高 HDL-C 的药物有胆固醇酯转运蛋白抑制剂,有关的临床试验正在进行中。

血 TG 水平在 1.70～2.26mmol/L 者可通过减轻体重、增加体力活动使其降低。血 TG 水平在 2.26～5.65mmol/L 者,在他汀类药物治疗的基础上,如未达到非 HDL-C(TC 减去 HDL-C)的目标值(LDL-C 目标值+0.78mmol/L),需加用烟酸类或贝特类药物。血 TG≥5.65mmol/L 时,首选贝特类或烟酸类药物,使 TG 降低以预防急性胰腺炎。

调整血脂药物常用下列 5 类。

(1)他汀类:为 3 羟 3 甲戊二酰辅酶 A(HMG-CoA)还原酶的竞争性抑制剂,抑制胆固醇合成,继而上调细胞表面 LDL 受体,LDL 的廓清加速,使血 TC 和 LDL 下降,也可使血 TG 和 VLDL 下降,而 HDL 和 apoAⅠ增高。用量:洛伐他汀 20～40mg,1～2 次/日,普伐他汀 20～40mg、辛伐他汀 10～40mg、氟伐他汀 40～80mg、阿托伐他汀 10～80mg 或瑞舒伐他汀 5～40mg,每晚 1 次口服,均应从较小剂量开始。可使血 LDL-C 降低 27%～55%,TG 下降 10%～35%,HDL-C 上升 4%～8%。不良反应有头痛、失眠、抑郁、皮疹、肌痛、无力、胃肠道症状、血转氨酶和肌酸激酶增高等。横纹肌溶解是最危险的不良反应,严重者可以致死。联合使用他汀类和贝特类(尤其是吉非贝齐)可能会增加发生肌病的危险。胆汁郁积、活动性肝病和孕妇禁用他汀类药物。

(2)贝特类:亦称苯氧芳酸类药物。主要通过激活过氧化物酶增殖体活化型受体 α(PPARα),减少肝脏合成内源性脂蛋白脂酶(LPL)抑制剂 apoCⅢ,刺激 LPL 的表达,从而增强脂蛋白脂酶的活性而降低血

TG,并降低游离脂肪酸和 TC,使 HDL-C 增高。贝特类药还能降低血小板黏附性、增加纤维蛋白溶解活性和减低血纤维蛋白原浓度,从而有抑制血凝的作用。用量:非诺贝特 0.1g,3 次/日,其微粒型制剂 0.2g 或 0.25g,1 次/日;吉非贝齐 0.3～0.6g,2 次/日,缓释型 0.9g,1 次/日;苯扎贝特 0.2g,3 次/日,缓释型 0.4g,1 次/日;环丙贝特 50～100mg,1 次/日。可使血 TG 降低 20%～50%,HDL-C 升高 10%～15%,LDL-C 降低 10%～15%。少数患者有胃肠道反应、皮肤发痒和荨麻疹,以及一过性血清转氨酶增高和肾功能改变,宜定期检查肝、肾功能。长期应用胆石症发病率增高。与抗凝剂合用时,要注意调整抗凝剂的剂量。

(3)烟酸类:抑制肝脏合成 VLDL,抑制脂肪细胞释出游离脂肪酸,从而降低血 TG、TC 和 LDL,增高 HDL,并降低 LP(a)、扩张周围血管。用量:烟酸速释剂型者因不良反应明显已很少使用,烟酸缓释片常用量为 1～2g,1 次/日,饭后服,宜从小剂量开始逐渐增至最大剂量 2g/d;阿昔莫司,0.25g,3 次/日;烟酸肌醇 0.4g～0.6g,3 次/日。烟酸使血 TG 下降 20%～50%,LDL-C 下降 10%～25%,HDL-C 升高 15%～35%。烟酸的不良反应有皮肤潮红、发痒、胃部不适、肝功能受损、高血糖、高尿酸等。阿昔莫司和烟酸肌醇调整血脂作用不及烟酸,但不良反应较少。慢性肝病和严重痛风禁用烟酸类药物,消化性溃疡和高尿酸血症慎用。

(4)胆酸螯合剂:为阴离子交换树脂,服后吸附肠内胆酸,阻断胆酸的肠肝循环,加速肝中胆固醇分解为胆酸,与肠内胆酸一起排出体外,血 TC 因而下降,但增加血 TG。因这类药物不经胃肠道吸收,故全身副反应少见,特别适用于高 TC 血症的孕妇和儿童。用量:考来烯胺(消胆胺)4～5g,3 次/日;考来替泊 4g～5g,3～4 次/日。微粒型新制剂的作用快而不良反应少。不良反应有便秘、恶心等。TG＞2.26mmol/L 时慎用。禁用于异常 β 脂蛋白血症和 TG＞4.52mmol/L 者。

(5)其他调脂药。

1)普罗布考:阻碍肝脏中胆固醇的乙酰乙酸酯生物合成阶段,可使血 TC 降低 20%～25%,LDL-C 降低 5%～15%,HDL-C 也明显降低。并有强抗氧化作用。用量为 0.5g,2 次/日。不良反应有胃肠道反应、头痛、眩晕、短暂性转氨酶增高及 QT 间期延长。

2)不饱和脂肪酸:包括从鱼油中提取的 ω-3 不饱和脂肪酸:二十碳五烯酸(EPA)和二十二碳六烯酸(DHA),以及从植物油提取的 ω-6 不饱和脂肪酸:亚油酸。它们可抑制脂质在小肠的吸收和胆汁酸的再吸收。ω-3 脂肪酸制剂可降低血 TG,轻度升高 HDL-C,对 TC 和 LDL-C 无影响。ω-6 脂肪酸制剂可降低 TC 和 LDL-C,轻度升高 HDL-C。用量:海鱼油制剂 5～10g,2 次/日;多烯康丸 1.8g,3 次/日;亚油酸丸 0.3g,3 次/日。月见草油 1.5～2g,2 次/日。由于鱼油使 LDL 易于氧化,且不饱和脂肪酸本身也易于氧化,因此,作为药剂不饱和脂肪酸已不推荐长期服用。

3)依折麦布:为 TC 转运抑制剂,作用于小肠壁刷状缘,抑制肠道细胞吸收 TC。10mg/d,口服,可使血 LDL-C 降低 20%,可增加 HDL-C。与他汀类联用不增加肌病和横纹肌溶解,但转氨酶增高稍多于单用他汀者。

4)泛硫乙胺:为辅酶 A 分子的组成部分,0.2g,3 次/日。

5)中草药:泽泻、首乌、大麦须根、茶树根、水飞蓟、山楂、麦芽、桑寄生、虎杖、参三七、葛根、黄精、决明子、灵芝、玉竹、蒲黄、大蒜、冬虫夏草、绞股蓝等,均曾报道有降血脂作用。

调整血脂药物多需长期服用,有时还需两种或以上药物联合应用。应注意掌握好用药剂量和不良反应。宜从较小剂量开始,观察对药物的反应,然后增至足量以达到治疗目的,再减量至能维持住正常血脂水平,在不引起严重不良反应的情况下继续服用。

3.抗血小板药物

抑制血小板的黏附、聚集和释放功能,防止血栓形成。

(1)环氧酶抑制剂:抑制花生四烯酸转化为前列腺素 G_2 和 H_2,从而使血小板合成血栓素 A_2 减少。常用小剂量阿司匹林 75～300mg/d。不良反应有胃部不适、恶心、呕吐、消化不良和便秘等,可引起出血。

(2)抑制腺苷二磷酸激活血小板作用的药物:降低血小板黏附性,延长出血时间。用量:噻氯匹定

0.25g,1～2次/日。不良反应有皮肤潮红,出血、腹泻、粒细胞减少、肝功能损害等。新制剂氯吡格雷用量为75mg/d,起效快而不良反应小,已取代前者,用于不能耐受阿司匹林的患者,与阿司匹林联合用于急性冠脉综合征或植入药物洗脱支架的患者。

(3)增加血小板内环磷酸腺苷药物:可延长血小板的寿命,抑制其形态变化、黏附性和聚集。可用西洛他唑,50～100mg,2次/日;双嘧达莫,50mg,3次/日。

(4)血小板糖蛋白Ⅱb/Ⅲa(GPⅡb/Ⅲa)受体阻滞剂:阻断血小板聚集的最终环节,即阻断纤维蛋白原与GPⅡb/Ⅲa受体的结合,血小板的聚集和其他功能受抑制,出血时间延长。用量:静脉用药常用制剂为阿昔单抗,先注射0.25mg/kg,然后静脉滴注10μg/(kg·h)共12小时,作用可维持3日;尚有依替巴肽、替罗非班和拉米非班,主要用于冠心病介入治疗前;依替巴肽和替罗非班尚可用于不稳定心绞痛或非ST段抬高的急性心肌梗死。不良反应主要为出血。

4.溶血栓和抗血凝药物

对动脉内形成血栓导致管腔狭窄或闭塞者,可用溶解血栓制剂继而用抗凝药物治疗。

5.其他药物

治疗高同型半胱氨酸血症主要是补充叶酸(1mg/d),同时适当补充维生素B_6和B_{12}。一些蛋白多糖制剂如硫酸软骨素A和C1.5g,3次/日;冠心舒(动物十二指肠提取物)20mg,3次/日等,通过调整动脉壁的蛋白多糖结构而起治疗作用。

(三)手术治疗

包括对狭窄或闭塞血管,特别是冠状动脉、主动脉、肾动脉和四肢动脉施行再通、重建或旁路移植等外科手术。也可用带气囊导管进行经腔血管改形术、经腔激光再通、经腔AS斑块旋切或旋磨、经腔血管改形术后放置支架、经腔超声再通等介入性治疗。此外,对药物治疗无效的高TC血症,可施行回肠旁路手术或应用血浆净化疗法在体外将LDL分离除去,但费用昂贵或兼有后遗症。

(李　莉)

第二十一节　先天性心脏病的介入治疗

我国每年新增先天性心脏病患儿高达15万左右,其中大量的先天性心脏病患者未能得到及早的矫正而进入成年,因此成人先天性心脏病亦占有较高的比例。先天性心脏病的治疗包括内科治疗、外科治疗和介入治疗,介入治疗近年来在我国发展较快。据戴汝平统计,截至2002年12月国内八所大的医学中心共完成先天性心脏病介入治疗6926例,技术成功率98.1%,并发症发生率2.0%,死亡率0.06%,达到发达国家的治疗水平。随着介入器材,尤其是国产器材的不断研发,我国先天性心脏病的介入治疗近几年取得了长足的进步。尤其是室间隔缺损的介入治疗,完成的病例数远超国外,积累了大量的病例和宝贵的经验。本文就近年来先天性心脏病介入治疗的主要进展和目前的现状作简要介绍。

一、动脉导管未闭封堵术

介入治疗动脉导管未闭已有近40年的历史,最初由Porstmann等采用泡沫塑料堵塞动脉导管未闭成功。目前最常用的封堵材料主要是Amplatzer封堵器和弹簧栓。戴汝平统计国内介入治疗6926例先天性心脏病中,动脉导管未闭占30.6%,其中70%使用Amplatzer法。Amplatzer封堵器由超弹性镍钛合金丝编织成蘑菇伞形,内充填3或4层聚酯膜,有利于封堵器内形成血栓,减少残余分流。该封堵器具有形状记忆特性,反复牵拉不变形,选择不合适时也容易退回导管鞘内,使用更安全,该法广泛适用于直径2mm以上的动脉导管,使用方便,疗效可靠,成功率高,并发症发生率低。国产同类封堵器有着不逊于国外产品的疗效且价格便宜,更符合我国国情。

动脉导管未闭合并严重肺动脉高压并已产生右向左分流是封堵术的禁忌证。对合并中重度肺动脉高压患者,封堵器试放置后若肺动脉压力下降,无主动脉压力的降低,患者无全身反应,也可行封堵治疗,并能获得较好的远期疗效。少数患者尤其是婴幼儿,在封堵器置入后出现主动脉狭窄和变形。其原因可能为未闭的动脉导管与主动脉成角或主动脉侧无壶腹,封堵器盘片与主动脉管腔不匹配,导致封堵器上缘或盘片突入主动脉腔。选择与主动脉解剖匹配更佳的成角封堵器置入可避免出现主动脉狭窄或变形。

当未闭的动脉导管最窄直径小于 2.0mm 时,导管很难由肺动脉端送入未闭的动脉导管,此时可用弹簧栓经动脉封堵。弹簧栓适用于呈管状或漏斗状、直径 1～3mm 的动脉导管未闭。目前临床应用的弹簧栓有德国 PFM 公司生产的弹簧栓和 Cook 公司生产的弹簧栓两种类型。

二、房间隔缺损和卵圆孔未闭的封堵术

1997 年 Amplatzer 封堵伞首次应用于临床治疗继发孔型房间隔缺损,目前已成为全球应用最广泛的方法。Amplatzer 伞由超弹性镍钛合金丝编织成自膨胀性的双盘及连接双盘的腰部三部分组成,内充填 3 或 4 层聚酯膜;腰部呈圆柱形,长 4mm,左房面圆盘比腰部直径大 14mm,右房面圆盘大 12mm。戴汝平统计国内 6926 例介入治疗的先天性心脏病中,房间隔缺损占 30%,其中应用 Amplatzer 封堵器者占 85%,技术成功率达 98%,并发症的发生率 1.5%,包括封堵器脱落 5 例,心律失常 10 例,血管损伤 4 例,残余分流 11 例。

术中,需在超声和透视监测下准确测量房间隔缺损直径;观察封堵器与房间隔缺损的关系及贴壁情况;有无残余分流等。房间隔缺损边缘常由软、硬缘组成,软缘靠近缺损,薄且摆动较大,无支撑力。测量房间隔缺损直径时,应测量硬缘到硬缘的直径,或测量球囊的最大伸展直径,以选择更合适的封堵器。常规应用经食管超声监测,以获得更佳的声窗条件。但在有经验的单位,也可在经胸超声下监测封堵房间隔缺损,能够获得与传统方法同样的效果,无需全身麻醉,可以大大减轻患者的痛苦、缩短手术操作时间。

若患儿出生 3 岁以后卵圆孔仍然不能闭合,称为卵圆孔未闭。卵圆孔未闭发生率约 20%～25%,据国外统计,其中 10%～40% 可因反常栓塞而发生脑卒中,即使经抗凝治疗,其发生率仍达 10%～29%。经导管关闭卵圆孔未闭可以预防不明原因的反复脑栓塞的发生,其效果优于华法林抗凝治疗,而对减压病、偏头痛的治疗作用有待确定。治疗卵圆孔未闭采用的封堵器主要为 Amplatzer 封堵器、Cardio-Seal 封堵器和 HELEX 封堵器。Amplatzer 封堵器与房间隔缺损双盘型封堵器不同之处在于,封堵器右房侧伞大于左房侧,以防止右至左的分流。

三、室间隔缺损封堵术

室间隔缺损约占先天性心脏病的 20%,分为漏斗部缺损、膜周部缺损和肌部缺损三大类型。漏斗部缺损又分为干下型和嵴内型缺损;膜周部缺损又分为单纯膜部缺损、嵴下型缺损和隔瓣下型缺损。适合行介入治疗的室间隔缺损是:①年龄≥3 岁,文献报道 3 岁以内的室间隔缺损约有 40%～60% 自然闭合几率;②肌部室间隔缺损直径通常≥5mm;③有血流动力学意义、上缘距右冠瓣 2mm 以上、无右冠瓣脱入室间隔缺损和主动脉瓣反流的膜周部缺损。缺损小于 5mm 且无症状的室间隔缺损是否需要治疗,目前还有不同的看法。嵴内型缺损往往距主动脉右冠瓣无缘,需使用偏心型封堵器,成功率相对较低。干下型缺损距主、肺动脉瓣均无边缘,是封堵术的非适应证。

1998 年采用 Amplatzer 肌部室间隔缺损封堵器介入封堵肌部室间隔缺损获得成功;2002 年 6 月,Amplatzer 膜部室间隔缺损封堵器开始在我国应用。Amplatzer 封堵器仍为双盘状;由镍钛记忆合金编织成具有自膨胀性的双盘及连接双盘的"腰部"三部分组成;双盘内充高分子聚合物,"腰部"为短圆柱状,其直径决定可封堵的室间隔缺损的大小。由于膜周部的上缘靠近主动脉瓣膜,AGA 公司设计了偏心型的 Amplatzer 封堵器,其左室侧的盘片上缘仅 0.5mm,下缘 5.5mm;腰部呈圆柱形,长 1.5mm,直径 4～18mm;右室侧的盘片呈正圆形,边缘 2mm。其优点是可以减少对主动脉瓣的损伤。国产封堵器结构与 Amplatzer 封堵器类似且价格低廉,更符合我国国情。

术前详细了解室间隔缺损形态对选择合适的封堵器型号、避免并发症和封堵的远期效果极为重要。

秦永文等对 250 余例室间隔缺损患者在封堵治疗前行左室造影,发现室间隔缺损的形态与动脉导管未闭的形态相似,可分为漏斗形、管形、窗形和囊袋形。除了囊袋形缺损封堵治疗有一定的难度外,其他三种类型室间隔缺损的封堵治疗与治疗动脉导管未闭相似。囊袋形缺损的形态较复杂,主要特点是缺损呈囊袋状突向右室,有的在左室面较大,右室处开口较小,有的入口小,右室面膨大,有多个出口,呈蜂窝状。对室间隔缺损较大、囊袋较长的病变,应用动脉导管未闭封堵器封堵有时较易成功。该研究表明,选择封堵器型号,不能单纯仅考虑室间隔缺损口大小、缺损残端与瓣膜间距离,同时还应考虑缺损口右室侧形态及周缘粘连的牢固性与否、右室侧出口的多少及出口的走行方向、输送系统通过右室侧多孔的部位、封堵缺损口的具体位置等。因此应提倡对每一个患者应根据具体情况作出个体化选择,才能保证封堵术后无残余分流、无瓣膜反流、封堵器不影响左、右室流出道和右室流入道。

总之,膜周部室间隔缺损的介入治疗是近年来关注的热点,近期疗效好,远期疗效尚待进一步观察。

四、冠状动脉瘘、肺动静脉瘘、体—肺循环侧支血管封堵术

针对这一类先天性血管畸形,目前经常使用的器械有:弹簧栓(包括可控和不可控)和伞状封堵器。弹簧栓一般用于较小的异常血管通路或虽然异常血管很粗大但有明显的最窄处;对那些粗大而没有明显最窄处的异常血管通路,则可以选用伞状封堵器如 AmplatzerPDA 封堵器。单发肺动静瘘封堵治疗可达到治愈,多发可达到减轻症状的目的;术前堵塞较粗的体-肺循环侧支血管,可避免外科手术时受术野限制无法结扎这些侧支而导致术后肺的过度灌注。

戴汝平统计国内八所大的医学中心采用弹簧栓技术封堵冠状动脉瘘、肺动静脉瘘、体-肺侧支循环等共 187 例,总技术成功率 96%,其中冠状动脉瘘 100% 成功,达到治疗效果。肺动静脉瘘治疗后平均动脉血氧饱和度由 83% 提高至 93%。并发症为 3.2%,包括栓子脱落 4 例,心律不齐 2 例。

五、经皮肺动脉瓣狭窄球囊成形术

1982 年 Kan 等首次报道了应用单球囊扩张 5 例肺动脉瓣狭窄患者获得成功,1985 年经皮肺动脉瓣球囊成形术在我国开始应用。至今在全世界范围已治疗了万余例,其治愈率达 98%,死亡率为 0.2%,重要并发症为 0.4%,是最安全、效果最佳的介入性手术,随访观察表明,近期、中远期疗效良好,可以成为替代外科开胸手术的首选方法。

经皮肺动脉瓣狭窄球囊成形术适用于跨瓣压差≥35mmHg 的肺动脉瓣狭窄患者。严重肺动脉瓣狭窄的婴儿,可在给予前列腺素静脉滴注维持动脉导管未闭通畅的情况下进行球囊扩张术。伴有房间隔缺损或卵圆孔未闭的肺动脉瓣狭窄患儿,在狭窄解除后房间交通多数能够自然闭合。肺动脉瓣狭窄可合并不同程度的继发性肥厚性右室流出道狭窄,造影表现为右室流出道收缩期狭窄,而舒张期狭窄不明显。对这部分患者仍可施行经皮肺动脉瓣狭窄球囊成形术,扩张后随着肺动脉瓣口阻力的下降,右室流出道狭窄也会逐渐缓解。经皮肺动脉瓣狭窄球囊成形术的禁忌证为:重度发育不良型肺动脉瓣狭窄、单纯右室流出道狭窄或以其为主的重度狭窄者,其造影表现为心室收缩期及舒张期狭窄程度变化不大、伴重度三尖瓣关闭不全需外科处理者。

目前已将经皮球囊肺动脉瓣扩张术用于复杂型先天性心脏病合并肺动脉瓣狭窄的姑息治疗。如对 1 岁以内法洛四联症患儿,若有反复缺氧发作而内科治疗无效或因肺动脉发育差无法进行完全矫正手术者,可用球囊扩张术使狭窄的肺动脉瓣膜撕开扩大,可使肺血流量增加、动脉血氧饱和度升高、促进肺动脉及肺动脉瓣环的发育,为后期的外科手术治疗创造理想的条件。

六、经皮球囊主动脉瓣成形术

1984 年,Lababidi 首先采用球囊主动脉瓣成形术治疗先天性主动脉瓣狭窄。Lababidi 等 1996 年报道一组 82 例膜性主动脉瓣下狭窄球囊扩张后随访约 13 年的结果,选择球囊直径为主动脉瓣环的 0.8~1.29 倍,术后即刻,患者平均跨主动脉瓣压差从 (71±33)mmHg 降低至 (18±13)mmHg,66 例患者

无明显的主动脉瓣关闭不全,效果最理想者为狭窄的膜部厚度<2mm 者;再狭窄 19 例,其中 9 例进行再成形术,7 例手术治疗。

20 世纪 80 年代末相继在我国北京、上海开展了经皮球囊主动脉瓣成形术,但是病例数不多,至目前仅有 75 例报道,并发症发生率约 15%,包括中-重度主动脉瓣关闭不全 8 例,左室穿孔 1 例,死亡 2 例。

经皮球囊主动脉瓣成形术主要适应证是主动脉瓣狭窄,跨瓣压差≥50mmHg,无或轻度主动脉瓣反流者。重症新生儿主动脉瓣狭窄、隔膜型主动脉瓣下狭窄也可行经皮球囊主动脉瓣成形术。禁忌证为中度以上主动脉瓣反流、主动脉瓣发育不良性狭窄、主动脉瓣下纤维肌性或管道样狭窄。成功标准为:跨主动脉瓣压差下降 50mmHg 以上,主动脉瓣口面积增大 25% 以上。

七、经皮主动脉缩窄球囊成形术

1982 年 Singer 等成功地进行了 1 例 7 周婴儿主动脉缩窄外科手术后再狭窄的球囊成形术。其机制是使血管肌内膜撕裂,形成纤维性斑痕,使其表面重新内皮化。Ewert 等应用 Cheatham-Platinum 支架经导管治疗 20 例主动脉缩窄、外科术后或球囊成型术后的再狭窄,共置入 21 枚支架,术后即刻,压力梯度从术前的 40mmHg 降至 0mmHg。

目前认为主动脉缩窄的球囊成形术主要适用于静态跨缩窄段收缩压差≥20mmHg 的主动脉缩窄、外科手术后再狭窄或未经外科手术的局限性、隔膜型主动脉缩窄,通常年龄>7 个月。非适应证为峡部发育不良或长段型主动脉缩窄。球囊成形时产生明显的"腰凹"征象表示选择球囊大小、长短合适。扩张成功时患者常有疼痛放射至肩和后背感。成功标准:跨缩窄段压差≤20mmHg,球囊成形后缩窄直径较术前扩大 30% 以上,上下肢血压正常;扩张术后跨缩窄段压差较术前下降>50%。主要并发症为:扩张侧动脉搏动消失和扩张部位主动脉瘤形成。为防止主动脉弹性回缩,对主动脉峡部发育不良,长管状狭窄及轻中度堵塞畸形和主动脉瘤形成等病变,目前多采用支架置入。

八、球囊房间隔造口术

球囊房间隔造口术指使用球囊导管或微型切割刀撕裂并扩张房间隔,以造成或扩大心房间交通的目的。1966 年,Rashkind 首次用球囊扩张卵圆孔未闭造成房间隔缺损,使完全性大动脉转位 1 岁内患儿死亡率下降 60% 左右,取得了很好的姑息性治疗效果。1975 年,Pack 等用头端带有刀片的切割球囊导管行房间隔造口术成功,该法适用于一些年长复杂型先天性心脏病及卵圆孔瓣明显增厚的病例。球囊房间隔造口术用以姑息治疗完全性大动脉转位等一些重症婴儿先天性心脏病,以期达到增加动脉血氧饱和度、缓解右房或左房高压,改善体、肺循环淤血的目的。从而使这些患者存活到外科根治年龄,再行根治术。

九、展望

我国先天性心脏病的介入治疗在不断积累经验的基础上还表现出以下发展趋势:①介入治疗先天性心血管复合畸形,包括房间隔缺损+动脉导管未闭封堵术,房间隔缺损+室间隔缺损封堵术等。②介入治疗和外科手术紧密结合形成"杂交"治疗,如介入封堵体肺侧支血管+外科手术治疗室间隔缺损+肺动脉闭锁。③采用新型介入材料,如用覆膜支架治疗动脉导管未闭+主动脉缩窄等。

随着介入器材和技术的不断进步,国内先天性心脏病介入治疗必然会走上快速发展的道路。介入医师必须严格掌握适应证、禁忌证和规范操作程序,认真随访观察每一个患者,以便客观评价介入治疗远期疗效和安全性。介入医师还要戒骄戒躁,排除急功近利的思想,开展新技术时应根据本单位的医疗条件和技术水平,以及处理严重并发症的能力等,严格掌握适应证。这样才能将我国先天性心脏病介入治疗事业稳步推向前进。

（李　莉）

第二十二节　慢性心包炎

急性心包炎以后,可在心包上留下瘢痕粘连和钙质沉着。多数患者只有轻微的瘢痕形成和疏松的或局部的粘连,心包无明显的增厚,不影响心脏的功能,称为慢性粘连性心包炎(chronic adhesive pericarditis)。部分患者心包渗液长期存在,形成慢性渗出性心包炎(chronic effusive pericarditis),主要表现为心包积液,预后良好。少数患者由于形成坚厚的疤痕组织,心包失去伸缩性,明显地影响心脏的收缩和舒张功能,称为缩窄性心包炎,它包括典型的慢性缩窄性心包炎(chronic constrictive pericarditis)和在心包渗液的同时已发生心包缩窄的亚急性渗液性缩窄性心包炎(subacute effusive constrictive pericarditis),后者在临床上既有心包堵塞又有心包缩窄的表现,并最终演变为典型的慢性缩窄性心包炎。

一、病因

部分由结核性、化脓性和非特异性心包炎引起,也见于心包外伤后或类风湿性关节炎的患者。有许多缩窄性心包炎患者虽经心包病理组织检查也不能确定其病因。心包肿瘤和放射治疗也偶可引起本病。

二、发病机制及病理改变

在慢性缩窄性心包炎中,心包脏层和壁层广泛粘连增厚和钙化,心包腔闭塞成为一个纤维瘢痕组织外壳,紧紧包住和压迫整个心脏和大血管根部,也可以局限在心脏表面的某些部位,如在房室沟或主动脉根部形成环状缩窄。在心室尤其在右心室表面,瘢痕往往更坚厚,常为 0.2～2 cm 或更厚。在多数患者中,疤痕组织主要由致密的胶原纤维构成,呈斑点状或片状玻璃样变性,因此不能找到提示原发病变的特征性变化。有些患者则心包内尚可找到结核性或化脓性的肉芽组织。

由于时常发现外有纤维层包裹、内为浓缩血液成分和体液存在,提示心包内出血是形成心包缩窄的重要因素。心脏外形正常或较小,心包病变常累及贴近其下的心肌。缩窄的心包影响心脏的活动和代谢,有时导致心肌萎缩、纤维变性、脂肪浸润和钙化。

三、临床表现

缩窄性心包炎的起病常隐袭。心包缩窄的表现出现于急性心包炎后数月至数十年,一般为 2～4 年。在缩窄发展的早期,体征常比症状显著,即使在后期,已有明显的循环功能不全的患者亦可能仅有轻微的症状。

(一)症状

劳累后呼吸困难常为缩窄性心包炎的最早期症状,是由于心排血量相对固定,在活动时不能相应增加所致。后期可因大量的胸腔积液、腹水将膈抬高和肺部充血,以致休息时也发生呼吸困难,甚至出现端坐呼吸。大量腹水和肿大的肝脏压迫腹内脏器,产生腹部膨胀感。此外可有乏力、胃纳减退、眩晕、衰弱、心悸、咳嗽、上腹疼痛、水肿等。

(二)体征

1. 心脏本身的表现

心浊音界正常或稍增大。心尖冲动减弱或消失,心音轻而远,这些表现与心脏活动受限制和心排血量减少有关。第二心音的肺动脉瓣成分可增强。部分患者在胸骨左缘第 3～4 肋间可听到一个在第二心音后 0.1 s 左右的舒张早期额外音(心包叩击音),性质与急性心包炎有心脏压塞时相似。心率常较快。心律一般是窦性,可出现过早搏动、心房颤动、心房扑动等异位心律。

2. 心脏受压的表现

颈静脉怒张、肝大、腹水、胸腔积液、下肢水肿等与心脏舒张受阻,使心排血量减少,导致水、钠潴留,从而使血容量增加,以及静脉回流受阻使静脉压升高有关。缩窄性心包炎常有大量腹水,而且较皮下水肿出现得早,与一般心力衰竭有所不同。一些患者可发生胸水,有时出现奇脉,心排血量减少使动脉收缩压降低,静脉瘀血,反射性引起周围小动脉痉挛使舒张压升高,因此脉压变小。

四、影像心电图及导管

（一）X 线检查

心脏阴影大小正常或稍大,心影增大可能由于心包增厚或伴有心包积液,左右心缘正常弧弓消失,呈平直僵硬,心脏搏动减弱,上腔静脉明显增宽,部分患者心包有钙化呈蛋壳状,此外,可见心房增大。

（二）心电图

多数有低电压,窦性心动过速,少数可有心房颤动,多个导联 T 波平坦或倒置。有时 P 波增宽或增高呈"二尖瓣型 P 波"或"肺型 P 波"表现左、右心房扩大,也可有右心室肥厚。

（三）超声心动图

可见右心室前壁或左心室后壁振幅变小,如同时有心包积液,则可发现心包壁层增厚程度。

（四）心导管检查

右心房平均压升高,压力曲线呈"M"形或"W"形,右心室压力升高,压力曲线呈舒张早期低垂及舒张晚期高原图形,肺毛细楔嵌压也升高。

五、诊断

有急性心包炎病史,伴有体、肺循环瘀血的症状和体征,而无明显心脏增大,脉压小,有奇脉,X 线显示心包钙化,诊断并不困难。

六、鉴别诊断

本病应与肝硬化门静脉高压症及充血性心力衰竭相鉴别。肝硬化有腹水及下肢水肿,但无静脉压增高及颈静脉怒张等。充血性心力衰竭者多有心瓣膜病的特征性杂音及明显心脏扩大而无奇脉,超声心动图及 X 线检查有助鉴别。

限制型心肌病的血流动力学改变与缩窄性心包炎相似,故其临床表现与钙化的缩窄性心包炎极为相似,很难鉴别,其鉴别要点可参见表 2-2。

七、治疗

应及早施行心包剥离术。如病程过久,心肌常有萎缩和纤维变性,影响手术的效果。因此,只要临床表现为心脏进行性受压,用单纯心包渗液不能解释,或在心包渗液吸收过程中心脏受压重征象越来越明显,或在进行心包腔注气术时发现壁层心包显著增厚,或磁共振显像显示心包增厚和缩窄,如心包感染已基本控制,就应及早争取手术。结核性心包炎患者应在结核活动已静止后考虑手术,以免过早手术造成结核的播散。如结核尚未稳定,但心脏受压症状明显加剧时,可在积极抗结核治疗下进行手术。手术中心包应尽量剥离,尤其两心室的心包必须彻底剥离。因心脏长期受到束缚,心肌常有萎缩和纤维变性,所以手术后心脏负担不应立即过重,应逐渐增加活动量。静脉补液必须谨慎,否则会导致急性肺水肿。由于萎缩的心肌恢复较慢。因此手术成功的患者常在术后 4~6 月才逐渐出现疗效。

手术前应改善患者一般情况,严格休息,低盐饮食,使用利尿剂或抽除胸水和腹水,必要时给以少量多次输血。有心力衰竭或心房颤动的患者可适应应用洋地黄类药物。

八、预后

如能及早进行心包的彻底剥离手术,大部分患者可获满意的效果。少数患者因病程较久,有明显心肌萎缩和心源性肝硬化等严重病变,则预后较差。

表 2-2　缩窄性心包炎和限制性心肌病的鉴别

鉴别项目	缩窄性心包炎	限制型心肌病
疲劳和呼吸困难	逐渐发生,后来明显	一开始就明显
吸气时颈静脉扩张	有	无
心尖搏动	常不明显	常扪及
奇脉	常有	无
二尖瓣与三尖瓣关闭不全杂音	无	常有
舒张期杂音	在第二心音之后较早出现,较响,为舒张早期额外音(心包叩击音)	在第二心音之后较迟出现,较轻,为第三心音,常可听到第四六心音
X 线	心脏轻度增大,常见心包钙化	心脏常明显增大,无心包钙化,可有心内膜钙化
心电图	QRS 波群低电压和广泛性 T 波改变,可有心房颤动或提示左房肥大的 P 波改变	可有波群低电压和广泛性 T 波改变,有时出现异常 Q 波,常有房室和心室内传导阻滞(特别是左束支传到阻滞)和心室肥大劳损,也有心房颤动
收缩时间间期测定	正常	异常(PEP 延长,LVET 缩短,PEP/LVET 比值增大)
超声心电图		
心房显著扩大	不常见	常见
舒张早期二尖瓣血流速率	有明显的呼吸变化	随呼吸变化极小
彼此相反的心室充盈	有	无
血流动力学检查		
左、右室舒张末期压	相等,相差 ≤ 0.67 kPa(5 mmHg)	>0.67 kPa(5 mmHg)
右室收缩压	≤0.67 kPa(5 mmHg)	>50 mmHg
右室舒张末期压	大于 1/3 右室收缩压	<1/3 右室收缩压
计算机化断层显像	心包增厚	心包正常
心内膜心肌活组织检查	正常	异常
洋地黄治疗反应	静脉压不变	静脉压下降

(李　莉)

第二十三节　缩窄性心包炎

慢性心包炎病程通常在 3 个月以上,包括渗出性、粘连性和缩窄性心包炎。缩窄性心包炎是指心脏被致密厚实的纤维化心包所包围,使心脏舒张期充盈受限而产生一系列循环障碍的临床征象。近几年临床观察到急性心包炎 1~3 个月内可以发生心包粘连、缩窄,迅速进展为缩窄性心包炎。

一、病因和发病机制

缩窄性心包炎的病因以结核性占首位,其次为化脓性、创伤性。近年认为特发性、尿毒症性、系统性红斑狼疮性心包炎也可引起缩窄性心包炎,肿瘤性、放射性和心脏直视手术引起缩窄性心包炎者在逐年增多。

二、病理

缩窄性心包炎的心脏外形一般在正常范围或偶有缩小,心包病变常累及心外膜下心肌,严重时导致心肌萎缩、纤维变性、脂肪浸润和钙化。心包脏层和壁层广泛粘连,心包增厚一般为 0.3~0.5 cm,心包腔有时被纤维组织完全填塞成为一个纤维瘢痕组织外壳,常伴有钙化。在多数患者中,瘢痕组织主要由致密的纤维组织构成,呈斑点状或片状玻璃样变性,而无提示原发病变的特征性病理改变。有些患者心包内找到结核性或化脓性的肉芽组织则可提供病因诊断依据。

三、病理生理

典型的缩窄性心包炎,由于心包失去弹性而由坚硬的纤维组织代替,形成一个大小固定的心脏外壳压迫心脏,限制了所有心腔的舒张期充盈量而使静脉压升高。由于心包呈匀称性缩窄,四个心腔的舒张压同等升高,相当于肺小动脉楔嵌压。加之静脉压升高,在心室舒张早期,血液异常迅速地流入心室,然而在心室舒张的中晚期心室扩张突然受到失去弹性的心包的限制,充盈受阻,心室腔内压力迅速上升。实际上缩窄性心包炎心室的全部充盈在舒张早期完成,这种左和右心室舒张期充盈的异常表现在心导管所证实的压力曲线上是呈一具有特征性的左右心室压力曲线,即所谓开方根号样压力曲线。

在呼吸时,胸腔压力变化不能传到心包腔和心腔内。因此,当吸气时,大静脉和右房压不下降,由静脉进入右房的血液不增加,这与正常人及心脏压塞时的情况相反。由于心室充盈异常,静脉压升高,心排量下降,代偿性心率加快;当增加体力活动时,心率不能进一步加速,心排量不能适应身体需要,临床上出现呼吸困难和血压下降;同时肾脏水钠潴留,进一步增加静脉压,临床上则出现肝大、下肢水肿、腹水和胸水等。

四、临床表现

多数缩窄性心包炎病例起病隐匿,也可以在急性心包炎1~3个月内发生,增加了心包炎急性期治疗的困难。判断心包缩窄的时间及临床症状出现的早晚对于外科治疗及判断其预后有意义。

(一)症状

劳力性呼吸困难为缩窄性心包炎的最早期症状,是由于心排血量相对固定,在活动时不能相应增加所致。后期可因大量的胸水、腹水使膈肌上抬,以致休息时也发生呼吸困难并伴有咳嗽、咳痰,甚至出现端坐呼吸。由于心排量降低、大量腹水压迫腹内脏器或肝脾肿大,患者可呈慢性病容,有软弱乏力、体重减轻、纳差、上腹膨胀及疼痛等。

(二)体征

颈静脉怒张是缩窄性心包炎最重要的体征之一,Kussmaul 征即吸气时颈静脉更加充盈,扩张的颈静脉在心脏舒张时突然塌陷。肝大、腹水及下肢水肿是常见的体征。心排量减少使动脉收缩压降低,反射性引起周围小动脉痉挛使舒张压升高使脉压变小,脉搏细弱无力。因僵硬的心包不受胸内压力影响,大约35%合并有心包积液患者可发现奇脉。心浊音界正常或稍增大,多数患者有收缩期心尖负性搏动,在胸骨左缘 3~4 肋间可闻及舒张早期额外音,即心包叩击音,通常发生在第二心音后 0.09~0.12 s,呈拍击样。心率较快,有时可出现心房颤动、心房扑动等异常节律,与心包钙化和心房扩大有关,提示预后较差。

五、实验室检查和特殊检查

(一)实验室检查

可有轻度贫血。病程较长者因肝瘀血常有肝功能损害,血浆蛋白尤其是清蛋白生成减少。腹水和胸水常为漏出液。

(二)心电图

心电图常表现为 QRS 波低电压、T 波平坦或倒置,两者同时存在是诊断缩窄性心包炎的强力佐证。心电图的改变常可提示心肌受累的范围和程度。50%左右的 P 波增宽有切迹,少于半数患者有心房颤动,而房室传导阻滞及室内束支阻滞较少见。有广泛心包钙化时可见宽的 Q 波。约 5%患者由于心包瘢痕累及右室流出道致右室肥厚伴电轴右偏。

(三)X 线

心包钙化是曾患过急性心包炎最可靠的 X 线征象,在大多数缩窄性心包炎患者中均可见到,常呈不完整的环状。心影大小多正常,部分患者轻度增大可能与心包积液或心包增厚有关,部分患者心影呈三角形或球形,心影变直或形成异常心弓,如主动脉结缩小或隐蔽不见,左右心房、右心室或肺动脉圆锥增大,上腔静脉扩张等。X线透视见心脏搏动减弱,以心包最厚处明显。还可见肺门影增宽、肺水肿、胸膜增厚或有胸水。

（四）超声心动图

超声心动图虽然可见心包增厚,但没有特异性指标用于诊断缩窄性心包炎。M型超声心动图可显示增厚的心包组成两条平行线,脏层和壁层心包之间至少有1 mm的清楚间隙。二维超声心动图可显示心包增厚、肝静脉和下腔静脉扩张等。

（五）CT与MRI检查

CT检查对心包增厚具有相当高的特异性和分辨率,可评估心包的形状及心脏大血管的形态,如腔静脉扩张、左室后壁纤维化及肥厚等,是对可疑的缩窄性心包炎有价值的检测手段。MRI可清楚显示缩窄性心包炎的特征性改变即心包增厚,能准确测量其厚度,判断其累及范围;并能显示心脏舒张功能受限所引起的心脏大血管形态及内径的异常改变,如右室流出道狭窄及肝静脉、下腔静脉扩张等。

（六）心导管检查

缩窄性心包炎患者,可通过左右心导管同时记录左、右心的压力曲线。右心房压力曲线呈M或W波形,由增高并几乎相等的a波、V波和加深的Y波及正常X波形成;右心室压力曲线呈现舒张早期下陷和舒张后期的高原波即开方根号样曲线。

六、诊断和鉴别诊断

患者有腹水、肝大、颈静脉怒张、Kussmaul征、静脉压显著增高等体循环瘀血体征,而无显著心脏扩大或瓣膜杂音时,应考虑缩窄性心包炎。结合心脏超声、X线检查或CT、MRI等检查提示有心包钙化或增厚,心电图示QRS波群及ST-T改变等,诊断更易确定。

缩窄性心包炎与限制型心肌病临床表现极为相似,鉴别甚为困难（表2-3）。尚需与肝硬化、结核性腹膜炎和其他心脏病引起的心力衰竭相鉴别。

表2-3 缩窄性心包炎与限制型心肌病鉴别

鉴别要点	缩窄性心包炎	限制型心肌病
疲劳和呼吸困难	逐渐发生、后来明显	一开始就明显
吸气时颈静脉扩张	有	无
触诊心尖搏动	常不明显	常扪及
奔马律	无	有
心包叩击音	有	无
奇脉	常有	无
X线、CT、MRI示心包钙化	有	无
血流动力学检查		
左右心室舒张末压	一致	左室＞右室
左室充盈	80%发生在舒张期前一半	40%发生在舒张期前一半
心内膜心肌活检	正常	异常

七、治疗

缩窄性心包炎的治疗主要是外科手术治疗,即心包剥离术或心包切除术。手术宜在病程相对早期施行,病程过久,患者营养及一般情况不佳,心肌常有萎缩和纤维变性,即使心包剥离成功,但因心肌不健全,而影响手术效果,甚至因变性心肌不能适应进入心脏血流的增加而发生心力衰竭。内科治疗只能作为减轻患者痛苦及手术前准备的措施。

八、预后和预防

缩窄性心包炎是心包增厚和血流动力学障碍进行性加重的慢性疾病,多因衰竭、腹水及周围水肿或严重心脏并发症而致残或死亡,如果能及早进行彻底的心包剥离手术,大部分患者可取得满意的效果。少数患者因病程较久,有明显心肌萎缩和心源性肝硬化则预后不佳。

（李　莉）

第二十四节　细菌性心肌炎

一、病因

1.布鲁菌病

布鲁菌病对心脏的影响主要表现为心内膜炎,其次是心肌炎,其心电图特征为 T 波改变及房室传导阻滞,值得注意的是,部分患者可出现暴发性心肌炎临床表现,病情较凶险,主要是由于细菌对淋巴细胞及多巨核细胞浸润所致。

2.梭菌感染

梭菌感染可对多脏器功能造成损害,尤其是心脏。其对心肌的损害主要是细菌毒素引起,病理学有特征性改变,表现为心肌组织中有气泡形成、心肌纤维化,但炎性浸润不易见到。梭菌感染可能引起心肌穿孔、化脓性心包炎导致心肌脓肿。

3.白喉性心肌炎

尽管自解放后对白喉采取了积极预防和早期治疗,白喉性心肌炎的发病率显著下降,但白喉性心肌炎仍然是白喉最严重的并发症,约 1/4 的白喉患者并发心肌炎,也是引起死亡的最主要原因,约占死亡病例的一半以上。白喉性心肌炎并不是白喉杆菌侵及心肌所引起,而是由于其内毒素通过干预氨基酸从可溶性 RNA 转运到多肽链,从而抑制了蛋白质的合成,造成循环系统特别是心肌细胞和传导系统出现病理损害。

二、病理学特征

外观心脏扩大、心肌收缩无力。显微镜下观察,心肌细胞脂肪浸润、间质炎症浸润、心肌细胞溶解、心肌透明变性是白喉性心肌炎的主要病理学改变,此种病变常见于第 1 周之末及第 2 周之初。在第 2 周可出现恢复性变化,包括成纤维细胞、肉芽组织及胶原组织的增生,瘢痕组织多在第 3 周形成。白喉内毒素不仅可以损害心肌纤维,而且可以损害心脏传导系统引起变性、坏死以及瘢痕形成。这些病变是造成传导系统功能障碍的病理基础。

三、临床表现

典型的心脏异常表现出现在细菌感染后第 1 周,也会有心肌肥厚和严重充血性心力衰竭。临床体征表现为第一心音减弱、舒张期奔马律、肺瘀血。血清转氨酶升高,其升高的水平与预后密切相关。多数患者心电图有 ST-T 改变、房性或室性心律失常以及传导阻滞。多数患者预后良好,部分患者因严重而广泛性心肌损害常引起心排血量急剧下降,可突然出现循环衰竭、心源性休克甚至猝死,这部分患者在心电图上均有明显心肌损害证据,但白喉内毒素对周围小血管或血管舒缩中枢的损害也可能是造成休克的原因之一。

四、治疗及预后

由于白喉内毒素对心肌的损伤是严重的,因此一定要尽快、尽早应用抗毒素,抗生素治疗效果不明显。

急性心肌炎期患者必须绝对卧床休息,因极轻度的体力劳动即可能引起猝死,卧床休息应持续到心脏完全恢复正常时为止。充血性心力衰竭时可考虑用小剂量洋地黄,但其疗效不佳。急性心肌损害是白喉最严重的并发症,心肌损害病例的死亡率在儿童期为 50%～100%,在成人期约为 25%。如心电图提示完全性房室传导阻滞或完全性束支阻滞或临床上出现休克或充血性心力衰竭征象,则预后极其恶劣。完全性房室传导阻滞或束支传导阻滞患者 90% 均在急性期内死亡,即使安装了永久起搏器死亡率仍然很高;在急性期幸免于死亡的传导阻滞病例可恢复健康,但也可能演变为慢性心脏传导阻滞。

(李 莉)

第二十五节 冠心病介入治疗的方式

一、PTCA 和冠脉内支架置入的基本技术

（一）术前准备

1.患者的一般情况

（1）其他脏器的情况:一些其他脏器疾病可增加冠状动脉介入治疗的风险,如肺部疾患、糖尿病、肾功能障碍,脑血管意外史,出血倾向等。

（2）冠状动脉搭桥术:冠状动脉搭桥术的次数、间隔时间以及选择动脉桥和大隐静脉桥的情况。

（3）有无活动性出血:由于冠状动脉介入手术需辅助抗血小板、抗凝治疗,因此必须注意患者有无活动性出血(如活动性消化性溃疡,眼底出血等)。

（4）过敏史:需要了解过去药物过敏史,特别是造影剂过敏史及其治疗反应。

（5）周围血管搏动:仔细检查周围血管搏动情况(是否存在、强弱、对称性、杂音)。除了准备穿刺插管一侧的肢体动脉搏动外,对侧上、下肢动脉搏动亦应检查,以便必要时插置主动脉内气囊反搏或心肺辅助循环装置。特别是对有脑血管意外、一过性脑缺血或颈动脉杂音的患者,更应仔细检查。

（6）实验室检查:包括血、尿、粪三常规,肝肾功,电解质,心电图,心脏三位片和血型等。

2.临床因素分析

在行介入治疗之前,必须对手术的风险和效果进行认真分析,权衡利弊。包括患者能否耐受手术,手术可能的并发症,术后症状改善的程度,术后再狭窄的机会以及患者对再次介入治疗的耐受性如何等。

在冠状动脉解剖因素一定的情况下,一些合并存在的因素可增加介入治疗的并发症。它们包括高龄、女性、不稳定性心绞痛、糖尿病、肾功能障碍、一过性脑缺血、冠状动脉搭桥史、多支血管病变、C 型病变、LVEF＜50% 等。

3.冠状动脉解剖

病变血管解剖因素是支架前时代 PTCA 即刻结果的重要预测因子。这些解剖因素直接导致冠状动脉夹层和急性血管闭塞的发生率明显增加。因此,对复杂的多支血管患者,一般不主张在行诊断性冠状动脉造影后立即行 PTCA,以便在冠状动脉造影后有足够的时间分析冠状动脉病变情况,以及与患者及其家属讨论采用适当的治疗措施。同时,这样也可以给操作者提供足够的时间准备器材(如主动脉内气囊反搏或心肺辅助循环)和人员。但支架后时代,由于器械的改进以及技术的提高,大多数医生和患者选择冠状动脉造影和介入治疗一次进行。

病变血管解剖因素包括:病变长度、偏心性、病变部位(例如开口或分叉部)、血管扭曲性(包括成角病变)、狭窄严重性和是否闭塞,血管僵硬度和钙化程度,有无血栓等。

4.冠状动脉病变危险性记分

Califf 等将冠状动脉系统可以分为六个主要的节段:左前降支、对角支、第一间隔支、回旋支、钝缘支、后降支。上述部位存在≥75%狭窄,各记 2 分。左前降支近段病变计 6 分。最大总分为 12 分。该记分方

法是估价多支血管病变患者高危心肌量的简单方法。对于多支血管病变,冠状动脉病变血管数并不能准确地反映高危心肌的数量,如左前降支近端病变与右冠状动脉远端病变尽管均为单支血管病变,但预后明显不同。冠状动脉病变危险性记分可以较客观地反映受累心肌的范围,已成为预测冠状动脉介入治疗风险性的重要指标。

5.左心室功能

除患者的年龄、病变血管数、病变的部位和病变的特征之外,左心室射血分数≤30%是预测严重并发症的独立因素。而且,左心室功能障碍患者行介入治疗时,尚可能需用血流动力学支持(主动脉气囊反搏、心肺辅助循环)。

6.患者咨询和家属签字

介入手术中患者的理解和充分配合十分重要,手术医生和护士应将主要操作过程,术中可能出现的不适向患者解释清楚,以消除顾虑,获得术中配合。对高危患者,术前应给患者及家属解释可能存在的风险,以取得谅解。

7.检查术前准备情况

术前应仔细检查各项准备工作,包括:①药物治疗(尤其是阿司匹林和噻氯匹啶)。②血容量充足。③患者及家属谈话。④无抗血小板和抗凝治疗反指征。⑤血型和配血。⑥实验室检查结果、12 导联心电图。⑦术前 12 小时禁食。

所有患者术前均需服用阿司匹林,噻氯匹啶应服用三天以上,或者服用氯吡格雷。对造影剂有过敏史者,术前晚联合应用皮质激素和 H_2 受体拮抗剂。同时 PTCA 术当天早上再给予皮质激素、H_2 受体拮抗剂和苯海拉明。极少数患者在术中仍有可能发生变态反应,因此必须做好必要的抢救准备。由于大多数患者术前心情紧张,术前给予镇静剂是必要的。

(二)操作技术

1.消毒、铺巾

常规消毒双侧腹股沟上至脐部,下至大腿中部。铺巾于会阴部、下腹部、腹外侧及双下肢,暴露腹股沟。经桡动脉途径者,一般消毒右侧手部及前臂,如拟行介入治疗的病变复杂或可能安置临时起搏器,则尚需消毒右侧腹股沟。

2.Allen 试验

经桡动脉途径者,术前用 Allen 试验测定右手尺动脉的通常情况,即嘱患者右手握拳,用双拇指同时压迫桡和尺动脉,然后嘱患者伸开手掌。开放尺动脉供血,如果手掌很快红润,则说明尺动脉和掌浅、深弓正常,作同侧桡动脉插管是安全的。

3.股动脉插管

经局部麻醉后,采用 Seldinger 法穿刺动脉并置入动脉鞘,注意尽量不要穿破股动脉后壁,以免血肿形成。必要时于股静脉预置静脉鞘,放临时起搏器。静脉或动脉内注入肝素 5 000～10 000 U,以后每小时追加 2 000 U。必要时可用 ACT 调整肝素用量,保证 ACT>300 s。

4.选择导引导管和冠状动脉造影

根据不同情况可选择 6 F(2.00 mm)或 7 F(2.33 mm)导引导管。选择暴露狭窄病变最佳的体位进行冠状动脉造影,并将图像显示在参照荧光屏上。桡动脉途径时,一般选用 6 F 大腔左或右冠状动脉导引导管(Jukins,Amplatz 或 Voda 导引导管)。

导引导管为冠状动脉介入提供输送管道,在选择时需注意内径、支持力以及与冠状动脉开口的同轴性。一般选择 Judkin 左、右冠状动脉导引导管。为了增强支持力,在某些特殊病变(慢性闭塞、迂曲血管、钙化等)可以选用其他构型的导引导管,如 Amplatz、XB、EBU、Q curve 等。

5.导引钢丝操作

自导引导管内插入 0.014″导引钢丝。如果球囊为快速交换系统,可单独先置入钢丝达病变血管远端,如为 over-the-wire 系统,则事先将钢丝插入球囊导管内,将球囊导管送至导引导管顶端 1 cm 处,然后固定球囊导管,将导引钢丝缓慢旋转地送至病变血管远端。

导引钢丝按照头端的软硬程度分为柔软、中等硬度和标准硬度三种类型。可根据血管形状和病变特点选择不同类型的导引钢丝。

6.球囊到位

导引钢丝到达血管远端后,沿导引导丝将球囊送至狭窄处,注入造影剂并通过球囊上的标记,证实球囊位置正确与否。一旦球囊到位后即可用压力泵加压扩张。

一般以球囊/血管直径≈1～1.1来选择球囊导管。对于准备置入支架的病变,可采用小于血管直径的球囊进行预扩张,然后置入支架,这样可减少球囊预扩张所致的内膜撕裂、夹层的发生率。对于严重狭窄、成角、不规则的病变,球囊有时不能顺利通过。此时可换用 XB,Amplatz 等导引导管,以增加支持力。或改用更小直径的球囊(1.5～2.0 mm)。图 2-4 和图 2-5 为 PTCA 术中常用的器械。

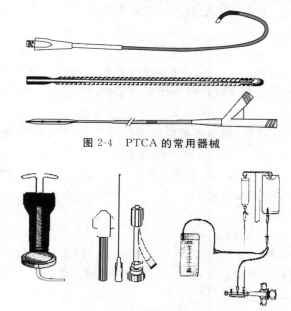

图 2-4　PTCA 的常用器械

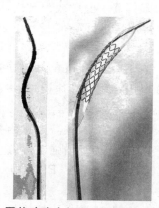

图 2-5　PTCA 术中应用的其他器械

7.支架的置入

球囊扩张完成后,根据残余狭窄的情况、血管管径的大小、有无冠状动脉夹层并发症等情况,选择是否置入支架。在决定置入支架前,应于冠状动脉内注射硝酸甘油,然后按照给予硝酸甘油后的血管直径,根据支架/血管直径≈1/1 的原则选择相应大小的支架。图 2-6 为球囊扩张式支架。

图 2-6　冠状动脉支架左为张扩前,右为扩张后

　　一旦支架置于冠状动脉病变的最佳位置,即根据不同的支架用适当的压力充盈球囊。大多数支架用 6~8 atm 加压 30~60 s。大多数情况下,均主张用非顺应性球囊导管对支架作高压 14~16 atm 补充性扩张,以保证支架贴壁良好。

　　8.术后观察

　　病变部位得到满意扩张后,可将导引钢丝留置数分钟,然后再造影观察血管情况。如无血管回缩或明显夹层现象,则可将导引钢丝退出,再根据原来的造影位置造影观察,评价介入治疗的疗效。

　　(三)疗效评定

　　1.成功标准

　　术后冠状动脉残余狭窄<20%,无死亡、急性心肌梗死、急诊 CABG 等并发症。

　　2.失败原因

　　(1)导引钢丝或球囊不能通过狭窄处。

　　(2)扩张疗效不佳或发生并发症(急性冠脉闭塞等)。

　　(四)术后处理

　　1.监护

　　术后所有患者均应密切监护,尤其是尚留置主动脉内气囊反搏、心肺辅助循环鞘、冠状动脉内输注尿激酶以及严重左心室功能障碍和/或大块高危心肌的患者,应在 CCU 内监护。

　　根据血管造影结果及抗凝程度,决定拔除血管鞘的时间。如血管造影示疗效佳,则在术后 4~6 h 当 ACT≤150 s 时拔除血管鞘。在血管完全阻塞、旁路血管病变、病变处血栓、急性心肌梗死患者,拔管后仍需继续使用肝素。图 2-7 为左前降支病变 PTCA 和支架置入前后。

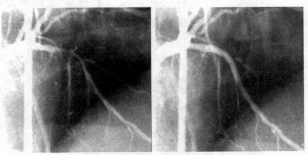

图 2-7　左前降支病变 PTCA 和支架置入前后

　　PTCA 术后低血压的常见原因:①冠状动脉阻塞。②后腹膜出血是致死性低血压的一个重要而潜在原因。③血容量不足。④药物作用。⑤迷走神经反射。⑥心包填塞。

　　2.抗凝治疗

　　介入治疗后抗凝治疗时间的长短及抗凝剂的用量仍有争论。对于术前稳定性心绞痛和手术效果较好的患者(即没有冠状内膜撕裂和冠状内膜血栓)一般不需长时间的肝素治疗。这类患者离开导管室后即可停用肝素。

　　两周内心肌梗死、不稳定性心绞痛、术前或术后有血管内血栓或冠状动脉有内膜撕裂的患者,应持续静脉滴注肝素 24 小时以上。此外,急诊 PTCA 一般需持续静脉滴注肝素 3 天。对于维持静脉滴注肝素的患者,应每天查红细胞比容、尿、粪潜血及血小板计数。

　　3.抗血小板治疗

　　常用的抗血小板制剂有阿司匹林、噻氯匹啶、氯吡格雷和 GPⅡb/Ⅲa 受体拮抗剂。他们通过不同的作用机制发挥抗血小板功能。阿司匹林不可逆地抑制血小板内环氧化酶-1 防止血栓烷 A_2 形成,因而阻断血小板聚集,常用量是始剂量 160~325 mg,然后 75~160 mg/日。噻氯匹啶、氯吡格雷同为 ADP 受体拮抗剂,噻氯匹啶用法为 250 mg,2 次/日,氯吡格雷为 75 mg/日,一般用至术后 2~4 周停药。引入 GPⅡb/Ⅲa 受体拮抗剂是冠心病介入治疗的一大进展,目前,FDA 根据临床试验的不同结果批准了 3 种血小板 GP II b/III a 受体拮抗剂,它们是 ReoPro、Tirofiban 和 Eptifibatide,由于价格昂贵、给药方式的不便利,国内还没有常规应用。这些抗血小板制剂的共同不良反应是胃肠道反应、血小板减少、白细胞减少和出血等,因而在应用时要注意监测血常规、血小板计数和出凝血时间。

4.出院后的药物治疗

出院后继续药物治疗的目的在于改善预后,控制缺血症状和治疗主要危险因素,例如高血压、吸烟、高脂血症和糖尿病。因此,选择药物治疗方案应根据患者的具体情况而个体化,其依据是住院期间的检查结果和事件、冠心病危险因素、对药物的耐受性和近期手术操作的类型。所谓 ABCDE 方案对于指导治疗有帮助。A:阿司匹林和抗心绞痛;B:β受体阻滞剂和控制血压;C:胆固醇和吸烟;D:饮食和糖尿病;E:教育和运动。

5.随访

患者恢复到基线水平时,即住院后 6 周～8 周,应安排长期定期门诊随访。主张在下列情形时行心导管检查和冠状动脉造影:①心绞痛症状加重。②高危表现,即 ST 段下移≥2 mm,负荷实验时收缩压下降≥10 mmHg。③充血性心力衰竭。④轻度劳力就诱发心绞痛(因心绞痛不能完成 Bruce 方案 2 级)。⑤心脏猝死存活者。根据冠状动脉解剖和心室功能确定血管重建治疗。

二、其他几种冠脉介入治疗方式

(一)定向冠状动脉内斑块旋切术

定向冠状动脉内斑块旋切术(directional coronary atherectomy,DCA)是一种依靠高速旋转的旋转导管,对硬化的斑块进行切割。冠状动脉造影、血管内超声显像和血管镜检查发现,定向冠状动脉内斑块旋切术除了切除斑块部分的动脉内膜和硬化斑块组织之外,还包括部分动脉中层结构,使动脉壁变薄,顺应性增大;且在血压作用下,对动脉壁起进一步牵拉作用,管腔扩大,血流进一步增多。

所需器材如图 2-8 所示。

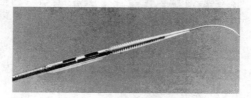

图 2-8　Simpson 旋切导管

1989 年定向冠状动脉内斑块旋切术被用于临床,主要用于不易行 PTCA 的极其偏心性冠状动脉病变、复杂形态学狭窄、静脉旁路血管狭窄和冠状动脉分支或开口部位病变的患者。当 PTCA 失败时也可进行斑块旋切术。为此,该技术被认为安全可行、疗效较佳,也可用作 PTCA 急性冠状动脉阻塞并发症的非手术治疗。但由于其再狭窄率较高,近年来应用已较少。

(二)冠状动脉内斑块旋磨术

1981 年,Hanson 等首先提出高速旋磨血管成形术系统。冠状动脉内斑块旋磨术根据鉴别性切割原理,对无顺应性粥样硬化斑块组织作切割和清除。血管内超声显像发现,冠状动脉内斑块旋磨术尚能去除钙化斑块,使以后的 PTCA 操作更顺利的进行,并获得理想的疗效。同时,经冠状动脉内斑块旋磨术治疗后,冠壁光滑、管腔呈圆柱状且无夹层破裂。而且,管腔扩大并不伴动脉扩张,提示外弹力层截面积不变。管腔大小与旋磨头相同。

冠状动脉内斑块旋磨术的原理如图 2-9 所示。

冠状动脉内斑块旋磨术,适用于单支或多支冠状动脉病变或 PTCA 再狭窄治疗。但主要用于冠状动脉弥漫性病变或钙化,以及复杂的冠状动脉病变(B 型或 C 型病变)。当普通 PTCA 遇到困难时,尤其是对血管分叉、开口处、钙化、偏心性、成角或长管状狭窄,更应优先考虑冠状动脉内斑块旋磨术。

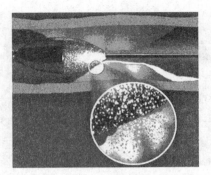

图 2-9　冠状动脉内斑块旋磨术的原理

（三）冠状动脉内斑块旋吸术

经皮冠状动脉内斑块旋吸术（transluminal extraction catheter atherectomy，TEC）是一种新的冠状动脉病变介入治疗方法，主要用于急性阻塞、高危复杂病变、慢性阻塞性和陈旧性静脉旁路血管病变。旋吸术时，冠状动脉内斑块被切除并经负压吸出，使阻塞解除。

经皮冠状动脉内斑块旋吸术即刻手术成功率约 90％，B 型和 C 型病变即刻手术成功率仍很高。在美国"经皮冠状动脉内斑块旋吸术登记"报道的 1 141 例患者中手术成功率达 94％。"冠状动脉新介入性疗法登记"（NACI）指出，静脉旁路血管移植术≤36 个月的狭窄病变用斑块旋吸术治疗，成功率为 93％。但是，静脉旁路血管移植术＞36 个月时，斑块旋吸术成功率为 86％。冠状动脉内斑块旋吸术附加球囊导管扩张可望达到更好的疗效。

（四）激光经皮冠状动脉成形术

随着介入心脏病学的迅速发展，PTCA 的指征不断扩大。但 PTCA 仍难解决完全闭塞、长狭窄、弥漫行病变、钙化斑块以及冠状动脉开口处狭窄。对上述病变，PTCA 的成功率非但不高，且易出现急性冠状动脉闭塞，也不能保持冠状动脉的长期通畅。上世纪 80 年代开始，激光冠状动脉成形术在短短的十几年中，从应用氩离子（Ar^+）激光、CO_2 激光、钇铝石榴石晶体（Nd：YAG）激光，发展到准分子激光冠状动脉成形术（ELCA）；从单光导纤维到多光导纤维；从治疗冠状动脉狭窄发展到完全阻塞的桥血管的血流重建。目前，ELCA 已成为介入心脏病学领域中的一项新技术。

ELCA 的指征：①冠脉狭窄超过 10～15 mm。②移植血管狭窄和闭塞。③僵硬的病变，不能被 PTCA扩开。④冠状动脉开口处病变。⑤左前降支开口处病变。⑥冠状动脉弥漫性病变。⑦完全闭塞，但导引钢丝能通过。

ELCA 的禁忌证：①没有保护的左主干病变。②不能搭桥的患者。③激光导管直径＞治疗冠状血管段直径的 60％～70％。④导引钢丝不能通过的病变。⑤分叉处病变。⑥以往有夹层的病变。

（五）超声血管成形术

超声血管成形术（ultrasound angioplasty）是一种比较新颖和有希望取出斑块和血栓的技术。实验证明，高能低频超声具有下列特征：①去除纤维和钙化斑块，且能识别顺应性正常的动脉壁部分。②经超声消融后，纤维钙化血管的扩张性增加。③不管内膜是否完整，超声均引起血管扩张。④溶解血栓。

Siegel 等已成功地开展了经皮超声血管成形术，对 19 例心绞痛患者用超声消融治疗，使平均狭窄自80％±12％降至 60％±18％（$P<0.001$），最小冠状动脉内径自 0.6 mm±0.3 mm 增至 1.1 mm±0.5 mm。对所有病变均在超声消融后作球囊导管扩张，经扩张后，残余狭窄降至 26％±11％（$P<0.001$）及最小冠状动脉内径增至 2.4 mm（$P<0.001$）。无并发症发生，无一例产生心绞痛或需急症手术。这些提示超声冠状动脉血管成形术安全可行，去除斑块，有利于用球囊导管在低压下作冠状动脉腔内成形术。

（邱　进）

第二十六节　心脏瓣膜病的介入治疗

心脏瓣膜病的介入治疗主要是指经皮球囊导管瓣膜成形术（percutaneous catheter balloon valvulo-plasty，PCBV），是用介入手段对狭窄的瓣膜进行扩张、解除狭窄，以治疗瓣膜狭窄病变的方法。通过扩大球囊内压力以辐射力形式传递到狭窄的瓣膜组织上，使瓣叶间粘连的结合部向瓣环方向部分或完全地撕开，从而解除瓣口梗阻，而不是瓣口的暂时性扩大。能部分代替开胸手术，具有创伤小、相对安全、术后恢复快等优点。目前应用最广的是二尖瓣成形术。我国于1985年开始此项技术，目前主要用于二尖瓣和肺动脉瓣狭窄的病例，三尖瓣狭窄者相对少见；主动脉瓣成形术使主动脉瓣狭窄的瓣口面积增加有限，严重并发症多，死亡率高，再狭窄的发生早，术后血流动力学、左心室功能和生存率均不如外科瓣膜置换术，所以多主张用于高龄不宜于施行换瓣手术者，或作为重症患者一时不适合手术治疗的过渡性治疗，不过目前发展的经皮主动脉瓣置换技术采用经导管的方法植入人工瓣膜，极大地改善了患者的预后，并为不能耐受外科手术的主动脉瓣狭窄患者带来了希望。

一、经皮球囊肺动脉瓣成形术

经皮穿刺股静脉，行右心导管检查测定右心室压力和跨肺动脉瓣压力阶差，沿导引钢丝将球囊导管送至狭窄处，快速手推（相当于3～4个大气压的压力）1∶10稀释造影剂入球囊，使其扩张，5～10秒后迅速回抽，5分钟后可重复，直至球囊扩张时的腰鼓征消失。术后复测右心室和跨肺动脉瓣压力阶差。疗效评估：术后跨瓣压差<25 mmHg为优，<50 mmHg为良，>50 mmHg为差。

PBPV适应证：①右心室与肺动脉间收缩压差大于40 mmHg的单纯肺动脉瓣狭窄；②严重肺动脉瓣狭窄合并继发性流出道狭窄；③法洛四联症外科手术后肺动脉瓣口再狭窄等也可考虑应用；④轻型瓣膜发育不良型肺动脉瓣狭窄（应用超大球囊扩张法）。

禁忌证：①沙漏样畸形的瓣膜发育不良型肺动脉瓣狭窄；②合并心内其他畸形者。

PBPV并发症有：①心律失常，多为窦性心动过缓或窦性暂停，后者多为单球囊法引起，球囊阻塞肺动脉瓣口；室早、短阵室速也可见到，室颤极为少见。②漏斗部反应性狭窄，在较严重的肺动脉瓣狭窄病例，增高的右心室压力可致使流出道的肌肉代偿性肥厚，当瓣膜的狭窄解除后，右心室压力骤降，代偿性肥厚的部分在右心室强力收缩时造成完全性阻塞，严重者可发生猝死。另外，右心室流出道的刺激或过大的球囊损伤了右心室流出道的内膜，也可引起右心室流出道的痉挛。PBPV术后的漏斗部反应性狭窄多不需外科手术治疗，一般术后1～2年消失。有人认为流出道激惹、痉挛可用普萘洛尔治疗。③肺动脉瓣关闭不全，发生率低，对血流动力学影响不大。

二、经皮球囊二尖瓣成形术

经皮穿刺股静脉或切开大隐静脉，置入右心导管和房间隔穿刺针，行房间隔穿刺，送球囊导管入左心房至左心室中部。将稀释造影剂注入球囊前部、后部和腰部，依次扩张球囊。在球囊前部扩张时将球囊后撤，使其卡在二尖瓣的狭窄处，用力快速推注造影剂，使球囊全部扩张，腰鼓征消失，迅速回抽球囊内造影剂（时间约3～5秒），球囊撤回左心房。

术前可预防性用洋地黄或β-受体阻滞剂，控制心室率<120次/分。停用利尿剂（心衰者除外）以免影响心室的充盈。术后用抗生素3天，阿司匹林100 mg/d，共1～2周。

房间隔穿刺是PBMV的关键步骤，但也是PBMV发生并发症或失败的主要原因。穿刺部位宜选卵圆窝处，它位于房间隔中点稍偏下，为膜性组织，较薄易于穿刺，穿刺部位过高进入主动脉或左室，过低进入冠状动脉窦或损伤房室交界处组织，或将下腔静脉进入右房处误认为房间隔而穿破下腔静脉。房间隔穿刺的禁忌证为：①巨大左心房，影响定位和穿刺针的固定；②严重心脏移位或异位；③主动脉根部瘤样扩张;④脊柱和胸廓严重畸形;⑤左心房血栓或近期有体循环栓塞。

疗效评定:心尖部舒张期杂音减轻或消失,左房平均压≤11 mmHg。跨瓣压差≤8 mmHg 为成功,≤6 mmHg 为优。瓣口面积≥1.5 cm² 为成功,≥2.0 cm² 为优。

超声心动图(包括经食管超声心动图)在心脏瓣膜介入治疗中为一种无创、可重复、安全、可靠、价廉地评价瓣膜结构和功能,房、室大小和附壁血栓的检测方法。对心脏瓣膜介入手术适应证的选择、术后评价、随访是必不可少的手段。超声心动图将瓣叶的活动度、瓣膜增厚、瓣下病变和瓣膜钙化的严重程度分别分为 1~4 级,定为 1~4 分,4 项总分为 16 分。一般认为瓣膜超声积分≤8 分时 PBMV 的临床效果较好。

PBMV 的理想适应证为:①中度至重度单纯瓣膜狭窄、瓣膜柔软、无钙化和瓣下结构异常,听诊闻及开瓣音提示瓣膜柔软度较好;②窦性心律,无体循环栓塞史;③有明确的临床症状,无风湿活动;④超声心动图积分<8 分。

PBMV 相对适应证:①瓣叶硬化,钙化不严重;②房颤患者食管超声心动图证实左心房内无血栓(但需要抗凝治疗 2~4 周);③分离手术后再狭窄而无禁忌者;④严重二尖瓣狭窄合并重度肺动脉高压或心、肝、肾功能不全,不适于外科手术者;⑤伴中度二尖瓣关闭不全或主动脉瓣关闭不全;⑥声心动图积分 8~12 分。

PBMV 的禁忌证:①二尖瓣狭窄伴中度至重度二尖瓣或主动脉反流,主动脉瓣狭窄。②瓣下结构病变严重。③左心房或左心耳有血栓者,可予华法林抗凝 4~6 周或更长后复查超声心动图,血栓消失者或左心耳处血栓未见增大或缩小时,也可进行 PBMV。术中应减少导管在左心房内的操作,尽量避免导管顶端或管身进入左心耳。有报道,左心房后壁血栓经 6~10 个月长期华法林抗凝后作 PBMV 获得成功。房间隔、二尖瓣入口或肺静脉开口处有附壁血栓者为绝对禁忌证。④体循环有栓塞史者(若左房无血栓)抗凝 6 周后可考虑。⑤合并其他心内畸形。⑥高龄患者应除外冠心病。⑦超声心动图积分>12 分。

PBMV 的并发症包括:心包填塞、重度二尖瓣关闭不全、体循环栓塞(脑栓塞多见)、医源性心房水平分流、急性肺水肿。PBMV 因并发症需紧急手术者的发生率约 1.5%;死亡率 0~1%。

三、经皮心脏瓣膜置换术

经皮心脏瓣膜置换治疗是近年来应用于治疗心脏瓣膜疾病的新方法。目前,新型经皮瓣膜介入治疗主要针对主动脉瓣狭窄和二尖瓣反流。研究发现,1/3 的严重症状性主动脉瓣狭窄和二尖瓣反流的老年患者,由于高龄、LVEF 较低以及合并其他疾病的比率较高等原因,不适宜接受外科手术。然而,这些高危患者有可能从介入瓣膜手术中受益。需注意的是,经皮瓣膜治疗,尤其是经皮主动脉瓣置换术(percutaneous aortic valve replacement,PAVR),应严格限制用于风险较高且不适宜接受外科手术的患者。

研究证实,PAVR 术可以明显改善左室功能、延长患者寿命、减轻痛苦,特别是对于既往有左室功能不全的患者,能减少症状。标准的 PAVR 术所需要的材料包括瓣膜、输送平台和传送系统(带有三叶生物瓣的圆形平台,且瓣叶需具有良好的血流动力学特点)。目前所使用的经导管人工主动脉瓣有自膨胀式和球囊扩张式两种。自膨胀式主要为 CoreValve 公司的产品,最新一代产品为 ReValvingTM,采用猪心包制备瓣膜,可经 18 F 的鞘管输送,有经验的术者操作成功率可达 98%。球囊扩张式为 Edwards 公司的产品,早期的为 Cribier-EdwardsTM,它是一个由马的心包瓣膜组成的球囊扩张型不锈钢装置,并且通过无鞘导管(FlexCath)传送。装置可以沿顺行、逆行或经心尖部送入,不会产生明显的瓣周漏,在瓣环或是瓣环下区域有附着点。最新一代为采用牛心包的 Edwards-SAPIENTM 产品,输送直径为 22~24F。PAVR 术需要由心血管介入医师、影像学专家和麻醉师甚至心脏外科医师的团队协作,初步的研究结果是令人鼓舞的。

EVERESTI 是应用 Evalve MitraClip(一种经皮二尖瓣修复装置)经皮修复功能性二尖瓣反流的 I 期临床研究,纳入 6 例心功能 III 级的严重二尖瓣反流患者(反流程度 3+ 或 4+ 级),排除了风湿性心脏病和感染性心内膜炎等器质性心脏病所致的二尖瓣反流。所有患者成功接受经皮 Evalve MitraClip 治疗,术后 30 天无严重不良事件;6 例患者的二尖瓣反流程度均有不同程度改善。研究表明,功能性二尖瓣反流患者经皮使用 MitraClip 边对边修复二尖瓣的治疗,可以有效降低二尖瓣反流程度,治疗成功率高且较为安全。

（邱 进）

第三章 呼吸系统疾病

第一节 慢性肺源性心脏病

慢性肺源性心脏病(简称慢性肺心病)是由慢性支气管肺疾病、胸廓疾病或肺血管疾病引起肺循环阻力增加、肺动脉高压,进而引起右心室肥厚、扩大,甚至发生右心衰竭的心脏病。由先天性心脏病和左心疾病引起的右心室肥厚、扩大或右心衰竭不属于肺心病。本节主要论述继发于慢性支气管肺疾病(特别是COPD)的慢性肺源性心脏病。

本病是我国的常见病、多发病,根据20世纪70年代全国各省、市、自治区40岁以上5254822人群的抽样调查表明,本病的患病率为0.46%。1992年在北京、湖北、辽宁农村抽样调查102230人,慢性肺心病患病率为0.44%,占≥15岁人群的0.67%。一般特征为寒冷地区较温暖地区患病率为高;高原地区较平原地区患病率为高;农村较城市患病率为高;吸烟者较不吸烟者患病率为高。患者年龄多在40岁以上,患病率随着年龄增长而增高。急性发作以冬、春季多见,急性呼吸道感染常为急性发作的诱因。

一、病因

按原发病变发生部位一般可分为4大类。

(一)慢性支气管、肺疾病

最常见。我国慢性肺心病中继发于COPD者约占80%以上,其他如支气管哮喘、重症肺结核、支气管扩张、间质性肺疾病等晚期也可继发慢性肺心病。

(二)严重的胸廓畸形

如严重的脊椎后、侧凸,脊椎结核,类风湿性脊柱炎,广泛胸膜增厚粘连和胸廓成形术后造成的严重的胸廓或脊柱畸形等,可引起胸廓运动受限、肺组织受压、支气管扭曲或变形,气道引流不畅,或引起肺纤维化、肺不张、肺气肿等,最终引起慢性肺心病。

(三)肺血管疾病

原发性肺动脉高压、广泛或反复发作的多发性肺小动脉栓塞和肺小动脉炎以及原发性肺动脉血栓形成等,均可引起肺血管阻力增加、肺动脉高压和右心室负荷加重,最终发展成肺心病。

(四)其他

神经肌肉疾病如脊髓灰质炎、肌营养不良和肥胖通气不良综合征等,可导致肺泡通气不足,引起缺氧,使肺血管收缩、肺血管阻力增加,形成肺动脉高压,最终发展成肺心病。近年发现,睡眠呼吸暂停综合征也是引起慢性肺心病的重要原因。

二、病理

(一)肺部基础疾病病变

尽管导致慢性肺心病的病因多种多样,但我国慢性肺心病的基础疾病大多数为慢支和阻塞肺气肿及其并发的COPD。

(二)肺血管病变

在继发于COPD的慢性肺心病常可观察到以下几点。

1.肺血管构型重建

由慢性缺氧引起,是发生慢性缺氧性肺动脉高压最重要的原因。主要见肺动脉内膜增厚,内膜弹力纤维增多,内膜下出现纵行肌束,弹力纤维和胶原纤维性基质增多,使血管变硬,阻力增加;中膜平滑肌细胞增生、肥大,导致中膜肥厚;小于 $60\mu m$ 的无肌层肺小动脉出现明显的肌层。

2.肺小动脉炎症

长期反复发作的 COPD 慢性气道炎症,可累及邻近肺小动脉,引起血管炎,管壁增厚、管腔狭窄或纤维化,甚至完全闭塞。

3.肺泡壁毛细血管床破坏和减少

肺气肿病变使肺泡间隔断裂,肺泡融合,造成肺泡壁内的毛细血管毁损,毛细血管床减小,当减损超过70%时肺循环阻力增大。

4.肺血管床受压迫

肺气肿时肺泡含气量过多,肺广泛纤维化时瘢痕组织收缩,均可压迫肺血管使其变形、扭曲。

5.部分慢性肺心病急性发作期

患者存在多发性肺微小动脉原位血栓形成,引起肺血管阻力增加,加重肺动脉高压。

(三)心脏病变

慢性肺心病时,心脏的主要病变表现为心脏重量增加,右心肥大,右心室肌肉增厚,心室腔扩大,肺动脉圆锥膨隆,心尖圆钝。光镜下观察,常见心肌纤维呈不同程度的肥大性变化,表现为心肌纤维增粗,核大深染,呈不规则形、方形或长方形。心肌纤维出现灶性肌浆溶解、灶性心肌纤维坏死或纤维化,心肌间质水肿,炎细胞浸润,房室束纤维化,小片状脂肪浸润,小血管扩张,传导束纤维减少。急性病变还可见到广泛的心肌组织水肿、充血、灶性或点状出血、多发性坏死灶。电镜下可见心肌细胞线粒体肿胀、内质网扩张、肌节溶解或长短不一,糖原减少或消失等。

三、发病机制

多种支气管肺组织和胸廓疾病导致肺心病的发病机制虽然不完全相同,但共同点是这些疾病均可造成患者呼吸系统功能和结构的明显改变,发生反复的气道感染和低氧血症,导致一系列体液因子和肺血管的变化,使肺血管阻力增加,肺动脉血管构型重建,产生肺动脉高压。肺动脉高压使右心室负荷加重,再加上其他因素共同作用,最终引起右心室扩大、肥厚,甚至发生右心功能衰竭。

(一)肺动脉高压

肺动脉高压(PH)指肺动脉压升高,静息状态下肺动脉平均压$>3.3kPa(25mmHg)$,运动状态下$>4.0kPa(30mmHg)$。目前多将肺动脉高压分为 5 类。①动脉型肺动脉高压:例如特发性肺动脉高压和家族性肺动脉高压。②左心疾病相关肺动脉高压:由主要累及左心房和左心室的心脏疾病、二尖瓣及主动脉瓣疾病所致。③呼吸系统疾病和(或)缺氧相关的肺动脉高压:包括 COPD、间质性肺病、睡眠呼吸障碍等。④慢性血栓和(或)栓塞性疾病所引起的肺动脉高压。⑤其他疾病所致肺动脉高压:例如结节病和组织细胞增多症等。

由 COPD 等慢性呼吸系统疾病所致的肺动脉高压,其主要发病机制包括以下几点。

1.肺血管功能性改变

COPD 和其他慢性呼吸系统疾患发展到一定阶段,可以出现肺泡低氧和动脉血低氧血症。肺泡气氧分压(PAO_2)下降可引起局部肺血管收缩和支气管舒张,以利于调整通气/血流比例,并保证肺静脉血的氧合作用,这是机体的一种正常保护性反应。但长期缺氧引起肺血管持续收缩,即可导致肺血管病理性改变,产生肺动脉高压。这是目前研究最为广泛而深入的机制,主要可概括为以下几个方面。

(1)体液因素:正常时,肺循环是一个低阻、低压系统,低度的肺动脉张力是由多种收缩血管物质和舒张血管物质共同维持的。缺氧可以使肺组织中多种生物活性物质的含量发生变化,其中包括具有收缩血管作用物质,如内皮素、组胺、5-羟色胺(5-HT)、血管紧张素Ⅱ(AT-Ⅱ)、白三烯、血栓素(TXA_2)、前列腺

素 F_2（PGF_2），也包括具有舒张血管作用的物质，如一氧化氮、前列环素 I_2（PGI_2）及前列腺素 E_1（PGE_1）等。肺血管对低氧的收缩反应是上述多种物质共同变化的结果。缺氧使收缩血管物质与舒张血管物质之间正常的比例发生改变，收缩血管物质的作用占优势，从而导致肺血管收缩。

（2）神经因素：缺氧和高碳酸血症可刺激颈动脉窦和主动脉体化学感受器，反射性地引起交感神经兴奋，儿茶酚胺分泌增加，使肺动脉收缩。缺氧后存在肺血管肾上腺素能受体失衡，使肺血管的收缩占优势，也有助于肺动脉高压的形成。

（3）缺氧对肺血管的直接作用：缺氧可直接使肺血管平滑肌膜对 Ca^{2+} 的通透性增高，使 Ca^{2+} 内流增加，肌肉兴奋-收缩耦联效应增强，引起肺血管收缩。

2.肺血管器质性改变

慢性缺氧除了可以引起肺动脉收缩外，还可以导致肺血管构型重建，其具体机制尚不清楚，可能涉及肺脏内、外多种生长因子表达的改变以及由此产生的一系列生物学变化，如血小板衍生生长因子、胰岛素样生长因子、表皮生长因子等。其他各种伴随慢性胸肺疾病而产生的肺血管病理学改变也都可以参与肺动脉高压的发病。

3.血液黏稠度增加和血容量增多

COPD 严重者可出现长期慢性缺氧，促红细胞生长素分泌增加，导致继发性红细胞生成增多，血液黏滞性增高，使肺血流阻力增高。缺氧可使醛固酮增加，使水、钠潴留；缺氧使肾小动脉收缩，肾血流减少也加重水、钠潴留，血容量增多。COPD 患者还存在肺毛细血管床面积减少和肺血管顺应性下降等因素，血管容积的代偿性扩大明显受限，因而肺血流量增加时，可引起肺动脉高压。

（二）右心功能的改变

慢性胸肺疾患影响右心功能的机制主要为肺动脉高压引起右心后负荷增加，右室后负荷增加后，右心室壁张力增加，心肌耗氧量增加；此外，右心冠状动脉阻力增加，右室心肌血流减少，心肌供氧量减少；还有，低氧血症和呼吸道反复感染时的细菌毒素对心肌可以产生直接损害。这些因素长期作用，最终造成右心室肥厚、扩大。当呼吸道发生感染、缺氧加重或其他原因使肺动脉压进一步增高而超过右心室所能负担者时，右心室排出血量就不完全，收缩末期存留的残余血液过多，使右室舒张末期压增高，右心室扩张加重，最后导致右心衰竭。

（三）其他重要器官的损害

各种慢性肺胸疾患所导致的缺氧、高碳酸血症和酸碱平衡紊乱除影响心脏外，尚可使其他重要器官如脑、肝、肾、胃肠及内分泌系统、血液系统等发生病变，引起多个器官的功能损害。

四、临床表现

本病发展缓慢，临床上除原有肺、胸疾病的各种症状和体征外，主要是逐步出现的肺、心功能不全以及其他器官受损的征象，往往表现为急性发作期与缓解期交替出现，肺、心功能不全亦随之进一步恶化，急性发作次数愈多，肺、心功能损害亦愈重。下面按其功能代偿期与失代偿期分别加以阐述。

（一）肺、心功能代偿期

1.症状

表现肺、胸基础疾病的症状，如 COPD 患者可有咳嗽、咳痰、气促，活动后可有心悸、呼吸困难、乏力和劳动耐力下降。急性感染可使上述症状加重。

2.体征

除可见肺、胸疾病的体征外，尚可见肺动脉高压和右室扩大的体征，如 $P_2 > A_2$，三尖瓣区出现收缩期杂音，剑突下心脏搏动增强。部分患者因肺气肿使胸腔内压升高，阻碍腔静脉回流，可有颈静脉充盈，呼气期尤为明显，吸气期充盈减轻；此期肝下界下移是由膈肌下降所致，不要误认为是右心衰竭的表现。

（二）肺、心功能失代偿期

1.呼吸衰竭

（1）症状：呼吸困难加重，夜间为甚，常有头痛、失眠、食欲下降，但白天嗜睡，甚至出现表情淡漠、神志恍惚、谵妄等肺性脑病的表现。

（2）体征：明显发绀，球结膜充血、水肿，严重时可有视网膜血管扩张、视乳头水肿等颅内压升高的表现。腱反射减弱或消失，出现病理反射。因高碳酸血症可出现周围血管扩张的表现，如皮肤潮红、多汗。

2.右心衰竭

（1）症状：除肺、胸疾患的症状更明显外，尚可见心悸、食欲下降、腹胀、恶心等右心衰竭的表现。

（2）体征：发绀更明显、颈静脉怒张、心率增快，可出现心律失常，剑突下可闻及收缩期杂音，甚至出现舒张期杂音。肝大且有压痛，肝颈静脉回流征阳性，下肢水肿，重者可有腹水。

五、实验室和辅助检查

（一）X线检查

除有肺、胸基础疾病及急性肺部感染的特征外，尚有肺动脉高压和右心增大征象，包括右下肺动脉干增宽，肺动脉段凸出，心尖圆隆、上翘等（图3-1）。

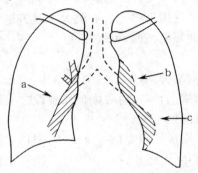

图 3-1 慢性肺源性心脏病 X 线正位胸片

A.右下肺动脉干增宽；B.肺动脉段凸出；C.心尖圆隆、上翘

（二）心电图检查

心电图对肺心病诊断的阳性率约为 $60.1\%\sim88.2\%$。典型慢性肺心病的心电图可见电轴右偏，顺钟向转位，肺型 P 波，V_1 导联 QRS 波群呈 qR，V_5 R/S $<$ 1，$R_{v1}+S_{v5}>1.05mV$。

（三）超声心动图检查

诊断符合率为 $60.6\%\sim87\%$，较心电图和 X 线检查的敏感性高。典型表现为出现肺动脉高压征象，右心房增大，右心室肥厚、增大。

（四）心向量图检查

阳性率可达 $80\%\sim95\%$，较心电图敏感，主要表现为右心增大图形。

（五）动脉血气分析

用以判断有无缺氧、CO_2 潴留和酸碱平衡紊乱及其严重程度，对于指导肺心病急性发作期的治疗具有重要意义。

（六）血液检查

血液流变学检查可了解红细胞变形性等变化；凝血功能检查有助于了解有无血液高凝状态；血电解质测定可了解电解质紊乱；血常规检查可见红细胞、血红蛋白升高，合并感染时，白细胞总数升高，中性粒细胞升高。

六、诊断与鉴别诊断

根据患者有严重 COPD 或其他胸肺疾病史，并有 $P_2>A_2$、剑突下心音增强、颈静脉怒张、肝大及压痛、肝颈静脉反流征阳性、下肢水肿及体静脉压升高等肺动脉高压、右心室增大或右心功能不全的表现，结合心电图、X线胸片、超声心动图、心电向量图有肺动脉高压和右心室肥厚、扩大的征象，可以作出诊断。

肺心病应与以下疾病进行鉴别。

（一）冠状动脉粥样硬化性心脏病（冠心病）

冠心病患者可发生全心衰竭，并出现肝大、下肢水肿及发绀，这些表现均与肺心病相似，且肺心病患者心电图 $V_1 \sim V_3$ 可呈 QS 型，酷似心肌梗死的心电图改变，故两者易于混淆。但冠心病患者多有心绞痛或心肌梗死病史，心脏增大主要为左心室大，心尖区可闻及收缩期杂音。X线检查显示心左缘向左下扩大。心电图显示缺血型 S-T、T 图形，或出现异常 Q 波。冠心病出现心律失常者多为持久性；而肺心病患者出现的心律失常多为短期性，随着呼吸衰竭和右心衰竭的好转心律失常可以好转或消失，有助于两者之鉴别。值得注意的是，由于肺心病和冠心病都多发于老年人，两者伴发存在于同一患者临床并非少见，使诊断和鉴别诊断十分困难。应详细询问病史，认真进行体格检查，结合有关的心、肺功能检查，加以鉴别。

（二）原发性心肌病

原发性心肌病右心衰竭引起肝大、肝颈静脉反流征阳性、下肢水肿和腹水，与肺心病相似。尤其是伴有呼吸道感染者，可出现咳嗽、咳痰、肺部啰音、明显的呼吸困难及发绀，容易误诊为肺心病。但原发性心肌病多见于中青年，无明显慢性呼吸道疾病史，无明显肺气肿体征，无突出的肺动脉高压征，心电图无明显顺时钟向转位及电轴右偏，而以心肌广泛损害多见。心脏大多呈普遍性增大。超声心动图检查可见各心室腔明显增大，室间隔和左室后壁运动幅度减低，可资鉴别。

（三）风湿性心脏病

慢性肺心病时右心室肥大，心脏呈顺钟向转位，三尖瓣左移，可出现由三尖瓣相对狭窄和相对性关闭不全引起的舒张中期杂音和（或）收缩期杂音，有时可酷似风湿性二尖瓣狭窄并关闭不全时的双期杂音，仅凭心脏听诊进行鉴别较为困难。但风湿性心脏病多见于青少年，有风湿活动史，X线表现为左心房扩大为主。其他瓣膜如主动脉瓣常有病变。而慢性肺心病好发于 40 岁以上患者，常有慢性肺、胸疾患史和右心室肥厚体征，X线检查左心房不大。心电图在 Ⅱ、Ⅲ、aVF 导联上常出现肺型 P 波。心脏彩超检查可明确诊断。

（四）发绀型先天性心脏病

这类患者常有右心增大、肺动脉高压及发绀等表现，有时可与慢性肺心病相混淆。先天性心脏病患者多于儿童和青年时发病，但也有少数到老年时才出现比较明显的临床表现；体检无肺气肿体征；心脏听诊可闻及特征性杂音。对诊断有疑问者应行心脏彩超检查，对个别鉴别诊断特别困难者可行心导管及心脏造影检查。

七、治疗

（一）肺、心功能代偿期

采用中西医结合的综合措施，增强患者的免疫功能，延缓肺、胸基础疾病的进展，去除急性发作的诱发因素，减少或避免急性加重期的发生，希望使肺、心功能得到部分恢复。

（二）肺、心功能失代偿期

治疗原则为积极控制感染，通畅气道，改善呼吸功能，纠正缺氧与二氧化碳潴留，控制呼吸衰竭和心力衰竭，处理并发症。

1. 呼吸衰竭的治疗

参考痰细菌培养及药物敏感试验，选择有效的抗菌药物，控制支气管、肺部感染；在没有细菌学培养结果前，可先进行经验性治疗。使用支气管舒张药和祛痰药，吸痰、通畅呼吸道。合理给氧以纠正缺氧，积极纠正二氧化碳潴留。纠正酸碱失衡及电解质紊乱。

2. 右心衰竭的治疗

对慢性肺心病出现右心衰竭的患者，一般经过氧疗、控制呼吸道感染、改善呼吸功能、纠正低氧和解除二氧化碳潴留后,心力衰竭症状可减轻或消失,患者尿量增多,水肿消退,肿大的肝缩小、压痛消失,不需常规使用利尿剂和强心剂。病情较重者或上述治疗无效者,可酌情选用利尿剂和强心剂。

(1)利尿剂:通过抑制肾脏钠、水重吸收而增加尿量,消除水肿,减少循环血容量,减轻右心前负荷,纠正右心衰竭。但是利尿剂使用过多、利尿过猛,对慢性肺心病患者也有其不利的一面。包括:①大量利尿后可以使痰液变黏稠、不易咳出;②可导致低钾、低钠、低氯等电解质紊乱;③可使血液黏滞性进一步升高。因此,其使用原则为小剂量、联合使用排钾和保钾利尿剂,疗程宜短,间歇用药。一般可用氢氯噻嗪(双氢克尿塞)25mg,每天 1～3 次,联合螺内酯 40mg,每天 1～2 次。重度而急需行利尿的患者可用呋塞米 20mg,肌内注射或口服,使用过程中注意补充钾盐和其他电解质。

(2)强心剂:对使用洋地黄治疗肺心病右心衰竭的评价不一,主要是因为肺心病缺氧而使得心脏对洋地黄的敏感性增高,易致中毒如出现心律失常,甚至猝死。因此,对肺心病右心衰竭使用洋地黄应持慎重态度。然而,对肺心病右心衰竭一概反对使用洋地黄亦是不合适的。在下列情况仍应考虑使用洋地黄:①感染已控制,呼吸功能已改善,经利尿剂治疗右心功能仍未能改善者;②合并室上性快速心律失常,如室上性心动过速、心房颤动(心室率＞100 次/分)者;③以右心衰竭为主要表现而无明显急性感染的患者;④合并急性左心衰竭者。其用药原则是选用作用快、排泄快的强心剂,小剂量(常规剂量的 1/2～1/3)给药,常用毛花苷丙 0.2～0.4mg 或毒毛旋子苷 K0.125～0.25mg 加入葡萄糖液 20mL 内缓慢静脉注射。应注意纠正低氧和低钾血症,不宜依据心率快慢作为观察疗效的指标,因为低氧和低钾血症均可引起心率增快。

3.血管扩张剂

从理论上推测,血管扩张剂可使肺动脉扩张,降低肺动脉高压,以减轻右心负荷,改善右心功能,但实际应用效果并不理想。而且,许多血管扩张剂在降低肺动脉压的同时也能引起体循环动脉血压下降,导致冠状动脉血流减少等不良效应;此外,肺血管扩张后常可影响肺内通气/血流的比例,加重低氧血症。临床试用过的药物很多,如硝酸甘油、酚妥拉明、硝苯地平、卡托普利等,疗效均不确实。近年来新开发的治疗肺动脉高压的药物包括前列环素(依前列醇)、内皮素受体拮抗剂(波生坦)、磷酸二酯酶抑制剂(西地那非)等,对特发性肺动脉高压等具有一定临床疗效,但对继发于 COPD 等支气管肺疾患的肺动脉高压无效。

(三)并发症的治疗

慢性肺心病除肺脏和心脏功能严重损伤外,全身其他器官均可受累及,出现多种并发症,须及时发现并积极治疗,方可降低病死率。

1.肺性脑病

是由于呼吸衰竭所致缺氧、二氧化碳潴留而引起精神障碍和神经系统症状的一种综合征。但必须除外脑动脉硬化、严重电解质紊乱、单纯性碱中毒、感染中毒性脑病等。肺性脑病是慢性肺心病死亡的首要原因,应积极防治。对于不准备实施机械通气的患者应特别注意慎用镇静剂,以免导致严重呼吸抑制,危及患者生命。详见本篇第十四章。

2.酸碱失衡及电解质紊乱

慢性肺心病出现呼吸衰竭时,由于缺氧和二氧化碳潴留,当机体发挥最大限度代偿能力仍不能保持体内酸碱平衡时,可发生各种不同类型的酸碱失衡及电解质紊乱,使呼吸衰竭、心力衰竭、心律失常等更为恶化,对治疗及预后皆有重要意义。应进行监测,及时采取治疗措施。

3.心律失常

多表现为房性期前收缩及阵发性室上性心动过速,其中以紊乱性房性心动过速最具特征性。也可有心房扑动及心房颤动。少数病例由于急性严重心肌缺氧,可出现心室颤动以至心脏骤停。应注意与洋地黄中毒等引起的心律失常相鉴别。一般的心律失常经过控制呼吸道感染,纠正缺氧、二氧化碳潴留、酸碱失衡及电解质紊乱,可自行消失;如持续存在,可根据心律失常的类型选用药物。

4.休克

慢性肺心病休克并不多见,一旦发生,预后不良。发生原因有严重感染、失血(多由上消化道出血所致)和严重心力衰竭或心律失常。

八、预后

继发于 COPD 等支气管、肺疾病的慢性肺心病常由于 COPD 等的反复急性发作而反复加重。虽然每次发作经积极治疗多数可以缓解,但对患者肺、心和全身重要脏器都会造成严重打击;随着心肺功能的损害逐渐加重,远期多数预后不良。积极治疗虽然不能从根本上逆转慢性肺心病的自然病程,但可在一定程度上延缓病情进展,从而延长患者寿命,提高患者生活质量。

九、预防

由于慢性肺心病是各种原发肺、胸疾病发展至晚期的并发症,病变已很难逆转,故做好预防工作对于降低肺心病死亡率非常重要。主要是积极防治引起本病的 COPD 等慢性支气管肺疾病。

(郑海霞)

第二节　支气管哮喘

一、支气管哮喘的基本概念

支气管哮喘通常简称为哮喘,其实支气管哮喘和哮喘所表达的是两种不同的临床概念。支气管哮喘是一种疾病,而哮喘是一种症状。换言之,并非所有哮喘症状的人都是支气管哮喘的患者。"哮"与"喘"亦有差别,气促而呼吸有声为哮,"哮"也即"鸣",可见于支气管哮喘。气促而呼吸无声为喘,"喘"不是支气管哮喘的专利,还可见于肺泡充填性疾病(如肺泡蛋白沉积症)、肺泡弹性下降(如肺间质病),肺膨胀受限(如大量胸腔积液或气胸)、心功能不全等。因此给支气管哮喘下一个恰当的定义在极为重要。然而,随着医学的不断发展,支气管哮喘的定义也不断更新、充实、完善。2002 年 11 月我国在北京召开的全国第四届哮喘会议根据世界卫生组织 2002 年制定的《全球支气管哮喘防治创议》对支气管哮喘的定义作了如下的规定:

支气管哮喘是由多种细胞(如嗜酸性粒细胞、肥大细胞、淋巴细胞、中性粒细胞和气道上皮细胞等)和细胞组分参与的气道慢性炎症疾患。这种慢性炎症导致气道高反应性,并引起反复作性的喘息、气急、胸闷或咳嗽等症状,常在夜间和(或)清晨发作、加剧,通常出现广泛多变的可逆性气流受限,多数患者可自行缓解或经治疗缓解。哮喘发病的危险因素包括宿主因素(遗传因素)和环境因素两个方面。

为了叙述方便,本文仍根据习惯把支气管哮喘简称为哮喘。

支气管哮喘是一种世界性疾病,无地域和种族的局限性,也无年龄和性别的明显差异。世界各国或地区所报道的哮喘患病率很不一致,最高患病率(20%)与最低患病率(0.3%)之间相差有 60 多倍之巨。我国所报道的支气管哮喘患病率也有差别,为 0.5%~5.29%。说明不同地区、不同调查者和不同调查对象,其患病率可以有相当大的差异。但总的说来,支气管哮喘的发病率不低,全世界的哮喘患者估计为1.5 亿,我国也估计有一、二千万,而且近年尚有逐渐增高的趋势。不少国家(如新西兰等)还报道,支气管哮喘的死亡率近年也有增加的趋势。

哮喘不仅直接影响患者的健康,而且成为严重的社会问题,如:增加患者极其家庭的经济负担,影响青少年的学习和社会活动,限制了职业选择范围,造成患者心理上的创伤,影响家庭的和睦,甚至婚配,增加社会的离婚率等。由此可见哮喘防治有着极高的社会意义和效益。

二、支气管哮喘的病因

支气管哮喘的发病原因极为复杂,至今尚无满意的病因分类法,目前多主张将引起支气管哮喘的诸多因素分为致病因素和诱发因素两大类。致病因素是指支气管哮喘发生的基本因素,因此是该疾病的基础,无论在支气管哮喘的发生抑或发作中均起重要作用。诱发因素也可称为激发因素,是指患者在已有哮喘病的基础(即气道炎症和气道高反应性)上促使哮喘急性发作的因素,是每次哮喘发病的扳机。

在哮喘的气道炎症学说提出以前,传统上把哮喘分为外源性(过敏性)和内源性(隐源性)哮喘。现在已经普遍感觉到这种分类法的明显不足和理论上的不合理性。其实哮喘的内因,更多指作为哮喘的易感者的患者本身的"遗传素质"、免疫状态、内分泌调节等因素,但同时也包含精神心理状态,而后者并不是"哮喘易感者"的决定因素,一般作为激发因素起作用。实际上这些因素对外源性或内源性哮喘患者来说都是存在的。周围环境的因素在哮喘的发病过程中既起致病作用,又起激发作用。

(一)支气管哮喘的遗传因素

众所周知,支气管哮喘有非常明确的家族性,表明哮喘的发生与遗传有密切的关系,但它属于"多基因病",环境因素也起重要的作用,因此遗传只决定患者的过敏体质,即是否容易对各种环境因素产生变态反应,是否属于哮喘的易感人群。引起哮喘发病还必须有环境因素,如过敏原和激发因素。

哮喘实际上是主要发生在气道的过敏性(即变态反应性)炎症,而变态反应是因免疫功能异常所造成的。许多有过敏性体质(或称特应性)的患者,患者的一级亲属发生各种过敏性疾病(包括过敏性哮喘、过敏性鼻炎、花粉症、婴儿湿疹、荨麻疹等)的几率,比其他无过敏体质的家庭成员高得多。就哮喘病而言,许多哮喘患者祖孙三代,甚至四代均有患哮喘的患者。有学者曾经对 150 名确诊的哮喘患者进行了问卷调查,其三代成员共 1 775 人,哮喘患病率高达 18.3%,相当一般人群的将近 20 倍。文献也报道哮喘家族的哮喘患病率高达 45%。我们最近采用序列特异性引物聚合酶链反应(sequence-specific primer polymerase chain react,SSP-PCR)研究了人白细胞抗原(HLA)-DRB 的等位基因在 50 例哮喘患者和 80 例健康对照者间的分布,同时用 RAST 法测定了 50 例哮喘患者的血清总免疫球蛋白 E(TIgE)、屋尘螨(d_1)特异性免疫球蛋白 E(SIgE)及其与乙酰甲胆碱支气管激发试验和 β_2 受体激动剂支气管扩张试验,受试者均为北京及其周边地区的居民。结果显示 HLA-$DR_{6(13)}$,DR_{52} 基因频率在哮喘组明显高于对照组(17% vs 4.3%,$P<0.01$;50% vs17.5%,$P<0.01$),相对危险度(RR)分别为 7.55,4.7。而 $DR_{2(15)}$,DR_{51} 则低于对照组(7% vs18%,$P<0.01$;2% vs33.8%,$P<0.01$)。HLA 单体型 DRB113-DRB3 在哮喘组也显著高于对照组,具有统计学差异(20% vs4%,$P<0.01$,RR 6.4)。70% $DR6(13)$ 及 56% DR_{52} 阳性个体血清 d_1 的 SIgE+4 级。27% $DR_{6(13)}$ 及 28% DR_{52} 阴性个体血清 d_1 SIgE+4 级。HLA-DRB 等位基因与 TIgE 及气道高反应性(BHR)间无显著相关性。部分学者的研究提示 $DR_{6(13)}$,DR_{52} 为北京地区哮喘人群的易感基因,而 $DR_{2(15)}$,DR_{51} 可能是哮喘发病的抗性基因。$DR_{6(13)}$,DR_{52} 基因与 d_1 SIgE 抗体的产生呈正相关。上述结果表明 HLA-DRB 基因在哮喘患者对某种过敏原的特异性免疫应答中起重要作用,也表明遗传因素在哮喘的发病中的确起十分重要的作用。然而,并非所有具遗传因素者都会发生哮喘,父亲或母亲患哮喘的同一个家庭中,兄弟姐妹数人,并非每人都发生哮喘。因此只能认为遗传因素导致"潜在"性发展为哮喘的过敏性或特应性体质。

遗传因素对哮喘发病的影响可能是通过调控免疫球蛋白 E(IgE)的水平及免疫反应基因,两者相互作用,相互影响的结果,导致气道受体处于不稳定状态或呈高反应性。现已有文献报道,第 11 对染色体 13q 区存在着与特应症发病有关的基因,此外,还发现了其他的染色体异常。

既然遗传因素在哮喘的发病中起着重要作用,那么是不是出生后很快就发作哮喘呢? 不一定,其规律目前还不很清楚。下一代可以在出生后的婴幼儿期即发病,也可以到了成年后才发病,也可以在第三代才出现哮喘患者,即所谓隔代遗传。有学者曾见到一位哮喘患者,其女儿只有过敏性鼻炎症状,毫无哮喘症状,但气道激发和扩张试验显示明显的气道高反应性。大约经过半年以后,因感冒,哮喘即开始发作,肺底可闻哮鸣音。

(二)外源性过敏原

引起哮喘的过敏原与引起变态反应的其他过敏原一样,大都是蛋白质或含有蛋白质的物质。它们在变态反应的发病过程中起抗原的作用,可以引起人体内产生对应的抗体。在周围环境中常见的过敏原可分为以下几类。

1.外源性变应原的分类

(1)吸入性变应原一般为微细的颗粒,包括:①家禽、家畜身上脱落下来的皮屑。②衣着上脱落的纤维,如毛毯、绒衣或羽绒服上脱落的羼毛。③经风媒传播的花粉。④飞扬在空气中的细菌、真菌等微生物和尘螨等昆虫,人因吸入昆虫排泄物诱发哮喘也有报道,以蟑螂为多见,有人认为它是华东地区主要过敏原之一,有些昆虫例如蜜蜂、黄蜂则经叮刺后诱发Ⅰ型变态反应。⑤尘土或某种化学物质,这些微小物质一旦从鼻孔中吸入,就可能引起过敏性哮喘的发作。⑥油烟。⑦职业性吸入物,例如棉纺厂、皮革厂、羊毛厂、橡胶厂和制药厂的工人吸入致敏性或刺激性气体和灰尘可诱发哮喘。

(2)摄入性变应原:通常为食品,经口腔进入,如牛奶、鸡蛋、鱼、虾、蟹及海鲜等,引起变态反应的药物实际也属这一类。

(3)接触性变应原:指某些日用化妆品,外敷的膏药,外用的各种药物。药物涂擦于皮肤,吸收到体内后,即可引起变态反应。可表现为局部反应,如接触性皮炎,也可导致哮喘发作。

2.哮喘的常见变应原

严格讲,除了食盐和葡萄糖外,世界上千千万万的物质,都可能成为变应原,但什么人发生过敏,这要看他(她)是否是易感者,对什么过敏。

虽然理论上几乎什么东西都可以引起过敏,但至今比较明确的过敏原约有 500 种,能够用特异性免疫球蛋白 E(SIgE)抗体检测出来的变应原约为 450 种。引起哮喘的变应原多由特异性 IgE 介导,因此多为速发型变态反应。

(1)屋尘和粉尘:包括卧室中的灰尘和工作环境的灰尘,如图书馆的灰尘。粉尘包括面粉厂粉尘、皮革厂粉尘、纺织厂棉尘、打谷场粉尘等。卧室或某些工厂车间的灰尘含大量的有机物,如人身上脱落的毛发、上皮,微生物,小的昆虫尸体,螨及各种衣物的纤维碎屑等。这些有机物都是引起呼吸系统等过敏的重要致敏原。

(2)花粉:花粉是高等植物雄性花所产生的生殖细胞,可引起花粉症。主要分为风媒花和虫媒花两大类。风媒花粉经风传播,虫媒花粉是由昆虫或小动物传播。引起过敏者主要是风媒花粉,其体积小,在风媒花植物开花的季节,空气中风媒花粉含量高,很容易被患者吸入呼吸道而致病。这类花粉春天多为树木花粉,如榆、杨、柳、松、杉、柏、白蜡树、胡桃、枫杨、桦树、法国梧桐、棕榈、构、桑、臭椿等;夏秋季多为杂草及农作物花粉,如蒿、豚草、藜、大麻、葎草、蓖麻、向日葵、玉米等。这些花粉的授粉期一般均在 3~5 月和7~9 月,所以花粉症和花粉过敏的哮喘患者多集中在这两个季节发病。其中蒿和豚草花粉是强变应原,危害极严重,可引起花粉症的流行。

花粉引起人体过敏,是因为它含有丰富的植物蛋白。由于花粉粒体积很小,大多数直径在 20~40 μm,加上授粉季节空气中花粉含量很高,极易随着呼吸进入人体。当花粉粒被其过敏者吸入后,便和支气管黏膜等组织的相应抗体(特异性 IgE)相结合,产生抗原抗体反应,引起发病。

(3)真菌:真菌有一个庞大家族,约有 10 万多种。它们寄生于植物、动物及人体,或腐生于土壤。但无论是哪种生存方式,在繁殖过程中都会把大量的孢子散发到空气中,在过敏患者的周围形成包围圈。常见的致敏真菌为毛霉、根霉、曲霉、青霉、芽枝菌、交链孢霉、匍柄霉、木霉、镰刀菌、酵母菌等。

真菌的孢子和菌丝碎片均可引起过敏,但以真菌的孢子致敏性最强。真菌和花粉一样,都富含多种生物蛋白,其中某些蛋白质成分可引起过敏。许多患者的哮喘发作有明确的季节性,或在某一季节加重,这除了与季节花粉过敏有关以外,还与真菌和气候条件的变化有关。

(4)昆虫:昆虫过敏的方式可分为叮咬过敏、蜇刺过敏和吸入过敏等。引起叮咬过敏的昆虫如蚊、白蛉、跳蚤等,它们通过口部的吸管排出分泌物进入人体皮肤后引起过敏;蜇刺过敏的昆虫主要为蜜蜂、马蜂等,它们通过尾部蜇针(排毒管)蜇刺,并将毒液注入人体而引起过敏;吸入过敏的昆虫主要有蟑螂、家蝇、象鼻虫、娥、螺,而最主要者为尘螨,它是引起哮喘的最常见,也是最重要的过敏原。此外,一些昆虫的排泄物、分泌物等经与人体接触后亦可引起皮疹、湿疹等。

蟥在分类学上属于蜘蛛纲,目前已知有约 5 万种,但与人类变态反应有关系的蟥仅是少数几种,如屋尘蟥、粉尘蟥和宇尘蟥等。屋尘蟥主要生活在卧室内的被褥、床垫、枕套、枕头、沙发里或躲藏在木门窗或木椅桌的缝隙里,附着在人的衣服上,也可与灰尘混在一起,随灰尘到处飘扬。据统计,1 克屋尘内最多可有 2 000 只蟥。粉尘蟥生长在各种粮食(如面粉)内,并以其为食,因此在仓储粮食内,常有大量的蟥生长。宇尘蟥为肉食蟥,以粮食、屋尘等有机物中的真菌孢子为食料。

尘蟥的致敏性很强,但引起过敏的原因并不是活蟥进入人体内,而是蟥的尸体、肢体碎屑、鳞毛、蜕皮、卵及粪便。这些过敏原随着飘浮的灰尘被吸入到人的呼吸道内而致病。

尘蟥引起的哮喘发病率极高,据报道,德国 60% 以上的支气管哮喘患者均与尘蟥过敏有关。1974 年,国外有人报道儿童哮喘患者的皮试结果,显示对蟥的反应阳性率高达 89.4%。尘蟥一年到头与哮喘患者缠绵不断,因此对尘蟥过敏的患者一般是全年都可发病,但在尘蟥繁殖高峰季节,症状常常加重。

(5)纤维:包括丝、麻、木棉、棉、棕等。这类物品常用于服装、被褥、床垫等的填充物或各种织品。患者因吸入它们的纤维碎屑而发病,其中对丝过敏者最多见。

(6)皮毛:包括家禽和家畜皮毛,如鸡毛、鸭毛、鹅毛、羊毛、驼毛、兔毛、猫毛、马毛等,它们的碎屑可致呼吸道过敏。

(7)食物:米面类、鱼肉类、乳类、蛋类、蔬菜类、水果类、调味食品类、硬壳干果(如腰果、花生、巧克力等)类等食物均可成为变应原,引起皮肤、胃肠道、呼吸系统等过敏。

食物过敏大都属 I 型变态反应,即由过敏原和特异性 IgE 相互作用而发生。临床可见哮喘患者常伴有口腔黏膜溃疡,有些患儿可出现"地图样"舌,或伴有腹痛和腹泻等消化道症状,而食物过敏患儿也常伴有哮喘的发作。

(8)化妆品:化妆品种类很多,成分也较复杂,常用的如唇膏、脂粉、指甲油、描眉物、擦脸油及染发剂等。这些化妆品大部分为化学物质,属于半抗原,不单独引起过敏,但当它们和人体皮肤蛋白质结合后,即可形成全抗原,可引起接触性皮炎,有时也可引起哮喘。

其他可引起过敏者尚有药物,有机溶剂,各种金属饰物等。

(三)哮喘发作的主要诱因

引起哮喘发作的诱因错综复杂。作为诱因,主要是指过敏原以外的各种激发哮喘发作的非特异因素,包括气候、呼吸道感染、运动、药物、食物和精神等。吸入、摄入或接触过敏源虽然也可激发哮喘的发作,但它主要是作为特异性(即为特应性)的致病因子参与气道炎症和哮喘的发病过程的,有别于非特异(非特应性)的激发因素。

1.气候

许多哮喘患者对天气的变化非常敏感,气候因素包括气压、气温、风力和风向、湿度、降水量等。气压低往往使哮喘患者感到胸闷、憋气。气压低诱发哮喘发作的原因尚不清楚,可能是低气压使飞扬于空气中的花粉、灰尘及真菌孢子沉积于近地面空气层,增加患者吸入机会之故。气压突然降低可使气道黏膜小血管扩张、充血、渗出增多,支气管腔内分泌物增加、支气管腔变窄、支气管痉挛而加重哮喘。南方初春的黄梅季节就是气压较低、湿度又大的季节,哮喘发病也增加。

气温的影响中温差的变化尤其重要。冷空气侵袭往往发生于季节变化时刻。如华东地区的秋季日平均气温从 25 ℃下降到 21 ℃时,哮喘发作的患者明显增多。初冬季节,寒潮到来,气温突然下降,温差迅速增大,哮喘发作者猛增。在秋天,空气中的花粉要比春季少得多,这时蟥类数量虽增加,但气温和湿度并不适合它的大量繁殖。由此可见,秋季哮喘发作的主要原因可能是由于冷空气刺激具有高反应性气道之故,这也说明哮喘患者对气温的变化特别敏感。

风力的作用与哮喘发作的关系主要有两方面:风力强,空气流动快常导致气温的下降,若在秋天或初冬,必定会增加气道的冷刺激;强风时增加了气道的阻力,使本来存在呼气性呼吸困难的哮喘患者更加感到出不来气。风向常常与空气的湿润度有关,初冬时主要刮来自西伯利亚的西北风,途经沙漠地带,因此特别干燥,这对哮喘患者不利,因为哮喘患者的气道比正常人更需要温暖和湿润。

正常人的气道必须有一定的湿度,降水量和空气的湿度直接影响哮喘患者气道的湿润度。但过于潮湿的空气和环境有利于真菌的繁殖,增加了吸入气中过敏原的密度,对哮喘患者不利。

空气离子浓度对哮喘的发作也有一定关系。一般情况下空气中的阳离子多于阴离子。空气中的阳离子可使血液碱化,致支气管平滑肌收缩,对健康人和哮喘患者均不利,而阴离子可使支气管纤毛运动加速,使支气管平滑肌松弛,可缓解哮喘的发作。对于正常人来说,阳离子与阴离子的作用基本处于平衡状态。但当气候变化使空气中阳离子浓度增加时,气道处于高反应性的患者就容易发作哮喘。相反如果 $1 cm^3$ 空气中含有 10 万~100 万个阴离子时就具有防治疾病的作用。国内外已应用阴离子发生器来改善环境气候,防治哮喘等疾病。

环境污染对哮喘发病有密切的关系,诱发哮喘的有害刺激物中,最常见的是煤气(尤其是煤燃烧产生的二氧化硫)、油烟、被动吸烟、杀虫喷雾剂、蚊烟香等。烟雾对已经处于高反应状态的哮喘患者气道来说,是一种非特异的刺激,可以使支气管收缩,甚至痉挛,使哮喘发作。烟雾的有害物质在气道沉积下来以后,可导致慢性支气管炎。慢性支气管炎形成后支气管黏膜增厚,分泌物增多等因素不但可增加气道的刺激,而且可进一步造成管腔的狭窄。这些因素都会加重哮喘患者的病情,而且给治疗造成困难。

2. 运动

由于运动诱发的支气管收缩在哮喘患者中是一种很普遍的问题,人们在运动与哮喘的关系方面作了大量的研究,但仍有很多问题尚待解决。首先,在哮喘患者的运动耐量问题上,人们普遍认为在重度的哮喘患者的运动耐量是减低的,但在轻中度的哮喘患者中则有不同意见。有报道认为是减低的,亦有报道认为是与正常无差异的。在临床上,大多数哮喘或过敏性鼻炎的患者,运动后常导致哮喘发作,或出现咳嗽、胸闷。短跑、长跑和登山等运动尤其容易促使轻度哮喘或稳定期哮喘发作。游泳的影响相对比较轻,因此较适于哮喘患者的运动锻炼。但我们最近的研究发现轻中度哮喘患者的运动耐量与相同日常活动量的正常人是没有差异的。哮喘患者与正常人在无氧阈水平和最大运动量水平上均显示了与正常人相似的氧耗量、分通气量和氧脉搏,由此推论他们具有与正常人相等的运动能力,亦即在哮喘患者中不存在对运动的通气和循环限制。$FEV_{1.0}$ 是衡量哮喘严重程度的主要指标之一,但我们的研究发现,$FEV_{1.0}$ 无论以绝对值形式或占预计值的百分比的形式表示,都与运动所能取得的最大氧耗量没有相关关系,表明在轻中度哮喘患者中,疾病的严重程度并不影响其运动耐量。有研究发现,即使是在重度的哮喘患者,下降的运动耐量与控制较差的疾病之间也没有相关性,表明运动能力的下降是多因素的,不能仅用疾病本身来解释,在这些因素中,日常活动量起一很重要的作用。然而,运动过程中 $FEV_{1.0}$ 可能会有不同程度的下降,对此,也许可以通过预先吸入:受体激动剂而得到解决。因此目前大多数研究表明运动锻炼在哮喘患者中是安全而有效的,经过运动锻炼,运动耐量是可以提高的,在完成相同运动时的通气需求是下降的,从而也能预防 EIA 的发生。

3. 呼吸道感染

呼吸道感染一般不作为特应性因子激起哮喘的发作,但各种类型的呼吸道感染,如病毒性感染、支原体感染和细菌性感染都往往诱发哮喘的发作或加重。

呼吸道病毒性感染尤其多见于儿童,好发于冬春季节,以上呼吸道为常见,但可向下蔓延引起病毒性肺炎。病毒感染与支气管哮喘的发作之间确实有着密切的关系,尤其是 5 岁以下的儿童。儿童呼吸道病毒感染引起哮喘发作者高达 42%,在婴幼儿甚至可达 90%。成人虽较少,但也有约 3%。在有过敏体质或过敏性疾病家族史者中,呼吸道病毒感染引起哮喘发作更为多见,尤其男性。引起哮喘发作的病毒种类可因年龄而有所不同。一般来说,成人以流感病毒及副流感病毒较为多见,而儿童则主要为鼻病毒及呼吸道合胞病毒,婴幼儿主要是呼吸道合胞病毒。病毒可作为过敏原,通过机体 T-细胞、B-细胞的一系列反应,继而刺激浆细胞产生特异性 IgE。特异性 IgE 与肥大细胞上的 IgE 受体结合,长期停留在呼吸道黏膜的肥大细胞上。当相同的病毒再次入侵机体时,即可发生变态反应,损伤呼吸道上皮,增加了炎性介质的释放和趋化性,降低了支气管壁 β 受体的功能,增加了气道胆碱能神经的敏感性,还可产生对吸入抗原的晚相(迟发性)哮喘反应。

病毒的感染大多在冬末春初和晚秋温差变化比较大时发生。一般起病较急,起病初可有发热、咽痛,以后很快出现喷嚏、流涕、咳嗽、全身酸痛、乏力和食欲减退等症状,继而出现气急、呼气性呼吸困难等哮喘的症状,肺部可闻及明显的哮鸣音。文献还报道,持续和(或)潜伏性腺病毒感染,可能影响皮质激素和支气管扩张剂对哮喘的疗效。

呼吸道病毒感染不但可使哮喘患者的气道反应性进一步增高,哮喘发作,而且可引起健康人的气道反应性增高和小气道功能障碍,这种状态一般持续 6 周左右。

气道急性或慢性细菌感染并不引起变态反应,但由于气道分泌物增多,因此可加重哮喘患者的气道狭窄,使哮喘发作或加重。这时抗菌药物的使用是必要的,而且有效的抗菌治疗往往可收到缓解症状之功。呼吸道细菌性感染虽然也可诱发气道平滑肌痉挛,但较病毒性感染要轻得多。

4.精神和心理因素

精神和心理状态对哮喘的发病肯定有影响,但这一因素往往被患者和医务人员所忽视。许多患者受到精神刺激以后哮喘发作或加重,而且很难控制。

据报道,70%的患者的哮喘发作有心理因素参与;而在引起哮喘发作的诸多因素中,其中单纯以外源性过敏原为主要诱因者占 29%,以呼吸道感染为主要诱因者占 40%,心理因素为主的占 30%。还有的学者报道,在哮喘发作的诱因中变态反应合并精神因素占 50%。与哮喘有关的精神心理状态涉及非常广泛的因素,包括社会因素,性格因素和情绪因素,社会因素常常是通过对心理和情绪的影响而起作用的。哮喘患者在出现躯体痛苦的同时,伴有多种情绪、心理异常表现,主要为:焦虑、抑郁和过度的躯体关注。因此,往往形成依赖性强、较被动、懦弱而敏感、情绪不稳和自我中心等性格特征,是比较典型的呼吸系统的心身疾病。哮喘儿童的母亲也常呈"神经质性"个性,母亲的焦虑、紧张、唠叨、烦恼的表现影响儿童哮喘的治疗和康复。

精神因素诱发哮喘的机制目前还不清楚,有人认为在可接受大量感觉刺激的人脑海马回部位,可能存在与基因有关的异常。遗传素质或早年环境的影响,造成某些哮喘患者精神心理的不稳定状态。同时精神忧虑或紧张的哮喘患者,生理上气道的敏感性升高,可能与迷走神经兴奋性增强有关。长期的情绪低落,心理压抑可使神经-内分泌-免疫网状调节系统功能紊乱,引起一系列心身疾病。

精神和心理因素也属于内因,但它有别于遗传背景。精神和心理因素不决定一个人是否成为哮喘的易感者,然而可明显地影响哮喘的发作及其严重程度,对于哮喘常年反复发作的患者来说,这种影响尤其显著。因此许多学者强调哮喘的防治必须采用包括心与身两方面的综合性治疗措施。

5.微量元素缺乏

以缺铁、缺锌为较常见,这些微量元素缺少可致免疫功能下降。

6.药物

药物引起哮喘发作有特异性过敏和非特异性过敏两种,前者以生物制品过敏最为常见,因为生物制品本身即可作为完全抗原或半抗原引起哮喘发作。以往认为阿司匹林引起哮喘发作的机制是过敏,现在普遍认为是由于患者对阿司匹林的不耐受性。非特异性过敏常发生于交感神经阻断药,例如普萘洛尔(心得安)和增强副交感神经作用药,如乙酰胆碱和新斯的明。

三、支气管哮喘的发病机制

支气管哮喘的发作是气道综合性的病理生理变化的结果,包括炎症基础和气流阻塞两方面的因素。气道炎症引起气道的高反应性,并通过释放细胞因子而导致支气管痉挛、气流受阻。气流受阻的主要机制是小支气管平滑肌收缩、小支气管黏膜的水肿、以嗜酸性粒细胞为主的黏膜下炎性细胞浸润、黏膜腺体的分泌功能亢进,造成分泌物阻塞,黏膜结缔组织、腺体及上皮层的增生与肥厚(气道重建)等。由此可见,支气管哮喘的发病机制是极为复杂的,许多环节仍然迷惑不清,有待深入研究。

(一)IgE 的合成

支气管哮喘的气道炎症是由 IgE 介导的变应性炎症,是指变应原进入致敏机体后所诱发的局部组织以嗜酸性细胞浸润为主的炎症反应。IgE 是在 T 淋巴细胞的控制和调节下,由 B 淋巴细胞合成的,肺泡巨噬细胞也参与 IgE 合成。其中 T 淋巴细胞是 IgE 合成调节的主要效应细胞,T 抑制细胞(Ts)在调节 IgE 合成中起重要作用,其功能下降,数目减少或功能缺陷可造成体内 IgE 合成增加,这可能是变态反应发病的主要因素。IgE 是目前已知人体血清中含量最低的一种免疫球蛋白,其含量仅占人体血清免疫球蛋白总量的十万分之一,个体差异也很大。

在病理情况下,当变应原进入机体以后,肺泡巨噬细胞作为抗原递呈细胞将抗原信息传递给 T 淋巴细胞。Stannegard 等已证实,体内 IgE 水平与 T 抑制细胞的功能呈负相关。Geha 等采用单克隆抗体技术也证明血清总 IgE 水平增高的同时伴随着 T 抑制细胞数目减少和 T 辅助细胞(Th)数目增多。近年来许多文献均报告,白细胞介素(IL)-4(interleukin-4,IL-4),IL-13、变态反应增强因子(allergy enhancing factor,AEF)可促进 IgE 合成,而 γ-干扰素(interferon-gamma,IFN-γ)、IgE 抑制因子(IgE-suppressive factor,IgE-SF)可抑制 IgE 的合成。其中以 IL-4 和 IFN-γ 在 IgE 的合成调节中的作用最为重要,因此 IL-4 被誉为 IgE 增强因子(IgE-PF)。IL-4 是由 T 辅助细胞 2(Th₂)产生的,它不仅可以促进 T 细胞与 B 细胞的相互作用,还可使 B 淋巴细胞的抗体应答向 IgE 种型转化,但 IL-4 不能单独诱导 B 淋巴细胞产生 IgE,它需要 IL-5、IL-6 的参与和单核细胞的配合。

近年来还发现 IgG₄ 在变应性炎症的发生过程中也起一定的作用。

(二)气道变态反应在支气管哮喘发病中的作用

哮喘大多与吸入周围环境的变应原有关,因为气道是一个高度开放的器官,终日不停地进行呼吸,因而飘浮在空气中的过敏原得以随时侵入呼吸道,一起一系列的变态反应。这个过程大概分为致敏期、反应期和发作期。

1.致敏期

也称感应期,当过敏原被吸入后,可为气道黏膜所黏附、溶解或吸收,也可为肺泡巨噬细胞所吞噬,有些可溶性成分为淋巴细胞所"胞饮",并递呈给局部淋巴结或全身淋巴组织,其中的抗原特异性递呈给特异性的 IgE 型浆细胞,促其产生过敏性抗体(或称反应素)。此类反应素实际上就是特异性的 IgE。每个 IgE 分子经酶的作用而分解成 Fab 片段和 Fc 片段。所有的 IgE 均属亲细胞性抗体,与肥大细胞和嗜碱性粒细胞的亲和性尤其明显。支气管哮喘患者的气道肥大细胞表面有大量高度亲 IgE 的 Fc 受体(FcR-1),其中包括分子量为 45 000 的 R 受体、分子量为 55 000 的 H 受体和分子量为 71 000 的 71K 受体。嗜碱性粒细胞主要分布于周围血循环中,它在形态和花生四烯酸代谢方面虽然与肥大细胞有所不同,但其分化来源、异染性、IgE 受体特性及其功能方面很相似,在变态反应性炎症的发生过程中发挥协同,而又互相补充的作用。一旦 IgE 形成,即有选择地迅速将其 Fc 端与支气管黏膜下毛细血管周围或固有层的肥大细胞的表面,或血中嗜碱性粒细胞的表面 Fc 受体结合。它们都是 IgE 的靶细胞,可以接受大量的 IgE 分子。当 IgE 分子与气道黏膜下的肥大细胞牢固结合以后,机体即完成了致敏过程,处于特异性的致敏状态。

2.反应期

即攻击期,当引起机体产生某种特应性 IgE 的相同过敏原再次进入人体,接触已致敏的肥大细胞或嗜碱粒细胞时,每一个致敏抗原分子与两个或两个以上的肥大细胞膜上的 IgE 的 Fab 端相结合,产生立体异构现象,构成 IgE 的激发机制,使细胞外的钙、镁离子进入细胞内,激活一系列的酶原活性,使肥大细胞或嗜碱粒细胞发生脱颗粒,释放到细胞外。此类颗粒中含有多种化学活性介质,包括组胺、白三烯(慢反应物质)、缓激肽、5-羟色胺、嗜酸性粒细胞趋化因子、血小板激活因子、肝素等。

3.激发期

或称效应期,即当各种化学活性介质从靶细胞内释出时所引起的支气管反应。这些活性介质具有很强的化学活性,当它们达到一定浓度时,即可使支气管的平滑肌收缩、痉挛,毛细血管扩张,通透性增高,血浆渗漏,腺体分泌增多,嗜酸性粒细胞等炎性细胞向病灶区募集等,使小气道狭窄,气流受限,通气功能下降,出现哮鸣和呼吸困难。

临床上要确定气道的变态反应性炎症是比较困难的,但进入 20 世纪 80 年代,随着哮喘患者痰液细胞学检查、支气管镜检查和支气管肺泡灌洗术、肺组织活检的逐步广泛地应用和哮喘病死者的尸体检查的研究,支气管哮喘的最主要的病理学变化是气道的炎症性反应的性质才得以明确,主要特点为:

(1)在支气管黏膜的上皮组织中、黏膜下及气管腔内有大量的以嗜酸性粒细胞为主的炎症细胞浸润。同时淋巴细胞、巨噬细胞、肥大细胞、浆细胞和中性粒细胞亦可伴随存在,但与以中性粒细胞浸润为主的化脓性炎症,或以淋巴细胞浸润为主的慢性炎症截然不同,称之为"气道变态反应性炎症(AAI)"。

(2)在变态反应性炎症的作用下导致支气管上皮细胞坏死,脱落,上皮纤毛功能损害,上皮下或黏膜下神经末梢裸露,黏膜下腺体增生,杯状细胞增生,分泌亢进,基底膜增厚。

(3)黏膜下组织血管充血扩张,通透性增高,大量血浆及炎症细胞渗出。

(4)由于炎性细胞及血浆渗出导致支气管黏膜水肿,气管腔内分泌物积聚,甚至形成黏液栓,黏液栓中有大量嗜酸性粒细胞聚集。

以上种种由变态反应性炎症造成的小支气管的病理改变导致持久而弥漫的支气管通气障碍,构成支气管哮喘最主要的病理基础。这一理论和观念上的改变,必将导致哮喘病预防和治疗上的大变革。

由此可见,支气管哮喘的性质属于变态反应,而小支气管是主要的效应器官及组织。不过,这种机制是否就是变态反应性支气管哮喘发作的唯一机制,目前尚有很多争议。如 Ricci 等(1978 年)认为过敏性支气管哮喘亦可见于Ⅲ型变态反应。在支气管哮喘患者的血清中可以发现大量的自身抗平滑肌抗体,用荧光免疫法可以显示这种抗体集中分布在增厚的支气管基底膜及上皮层下。然而,若用外源性特异性抗原作皮肤试验,这些患者一般为阴性。

(三)炎症免疫细胞在支气管哮喘发病中的作用

1.肥大细胞和嗜碱性粒细胞的激活和介质释放

肥大细胞和嗜碱性粒细胞是变应性炎症中释放炎性介质的主要效应细胞。肥大细胞主要分布于易发生变应性炎症的部位,如哮喘患者的支气管黏膜、肺泡等。嗜碱性粒细胞主要分布于周围血循环中。肥大细胞和嗜碱性粒细胞在变应性炎症中的激活和释放炎性介质过程是非常复杂的,其机制包含了 IgE 介导的机制和非 IgE 介导的机制两种形式,但近年来通过对纯化肥大细胞的研究发现肥大细胞与嗜碱性粒细胞释放炎性介质的方式和种类均有较多差异。

由 IgE 介导的肥大细胞释放介质的机制主要为:①过敏原进入机体使肥大细胞膜表面 IgE 受体分子间的搭桥交联。②搭桥交联后使细胞膜发生磷脂甲基化。③细胞膜磷脂甲基化导致的 Ca^{2+} 内流和传递激活信息以及 Ca^{2+} 内流前后的一系列酶的激活。④cAMP 的参与。

非 IgE 介导的肥大细胞和嗜碱细胞释放介质是借助 48-80 化合物、抗 IgE、钙离子载体 A23187、P 物质、刀豆素-A 和右旋糖酐等的诱发,这些非特异性的介质促发剂在探讨肥大细胞释放炎性介质机制的实验中起重要作用。48-80 化合物诱发的介质释放过程与 IgE 介导的介质释放有许多相似之处,如作用潜伏期短,有钙离子内流过程等。48-80 化合物可以诱发迟发性的肥大细胞介质释放,其作用部位可能在细胞膜上,而不在细胞内。

近年的研究表明,肥大细胞表面存在着 IgG_4 受体,它们与 IgE 受体相似。变应原进入机体时,IgG_4 可以介导肥大细胞释放介质。同时还表明,在由 IgE 介导的迟发性介质释放中,IgG_4 可能担任重要角色。此外,C_{3a}、C_{5a} 等补体碎片、某些白细胞介素也可以引起肥大细胞的免疫性激活。

2.嗜酸性粒细胞

变应性炎症是Ⅰ型变态反应的主要病理学特征。传统认为,Ⅰ型变态反应是由肥大细胞脱颗粒引起的,但近年来发现,嗜酸性粒细胞、巨噬细胞或单核细胞、淋巴细胞、中性粒细胞甚至血小板均在变应性炎症中起一定的作用,而且相继在嗜酸性粒细胞、巨噬细胞等细胞表面发现了低亲和力的 IgE 受体(FcR Ⅱ),提示 IgE 在Ⅰ型变态反应中不仅激活肥大细胞—嗜碱细胞,还能激活其他炎性细胞。

以嗜酸性粒细胞为主的炎性细胞浸润是变应性炎症的特征,它具有炎性损伤作用,是一种重要的炎症效应细胞。嗜酸性粒细胞可释放多种活性物质参与变应性炎症的调节,而且其表面具有大量的低亲和力 IgE 受体,在变应性炎症的维持和发展中起重要作用。

嗜酸性粒细胞活化后可以释放多种炎性介质,如白三烯(Leukotriene,LT)B$_4$、LTC$_4$ 和血小板激活因子(PAF)。现已知嗜酸性粒细胞是所有参与变应性炎症的细胞中合成 LTC$_4$ 和 D$_4$ 能力最强的细胞。在某些刺激下低密度嗜酸细胞可比正常密度嗜酸性粒细胞产生更多的 LTC$_4$ 和 D$_4$,但人类嗜酸性粒细胞仅产生少量 LTB$_4$。嗜酸性粒细胞活化后还可产生大量 PAF,后者具有强烈的嗜酸性粒细胞趋化活性,又可吸引大量嗜酸性粒细胞在炎症区域浸润,以致产生更多的 PAF,这种恶性循环是造成持续性变应性炎症的重要因素之一。

嗜酸性粒细胞还可合成多种上皮毒性物质如主要碱性蛋白(major basic protein,MBP)、嗜酸细胞阳离子蛋白(eosinophil cation protein,ECP)、嗜酸细胞过氧化物(eosinophil peroxide,EPO)和嗜酸细胞衍生的神经毒素(eosinophil derieved neurotoxin,EDN)等,这些物质对气道上皮、鼻黏膜上皮以及其他炎区组织均有较强的损伤作用。

3. 单核细胞或巨噬细胞

研究表明,单核细胞或巨噬细胞在变应性炎症中起主要效应细胞的作用,而且在支气管哮喘的发病机制中属于较为早期的效应细胞。它们的主要免疫功能是递呈抗原信息给 T 淋巴细胞,促其分泌多种细胞因子和炎性介质前体。

研究还证实在单核细胞或巨噬细胞表面有大量低亲和力 IgE 受体,激活这些受体(尤其是巨噬细胞的受体)可以产生数十种细胞因子和炎性介质,参与支气管哮喘的发病。巨噬细胞激活后可以释放 LTB$_4$、LTC$_4$、前列腺素和血小板激活因子等直接参与气道炎症的调节。还可通过合成组胺释放因子、IL-1、IL-8和颗粒细胞单核细胞集落刺激因子(GM-CSF)等作用于其他细胞,间接参与变应性炎症的调节。总之,单核细胞或巨噬细胞以多种效应参与了变应性炎症的调节,它与 T 淋巴细胞、嗜酸性粒细胞、肥大细胞和中性粒细胞等相互作用以及巨噬细胞对变应性炎症的直接参与均对变应性炎症的形成有较复杂的相互影响。

4. 淋巴细胞

T 淋巴细胞和 B 淋巴细胞是变应性炎症中的重要调节细胞。IgE 既是在 T 淋巴细胞的控制和调节下,由 B 淋巴细胞合成的。如果能从 T 淋巴细胞调控 B 淋巴细胞的各种细胞因子中寻找出抑制 IgE 合成的因子,无疑将使变态反应疾病的治疗从目前的拮抗炎性介质来控制症状的水平上大大提高。通常认为 T 辅助细胞(Th)可以促进 B 淋巴细胞合成 IgE,而 T 抑制细胞(Ts)则可抑制 IgE 的合成。近年的研究发现,特应性患者周围血中 Th 细胞数目增多,功能增强,而 Ts 细胞数目减少或功能缺陷,Th/Ts 比例失调。

Th 可分 Th$_1$ 和 Th$_2$ 两种亚型。Th$_1$ 可以产生 γ-干扰素和 IL-2,而 Th$_2$ 则主要产生 IL-4、IL-5、IL-6等。Th$_1$/Th$_2$ 失衡在哮喘发病机制中起着非常重要的作用,他们通过各自的细胞因子作用于不同的效应细胞,引起一系列的病理生理反应,但 Th$_1$/Th$_2$ 失衡并不能解释所有的病理生理现象。

T 淋巴细胞主要借助 IL-4 来促进 B 淋巴细胞合成 IgE。另一方面,T 淋巴细胞分泌的 γ-干扰素又可抑制 B 淋巴细胞合成 IgE。由此推测 IL-4 和 γ-干扰素的比例失调可能是 IgE 增高的主要原因,但从目前的临床研究来看,γ-干扰素并不能有效的控制变应性炎症的发生和发展,这主要可能与 γ-干扰素是一种多功能淋巴因子有关,值得进一步研究以得到更有效的抑制 IgE 合成的物质。

5. 中性粒细胞

动物实验表明,多形核白细胞在变应性炎症的发生和发展中也起一定作用。在变应性炎症发生前、发生过程中和发生后的炎区组织中均有不同程度的中性粒细胞增高,提示变应性炎症与多形核白细胞有一定关系。初步研究表明,多形核白细胞在变应性炎症中也可释放白三烯、前列腺素和血小板激活因子等,亦可以产生可引起皮肤肥大细胞再次释放炎性介质的组胺释放的活性物质,在迟发相皮肤反应中起重要作用。

6. 血小板

近 10 余年的研究已逐渐了解,血小板可能是变应性炎症中的效应细胞之一,血小板表面有低亲和力的 IgE 受体。在特应性患者的周围血中,具有 IgE 受体的血小板数目增加,并发现了在变应性炎症发生过程中有血小板激活的证据。血小板激活因子作为变应性炎症中的重要炎性介质而引起广泛重视，它可在变应性炎症中激活血小板，并使血小板释放血小板激活因子和组胺释放因子。近年还证实血小板对迟发相哮喘反应亦有一定作用。

（四）介质的致炎效应

随着肥大细胞、嗜酸性粒细胞、巨噬细胞等炎性细胞的激活，大量原发性炎性介质如组胺和大量继发性介质如白三烯、血小板激活因子、前列腺素等被释放到炎症局部区域组织中。根据释放炎性介质的种类、浓度和炎区的部位不同而引起相应的变应性炎症，导致不同的临床症状。但是不论原发性介质还是继发性介质，其致炎效应过程都依赖以下三种作用。

1. 促炎作用

这些介质可以使炎症区毛细血管扩张充血，渗漏增加，水肿形成甚至微血栓形成，这就是组织的炎性损伤。除支气管黏膜以外，皮肤、鼻黏膜、消化道黏膜也易发生变应性炎症。其特征因发生的组织不同而有所区别，但其共同特征是在炎症早期以渗出性炎症为主，而长期反复发作可导致增生性炎症，并可形成不可逆转的炎性损伤。

2. 炎性细胞趋化作用

这些介质多具有对炎性细胞的趋化作用，吸引嗜酸性粒细胞、巨噬细胞、中性粒细胞和淋巴细胞聚集在炎症部位。某些介质还可激活这些炎性细胞，从而加重局部的炎症反应。炎性细胞的趋化与多种细胞膜上的糖蛋白黏附分子的激活有密切关系。

3. 致痉作用

这些介质多具有对支气管平滑肌、肠道平滑肌的致痉作用，这可以导致管腔狭窄从而引发哮喘和肠痉挛，使气道的气流受限。

（五）白细胞介素在哮喘发病中的作用

白细胞介素（简称白介素，IL）是与哮喘发病有密切关系的一组细胞因子，1979 年在瑞士召开的第二届国际淋巴因子会议上，将白细胞间相互作用的一类细胞因子统一命名为白细胞介素（IL），当时主要为白细胞介素 1～8，其后又发现许多白细胞介素，如 IL-1α、IL-1β 及 IL-9～14。目前已知与哮喘发病关系比较密切的白细胞介素为以下数种。

1. 白介素 4（IL-4）

1982 年发现，由活化的 T 细胞产生，是一种促进白细胞增殖的因子，也称为 B 细胞生长因子（BCGF-I）或 B 细胞刺激因子（BSF-I）。不同浓度的 IL-4 可使 B 细胞合成不同类型的免疫球蛋白（Ig），例如产生 IgE 及部分 IgG。IL-4 促进肥大细胞增殖并使 CD23 表达 IgE 受体。IL-4 和 IL-3 共同作用时可进一步促进肥大细胞增殖，因此 IL-4 与 IgE 的产生和其受体表达，即与 I 型变态反应的发病有关。哮喘属 IgE 介导的 I 型变态反应性疾病，现已有文章报道，哮喘发作期和缓解期外周血中 IL-4 水平升高、分泌 IL-4 细胞增加，IL-4 值和分泌 IL-4 细胞阳性率与血清中 IgE 水平有显著相关性。γ-IFN 对 IL-4 有拮抗作用，它不仅可抑制 IL-4 刺激 IgE 的生成，也可抑制 IgE 受体的产生。哮喘的发病可能与 IL-4/γ-IFN 平衡失调有关；临床应用 γ-IFN 来抑制 IL-4 的产生，减少 IgE 合成，从而达到抗哮喘的作用。

2. 白介素 5（IL-5）

又称 B 细胞生长因子-II（BCGF-II）、嗜酸性粒细胞集落刺激因子（E-CSF）或嗜酸性粒细胞分化因子（EDF），有促进抗原刺激 B 细胞分化成为产生抗体的浆细胞、调节抗体水平及激活、增殖、分化吸引嗜酸性粒细胞的作用。这些作用都可能参与哮喘过敏性炎症的发生。

3. 白介素 8（IL-8）

1986 年发现，1989 年命名为白细胞介素 8（IL-8）。它主要为单核细胞产生的一种中性粒细胞趋化因子。内皮细胞、成纤维细胞和表皮细胞等也能产生 IL-8。白介素-8 能吸引中性粒细胞、T 细胞和嗜碱性粒细胞，尤其使中性粒细胞黏附在上皮细胞上，使之激活并释放溶菌酶。它还能刺激中性粒细胞产生白细胞三烯 B_4（LTB$_4$）。白细胞三烯 B4 进一步吸引多形核白细胞到气道，参与气道炎症反应。白介素 8 还可刺激嗜碱性粒细胞,使它释放组胺,参与哮喘的发病。

4.白介素3(IL-3)

1981年发现,它与其他细胞因子一起共同促进巨噬细胞、中性粒细胞、嗜酸性粒细胞、嗜碱性粒细胞、肥大细胞、巨核细胞的产生和分化,还可促进嗜酸性粒细胞与血管内皮细胞的粘连,加强它们之间的作用,从而加重气道过敏性炎症。

5.白介素10(IL-10)和白介素12(IL-12)

哮喘是以 Th_2 亚型的T辅助细胞(Th)反应为特征的气道炎症性疾病。许多实验证明可以受IL-10和IL-12调节,IL-10使T细胞去活化,因此造成过敏性哮喘时 Th_2 的耐受性,而IL-12可使反应适于 Th_1 类型。肺泡巨噬细胞(AM)可分泌这两种细胞因子,因而调节哮喘时T细胞的作用。IL-10和转移生长因子 β(TGF-β)可以抑制B和T细胞、IgE产生、肥大细胞增生,而且可引起嗜酸性粒细胞的凋亡。因此这些细胞因子是与哮喘和过敏有关的候选基因。流行性感冒A病毒感染可使IL-10产生减少IL-10,而甲泼尼龙却可以上调单核细胞IL-10的产生。

(六)白细胞三烯在哮喘发病中的作用

白细胞三烯(简称白三烯,LTs)是由普遍存在的花生四烯酸(AA)合成的重要介质,在哮喘发病中起着重要的作用。目前有足够的根据说明哮喘患者体内的白三烯增加,实验结果表明,哮喘和特应性体质患者血中自细胞的LTB4和LTC4要比正常人高3~5倍。哮喘稳定期患者血浆的LTC4和LTD4的含量也高于健康人。白三烯参与了哮喘发病的各种病理生理过程,如:支气管痉挛、支气管黏膜的微血管渗漏、黏液分泌增加和富含嗜酸细胞的炎症细胞浸润。

1.收缩支气管

半胱氨酰白三烯有强力收缩气道平滑肌的功能,LTC4、LTD4收缩人平滑肌的能力相当,比组胺至少强1 000倍,因此以往称之为过敏性慢反应物质(Slow Reacting Substance of Anaphylaxis,SRS-A)。LTE4收缩平滑肌效应的有关报告不一,有的学者认为与其他半胱氨酰白三烯相当,但也有报告LTE4收缩平滑肌的活性只有其他半胱氨酰白三烯的1/100~1/1 000。

半胱氨酰白三烯对健康人和哮喘患者的支气管均有收缩作用,但哮喘患者吸入白三烯后的反应比健康人强烈得多。其中LTC4和LTD4的作用相当,而LTE4则只有它们的1/30~1/100。就起效时间而言,LTD4和LTE4在服药后4~6分钟即开始发挥作用,而服LTC4后需10~20分钟才起作用。因为人类与豚鼠不同,豚鼠有LTC4和LTD4的对应受体,而人只有LTD4受体,而无LTC4受体。LTC4必须首先转化为LTD4方能起作用,因此它对支气管的收缩是"迟到"的作用。白三烯受体的分子结构目前还不清楚。

Adelroth等以呼气峰流速下降30%为额度,对健康人和哮喘患者进行气道激发试验,结果发现哮喘患者所需的乙酰甲胆碱的累积量只相当健康人的1/80,所需的LTD4量只有健康人的1/13。这表明乙酰甲胆碱对支气管的非特异刺激强度为LTD4的6倍(也有报告1~10倍)。LTIN具有很强的趋化作用,但不引起平滑肌收缩。

有些学者还报道,雾化吸入半胱氨酰白三烯时,药物对支气管的激发效果与呼吸状态有关,深呼吸可减弱激发效应。通常认为深呼吸使外周气道打开,深呼吸减弱激发效应表明半胱氨酰白三烯对外周气道也有作用。因此可见,半胱氨酰白三烯对气道具有外周和中心双重效应。

2.增加血管通透性

在炎症反应中,血管通透性增加发生于毛细血管后静脉,由于血管内皮裂隙形成或扩大,使大分子物质外漏,继而水分渗出,水肿即形成。前列腺素、缓激肽和血小板激活因子(PAF)等介质参与这一过程。实验证明半胱氨酰白三烯可明显增加血管的渗漏。

3.促进黏液分泌

哮喘发作的病理特征之一是黏液分泌增多,并进而引起气道阻塞。严重哮喘时可形成黏液栓塞,其栓子是黏膜下腺分泌的黏液与富含嗜酸性粒细胞及中性粒细胞的炎性渗出液的混合物。组胺、前列腺素、血栓素及血小板激活因子等介质参与这个过程。现已证明半胱氨酰白三烯是所研究的促黏液分泌素中最活跃者之一。狗的实验也证明 LTC4 的存在使气管黏膜下腺分泌的黏液增加。

4. 细胞浸润

LTB4 是中性白细胞的强趋化剂,但其他半胱氨酰白三烯似无趋化作用。

5. 提高气道高反应性

半胱氨酰白三烯可提高气道反应性,但较组胺或乙酰甲胆碱的作用弱。然而,吸入半胱氨酰白三烯能够增加哮喘患者的气道对组胺的敏感性,这种作用可持续 7 天。这些效应说明白三烯在哮喘患者气道高反应的发生机制中起着重要作用。

半胱氨酰白三烯至少须与两种不同的高亲和性立体选择性膜结合受体,即 cys LT_1 和 cys LT_2 相互作用。cys LT_1 受体(其性质目前已比较了解)存在于包括人在内的多种动物的肺。半胱氨酰白三烯与哮喘有关的病理生理学基础均由受体的刺激所介导。根据上述原理,科学家们新近研究并生产了白三烯受体阻断剂(如"安可来"和"顺尔宁"),经临床实践证明对于控制哮喘的临床症状有较好的疗效。

(七)气道炎症与气道高反应性

通过大量动物实验和哮喘患者的支气管激发试验,包括乙酰甲胆碱及组胺等非特异性激发试验和各种变应原的特异性激发试验,均证明支气管哮喘患者都有程度不等的气道高反应性(airway hyperreactivity,AHR)。所谓 AHR 实际上就是气道的易收缩性和易舒张性,它基于气道的变态反应性炎症,可能的机制有以下几种。

(1)炎症导致的气道上皮损伤,使黏膜屏障功能下降。

(2)炎症使气道神经末梢受损或裸露,使对各种刺激的敏感性提高。

(3)炎症使气道黏膜纤毛黏液毡的清除功能下降,利于变应原或刺激物的沉积,激发特异性抗原抗体反应。

(4)炎症导致嗜酸性粒细胞释放各种毒性蛋白,包括主要碱性蛋白、嗜酸性粒细胞阳离子蛋白、嗜酸性粒细胞神经毒素、嗜酸性粒细胞过氧化物等。此类生物活性物质均可提高气道上皮对外界刺激的敏感性。

(5)变态反应性炎症细胞激活后释放芳基硫酸酶、透明质酸酶、溶酶体酶等激动气道平滑肌受体,使平滑肌应激功能降低。

(6)变应性炎症使毛细血管扩张血流变慢,导致各种血管内细胞的黏附分子表达,向血管外转移,加重局部的炎症反应,使气道反应性呈持续而循环反复地增高。

实际上气道高反应性的形成机制十分复杂,少数慢性支气管炎患者,甚至有些正常人,气道激发试验也可显示"气道高反应性"。据文献报道,无哮喘病、无 COPD、不吸烟的正常成人作气道反应性测定时,约 20% 的受试者可有不同程度反应性升高,说明除变态反应性炎症以外,还有一些体质性因素可以影响气道高反应性的发生。这些人日后可能成为支气管哮喘的潜在发病者。

四、支气管哮喘的病理

气道壁的正常组织学结构可分为上皮(包括分泌腺)、平滑肌、软骨和起网络支撑作用的结缔组织。分泌腺只存在于含软骨的气道壁内,细支气管壁既无软骨亦无黏液腺,但细支气管壁平滑肌可占管壁总厚度的 50%。气道上皮含 8 种不同的细胞,即基底细胞或干细胞(它们是其余细胞的前身),中间和未分化细胞(后者形成纤毛细胞),刷状或微绒毛细胞,克拉拉细胞,浆液和黏液分泌细胞,Kulchitsky 细胞。肺外气道上皮和少数肺内气道上皮含丰富的交感神经网,对许多种类的刺激包括气体、烟、尘、雾和抗原起反应。靠近管腔处有适应快速伸展的受体或称刺激性受体,沿细胞周径分布。支配气管支气管平滑肌的输出神经纤维复杂,不同种系之间差别很大,如豚鼠的气道平滑肌组成多单位结构,每一肌细胞有许多神经支配,肌细胞之间连接较少,而人类气道平滑肌为单一的单位,每个肌细胞之间有许多连接,而神经末梢相对较少,这些解剖结构的不同可能与喘息的发作有一定的关系。

支气管哮喘患者喘息的主要病理生理基础为:①平滑肌痉挛。②气道炎症和水肿。③黏液分泌过多,加重了支气管腔的狭窄和阻塞。这三种病变在喘息发展过程中所占的比重不同,如平滑肌痉挛在喘息发作时是气道堵塞的主要原因,但经舒张平滑肌的药物治疗后能很快逆转,而气道炎症、水肿和黏液分泌过多所形成的黏液栓则成为喘息难于逆转或不可逆转的主要原因。

（一）大体解剖

尸检时从胸腔取出的肺不塌陷,肺表面显示过度膨胀和萎陷区。这是由于部分气道形成不同程度的阻塞所致。如阻塞完全,末梢部分的空气被吸收,使该处肺组织萎陷。如阻塞不完全,在吸气时空气仍能进入末梢肺组织,但呼气时空气不能经狭窄的气道排出,因而存留在肺组织内,使肺组织过度膨胀。这时,肺切片可见软而胶冻状或灰色橡皮样黏液栓,最常见于中等到小支气管腔内。死于喘息持续状态的患者这种黏液栓更为常见。

（二）显微镜下所见

支气管平滑肌显著增厚,死于喘息持续状态的患者支气管平滑肌厚度可达正常人的 2.6 倍,而慢性支气管炎患者的气道平滑肌增厚不明显,这是鉴别哮喘和慢性支气管炎的病理要点。

支气管黏膜下水肿、血管扩张充血和炎症免疫细胞浸润。这些细胞包括嗜酸性粒细胞、浆细胞、淋巴细胞和一些中性粒细胞。有时嗜酸粒细胞很少或无,主要为浆细胞和淋巴细胞。黏膜基底膜增厚、玻璃样变,基底膜的厚度可达正常的 2.5 倍。基底膜的增厚主要是胶原纤维沉积增多和蛋白渗出的结果。

黏膜下分泌腺增生,但不如慢性支气管炎时严重。黏膜下分泌腺中分泌黏液的细胞,即杯状细胞增多,而纤毛细胞减少,表面上皮内的杯状细胞亦增多。正常情况下支气管黏膜上皮内杯状细胞只见于大、中支气管和有软骨的小支气管,这种小支气管直径为 1～2 mm,由此小支气管以远的气道黏膜上皮内无杯状细胞。但哮喘患者的外周细支气管黏膜上皮内亦有丰富的杯状细胞。黏液内有较多酸性蛋白、DNA 结合纤维和渐进性纤维素形成以及糖蛋白和蛋白多糖比例改变,这些都使黏液的化学性质改变,黏液变稠成胶冻样。清蛋白和其他蛋白从损伤的支气管壁内漏至黏液内。黏液和蛋白分层增多显示这些分泌物较陈旧。黏液中的嗜酸性粒细胞一般保存较好,可能是由于这些细胞新近才渗至黏液内的缘故,它们成串混在黏液内。皮质激素治疗可减少黏液内细胞成分,但不能影响黏液栓的形成。纤毛细胞的纤毛由于蛋白性液体和炎症细胞产物的作用,特别是嗜酸性粒细胞的主要碱性蛋白损伤,加上腔内已有的黏稠物质使这些纤毛细胞很难移去管腔内的内容物。

支气管腺的开口扩张使支气管黏膜向外凸出,这是由于支气管腔内压的增加和平滑肌收缩以及通过这些部位的黏液滞留的结果。支气管黏膜的外凸有不同的名词描述,如上皮隐窝样突出、支气管憩室等,如发生炎症则称支气管憩室炎。组织学上有明确的喘息病变并死于喘息者,支气管憩室的发生率可高达92%。憩室破裂可导致间质性肺气肿甚至气胸。

哮喘患者的细支气管和痰内可见柯什曼螺旋体(Curshmann spirals)。这种螺旋是一种小的线状有螺纹的绳样物,螺纹向同一方向旋转,中心为一高度可折光的致密的盘卷或编成辫子状的线圈。哮喘患者支气管腔内黏液和蛋白性液体中可混杂炎症细胞。嗜酸性粒细胞脱颗粒所形成的双锥体形六角形的嗜酸性结晶,称为夏柯—雷登(Charcot-Leyden)结晶,后者由嗜酸性细胞膜溶血磷脂酶构成。夏柯—雷登结晶在变态反应性鼻窦炎的细胞外黏液中较常见,亦可见于胸腔积液和血液中。

呼吸道纤毛上皮可变性、碎裂和从基底膜上剥脱。这种变性断裂脱落的纤毛上皮被称为 Creola 小体,在组织切片、痰标本或黏液栓或管型中可见到。纤毛细胞的成团脱落使支气管树的纤毛运动进一步受阻。主要碱性蛋白是嗜酸性粒细胞颗粒的一个重要成分,一些学者研究了主要碱性蛋白对肺的毒性作用时发现从喘息患者提取的纯化的主要碱性蛋白也能损伤肺泡细胞。喘息的发作是由于抗原与 IgE 抗体在肥大细胞和嗜碱细胞表面作用后,激活肥大细胞和嗜碱细胞使之脱颗粒,释放出一系列已合成的活性介质如组胺、过敏性嗜酸性粒细胞趋化因子(ECF-A)、PAF 和花生四烯酸产物等,在激活释放过程中又合成慢反应性物质(SRS)-A。这些介质能使血管扩张,血管通透性增加,平滑肌收缩,并使嗜酸性粒细胞等炎症细胞聚集,从而产生一系列组织损伤和病变。

五、支气管哮喘的临床表现

几乎所有的哮喘患者的都有长期性和发作性（周期性）的特点，因此，近年认为典型哮喘发作 3 次以上，有重要诊断意义。哮喘的发病大多与季节和周围环境、饮食、职业、精神心理因素、运动或服用某种药物有密切关系。过敏性疾病的病史和家族性的哮喘病史对哮喘的诊断也很有参考意义。此外还应注意有无并存呼吸道感染及局部慢性病灶。

（一）主要症状

自觉胸闷、气急，即为呼吸困难，以呼气期为明显，但可以自行缓解或经用平喘药治疗而缓解。典型的哮喘发作症状易于识别，但哮喘病因复杂，其发作与机体的反应性，即遗传因素和特应性素质的个体差异，过敏原和刺激物的质和量的不同均可导致哮喘发作症状的千变万化。有些患者表现为咳嗽，称为咳嗽变异性哮喘或过敏性咳嗽，其诊断标准（小儿年龄不分大小）是：①咳嗽持续或反复发作＞1 个月，常在夜间（或清晨）发作，痰少，运动后加重。②没有发热和其他感染表现或经较长期抗生素治疗无效。③用支气管扩张剂可使咳嗽发作缓解。④肺功能检查确认有气道高反应性。⑤个人过敏史或家族过敏史和（或）过敏原皮试阳性等可作辅助诊断。

（二）体征

发作时两肺（呼气期为主）可听到如笛声的高音调，而且呼气期延长的声音，称为哮鸣音是诊断哮喘的主要依据之一。一般哮鸣音的强弱和气道狭窄及气流受阻的程度相一致，因此哮鸣音越强，往往说明支气管痉挛越严重。哮喘逐步缓解时，哮鸣音也随之逐渐减弱或消失。但应特别注意，不能仅靠哮鸣音的强弱和范围来作为估计哮喘严重度的根据，当气道极度收缩加上黏痰阻塞时，气流反而减弱或完全受阻，这时哮鸣音反而减弱，甚至完全消失，这不是好现象，而是病情危笃的表现，应当积极抢救。

（三）哮喘严重发作

1."哮喘持续状态"

哮喘严重发作通常称为"哮喘持续状态"，这是指一次发作的情况而言，并不代表该患者的基本病情，但往往发生于重症的哮喘患者，而且与预后有关，可威胁患者的生命。因此哮喘严重发作是哮喘病本身的一种最常见的急症。

以往给"哮喘持续状态"所下的定义是："哮喘严重持续发作达 24 小时以上，经用常规药物治疗无效"。现在认为这样的定义是不全面的。因为事实上，许多危重哮喘病例的病情发展常常在一段时间内逐渐加剧，因此所有重症哮喘的患者在某种因素的激发下都有随时发生严重的致命性急性发作的可能，而无特定的时间因素。其中一部分患者可能在哮喘急性发作过程中，虽经数小时以至数天的治疗，但病情仍然逐渐加重。也有一些患者在间歇一段相对缓解的时期后，突然出现严重急性发作，甚至因得不到及时和有效治疗而在数分钟到数小时内死亡，这就是所谓"哮喘猝死"。哮喘猝死的定义通常定为：哮喘突然急性严重发作，患者在 2 小时内死亡。其原因可能为哮喘突然发作或加剧，引起气道严重阻塞或其他心肺并发症导致心跳和呼吸骤停。重症哮喘患者出现生命危险的临床状态称为"潜在性致死性哮喘"。这些因素包括：①必须长期使用口服糖皮质激素类药物治疗。②以往曾因严重哮喘发作住院抢救治疗。③曾因哮喘严重发作而行气管切开，机械通气治疗。④既往曾有气胸或纵隔气肿病史。⑤本次发病过程中须不断超常规剂量使用支气管扩张剂，但效果仍不明显。除此以外，在本次哮喘发作的过程中，还有一些征象值得高度警惕，如喘息症状频发，持续甚至迅速加剧，气促（呼吸超过 30 次/分），心率超过 140 次/分，体力活动和说话受限，夜间呼吸困难显著，取前倾位，极度焦虑、烦躁、大汗淋漓，甚至出现嗜睡和意识障碍，口唇、指甲发绀等。患者的肺部一般可以听到广泛哮鸣音，但若哮鸣音减弱，甚至消失，而全身情况不见好转，呼吸浅快，甚至神志淡漠和嗜睡，则意味着病情危笃，随时可能发生心跳和呼吸骤停。此时其他有关的肺功能检查很难实施，唯一的检查是血液气体分析。如果患者呼吸空气（即尚未吸氧），那么若其动脉血氧分压＜8 kPa（60 mmHg），和（或）动脉血二氧化碳分压＞6 kPa（45 mmHg），动脉血氧饱和度＜90％，则意味着患者处于危险状态，应马上进行抢救，以挽救患者生命。

2."脆性哮喘"

正常人的支气管舒缩状态呈现轻度生理性波动,第一秒用力呼气容积(FEV$_1$)和最大呼气流速(PEF)在晨间降至最低(波谷),而午后达最大值(波峰),在哮喘患者,这种变化尤其明显。1977年Turner-Warwich报道将哮喘患者的肺功能改变分为三种主要类型:①治疗后PEF始终不能恢复正常,但有一定程度的可逆。②用力呼气肺活量(FVC)改变可逆,而FEV$_1$和PEF的降低不可逆。③FEV$_1$和PEF在治疗前后或一段时间内大幅度地波动,即为"飘移者",作者将这一类型称之为"脆性哮喘"(BA)。其后关于BA的定义争论不休。如美国胸科协会(AST),用此概念描述那些突发、严重、危及生命的哮喘发作。最近Ayres在综合各种观点的基础上提出BA的定义和分型如下。

Ⅰ型BA:尽管采取了正规、有力的治疗措施,包括吸入皮质激素(如吸入二丙酸倍氯米松1500 $\mu g/d$以上),或口服相当剂量皮质激素,同时联合吸入支气管扩张剂,连续观察至少150天,半数以上观察日的PEF变异率>40%。

Ⅱ型BA:特征为在基础肺功能正常或良好控制的背景下,无明显诱因突然急性发作的支气道痉挛,3小时内哮喘严重发作伴高碳酸血症,可危及生命,常需机械通气治疗。经期前哮喘发作往往属于此种类型。

(四)特殊类型的哮喘

1.运动性哮喘

运动性哮喘也称运动诱发性哮喘,是指达到一定的运动量后引起支气管痉挛而产生的哮喘,因此其发作都是急性的、短暂的,而且大多数能自行缓解。运动性哮喘固然均由运动引起,但运动的种类、运动持续时间、运动量和运动强度均与哮喘的发作有直接关系。运动性哮喘并非说明运动即可引起哮喘,实际上短暂的运动不但不会引起哮喘,而且还可兴奋呼吸,使支气管有短暂的扩张,肺通气功能改善,FEV$_1$和PEF有短暂的升高。其后随着运动时间的延长,强度的增加,支气管转而发生收缩。虽然运动性哮喘常常兼发于支气管哮喘患者,但与过敏性哮喘不同,其特点为:①发病均在运动后。②有明显的自限性,发作后只需经过一定时间的安静休息即可逐渐自然恢复正常。③无外源性或内源性过敏因素参与,特异性变应原皮试阴性。④一般血清IgE水平不高。但有些学者认为,运动性哮喘常与过敏性哮喘共存,因此认为运动性哮喘与变态反应(变态反应)存在着一些间接的关系。

临床表现疑为运动性哮喘者,应进一步作运动前后的肺功能检查,根据运动前后的肺功能变化来判断是否存在运动性哮喘,这种方法也称为运动诱发试验。常用的运动方式有跑步、自行车功率试验和平板车运动试验。如果运动后FEV$_1$下降20%～40%,即可诊断轻度运动性哮喘,如果FEV$_1$下降40%～65%,即为中度运动性哮喘,FEV$_1$下降65%以上,则属重度运动性哮喘。受检患者患有严重心肺或其他影响运动的疾病则不能进行运动试验,试验时要备有适当抢救措施,应在专业医务人员指导下进行。

2.药物性哮喘

哮喘的发作是由使用某些药物引起(诱发)的,这类哮喘就叫做药物性哮喘。可能引起哮喘发作的药物很多,常见者为:阿司匹林,β受体阻断剂(包括非选择性β受体阻断剂——普萘洛尔、噻吗洛尔和选择性β受体阻断剂),局部麻醉剂,添加剂(如酒石黄,是一种黄色染料,广泛用作许多食品、饮料以及药物制剂的着色剂),医用气雾剂中的杀菌复合物(如用作定量气雾剂的防腐剂例如氯化苯甲烃铵抗氧化剂),用于饮用酒、果汁、饮料和药物作防腐保藏剂(如亚硫酸盐)和抗生素或磺胺药(包括青霉素、磺胺药、呋喃类药)等。个别患者吸入定量的扩张支气管的气雾剂时,偶尔也可引起支气管收缩,这可能与其中的氟里昂或表面活性剂有关。免疫血清、含碘造影剂等除了可引起皮疹、发热、血管炎性反应、嗜酸性粒细胞增多和过敏性休克等全身过敏表现外,也可引起哮喘的发作,但往往被忽略。

药物性哮喘的发生机制与哮喘本身极为相似,首先决定于患者的体质因素,即对某种药物的敏感性。因为这些药物通常是以抗原(如免疫血清)、半抗原或佐剂的身份参与机体的变态反应过程的,没有机体的易感性就不容易发生过敏性反应。但并非所有的药物性哮喘都是机体直接对药物产生变态反应而引起的,β受体阻断剂更是如此,它是通过阻断β受体,使β2受体激动剂不能在支气管平滑肌的效应器上起作用,导致支气管痉挛,哮喘发作。

3. 阿司匹林性哮喘

阿司匹林又是诱发药物性哮喘中最常见的药物,某些哮喘患者于服用阿司匹林或其他解热镇痛药及非类固醇抗炎药后数分钟或数小时内即可诱发剧烈的哮喘,其表现颇似速发型变态反应,因此以往许多人从药物过敏的角度理解阿司匹林性哮喘,但迄今尚未发现阿司匹林的特异性 IgE,也未发现其他的免疫机制参与,变应原皮肤试验阴性。所以近年来普遍认为可能不是由过敏所致,而是对阿司匹林的不耐受性。除阿司匹林以外,吲哚美辛(消炎痛)、安乃近、氨基比林、非那西丁、保泰松、布洛芬等解热镇痛药也可引起类似的哮喘发作。这种对以阿司匹林为代表的解热镇痛药的不耐受现象就称为阿司匹林性哮喘。其中约半数合并鼻息肉和鼻窦炎,对于这种现象,过去称为阿司匹林哮喘三联征或阿司匹林三联征。对于这些提法各家意见不一,最近有些学者建议称为阿司匹林性综合征。

阿司匹林性哮喘多发生于中年人,有时也可见于少数儿童患者。在临床上可分为两个时相,即药物作用相和非药物作用相。药物作用相指服用阿司匹林等解热镇痛药后引起哮喘持续发作的一段时间,其临床表现为:服这类药 5 分钟至 2 小时,或稍长时间之后出现剧烈的哮喘。绝大多数患者的哮喘发作的潜伏期为 30 分钟左右。患者的症状一般都很重,常可见明显的呼吸困难和发绀,甚至出现意识丧失,血压下降,休克。药物作用相的持续时间不一,可短至 2 小时,也可 1～2 天。非药物作用相阿司匹林性哮喘系指药物作用时间之外的时间。患者可因各种不同的原因而发作哮喘。

阿司匹林性哮喘发病率各家报道不一,国外报道它在哮喘人群中的发病率为 1.7%～5.6%,但如果用口服阿司匹林作激发试验,则它的发病率可占成人哮喘的 8%～22%。北京协和医院变态反应科于 1984 年曾对 3 000 例初诊的哮喘患者进行调查,其结果为:阿司匹林哮喘在哮喘人群中的发病率为 2.2%。

由于阿司匹林性哮喘的发病很可能通过抑制气道花生四烯酸的环氧酶途径,使花生四烯酸的脂氧酶代谢途径增强,因而产生炎性介质,即白细胞三烯。后者具有很强的收缩支气管平滑肌作用所致。因此近年研制的白细胞三烯受体拮抗剂,如扎鲁司特(商品名 Accolate,即安可来)和孟鲁司特钠(商品名 Singulair,即顺尔宁)可以完全抑制口服阿司匹林引起的支气管收缩。

4. 职业性哮喘

随着工农业的发展,各种有机物或无机物以尘埃、蒸汽或烟雾三种形式进入生产者的工作环境。如果这些有害物质被劳动者吸入而引起哮喘发作,那么这些有害物质就称为"职业性致喘物"(变应原)。从广义来说,凡是由职业性致喘物引起的哮喘就称为职业性哮喘,但从职业病学的角度,职业性哮喘应有严格的定义和范围。然而,不同国家,甚至同一个国家的不同时期,职业性哮喘的法定含义不同。我国在 20 世纪 80 年代末制定了职业性哮喘的诊断标准,致喘物规定为:异氰酸酯类(如甲苯二异氰酸盐等)、苯酐类、多胺类固化剂(如乙烯二胺、二乙烯三胺、三乙烯四胺等)、铂复合盐、剑麻和青霉素。

职业性哮喘的发生率往往与工业发展水平有关,工业越发达的国家,职业性哮喘发生率越高,估计美国职业性哮喘的发病率为 15%。1988 年美国公共卫生署估计职业性哮喘占整个职业性呼吸系统疾病的 26%。

职业性哮喘的病史有如下特点:①有明确的职业史,因此本病的诊断只限于与致喘物直接接触的劳动者。②既往(从事该职业前)无哮喘史。③自开始从事该职业至哮喘首次发作的"哮喘潜伏期"最少半年以上。④哮喘发作与致喘物的接触关系非常密切,接触则发病,脱离则缓解,甚至终止,典型的职业性哮喘往往是在工作期间或工作后数小时发生气促、胸闷、咳嗽、喘鸣,常伴鼻炎和(或)结膜炎,工作日的第一天(如星期一)症状最明显,周末、节假日或离开工作场所后,上述症状缓解,因此,有人称它为"星期一"综合征。还有一些患者在吸入氯气、二氧化硫及氟化氢等刺激性气体时,出现急性刺激性剧咳、咳黏痰、气急等症状,称为反应性气道功能不全综合征,气道反应性增高可持续至少 3 个月。

六、支气管哮喘的诊断

(一)诊断

1. 诊断标准

(1)反复发作喘息、气急、胸闷或咳嗽,多与接触变应原、冷空气、物理、化学性刺激以及病毒性上呼吸道感染、运动等有关。

（2）发作时在双肺可闻及散在或弥漫性、以呼气相为主的哮鸣音，呼气相延长。

（3）上述症状和体征可经治疗缓解或自行缓解。

（4）除外其他疾病所引起的喘息、气急、胸闷和咳嗽。

（5）临床表现不典型者（如无明显喘息或体征），应至少具备以下 1 项试验阳性：①支气管激发试验或运动激发试验阳性。②支气管舒张试验阳性 FEV_1 增加超过 12％，且 FEV_1 增加绝对值不低于 200 mL；③呼气流量峰值（PEF）日内（或 2 周）变异率不低于 20％。

符合 1～4 条或 4、5 条者，可以诊断为哮喘。

2.分期

根据临床表现支气管哮喘可分为急性发作期、慢性持续期和临床缓解期。慢性持续期是指每周均不同频度和（或）不同程度地出现症状（喘息、气急、胸闷、咳嗽等）；临床缓解期系指经过治疗或未经治疗症状、体征消失，肺功能恢复到急性发作前水平，并维持 3 个月以上。

3.病情严重程度分级

（1）病情严重程度的分级：主要用于治疗前或初始治疗时严重程度的判断，在临床研究中更有其应用价值（表 3-1）。

表 3-1　哮喘病情严重程度的分级

分级	临床特点
间歇状态（第 1 级）	症状不足每周 1 次
	短暂出现
	夜间哮喘症状不超过每个月 2 次
	FEV_1 占预计值％达到 80％或 PEF 达到 80％个人最佳值，PEF 或 FEV_1 变异率小于 20％
轻度持续（第 2 级）	症状达到每周 1 次，但不到每日 1 次
	可能影响活动和睡眠
	夜间哮喘症状每个月超过 2 次，但每周低于 1 次
	FEV_1 占预计值％达到 80％或 PEF 达到 80％个人最佳值，PEF 或 FEV_1 变异率 20％～30％
中度持续（第 3 级）	每日有症状
	影响活动和睡眠
	夜间哮喘症状达到每周 1 次
	FEV_1 占预计值％60％～79％或 PEF60％～79％个人最佳值，PEF 或 FEV_1 变异率大于 30％
重度持续（第 4 级）	每日有症状
	频繁出现
	经常出现夜间哮喘症状
	体力活动受限
	FEV_1 占预计值％小于 60％或 PEF 小于 60％个人最佳值，PEF 或 FEV_1 变异率大于 30％

（2）控制水平的分级：这种分级方法更容易被临床医师掌握，有助于指导临床治疗，以取得更好的哮喘控制（表 3-2）。

表 3-2　哮喘控制水平分级

	完全控制 （满足以下所有条件）	部分控制（在任何 1 周内 出现以下 1～2 项特征）	未控制 （在任何 1 周内）
白天症状	无（或不超过 2 次/周）	超过 2 次/周	
活动受限	无	有	
夜间症状/憋醒	无	有	出现不低于 3 项部分控制特征
需要使用缓解药的次数	无（或不超过 2 次/周）	超过 2 次/周	
肺功能（PEF 或 FEV_1）	正常或不低于正常预计值/本人最佳值的 80％	小于正常预计值（或本人最佳值）的 80％	
急性发作	无	达到每年 1 次	在任何 1 周内出现 1 次

（3）哮喘急性发作时的分级：哮喘急性发作是指喘息、气促、咳嗽、胸闷等症状突然发生，或原有症状急剧加重，常有呼吸困难，以呼气流量降低为其特征，常因接触变应原、刺激物或呼吸道感染诱发。其程度轻重不一，病情加重，可在数小时或数天内出现，偶尔可在数分钟内即危及生命，故应对病情作出正确评估，以便给予及时有效的紧急治疗。哮喘急性发作时病情严重程度的分级，见表3-3。

表3-3　哮喘急性发作时病情严重程度的分级

临床特点	轻度	中度	重度	危重
气短	步行、上楼时	稍事活动	休息时	
体位	可平卧	喜坐位	端坐呼吸	
讲话方式	连续成句	单词	单字	不能讲话
精神状态	可有焦虑，尚安静	时有焦虑或烦躁	常有焦虑、烦躁	嗜睡或意识模糊
出汗	无	有	大汗淋漓	
呼吸频率	轻度增加	增加	常超过30/min	
辅助呼吸肌活动及三凹征	常无	可有	常有	胸腹矛盾运动
哮鸣音	散在，呼吸末期	响亮、弥漫	响亮、弥漫	减弱，乃至无
脉率（/min）	小于100	100～120	大于120	脉率变慢或不规则
奇脉	无，小于1.3 kPa（10 mmHg）	可有，1.3～3.3 kPa（10～25 mmHg）	常有，大于3.3 kPa（25 mmHg）（成人）	无，提示呼吸肌疲劳
最初支气管扩张药治疗后PEF占预计值或个人最佳值%	大于80%	60%～80%	小于60%或小于100 L/min或作用持续时间小于2 h	
PaO_2（吸空气）	正常	不低于8.0 kPa（60 mmHg）	小于8.0 kPa（60 mmHg）	小于8.0 kPa（60 mmHg）
$PaCO_2$	小于6.0 kPa（45 mmHg）	不超过6.0 kPa（45 mmHg）	大于6.0 kPa（45 mmHg）	
SaO_2（吸空气，%）	大于95	91～95	不超过90	不超过90
pH				降低

只要符合某一严重程度的某些指标，而不需满足全部指标，及可提示为该级别的急性发作；1 mmHg＝0.133322 kPa

（二）鉴别诊断

1.心源性哮喘

心源性哮喘常见于左心衰竭，发作时的症状与哮喘相似，但心源性哮喘多有高血压、冠状动脉粥样硬化性心脏病、风湿性心脏病和二尖瓣狭窄等病史和体征。阵发性咳嗽，常咳出粉红色泡沫痰，两肺可闻及广泛的湿啰音和哮鸣音，左心界扩大，心率增快，心尖部可闻及奔马律。病情许可行胸部X线检查时，可见心脏增大，肺淤血征，有助于鉴别。若一时难以鉴别，可雾化吸入 β_2 肾上腺素受体激动药或静脉注射氨茶碱缓解症状后，进一步检查，忌用肾上腺素或咖啡，以免造成危险。

2.喘息型慢性支气管炎

实际上为慢支合并哮喘，多见于中老年人，有慢性咳嗽史，喘息长年存在，有加重期。有肺气肿体征，两肺可闻及湿啰音。

3.支气管肺癌

中央型肺癌由于肿瘤压迫导致支气管狭窄或伴发感染时，可出现喘鸣音或类似哮喘样呼吸困难、肺部可闻及哮鸣音。但肺癌的呼吸困难及喘鸣症状进行性加重，常无诱因，咳嗽可有血痰，痰中可找到癌细胞，胸部X线摄片、CT或MRI检查或支气管镜检查常可明确诊断。

4.肺嗜酸性粒细胞浸润症

见于热带性嗜酸细胞增多症、肺嗜酸性粒细胞增多性浸润、外源性变态反应性肺泡炎等。致病原为寄生虫、花粉、化学药品、职业粉尘等，多有接触史，症状较轻，患者常有发热，胸部X线检查可见多发性、此起彼伏的淡薄斑片浸润阴影，可自行消失或再发。肺组织活检也有助于鉴别。

5. 变态反应性支气管肺曲菌病

本病是一种由烟曲菌等致病真菌在具有特应性个体中引起的一种变态反应性疾病。其与哮喘的鉴别要点如下：①典型者咳出棕褐色痰块，内含多量嗜酸性粒细胞。②X线胸片呈现游走性或固定性浸润病灶。③支气管造影可以显示出近端支气管呈囊状或柱状扩张。④痰镜检或培养发现烟曲菌。⑤曲菌抗原皮试呈速发反应阳性。⑥曲菌抗原特异性沉淀抗体（IgG）测定阳性。⑦烟曲菌抗原皮试出现 Arthus 现象。⑧烟曲菌特异性 IgE 水平增高。

6. 气管、支气管软化及复发性多软骨炎

由于气管支气管软骨软化，气道不能维持原来正常状态，患者呼气或咳嗽时胸膜腔内压升高，可引起气道狭窄，甚至闭塞，临床表现为呼气性喘息，其特点：①剧烈持续性、甚至犬吠样咳嗽。②气道断层摄影或 CT 显示气管、大气管狭窄。③支气管镜检查时可见气道呈扁平状，呼气或咳嗽时气道狭窄。

7. 变应性肉芽肿性血管炎（又称 Churg-Strauss 综合征）

本病主要侵犯小动脉和小静脉，常侵犯细小动脉，主要累及多器官和脏器，以肺部浸润和周围血管嗜酸性粒细胞浸润增多为特征，本病患者绝大多数可出现喘息症状，其与哮喘的鉴别要点如下：①除喘息症状外，常伴有副鼻窦炎（88％）、变应性鼻炎（69％）、多发性神经炎（66％～98％）。②病理检查特征有嗜酸性粒细胞浸润、肉芽肿病变、坏死性血管炎。

七、支气管哮喘的治疗和预防

（一）哮喘治疗常用药物简介

哮喘治疗药物分为控制药物和缓解药物。①控制药物：每天需要长期使用的药物，主要通过抗炎作用使哮喘维持临床控制，包括吸入糖皮质激素（简称激素）、全身用激素、白三烯调节剂、长效 β_2 受体激动剂（LABA，须与吸入激素联合应用）、缓释茶碱、色苷酸钠、抗 IgE 抗体及其他有助于减少全身激素剂量的药物等。②缓解药物：按需使用的药物，这些药物通过迅速解除支气管痉挛从而缓解哮喘症状，包括速效吸入 β_2 受体激动剂、全身用激素、吸入性抗胆碱能药物、短效茶碱及短效口服 β_2 受体激动剂等。

1. 激素

激素是最有效的控制气道炎症的药物。给药途径包括吸入、口服和静脉应用等，吸入为首选途径。

（1）吸入给药：吸入激素的局部抗炎作用强，通过吸入给药，药物直接作用于呼吸道，所需剂量较小。通过消化道和呼吸道进入血液药物的大部分被肝脏灭活，因此全身性不良反应较少。吸入激素可有效减轻哮喘症状、提高生活质量、改善肺功能、降低气道高反应性、控制气道炎症，减少哮喘发作的频率和减轻发作的严重程度，降低病死率。多数成人哮喘患者吸入小剂量激素即可较好的控制哮喘。过多增加吸入激素剂量对控制哮喘的获益较小而不良反应增加。由于吸烟可降低激素的效果，故吸烟者须戒烟并给予较高剂量的吸入激素。吸入激素的剂量与预防哮喘严重急性发作的作用之间有非常明确的关系，所以，严重哮喘患者长期大剂量吸入激素是有益的。

吸入激素在口咽部局部的不良反应包括声音嘶哑、咽部不适和念珠菌感染。吸药后及时用清水含漱口咽部，选用干粉吸入剂或加用储雾器可减少上述不良反应。吸入激素的全身不良反应的大小与药物剂量、药物的生物利用度、在肠道的吸收、肝脏首过代谢率及全身吸收药物的半衰期等因素有关。通常成人哮喘患者每天吸入低至中剂量激素，不会出现明显的全身不良反应。长期高剂量吸入激素后可能出现的全身不良反应包括皮肤淤斑、肾上腺功能抑制和骨密度降低等。吸入激素可能与白内障和青光眼的发生有关，现无证据表明吸入激素可增加肺部感染（包括肺结核）的发生率，因此伴有活动性肺结核的哮喘患者可以在抗结核治疗的同时给予吸入激素治疗。

气雾剂给药：临床上常用的吸入激素有 4 种。包括二丙酸倍氯米松、布地奈德、丙酸氟替卡松等。一般而言，使用干粉吸入装置比普通定量气雾剂方便，吸入下呼吸道的药物量较多。

溶液给药：布地奈德溶液经以压缩空气为动力的射流装置雾化吸入，对患者吸气配合的要求不高，起效较快，适用于轻中度哮喘急性发作时的治疗。

(2)口服给药:适用于中度哮喘发作、慢性持续哮喘吸入大剂量吸入激素联合治疗无效的患者和作为静脉应用激素治疗后的序贯治疗。一般使用半衰期较短的激素(如泼尼松、泼尼松龙或甲泼尼龙等)。对于激素依赖型哮喘,可采用每天或隔天清晨顿服给药的方式,以减少外源性激素对下丘脑—垂体—肾上腺轴的抑制作用。泼尼松的维持剂量为每天≤10 mg。长期口服激素可引起骨质疏松症、高血压、糖尿病、下丘脑—垂体—肾上腺轴的抑制、肥胖症、白内障、青光眼、皮肤菲薄导致皮纹和淤斑、肌无力。对于伴有结核病、寄生虫感染、骨质疏松、青光眼、糖尿病、严重忧郁或消化性溃疡的哮喘患者,全身给予激素治疗时应慎重并应密切随访。全身使用激素不是一种经常使用的缓解哮喘症状的方法,但严重的急性哮喘是需要的,可预防哮喘的恶化、减少因哮喘而急诊或住院的机会、预防早期复发、降低病死率。推荐剂量:泼尼松龙30~50 mg/d,5~10 d。具体使用要根据病情的严重程度,当症状缓解或其肺功能已经达到个人最佳值,可以考虑停药或减量。地塞米松因对垂体—肾上腺的抑制作用大,不推荐长期使用。

(3)静脉给药:严重急性哮喘发作时,应经静脉及时给予琥珀酸氢化可的松(400~1 000 mg/d)或甲泼尼龙(80~160 mg/d)。无激素依赖倾向者,可在短期(3~5 天)内停药;有激素依赖倾向者应延长给药时间,控制哮喘症状后改为口服给药,并逐步减少激素用量。

2.β₂ 受体激动剂

通过对气道平滑肌和肥大细胞等细胞膜表面的 β₂ 受体的作用,舒张气道平滑肌、减少肥大细胞和嗜碱粒细胞脱颗粒和介质的释放、降低微血管的通透性、增加气道上皮纤毛的摆动等,缓解哮喘症状。此类药物较多,可分为短效(作用维持 4~6 小时)和长效(维持 12 小时)β₂ 受体激动剂。后者又可分为速效(数分钟起效)和缓慢起效(30 分钟起效)2 种。

(1)短效 β₂ 受体激动剂(SABA):常用的药物如沙丁胺醇和特布他林等。

吸入给药:吸入用短效 β₂ 受体激动剂包括气雾剂、干粉剂和溶液等,通常在数分钟内起效,疗效可维持数小时,是缓解轻至中度急性哮喘症状的首选药物,也可用于运动性哮喘。如每次吸入 100~200 μg 沙丁胺醇或 250~500 μg 特布他林,必要时每 20 min 重复 1 次。这类药物应按需间歇使用,不宜长期、单一使用,也不宜过量应用,否则可引起骨骼肌震颤、低血钾、心律失常等不良反应。压力型定量手控气雾剂(pMDI)和干粉吸入装置吸入短效 β₂ 受体激动剂不适用于重度哮喘发作;其溶液(如沙丁胺醇、特布他林、非诺特罗及其复方制剂)经雾化泵吸入适用于轻至重度哮喘发作。

口服给药:如沙丁胺醇、特布他林、丙卡特罗片等,通常在服药后 15~30 分钟起效,疗效维持 4~6 小时。如沙丁胺醇 2~4 mg,特布他林 1.25~2.5 mg,每天 3 次;丙卡特罗 25~50 μg,每天 2 次。使用虽较方便,但心悸、骨骼肌震颤等不良反应比吸入给药时明显。缓释剂型和控释剂型的平喘作用维持时间可达 12 小时,特布他林的前体药班布特罗的作用可维持 24 小时,可减少用药次数,适用于夜间哮喘患者的预防和治疗。长期、单一应用 β₂ 受体激动剂可造成细胞膜 β₂ 受体的向下调节,表现为临床耐药现象,故应予避免。

贴剂给药:为透皮吸收剂型。妥洛特罗,分为 0.5 mg、1 mg、2 mg 三种剂量。药物经皮肤吸收,因此可减轻全身不良反应,每天只需贴敷 1 次,效果可维持 24 小时。

(2)长效 β₂ 受体激动剂(LABA):舒张支气管平滑肌的作用可维持 12 小时以上。目前常用的吸入型 LABA 有 2 种。沙美特罗:给药后 30 分钟起效,平喘作用维持 12 小时以上。推荐剂量 50 μg,每天 2 次吸入。福莫特罗:给药后 3~5 分钟起效,平喘作用维持 8 小时以上。平喘作用具有一定的剂量依赖性,推荐剂量 4.5~9 μg,每天 2 次吸入。吸入 LABA 适用于哮喘(尤其是夜间哮喘和运动诱发哮喘)的预防和治疗。福莫特罗因起效迅速,可按需用于哮喘急性发作时的治疗。联合吸入激素和 LABA,具有协同的抗炎和平喘作用,可获得相当于(或优于)应用加倍剂量吸入激素时的疗效,并可增加患者的依从性、减少较大剂量吸入激素引起的不良反应,尤其适合于中至重度持续哮喘患者的长期治疗。临床上不推荐长期单独使用 LABA 治疗哮喘,LABA 应该与吸入激素联合使用。

3.白三烯调节剂

主要是通过对气道平滑肌和其他细胞表面白三烯受体的拮抗,抑制肥大细胞和嗜酸性粒细胞释放出的半胱氨酰白三烯的致喘和致炎作用,产生轻度支气管舒张和减轻变应原、运动和二氧化硫(SO_2)诱发的支气管痉挛等作用,并有一定的抗炎作用。可减轻哮喘症状、改善肺功能、减少哮喘的恶化。但作用不如吸入激素,也不能取代激素。但可减少中至重度哮喘患者每天吸入激素的剂量,并可提高吸入激素治疗的临床疗效,尤适用于阿司匹林哮喘、运动性哮喘和伴有过敏性鼻炎哮喘患者的治疗。扎鲁司特 20 mg,每天 2 次;孟鲁司特 10 mg,每天 1 次;异丁司特 10 mg,每天 2 次。

4.茶碱

具有舒张支气管平滑肌作用,并具有强心、利尿、扩张冠状动脉、兴奋呼吸中枢和呼吸肌等作用。低浓度茶碱具有抗炎和免疫调节作用。可作为症状缓解药。

口服给药:用于轻至中度哮喘发作和维持治疗。剂量为每天 6~10 mg/kg。口服控(缓)释型茶碱后昼夜血药浓度平稳,平喘作用可维持 12~24 小时,尤适用于夜间哮喘症状的控制。联合应用茶碱、激素和抗胆碱药物具有协同作用。但本品与 β_2 受体激动剂联合应用时,易出现心率增快和心律失常,应慎用并适当减少剂量。

静脉给药:氨茶碱加入葡萄糖溶液中,缓慢静脉注射[(注射速度不宜超过 0.25 mg/(kg·min)]或静脉滴注,适用于哮喘急性发作且近 24 小时内未用过茶碱类药物的患者。负荷剂量为 4~6 mg/kg,维持剂量为 0.6~0.8 mg/(kg·h)。由于茶碱的"治疗窗"窄,以及茶碱代谢存在较大的个体差异,可引起心律失常、血压下降、甚至死亡,临床上应监测其血药浓度,及时调整浓度和滴速。茶碱有效、安全的血药浓度范围应在 6~15 mg/L。影响茶碱代谢的因素较多,如发热、妊娠,抗结核治疗可以降低茶碱的血药浓度;而肝脏疾患、充血性心力衰竭以及合用西咪替丁或喹诺酮类、大环内酯类等药物均可影响茶碱代谢而使其排泄减慢,增加茶碱的毒性作用,应酌情调整剂量。多索茶碱的作用与氨茶碱相同,但不良反应较轻。双羟丙茶碱的作用较弱,不良反应也较少。

5.抗胆碱药物

吸入抗胆碱药物,如溴化异丙托品和噻托溴铵等,可阻断节后迷走神经传出支,通过降低迷走神经张力而舒张支气管。现有气雾剂和雾化溶液两种剂型。经 pMDI 吸入溴化异丙托品气雾剂,常用剂量为 20~40 μg,每天 3~4 次;经雾化泵吸入溴化异丙托品溶液的常用剂量为 50~125 μg,每天 3~4 次。噻托溴铵为长效抗胆碱药物,对 M_1 和 M_3 受体具有选择性抑制作用,仅需每天 1 次吸入给药。抗胆碱药物与 β_2 受体激动剂联合应用具有协同、互补作用,对有吸烟史的老年哮喘患者较为适宜,但对妊娠早期妇女和患有青光眼或前列腺肥大的患者应慎用。

6.抗 IgE 治疗

抗 IgE 单克隆抗体可应用于血清 IgE 水平增高的哮喘患者,目前主要用于经过吸入糖皮质激素和 LABA 联合治疗后症状仍未控制的严重哮喘患者。

7.其他治疗哮喘药物

(1)抗组胺药物:口服第二代抗组胺药物(H_1 受体阻断剂)如酮替芬、氯雷他定、阿司咪唑、氮䓬司丁、特非那丁等具有抗变态反应作用,在哮喘治疗中的作用较弱。可用于伴有变应性鼻炎哮喘患者的治疗。药物的不良反应主要是嗜睡。阿司咪唑和特非那丁可引起严重的心血管不良反应,应谨慎使用。

(2)其他口服抗变态反应药物:如曲尼司特、瑞吡司特等可应用于轻至中度哮喘的治疗。其主要不良反应是嗜睡。

(二)哮喘治疗原则

从理论上讲,支气管哮喘的预防比治疗更为重要,但由于哮喘的致病因素和诱发因素都非常复杂,各种因素常互相交错,而且往往是多重性的,再加上绝大多数患者还没有建立"预防为主"的坚定信念,导致预防措施难以起到主导的地位,在这种情况下,哮喘的治疗就显得尤为重要。但我们认为应当坚持"防中有治,治中有防"的基本原则。

(1)哮喘的治疗必须规范化,任何哮喘治疗方案都应把预防工作放在首位,为此应当尽可能地让患者了解"自己",了解病因,了解药物。

（2）所有患者应尽最大可能地避免接触致病因素和诱发因素，对于特应性哮喘患者，采用脱敏疗法来提高患者对变应原的耐受性，也应作为预防措施来看待。

（3）以吸入肾上腺皮质激素（简称激素）为主的抗感染治疗应是哮喘缓解期的首要治疗原则，以达到控制气道的慢性炎症，预防哮喘的急性发作的目的。

（4）哮喘急性发作时，治疗的关键是迅速控制症状，改善通气，纠正低氧血症。

（5）强化对基层医师的培训，对哮喘患者的医学教育是哮喘防治工作的主要环节。

（三）哮喘治疗目标

哮喘是一种对患者及其家庭和社会都有明显影响的慢性疾病。气道炎症是所有类型的哮喘的共同病理、症状和气道高反应性的基础，它存在于哮喘的所有时段。虽然目前尚无根治办法，但以抑制气道炎症为主的适当的治疗通常可以使病情得到控制。哮喘治疗的目标为：①有效控制急性发作症状并维持最轻的症状，甚至无任何症状。②防止哮喘的加重。③尽可能使肺功能维持在接近正常水平。④保持正常活动（包括运动）的能力。⑤避免哮喘药物治疗过程发生不良反应。⑥防止发生不可逆的气流受限。⑦防止哮喘死亡，降低哮喘死亡率。

哮喘控制的标准如下：①最少（最好没有）慢性症状，包括夜间症状。②最少（不常）发生哮喘加重。③无需因哮喘而急诊。④基本不需要使用 β_2 受体激动剂。⑤没有活动（包括运动）限制。⑥PEF 昼夜变异率低于 20%。⑦PEF 正常或接近正常。⑧药物不良反应最少或没有。

（四）哮喘治疗方案的组成

哮喘的治疗可以根据采用不同治疗类型的可能性、文化背景、不同的医疗保健系统通过不同途径进行。一般应包括六个部分。

（1）患者教育，并使哮喘患者在治疗中与医师建立伙伴关系。

（2）根据临床症状和尽可能的肺功能测定评估和监测哮喘的严重度。

（3）脱离与危险因素的接触。

（4）建立个体化的儿童和成人的长期的治疗计划。

（5）建立个体化的控制哮喘加重的治疗计划。

（6）进行定期的随访监护。

（五）长期治疗方案的确定

（1）以哮喘的严重程度选择治疗药物：哮喘治疗方案的抉择基于其在治疗人群中的疗效及其安全性。药物治疗可以酌情采取不同的给药途径，包括吸入、口服和肠道外途径（皮下、肌内或静脉注射）。吸入给药的主要优点是可以将高浓度的药物送入气道以提高疗效，而避免或使全身不良反应减少到最低程度。哮喘治疗应以患者的严重程度为基础，并根据病情控制变化增减（升级或降级）的阶梯治疗原则选择治疗药物。

（2）以患者的病情严重程度为基础，根据控制水平类别选择适当的治疗方案哮喘患者长期治疗方案可分为 5 级。对以往未经规范治疗的初诊哮喘患者可选择第 2 级治疗方案，哮喘患者症状明显，应直接选择第 3 级治疗方案。从第 2 级到第 5 级的治疗方案中都有不同的哮喘控制药物可供选择。而在每一级中都应按需使用缓解药物，以迅速缓解哮喘症状。如果使用含有福莫特罗和布地奈德单一吸入装置进行联合治疗时，可作为控制和缓解药物应用。如果使用该分级治疗方案不能够使哮喘得到控制，治疗方案应升级直至达到哮喘控制为止。当哮喘控制并维持至少 3 个月后，治疗方案可考虑降级。建议减量方案：①单独使用中至高剂量吸入激素的患者，将吸入激素剂量减少 50%。②单独使用低剂量激素的患者，可改为每日 1 次用药。③联合吸入激素和 LABA 的患者：按 2010 年 2 月 18 日美国 FDA（U. S. Food and Drug Administration）在长效 β_2 受体激动剂治疗哮喘的安全通告中的建议：LABA 应该短期应用，一旦哮喘得到有效控制，则应该停止使用 LABA。也就是，如果哮喘患者应用 ICS 和 LABA 联合治疗哮喘，哮喘达到完全控制后，就需要降阶梯治疗，应用单一的 ICS 吸入治疗，而不再继续使用 LABA 吸入治疗。

若患者使用最低剂量控制药物达到哮喘控制 1 年，并且哮喘症状不再发作，可考虑停用药物治疗。上述减量方案尚待进一步验证。通常情况下，患者在初诊后 2～4 周回访，以后每 1～3 个月随访 1 次。出现哮喘发作时应及时就诊,哮喘发作后2周～至1个月内进行回访。

（六）哮喘急性发作期的治疗

哮喘急性发作的严重性决定其治疗方案,为根据检查时所确定的哮喘急性发作严重度而制定的指南,各类别中的所有特征并不要求齐备。如果患者对起始治疗不满意,或症状恶化很快,或患者存在可能发生死亡的高危因素,应按下一个更为严重的级别治疗。

1.哮喘急性发作的一般治疗

一般来说,如果患者突然咳喘、胸闷、气促,而且进行性加重,平时所用的常规平喘药效果不明显时就应该到医院进一步检查,包括肺功能和血气分析等。不失时机进行治疗,以尽快缓解症状,纠正低氧血症,保护肺功能。

哮喘轻度急性发作者,可用沙丁胺醇(舒喘灵)或间羟舒喘宁(喘康速)气雾剂作吸入治疗,每次吸$200\ \mu g$(2揿),通常可在数分钟内起作用,也可口服β_2受体激动剂,如特布他林(博利康尼)每次2.5 mg,每日3次,通常在服药15～30分钟起效,疗效维持4～6小时,但心悸、震颤稍多见。如果急性发作或每天用药次数、剂量增加,表示病情加重,就需要合用其他药物,如舒弗美等。

中度哮喘急性发作者,气促明显,稍活动即气促加重,喜坐位,有时焦虑或烦躁,出汗、呼吸快、脉率达120/分,喘鸣音响亮。吸支气管舒张剂后,仅部分改善症状,因此往往需要联合使用丙酸倍氯松或布地奈德气雾剂吸入,每次$250\ \mu g$(每揿$250\ \mu g$),每12小时或8小时一次,有较强的局部抗炎作用。吸入皮质激素的疗效仍不满意者,需改用口服泼尼松(强的松)每次10 mg,每日3次,一般用3～4天,然后停用口服泼尼松改用吸入皮质激素(在完全停用口服泼尼松以前即应开始辅以吸入皮质激素)。

中度哮喘急性发作者常有夜间哮喘发作或症状加剧,因此常常需要使用长效缓释型茶碱,如舒弗美200 mg(1片),每12小时一次。也可用控释型β_2受体激动剂如全特宁每次4～8 mg,每12小时一次。此外,长效β_2受体激动剂,如丙卡特罗(美喘清,普鲁卡地鲁)每次$25\ \mu g$(小儿每次每千克体重1.25 μg),沙美特罗(施立稳)每次吸入$50\ \mu g$,也可口服班布特罗,每晚10 mg,能有效防治夜间哮喘发作和清晨加剧。有时可吸入可必特治疗,尤其是使用压缩空气吸入该药时效果更明显,优于单纯吸入β_2受体激动剂。

重度急性发作或危重患者,气促更严重,静息时气促也很明显,焦虑烦躁,或嗜睡,大汗淋漓,呼吸困难,呼吸>30/分,脉率>120/分,发绀,用支气管扩张剂效果不明显。此时必须立即送医院。这时吸入β_2受体激动剂或糖皮质激素的效果均不明显,往往需在医院急诊室观察,并静脉滴注皮质激素和氨茶碱,一般还必须吸氧等。危重患者伴呼吸衰竭者还应酌情进行插管,并进行机械通气。

2.机械通气的适应证

哮喘患者急性重度发作,经支气管扩张剂、激素、碱剂和补液等积极治疗,大部分可得到缓解,但仍有1%～3%病情继续恶化,发生危重急性呼吸衰竭。动脉血气分析提示严重缺氧和二氧化碳潴留伴呼吸性酸中毒,如不及时抢救,即会危及生命。这时,由于气道阻力很高,胸廓过度膨胀,呼吸肌处于疲劳状态。因此,若注射呼吸兴奋剂(可拉明等),通气量的增加很有限,相反呼吸肌兴奋可能加重呼吸肌疲劳,氧消耗量和二氧化碳的产生也随之增多,不但效果极差,而且会适得其反,加重病情,故只有及时采用机械通气,方能取得满意疗效。

机械通气的指针是:①呼吸心跳停止。②严重低氧血症,$PaO_2 < 7.98$ kPa(60 mmHg)。③$PaCO_2 > 6.67$ kPa(50 mmHg)。④重度呼吸性酸中毒,动脉血pH<7.25。⑤严重意识障碍、谵妄或昏迷。⑥呼吸浅而快,每分钟超过30次,哮鸣音由强变弱或消失,呼吸肌疲劳明显。

危重哮喘患者在机械通气时仍应当强化抗气道炎症的治疗,静脉滴入糖皮质激素是必不可少的,甚至常常需要较大剂量。在这种严重的状态下吸入支气管扩张药往往是无效的,勉强为之,有时还可增加气道阻力,加重呼吸困难。静脉使用氨茶碱是否有效,一直有争议。至于辅助机械通气的方式应根据患者的反应和血气分析的跟踪监测,及时调整。因为这时患者的气道阻力和气道内压和肺泡压显著增高,因此采用控制性低潮气量辅助呼吸(MCHV)或压力支持(PSAV)较为合理。用MCHV时呼吸机参数为:通气频率6～12 /min,潮气量8～12 mL/kg,这些参数约为常规预计量的2/3。也有报道,在机械通气时让患者吸入氦(80%)-氧(20%)混合气,可使气道内压降低,肺泡通气量增加,改善低氧血症,降低 $PaCO_2$。呼气末正压(PEEP)的治疗是否合适尚有许多争论。因为严重哮喘发作时已存在内源性呼气末正压(PEEPi),肺泡充气过度,呼气末胸内压增高,小气道陷闭,气道阻力增加呼气流速减慢,肺泡压增高,呼气末肺泡压可高于大气压。此时若进行气道正压通气(CPAP)或 PEEP 通气,虽可提高气道内压力,使之超过肺泡压,部分地克服气道阻力,减少呼吸功,从而改善通气,但内源性压力和外源性压力的相加必使肺泡进一步膨胀,导致气胸等气压性损伤,因此应用时必须非常慎重。同时,正压通气可能影响静脉血回心,使心排血量减少,血压下降,组织灌注不足,因此在正压通气前应充分补液,扩充血容量。机械通气过程注意气道湿化,防止气道内黏液栓的形成。

3.防止特异性和非特异性因素的触发

这是一个要时刻注意的问题,即使在哮喘急性发作时也应该让患者脱离过敏原的接触,如治疗药物的选择,病室环境的布置和消毒都应当在详细了解患者的过敏使和哮喘发作诱发因素后周密地安排。除了避免和清除患者所提供的明确的触发因素以外,一般来说,含酒精的药物(如普通的氢化可的松)、来苏消毒液、挥发性杀虫剂均不宜使用。急性发作的哮喘患者更不宜安排在新装修的病室内,也不宜在其病室内摆设奇花异草。

(七)脱敏疗法

脱敏疗法是特异性脱敏疗法的简称,是针对引起病变的过敏物质的一种治疗方法,即用过敏原制成的提取液(即为浸出液),定期给对相应过敏原皮肤试验阳性的患者进行注射,以刺激体内产生"封闭"抗体(又名阻断抗体)。"封闭"抗体和特异性 IgE 抗体一样,也具有识别过敏原的功能。当相同过敏原再次进入体内,"封闭"抗体与肥大(嗜碱粒)细胞表面的 IgE 竞争和过敏原结合,然后变成复合物而被网状内皮系统清除掉,过敏原和附着于肥大(嗜碱粒)细胞表面的 IgE 的结合少了,哮喘的发作也就得以避免或减轻,但有些患者的病情改善和"封闭"抗体的形成没有关系。脱敏疗法的"封闭"抗体的学说近年来已发生动摇,有些学者发现"封闭"抗体(主要是 IgG)在身体外虽证实能和特异性过敏原相结合,但在体内却不能和进入黏膜的过敏原相结合,且血清中"封闭"抗体并不确切反映是来源于局部的"封闭"抗体,而仅提示免疫刺激(注射过敏原)的结果,只是一种免疫伴随现象,与病情改善程度缺乏相关性。因此有人认为脱敏疗法能使患者血清中的 IgE 生成受到抑制,IgE 量减少,肥大细胞不再继续致敏,病情也就减轻。脱敏疗法还可使释放炎性介质细胞的反应性减弱等。从而减少或阻止过敏性疾病的发作,这就叫做脱敏疗法,而这种专门配制的脱敏液即为"特异性脱敏抗原"。这种疗法目前主要用于呼吸道疾患,诸如过敏性鼻炎、支气管哮喘等。

脱敏疗法的适应证主要为:①哮喘患者对某些吸入过敏原的皮肤试验阳性和(或)血清特异性 IgE 升高。②皮肤试验虽呈阴性,但病史中强烈提示由某过敏原诱发哮喘,或经抗原激发试验证实,或血清中查到该特异性 IgE,或者特异性嗜碱性粒细胞脱颗粒试验和组胺释放试验均呈阳性。③经一般平喘药物治疗后效果不理想,而当地已证实用某种过敏原提取物作脱敏疗法有效。④对药物、食物过敏的患者,一般用避免方法而不用脱敏疗法,无法避免或不能替代者可考虑用脱敏疗法。

脱敏疗法应用于防治哮喘已历半个世纪,既往国内外多数学者持肯定态度,认为可减轻再次接触过敏原后的变态反应,甚至可长期控制哮喘发作。小儿的效果较成人显著,外源性哮喘效果更好。根据国内报道,用脱敏疗法疗程 2~4 年,成人哮喘总有效率达 79.8%,小儿哮喘总有效率为 95%,2 年治愈率为61.3%。一般经脱敏疗法后,哮喘病情减轻,发作次数减少,平喘药物用量也减少,皮肤敏感性下降,部分患者过敏原的皮肤试验由阳性转变为阴性或反应性降低,引起休克器官的耐受性也提高。特异性 IgE 抗体先上升,以后下降到低于原来水平,特异性 IgG 升高而嗜碱性粒细胞敏感性下降。但脱敏疗法有一定的局限性,因此各国学者的评价不尽相同,有些学者对脱敏疗法的钟爱程度不高。有人认为,如果哮喘全年发作,表明气道过敏性炎症持续存在,脱敏疗法不能使之恢复,这时宜选用吸入抗过敏性炎症药物来替代本法。

(郑海霞)

第三节 肺不张

肺不张不是一个独立的疾病,而是多种胸部疾病的并发症。肺不张分为先天性和后天获得性两类。先天性肺不张是指胎儿出生时肺泡内无气体充盈,临床表现有不同程度呼吸困难、紫绀。X线胸片中双侧肺野呈弥散的粟粒状模糊阴影,有如毛玻璃状,胎儿可因严重缺氧死亡。后天获得性肺不张系指在生命的不同时期,由于各种不同原因引起肺萎陷,肺泡内无气体填充而形成的肺不张。

本节主要论述后天获得性肺不张。

一、定义

肺不张系指肺脏部分的或局限于一侧的完全无气而导致的肺萎陷。肺不张可发生在肺的一侧、一大叶、一段或亚段。

二、病因和发病机制

根据累及的范围,肺不张可分为段、小叶、叶或整个肺的不张,亦可根据其发病机制分为阻塞性和非阻塞性,后者包括粘连性、被动性、压迫性、瘢痕性和坠积性肺不张。大多数肺不张由叶或段的支气管内源性或外源性的阻塞所致。阻塞远段的肺段或肺叶内的气体吸收,使肺组织皱缩,在胸片上表现为不透光区域,一般无支气管空气征,又称吸收性肺不张。若为多发性或周边型阻塞,可出现支气管空气征。非阻塞性肺不张通常由瘢痕或粘连引起,表现为肺容量的下降,多有透光度下降,一般有支气管空气征。瘢痕性肺不张来自慢性炎症,常伴有肺实质不同程度的纤维化。此种肺不张通常继发于支气管扩张、结核、真菌感染或机化性肺炎。

粘连性肺不张有周围气道与肺泡的塌陷,可为弥散性、多灶性或叶、段肺不张,其机制尚未完全明确,可能与缺乏表面活性物质有关。

压迫性肺不张系因肺组织受邻近的扩张性病变的推压所致,如肿瘤、肺气囊、肺大疱,而松弛性(被动性)肺不张由胸腔内积气、积液所致,常表现为圆形肺不张。盘状肺不张较为少见,其发生与横膈运动减弱或呼吸运动减弱有关。

(一)气道腔内堵塞

气管或支气管腔内梗阻为肺不张最常见的直接原因。梗阻的远侧肺组织气体被吸收,肺泡萎陷。梗阻物多为支气管癌或良性肿瘤、误吸的异物、痰栓、肉芽肿或结石等。

1. 支气管管腔内肿瘤

除肺泡细胞癌外,支气管肺癌是引起肺不张最常见的原因。以鳞癌为最多见,也可见于大细胞癌、小细胞癌,少见于腺癌。其他肿瘤,如类癌、支气管腺瘤、多形性腺瘤等也可引起支气管腔内堵塞。造成肺不张的范围取决于堵塞的部位和发展速度,可由一个肺叶至一侧全肺不张。结节状或块状的肿瘤除引起远端肺不张外,常并发阻塞性肺炎。

2. 吸入异物

吸入异物引起的肺不张最常见于婴幼儿,或带牙托的迟钝老人,或见于口含钉、针、麦秆之类物体工作的成年人。异物大多为食物,如花生米、瓜子、鱼刺或碎骨等;其他如假牙等物。其停留的部位常依异物的大小、形状和气道内气流的速度而定。较大的异物或在腔内存留较久的异物,使空气不能进入相应的肺内,当原有残气逐渐被吸收后,导致肺不张。误吸异物后引起突然的呛咳可为肺不张早期临床诊断的线索。但有时患者不能提供明确的吸入史,无症状期可以长短不一。当因阻塞引起继发性感染时,出现发热、咳痰,往往被误诊为气管炎或肺炎,而误漏异物吸入的诊断。异物吸入引起的体征变化不一。当其在管腔内呈瓣膜状时,出现哮鸣音,吸气时,气流通过,呼气时阻塞远端肺泡内的气体不能呼出,引起过度充气的局限性肺气肿,受损的肺过度充气,呼吸音降低,气管和心脏移向健侧。另一方面,当异物的瓣膜作用使气体易出而不易进时,肺不张很快形成,气管移向病侧。临床上见到的肺不张多属后一种情况。

胸部 X 线透视或摄片有助于异物吸入的诊断。有些异物可随体位变动,因此,X 线片呈不同定位征象。有时不张的肺掩盖了支气管内异物影像,需加深曝光摄片进行观察。

3. 痰栓

支气管分泌的黏液不能及时排出而在腔内浓缩成块状将管腔堵塞,出现肺叶或肺段不张。例如支气管哮喘急性发作,气管切开,手术时过长时间的麻醉,术后卧床未保持适当的引流体位,特别是原有慢性呼吸道疾病、重度吸烟史、或急性呼吸道感染者,这些因素均可促使肺不张发生。当患者于术后 24~48 h 出现发热、气促、无效咳嗽时应警惕肺不张发生。不张的肺区叩诊呈浊音,呼吸音低钝。当有效地排除痰栓后,不张肺可很快复张。

4. 肉芽肿

有些肉芽肿性疾病在支气管腔内生长,形似肿块,引起管腔堵塞,其中以结核性肉芽肿最为常见。这类干酪性肉芽肿愈合后形成支气管内结石为肺不张少见的原因。

(二)压迫性肺不张

肺门、纵隔肿大的淋巴结,肺组织邻近的囊性或恶性肿瘤、血管瘤、心包积液等均可引起肺不张;如果正常胸腔的负压因胸腔内大量积液、积气而消失,则肺被压缩而导致压缩性肺不张,当这些压缩因素很快消失后,肺组织可以重新复张。

(三)肺组织弹性降低

肺组织非特异性炎症,引起支气管或肺结构破坏,支气管收缩狭窄。肺泡无气,皱缩,失去弹性,体积缩小,呈长期肺不张。例如右肺中叶综合征常为非特异性感染导致肺不张的结果。

(四)胸壁病变引起的肺不张

外伤引起多发性肋骨骨折,或因神经、呼吸肌麻痹无力引起呼吸障碍,也常为肺不张的原因。继发的呼吸道感染是其促进因素。一般为局限性,多发生于病侧的下叶,或呈盘状不张。

(五)肺组织代谢紊乱引起的肺不张

表面活性物质降低的各种因素均可导致肺不张。如成人呼吸窘迫综合征。

三、临床表现

肺不张的临床表现轻重不一,取决于不同的病因、肺不张的部位或范围以及有无并发症等。急性大面积的肺不张,或合并感染时,可出现咳嗽、喘鸣、咯血、脓痰、畏寒和发热,或因缺氧出现口唇、甲床紫绀。病肺区叩诊浊音,呼吸音降低。吸气时,如果有少量空气进入肺不张区,可以听到干性或湿性啰音。上叶肺不张因邻近气管有时听到支气管肺泡呼吸音。过大的心脏或动脉瘤压迫引起的肺不张往往听到血管杂音。缓慢发生的肺不张,在无继发感染时,往往无临床症状或阳性体征,特别是当肺受累的范围小,或周围肺组织能有效地代偿膨胀时尤其如此。一般常见于右肺中叶不张。

四、X 线检查主要征象

X 线胸片检查对肺不张具有非常重要的诊断价值。表现为肺不张的直接 X 线征象和间接 X 线征象如下。

(一)肺不张的直接 X 线征象

1. 密度增高

不张的肺组织透亮度降低,呈均匀致密的毛玻璃状。若肺叶不完全塌陷,尚有部分气体充盈于内时,其影像可能正常,或仅有密度增高。在肺不张的恢复期或伴有支气管扩张时,X 线影像欠均匀。

2. 体积缩小

肺不张时一般在 X 线影像中可见到相应的肺叶体积缩小。但有时在亚段以下存在侧支通气,肺体积的缩小并不明显。

3.形态、轮廓或位置的改变

叶段肺不张一般呈钝三角形,宽而钝的面朝向肋膈胸膜面,尖端指向肺门,有扇形、三角形、带形、圆形等。

(二)肺不张的间接 X 线征象

(1)叶间裂向不张的肺侧移位。

(2)肺纹理的分布异常:由于肺体积缩小,病变区的支气管与血管纹理聚拢,而邻近肺代偿性膨胀,致使血管纹理稀疏,并向不张的肺叶弓形移位。

(3)肺门影缩小和消失,向不张的病侧移位,或与肺不张的致密影像融合。

(4)纵隔、心脏、气管向患侧移位。有时健侧肺疝向患侧,而出现纵隔疝。

(5)横膈升高,胸廓缩小,肋间变窄。除了上述的肺不张直接或间接 X 线征象,有时肺不张在 X 线胸片上呈现的某些特征也可作为病原学诊断的参考。

五、诊断

(一)肺不张的诊断

主要靠胸部 X 线所见。病因需结合病史。由于痰栓或手术后排痰困难所导致的肺不张,在临床密切观察下即可发现。

(二)病因诊断

由于肺不张不是一个独立的疾病,而是多种胸部疾病的并发症。因此,不能仅满足于做出肺不张的诊断,而应力求明确病因。尤其应该首先排除肿瘤引起的肺不张。纤维支气管镜检查和选择性支气管造影有助于病因的诊断。①右上肺叶不张的肺裂呈反"S"形时常是肺癌的指征。②如纵隔向有大量胸腔积液的一侧移位,说明该侧存在着肺不张,这往往是肺癌的指征。③如不张的肺叶经支气管造影、体层像、CT或纤维支气管镜等检查证明并无支气管阻塞,则肿瘤引起的肺不张基本上可以排除。④如果同时有多肺叶或多肺段发生不张,且这些不张的肺叶肺段的支气管开口并不是彼此相邻的,则肺不张由肺癌引起的可能性很小。

(三)各种类型的 X 线表现

诊断肺不张采用标准的后前位胸片和侧位胸片为重要的手段。断层胸片可显示支气管腔内堵塞的部位。

1.右侧肺、叶、段不张的 X 线表现

(1)右侧全肺不张:有主支气管堵塞引起右侧全肺不张,右肺密度均匀增高,致密呈毛玻璃样,体积缩小移向肺门。气管、纵隔、心脏移向病侧,横膈升高,胸廓内陷,肋间变窄。对侧肺呈代偿性肺气肿。如堵塞为异物或痰栓引起,去除异物或痰栓后,不张的肺可以完全复张。如堵塞物为肿瘤或肿大的淋巴结压迫,常因纤维化改变,肺的复张较缓慢,或完全不能复张。胸腔内积聚大量气体、液体引起同侧胸内肺萎陷,其程度往往较支气管堵塞引起的肺不张轻,气管、纵隔和心脏移向对侧,肋间隙变宽,横膈下降,或上述改变不明显。

(2)右肺上叶不张:正位胸片即可显示,不张的肺向前上内侧收缩,呈折扇形致密影,尖端于肺门,基底贴胸壁,外缘呈斜直状由肺门伸向胸廓上方,常误认为纵隔增宽。肺门向上向外移位,水平裂向上收缩,有时上叶被压成扁平状类似胸膜顶尖帽。中叶和下叶代偿性肺气肿,血管纹理分散,肺动脉影由下斜位变为横位,横膈改变不明显。侧位观察:水平裂弓形上移,斜裂向前向上移位,右肺上叶不张常见于结核和肺癌。结核病变多引起上叶后段不张,而上叶前段不张应考虑肺癌。有时,因病变与周围胸膜粘连,使肺叶不能完全向上和向内收缩,呈凹面向下的弧形,右肺上叶不张的 X 线胸片,有时呈邻近横膈峰征,表现为边缘清晰的小尖峰,居横膈表面,或接近横膈圆顶的最高点。

(3)右肺中叶不张:中叶体积缩小,上下径变短,肺叶内缩,邻近的上下肺叶呈代偿性肺气肿。正位观察：有肺门下移，右心缘不清楚，水平叶间裂移向内下，纵隔、心脏、横膈一般无移位。前弓位观察：可见由肺门向外伸展的狭窄的三角形致密影，尖端达胸壁，基底向肺门，上下边缘锐利。侧位观察：自肺门区向前下斜行的带状致密影，基底宽，接近剑突与胸骨交界处。上缘为向下移位的水平裂，下缘为向前、向上移位的斜裂下部，尖端位于水平裂与斜裂交界处，形似三角。

(4)右肺下叶不张：正位观察，右肺下心缘旁呈一三角形向上的阴影，尖端指向肺门，基底与横膈内侧相贴，上窄下宽的狭长三角形致密影，向后向内收缩至胸椎旁，肺门向内下移位，横膈上升，心脏移向病侧，有时不张的下叶肺隐于其后。侧位相：右侧横膈部分闭塞，有一模糊的三角形楔状影，其前缘为后移的向后凸的斜裂，此征象可与向前凸的包裹性积液鉴别。右肺下叶不张除了前述的一般特征，有时在胸腔的上方内侧呈现三角形的影像，与纵隔相连接，尖端指向肺门。基底位于锁骨影之上。该三角形为正常纵隔软组织，包括前纵隔胸膜左右边界及锁骨上区。当右下叶肺不张发生后，体积缩小，该三角形由正常的部位拉向病侧。此征象具有重要的诊断意义，因为当下叶不张的肺隐蔽于心后时，或右下肺不张伴有胸腔积液时，不张的右肺下叶往往不易被发现，而肺上部三角形影像可作为其诊断的依据。当下叶肺不张与胸腔积液并存时，单以胸片鉴别有一定困难，可结合 B 超识别胸水的存在。右肺下叶基底段不张后前位观察：右基底段浓密影。右侧位观察：横膈面仅见斜裂的小部分，基底段塌陷类似积液阴影，背段呈代偿性膨胀，充气的背段与不张的基底段之间边界不规整。

(5)右肺上叶和中叶不张：右纵隔旁和右心缘旁浓密影，周边渐淡，斜裂向前移位，类似左上肺叶不张。前纵隔可出现左肺疝。

(6)右肺中叶不张合并右肺下叶不张：根据右肺中叶合并右肺下叶不张的程度不同其表现也不一样，或为水平叶间裂下移，外侧下移更明显，充气的肺与不张的肺之间在侧位片上缺乏明显边界，类似胸腔积液；或为水平叶间裂稍向上凸起，类似膈肌升高或肺下积液。

2.左侧肺、叶、段不张的 X 线表现

(1)左肺上叶不张：左肺上叶不张常伴下叶代偿性肺气肿。不张的上叶呈翼状向前内收缩至纵隔，常与纵隔肿瘤混淆。下叶背段呈代偿性膨胀可达肺尖区。由于上叶肺组织较宽厚而舌叶较薄，从正位观察，上叶肺的内中带密度较高，下肺野相对透亮。左肺舌叶不张使左心缘模糊，显示不清。左侧位观察：斜裂向前移位，不张的肺叶体积缩小。

(2)左肺下叶不张：正位 X 线胸片呈平腰征，左心缘的正常凹面消失，心脏左缘呈平直状，不张的下叶呈三角形隐蔽于心后，使心影密度增高，左肺门下移，同侧横膈升高。左肺下叶基底段不张：正位胸片显示左基底弥漫性稠密影，横膈升高。侧位片观察：斜裂下部分起始于横膈，边界清晰。充气的背段与不张的基底段之间的界限不锐利。

3.其他类型肺不张

(1)圆形肺不张：多见于有胸水存在时，其形态和部位有时不易确认，甚至被误认为肿瘤。所以，认识圆形肺不张很重要，可以避免不必要的创伤性检查和治疗。圆形肺不张一般局限于胸膜下，呈圆形或椭圆形，直径约 2.5～5 cm，其下方有血管或支气管连接影，形似彗星尾。不张的肺叶体积缩小，不张区底部有支气管气道影，周围组织呈代偿性气肿，损伤区邻近的胸膜增厚。

(2)盘状肺不张：从 X 线胸片观察，肺底部呈 2～6 cm 长的盘状或条形阴影，位于横膈上方，随呼吸上下移动。其发生与横膈运动减弱有关，常见于腹腔内积液，或因胸膜炎造成疼痛使呼吸运动幅度减弱。

(3)癌性肺不张：当癌组织向支气管腔外蔓延或局部淋巴结肿大时，X 线胸片可见肿块和叶间裂移位同时出现，在右肺上叶的病变可呈不同程度的"S"形，或肺不张边缘呈"波浪形"。

(4)结核性肺不张：其特点是支气管梗阻部位多发生在 2～4 级支气管，支气管扭曲变形，或伴支气管播散病灶；其他肺野有时可见结核灶，或有明显的胸膜肥厚粘连。

六、鉴别诊断

（一）肺实变

X 线表现仅示肺叶或肺段的密度增高影，主要为实变而非萎陷，体积不缩小；无叶间裂、纵隔或肺门移位表现；邻近肺组织无代偿性肺气肿，实变阴影中可见气管充气相。

（二）包裹性胸腔积液

位于胸膜腔下后方和内侧的包裹性积液有时和下叶不张相似，位于横裂或斜裂下部的积液有时和右中叶或舌叶不张相似。进行不同体位的 X 线检查，注意有无胸膜增厚存在以及阴影和肺裂的关系对鉴别诊断有一定的帮助。如叶间包裹性积液，侧位片见叶间裂部位的梭形致密影，密度均匀，梭形影的两尖端与叶间裂相连。胸部 B 超检查有助于区别不张与积液。

（三）右中叶炎症

侧位相中叶体积不缩小，横膈和斜裂不移位。

七、治疗

肺不张的治疗依其不同的病因而采取不同的治疗手段。痰栓引起的肺不张，首先要有效地湿化呼吸道，在化痰的条件下，配合体位引流、拍背、深呼吸，加强肺叶的扩张，促使分泌物排出。如果 24 h 仍无效果，可行纤维支气管镜吸引。异物引起的肺不张，通过气管镜取出异物，如果异物在肺内存留过久，或因慢性炎症反应很难取出，必要时手术治疗。肿瘤引起的肺不张，依其细胞类型进行化疗、放疗或手术切除。由于支气管结核而引起的肺不张的治疗，除全身用抗结核治疗外，可配合局部喷吸抗结核药物。

（刘传乔）

第四节　慢性阻塞性肺部疾病

一、基本概念和流行病学

慢性支气管炎是指咳嗽、咳痰或伴有喘息，每年发作持续 3 个月，连续两年或两年以上者，是气管、支气管黏膜及其周围组织的非特异性炎症，以小气道的炎性变化最为突出。临床有咳嗽、咳痰等黏液分泌增多的表现，部分患者伴有喘息、气促等。早期症状轻微，多在冬季发病，随病情进展，部分患者逐渐发展成阻塞性肺气肿、肺源性心脏病，严重危害人群的健康，劳动能力和生活质量。本病通常与慢性阻塞性肺气肿合称为慢性阻塞性肺病（COPD），近来有人提出"慢性气流阻塞（CAO）"的概念，认为这类疾病的主要特点为气流阻力增大及弹性回缩力降低所致的气流受限，"慢性气流阻塞"更能确切反映这类疾病的病理生理异常。

慢性支气管炎发病普遍，我国在 20 世纪 70 年代中期全国普查 7 800 多万人中，患病率约为 4%，随年龄增长，50 岁以上患病率增加到 13%，1991—1992 年北京房山区 29 616 名 15 岁以上久居人口慢性支气管炎肺气肿的普查中，也发现随着年龄的增长，发病率呈上升趋势，35～55 岁上升明显，55～65 岁达高峰，患病率为 11.7%。据近年来的不完全统计，目前我国 15 岁以上人口中 COPD 患病率为 3.17%。吸烟、大气污染、感染、理化因子、气候变化、过敏因素等均为发病因素。其他如自主神经功能紊乱、内分泌功能减退、免疫功能及营养状态等也有一定的关系。其主要病理改变为支气管黏膜上皮受损、变性坏死，黏液腺体增生肥大，Reid 指数（即腺体厚度与支气管壁厚度之比，正常为 0.4）增大，支气管壁充血、水肿，炎性细胞浸润和纤维增生。

肺气肿是指终末细支气管远端气腔永久性扩大，伴有管壁结构破坏，而无明显纤维化的肺组织特征性病理改变。其易发因素以长期吸烟，吸入环境中有害物质和粉尘，以及反复的呼吸道感染为主，此外尚与

遗传因素如 α_1-抗胰蛋白酶缺乏、营养不良、肺损伤等有关系。由慢性支气管炎、支气管哮喘及支气管扩张症发展而形成的阻塞性肺气肿在临床上最为常见且受到重视。其病理改变为肺体积增大、肺组织柔软、缺少弹性、肺呈多孔状。显微镜下可见肺泡囊明显扩大,肺泡壁变薄,弹力纤维萎缩,断裂或消失,肺泡壁毛细血管数下降,管腔变窄、阻塞,有时也可见间质内纤维增生,电镜下可见Ⅰ型肺泡上皮细胞损伤,基膜增宽,Ⅱ型细胞也有增生。血管内皮细胞肿胀,管腔缩小,扫描电镜可见肺泡开窗、破坏。病理形态上可分为全小叶型、小叶中央型和混合型(或称不规则型)三种。

二、COPD 发病的细胞和生化机制

慢性阻塞性肺疾病(Chronic Obstructive Pulmonary Disease,COPD)是一种常见的呼吸系统疾病,发病率高,呈缓慢进行性发展,严重影响人们的劳动能力和生活质量。但以往对此病重视不够,或仅限于急性加重期和疾病晚期的研究,忽视了疾病发展早期的预防和治疗。虽然国内外均制订了相应的治疗规范,但目前的措施尚不能有效阻止 COPD 患者肺功能的下降。戒烟一度被认为是唯一有效的预防和治疗措施,但有报道提示,戒烟的 COPD 患者气道黏膜中炎症持续存在,且慢支症状仍未因此而消失。所以,可以说目前没有确实有效的疗法。主要原因还是其发病机制尚不清楚。直到 20 世纪 90 年代,人们才开始研究疾病早期的发现手段,并试图对发展过程进行干预,以减小其危害,因此对 COPD 发病过程中的细胞和生化机制进行较深入研究,其中包括气道的炎症反应、蛋白酶系统、氧化物及前列腺素在 COPD 发病中的作用。

(一)COPD 是一种慢性炎症过程

目前认识到 COPD 是一种慢性炎症过程,已经对这一过程中的炎症细胞、细胞因子及其他炎症介质、黏附分子等的作用以及炎症促进因素进行了一系列的研究,现综述如下。

1. 炎症细胞

中性粒细胞的活化和聚集是 COPD 发病中的一个重要环节。多个研究提示 COPD 支气管肺泡灌洗液及诱导痰中中性粒细胞明显增加,甚至在已戒烟患者也发现了同样的炎症过程,表明炎症发生后即在气道内持续存在。且中性粒细胞数量与气道功能下降呈正相关。然而,中性粒细胞在 COPD 发病机制中的作用即在管腔的作用机制尚不清楚,可能是通过酶(如基质金属蛋白酶)的释放而促进疾病的发生与发展。一般认为,中性粒细胞及其他多形核细胞在气道中的存在代表宿主对炎性刺激的反应性,而其持续存在和活化是慢性渐进性炎症(COPD 慢性气道炎症)维持和发展的重要因素。中性粒细胞活化和聚集的机制尚未完全清楚,目前认为与由巨噬细胞、CD8$^+$T 淋巴细胞及上皮细胞所释放炎性趋化因子的作用和黏附机制相关。趋化因子促进其迁移,黏附机制在白细胞定植和活化中起重要作用。黏附相关的信号传导可促进中性粒细胞内氧自由基的形成和脱颗粒。

巨噬细胞通过释放中性粒细胞趋化因子和蛋白分解酶在驱动 COPD 炎症过程中起重要作用。COPD 在国外被认为 90% 由吸烟引起,巨噬细胞和上皮细胞的活化与烟雾吸入有直接关系。体外试验已证明烟雾接触可增加肺泡巨噬细胞的氧合代谢,并直接破坏上皮的完整性。巨噬细胞释放 TNF-α 可能促使上皮细胞的活化。

上皮细胞不仅是被动的靶细胞,而且是主动参与炎症过程的效应细胞,它可以促进白细胞的特异性聚集。研究证实活化的上皮细胞产物 IL-8 和 GM-CSF 有利于中性粒细胞黏附并促进其在气道的聚集。即上皮细胞可以通过释放中性粒细胞特异性化学趋动因子而促进其特异性聚集。同时,气道上皮也通过表达重要的中性粒细胞黏附配体——细胞间黏附分子-1(Inter Cellular Adhension Molecule-1,ICAM-1),在中性粒细胞迁移、滞留和活化过程中起作用。上皮细胞激活机制包括烟雾刺激直接激活和继发于巨噬细胞释放的细胞因子如 TNF-α 等的影响,但以哪种为主、两种机制活化上皮细胞与时间的相关性及激活后所释放细胞因子有无区别尚无对比研究,这些问题有待进一步探讨。

需注意的是,现有多个报道提示支气管管壁和管腔浸润的主要炎症细胞有所不同。综合国外学者利用免疫组化和电镜技术对支气管黏膜活检标本研究结果,稳定期和加重期均有大量的炎症细胞浸润,如果

不合并有急性感染,则以单核细胞增加为主,仅见少量中性粒细胞。与哮喘不同,稳定期 COPD 单核细胞成分包括淋巴细胞、浆细胞和巨噬细胞。例如,Saetta 等报道支气管黏膜 CD45、CD3、CD25、VLA-1 阳性细胞和巨噬细胞增加。O'Shaughnessy 等研究证实,在支气管黏膜上皮层 T 淋巴细胞和中性粒细胞增加,而在上皮下距网状基膜 $100~\mu m$ 深处,则以 T 淋巴细胞和巨噬细胞为主,$CD8^+$ 亚群为 COPD 主要的淋巴细胞亚群,且与肺功能的下降有明显相关性,这一点与哮喘中 $CD4^+$ 细胞为主不同。对 COPD 炎症发病中管腔与管壁主要浸润细胞不同,有作者解释为中性粒细胞往往很快进入管腔中的缘故。

另外,COPD 稳定期嗜酸性粒细胞没有明显的增加,这一点与哮喘有别。稳定期 COPD 支气管黏膜组织活检仅见少量嗜酸性粒细胞,而且不发生脱颗粒。在急性加重期,组织中的嗜酸性粒细胞明显增加,但气管炎的加重却未伴有对 IL-5 蛋白有免疫反应性的炎症细胞数量的增加。

2.细胞因子和其他炎症介质

细胞因子是一类由免疫细胞(淋巴细胞、单核巨噬细胞等)和相关细胞(成纤维细胞、内皮细胞及上皮细胞)产生的调节细胞功能的高活性多功能低分子蛋白质。在机体炎症反应过程中发挥极其重要的作用。实验证明,在烟雾等致病因素刺激下,炎症细胞在管壁、气道内和肺泡内大量聚集,而这些炎症细胞趋化聚集至气管腔和炎症部位,即是通过细胞因子的作用而实现。香烟烟雾中的颗粒物质被巨噬细胞吞噬后,巨噬细胞产生 TNF-α、IL-1β 及 IL-8 等细胞因子,而 TNF-α、IL-1β 又可刺激气道上皮细胞、中性粒细胞、成纤维细胞、血管内皮细胞、单核细胞等释放 IL-8。研究证实,TNF-α 在炎症过程中起重要作用,尤其在急性加重期,其在气道内增加和诱导痰液中增加,并可使 IL-8 转录相关的转录因子 NF-κB 因子激活。

IL-8 是选择性中性粒细胞趋化因子,是活化上皮细胞的一种主要产物。IL-8 在 COPD 诱导痰中有较高的浓度,而在哮喘患者则无明显增高,而且 IL-8 浓度和诱导痰中的中性粒细胞有明显相关性。体外实验证实 IL-8 是黏附相关的中性粒细胞特异性刺激物,起炎症促进作用,并释放蛋白酶。

脂质介质 LTB_4 也是气道中性粒细胞强趋化因子,在中性粒细胞活化过程中起重要作用。Hubbard 等研究发现 LTB_4 在 COPD 的诱导痰中增高,且 α1-抗胰蛋白酶缺乏患者的肺泡巨噬细胞可以分泌较大量的 LTB_4。Zhou 等证实支气管上皮细胞、中性粒细胞也可分泌 LTB_4,且在中性粒细胞和上皮发生黏附后分泌增加,形成一正反馈,即炎症的自身放大作用。

另外,C5a、GM-CSF 也为中性粒细胞激活剂。新近实验表明,CSa 和 IL-8 同是气道疾病的重要的化学信号。

3.黏附分子

黏附分子在炎症过程中起重要作用。中性粒细胞在气道的聚集首先取决于通过血管内皮细胞的迁移,这一级联过程需要在流动状态下启动黏附的选择素、介导白细胞和内皮牢固黏附的整合素以及整合素细胞黏附分子。中性粒细胞一旦通过内皮屏障,化学趋动信号遂导致中性粒细胞在黏膜上皮细胞和气道管腔中聚集。已证实气道上皮细胞在适宜的刺激下可释放大量细胞因子趋化中性粒细胞和嗜酸性粒细胞。而且,这些上皮细胞也表达黏附分子 ICAM-1(重要的中性粒细胞黏附配体),进而通过黏附机制在白细胞滞留和中性粒细胞活化过程中起重要作用,因此活化的上皮细胞表达的 ICAM-1 在指导迁移的中性粒细胞定位及炎症发生等方面起作用。

有关血管内皮细胞和白细胞的相互作用已从功能角度和分子水平得到阐明,但上皮细胞与中性粒细胞之间的作用尚不清楚。中性粒细胞表达 L-选择素,和 E、P 选择素配体以及 β2 整合素,还表达 α5β1、α6β1 整合素。β2 整合素家族 CD11a/CD18(LFA-1)及 CD11b/CD18(Mac-1)与内皮细胞和上皮细胞的 ICAM-1 相互作用。内皮细胞上的 E-选择素与中性粒细胞上的 sialyl1-Lewis 配体起作用。Bloemen 等体外实验证实了活化的上皮细胞和活化的中性粒细胞通过 ICAM-1 与 β2 整合素家族相互作用而发生黏附,进一步促进中性粒细胞内氧自由基的形成和脱颗粒。

Jagels 等体外实验还证实上皮细胞 ICAM-1 在 TNF-α 和 IFN-γ 刺激下表达上调,并研究了受或未受 C5a 刺激活化的白细胞与静息及活化上皮间的黏附机制,发现活化的上皮和未受刺激的白细胞的黏附力仍很弱,这说明白细胞本身也需要一些附加信号以促进黏附。这一结论与 Bloemen 等所证实的支气管上皮细胞和中性粒细胞同时处于活化状态才可达到最大限度黏附相一致。

既然上述黏附机制在炎症中起重要作用,因而 COPD 慢性中性粒细胞炎症的维持可能需黏附分子的存在。Di Stefano 等报道慢性支气管炎患者支气管黏膜活检标本血管内皮 E-选择素和上皮细胞 ICAM-1 的表达上调。Riise 等报道稳定期 COPD 患者血清和支气管灌洗液中有黏附分子 ICAM-1 的表达上调,血清中 E-选择素水平增高,且这一水平与肺功能相关。这些观察初步说明此可能性,但尚有待进一步探讨。

4. 其他促炎因素

在 COPD 发病机制的研究过程中,人们发现尽管吸烟为主要发病因素,但只有 10%～20% 的吸烟者发展成较重的 COPD,使得人们在关注中性粒细胞炎症过程的同时,探讨是否涉及其他体内因素促进炎症的发展,即吸烟易感性或 COPD 易感性问题。关于易感因素,α_1-抗胰蛋白酶缺乏是已明确的内因,然而仅有 1% 的 COPD 与之有关,而其他易感因素,包括 α_1-抗糜蛋白酶(α_1-ACT)、囊性纤维化跨膜调节子(CFTR)、血型抗原、维生素 D 结合蛋白以及微粒体环氧化物水解酶(MEPHX)等都认为与 COPD 易感性有关,然而各自的重要性及与 COPD 相关性均有待进一步研究证实。

新近有人提出 COPD 发病的第二个机制,即小气道的细支气管周围炎和纤维化,引起气道重构,形成管腔结构狭窄,加重气流阻塞,导致慢支患者发展成严重的气道功能障碍,这可能与潜在的腺病毒感染有关,它可以放大炎症反应,促使这部分患者病情进一步加重,可能是易感因素之一。其实,早在 20 世纪 70～80 年代,人们就已注意到儿童时期下呼吸道细菌或病毒感染是成人 COPD 的独立危险因素之一。20 世纪 90 年代起开始研究腺病毒与 COPD 的相关性,认为 41 种亚型可致细支气管炎,而 C 组受到极大重视,经常感染儿童呼吸道,且已证实感染后 DNA 寄居于扁桃体、外周血淋巴细胞及成人肺内,且可大量复制,腺病毒 E1A 蛋白可在肺组织中发现,尤其气道上皮细胞、肺泡和黏膜下腺体中。有关儿童期腺病毒感染是否对 COPD 的发病有关的研究,某学者等对 160 例腺病毒性肺炎患儿病愈后 1～14 年随访观察,发现腺病毒性肺炎远期胸部 X 线异常率为 55.9%(85/152),发展成慢支、肺炎、肺气肿者占 32.2%,支扩占 3.3%,肺功能异常者占 58.9%(76/129),重症较轻症、7 型较 3 型易遗留慢性肺损害及显著的肺功能异常。国外学者 Matsuse 等对比了年龄、性别、吸烟史相似的两组人群,其中 COPD 组肺组织中可检出腺病毒 E1A 基因存在,说明腺病毒 E1A 基因在 COPD 发病中起作用。研究发现整合有腺病毒 E1A 基因的细胞对细胞因子所致的损害敏感型提高,说明有炎症放大作用,Keicho 等利用转化型人支气管上皮细胞来观察上皮本身基因变化对炎症的影响,证实整合有 E1A 基因的上皮细胞对脂多糖(LPS)的敏感性提高,IL-8 释放增加,ICAM-1 表达上调,因此,认为由 E1A 基因所致的炎性介质的释放及黏附分子表达的可放大吸烟者 COPD 的炎症过程。且对上述现象分子机制的研究证实,IL-8 和 ICAM-1 表达上调是 LPS 刺激下 E1A 蛋白通过激活 NF-κB 而增加这些炎症相关因子基因表达的结果。

总之,COPD 气道炎症是由诸多因素参与的过程,且这些因素彼此形成复杂的网络关系。

(二)蛋白酶系统在 COPD 发病中的作用

有证据表明:COPD 患者体内存在消化弹性蛋白的蛋白酶与保护该蛋白的酶之间的失衡。主要包括中性粒细胞弹性蛋白酶、基质金属蛋白酶等。而体内的主要内源性抗蛋白酶则包括 α_1-抗胰蛋白酶(α_1-AT)、丝氨酸蛋白酶抑制剂等。

1. 蛋白酶对细胞外基质的破坏作用

间质细胞外基质成分(包括胶原、弹性蛋白、纤连蛋白、层粘连蛋白和粘蛋白)组成了远端气腔的骨架并保持其结构特征。肺气肿患者广泛的肺泡间质破坏,使相对较小的气腔连成较大的气腔,其中最关键的一步为弹性蛋白降解和异常修复。由于吸烟者肺中炎症细胞占主导地位,这些细胞释放损伤基质成分的弹性蛋白酶,因此被认为是损伤的主要来源。蛋白酶在肺气肿形成过程中的作用机制为活化的中性粒细胞和巨噬细胞释放弹性蛋白酶,但不能被抗蛋白酶有效的平衡,进而产生肺损伤。第一个分离出的人类蛋白酶是白细胞蛋白酶(leucocyte elastase,HLE),可致实验性肺气肿。蛋白酶 3(protein-3,PR-3)也在肺气肿形成过程中起作用,是中性粒细胞弹性蛋白分解颗粒相关的中性丝氨酸蛋白酶。迄今为止,PR-3 是由人类炎症细胞分离纯化并可在动物模型中复制肺气肿的第二个蛋白质。

吸烟所致的肺气肿中,巨噬细胞源蛋白酶也起重要作用。基质金属蛋白酶(matrix metalloproteinases,MMPs)是结构相似的20种蛋白酶组成的一个蛋白质家族。其中72kD、92kD明胶酶和巨噬细胞弹性蛋白酶在体外实验中可溶解弹性蛋白。巨噬细胞弹性蛋白酶在吸烟者和肺气肿患者的巨噬细胞中表达。另外,有研究提示,金属弹性蛋白酶基因敲除的小鼠暴露于烟雾中不发生肺气肿,而同窝的野生型小鼠则相反。需注意的是,与小鼠相比,人类巨噬细胞金属弹性蛋白酶的水平相对较低,因此动物实验结果不一定适用于人类。

第二组在肺气肿形成过程中起作用的巨噬细胞蛋白酶是半胱氨酸蛋白酶类,包括来源于多种植物和动物的一组蛋白酶,这些酶的活性部位具有高度的氨基酸同源性。目前已明确来源于人类巨噬细胞的四种不同的溶酶体木瓜蛋白酶型的半胱氨酸蛋白酶可以破坏肺组织的结构蛋白,即组织蛋白酶(cathepsin)B、H、L和S,组织蛋白酶L和S是弹性蛋白酶。但是巨噬细胞在造成肺结缔组织重建和破坏过程中半胱氨酸蛋白酶的作用和调节机制尚不清楚。

另外,巨噬细胞还分泌一种纤维蛋白溶酶原激活剂,它可以激活纤维蛋白溶酶,进而使弹性蛋白降解。Reilly等对一组吸烟的青年人的研究结果显示:FEV_1/FVC值的下降与巨噬细胞纤维蛋白溶酶原激活剂的活性相关,其活性增加可通过激活纤维蛋白溶酶使弹性蛋白相关的糖蛋白降解,使得肺组织中的弹性蛋白暴露于弹性蛋白酶中,造成弹性蛋白的受损。可见,肺组织的破坏是在复杂的环境下多种蛋白酶协同作用的结果。

2.蛋白酶在COPD形成过程中的其他作用

在探讨肺气肿的形成过程中,仅考虑到细胞外基质的破坏是不全面的。事实上,肺气肿的形成,不仅包括细胞外基质的丢失,而且肺实质细胞成分也有损失。尽管实质细胞破坏的机制尚不清楚,但这一过程也是相当重要的,这是因为实质细胞的损失部分影响到肺损伤后的有效修复。目前认为实质细胞的损失可能代表蛋白酶病理损伤假说的扩展,即蛋白酶造成的损伤由细胞外到了细胞内。如淋巴细胞中颗粒相关的丝氨酸蛋白酶的作用说明了这一点。细胞毒性T淋巴细胞和自然杀伤细胞破坏细胞的机制是:包含有穿孔素及与HLE及PR-3高度同源的丝氨酸蛋白酶、粒酶的胞浆颗粒的定向分泌。这一细胞溶解颗粒胞吐作用触发了细胞凋亡通路,使靶细胞DNA断裂,因此具有重要的病理生理意义。通过这一机制,穿孔素在靶细胞上形成跨膜孔洞,从而使粒酶可以到达靶细胞上的作用底物。粒酶可由胞质进入胞核,使特异性核蛋白裂开,激活自溶核酸内切酶而破坏DNA。但尚未证实肺气肿中是否存在同样的过程,只是最近有报道HLE可诱导凋亡。另外,一种新近从髓前细胞源HL-60细胞纯化的24kD蛋白酶也可诱导凋亡。这种蛋白酶的特征尚未完全明确,但其分子大小及氨基酸组成极类似HLE和PR-3。还有研究表明:T淋巴细胞负荷大小与肺气肿程度明显相关,说明这些细胞在肺气肿中占有重要地位。

蛋白酶在气道炎症病变过程中也起一定的作用。例如,HLE和组织蛋白酶G(另一个颗粒相关的蛋白酶),无论从阈浓度还是反应强度上均表明其是目前已知的最有效的黏膜下腺黏液分泌刺激物。又如HLE可以激活IL-8的基因转录,促进气管上皮细胞合成和分泌IL-8。由于IL-8具有较强的中性粒细胞和淋巴细胞激活能力和化学趋化作用,因此是维持COPD炎症过程的一个机制。另外,已证实丝氨酸蛋白酶可激活上皮细胞的氨氯吡嗪脒敏感的钠通道,这一新发现的蛋白酶功能可能对气道分泌物有较大的影响。但需注意的是,尽管诸多实验证实在COPD生化改变中蛋白酶起重要作用,但确切机制尚需进一步探讨。

(三)体内抗蛋白酶系统

与COPD发病有关的体内抗蛋白酶系统,α_1-AT缺乏与肺气肿的关系早已明确。吸烟可使α_1-AT失活,从而降低了其对抗中性粒细胞弹性蛋白酶和组织蛋白酶的活性。

血浆中还存在有血浆蛋白酶抑制剂-丝氨酸蛋白酶抑制剂(serpine),如elatin,可能在对抗肺内弹性蛋白酶活性中起重要作用。Elatin是一种弹性蛋白酶特异性拮抗剂,在BALF中可以检出,是由上皮细胞合成分泌的。serpine不能在弹性蛋白降解的位点作用于中性粒细胞弹性蛋白酶,这是由于炎症细胞和结缔组织的紧密连接所致。另外,这些蛋白酶在炎症过程和氧化剂作用下可能失活,因此,在肺内不能有效阻止弹性蛋白酶的活性。分泌型细胞蛋白酶抑制剂(secretory secretory inhibitor,SLPI)是一种 12kD 的丝氨酸蛋白酶抑制剂,可能是气道中主要的弹性蛋白酶活性抑制剂,由上皮细胞分泌,并且在糖皮质激素刺激下分泌增加。

另外,体内尚存在一组内源性金属蛋白酶抑制剂,称为组织金属蛋白酶抑制剂(tissue inhibitors of metalloproteinases,TIMP),目前已发现四种,在体内分布广泛。TIMP 通常与 MMP 酶原形态结合成比例为 1:1 的复合物,内以非共价键连接,从而阻断酶的激活。当酶已激活时,它也可以与有活性的 MMP 结合而抑制酶的活性。此外,血浆中的 α_2-巨球蛋白(α_2-macroglobulin)也是 MMP 的有效抑制剂。由于 α_2-巨球蛋白分子巨大,故其对于间质细胞所释放的 MMP 抑制作用甚微;但在毛细血管通透性增加并允许血浆蛋白渗出的炎症部位,则由于 α_2-巨球蛋白可以渗出到管外,再加上炎症时浸润的中性粒细胞释放的丝氨酸蛋白酶对 TIMP 的破坏作用,此时,α_2-巨球蛋白对 MMP 的抑制作用十分重要。

(四)氧化物在 COPD 发病中的作用

多项研究提示,吸烟和 COPD 患者中的氧应激增加。吸烟时,烟雾中含有大量的氧化物,每口烟雾含 10^{16} 的氧化物,此类氧化物包括多聚苯氧自由基、半醌基团、醛环氧化物、过氧化物、氮氧化物、烯烃、H_2O_2 及 O_2^- 等,可使分子氧化,造成肺损伤。另外,吸烟者的吞噬细胞在一定条件下,尚可释放更多的氧化物。吸烟者的肺泡巨噬细胞和血中性粒细胞释放的 O_2^- 高于非吸烟对照组。已经证实了 COPD 者支气管高反应性与血中中性粒细胞的 O_2^- 存在相关性,且在 COPD 急性加重期,血中中性粒细胞 O_2^- 释放增加。

有关氧化物在 COPD 发病中的作用机制的研究已有不少报道。氧化物可以破坏多种细胞成分,氧化并破坏参与中间代谢的蛋白质,脂肪、DNA 碱基、酶(如 serpine)及细胞外基质成分(包括胶原和透明质酸等)。COPD 加重期患者和健康吸烟者的血浆及肺泡灌洗液中的脂质过氧化物水平明显高于健康非吸烟组。血浆中 F_2- 异前列腺素(isopmstane,花生四烯酸经氧化修饰的产物)的浓度在吸烟者中增加,使血小板聚集能力下降,血管扩张能力降低。在氧应激时,暴露于氧化物的细胞可以发生凋亡或坏死。在内皮和上皮细胞,氧化物造成的损伤尚可累及大分子屏障。最后,H_2O_2 及 O_2^- 可通过激活核因子 NF-κB 介导的整合素基因的转录来增加白细胞与内皮细胞的黏附及促进化学趋化因子如 IL-8 的生成。因此,在吸烟者,局部氧化物可以启动形成炎症反应的级联过程,最终导致 COPD 发病中的组织破坏和器官功能障碍。另外,氧化物还可增加黏液分泌和 NO 分泌。

氧化物负荷的增加导致肺功能下降及肺损伤的效应,部分取决于氧化物和抗氧化物之间的平衡。对吸烟者和 COPD 中肺抗氧化系统的研究尚不太多。有研究提示:慢性吸烟者的 BALF 中,谷胱甘肽与维生素 C 的含量下降,而维生素 E 的水平上升。部分研究发现吸烟者肺巨噬细胞中具抗氧化物作用的酶增加,而另一些研究则结论相反。而且,目前还不清楚,某些吸烟者中抗氧化物成分的增加能否有效解决过度的氧负荷。另外,有研究表明血浆中主要的抗氧化剂抗坏血酸盐和维生素 E 在吸烟者是下降的。因此,总的来说,吸烟者的氧化物与抗氧化物失衡增加了氧应激,而且在 COPD 发病中起重要作用。

(五)前列腺素在 COPD 发病中的作用

COPD 发病过程中,氧应激的增加可以增加非酶类物质即前列腺素介质(异前列腺素),后者可以直接由花生四烯酸形成而不需环氧化酶的参与。在吸烟的患者发现异前列腺素的生成增加,而其中之一 8-表-前列腺素 F_{2a}(8-epi-prostaglandin F_{2a})通过对血栓烷受体(TV)的刺激使气道收缩。

另有报道,吸入环氧化物酶抑制剂吲哚美辛可降低 COPD 患者的黏液分泌,可使支气管扩张的患者外周血中性粒细胞的趋化作用降低,但对痰液中的中性粒细胞无效。说明在 COPD 发病中前列腺素起一定作用,但机制尚不明确。

三、COPD 的临床表现

(一)慢性支气管炎

1.症状和体征

慢性咳嗽、咳痰,有时伴有喘息、气促。发病初期痰量不多,多为晨起少许痰液,呈白色黏液性,常在寒冷季节或气候突变时发病或病情加重,气候转暖时症状减轻。合并呼吸道感染时症状加重,可有发热,痰量增多,黏稠度增加,呈黄色脓性,偶有痰血,可合并喘息。此后,因疾病反复发作,咳嗽频繁,痰多,迁延日久不愈,出现气促,时有喘息样急性发作,表现为喘息性支气管炎。

本病早期及缓解期可无明显体征,有时可在两肺背底部闻及少量细湿啰音。急性发作时肺部可闻及干、湿性啰音。喘息型可有哮鸣音。进展后期并发肺气肿,肺心病时出现相应的体征。

2.辅助检查

(1)白细胞计数及中性粒细胞比例在急性加重期可增高。

(2)痰液涂片可见中性粒细胞,痰培养常可分离出病原菌,以流感嗜血杆菌和肺炎链球菌多见。

(3)胸部 X 线:早期多无异常发现,随病情发展可表现为两肺纹理增深,紊乱。由于支气管管壁增厚,还可出现双轨征。肺野也可呈条索状、颗粒状和斑点状阴影,这是由于细支气管炎管腔内有分泌物阻塞所造成。当需与其他疾病进行鉴别诊断而行支气管碘油造影时,可见支气管管腔变细、痉挛,管壁上可在黏液腺开口处呈憩室样改变,有的可有轻度柱状扩张。

(4)呼吸功能测定:早期小气道功能检测发现最大呼气流量-容积曲线在低肺容量时流速降低,曲线向容积轴凹陷。闭合气量测定示闭合气量及闭合容积增加。MEFV 中 V50、V25 下降,等流量容积(Viso-V)升高,动态顺应性呈频率依赖性降低。后期当炎症渐累及较大支气管时则常规通气功能测定可显示有第一秒用力呼气量(FEV_1)及最大通气量(MMV),最大呼气中段流量(MMEF)的下降,合并肺气肿时残气容积(RV)增加。FEV_1/VC 下降表明有气流受限,对于轻度 COPD 是一个相对敏感的指标。FEV_1 预计值百分比则是判断严重度的指标。

3.分型与分期

(1)分型:①单纯型,主要表现为咳嗽、咳痰。②喘息型,除咳嗽、咳痰外,伴有喘息,听诊可闻及哮鸣音。目前有学者认为喘息型多为慢性支气管炎合并哮喘。

(2)分期:①急性发作期,一周内出现脓性或黏液脓性痰,痰量明显增多或伴发热等其他炎症表现,或一周内咳、痰、喘症状中任何一项加剧至重度,或重症患者明显加重者。②慢性迁延期,患者有不同程度的咳、痰、喘症状迁延不愈或急性发作一个月后症状仍未恢复到发作前水平。③临床缓解期,指患者经过治疗或自然缓解,症状基本消失或偶有轻微咳嗽和少量咳痰,保持 2 个月以上。

4.并发症

常并发慢性阻塞性肺气肿,偶并发支气管扩张。

5.鉴别诊断

需与支气管扩张、哮喘、肺结核、肺癌、尘埃沉着病、心脏疾患等引起的类似慢性咳嗽、咳痰、喘息症状的一组疾病相鉴别。

(二)阻塞性肺气肿

1.症状和体征

主要表现为进行性加重的呼吸困难,活动后加剧。全身症状有疲劳,上腹胀满,食欲不振或体重下降等。合并呼吸道感染时症状加重。严重肺气肿劳动力丧失,生活不能自理。

伴有慢性支气管炎的肺气肿临床上最常见,患者可有咳嗽、咳痰和喘息。晚期可出现肺心病、右心衰竭的表现。

体格检查:肺过度通气体征,胸廓呈桶状胸,胸廓前后径增大,肋间隙增宽,腹上角增大,呼吸活动减弱,可出现辅助呼吸肌活动增加,两肺叩诊呈高清音,心浊音界缩小,肺下界下移,听诊呼吸音减弱,呼气延长,心音轻远。

2.辅助检查

(1)血常规检查:可有红细胞增多和血红蛋白升高。

(2)X 线胸片检查:①胸廓形态,肋骨呈水平排列,肋间隙增宽,侧位见胸廓前后径增大,胸骨后间隙增宽。胸骨柄前突,上、中部尤为明显。胸骨后缘至升主动脉前缘的最大距离达 3 cm 以上,向下可延至膈上方 4 cm。②横膈,两侧膈顶下降,位于第 11 后肋或第 6 前肋以下。膈活动度降低。有时见膈顶呈阶梯状肋膈肌束影。侧位时,膈肌弧度消失,平坦,与后胸壁成 90°角。③肺野,肺透亮度增高。肺血管纹理纤细,稀疏、同时肺门和内带肺血管影增粗(肺纹细小型)。支气管炎型肺气肿可在血管纹理减少的同时见到支气管影增粗紊乱(肺纹增多型)。④心脏,心影缩小,狭长呈滴状,导致心脏横径,心胸比例和心脏面积减少。有时可见心下间隙。

(3)CT 检查:特别是高分辨率 CT 虽比 X 线胸片检查敏感,但一般不作为常规检查手段,仅在诊断支气管扩张及预测巨大肺大疱切除的效果时使用。

(4)呼吸功能检查:①肺容量改变,肺总量(TLC)增加(可达预计值的 150%)。用体积描记法测定 TLC 较准确,用氦稀释法则可能偏低。VC 在肺气肿早期可增加,随着残气量的增加,影响了肺活量组成的下半部分,因而 VC 低于正常,并随气道阻塞加重而下降。用力呼吸肺活量受影响则更明显。FRC 和 RV 升高,包括绝对值及 RV 占 TLC 的比值。②呼吸动力学改变,反映气流阻塞的指标如第一秒用力呼气肺活量(FEV_1)下降至低于预计值的 60%。美国胸科学会(ATS)的肺气肿分期即按 FEV_1 占预计值的百分比制定。Ⅰ期肺气肿为 FEV_1 不低于 50% 的预计值,Ⅱ期肺气肿为 FEV_1 35%～49% 的预计值,Ⅲ期肺气肿为 FEV_1 小于 35% 的预计值。③气体交换功能改变,肺气肿引起肺气体交换障碍的主要机制是通气/灌注比失调,引起低氧血症,可以伴有或不伴有高碳酸血症。通过多种惰性气体的测定技术,发现肺气肿患者呈现双模式,即肺内存在正常通气/灌注区和通气/灌注升高区(或通气/灌注降低区)。气肿型肺气肿患者,多为通气/灌注升高型,即生理无效腔增大,静脉血掺杂少,因而在通气过度的情况下,其静息血气分析正常,而支气管炎型部分表现为通气/灌注降低,形成低氧血症。肺气肿患者中的吸烟者存在着碳氧血红蛋白,减少了携氧能力,也是形成继发性红细胞增多症的决定因素。严重肺气肿弥散功能降低,部分和通气分布不均有关,但大多数 KCO 也低,KCO 降低可能是由于肺泡表面积减少,肺泡壁破坏,毛细血管床破坏。④呼吸中枢调节的改变,一部分肺气肿患者中,CO_2 通气反应性受损,尤其在支气管炎型肺气肿中,静息 PaO_2 值高于其预期的 FEV_1 值,经常显示有 CO_2 通气反应性和低氧通气反应性的降低。⑤运动负荷时的改变,肺气肿患者的运动能力通常和 FEV_1 的变化相关,但从静态肺功能测定来估计其运动能力很困难。在某一运动负荷下,因呼吸做功的增加,其通气量较常人为高。其在运动时所能达到的最大通气量可用 $(18.9+FEV_1)+9.7$ L/min 推算,运动时出现 PaO_2 的降低,和气流阻塞程度相关,通气能力的降低造成了运动能力的受限。在运动负荷时,循环功能改变,表现为肺动脉压升高,心排出量降低,心率增加。在运动负荷的转折点上,心排出量及心率均低于预计的最大值。故患者均不健壮但较少产生无氧代谢,高运动量下较少出现血乳酸及通气量不成比例的升高。给氧可增加运动耐量,可能通过减少肺动脉压升高,改善 PaO_2,降低对呼吸系统的需要而达到。但吸氧情况下,通气增加的转折点与呼吸空气的情况下仍相仿。⑥呼吸类型的改变,患者在生理上适应气道阻力的增加,部分通过吸气肌的张力维持过度充气,形成平静呼吸基线的上升,FRC 点上移,潮气呼吸在肺压力-容积曲线的上段进行。呼吸频率加快,呼吸肌运动不协调,出现胸腹反常运动或周期性胸腹式呼吸的转换。⑦睡眠状态下的改变,肺气肿患者在睡眠时可出现低氧的加重,有学者根据一项假设,将 SaO_2 和 PaO_2 进行换算,经观察发现正常人睡眠时在 REM 阶段,PaO_2 下降 1.3～2.7 kPa(10～20 mmHg),气肿型肺气肿 3.1±1.7 kPa(23±13 mmHg),支气管炎型肺气肿 2.1±0.8 kPa(16±6 mmHg),由于支气管炎型肺气肿清醒时已有低氧,故影响最大,一般认为,如清醒时血氧正常,则不太可能出现夜间低氧血症,除非合并有阻塞性睡眠呼吸暂停。

(5)评价营养状态和运动耐力:实测体重/预计体重、臂肌围、三头肌皮脂、血清清蛋白、血清转铁蛋白、血清前清蛋白/氨基酸、肌酐身高指数、运动肺功能试验、6 分钟步行距离、最大吸气压、最大呼气压及跨膈压的测定。

(6)血气分析Ⅱ、Ⅲ期肺气肿患者需做血气分析,表现为低氧血症,$PaCO_2$ 正常或升高。

3.分型

根据临床 X 线和功能改变,肺气肿临床上可分为支气管炎型和气肿型,其病变在病理上分别处于气道或肺泡,即腺泡中央型和全腺泡型。临床表现上,前者肺气肿征象和喘息常较轻,而慢支的表现咳嗽、咳痰及缺氧、发绀较显著,易早期发生肺心病和心肺功能衰竭;气肿型则为肺气肿体征及喘息明显,而低氧、发绀常不显著,病程长,肺心病发生较晚。目前认为两者是不同的疾病实体,其形成机制不同,前者发病中,小气道病变显著(管壁肌肉、纤维组织增生),肺泡对支气管的附着减少,肺泡壁炎症成分多,并和肺组织破坏指数相关,气道反应性常增高,而后者则表现为肺的力学特征改变,肺弹性回缩力正常。在肺功能上,支气管炎型肺气肿中,V/Q降低区域大,以分流为主。有通气区小,弥散能力尚好,但V/Q值小,因而易于CO_2潴留和低氧血症。气肿型肺气肿则表现RV、FRC和TLC增加,以无效腔增加为主。肺弹性回缩力降低,静态顺应性增加,PV曲线较正常上移。氮清洗率降低,弥散能力下降。V/Q增加区域大。

4.鉴别诊断

与肺大疱、自发性气胸鉴别。

5.并发症

自发性气胸、肺部急性感染、慢性肺源性心脏病。

四、睡眠和慢性阻塞性肺病

睡眠对呼吸的影响已比较清楚。其作用表现为轻度通气降低,低氧血症,对呼吸中枢的驱动减少,在正常人不会产生明显的不良影响。但在慢性肺部疾病时,睡眠过程的生理改变可造成气体交换的障碍,显著的间歇性低氧血症,特别是在睡眠的快速眼动相(REM)。

(一)睡眠对呼吸的影响

通常表现在对中枢呼吸调整、气道阻力和肌肉收缩性等方面。

1.中枢呼吸作用

睡眠时呼吸中枢对化学、机械和皮层冲动传入反应性降低,而且呼吸肌感受呼吸中枢的传出冲动也减少,特别表现在REM相,呼吸肌群中,辅助呼吸肌受影响大于膈肌,在非快速眼动(NREM)相睡眠时,每分钟通气即有下降,在快速眼动(REM)相则更明显,反映在潮气量降低,而导致呼气末CO_2升高,在RFM相睡眠时潮气量及呼吸频率均比NREM相更易变化,在正常人中这些变化不会导致气体交换的显著变化,但在呼吸功能不全时则产生显著低氧血症。

2.胸廓和腹部对呼吸的影响

由于肋间肌活性的降低,在REM相睡眠时胸廓对呼吸的作用比清醒及NREM时要降低,而对膈肌的影响则较小。肋间肌活性的降低,特别是COPD患者中,由于肺过度充气而引致膈肌收缩,效能降低时,影响更大,有临床意义。

3.对功能残气量(FRC)的影响

在NREM相及REM相睡眠时均注意到有FRC的轻度减少,对正常人不会引起通气/灌注失衡,但在慢性肺部疾病时则可致低氧血症。它的机制可能涉及呼吸肌张力降低、横膈的上移和肺顺应性的降低。

4.气道阻力的影响

睡眠对呼吸的影响最主要表现在气道阻力的改变。大多数正常人气道直径在昼夜周期性变化,伴有轻度夜间支气管收缩的增强,这些收缩作用在哮喘及气道慢性炎症中可以增强,表现为其最大流速可下降超过50%,而正常人其变异率平均仅为8%。

(二)睡眠对体循环和肺循环的影响

睡眠时动脉压从清醒状态到非快速眼动相(NREM)四期逐渐下降5%～23%,在快速眼动相(REM)血压回升到基线水平,但波幅较大,在NREM时血压的下降和REM时血压的回升与交感神经的活性、血管张力以及血流进入肌群等的形态有关。睡眠时肺动脉轻度但有显著性的上升,但不会超过正常生理范围,有人观察到在10名健康者清醒时平均值为2.4/1.1 kPa(18/8 mmHg),而睡眠时上升到3.1/1.6 kPa(23/12 mmHg),心排出量从清醒状态到REM睡眠进行性下降,这可能与心率减慢或心排出量减少有关。在整夜睡眠时,随着每一睡眠循环逐渐进行,其血流动力学改变逐渐加大。有研究发现,在觉醒前的最后REM阶段血排出量最低,低于正常人清醒值26%,这可能有助于我们理解为何在清晨阶段时在正常人和心肺疾病患者死亡率最高。在这段时间中，呼吸的氧饱和度的周期性变化最大，伴有肺动脉压的升高，心排出量的下降，心肌供氧可严重受损，导致心律紊乱和可能死亡。

在伴严重鼾症者，可见心血管系统和动脉血气改变，其血压增高比无鼾症肥胖者还高，清醒时肺动脉压高于非鼾症者，睡眠时则更增加，肺动脉压的升高和鼾症者动脉血低氧有关，因为鼾症发生很普遍，特别是在年龄增加后，且易出现睡眠呼吸暂停综合征。

在慢性阻塞性肺病的自然病程中，经常伴随着肺动脉高压和肺心源性心脏病。其严重性则和低氧血症的程度最可能相关，有些人在夜间可观察到明显间歇性低氧血症，多见于低通气呼吸类型，导致通气/灌注比的恶化及轻、中度 CO_2 的增高。

（三）慢性阻塞性肺病和睡眠

对气道疾病如哮喘、COPD 来说，还表现在夜间睡眠是引起气道狭窄的主要形成因素。正常人或哮喘患者睡眠时均表现有气道狭窄，而且随着睡眠时间的改变而迅速变化。COPD 则还表现出动脉血气的变化。

1. 涉及慢性气道疾病的夜间睡眠气道狭窄的机制

（1）自主神经张力的改变：在睡眠时心脏和支气管动脉的副交感张力增加，同时直接支配支气管平滑肌的神经为非肾上腺素能，非胆碱能神经也参与，因而当其调节改变时可致气道阻力变化，自主神经张力的改变也可改变支气管血流及内皮的通透性，影响炎症细胞的进入气道。

（2）肺容积的改变：睡眠时功能残气量增加，可造成支气管被动狭窄，并可易于促使支气管收缩。

2. 阻塞性肺病睡眠时的血气变化

在阻塞性肺病患者中证实有睡眠相关的低氧血症和高 CO_2 血症，特别是在 REM 睡眠时相，它可能导致肺心病和夜间死亡。这种改变尤其对紫肿型患者有影响，他们在清醒时即较红喘型有显著的低氧血症和高碳酸血症。但是大多数清醒时 PaO_2 水平有轻度降低者也会出现夜间显著低氧血症，促使肺动脉高加产生。

慢阻肺产生夜间低氧血症的机制包括以下几方面。

（1）通气不足：使用无创方法观察已证明，睡眠时有通气不足，特别在 REM 相时，COPD 患者中常伴有低氧血症。但是这些方法都是半定量测定，因此很难确定这是低氧血症的唯一因素，还是有其他因素参与。

（2）氧离曲线的影响：清醒时 PaO_2 和夜间动脉血氧饱和度间相关，有人提出夜间氧饱和度降低主要是由于睡眠时生理性通气不足各种因素综合的结果，低氧血症患者显示由通气不足产生的 SaO_2 下降，较正常血氧者成比例的增加，是因为氧合血红蛋白氧离曲线的关系，但是，有睡眠时氧饱和度下降明显者比轻度慢阻肺者大，因而表明在慢阻肺患者夜间氧饱和度降低时，其他因素也有作用。

（3）通气/血流改变：辅助呼吸肌功能的降低，特别在 REM 相睡眠时，引起了 FRC 的降低。导致在睡眠时的通气/血流比的恶化，也加剧了 COPD 的低氧血症，因而在低氧血症中除通气降低外，通气/血流比等因素也在部分 COPD 患者中使氧饱和度进一步降低。

（4）伴发睡眠呼吸暂停（重叠综合征）的影响：在 COPD 患者中，睡眠呼吸暂停综合征的发生率约为 $10\%\sim15\%$，比同年龄组的健康人群要高，其发生率高的促发因素为呼吸中枢驱动的受损，特别是在紫肿型肺气肿患者中。慢阻肺和睡眠呼吸暂停并存者，特别易在睡眠中形成更严重的低氧血症。因为这些患者在每次暂停开始时即有低氧血症，而仅有睡眠呼吸暂停者则常在暂停间歇中可恢复到正常水平。慢阻肺患者较多有呼吸化学感受器敏感性改变，容易导致呼吸暂停时间延长。因而当慢阻肺伴发睡眠呼吸暂停综合征时，很易出现慢性缺氧的并发症，如肺心病、红细胞增多症。

（四）夜间低氧血症的后果

1. 肺动脉高压

睡眠时，由于低氧性肺血管收缩，导致在氧饱和度降低时，肺动脉压升高。有研究显示，在间歇低氧血症阶段，特别在 REM 睡眠时，常常伴有肺动脉峰压出现，其肺动脉压可高于其基础值达 2.0 kPa(15 mmHg)。

在大多数患者,其氧饱和度的改变和肺动脉压的改变紧密相关,另一方面,目前尚未能证实夜间低氧血症可引起持续肺动脉高压,特别是在有轻度白天肺动脉高压的慢阻肺患者中。

2.红细胞增多症

动物实验证明,间歇性低氧血症可影响红细胞凝聚,但除严重低氧血症外,在患者中尚不能证明。最近研究提示,仅在睡眠时氧饱和度下降到60%以下者,可见有红细胞生成素增加。

3.睡眠质量

主观及客观估价无法表明慢阻肺患者睡眠质量低于健康者,但其和睡眠时动脉血氧分压改变间的关系还不清楚。

4.死亡

在夜间慢阻肺患者的残气多于白天,但不能表明是由于睡眠造成死亡的增加。

如慢阻肺合并呼吸暂停综合征,则比单纯 SAS 者易产生肺动脉高压,右心衰和 CO_2 潴留,而且也比单独有慢阻肺者出现得早。

(五)慢阻肺患者进行睡眠测试的临床意义

睡眠时的氧合水平可通过清醒的氧分压和 CO_2 分压及睡眠质量进行估计,但其间的关系变化很大,但这些变化并无重要的对预后判断上的影响,因而睡眠时临床呼吸监测对大多数慢阻肺患者并无必要。

但临床上常会遇到要确定是否合并有睡眠呼吸暂停综合征,或者白天氧分压超过 8 kPa,但患者出现有肺动脉高压、红细胞增多,或者当进行夜间氧疗时出现晨起头痛,在遇到这些情况时,夜间睡眠监测是有帮助的。

(六)慢阻肺患者夜间低氧血症的治疗

1.氧疗

夜间氧疗可改善慢阻肺患者的氧合、睡眠以及睡眠时的肺动脉高压。有少数患者由于夜间氧疗引起 CO_2 潴留,出现晨起头痛。由于这种情况可能意味合并有睡眠呼吸暂停或低通气综合征,因而当症状持续出现时,应进行夜间睡眠测试。目前有证据表明,氧疗的选择应根据白天时动脉血氧分压,夜间测定无多少帮助。

2.夜晚间歇性正压通气(nIPPV)

部分患者进行夜晚间歇性正压通气对解除症状有很大益处。这种措施特别适用于不能耐受吸氧治疗,持续吸烟或吸氧反指征者,但氧疗和间歇正压通气治疗对死亡率及病发率的影响尚有待进行长期对比观察。

3.药物治疗

不同类型的呼吸兴奋剂作用,如阿米特林、黄体酮、醋唑磺胺和茶碱等尚不清楚。

(刘传乔)

第五节 肺栓塞

肺栓塞(pulmonary embolism,PE)是以各种栓子阻塞肺动脉系统为其发病原因的一组疾病或临床综合征的总称。包括肺血栓栓塞症,脂肪栓塞综合征,羊水栓塞,空气栓塞等。肺血栓栓塞症(pulmonary thrombo embolism,PTE)是来自深静脉或右心的血栓堵塞了肺动脉及其分支所致疾病,以肺循环和呼吸功能障碍为其主要临床和病理生理特征。PTE占肺栓塞的绝大部分,通常在临床上所说的肺栓塞即指 PTE。引起 PTE 的血栓主要来源于深静脉血栓形成(deep venous thrombosis,DVT),PTE 常为 DVT 的并发症。PTE 与 DVT 是静脉血栓栓塞症(venous thrombo embolism,VTE)的两种重要的临床表现形式。

PTE-DVT 一直是国内外医学界非常关注的医疗保健问题,在世界范围内发病率和病死率都很高,临床上漏诊与误诊情况严重。美国 DVT 的年发病率为 1.0%,而 PTE 的年发病率为 0.5%,未经治疗的

PTE病死率高达 $26\%\sim37\%$,而如果能够得到早期诊断和及时治疗,其病死率会明显下降。我国目前尚无PTE发病的准确的流行病学资料。但据国内部分医院的初步统计和依临床经验估计,在我国PTE绝非少见病,而且近年来其发病例数有增加趋势。

一、病因

PTE的危险因素包括任何可以导致静脉血液淤滞、静脉内皮损伤和血液高凝状态的因素,即Virchow三要素。这些因素单独存在或者相互作用,对于DVT和PTE的发生具有非常重要的意义。易发生VTE的危险因素包括原发性和继发性两类。

（一）原发性危险因素

由遗传变异引起,包括凝血、抗凝、纤溶在内的各种遗传性缺陷(表3-4)。如40岁以下的年轻患者无明显诱因出现或反复发生VTE,或呈家族遗传倾向,应考虑到有无易栓症的可能性。

表 3-4　引起 PTE 的原发性危险因素

抗凝血酶缺乏
先天性异常纤维蛋白原血症
血栓调节因子(thrombomodulin)异常
高同型半胱氨酸血症
抗心脂抗体综合征(anticardiolipin antibodys syndrome)
纤溶酶原激活物抑制因子过量
凝血酶原 20210A 基因变异
Ⅻ因子缺乏
Ⅴ因子 Leiden 突变(活性蛋白 C 抵抗)
纤溶酶原缺乏
纤溶酶原不良血症
蛋白 S 缺乏
蛋白 C 缺乏

（二）继发性危险因素

由后天获得的多种病理生理异常所引起,包括骨折、创伤、手术、妊娠、产褥期、口服避孕药、激素替代治疗、恶性肿瘤和抗磷脂综合征等,其他重要的危险因素还包括神经系统病变或卒中后的肢体瘫痪、长期卧床、制动等。在临床上,可将上述危险因素按照强度分为高危、中危和低危因素(表3-5)。

即使积极地应用较完备的技术手段寻找危险因素,临床上仍有部分病例发病原因不明,称为特发性VTE。这些患者可能存在某些潜在的异常病变(如恶性肿瘤)促进血栓的形成,应注意仔细筛查。

二、病理生理

PTE发生后,一方面通过栓子的机械阻塞作用直接影响肺循环、体循环血流动力学状态和呼吸功能;另一方面,通过心脏和肺的反射效应以及神经体液因素(包括栓塞后的炎症反应)等导致多种功能和代谢变化。以上机制的综合和相互作用加上栓子的大小和数量、多个栓子的递次栓塞间隔时间、是否同时存在其他心肺疾病等对PTE的发病过程和病情的严重程度均有重要影响。

表 3-5　引起静脉血栓的危险因素

高危因素(OR 值大于 10)
骨折(髋部或大腿)
髋或膝关节置换
大型普外科手术
大的创伤
脊髓损伤
中危因素(OR 值 2~9)
关节镜膝部手术
中心静脉置管
化疗
慢性心衰或呼吸衰竭
雌激素替代治疗
恶性肿瘤
口服避孕药
瘫痪
妊娠/产后
既往 VTE 病史
易栓倾向
低危因素(OR 值小于 2)
卧床大于 3 d
长时间旅行静坐不动(如长时间乘坐汽车或飞机旅行)
年龄
腔镜手术(如胆囊切除术)
肥胖
静脉曲张

(一)急性 PTE 后肺循环血流动力学变化

1.肺动脉高压

肺动脉的机械堵塞和神经-体液因素引起的肺血管痉挛是栓塞后形成肺动脉高压的基础。当肺血管床被堵塞 20%~30% 时,开始出现一定程度的肺动脉高压;随着肺血管床堵塞程度的加重,肺动脉压力会相应增加,当肺血管床堵塞达 75% 以上时,由于严重的肺动脉高压,可出现右心室功能衰竭甚至休克、猝死。同时,PTE 时受损的肺血管内皮细胞、血栓中活化的血小板及中性粒细胞等可以释放血栓素 A_2(TXA$_2$)、5-羟色胺、内皮素、血管紧张素 II 等血管活性物质,这些物质可引起肺血管痉挛,加重肺动脉高压。

2.右心功能障碍

随着肺动脉高压的进展,右心室后负荷增加,导致右心室每搏做功增加,收缩末期压力升高。在栓塞早期,由于心肌收缩力和心率的代偿作用,并不导致心室舒张末期压力升高,不出现右心室扩张,维持血流动力学相对稳定。随着右心室后负荷的进一步增加,心率和心肌收缩力的代偿作用不足以维持有效的心排血量时,心室舒张末期压力开始显著升高,心排血量明显下降,右心室压升高,心房扩大,导致左心回心血量减少,体循环瘀血,出现急性肺源性心脏病。

3.左心功能障碍

肺动脉堵塞后,经肺静脉回流至左心房的血液减少,左心室舒张末期充盈压下降,体循环压力趋于下降,通过兴奋交感神经使心率和心肌收缩力增加,以维持心排血量的相对稳定。当通过心率和心肌收缩力的改变不能代偿回心血量的继续下降时,心排血量明显减少,造成血压下降,内脏血管收缩,外周循环阻力增加,严重时出现休克症状。

上述病理生理改变的严重程度和发展速度受到以下因素影响：肺血管阻力升高的幅度、速度和患者基础心肺功能状态。如果肺血管阻力突然升高，且幅度越大时，右心功能损害就越严重，病情发展就越快；如果肺血管阻力极度升高，心脏射血功能接近丧失，会出现电机械分离现象，即心脏可以产生接近正常的电活动，但是心肌细胞的运动状态接近等长收缩，心室内压力虽可随心动周期而变化，却不能产生有效的肺循环血流，甚至可发生猝死。

（二）急性 PTE 后呼吸功能的变化

栓塞部位肺血流减少或阻断，肺泡无效腔量增大；肺梗死、肺水肿、肺出血、肺萎陷和肺不张等因素均可导致通气/血流（V/Q）比例失调；支气管痉挛及过度通气等因素综合存在可产生气体交换障碍，从而发生低氧血症和代偿性过度通气（低碳酸血症）。

（三）急性 PTE 的临床分型

按照 PTE 后病理生理变化，可以将 PTE 分为急性大面积 PTE 和急性非大面积 PTE。

急性大面积 PTE：临床上以休克和低血压为主要表现，即体循环动脉收缩压小于 12 kPa（90 mmHg），或较基础值下降幅度不低于 5.3 kPa（40 mmHg），持续 15 min 以上。须除外新发生的心律失常、低血容量或感染中毒症所致血压下降。

急性非大面积 PTE（non-massive PTE）：不符合以上大面积 PTE 标准的 PTE。此型患者中，一部分人的超声心动图表现有右心功能障碍（right ventricular dysfunction，RVD）或临床上出现右心功能不全表现，归为次大面积 PTE（submassive PTE）亚型。

三、临床表现

PTE 的临床症状多不典型，表现谱广，从完全无症状到突然猝死，因而极易造成漏诊与误诊。国家"十五"科技攻关课题——肺栓塞规范化诊治方法的研究中，对 516 例 PTE 患者的临床表现进行了分析，其各种临床症状及发生率见表 3-6。

表 3-6　中国人 516 例急性 PET 患者的临床表现

症状	发生率（%）
呼吸困难	88.6
胸痛	59.9
心绞痛样胸痛	30.0
胸膜炎性胸痛	45.2
咳嗽	56.2
咯血	26.0
心悸	32.9
发热	24.0
晕厥	13.0
惊恐、濒死感	15.3

PTE 的体征亦无特异性，最常见的体征是呼吸急促，占 51.7%，可部分反映患者病情的严重程度；心动过速的发生率为 28.1%，主要是缺氧、肺循环阻力增高和右心功能不全等因素引起交感神经兴奋所致；由于严重的低氧血症和体循环瘀血可出现周围型发绀。

呼吸系统的体征较少出现，25.4% 的患者存在细湿啰音，可能与炎症渗出或肺泡表面活性物质减少导致肺泡内液体量增加有关。另有 8.5% 的患者存在哮鸣音，程度一般较轻，有的局限于受累部位，也有的波及全肺。如合并胸腔积液，可出现胸膜炎的相应体征，如局部叩诊实音、胸膜摩擦感和摩擦音等。

41.9% 的患者在肺动脉瓣听诊区可闻及第二心音亢进。当存在右心室扩大时，可使三尖瓣瓣环扩张，造成三尖瓣相对关闭不全，出现收缩期反流。在胸骨左缘第四肋间可闻及三尖瓣收缩期反流性杂音，吸气时增强,发生率7.8%。另有20.2%的患者可出现颈静脉充盈或怒张,为右心压力增高在体表的反映。如果患者病情危重,出现急性右心功能衰竭时,可出现肝大、肝颈反流征阳性、下肢水肿等表现。

四、诊断

(一)诊断策略

中华医学会呼吸病学分会在《肺血栓栓塞症的诊断与治疗指南(草案)》中提出的诊断步骤分为临床疑似诊断、确定诊断和危险因素的诊断三个步骤。

1.临床疑似诊断(疑诊)

对存在危险因素的病例,如果出现不明原因的呼吸困难、胸痛、晕厥和休克,或伴有单侧或双侧不对称性下肢肿胀、疼痛等对诊断具有重要的提示意义。心电图、X线胸片、动脉血气分析等基本检查,有助于初步诊断,结合D-二聚体检测(ELISA法),可以建立疑似病例诊断。超声检查对于提示PTE诊断和排除其他疾病具有重要价值,若同时发现下肢深静脉血栓的证据则更增加诊断的可能性。

2.PTE的确定诊断(确诊)

对于临床疑诊的患者应尽快合理安排进一步检查以明确PTE诊断。如果没有影像学的客观证据,就不能诊断PTE。PTE的确定诊断主要依靠核素肺通气/灌注扫描、CTPA、MRPA和肺动脉造影等临床影像学技术。如心脏超声发现右心或肺动脉内存在血栓征象,也可确定PTE的诊断。

3.PTE成因和易患因素的诊断(求因)

对于临床疑诊和已经确诊PTE的患者,应注意寻找PTE的成因和易患因素,并据以采取相应的治疗和预防措施。

(二)辅助检查及PTE时的变化

1.动脉血气分析

常表现为低氧血症,低碳酸血症,肺泡-动脉血氧分压差$[P_{(A-a)}O_2]$增大,部分患者的血气结果可以正常。

2.心电图

心电图的改变取决于PTE栓子的大小、堵塞后血流动力学变化以及患者的基础心肺储备状况。当栓塞面积较小时,心电图表现可以正常或仅有窦性心动过速。而当出现急性右心室扩大时,在Ⅰ导联可出现S波,Ⅲ导联出现Q波,Ⅲ导联的T波倒置,即所谓的$S_IQ_{III}T_{III}$征。右心室扩大可以导致右心传导延迟,从而产生完全或不完全右束支传导阻滞。右心房扩大时,可出现肺型P波,在PTE患者心电图演变过程中,出现肺型P波,时间仅为6 h。当出现肺动脉及右心压力升高时可出现$V_1 \sim V_4$的T波倒置和ST段异常,电轴右偏及顺钟向转位等。由于肺栓塞心电图的变化有时是非常短暂的,所需及时、动态观察心电图改变。

3.X线胸片

可显示肺动脉阻塞征(如区域性肺纹理变细、稀疏或消失),肺野透亮度增加;另可表现为右下肺动脉干增宽或伴截断征,肺动脉段膨隆以及右心室扩大等肺动脉高压症及右心扩大征象;部分患者X线胸片可见肺野局部片状阴影,尖端指向肺门的楔形阴影,肺不张或膨胀不全等肺组织继发改变。有肺不张侧可见横膈抬高,有时合并少至中量胸腔积液。X线胸片对鉴别其他胸部疾病有重要帮助。

4.超声心动图

在提示诊断和除外其他心血管疾患方面有重要价值。对于严重的PTE病例,可以发现右室壁局部运动幅度降低;右心室和(或)右心房扩大;室间隔左移和运动异常;近端肺动脉扩张;三尖瓣反流速度增快;下腔静脉扩张,吸气时不萎陷。若在右心房或右心室发现血栓,同时患者临床表现符合PTE,可以作出诊断。超声检查偶可因发现肺动脉近端的血栓而直接确定诊断。

5.血浆D-二聚体(D-dimer)

酶联免疫吸附法(ELISA)是较为可靠的检测方法。急性PTE时血浆D-二聚体升高,但D-二聚体升高对 PTE 并无确诊的价值，因为在外伤、肿瘤、炎症、手术、心肌梗死、穿刺损伤甚至心理应激时血浆 D-二聚体均可增高。

（三）确诊检查方法及影像学特点

1.核素肺灌注扫描

PTE 典型征象呈肺段或肺叶分布的肺灌注缺损。当肺核素显像正常时，可以可靠地排除 PTE。根据前瞻性诊断学研究（prospective investigation of pulmonary embolism diagnosis，PIOPED），将肺灌注显像的结果分为四类，正常或接近正常、低度可能性、中间可能性和高度可能性。高度可能时约 90% 患者有 PTE，对 PTE 诊断的特异性为 96%；低度和中间可能性诊断不能确诊 PTE，需作进一步检查；正常或接近正常时，如果临床征象不支持 PTE，则可以除外 PTE 诊断。

2.CT 肺动脉造影（CTPA）

PIOPED Ⅱ 的结果显示，CTPA 对 PTE 诊断的敏感性为 83%，特异性为 96%，如果联合 CT 静脉造影（CTV）检查，则对 PTE 诊断的敏感性可提高到 90%。由于 CTPA 是无创性检查方法，且可以安排急诊检查，已在临床上广泛应用。PTE 的 CT 直接征象是各种形态的充盈缺损，间接征象包括病变部位肺组织有"马赛克"征、肺出血、肺梗死继发的肺炎改变等。

3.磁共振肺动脉造影（MRPA）

在大血管的 PTE，MRPA 可以显示栓塞血管的近端扩张，血栓栓子表现为异常信号，但对外周的 PTE 诊断价值有限。由于扫描速度较慢，故限制其临床应用。

4.肺动脉造影

敏感性和特异性达 95%，是诊断 PTE 的"金标准"。表现为栓塞血管腔内充盈缺损或完全阻塞，外周血管截断或枯枝现象。肺动脉造影为有创性检查，可并发血管损伤、出血、心律失常、咯血、心衰等。致命性或严重并发症的发生率分别为 0.1% 和 1.5%，应严格掌握其适应证。

（四）鉴别诊断

1.肺炎

有部分 PTE 患者表现为咳嗽、咳少量白痰、低中度发热，同时有活动后气短，伴或不伴胸痛症状，化验血周围白细胞增多，X 线胸片有肺部浸润阴影，往往被误诊为上呼吸道感染或肺炎，但经抗感染治疗效果不好，症状迁延甚至加重。肺炎多有明显的受寒病史，急性起病，表现为寒战高热，之后发生胸痛，咳嗽，咳痰，痰量较多，可伴口唇疱疹；查体肺部呼吸音减弱，有湿性啰音及肺实变体征，痰涂片及培养可发现致病菌及抗感染治疗有效有别于 PTE。

2.心绞痛

急性 PTE 患者的主要症状为活动性呼吸困难，心电图可出现 Ⅱ、Ⅲ、aVF 导联 ST 段及 T 波改变，甚至广泛性 T 波倒置或胸前导联呈"冠状 T"，同时存在胸痛、气短，疼痛可以向肩背部放射，容易被误诊为冠心病、心绞痛。需要注意询问患者有无高血压、冠心病病史，并注意检查有无下肢静脉血栓的征象。

3.支气管哮喘

急性 PTE 发作时可表现为呼吸困难、发绀、两肺可闻及哮鸣音。支气管哮喘多有过敏史或慢性哮喘发作史，用支气管扩张药或糖皮质激素症状可缓解，病史和对治疗的反应有助于与 PTE 鉴别。

4.血管神经性晕厥

部分 PTE 患者以晕厥为首发症状，容易被误诊为血管神经性晕厥或其他原因所致晕厥而延误治疗，最常见的要与迷走反射性晕厥及心源性晕厥（如严重心律失常、肥厚型心肌病）相鉴别。

5.胸膜炎

PTE 患者尤其是周围型 PTE，病变可累及胸膜而产生胸腔积液，易被误诊为其他原因性胸膜炎，如结核性、感染性及肿瘤性胸膜炎。PTE 患者胸腔积液多为少量、1~2 周内自然吸收，常同时存在下肢深静脉血栓形成，呼吸困难，X 线胸片有吸收较快的肺部浸润阴影，超声心动图呈一过性右心负荷增重表现，同时血气分析呈低氧血症、低碳酸血症等均可与其他原因性胸膜炎鉴别。

五、治疗

(一)一般治疗

胸痛严重者可以适当使用镇痛药物,但如果存在循环障碍,应避免应用具有血管扩张作用的阿片类制剂,如吗啡等;对于有焦虑和惊恐症状者应予安慰并可以适当使用镇静药;为预防肺内感染和治疗静脉炎可使用抗生素。存在发热、咳嗽等症状时可给予相应的对症治疗。

(二)呼吸循环支持治疗

1.呼吸支持治疗

对有低氧血症患者,可经鼻导管或面罩吸氧。吸氧后多数患者的血氧分压可以达到10.7 kPa(80 mmHg)以上,因而很少需要进行机械通气。当合并严重呼吸衰竭时可使用经鼻(面)罩无创性机械通气或经气管插管机械通气。但注意应避免气管切开,以免在抗凝或溶栓过程中发生局部不易控制的大出血。

2.循环支持治疗

针对急性循环衰竭的治疗方法主要有扩容、应用正性肌力药物和血管活性药物。急性PTE时应用正性肌力药物可以使心排血量增加或体循环血压升高,同时也可增加右心室做功。临床上可以使用多巴胺、多巴酚丁胺和去甲肾上腺素治疗,三者通过不同的作用机制,可以达到升高血压、提高心排血量等作用。

(三)抗凝治疗

抗凝治疗能预防再次形成新的血栓,并通过内源性纤维蛋白溶解作用使已经存在的血栓缩小甚至溶解,但不能直接溶解已经存在的血栓。

抗凝治疗的适应证是不伴血流动力学障碍的急性PTE和非近端肢体DVT;进行溶栓治疗的PTE,溶栓治疗后仍需序贯抗凝治疗以巩固加强溶栓效果避免栓塞复发;对于临床高度疑诊PTE者,如无抗凝治疗禁忌证,均应立即开始抗凝治疗,同时进行PTE确诊检查。

抗凝治疗的主要禁忌证:活动性出血(肺梗死引起的咯血不在此范畴)、凝血机制障碍、严重的未控制的高血压、严重肝肾功能不全、近期手术史、妊娠头3个月以及产前6周、亚急性细菌性心内膜炎、心包渗出、动脉瘤等。当确诊有急性PTE时,上述情况大多属于相对禁忌证。

目前抗凝治疗的药物主要有普通肝素、低分子肝素和华法林。

1.普通肝素

用药原则应快速、足量和个体化。推荐采用持续静脉泵入法,首剂负荷量80 U/kg(或2 000～5 000 U静推),继之以18 U/(kg·h)速度泵入,然后根据APTT调整肝素剂量(表3-7)。也可使用皮下注射的方法,一般先予静脉注射负荷量2 000～5 000 U,然后按250 U/kg剂量每12 h皮下注射1次。调节注射剂量使注射后6～8 h的APTT达到治疗水平。

表3-7　根据APTT监测结果调整静脉肝素用量的方法

APTT	初始剂量及调整剂量	下次APTT测定的间隔时间(h)
治疗前测基础APTT	初始剂量:80 U/kg静推,然后按18 U/(kg·h)静脉滴注	4～6
低于35 s(大于1.2倍正常值)	予80 U/kg静推,然后增加静脉滴注剂量4 U/(kg·h)	6
35～45 s(1.2～1.5倍正常值)	予40 U/kg静推,然后增加静脉滴注剂量4 U/(kg·h)	6
46～70 s(1.5～2.3倍正常值)	无需调整剂量	6
71～90 s(2.3～3.0倍正常值)	减少静脉滴注剂量2 U/(kg·h)	6
超过90 s(大于3倍正常值)	停药1 h,然后减少剂量3 U/(kg·h)后恢复静脉滴注	6

肝素抗凝治疗在APTT达到正常对照值的1.5倍时称为肝素的起效阈值。达到正常对照值1.5～2.5倍时是肝素抗凝治疗的适当范围,若以减少出血危险为目的,将APTT维持在正常对照值1.5

倍的低限治疗范围,将使复发性 VET 的危险性增加。因此,调整肝素剂量应尽量在正常对照值的 2.0 倍而不是1.5 倍,特别是在治疗的初期尤应注意。

溶栓治疗后,当 APTT 降至正常对照值的 2 倍时开始应用肝素抗凝,不需使用负荷剂量肝素。

肝素可能会引起血小板减少症(heparin-induced thrombocytopenia,HIT),在使用肝素的第 3～5 天必须复查血小板计数。若较长时间使用肝素,尚应在第 7～10 天和第 14 天复查。HIT 很少于肝素治疗的 2 周后出现。若出现血小板迅速或持续降低达 30% 以上。或血小板计数小于 100×10^9/L,应停用肝素。一般在停用肝素后 10 d 内血小板开始逐渐恢复。

2.低分子肝素(LMWH)

LMWH 应根据体重给药,每日 1～2 次,皮下注射。对于大多数病例,按体重给药是有效的,不需监测 APTT 和调整剂量,但对过度肥胖者或孕妇宜监测血浆抗Ⅹa因子活性并据以调整剂量。

3.华法林

在肝素治疗的第 1 天应口服维生素 K 拮抗药华法林作为抗凝维持阶段的治疗。因华法林对已活化的凝血因子无效、起效慢,因此不适用于静脉血栓形成的急性期。初始剂量为3.0～5.0 mg/d。由于华法林需要数天才能发挥全部作用,因此与肝素需至少重叠应用 4～5 d,当连续两天测定的国际标准化比率(INR)达到 2.5(2.0～3.0)时,即可停止使用肝素/低分子肝素,单独口服华法林治疗。应根据 INR 或 PT 调节华法林的剂量。在达到治疗水平前,应每日测定 INR,其后 2 周每周监测 2～3 次,以后根据 INR 的稳定情况每周监测 1 次或更少。若行长期治疗,约每 4 周测定 INR 并调整华法林剂量 1 次。

口服抗凝药的疗程应根据 PTE 的危险因素决定:低危人群指危险因素属一过性的(如手术创伤),在危险因素去除后继续抗凝 3 个月;中危人群指存在手术以外的危险因素或初次发病找不到明确的危险因素者,至少治疗 6 个月;高危人群指反复发生静脉血栓形成者或持续存在危险因素的患者,包括恶性肿瘤、易栓症、抗磷脂抗体综合征、慢性血栓栓塞性肺动脉高压者,应该长期甚至终身抗凝治疗,对放置下腔静脉滤器者终身抗凝。

(四)溶栓治疗

溶栓治疗主要适用于大面积 PTE 病例。对于次大面积 PTE,若无禁忌证可以进行溶栓。

溶栓治疗的绝对禁忌证包括活动性内出血和近 2 个月内自发性颅内出血、颅内或脊柱创伤、手术。

相对禁忌证:10～14 d 内的大手术、分娩、器官活检或不能压迫部位的血管穿刺;2 个月之内的缺血性卒中;10 d 内的胃肠道出血;15 d 内的严重创伤;1 个月内的神经外科或眼科手术;难以控制的重度高血压[收缩压大于 24.0 kPa(180 mmHg),舒张压大于 14.7 kPa(110 mmHg)];近期曾进行心肺复苏;血小板计数小于 100×10^9/L;妊娠;细菌性心内膜炎;严重的肝肾功能不全;糖尿病出血性视网膜病变;出血性疾病等。

对于大面积 PTE,因其对生命的威胁极大,上述绝对禁忌证亦应视为相对禁忌证。

溶栓治疗的时间窗为 14 d 以内。临床研究表明,症状发生 14 d 之内溶栓,其治疗效果好于 14 d 以上者,而且溶栓开始时间越早治疗效果越好。

目前临床上用于 PTE 溶栓治疗的药物主要有链激酶(SK)、尿激酶(UK)和重组组织型纤溶酶原激活剂(rt-PA)。

目前推荐短疗程治疗,我国的 PTE 溶栓方案如下。

UK:负荷量 4 400 U/kg 静脉注射 10 min,继之以 2 200 U/(kg·h)持续静脉点滴 12 h。另可考虑 2 h溶栓方案,即 20 000 U/kg 持续静脉点滴 2 h。

SK:负荷量 250 000 U 静脉注射 30 min,继之以 1 000 000 U/h 持续静脉点滴 24 h。SK 具有抗原性,故用药前需肌内注射苯海拉明或地塞米松,以防止变态反应。也可使用 1 500 000 U 静脉点滴 2 h。

rt-PA：50 mg 持续静脉滴注 2 h。

出血是溶栓治疗的主要并发症，可以发生在溶栓治疗过程中，也可以发生在溶栓治疗结束之后。因此，治疗期间要严密观察患者神志改变、生命体征变化以及脉搏血氧饱和度变化等，注意检查全身各部位包括皮下、消化道、牙龈、鼻腔等是否有出血征象，尤其需要注意曾经进行深部血管穿刺的部位是否有血肿形成。注意复查血常规、血小板计数，出现不明原因血红蛋白、红细胞下降时，要注意是否有出血并发症。溶栓药物治疗结束后每 2～4 h 测 1 次活化的部分凝血激酶时间（APTT），待其将至正常值的 2 倍以下时，开始使用肝素或 LWMH 抗凝治疗。

（五）介入治疗

介入治疗主要包括经导管吸栓碎栓术和下腔静脉滤器置入术。导管吸栓碎栓术的适应证为肺动脉主干或主要分支大面积 PTE 并存在以下情况者：溶栓和抗凝治疗禁忌证；经溶栓或积极的内科治疗无效。

为防止下肢深静脉大块血栓再次脱落阻塞肺动脉，可于下腔静脉安装滤器。适用于下肢近端静脉血栓，而抗凝治疗禁忌或有出血并发症；经充分抗凝而仍反复发生 PTE；伴血流动力学变化的大面积 PTE；近端大块血栓溶栓治疗前；伴有肺动脉高压的慢性反复性 PTE；行肺动脉血栓切除术或肺动脉血栓内膜剥脱术的病例。

（六）手术治疗

适用于经积极的非手术治疗无效的紧急情况。适应证包括大面积 PTE，肺动脉主干或主要分支次全堵塞，不合并固定性肺动脉高压者（尽可能通过血管造影确诊）；有溶栓禁忌证者；经溶栓和其他积极的内科治疗无效者。

六、预防

主要的预防措施包括机械性预防和药物预防。机械性预防方法包括逐步加压弹力袜和间歇充气压缩泵，药物预防可以使用 LWMH、低剂量的普通肝素等。机械性预防方法主要用于有高出血风险的患者，也可用于与药物预防共同使用加强预防效果。不推荐单独使用阿司匹林作为静脉血栓的预防方法。

（刘传乔）

第六节　呼吸衰竭

呼吸衰竭是指各种原因引起的肺通气和（或）换气功能严重障碍，在静息状态下也不能维持足够的气体交换，导致缺氧和（或）二氧化碳潴留，引起一系列病理生理改变和相应临床表现的综合征。主要表现为呼吸困难和发绀。动脉血气分析可作为诊断的重要依据，即在海平面、静息状态、呼吸空气的条件下，动脉血氧分压（PaO_2）低于 8.0 kPa（60 mmHg），伴或不伴二氧化碳分压（$PaCO_2$）超过 6.7 kPa（50 mmHg），并除外心内解剖分流和原发于心排血量降低等因素所致的低氧，即为呼吸衰竭。

按起病急缓，将呼吸衰竭分为急性呼吸衰竭和慢性呼吸衰竭，本节主要介绍慢性呼吸衰竭。根据血气的变化将呼吸衰竭分为 Ⅰ 型呼吸衰竭（低氧血症型，即 PaO_2 下降而 $PaCO_2$ 正常）和 Ⅱ 型呼吸衰竭（高碳酸血症型，即 PaO_2 下降伴有 $PaCO_2$ 升高）。

一、护理评估

（一）致病因素

引起呼吸衰竭的病因很多，凡参与肺通气和换气的任何一个环节的严重病变都可导致呼吸衰竭。

（1）呼吸系统疾病：常见于慢性阻塞性肺疾病（COPD）、重症哮喘、肺炎、严重肺结核、弥散性肺纤维化、肺水肿、严重气胸、大量胸腔积液、硅沉着病、胸廓畸形等。

（2）神经肌肉病变：如脑血管疾病、颅脑外伤、脑炎、镇静催眠药中毒、多发性神经炎、脊髓颈段或高位胸段损伤、重症肌无力等。

上述病因可引起肺泡通气量不足、氧弥散障碍、通气/血流比例失调，导致缺氧或合并二氧化碳潴留而发生呼吸衰竭。

（二）身体状况

呼吸衰竭除原发疾病症状、体征外，主要为缺氧、二氧化碳潴留所致的呼吸困难和多脏器功能障碍。

1. 呼吸困难

呼吸困难是最早、最突出的表现。主要为呼吸频率增快，病情严重时辅助呼吸肌活动增加，出现"三凹征"。若并发二氧化碳潴留，$PaCO_2$ 升高过快或显著升高时，患者可由呼吸过快转为浅慢呼吸或潮式呼吸。

2. 发绀

发绀是缺氧的典型表现，可见口唇、指甲和舌发绀。严重贫血患者由于红细胞和血红蛋白减少，还原型血红蛋白的含量减低可不出现发绀。

3. 精神神经症状

主要是缺氧和二氧化碳潴留的表现。早期轻度缺氧可表现为注意力分散，定向力减退；缺氧程度加重，出现烦躁不安、神志恍惚、嗜睡、昏迷。轻度二氧化碳潴留，表现为兴奋症状，即失眠、躁动、夜间失眠而白天嗜睡；重度二氧化碳潴留可抑制中枢神经系统导致肺性脑病，表现为神志淡漠、间歇抽搐、肌肉震颤、昏睡，甚至昏迷等二氧化碳麻醉现象。

4. 循环系统表现

二氧化碳潴留使外周体表静脉充盈、皮肤充血、温暖多汗、血压升高、心排血量增多而致脉搏洪大；多数患者有心率加快；因脑血管扩张产生搏动性头痛。

5. 其他

可表现为上消化道出血、谷丙转氨酶升高、蛋白尿、血尿、氮质血症等。

（三）心理社会状况

患者常因躯体不适、气管插管或气管切开、各种监测及治疗仪器的使用等感到焦虑或恐惧。

（四）实验室及其他检查

1. 动脉血气分析

$PaO_2 < 8.0$ kPa(60 mmHg)，伴或不伴 $PaCO_2 > 6.7$ kPa(50 mmHg)，为最重要的指标，可作为呼吸衰竭的诊断依据。

2. 血 pH 及电解质测定

呼吸性酸中毒合并代谢性酸中毒时，血 pH 明显降低常伴有高钾血症。呼吸性酸中毒合并代谢性碱中毒时，常有低钾和低氯血症。

3. 影像学检查

胸部 X 线片、肺 CT 和放射性核素肺通气/灌注扫描等，可协助分析呼吸衰竭的原因。

二、护理诊断及医护合作性问题

（1）气体交换受损：与通气不足、通气/血流失调和弥散障碍有关。

（2）清理呼吸道无效：与分泌物增加、意识障碍、人工气道、呼吸肌功能障碍有关。

（3）焦虑：与呼吸困难、气管插管、病情严重、失去个人控制及对预后的不确定有关。

（4）营养失调，低于机体需要量，与食欲缺乏、呼吸困难、人工气道及机体消耗增加有关。

（5）有受伤的危险：与意识障碍、气管插管及机械呼吸有关。

（6）潜在并发症：如感染、窒息等。

（7）缺乏呼吸衰竭的防治知识。

三、治疗及护理措施

（一）治疗要点

慢性呼吸衰竭治疗的基本原则是治疗原发病、保持气道通畅、纠正缺氧和改善通气，维持心、脑、肾等重要脏器的功能，预防和治疗并发症。

1.保持呼吸道通畅

保持呼吸道通畅是呼吸衰竭最基本、最重要的治疗措施。主要措施：清除呼吸道的分泌物及异物；积极使用支气管扩张药物缓解支气管痉挛；对昏迷患者采取仰卧位，头后仰，托起下颌，并将口打开；必要时采用气管切开或气管插管等方法建立人工气道。

2.合理氧疗

吸氧是治疗呼吸衰竭必需的措施。

3.机械通气

根据患者病情选用无创机械通气或有创机械通气。临床上常用的呼吸机分压力控制型及容量控制型2大类，是一种用机械装置产生通气，以代替、控制或辅助自主呼吸，达到增加通气量，改善通气功能的目的。

4.控制感染

慢性呼吸衰竭急性加重的常见诱因是呼吸道感染，因此应选用敏感有效的抗生素控制感染。

5.呼吸兴奋药的应用

必要时给予呼吸兴奋药如可喜等兴奋呼吸中枢，增加通气量。

6.纠正酸碱平衡失调

以机械通气的方法能较为迅速地纠正呼吸性酸中毒，补充盐酸精氨酸和氯化钾可同时纠正潜在的碱中毒。

（二）护理措施

1.病情观察

重症患者需持续心电监护，密切观察患者的意识状态、呼吸频率、呼吸节律和深度、血压、心率和心律。观察排痰是否通畅、有无发绀、球结膜水肿、肺部异常呼吸音及啰音；监测动脉血气分析、电解质检查结果、机械通气情况等；若患者出现神志淡漠、烦躁、抽搐时，提示有肺性脑病的发生，应及时通知医师进行处理。

2.生活护理

（1）休息与体位：急性发作时，安排患者在重症监护病室，绝对卧床休息；协助和指导患者取半卧位或坐位，指导、教会病情稳定的患者缩唇呼吸。

（2）合理饮食：给予高热量、高蛋白、富含维生素、低糖类、易消化、少刺激性的食物；昏迷患者常规给予鼻饲或肠外营养。

3.氧疗的护理

（1）氧疗的意义和原则：氧疗能提高动脉血氧分压，纠正缺氧，减轻组织损伤，恢复脏器功能。临床上根据患者病情和血气分析结果采取不同的给氧方法和给氧浓度。原则是在畅通气道的前提下，Ⅰ型呼吸衰竭的患者可短时间内间歇给予高浓度（>35%）或高流量（4～6 L/min）吸氧；Ⅱ型呼吸衰竭的患者应给予低浓度（<35%）、低流量（1～2 L/min）鼻导管持续吸氧，使 PaO_2 控制在 8.0 kPa（60 mmHg）或 SaO_2 在 90%以上，以防因缺氧完全纠正，使外周化感受器失去低氧血症的刺激而导致呼吸抑制，加重缺氧和 CO_2 潴留。

（2）吸氧方法：有鼻导管、鼻塞、面罩、气管内和呼吸机给氧。临床常用、简便的方法是鼻导管、鼻塞法吸氧，其优点为简单、方便，不影响患者进食、咳嗽。缺点为氧浓度不恒定，易受患者呼吸影响，高流量对局部黏膜有刺激，氧流量不能大于 7 L/min。吸氧过程中应注意保持吸入氧气的湿化，输送氧气的面罩、导管、气管应定期更换消毒,防止交叉感染。

(3)氧疗疗效的观察:若吸氧后呼吸困难缓解、发绀减轻、心率减慢、尿量增多、皮肤转暖、神志清醒,提示氧疗有效;若呼吸过缓或意识障碍加深,提示二氧化碳潴留加重。应根据动脉血气分析结果和患者的临床表现,及时调整吸氧流量或浓度。若发绀消失、神志清楚、精神好转、$PaO_2>8.0$ kPa(60 mmHg)、$PaCO_2<6.7$ kPa(50 mmHg),可间断吸氧几日后,停止氧疗。

4.药物治疗的护理

用药过程中密切观察药物的疗效和不良反应。使用呼吸兴奋药必须保持呼吸道通畅,脑缺氧、脑水肿未纠正而出现频繁抽搐者慎用;静脉滴注时速度不宜过快,如出现恶心、呕吐、烦躁、面色潮红、皮肤瘙痒等现象,需要减慢滴速。对烦躁不安、夜间失眠患者,禁用对呼吸有抑制作用的药物,如吗啡等,慎用镇静药,以防止引起呼吸抑制。

5.心理护理

呼吸衰竭的患者常对病情和预后有顾虑、心情忧郁、对治疗丧失信心,应多了解和关心患者的心理状况,特别是对建立人工气道和使用机械通气的患者,应经常巡视,让患者说出或写出引起或加剧焦虑的因素,针对性解决。

6.健康指导

(1)疾病知识指导:向患者及家属讲解疾病的发病机制、发展和转归。告诉患者及家属慢性呼吸衰竭患者度过危重期后,关键是预防和及时处理呼吸道感染等诱因,以减少急性发作,尽可能延缓肺功能恶化的进程。

(2)生活指导:从饮食、呼吸功能锻炼、运动、避免呼吸道感染、家庭氧疗等方面进行指导。

(3)病情监测指导:指导患者及家属学会识别病情变化,如出现咳嗽加剧、痰液增多、色变黄、呼吸困难、神志改变等,应及早就医。

(李允相)

第七节 急性呼吸窘迫综合征

急性呼吸窘迫综合征(acute respiratory distress syndrome,ARDS)是患者原心肺功能正常,由于肺外和肺内的严重疾病引起肺毛细血管炎症损伤,通透性增加,继发急性高通透性肺水肿和进行性缺氧性呼吸衰竭(Ⅰ型)。虽其病因各异,但有共同的生理学、病理学和影像学特征。临床表现均为急性呼吸窘迫,难治性低氧血症。实验和临床研究的结果显示,ARDS是急性肺损伤(acute lung injury,ALI)发展到后期的典型表现:ALI和ARDS有相同的定义和内涵;区别在于ALI代表早期的阶段,而ARDS代表晚期的阶段。急性肺损伤这一概念的提出主要有三个意义:①强调了ARDS发病是一个动态过程。致病因子通过直接损伤或通过机体炎症反应过程中细胞和相应介质间接损伤肺毛细血管内皮和肺泡上皮,形成急性肺损伤,逐渐发展为典型的ARDS。②可在急性肺损伤阶段进行早期治疗,提高临床疗效。③按不同发展阶段对患者进行分类(严重性分级),有利于判断临床疗效。随着对严重创伤、休克、感染等疾病的抢救技术水平的提高,不少患者不直接死于原发病,从而使ARDS的发生率增加。ARDS起病急骤,发展迅猛,如不及早诊治,其病死率高达50%以上。

一、病因病理

ARDS的病因尚未阐明。与之相关的疾病(危险因素)包括严重休克、严重感染(败血症、肺炎等)、严重创伤、弥散性血管内凝血(DIC)吸入刺激性气体或胃内容物、溺水、大量输血、急性胰腺炎、药物或麻醉品中毒、骨折时脂肪栓塞、氧中毒等。

中医学认为虽然本病是由于它病失治误治或宿疾恶化而引起,但最终表现于肺的瘀血阻滞、水湿侵犯以及肺肾两虚的症状,其发病原因可概括为六淫、外伤、诸毒等。肺主气司呼吸,若外邪六淫侵犯人体,首先从口鼻、皮毛等犯肺,使肺司气之功能失常,肺金不鸣,失于宣肃,则纳气减少,甚则喘促;外伤或产后,瘀血滞留,遏阻肺气,气机升降失常,纳气不足,是以作喘。如《素问·脉要精微》云:"肝脉搏坚而长,色不青,当病堕若搏,因血在胁下,令人喘逆";外感温热病毒或疮毒内陷,卫气营血功能失衡,肺为娇脏,首先表现为肺气郁闭,宣降失常,加之内传阳明,腑气不通,浊气上迫,肺失主气之权,壅遏肺气而作喘;若素体虚弱,或久病失治误治,迁延日久,耗伤正气,肺不主气,肾不纳气,则呼吸困难,喘促作矣。

临床上本病一般多表现为虚实夹杂,本虚标实。实多表现为瘀血阻滞,水湿犯肺,虚则为肺肾气虚,临证时应当根据各个患者情况的不同辨证论治。

二、临床诊断

（一）中医证型

1. 水湿犯肺

主症:喘而胸满闷窒,甚则胸盈仰息,咳痰色白,口黏不渴,恶心,舌苔厚腻而白,脉滑。

2. 瘀血阻肺

主症:微咳或不咳,甚则可见低热,呼吸喘促,舌紫黯或有瘀斑,脉细涩。

3. 肺肾两虚

主症:口唇发绀,面色苍白而青,甚则冷汗淋漓,舌质黯紫,脉微弱欲绝。

（二）辨证要点

1. 四诊特点

望诊:面色㿠白或青紫,可见水肿,舌质黯红或淡胖。

闻诊:无异常气味,呼吸气促,喉间痰鸣,或息促气微。

问诊:起病突然,烦躁不安,或见发热,或腹满便秘,或精神萎靡,少气乏力。

切诊:可见到四肢厥冷,脉滑数或细数。

2. 鉴别症状特点

（1）辨清虚实:实喘主要是由于水湿犯肺,瘀血阻肺,虚喘则主要见肺肾两虚,分别见于不同的发病阶段。

（2）了解喘症的时间、性质:初期以突然出现呼吸困难,喘息气急,胸膈满闷,喉间痰鸣,为水湿犯肺之征,继而出现喘急气促,张口抬肩,声短难续,胸痛咯血,肌肤甲错为气滞血瘀之象,后期可见呼吸困难浅促,精神萎靡,唇面发绀,四肢厥冷,脉微弱欲绝多系肺肾两虚。

（3）应与下列病症相鉴别:①哮证:哮证以突然发作、呼吸喘促、喉间痰鸣有声为特征,为宿痰内伏于肺,复加外因引动,以致痰阻气道,肺气上逆所致。突然发作,用药后迅速缓解且以夜间发作多见为特点。②肺胀:是多种慢性肺系疾患反复发作,迁延不愈,致肺脾肾三脏虚损,肺气壅滞,气道不畅,胸膺胀满不能敛降,出现喘息气促,咳嗽、咳痰,胸部膨满,憋闷如塞,或唇甲发绀,心悸水肿等表现,病程缠绵。

三、临床治疗

现在,在有效的机械通气支持下,呼吸衰竭和缺氧本身已不是 ARDS 的主要死亡原因,所以积极治疗基础疾病和并发症是提高疗效的重要因素。重视活血化瘀,因血瘀导致喘促,当喘促形成以后又加重瘀血的病理表现,瘀血即是病因,也是病理结果,瘀血在 ARDS 的发生发展过程中贯穿始终;辨清虚实,喘促的发生,因其病因病机不同,故临床表现上有虚实之别,所以为防止失治误治,必须审明病因病机,予以泻实补虚。急则治标,本证为病情危急之证,必须中西医结合治疗,先治其标以缓其急,并治其本去其因。但中医的论治,必须采取多剂型、多途径给药的综合治疗,力求做到标本同治。

（一）常见分证治疗

1. 水湿犯肺

治法:泻肺行水,温阳化饮。

方剂:葶苈大枣泻肺汤合真武汤加减。

组成:葶苈子、大枣、制附子、桂枝、茯苓、白术、白茅根、泽泻、桑白皮、生姜。

加减:口唇发绀明显者,加川芎、红花、桃仁;若有心悸怔忡,可加龙骨(先煎)、磁石(先煎)。

2.瘀血阻肺

治法:活血化痰,宣肺平喘。

方剂:血府逐瘀汤合椒目瓜蒌汤加减。

组成:当归、川芎、桃仁、红花、牛膝、枳壳、瓜蒌、椒目、桑白皮、葶苈子、陈皮、半夏、茯苓。

加减:喘满腹胀便秘者,加大黄、厚朴;胸痛者,加香附、郁金、穿山甲;面色苍白,冷汗淋漓者,加附片、人参(另煎兑服)。

3.肺肾两虚

治法:补肺益肾。

方药:生脉散合人参胡桃汤。

组成:人参(另煎兑服)、麦冬、胡桃肉、蛤蚧、五味子、龙骨(先煎)、磁石(先煎)。

加减:口唇发绀明显者,加丹参、当归、川芎;痰多者,加瓜蒌、茯苓;汗出肢冷甚者,加制附子、肉桂;汗出如油者,加牡蛎(先煎)、山萸肉等。

(二)固定方药治疗

1.牡荆油滴丸

组成:牡荆油。

功效:平喘,止咳,祛痰。

主治:肺热咳嗽,气逆作喘。

用法:丸剂。口服,1日1～2丸,1日3次。

按语:本药能平喘止咳,健脾祛痰,用于慢性支气管炎,支气管哮喘之肺热、脾虚者。

2.六神丸

组成:人工牛黄、蟾蜍、珍珠粉、冰片、麝香、百草霜等。

功效:清凉解毒,消炎止痛。

主治:烂喉丹痧,咽喉肿痛,喉风喉痛,单双乳蛾,小儿热疖,痈疡疔疮,乳痈发背,无名肿毒。

用法:每次10粒,每日3～4次,重症每小时1次。

按语:适用于喘促欲脱之证。适用于哮喘发作合并心衰。

3.蟾酥粉

组成:蟾蜍、细辛、丁香。

功效:活血化瘀,平喘固脱。

主治:适用于喘促欲脱之证。

用法:每次10 mL,每日3～6次。

4.生脉针

组成:人参、麦冬、五味子。

功效:益气复脉,养阴生津。

主治:气阴两虚,心悸气短,脉微自汗。

用法:每20 mL加50%葡萄糖注射液20 mL,静脉注射。

按语:适用于各种虚证和实证的喘促。西医诊断之休克、心脏病、肺炎可用此药。

(三)其他疗法

1.针灸疗法

(1)取人中、会阴、素髎等穴,强刺激,留针1～2小时。

(2)选用大椎、风门、肺俞为主穴,手法为点刺,不留针,起针后加火罐。痰多气壅者加天突、膻中,手法用泻法;喘而欲脱者加内关、三阴交,手法为平补平泻。

2.穴位注射

取曲池穴,两侧交替注射洛贝林 3 mg;或取足三里(或三阴交)穴,注射回苏灵 8 mg;或曲池穴、中府、合谷等穴,注射氨茶碱 0.5～1.0 mL。

3.按摩疗法

(1)拍肺:两手自两侧肺尖开始,向下沿胸廓拍打各 10 次;或用手轻轻在脊柱两侧俞穴进行拍打,自上而下数次。

(2)按摩:可配合按摩肺经及有关穴位,如天突、膻中等。

4.耳针治疗

取心、肺、交感、肾上腺、皮质下、脑干等穴,用 0.5 寸毫针强刺激。

5.搐鼻疗法

搐鼻散(细辛、皂角、半夏)和通关散(猪牙皂、细辛、薄荷)细末粉剂吹入患者鼻腔内,使之喷嚏。

6.中药超声雾化吸入疗法

在超声雾化吸入器的雾化槽内加冷蒸馏水 250 mL,液面浸没罐底的透声膜,加入药液(炙麻黄、苦杏仁、白果、百部、桃仁、款冬花、苏子、车前草、辛夷、苍耳子、生甘草、茶叶,水煎取液),分次雾化,每次 20 分钟。

(四)食疗方药

(1)五味子汤:以五味子净肉,其核用水泡洗无酸味,以其水煮五味子肉,再与紫苏叶、人参(去芦)共煎,去渣澄清代茶饮,有生津止渴、敛精益气之功,尤宜于肺肾两虚者。

(2)选用核桃肉、黑芝麻等量,捣碎研粉,每次 5～10 g 冲服,具有补肾纳气活血之功效。

(3)人参、胡桃肉(去壳不去皮)、生姜、大枣。水煎服。用于气虚见喘促者。

四、中西医结合治疗

(一)中西医结合治疗指征

成人呼吸窘迫综合征是临床危急症,在有效机械通气支持下,中西医结合,可增强疗效,中医中药治疗可贯穿始终。

1.ARDS 渗出期

于发病后第 1 周,突然出现呼吸困难,喘息气急,烦躁不安,高热胸闷者。

2.ARDS 增生期

发病第 1～3 周,气喘息促,胸膈满闷,喉间痰鸣者。

3.ARDS 纤维化期

发病超过第 3 周,喘急气促,张口抬肩,声短难续,疲倦乏力,口唇发绀,或面色苍白而青,甚则冷汗淋漓,舌质黯紫,脉微弱欲绝者。

(二)西医治疗原则及主要措施

ARDS 是一种急性危重病,宜在严密监护下治疗。治疗的目标包括:改善肺氧合功能,纠正缺氧,生命支持,保护器官功能,防治并发症和加强基础病的治疗。

1.氧疗

纠正缺氧为刻不容缓的重要措施。一般需用高浓度给氧,才能使 $PO_2>8.0$ kPa(60 mmHg)或 SaO_2 >90%。轻症者可用面罩给氧,但多数患者需用机械通气给氧。机械通气时给氧浓度恒定,且能与 PEEP 或 CPAP 同时应用。

2.机械通气

通常情况下,一旦诊断为 ARDS,应尽早进行机械通气。早期轻症患者可试用无创性鼻(面)罩机械通气,但多数需要气管插管或切开做机械通气。机械通气能减轻呼吸作功,使呼吸窘迫改善。应用 PEEP 或

CPAP,使吸气末肺容量增加,闭陷了的小气道和肺泡再开放;肺泡内的正压亦可减轻肺泡水肿的形成或进一步恶化,从而改善弥散功能和通气/血流比例,减小肺内分流,达到改善氧合功能和肺顺应性的目的。但 PEEP 或 CPAP 可增加胸内正压,减少回心血量,从而降低心排血量。

3.维持适当的液体平衡

有效血容量不足时,会加重低血压和休克,但过多的液体又会加重肺水肿。创伤出血多者,最好输新鲜血。用库存 1 周以上的血时,应加用微过滤器,以免微栓塞而加重 ARDS。在血压稳定的前提下,出入液体量宜轻度负平衡(每天出量大于入量 500 mL 左右);可使用强效利尿剂促进水肿的消退。关于胶体液补充的问题,由于毛细血管通透性增加时,胶体可渗至肺间质,所以在 ARDS 的早期,除非有低蛋白血症,否则不宜输胶体液。

4.积极治疗基础疾病

基础疾病是 ARDS 发生和发展最重要的病因,必须及时治疗,如骨折的固定、休克的纠正、抗生素治疗严重感染,包括肺外(如胆囊炎等引起的败血症)和肺内(如肺部严重的革兰氏阴性杆菌感染)的感染以及羊水栓塞作子宫切除等。

5.严密监测呼吸、循环、水电解质、酸碱平衡及基础疾病

对一些可引起感染性休克的原发病或急性出血性胰腺炎引起的休克,早期应用糖皮质激素(地塞米松 20～40 mg/d),对于控制 ARDS 病情有一定帮助。此外,ARDS 患者常处于高代谢状态,能量消耗增加,故即使在恢复期亦要持续供应能量较长时间。对于急性患者,一般每日供应能量 126～167 kJ/kg(30～40 kcal/kg)。

五、调摄护理

(一)调摄

(1)积极锻炼身体,增强体质;积极治疗原发病,预防感染。

(2)对高危患者应严密观察,加强监护,一旦发现呼吸频数,PO_2 降低等肺损伤表现,在治疗原发病时,应早期给予呼吸支持及其他有效的预防和干预措施,防止 ARDS 的进一步发展和重要脏器的损伤。

(3)室内空气要新鲜,避免烟尘刺激。

(4)注意保暖,避免寒冷。

(5)结合体质选择适当的活动方式。

(6)饮食宜清淡而富有营养,忌油腻、辛燥。

(二)护理

(1)保持呼吸道通畅,及时清除呼吸道分泌物。

(2)密切监测生命体征、出入量。

(3)对于外伤或手术后患者,严格无菌操作技术,减少感染机会。

(4)预防褥疮,勤翻身。

(5)口腔护理,用生理盐水进行口腔清理,每日 2 次,口唇涂液状石蜡少许。

(6)精神护理,与患者沟通,增强战胜疾病的信心。

六、名方验方

(一)小青龙汤

组成:麻黄 9 g,芍药 9 g,细辛 6 g,干姜 6 g,炙甘草 6 g,桂枝 9 g,半夏 9 g,五味子 6 g。

用法:水煎服。

功效主治:解表散寒,温肺化饮。用于风寒客表,水饮内停,恶寒发热,无汗,咳喘。痰多而稀,舌苔白滑,脉浮;溢饮,身体重痛,肌肤悉肿。现用于慢性支气管炎、支气管哮喘等属外感风寒,内有停饮者。

（二）定喘汤

组成：白果 9 g，麻黄 9 g，苏子 6 g，甘草 3 g，款冬花 9 g，杏仁 9 g，桑白皮 6 g，黄芩 6 g，半夏 9 g。

用法：水煎服。

功效主治：宣肺降气，清热化痰。主治咳嗽痰多气急，痰稠色黄，微恶风寒，舌苔黄腻，脉滑数。可用于支气管哮喘、慢性支气管炎等属痰热蕴肺者。

（三）大承气汤

组成：大黄 12 g，厚朴 24 g，枳实 12 g，芒硝 6 g。

用法：水煎，大黄后下，芒硝溶服。

功效主治：峻下热结。用于阳明腑实、热结旁流。可用于热性疾病过程中出现高热，谵语，神昏，惊厥，发狂而大便不通，苔黄脉实者。

（四）加味承气汤

组成：大黄、芒硝、枳实、厚朴、甘草、白芍、黄芩、葶苈子、桑白皮。

功效：泻肺通腑。若邪闭心包，用安宫牛黄丸加大黄末；阳明热甚者加服白虎汤。

主治：ARDS 见腑实者。

（五）宣肺祛瘀汤

组成：杏仁、桂枝、葶苈子、赤芍、桑白皮、丹参、当归、郁金。

功效：宣肺祛瘀。

主治：ARDS 有瘀象者。

（六）三拗汤合导痰汤

组成：麻黄、苏子、苏叶、杏仁、陈皮、半夏、前胡、枳实、胆南星。

功效：宣肺豁痰。

主治：用于 ARDS 风痰盛，发作前有鼻痒、咽痒、喷嚏、咳嗽先兆症状者。

（李允相）

第八节　病毒性肺炎

病毒性肺炎是 ICH 常见的肺部感染，主要包括巨细胞病毒（CMV）、呼吸道合胞病毒、带状疱疹病毒、单纯疱疹病毒等感染，其中 CMV 肺炎是最为常见和致死性的。本节重点就 CMV 肺炎进行叙述。

一、流行病学

巨细胞病毒在人群中的自然感染率高，血清学检测显示 CMV 血清抗体阳性率达40%～100%。CMV 是先天性获得性免疫缺陷儿童和继发性免疫功能低下患者感染最常见的病原体之一。在肾、肝、心、肺移植受体和获得性免疫缺陷综合征患者中。CMV 是引起感染和死亡的最主要病原体之一，它可引起 ICH 的肝炎、肺炎、肠炎、视网膜炎、脑炎等严重感染，其中肺炎是常见和严重的感染之一。同时巨细胞病毒的感染可以使机体免疫功能进一步下降，易导致更为严重的真菌和细菌二重感染。

巨细胞病毒感染是实体器官移植术后影响受者生存率的重要因素之一，不但可以降低受者长期生存时间，增加其他机会致病菌感染率，诱发移植器官功能紊乱和急、慢性器官排斥，而且可以造成受者特定器官的损伤。近年来研究显示 CMV 肺炎主要发生于实体器官移植后 1～4 个月，且在 CMV 血清抗体阴性移植受体接受 CMV 抗体阳性供体的脏器时具有 CMV 肺炎的高发病率。在骨髓移植和 HIV/AIDS 患者中发病率最高。细胞免疫（CMI）的降低或受损，IFN 分泌减少，是引起 CMV 肺炎的主要发病机制。一旦CMI 重建或恢复则 CMV 感染发生率明显下降或感染严重程度显著减轻。目前关于 CMV 引起感染的确切机制尚未明确。

二、临床表现

在免疫功能正常患者极少引起 CMV 肺炎,即使发生 CMV 肺炎大多为自限性病程。无症状性的 CMV 病毒排毒在器官移植等患者中存在,有时可维持数月或数年。

成人 CMV 肺炎通常先有呼吸道感染症状,继而出现全身症状,如发热、迁移性关节痛、肌肉酸痛、腹部胀气、压痛、直立性低血压、干咳、呼吸困难、发绀,且呼吸困难呈缓慢或进行性加重。可出现严重的低氧血症,肺部听诊可闻及干湿性啰音。

胸部 X 线片发病初期可无异常发现,随着病程进展出现两肺弥漫性间质性浸润,常以两中下肺、肺底累及为主,也可呈粟粒性病灶。如合并肺实变则提示并发细菌性或真菌性感染。

患者的外周血粒细胞下降或 ALT 升高常有助于提示 CMV 肺炎的诊断。

三、诊断

能早期、快速、准确、定量诊断 CMV 肺炎并及时给予抗病毒药物治疗可有效改善感染症状。降低病死率的主要问题在于区别潜伏性感染和活动性感染、是否有器官累及预测和判断治疗后复发等实验室技术。

（一）标本采集

1.血标本

取材简便,不需特殊器械,适用于 ICH 的 CMV 感染的筛查和监测。通过 CMV 血症的定量检测及快速培养等,可有效诊断活动性 CMV 感染。然而血中检测到 CMV 成分无定位意义,也不能排除是 CMV 感染基础上并发一般肺炎。对于无条件取得下呼吸道标本者,结合临床表现,血标本也可用于提示 CMV 肺炎诊断。血标本中以测外周血白细胞中的病毒成分最为敏感,其次为血浆,血清中病毒负荷最低。

2.下呼吸道标本

最主要和常用的采样方法为经纤维支气管镜支气管肺活检或支气管肺泡灌洗,偶采用经皮肺穿刺和开胸肺活检获取肺组织标本。检测肺活检标本或支气管肺泡灌洗液（BALF）中 CMV 包涵体、抗原、DNA、mRNA 可明确肺部病毒存在与否和病毒的量。

（二）实验室诊断方法

1.经典检测方法

（1）直接检查人类 CMV（HCMV）包涵体,即标本涂片或切片,染色后镜检,发现典型的嗜酸性核内包涵体的巨细胞。此法方便、快速、不需特殊设备,但不易见到典型的 CMV 感染细胞,有较高假阴性率,一次检查为阴性不能排除 CMV 感染,常需多次检查。

（2）应用电镜技术直接从检测标本中查找病毒颗粒,此方法由于技术复杂,设备昂贵,一般不适于临床常规检验。

（3）病毒分离培养,即将标本接种到人体成纤维细胞进行分离培养的方法。若得到 CMV,可作为确诊的依据。有学者认为细胞培养是敏感性最高的诊断方法。但本法存在花费时间长,技术条件要求高,不能区别潜伏性感染和活动性感染,不能用于快速诊断等缺点。

2.早期抗原免疫荧光检查

此法是在传统的细胞培养基础上发展起来的,既有传统细胞培养的敏感性,又大大缩短了检测时间,能在 16～40 h 内诊断 CMV 感染,适用于 BAL 中 CMV 的检测。本法另一个优点是能进行定量分析,一般以阳性细胞＜10 个为低水平病毒血症,此时症状轻微,可作为抗病毒治疗起始或终止的指标;大于80 个为高水平病毒血症,症状明显,需要治疗。

3.病毒抗原检测

目前公认的、最常用的为检测外周血淋巴细胞 pp65 阳性细胞的数量。检测原理为应用单克隆抗体和 CMV 抗原特异性结合,通过免疫染色技术使标本中的被感染细胞直接显影。检测 CMV 抗原血症有可实现早期诊断、可定量分析、预测 CMV 肺炎的发生及预后、不需细胞培养、简便而不需特殊设备等优点。但在预测治疗后复发方面效果不佳。

4.CMV 的 DNA 检测

(1)定性 PCR:包括大部分的单一 PCR。有学者认为用 PCR 检测 BALF 中 CMV 的 DNA 为最敏感的诊断 CMV 肺炎的方法,并且检测是否存在导致抵抗更昔洛韦等抗病毒药物的基因突变,可证实是否存在耐药株从而预测抗病毒药物疗效。但由于高度的敏感性,定性 PCR 不能区别潜伏性感染和活动性感染,减少循环次数可能降低假阳性率。为了降低不同 CMV 株基因变异导致的假阴性,可选用来自 CMV 高度保守区域的引物,加长被检测的 DNA 区域或选用多对引物进行复合 PCR。

(2)定量 PCR:潜伏性感染时 CMV 的 DNA 复制水平较低或在进行不完全基因扩增,而活动性感染时病毒 DNA 大量复制,对其进行定量分析可达到正确诊断 CMV 疾病的目的。有学者以定量 PCR 检测 CMV 的 DNA 来诊断 41 例肺移植术后患者并发 CMV 肺炎,敏感性、特异性高,阳性和阴性预测值分别为 79%、99%、84% 和 99%,并且 CMV 的 DNA 量和疾病发展有良好的相关性,可用于预测 CMV 肺炎和监测抗病毒药物疗效。同时也发现 CMV 的 DNA 在以后发生复发性 CMV 疾病的患者中持续存在,故可用于治疗后复发的预测。

5.CMV 的 mRNA 检测

在 CMV 潜伏性感染时,病毒复制水平低,仅转录少量 CMV 的 mRNA,而在活动性感染,特别是免疫监视缺乏时,复制明显增多,CMV 的 mRNA 的表达也随之增多。能够被检测到。即刻早期 mRNA 是活动性感染的最特异指标。CMV 的 mRNA 在活动性感染前 2～3 周即呈阳性,有利于早期预测和防治。

检测技术主要有:①原位分子杂交,形态学定位好,操作简便,探针稳定性高,敏感性达 100%,特异性达 99%,并在小于 5 h 内即可完成检测。②反转录 PCR。③核酸序列扩增,能够直接等温扩增特异性单链 RNA 是本法的优点。

总之,检测 CMV 的 mRNA 阳性出现最早,敏感性和特异性均高,耗时少,能区别潜伏性感染和活动性感染,在 CMV 肺炎的监测及早期诊断方面有很好的应用前景。

6.CMV 血清抗体检测

仅为 CMV 感染提供间接证据。抗 CMV-IgM 抗体出现较早,能帮助诊断。抗 CMV-IgG 抗体阳性仅能反映患者曾感染过 CMV,若呈 4 倍或 4 倍以上增高诊断价值较高。由于血清抗体检测技术成熟,方便安全,有商品化试剂盒生产,故使用广泛。但存在敏感性较差,不适于早期诊断等缺点。免疫功能低下甚至缺失的患者,其抗体产生常受抑制,特异性抗 CMV-IgM 抗体在严重 CMV 感染中可始终不出现,因而血清学检查阴性不能除外 CMV 疾病,限制了其在 ICH 中的应用。

当前最广泛应用的定性并定量检测巨细胞病毒的方法有以下几种。

(1)病毒血症,可以通过测定基因型和表现型来确定血液中病毒的数量及耐药菌株。

(2)抗原血症,即检测外周血淋巴细胞 pp65 阳性细胞的数量。

(3)DNA 血症,检测每升全血或血浆中病毒 DNA 复制的数量。

四、鉴别诊断

(一)真菌性肺炎

念珠菌、曲菌、肺孢子菌肺炎是最为常见的 ICH 宿主肺部真菌性病。肺念珠菌病随类型和病期不同而异,肺炎型呈大量小片状或大片状阴影,常波及整个肺叶,或有小片状阴影的大片融合。肺曲真菌病肺内病变广泛时则出现气急,甚至呼吸衰竭,多发性局灶性浸润常分布在周围肺野,部分患者表现类似肺栓塞或肺梗死,大叶肺实变和粟粒状病变亦有所见。CMV 肺炎通常肺部 X 影像学为间质性病变有助于与肺念珠菌、曲菌病的鉴别。PCP 典型胸部 X 线胸片改变为弥漫性双侧或网状小结节状阴影,然后迅速向两肺野发展,肺泡充填、肺叶实变,间质性病变多见,与 CMV 肺炎鉴别通常较为困难,需要下呼吸道标本的病原学检查方能得以区分。值得注意的是 PC 和曲菌可以与 CMV 合并感染导致肺炎。

（二）ICH 并发肺结核

其临床表现复杂多变，一方面激素或其他免疫抑制药物干扰或掩盖结核病的症状和体征，使其发病和临床经过变得十分隐匿或不典型，另一方面由免疫防御机制遭损，结核病可以呈现暴发性经过，患者甚至短时期死亡，仅于尸检时才得以诊断。ICH 并发肺结核的 X 线表现以血行播散、支气管多见；血行播散型肺结核近 40% 患者病灶散在分布，疏密不一；较多呈现均匀一致的絮状或片状阴影，酷似急性细菌性肺炎，缺少一般成人肺结核的"多形态"特征性表现，需要与 CMV 肺炎加以鉴别。

（三）非感染性原因导致的肺部浸润

在 ICH 中非感染肺部疾病中肺水肿、肺泡内出血、宿主抗排异物反应等均可以出现呼吸困难临床症状，肺部影像学呈现间质性改变，与 CMV 肺炎影像学和临床表现十分的相似，由于两大类疾病的处置完全不同，加以鉴别尤为必要。

五、治疗

（一）更昔洛韦

更昔洛韦（ganciclovir，DHPG）系在细胞内转化为它的三磷酸形式，通过抑制 CMV DNA 的聚合酶而阻止病毒的复制，治疗 CMV 肺炎有效。如果骨髓移植并发 CMV 肺炎，则将 DHPG 与 CMV 免疫球蛋白联合用于其治疗，达到提高其治疗成功率。近来强调对于实体器官和骨髓移植受体用 preemptive 治疗，可使 CMV 感染的发病率从 33%～52% 降至 9%～14%。

剂量及用法：实体器官移植患者采用 5～7.5 mg/kg，静脉滴注，每天一次，连续 10～20 d；骨髓移植每日静脉滴注 7.5～10 mg/kg。共 20 d，维持治疗每天 5 mg/kg，连续 2～4 周；HIV/AIDS 患者则使用静脉滴注 5 mg/kg，每天两次，共 2～3 周。

粒细胞和血小板减少是主要的不良反应。近来有报道 CMV 出现对 DHPG 耐药病毒株。

（二）膦甲酸钠

膦甲酸钠作用机制与 DHPG 相似，即抑制 CMV DNA 聚合酶。推荐剂量为单剂 90～120 mg/kg，随后给予 60 mg/kg，每 8 h 一次，共 14～21 d。有肾毒性、低钙、低镁、高磷、贫血、抽搐等不良反应。

（三）其他增强抗巨细胞病毒免疫能力的辅助治疗药物

1. 人免疫球蛋白

人免疫球蛋白包括健康人血非特异性免疫球蛋白及高效价特异性抗巨细胞病毒免疫球蛋白。抗巨细胞病毒免疫球蛋白是从高滴度巨细胞病毒抗体供者的血液中提取的。

2. 巨细胞病毒-特异性 CD8$^+$T 细胞

骨髓移植术后 I、II 期的临床实验证明巨细胞病毒-特异性 CD8$^+$T 细胞对重建针对巨细胞病毒的细胞免疫作用是安全和有效的。Walter 报道 11 例患者在输入巨细胞病毒-特异性 CD8$^+$T 细胞后对抗巨细胞病毒的 T 细胞毒活性明显增加。

实体器官移植术后巨细胞病毒性肺炎病情重，发展快，病死率高，为提高生存率，移植后应加强对 CMV 的监测，力争早期诊断，早期采用以更昔洛韦抗病毒为主、合理应用抗生素、减撤免疫抑制药、使用免疫增强药等综合治疗措施。

六、预防

CMV 抗原血症一旦确诊则采用更昔洛韦预先预防性治疗，以阻断 CMV 感染进一步进入临床感染阶段。

CMV 抗体或弓形虫抗体阴性受体接受血清 CMV 或弓形虫抗体阳性供体脏器时，此类高危人群可用更昔洛韦或乙胺嘧啶、磺胺嘧啶预防。

对实体器官移植术后 CMV 的 DNA 和（或）CMVpp65 抗原阳性患者，应进行预防性治疗。移植术后尽可能为巨细胞病毒血清学检测阴性受体选择阴性的供体，选用巨细胞病毒血清学检测阴性、滤过白细胞或少白细胞的血制品输入；术后严密监测，尽早治疗巨细胞病毒感染，阻止进一步发展成巨细胞病毒病是降低巨细胞病毒感染病死率的有效途径。

七、预后

随着 CMV 肺炎的早期发现和早期抗病毒治疗,其病死率从以往报道的 80%～90% 下降到 27%～46%。如果 CMV 出现呼吸衰竭严重后才开始治疗则病死率升高。严重的低氧血症、代谢性酸中毒和白细胞下降常预示巨细胞病毒性肺炎的预后较差。

(李允相)

第九节　肺炎球菌肺炎

肺炎球菌肺炎是由肺炎球菌(又称肺炎链球菌)引起,故亦称肺炎链球菌肺炎,是院外感染的细菌性肺炎中最常见的一种;以往常作为大叶性肺炎的典型,为肺叶或肺段的急性炎性实变,临床表现突然起病、寒战、高热、胸痛、咳嗽、咳铁锈色痰,并有肺实变体征。近年,由于抗生素的广泛应用,医疗和生活条件的改善,临床上典型的大叶性肺炎已不多见,而以轻型和非典型多见。

一、病原及发病原理

病原为肺炎链球菌,可存在正常人上呼吸道内,由于某些诱因使机体抵抗力低下时,如呼吸道病毒感染、麻醉、酒醉、吸入有害气体、外科手术、昏迷、肿瘤、心力衰竭、长期卧床等,少量细菌可由上呼吸道吸入肺泡。其致病性不在于病菌的毒素作用,而由于它对组织的侵袭和繁殖。含有细菌的炎症渗液经肺泡间孔(Kohn孔)和(或)终末细支气管流入另一肺泡,向肺的中央部分扩散,可最终累及整个肺叶。因肺炎球菌无外毒素或内毒素,故不引起原发性组织坏死及形成空洞。

二、病理

病理形态有充血期、红肝变期、灰肝变期和消散期4个阶段,各期可重叠在同一病灶内。因病理上无肺泡壁和其他结构的损伤,故消散后一般肺组织不留纤维瘢痕或肺气肿。少数病变因消散不全可成为机化性肺炎。

三、临床表现

潜伏期1～2日。发病急骤,50%患者先有受凉、感冒或上呼吸道感染。先寒战,继之高热39℃～40℃,多呈稽留热。病程中如反复寒战,应考虑化脓性并发症。胸痛因胸膜累及所致,如针刺样。下叶肺炎如累及胸膈膜,疼痛可放射至上腹部,易误为急腹症。咳嗽少痰,典型者痰呈铁锈色,亦可见黏液脓性痰。病变较广者可有呼吸急促、鼻翼煽动或发绀。全身中毒症状可有头痛,全身肌肉酸痛。严重感染可发生神志模糊、烦躁不安、嗜睡、谵妄、昏迷等神经系统症状。少数患者有恶心、呕吐、腹泻等症状。患者呈急性病容,可有口唇单纯疱疹。患侧胸呼吸运动减弱,叩诊浊音,语颤增强,管性呼吸音,亦可闻及捻发音或湿性啰音、胸膜摩擦音。心浊音区扩大,提示心力衰竭或渗出性心包炎。颈项强直可能并发脑膜炎。

四、并发症

肺炎球菌肺炎的并发症已较少见。可并发胸膜炎,胸腔积液多为浆液纤维蛋白性渗出液,脓胸罕见。并发感染性休克时,有相应表现。并发心肌炎时有心动过速、心律紊乱。并发化脓性脑膜炎、心包炎等者更少见。

五、诊断和鉴别诊断

上述临床表现、胸部实变体征、X线呈片状均匀密影、按肺叶或肺段分布、白细胞数增多且核左移、痰涂片发现革兰成对或短链状球菌,可确诊本病。不典型者需与其他细菌性肺炎、肺结核、病毒性肺炎、肺梗死、支气管肺癌等相鉴别。

六、治疗

首选青霉素,40万~60万U,每日肌内注射3次,疗程7~10日,待体温降至正常后3~4日停药。对青霉素过敏者,可用红霉素或林可霉素、头孢菌素。磺胺对本病有效。复方磺胺甲噁唑(SMZ)1.0g,每日2次,加等量碳酸氢钠口服。

肺炎球菌肺炎预后良好,病死率<50%,主要死因为中毒性肺炎。

(李允相)

第十节 老年支气管哮喘

广义的老年哮喘是指60岁以上的哮喘患者。老年支气管哮喘可有两种类型:一种是在幼年或青中年发病,病情反复发作,迁延至老年,其病程长,气道炎症与气道高反应性持续存在,称为早发老年性哮喘;另一种是60岁以后新发生的哮喘,即晚发老年性哮喘。

老年起病的支气管哮喘发病率不低于青少年支气管哮喘的发病率,老年哮喘患者多伴有慢性支气管炎、阻塞性肺气肿、冠心病、左侧心力衰竭及肿瘤等疾病,使得老年哮喘的症状更加复杂,诊断较青少年困难。特别是长期以来对老年哮喘缺乏足够的认识,使老年哮喘经常得不到及时、正确的诊断和治疗。老年哮喘与普通哮喘的诊断和治疗原则基本一致,但年龄的特点也赋予老年哮喘一些特殊性。

一、老年哮喘的病因学

有研究表明85%的晚发老年哮喘患者发病与呼吸道感染有关。老年人由于机体免疫防御功能下降,气道清除功能减弱,容易并发细菌及病毒感染,反复感染损伤气道上皮细胞,使末梢神经暴露,加上部分老年患者长期大量使用糖皮质激素,更易发生感染。此外,长期吸烟可导致气道净化能力减弱,肺泡中吞噬细胞功能减弱,有利于细菌的移植,也促进了感染的发生。

吸烟与哮喘的一些临床特点如IgE升高、嗜酸性粒细胞增多和支气管反应性增高有关。上呼吸道病毒感染可导致正常人和哮喘患者的气道高反应性,下呼吸道细菌感染可加重气道上皮细胞损伤,诱发气道平滑肌痉挛,加重哮喘症状。部分晚发性老年哮喘患者在确诊前已有长达多年的咳嗽症状,表明已存在慢性气道炎症,当气道炎症不断加重,即会出现特征性的气道高反应性与喘息样发作。

二、临床表现

(1)老年人哮喘症状多不典型。老年哮喘患者活动后气促较多,长期咳嗽、咳痰、胸闷、气短也较常见,但典型的发作性喘息相对较少。63%的老年哮喘患者在发病前有数年至数十年的咳嗽病史,但由于就诊时未引起接诊医生的足够重视而使其中的大部分患者未能确诊。

(2)老年人哮喘体征不典型。老年人胸部听诊哮鸣音有时并不明显,较难与心血管疾病或其他肺部疾病鉴别。亦有部分患者之前有较明显的慢性支气管炎症状数年,经过急性加重之后出现喘息与活动后气促,较难与慢性阻塞性肺疾病鉴别开来。

(3)多合并基础疾病及并发症较多,导致病情复杂。老年哮喘患者多伴有慢性支气管炎、阻塞性肺气肿、冠心病、左侧心力衰竭及肿瘤等疾病,同时长期吸烟和服用β受体阻断药等因素可使老年哮喘患者的气道敏感性增加,增龄可导致老年人肺组织弹性回缩力下降,胸廓顺应性减低,呼吸肌力量减退。这些生理改变导致老年哮喘患者在缓解期肺功能储备即已不足,一旦出现急性加重,尤其合并感染或其他系统疾病时易出现呼吸衰竭、慢性肺源性心脏病、右心功能不全,严重者甚至出现左心功能不全、心律失常、心源性甚至感染中毒性休克等。

(4)因缺乏典型的临床症状、体征,易被误诊和漏诊。老年哮喘的临床特点总结如下。

(一)病史

(1)发生哮喘前常有较长的咳嗽、咳痰史。

(2)常有吸烟史,但一般少于 20 包/年。

(3)变态反应的发生率较青年哮喘低,但高于同龄组的非哮喘者。

(4)每日哮喘发作的变异性较小,病情变化不如青年哮喘迅速。

(5)哮喘的自发消退率较低。

(二)物理检查

(1)呼吸音可正常或严重减低,取决于疾病的严重性。

(2)哮鸣音通常没有青年哮喘那样响。

(3)若有哮鸣音,随着呼气流的减少可突然停止;存在明显慢性支气管炎时,可闻及散在吸气性捻发音,伴或不伴喘息。

(三)肺功能试验

(1)哮喘发作时第 1 秒用力呼气量(FEV_1)减低,应用支气管扩张剂后 FEV_1 至少增加 15%,但经常不能恢复到正常。

(2)可存在肺气肿成分[残气量增加,一氧化碳弥散量(D_LCO)降低]。

三、诊断

(一)诊断标准

(1)反复发作喘息、气急、胸闷或咳嗽,多与接触变应原、冷空气、物理、化学性刺激以及病毒性上呼吸道感染、运动等有关。

(2)发作时在双肺可闻及散在或弥漫性、以呼气相为主的哮鸣音,呼气相延长。

(3)上述症状和体征可经治疗缓解或自行缓解。

(4)除外其他疾病所引起的喘息、气急、胸闷和咳嗽。

(5)临床表现不典型者(如无明显喘息或体征),应至少具备以下 1 项试验阳性。①支气管激发试验或运动激发试验阳性;②支气管舒张试验阳性,FEV_1 增加≥12%,且 FEV_1 增加绝对值≥200mL;③呼气流量峰值(peak expiratory flow,PEF)日内(或 2 周)变异率≥20%。

(二)支气管哮喘的分期及病情严重程度分级

根据临床表现,哮喘可分为急性发作期、慢性持续期和临床缓解期。慢性持续期是指每周均不同频度和(或)不同程度地出现症状(喘息、气急、胸闷、咳嗽等);临床缓解期系指经过治疗或未经治疗症状、体征消失,肺功能恢复到急性发作前水平,并维持 3 个月以上。

病情严重程度的分级:主要用于治疗前或初始治疗时严重程度的判断。

(1)哮喘慢性持续期病情严重程度的分级:包括新发生的哮喘患者和既往已诊断为哮喘而长时间未应用药物治疗的患者。

(2)哮喘控制水平分级:这种分级方法更容易被临床医师掌握,有助于指导临床治疗。

(3)哮喘急性发作时病情严重程度的分级:哮喘急性发作是指喘息、气促、咳嗽、胸闷等症状突然发生,或原有症状急剧加重,常有呼吸困难,以呼气流量降低为其特征,常因接触变应原、刺激物或呼吸道感染诱发。其程度轻重不一,病情加重,可在数小时或数天内出现,偶尔可在数分钟内即危及生命,故应对病情作出正确评估,以便给予及时有效的紧急治疗。

四、鉴别诊断

（一）肺癌

肿瘤压迫支气管可引起喘息，常为单侧或局部，支气管完全阻塞时喘鸣音消失。常伴咳嗽、畏食、体重减轻、倦怠等症状。胸部 X 线和 CT 检查可发现病灶。

（二）冠心病伴不稳定型心绞痛

胸紧，呼吸困难，偶有喘息，常无典型的胸痛，心电图常显示异常，应用扩冠药物有效。

（三）充血性心力衰竭

出现呼吸困难，咳嗽，端坐呼吸，焦虑，盗汗，可酷似夜间哮喘，倾向于就寝约 2 小时后而不是清晨发生，听诊可闻及捻发音或湿音。

（四）药物诱发支气管痉挛

咳嗽和喘息常发生于口服或滴眼用 β 受体阻断药或血管紧张素转换酶抑制剂后，停药后数天内常可缓解症状。

（五）肺栓塞

突然发生胸痛，呼吸困难，有时伴咳嗽、喘息。气流阻塞的证据并不突出。哮喘患者可误认为是哮喘发作。肺栓塞的相关检查可资鉴别。

（六）胃食管反流

与食管裂孔疝有关，患者除咳嗽、喘息、呼吸困难外，常同时有胃灼热感、消化不良、口中酸臭味，尤其在夜间。食管 pH 监测有助于诊断。

（七）COPD

常与吸烟有关。应用支气管舒张剂后气流阻塞仅部分可逆，呼吸音可严重减低。肺功能检查、气道反应性的测定有助于两者的鉴别。

五、治疗

老年哮喘的治疗原则与青年哮喘一样。但老年人哮喘的治疗应充分考虑年龄、基础健康状况、并存的疾病、药物不良反应、对医嘱的依从能力及社会经济情况等因素，制订个体化的防治计划。

（一）治疗原则

（1）哮喘的治疗必须规范化，任何哮喘治疗方案都应把预防工作放在首位，为此应当尽可能地让患者了解"自己"，了解病因，了解药物。

（2）所有患者应尽最大可能地避免接触致病因素和诱发因素，对于特应性哮喘患者，采用脱敏疗法来提高患者对变应原的耐受性，也应作为预防措施来看待。

（3）以吸入肾上腺皮质激素为主的抗感染治疗应是哮喘缓解期的首要治疗原则，以达到控制气道的慢性炎症、预防哮喘急性发作的目的。

（4）哮喘急性发作时，治疗的关键是迅速控制症状，改善通气，纠正低氧血症。

（5）强化对基层医师的培训，对哮喘患者的医学教育是哮喘防治工作的主要环节。

（二）哮喘治疗目标

（1）达到并维持哮喘症状的控制。

（2）保持正常活动，包括运动。

（3）保持肺功能尽可能接近正常水平。

（4）预防哮喘急性发作。

（5）避免药物的不良反应。

（6）预防哮喘导致的死亡。

（三）药物的选择

1.肾上腺皮质激素

激素是最有效的控制气道炎症的药物。给药途径包括吸入、口服和静脉应用等。吸入为首选途径。

吸入性糖皮质激素（ICS）的局部抗炎作用强；通过吸气过程给药，药物直接作用于呼吸道，所需剂量较小。通过消化和呼吸道进入血液后，药物的大部分被肝脏灭活，因此全身性不良反应较少。规律吸入激素并联合应用其他支气管舒张药物，以减少激素的用量。吸入激素的主要不良反应包括声音嘶哑、口腔白念珠菌感染和皮肤病变，老年人更易发生皮肤改变。及时漱口可减少这些不良反应。

口服给药适用于轻至中度哮喘发作、慢性持续哮喘大剂量吸入激素联合治疗无效的患者和作为静脉应用激素治疗后的序贯治疗。一般使用半衰期较短的激素（如泼尼松、泼尼松龙或甲泼尼龙等）。推荐剂量为泼尼松龙 30～50mg/d，疗程 5～10 天。具体使用要根据病情的严重程度，当症状缓解或其肺功能已经达到个人最佳值，可以考虑停药或减量。地塞米松因对垂体－肾上腺的抑制作用大，不推荐长期使用。

静脉给药：严重急性哮喘发作时，应静脉及时给予琥珀酸氢化可的松（400～1000mg/d）或甲泼尼龙（80～160mg/d）。无激素依赖倾向者可在短期（3～5 天）内停药；有激素依赖倾向者应延长给药时间，控制哮喘症状后改为口服给药，并逐步减少激素用量。

相当一部分老年哮喘需加用皮质激素才能控制症状，但长期应用皮质激素的不良反应发生率和严重性老年人比年轻人更明显。如骨质疏松、糖尿病、高血压和白内障等，其他不良反应还包括库欣综合征改变、抗感染能力低下、肌萎缩、皮肤脆性增加、自发性骨折和骨无菌性坏死。为避免皮质激素所致的严重不良反应，老年哮喘应用皮质激素的原则是：①尽可能采用吸入皮质激素的方法，每次吸入后漱口以避免口腔念珠菌感染；②确需口服时也应尽可能采用能基本控制症状的最小剂量，并应用短效制剂，如泼尼松、甲泼尼龙等；③尽量避免长期应用。

2.β₂ 受体激动剂

通过对气道平滑肌和肥大细胞等细胞膜表面的 β₂ 受体的作用而舒张气道平滑肌、减少肥大细胞和嗜碱性粒细胞脱颗粒和介质的释放、降低微血管的通透性、增加气道上皮纤毛的摆动等来缓解哮喘症状。

此类药物较多，可分为短效（维持 4～6 小时）和长效（维持 12 小时）β₂ 受体激动剂。后者又可分为速效（数分钟起效）和缓慢起效（30 分钟起效）2 种。

（1）短效 β₂ 受体激动剂（简称 SABA）：常用的药物如沙丁胺醇和特布他林等。

吸入给药：可供吸入的 SABA 包括气雾剂、干粉剂和溶液等。这类药物松弛气道平滑肌作用强，通常在数分钟内起效，疗效可维持数小时，是缓解轻至中度急性哮喘症状的首选药物，也可用于运动性哮喘。如每次吸入 100～200μg 沙丁胺醇或 250～500μg 特布他林，必要时每 20 分钟重复 1 次。1 小时后疗效不满意者应向医生咨询或去急诊。这类药物应按需间歇使用，不宜长期、单一使用，也不宜过量应用，否则可引起骨骼肌震颤、低血钾、心律失常等不良反应。

口服给药：如沙丁胺醇、特布他林、丙卡特罗片等，通常在服药后 15～30 分钟起效，疗效维持 4～6 小时。如沙丁胺醇 2～4mg，特布他林 1.25～2.5mg，每天 3 次；丙卡特罗 25～50mg，每天 2 次。使用虽较方便，但心悸、骨骼肌震颤等不良反应比吸入给药时明显。缓释和控释剂型的平喘作用维持时间可达8～12 小时，特布他林的前体药班布特罗的作用可维持 24 小时。可减少用药次数，适用于夜间哮喘患者的预防和治疗。长期、单一应用 β₂ 受体激动剂可造成细胞膜 β₂ 受体的向下调节，表现为临床耐药现象，故应予避免。

（2）长效 β₂ 受体激动剂（简称 LABA）：这类 β₂ 受体激动剂的分子结构中具有较长的侧链，舒张支气管平滑肌的作用可维持 12 小时以上。目前在我国临床使用的吸入型 IABA 有 2 种。

沙美特罗：经气雾剂或碟剂装置给药。给药后 30 分钟起效，平喘作用维持 12 小时以上。推荐剂量50μg，每天 2 次吸入。

福莫特罗：经吸入装置给药，给药后 3～5 分钟起效，平喘作用维持 8～12 小时以上。平喘作用具有一定的剂量依赖性，推荐剂量 4.5～9.0μg，每天 2 次吸入。

吸入 LABA 适用于哮喘(尤其是夜间哮喘和运动诱发哮喘)的预防和治疗。福莫特罗因起效较快,可按需用于哮喘急性发作时的治疗。近年来推荐联合吸入激素和 LABA 治疗哮喘。这两者具有协同的抗炎和平喘作用,可获得相当于(或优于)应用加倍剂量吸入激素时的疗效,并可增加患者的依从性、减少较大剂量吸入激素引起的不良反应,尤其适合于中至重度持续哮喘患者的长期治疗。不推荐长期单独使用 LABA,应该在医生指导下与吸入激素联合使用。

老年哮喘患者可使用短效及长效 β₂ 受体激动剂,常规量的 β₂ 受体激动剂在年轻患者不良反应少见,相反,在老年人却有明显的心血管方面不良反应,呈现剂量依赖性,尤其是口服制剂。不良反应主要包括心肌氧耗增加、血压升高、心律失常、低血钾、恶心和震颤,并且低血钾可因使用利尿药、激素、茶碱类而加重。

3.抗胆碱药物

吸入抗胆碱药物如溴化异丙托品、溴化氧托品和噻托溴铵(溴化泰乌托品,tiotropium bromide)等,可阻断节后迷走神经传出支,通过降低迷走神经张力而舒张支气管。其舒张支气管的作用比 β₂ 受体激动剂弱,起效也较慢,但长期应用不易产生耐药,对老年人的疗效不低于年轻人。本品与 β₂ 受体激动剂联合应用具有协同、互补作用。本品对有吸烟史的老年哮喘患者较为适宜,但对妊娠早期妇女和患有青光眼或前列腺肥大的患者应慎用。

4.茶碱

具有舒张支气管平滑肌及强心、利尿、扩张冠状动脉、兴奋呼吸中枢和呼吸肌等作用,多推荐应用茶碱的控释片或缓释剂。在老年哮喘,应禁用静脉注射,慎用氨茶碱静脉滴注。茶碱类药物的治疗窗窄,其代谢受诸多因素影响。老年人常伴发其他疾病,常同时需要多种治疗,故需充分注意这些影响因素。

由于茶碱的"治疗窗"窄,以及茶碱代谢存在较大的个体差异,可引起心律失常、血压下降、甚至死亡。在有条件的情况下应监测其血药浓度,及时调整浓度和滴速。茶碱有效、安全的血药浓度范围应在 6~15mg/L。影响茶碱代谢的因素较多(如发热性疾病、妊娠、抗结核治疗等可以降低茶碱的血药浓度);而肝脏疾患、充血性心力衰竭以及合用西咪替丁或喹诺酮类、大环内酯类等药物均可影响茶碱代谢而使其排泄减慢,增加茶碱的毒性作用,应引起临床医师的重视,并酌情调整剂量。多索茶碱的作用与氨茶碱相同,但不良反应较轻。双羟丙茶碱的作用较弱,但不良反应较少。

5.白三烯调节剂

包括半胱氨酰白三烯受体拮抗剂和 5-脂氧化酶抑制剂。除吸入激素外,是唯一可单独应用的长期控制药,可作为轻度哮喘的替代治疗药物和中重度哮喘的联合治疗用药。目前在国内的应用主要是半胱氨酰白三烯受体拮抗剂,通过对气道平滑肌和其他细胞表面白三烯受体的拮抗,抑制肥大细胞和嗜酸性粒细胞释放出的半胱氨酰白三烯的致喘和致炎作用,产生轻度支气管舒张和减轻变应原、运动和二氧化硫(SO₂)诱发的支气管痉挛等作用,并具有一定程度的抗炎作用。本品可减轻哮喘症状、改善肺功能、减少哮喘的恶化。但其作用不如吸入激素,也不能取代激素。作为联合治疗中的一种药物,本品可减少中至重度哮喘患者每天吸入激素的剂量,并可提高吸入激素治疗的临床疗效,联用本品与吸入激素的疗效比联用吸入 LABA 与吸入激素的疗效稍差。但本品服用方便,尤其适用于阿司匹林哮喘、运动性哮喘和伴有变应性鼻炎哮喘患者的治疗。通常口服给药。白三烯受体拮抗剂扎鲁司特 20mg,每天 2 次;孟鲁司特 10mg,每天 1 次;异丁司特 10mg,每天 2 次。

6.其他

免疫治疗和脱敏疗法对老年哮喘的疗效不确切。

(四)老年哮喘患者的教育和管理

哮喘是一种慢性的常反复发作的疾病,需要长期规律的治疗和患者的密切配合。而研究表明:老年人由于记忆力差、经济条件有限、周围无人照料等原因,对哮喘疾病性质的了解很少,坚持系统正规治疗率低,病情变化也常不能及时就诊和住院。因此做好老年哮喘的教育和管理尤其必要。

(李允相)

第十一节　老年肺炎

老年肺炎是指 65 岁以上患者的肺炎,是发达国家和发展中国家老年人就诊的常见感染性疾病之一。老年肺炎的发病率及病死率随年龄的增长而上升,发病率大约是青年人的 10 倍。随着社会日趋老龄化,老年肺炎正严重威胁老年人的生命健康。根据发病地点的不同,老年肺炎包括以下 3 种:社区获得性肺炎(community acquired pneumonia,CAP)、长期护理中心(long-term care facility,LTCF)获得性肺炎、医院获得性肺炎(hospital acquired pneumonia,HAP)。其中,LTCF 获得性肺炎的发病率、严重程度、预后等方面介于 CAP 和 HAP 之间。

老年肺炎有多种危险因素,包括慢性基础疾病、咽喉部寄植菌增加、可见或隐性的吸入、纤毛黏液系统功能的降低、营养不良、气管插管或气管切开、健康状态差或宿主防御功能降低、近期住院或手术等。其中,最重要的危险因素是慢性基础疾病,如慢性阻塞性肺疾病(COPD)、糖尿病、充血性心力衰竭、恶性肿瘤、脑血管疾病、肾功能不全等。

一、病因学

老年 CAP 最主要的致病菌仍是肺炎链球菌,占 40%～60%,病死率 15%～20%;如并发败血症或毒血症,易发生感染性休克,病死率为 30%～50%。革兰阴性杆菌在老年 CAP 中所占比例有渐进性增加的趋势,支原体和衣原体肺炎在老年人和青年人之间无明显差别,但军团菌肺炎更易发生在老年人,且多为重症肺炎,病死率高。混合感染是老年 CAP 的另一特点,在经验性选择抗菌药物治疗时,需特殊考虑。

老年 HAP 最主要的致病菌是革兰阴性杆菌,其中铜绿假单胞菌、肺炎克雷伯杆菌最常见,口咽部革兰阴性杆菌的定植菌是 HAP 发生的重要危险因素,且与住院时间长短和疾病的严重程度密切相关。

LTCF 获得性肺炎的致病菌,肺炎链球菌仍是第一位,革兰阴性杆菌也是主要的致病菌,病毒及厌氧菌也占一定比例。

二、临床表现

(1)症状不典型发热多为中低热,很少有高热,多数患者无明显咳嗽、咳痰、高热、寒战、胸痛等典型肺炎的症状,而以肺外症状起病,如纳差乏力、精神萎靡、食欲缺乏、恶心呕吐、心律失常、谵妄、意识模糊等为首发表现,严重者出现血压下降、昏迷。呼吸急促、心动过速可能是老年肺炎的早期表现。

(2)体征不典型,可因脱水、浅快呼吸、上呼吸道传导音干扰等因素而改变,通常也缺乏肺实变体征,老年肺炎时可无白细胞升高,低氧血症常见,并且可能是导致意识障碍或昏迷的原因,菌血症较青年人多见。

(3)起病较隐匿,合并基础疾病多,并发症多,病情复杂。

(4)因缺乏典型的临床症状、体征,易被误诊和漏诊。

(5)预后差,病程长,病死率高。

三、诊断与鉴别诊断

因老年肺炎患者临床症状、体征不典型,所以辅助检查尤为重要。胸部 X 线片、CT 被认为是肺炎诊断的"金标准";痰涂片和痰培养易受定植菌的污染,特异性较差,在应用抗菌药物前的痰菌检查有助于经验性用药的选择。血常规、生化检查、血气分析等有助于对肺炎严重程度进行判断。

(一)肺结核

肺结核患者常有结核中毒症状,如低热、盗汗、乏力、体重下降等,胸部 X 线检查显示病变多位于肺尖或锁骨上、下叶,密度不均,消散缓慢,且可形成空洞或肺内播散,痰中可查到结核杆菌,抗感染治疗无效。

（二）肺癌

常有刺激性咳嗽、胸痛、咯血、气短等症状，胸部 X 线或 CT 检查可见占位性病变、阻塞性肺炎或阻塞性肺不张，痰脱落细胞、纤维支气管镜检查有助于诊断。

四、治疗

（一）早期发现，及时确诊治疗

早期发现，及时确诊，合理使用抗生素及综合治疗是提高治愈率的关键。

（二）合理应用抗生素

正确选择抗生素是治疗老年肺炎的关键，一旦确诊，宜尽早足量应用抗生素，必要时可联合用药，并适当延长疗程。开始时可经验性治疗，待明确病原体后，可有针对性地或根据药敏结果选择敏感抗生素。老年人口服吸收不稳定，宜注射给药。肝、肾功能减退者，根据抗菌药物代谢和排泄途径，酌情减量。老年人的肾功能已有明显减退，应慎重用氨基苷类药。

老年 CAP：第二代头孢菌素单用或联合大环内酯类；β-内酰胺类/β-内酰胺酶抑制剂单用或联合大环内酯类；喹诺酮类。

老年 HAP：具有抗假单胞菌活性的 β-内酰胺类抗生素（如头孢他啶、头孢吡肟、哌拉西林/他唑巴坦、头孢哌酮/舒巴坦、亚胺培南、美罗培南等）单用或联合氨基苷类、喹诺酮类；喹诺酮类联合氨基苷类。

抗菌药物的合理应用：如何合理应用抗生素，防止滥用、尽量减少不良反应药菌的产生，应掌握以下原则。①熟悉选用药物的适应证、抗微生物等活性、药动学、药效学和不良反应。②根据患者的生理、病理、免疫状态合理用药。③老年人胃酸分泌减少，胃排空时间长，肠蠕动减弱，易影响药物的吸收；对中、重症患者，应采用静脉给药为主，病情好转后改口服。④及早确认病原学症状，根据致病菌及药物敏感度测定，选择用药。⑤掌握给药方案及疗程。因老年人多伴有其他基础疾病，故给药方法、途径选择要适当，用药时间应长，防止反复，急性期用药 48～72 小时无效者应考虑换药。⑥治疗中应严密观察不良反应。老年人易发生菌群失调、假膜性肠炎或二重感染，应及时防治。⑦熟悉药物间的相互作用，避免增加毒不良反应，发挥协同作用。

（三）促进排痰

老年人由于咳嗽无力、失水等原因使痰液黏稠，容易阻塞支气管，加重感染。补充水分是稀化痰液最有效的方法，还可通过翻身拍背、使用祛痰剂、雾化等促进排痰。

（四）纠正缺氧

生理状态下的 PO_2 随年龄增长而降低，因此约半数的老年肺炎患者伴有低氧血症。一般采用鼻导管或面罩给予较高浓度（＞35%）氧，伴有二氧化碳潴留者应采取低浓度（＜35%）给氧。

（五）防止误吸

吸入性肺炎患者应谨慎进食，头部抬高，以防再次误吸。平卧位时抬高头部 60°，侧卧时抬高头部 15°。对于假性延髓性麻痹所致吞咽困难者，应予鼻饲饮食。另外应加强口腔护理，防止口腔内的细菌不断进入肺内。

（六）重视并发症的处理

老年人肺炎易引起多脏器功能损害及呼吸、循环衰竭，神经系统表现，水、电解质酸碱平衡紊乱。因此，早期治疗并发症，保护脏器功能与抗感染治疗同样重要。此外，老年人发生肺炎后，原有慢性基础疾病也可能恶化，因此也应当加强重视。

（李允相）

第十二节 小儿支气管哮喘

支气管哮喘,简称哮喘,是儿童期最常见的慢性呼吸道疾病。哮喘是多种细胞(如嗜酸性粒细胞、肥大细胞、T淋巴细胞、中性粒细胞及气道上皮细胞等)和细胞组分共同参与的气道慢性炎症性疾病,这种慢性炎症导致气道反应性增加,通常出现广泛多变的可逆性气流受限,并引起反复发作性喘息、气促、胸闷或咳嗽等症状,常在夜间和(或)清晨发作或加剧,多数患儿可经治疗缓解或自行缓解。目前世界范围内约有2亿哮喘患者,各国患病率在1%～13%不等,发达国家高于发展中国家,城市高于农村。2000年中国城区儿童哮喘患病率调查显示,儿童哮喘患病率为1.97%,2年现患率为1.54%。70%～80%的儿童哮喘发病于5岁以前,约20%的患者有家族史,特应质(atopy)与本病的形成关系密切,多数患者有婴儿湿疹、过敏性鼻炎和(或)食物(药物)过敏史。儿童哮喘如诊治不及时,随病程的延长可产生气道不可逆性狭窄和气道重塑。因此,早期防治至关重要。为此,世界卫生组织(WHO)与美国国立卫生研究院心肺血液研究所制订了全球哮喘防治创议(Global Initiative for Asthma,GINA)方案,目前已成为防治哮喘的重要指南,该方案不断更新,针对5岁以下儿童哮喘患者,5岁以上及成人哮喘患者,目前已出版了GINA 2009版和GINA 2011版。

一、发病机制

哮喘的发病机制极为复杂,尚未完全清楚,与免疫因素,神经、精神和内分泌因素,遗传学背景和神经信号通路密切相关。

(一)免疫因素

气道慢性炎症被认为是哮喘的本质。自19世纪90年代以来,通过大量临床病理研究发现,无论病程长短、病情轻重,哮喘患者均存在气道慢性炎症改变。新近的研究表明,哮喘的免疫学发病机制为:Ⅰ型树突状细胞(DCⅠ)成熟障碍,分泌白细胞介素(IL)-12不足,使 Th_0 不能向 Th_1 细胞分化;在IL-4诱导下,DCⅡ促进 Th_0 细胞向 Th_2 发育,导致 Th_1(分泌IFN-γ减少)/Th_2(分泌IL-4增高)细胞功能失衡。Th_2 细胞促进B细胞产生大量IgE(包括抗原特异性IgE)和分泌炎症细胞因子(包括黏附分子),刺激其他细胞(如上皮细胞、内皮细胞、嗜碱性粒细胞、肥大细胞和嗜酸性粒细胞等)产生一系列炎症介质(如白三烯、内皮素、前列腺素和血栓素 A_2 等),最终诱发速发型(IgE增高)变态反应和慢性气道炎症。同时,最新的研究表明调节性T细胞(Tr)在调节免疫失衡及维持耐受中具有重要的作用。

(二)神经、精神和内分泌因素

哮喘患儿β肾上腺素能受体功能低下和迷走神经张力亢进,或同时伴有α肾上腺素能神经反应性增强,从而发生气道高反应性(airway hyperresponsiveness,AHR)。气道的自主神经系统除肾上腺素能和胆碱能神经系统外,尚存在第三类神经,即非肾上腺素能非胆碱能(nonadrenergic noncholinergic,NANC)神经系统。NANC神经系统又分为抑制性NANC神经系统(i-NANC)及兴奋性NANC神经系统(e-NANC),两者平衡失调,可引起支气管平滑肌收缩。

一些患儿哮喘发作与情绪有关,其原因不明。更常见的是因严重的哮喘发作影响患儿及其家人的情绪。约2/3的患儿于青春期哮喘症状完全消失,于月经期、妊娠期和患甲状腺功能亢进时症状加重,均提示哮喘的发病可能与内分泌功能紊乱有关,具体机制不明。

(三)遗传学背景

哮喘具有明显的遗传倾向,患儿及其家庭成员患过敏性疾病和特应质者明显高于正常人群。哮喘为多基因遗传性疾病,已发现许多与哮喘发病有关的基因(疾病相关基因),如IgE、IL-4、IL-13、T细胞抗原受体(TCR)等基因多态性。但是,哮喘发病率三十余年来明显增高,不能单纯以基因变异来解释。

（四）神经信号通路

研究发现,在哮喘患者体内存在丝裂素活化蛋白激酶(MAPK)等神经信号通路的细胞因子、黏附因子和炎性介质对机体的作用,参与气道炎症和气道重塑。

二、危险因素

(1)吸入过敏原(室内:尘螨、动物毛屑及排泄物、蟑螂、真菌等;室外:花粉、真菌等)。

(2)食入过敏原(牛奶、鱼、虾、鸡蛋和花生等)。

(3)呼吸道感染(尤其是病毒及支原体感染)。

(4)强烈的情绪变化。

(5)运动和过度通气。

(6)冷空气。

(7)药物(如阿司匹林等)。

(8)职业粉尘及气体。

以上为诱发哮喘症状的常见危险因素,有些因素只引起支气管痉挛,如运动及冷空气。有些因素可以突然引起哮喘的致死性发作,如药物及职业性化学物质。

三、病理和病理生理

哮喘死亡患儿的肺组织呈肺气肿,大、小气道内填满黏液栓。黏液栓由黏液、血清蛋白、炎症细胞和细胞碎片组成。显微镜显示支气管和毛细支气管上皮细胞脱落,管壁嗜酸性粒细胞和单核细胞浸润,血管扩张和微血管渗漏,基膜增厚,平滑肌增生肥厚,杯状细胞和黏膜下腺体增生。

气流受阻是哮喘病理生理改变的核心,支气管痉挛、管壁炎症性肿胀、黏液栓形成和气道重塑均是造成患儿气道受阻的原因。

（一）支气管痉挛

急性支气管痉挛为速发型哮喘反应,是IgE依赖型介质释放所致(Ⅰ型变态反应),包括肥大细胞释放组胺、前列腺素和白三烯等。

（二）管壁炎症性肿胀

抗原对气道刺激后6～24小时发生的气道直径减小是微血管通透性和漏出物增加导致气道黏膜增厚和肿胀所致。伴随或不伴随平滑肌收缩,为迟发型哮喘反应。

（三）黏液栓形成

主要发生于迟发型哮喘,黏液分泌增多,形成黏液栓,重症病例黏液栓广泛阻塞细小支气管,引起严重的呼吸困难,甚至发生呼吸衰竭。

（四）气道重塑

因慢性和反复的炎症损害,可以导致气道重塑,表现为气道壁增厚和基质沉积、胶原沉积,上皮下纤维化,平滑肌增生和肥大,肌成纤维细胞增殖及黏液腺杯状细胞化生及增生,上皮下网状层增厚,微血管生成。

气道高反应(airway hyperresponsiveness,AHR)是哮喘的基本特征之一,指气道对多种刺激因素,如过敏原、理化因素、运动和药物等呈现高度敏感状态,在一定程度上反映了气道炎症的严重性。气道炎症通过气道上皮损伤、细胞因子和炎症介质的作用引起AHR。

四、临床表现

咳嗽和喘息呈阵发性发作,以夜间和清晨为重。发作前可有流涕、打喷嚏和胸闷,发作时呼吸困难,呼气相延长伴有喘鸣声。严重病例呈端坐呼吸、恐惧不安、大汗淋漓、面色青灰。

体格检查可见桶状胸、三凹征,肺部满布哮鸣音,严重者气道广泛堵塞,哮鸣音反可消失,称"闭锁肺",

是哮喘最危险的体征。肺部粗湿啰音时隐时现,在剧烈咳嗽后或体位变化时可消失,提示湿啰音的产生是位于气管内的分泌物所致。在发作间歇期可无任何症状和体征,有些病例在用力时才可听到哮鸣音。此外,在体格检查中还应注意有无过敏性鼻炎、鼻窦炎和湿疹等。

哮喘发作在合理应用常规缓解药物治疗后,仍有严重或进行性呼吸困难者,称为哮喘危重状态。表现为哮喘急性发作,出现咳嗽、喘息、呼吸困难、大汗淋漓和烦躁不安,甚至表现出端坐呼吸、语言不连贯、严重发绀、意识障碍及心肺功能不全的征象。

五、辅助检查

(一)肺功能检查

肺功能检查主要用于 5 岁以上患儿。对于第一秒用力呼气量(FEV_1)≥正常预计值 70％的疑似哮喘患儿,可选择支气管激发试验(常用组胺或乙酰甲胆碱)测定气道反应性,对于 FEV_1＜正常预计值 70％的疑似哮喘患儿,选择支气管舒张试验评估气流受限的可逆性,支气管激发试验阳性、支气管舒张试验阳性均有助于确诊哮喘。呼气峰流速(PEF)的日间变异率是诊断哮喘和反映哮喘严重程度的重要指标。如日间变异率＞20％、使用支气管扩张剂后其值增加 20％可以诊断为哮喘。

(二)胸部 X 线检查

急性期胸部 X 线正常或呈间质性改变,可有肺气肿或肺不张。胸部 X 线还可排除肺部其他疾病,如肺炎、肺结核、气管支气管异物和先天性呼吸系统畸形等。

(三)过敏原测试

用多种吸入性过敏原或食物性过敏原提取液所做的过敏原皮肤试验是诊断变态反应的首要工具,提示患者对该变应原过敏与否。目前常用皮肤点刺试验法和皮内试验法。血清特异性 IgE 测定也很有价值,血清总 IgE 测定只能反映是否存在特应质。

(四)其他

呼出气一氧化氮(eNO)浓度测定和诱导痰技术在儿童哮喘诊断和病情监测中发挥着一定的作用。

六、诊断和鉴别诊断

(一)诊断

中华医学会儿科学分会呼吸学组于 2008 年修订了我国"儿童支气管哮喘诊断与防治指南"。

1. 儿童哮喘诊断标准

(1)反复发作喘息、咳嗽、气促、胸闷,多与接触变应原、冷空气、物理或化学性刺激、呼吸道感染以及运动等有关,常在夜间和(或)清晨发作或加剧。

(2)发作时在双肺可闻及散在或弥漫性,以呼气相为主的哮鸣音,呼气相延长。

(3)上述症状和体征经抗哮喘治疗有效或自行缓解。

(4)除外其他疾病所引起的喘息、咳嗽、气促和胸闷。

(5)临床表现不典型者(如无明显喘息或哮鸣音),应至少具备以下 1 项。

A. 支气管激发试验或运动激发试验阳性。

B. 证实存在可逆性气流受限。①支气管舒张试验阳性:吸入速效 β_2 受体激动剂后 15 分钟 FEV_1 增加≥12％;②抗哮喘治疗有效:使用支气管舒张剂和口服(或吸入)糖皮质激素治疗 1～2 周后 FEV_1 增加≥12％。

C. PEF 每日变异率(连续监测 1～2 周)≥20％。

符合第 1～4 条或第 4、5 条者,可以诊断为哮喘。

2. 咳嗽变异型哮喘诊断标准

(1)咳嗽持续＞4 周,常在夜间和(或)清晨发作或加剧,以干咳为主。

(2)临床上无感染征象,或经较长时间抗生素治疗无效。

（3）抗哮喘药物诊断性治疗有效。

（4）排除其他原因引起的慢性咳嗽。

（5）支气管激发试验阳性和（或）PEF 每日变异率（连续监测 1～2 周）≥20％。

（6）个人或一级、二级亲属有特应性疾病史，或变应原测试阳性。

以上 1～4 项为诊断的基本条件。由于年幼儿患哮喘其临床特点、治疗及预后均有别于年长儿，中华儿科学会呼吸学组 1988 年提出婴幼儿哮喘诊断标准，从最初的 8 项评分到 1992 年的 5 项评分，直至 1998 年的不评分诊断。婴幼儿哮喘诊断的提出对我国儿童哮喘的早期诊断和防治起到了积极作用。但是根据 GINA 方案以及美国、英国等许多国家的儿童哮喘诊疗指南，哮喘可以发生于儿童的各个年龄段，所以儿童哮喘不应以年龄诊断。尽管不以年龄命名诊断哮喘，但仍需要强调，在哮喘诊断、鉴别诊断、检查、治疗等方面，儿童不同年龄段存在不同特点。

对于年幼儿，哮喘预测指数能有效地用于预测 3 岁内喘息儿童发展为持续性哮喘的危险性。哮喘预测指数：在过去 1 年中喘息≥4 次，具有 1 项主要危险因素或 2 项次要危险因素。主要危险因素包括：①父母有哮喘病史；②经医师诊断为特应性皮炎；③有吸入变应原致敏的依据。次要危险因素包括：①有食物变应原致敏的依据；②外周血嗜酸性粒细胞≥4％；③与感冒无关的喘息。如哮喘预测指数阳性，建议按哮喘规范治疗。

（二）哮喘的分期与病情的评价

哮喘可分为急性发作期、慢性持续期和临床缓解期。急性发作期指患者出现以喘息为主的各种症状，其发作持续的时间和程度不尽相同。慢性持续期指许多患者即使没有急性发作，但在相当长的时间内总是不同频度和（或）不同程度地出现症状（喘息、咳嗽和胸闷），可根据病情严重程度分级或控制水平分级，前者用于初次诊断和既往虽被诊断但尚未按哮喘规范治疗的患儿，作为制定起始治疗方案级别的依据，后者用于评估已规范治疗的哮喘患儿是否达到哮喘治疗目标及指导治疗方案的调整。临床缓解期指经过治疗或未经治疗症状和体征消失，肺功能（FEV_1 或 PEF）≥80％预计值，并维持 3 个月以上。

（三）鉴别诊断

以喘息为主要症状的儿童哮喘应注意与毛细支气管炎、肺结核、气道异物、先天性呼吸系统畸形和先天性心血管疾病相鉴别，咳嗽变异型哮喘（CVA）应注意与支气管炎、鼻窦炎、胃食管反流和嗜酸性粒细胞支气管炎等疾病相鉴别。

七、治疗

哮喘治疗的目标：①有效控制急性发作症状，并维持最轻的症状，甚至无症状；②防止症状加重或反复；③尽可能将肺功能维持在正常或接近正常水平；④防止发生不可逆的气流受限；⑤保持正常活动（包括运动）能力；⑥避免药物不良反应；⑦防止因哮喘而死亡。

治疗原则为长期、持续、规范和个体化治疗。急性发作期治疗重点为抗炎、平喘，以便快速缓解症状；慢性持续期应坚持长期抗炎，降低气道反应性，防止气道重塑，避免危险因素和自我保健。

治疗哮喘的药物包括缓解药物和控制药物。缓解药物能快速缓解支气管收缩及其他伴随的急性症状，用于哮喘急性发作期，包括：①吸入型速效 β_2 受体激动剂；②全身性糖皮质激素；③抗胆碱能药物；④口服短效 β_2 受体激动剂；⑤短效茶碱等。控制药物是抑制气道炎症的药物，需长期使用，用于哮喘慢性持续期，包括：①吸入型糖皮质激素（ICS）；②白三烯调节剂；③缓释茶碱；④长效 β_2 受体激动剂；⑤肥大细胞膜稳定剂；⑥全身性糖皮质激素等。

（一）哮喘急性发作期治疗

1. β_2 受体激动剂

β_2 受体激动剂是目前最有效、临床应用最广的支气管舒张剂。根据起作用的快慢分为速效和缓慢起效两大类，根据维持时间的长短分为短效和长效两大类。吸入型速效 β_2 受体激动剂疗效可维持 4～6 小时，是缓解哮喘急性症状的首选药物，严重哮喘发作时第 1 小时可每 20 分钟吸入 1 次，以后每 2～4 小时可重复吸入。药物剂量:每次沙丁胺醇 2.5~5.0mg 或特布他林 5~10mg。急性发作病情相对较轻时也可选择短期口服短效 β_2 受体激动剂,如沙丁胺醇和特布他林等。

2.糖皮质激素

病情较重的急性病例应给予口服泼尼松短程治疗(1~7 天),每日 1~2mg/kg,分 2~3 次。一般不主张长期使用口服糖皮质激素治疗儿童哮喘。严重哮喘发作时应静脉给予甲泼尼龙,每日 2~6mg/kg,分 2~3 次输注,或琥珀酸氢化可的松或氢化可的松,每次 5~10mg/kg。一般静脉糖皮质激素使用 1~7 天,症状缓解后即停止静脉用药,若需持续使用糖皮质激素,可改为口服泼尼松。ICS 对儿童哮喘急性发作的治疗有一定的帮助,选用雾化吸入布地奈德悬液,每次 0.5~1mg,每 6~8 小时 1 次。但病情严重时不能以吸入治疗替代全身糖皮质激素治疗,以免延误病情。

3.抗胆碱能药物

吸入型抗胆碱能药物,如异丙托溴铵舒张支气管的作用比 β_2 受体激动剂弱,起效也较慢,但长期使用不易产生耐药,不良反应少。

4.短效茶碱

短效茶碱可作为缓解药物用于哮喘急性发作的治疗,主张将其作为哮喘综合治疗方案中的一部分,而不单独应用治疗哮喘。需注意其不良反应,长时间使用者最好监测茶碱的血药浓度。

(二)哮喘危重状态的处理

1.氧疗

所有危重哮喘患儿均存在低氧血症,需用密闭面罩或双鼻导管提供湿化氧气,初始吸氧浓度以 40% 为宜,流量为 4~5L/min。

2.补液、纠正酸中毒

注意维持水、电解质平衡,纠正酸碱紊乱。

3.糖皮质激素

全身应用糖皮质激素作为儿童危重哮喘治疗的一线药物,应尽早使用。病情严重时不能以吸入治疗替代全身糖皮质激素治疗,以免延误病情。

4.支气管舒张剂的使用

可用:①吸入型速效 β_2 受体激动剂。②氨茶碱静脉滴注。③抗胆碱能药物。④肾上腺素皮下注射,药物剂量:每次皮下注射 1:1000 肾上腺素 0.01mL/kg,儿童最大不超过 0.3mL。必要时可每 20 分钟使用 1 次,不能超过 3 次。

5.镇静剂

可用水合氯醛灌肠,慎用或禁用其他镇静剂;在插管条件下,亦可用地西泮镇静,剂量为每次 0.3~0.5mg/kg。

6.抗菌药物治疗

儿童哮喘发作主要由病毒引发,抗菌药物不作为常规应用,如同时发生下呼吸道细菌感染,则选用病原体敏感的抗菌药物。

7.辅助机械通气指征

指征为:①持续严重的呼吸困难;②呼吸音减低或几乎听不到哮鸣音及呼吸音;③因过度通气和呼吸肌疲劳而使胸廓运动受限;④意识障碍、烦躁或抑制,甚至昏迷;⑤吸氧状态下发绀进行性加重;⑥$PaCO_2 \geq 65mmHg$。

(三)哮喘慢性持续期治疗

1.ICS

ICS 是哮喘长期控制的首选药物,也是目前最有效的抗炎药物,优点是通过吸入,药物直接作用于气道黏膜,局部抗炎作用强,全身不良反应少。通常需要长期、规范吸入 1~3 年甚至更长时间才能起到治疗作用。目前临床上常用的 ICS 有布地奈德、丙酸氟替卡松和丙酸倍氯米松。每 3 个月应评估病情,以决定升级治疗、维持目前治疗或降级治疗。

2.白三烯调节剂

分为白三烯合成酶抑制剂和白三烯受体拮抗剂,该药耐受性好,不良反应少,服用方便。白三烯受体拮抗剂包括孟鲁司特和扎鲁司特。

3.缓释茶碱

缓释茶碱用于长期控制时,主要协助 ICS 抗炎,每日分 1～2 次服用,以维持昼夜的稳定血药浓度。

4.长效 β₂ 受体激动剂

药物包括福莫特罗、沙美特罗、班布特罗及丙卡特罗等。

5.肥大细胞膜稳定剂

肥大细胞膜稳定剂色甘酸钠,常用于预防运动及其他刺激诱发的哮喘。

6.全身性糖皮质激素

在哮喘慢性持续期控制哮喘发作过程中,全身性糖皮质激素仅短期在慢性持续期分级为重度持续患儿,长期使用高剂量 ICS 加吸入型长效 β₂ 受体激动剂及其他控制药物疗效欠佳的情况下使用。

7.联合治疗

对病情严重度分级为重度持续和单用 ICS 病情控制不佳的中度持续的哮喘提倡长期联合治疗,如 ICS 联合吸入型长效 β₂ 受体激动剂、ICS 联合白三烯调节剂和 ICS 联合缓释茶碱。

8.特异性免疫治疗

在无法避免接触变应原或药物治疗无效时,可考虑针对过敏原的特异性免疫治疗,需要在有抢救措施的医院进行。对其远期疗效和安全性尚待进一步研究和评价,且过敏原制备的标准化及纯化也有待加强及规范。特异性免疫治疗应与抗炎及平喘药物联用,坚持足够疗程。

八、管理与教育

(一)避免危险因素

应避免接触变应原,积极治疗和清除感染灶,去除各种诱发因素(吸烟、呼吸道感染和气候变化等)。

(二)哮喘的教育与管理

哮喘患儿的教育与管理是提高疗效、减少复发、提高患儿生活质量的重要措施。通过对患儿及家长进行哮喘基本防治知识的教育,调动其对哮喘防治的主观能动性,提高依从性,避免各种危险因素,巩固治疗效果,提高生活质量。教会患儿及其家属正确使用儿童哮喘控制测试(C-ACT)等儿童哮喘控制问卷,以判断哮喘控制水平。

(三)多形式教育

通过门诊教育、集中教育(哮喘之家等活动)、媒体宣传等多种形式,向哮喘患儿及其家属宣传哮喘基本知识。

九、预后

儿童哮喘的预后较成人好,病死率约为 2/10 万～4/10 万,约 70%～80% 年长后症状不再反复,但仍可能存在不同程度的气道炎症和高反应性,30%～60% 的患儿可完全治愈。

(李允相)

第十三节　小儿毛细支气管炎

毛细支气管炎是一种婴幼儿较常见的下呼吸道感染,多见于 1～6 个月的小婴儿,以喘息、三凹征和气促为主要临床特点。临床上较难发现未累及肺泡与肺泡间壁的纯粹毛细支气管炎,故国内认为是一种特殊类型的肺炎,称为喘憋性肺炎。

一、病因

主要由呼吸道合胞病毒(RSV)引起,副流感病毒、鼻病毒、人类偏肺病毒(human metapneumovirus,hMPV)、博卡病毒、某些腺病毒及肺炎支原体也可引起本病。

二、发病机制

除病毒对气道的直接损伤外,研究较多的是免疫学机制。以 RSV 为例,几个事实表明在 RSV 引起的毛细支气管炎中存在免疫损害:①恢复期的毛细支气管炎婴儿的分泌物中发现有抗 RSV IgE 抗体;②近来对感染 RSV 的婴儿与动物模型的研究表明,在 RSV 感染时有大量的可溶性因子的释放(包括白介素、白三烯、趋化因子)导致炎症与组织破坏;③经胃肠道外获得高抗原性、非活化的 RSV 疫苗的儿童,在接触野毒株 RSV 时比对照组更容易发生严重的毛细支气管炎。近年研究发现宿主的基因多态性与 RSV 毛细支气管炎的发生、发展密切相关。

目前认为具有特应质者发生 RSV 或其他病毒感染时,更易于引起毛细支气管炎。部分毛细支气管炎患儿日后可发生反复喘息发作,甚至发展为哮喘,机制尚不完全清楚。

三、病理

病变主要侵犯直径 $75\sim300\mu m$ 的毛细支气管,表现为上皮细胞坏死和周围淋巴细胞浸润,黏膜下充血、水肿和腺体增生、黏液分泌增多。病变会造成毛细支气管管腔狭窄甚至堵塞,导致肺气肿和肺不张。炎症还可波及肺泡、肺泡壁及肺间质,出现通气和换气功能障碍。

四、临床表现

本病常发生于 2 岁以下小儿,多数在 6 个月以内,常为首次发作。喘息和肺部哮鸣音为其突出表现。主要表现为下呼吸道梗阻症状,出现呼气性呼吸困难、呼气相延长伴喘息。呼吸困难可呈阵发性,间歇期喘息消失。严重发作者,可见面色苍白、烦躁不安,口周和口唇发绀。全身中毒症状较轻,少见高热。体格检查发现呼吸浅而快,60~80 次/分,甚至 100 次/分,伴鼻翼煽动和三凹征;心率加快,可达150~200 次/分。肺部体征主要为呼气相哮鸣音,亦可闻及中细湿啰音,叩诊可呈过清音。肝脾可由于肺过度充气而推向肋缘下,因此可触及肝和脾。重度喘憋者可有 PaO_2 降低,$PaCO_2$ 升高。本病高峰期在呼吸困难发生后的 48~72 小时,病程一般约为 1~2 周。

五、辅助检查

外周血白细胞总数及分类大多在正常范围内。采集鼻咽拭子或分泌物,使用免疫荧光技术、免疫酶技术及分子生物学技术可明确病原。

胸部 X 线检查可见不同程度的肺充气过度或肺不张,也可以见到支气管周围炎及肺纹理增粗。血气分析可了解患儿缺氧和 CO_2 潴留程度。

六、诊断和鉴别诊断

根据本病发生在小婴儿,具有典型的喘息及哮鸣音,一般诊断不难,但须与以下疾病鉴别。

(一)儿童哮喘

儿童哮喘常有多次喘息发作。部分毛细支气管炎患儿可发展为哮喘,毛细支气管炎发展为哮喘的主要危险因素包括个人湿疹史、吸入变应原阳性、父母哮喘史和被动吸烟等。

(二)原发型肺结核

支气管淋巴结结核患儿肿大的淋巴结压迫气道,可出现喘息,需根据结核接触史、结核中毒症状、结核菌素试验和胸部 X 线改变予以鉴别。

（三）其他疾病

如纵隔占位、心源性喘息、异物吸入及先天性气管支气管畸形等均可发生喘息，应结合病史和体征及相应的检查作出鉴别。

七、治疗

毛细支气管炎的治疗主要为氧疗、控制喘息、病原治疗等。

（一）氧疗

有缺氧表现，如烦躁、发绀或动脉血氧分压小于 60mmHg 时，可采用不同方式吸氧，如鼻前庭导管、面罩或氧帐等。

（二）控制喘息

重症患儿可试用支气管扩张剂雾化吸入。糖皮质激素用于严重的喘息发作者，甲泼尼松龙 1～2mg/(kg·d)或琥珀酸氢化可的松 5～10mg/(kg·d)静脉滴入。也可采用雾化吸入吸入型糖皮质激素（如布地奈德悬液等）。

（三）抗感染治疗

如系病毒感染所致，可用利巴韦林静脉滴注或雾化吸入，亦可酌情试用中药制剂。继发细菌感染者应用适当的抗菌药物。

（四）其他

保持呼吸道通畅，保证液体摄入量、纠正酸中毒，并及时发现和处理呼吸衰竭及其他生命体征危象，具体参见本章第八节支气管肺炎的治疗内容。

八、预防

（1）提倡母乳喂养，避免被动吸烟，增强婴幼儿体质。洗手是预防 RSV 院内传播的最重要的措施。

（2）抗 RSV 单克隆抗体对高危婴儿（早产儿、支气管肺发育不良、先天性心脏病、免疫缺陷病）和毛细支气管炎后反复喘息发作者的预防效果确切，能减少 RSV 感染的发病率和住院率。

（李允相）

第四章 消化系统疾病

第一节 慢性胃炎

慢性胃炎是由各种病因引起的胃黏膜慢性炎症。根据新悉尼胃炎系统和我国 2006 年颁布的《中国慢性胃炎共识意见》标准,由内镜及病理组织学变化,将慢性胃炎分为非萎缩性(浅表性)胃炎及萎缩性胃炎两大基本类型和一些特殊类型胃炎。

一、流行病学

幽门螺旋杆菌(HP)感染为慢性非萎缩性胃炎的主要病因。大致上说来,慢性非萎缩性胃炎发病率与 HP 感染情况相平行,慢性非萎缩性胃炎流行情况因不同国家、不同地区 HP 感染情况而异。一般 HP 感染率发展中国家高于发达国家,感染率随年龄增加而升高。我国属 HP 高感染率国家,估计人群中 HP 感染率为 40%～70%。慢性萎缩性胃炎是原因不明的慢性胃炎,在我国是一种常见病、多发病,在慢性胃炎中占 10%～20%。

二、病因

(一)慢性非萎缩性胃炎的常见病因

1. HP 感染

HP 感染是慢性非萎缩性胃炎最主要的病因,二者的关系符合 Koch 提出的确定病原体为感染性疾病病因的 4 项基本要求,即该病原体存在于该病的患者中,病原体的分布与体内病变分布一致,清除病原体后疾病可好转,在动物模型中该病原体可诱发与人相似的疾病。

研究表明,80%～95%的慢性活动性胃炎患者胃黏膜中有 HP 感染,5%～20%的 HP 阴性率反映了慢性胃炎病因的多样性;HP 相关胃炎者,HP 胃内分布与炎症分布一致;根除 HP 可使胃黏膜炎症消退,一般中性粒细胞消退较快,但淋巴细胞、浆细胞消退需要较长时间;志愿者和动物模型中已证实 HP 感染可引起胃炎。

HP 感染引起的慢性非萎缩性胃炎中胃窦为主全胃炎患者胃酸分泌可增加,十二指肠溃疡发生的危险度较高;而胃体为主全胃炎患者胃溃疡和胃癌发生的危险性增加。

2. 胆汁和其他碱性肠液反流

幽门括约肌功能不全时含胆汁和胰液的十二指肠液反流入胃,可削弱胃黏膜屏障功能,使胃黏膜遭到消化液作用,产生炎症、糜烂、出血和上皮化生等病变。

3. 其他外源因素

酗酒、服用 NSAID 等药物、某些刺激性食物等均可反复损伤胃黏膜。这类因素均可各自或与 HP 感染协同作用而引起或加重胃黏膜慢性炎症。

(二)慢性萎缩性胃炎的主要病因

1973 年 Strickland 将慢性萎缩性胃炎分为 A、B 两型,A 型是胃体弥漫萎缩,导致胃酸分泌下降,影响维生素 B_{12} 及内因子的吸收,因此常合并恶性贫血,与自身免疫有关;B 型在胃窦部,少数人可发展成胃癌,与幽门螺杆菌、化学损伤(胆汁反流、非皮质激素消炎药、吸烟、酗酒等)有关,我国 80% 以上的属于第二类。

胃内攻击因子与防御修复因子失衡是慢性萎缩性胃炎发生的根本原因。具体病因与慢性非萎缩性胃炎相似。包括 HP 感染;长期饮浓茶、烈酒、咖啡、过热、过冷、过于粗糙的食物,可导致胃黏膜的反复损伤;长期大量服用非甾体类消炎药如阿司匹林、吲哚美辛等可抑制胃黏膜前列腺素的合成,破坏黏膜屏障;烟草中的尼古丁不仅影响胃黏膜的血液循环,还可导致幽门括约肌功能紊乱,造成胆汁反流;各种原因的胆汁反流均可破坏黏膜屏障造成胃黏膜慢性炎症改变。比较特殊的是壁细胞抗原和抗体结合形成免疫复合体在补体参与下,破坏壁细胞;胃黏膜营养因子(如胃泌素、表皮生长因子等)缺乏;心力衰竭、动脉硬化、肝硬化合并门脉高压、糖尿病、甲状腺病、慢性肾上腺皮质功能减退、尿毒症、干燥综合征、胃血流量不足以及精神因素等均可导致胃黏膜萎缩。

三、病理生理学和病理学

(一)病理生理学

1. HP 感染

HP 感染途径为粪-口或口-口途径,其外壁靠黏附素而紧贴胃上皮细胞。

HP 感染的持续存在,致使腺体破坏,最终发展成为萎缩性胃炎。而感染 HP 后胃炎的严重程度则除了与细菌本身有关外,还决定与患者机体情况和外界环境。如带有空泡毒素(VacA)和细胞毒相关基因(CagA)者,胃黏膜损伤明显较重。患者的免疫应答反应强弱、其胃酸的分泌情况、血型、民族和年龄差异等也影响胃黏膜炎症程度。此外患者饮食情况也有一定作用。

2. 自身免疫机制

研究早已证明,以胃体萎缩为主的 A 型萎缩性胃炎患者血清中,存在壁细胞抗体(PCA)和内因子抗体(IFA)。前者的抗原是壁细胞分泌小管微绒毛膜上的质子泵 H^+-K^+-ATP 酶,它破坏壁细胞而使胃酸分泌减少。而 IFA 则对抗内因子(壁细胞分泌的一种糖蛋白),使食物中的维生素 B_{12} 无法与后者结合被末端回肠吸收,最后引起维生素 B_{12} 吸收不良,甚至导致恶性贫血。IFA 具有特异性,几乎仅见于胃萎缩伴恶性贫血者。

造成胃酸和内因子分泌减少或丧失,恶性贫血是 A 型萎缩性胃炎的终末阶段,是自身免疫性胃炎最严重的标志。当泌酸腺完全萎缩时称为胃萎缩。

另外,近年发现 HP 感染者中也存在着自身免疫反应,其血清抗体能与宿主胃黏膜上皮以及黏液起交叉反应,如菌体 LewisX 和 LewisY 抗原。

3. 外源损伤因素破坏胃黏膜屏障

碱性十二指肠液反流等,可减弱胃黏膜屏障功能。致使胃腔内 H^+ 通过损害的屏障,反弥散入胃黏膜内,使炎症不易消散。长期慢性炎症,又加重屏障功能的减退,如此恶性循环使慢性胃炎久治不愈。

4. 生理因素和胃黏膜营养因子缺乏

萎缩性变化和肠化生等皆与衰老相关,而炎症细胞浸润程度与年龄关系不大。这主要是老龄者的退行性变-胃黏膜小血管扭曲,小动脉壁玻璃样变性,管腔狭窄导致黏膜营养不良、分泌功能下降。

新近研究证明,某些胃黏膜营养因子(胃泌素、表皮生长因子等)缺乏或胃黏膜感觉神经终器对这些因子不敏感可引起胃黏膜萎缩。如手术后残胃炎原因之一是 G 细胞数量减少,而引起胃泌素营养作用减弱。

5. 遗传因素

萎缩性胃炎、低酸或无酸、维生素 B_{12} 吸收不良的患病率和 PCA、IFA 的阳性率很高,提示可能有遗传因素的影响。

(二)病理学

慢性胃炎病理变化是由胃黏膜损伤和修复过程所引起。病理组织学的描述包括活动性慢性炎症、萎缩和化生及异型增生等。此外,在慢性炎症过程中,胃黏膜也有反应性增生变化,如胃小凹上皮过形成、黏膜肌增厚、淋巴滤泡形成、纤维组织和腺管增生等。

近几年对于慢性胃炎尤其是慢性萎缩性胃炎的病理组织学,有不少新的进展。以下结合 2006 年 9 月中华医学会消化病学分会的《全国第二次慢性胃炎共识会议》中制订的慢性胃炎诊治的共识意见,论述以下关键进展问题。

1. 萎缩的定义

1996 年新悉尼系统把萎缩定义为"腺体的丧失",这是模糊而易歧义的定义,反映了当时肠化是否属于萎缩,病理学家间有不同认识。其后国际上一个病理学家的自由组织——萎缩联谊会(Atrophy Club 2000)进行了 3 次研讨会,并在 2002 年发表了对萎缩的新分类,12 位作者中有 8 位也曾是悉尼系统的执笔者,故此意见可认为是悉尼系统的补充和发展,有很高权威性。

萎缩联谊会把萎缩新定义为"萎缩是胃固有腺体的丧失",将萎缩分为三种情况:无萎缩、未确定萎缩和萎缩,进而将萎缩分两个类型:非化生性萎缩和化生性萎缩。前者特点是腺体丧失伴有黏膜固有层中的纤维化或纤维肌增生;后者是胃黏膜腺体被化生的腺体所替换。这两类萎缩的程度分级仍用最初悉尼系统标准和新悉尼系统的模拟评分图,分为 4 级,即无、轻度、中度和重度萎缩。国际的萎缩新定义对我国来说不是新的,我国学者早年就认为"肠化或假幽门腺化生不是胃固有腺体,因此尽管胃腺体数量未减少,但也属萎缩",并在全国第一届慢性胃炎共识会议作了说明。

对于上述第二个问题,答案显然是肯定的。这是因为多灶性萎缩性胃炎的胃黏膜萎缩呈灶状分布,即使活检块数少,只要病理活检发现有萎缩,就可诊断为萎缩性胃炎。在此次全国慢性胃炎共识意见中强调,需注意取材于糜烂或溃疡边缘的组织易存在萎缩,但不能简单地视为萎缩性胃炎。此外,活检组织太浅、组织包埋方向不当等因素均可影响萎缩的判断。

"未确定萎缩"是国际新提出的观点,认为黏膜层炎症很明显时,单核细胞密集浸润造成腺体被取代、移置或隐匿,以致难以判断这些"看来似乎丧失"的腺体是否真正丧失,此时暂先诊断为"未确定萎缩",最后诊断延期到炎症明显消退(大部分在 HP 根除治疗 3~6 个月后),再取活检时做出。对萎缩的诊断采取了比较谨慎的态度。

目前,我国共识意见并未采用此概念。因为:①炎症明显时腺体被破坏、数量减少,在这个时点上,病理按照萎缩的定义可以诊断为萎缩,非病理不能。②一般临床希望活检后有病理结论,病理如不作诊断,会出现临床难出诊断、对治疗效果无法评价的情况。尤其在临床研究上,设立此诊断项会使治疗前或后失去相当一部分统计资料。慢性胃炎是个动态过程,炎症可以有两个结局:完全修复和不完全修复(纤维化和肠化),炎症明显期病理无责任预言今后趋向哪个结局。可以预料对萎缩采用的诊断标准不一,治疗有效率也不一,采用"未确定萎缩"的研究课题,因为事先去除了一部分可逆的萎缩,萎缩的可逆性就低。

2. 肠化分型的临床意义与价值用

AB-PAS 和 HID-AB 黏液染色能区分肠化亚型,然而,肠化分型的意义并未明了。传统观念认为,肠化亚型中的小肠型和完全型肠化无明显癌前病变意义,而大肠型肠化的胃癌发生危险性增高,从而引起临床的重视。支持肠化分型有意义的学者认为化生是细胞表型的一种非肿瘤性改变,通常在长期不利环境作用下出现。这种表型改变可以是干细胞内出现体细胞突变的结果,或是表现遗传修饰的变化导致后代细胞向不同方向分化的结果。胃内肠化生部位发现很多遗传改变,这些改变甚至可出现在异型增生前。他们认为肠化生中不完全型结肠型者,具有大多数遗传学改变,有发生胃癌的危险性。但近年越来越多的临床资料显示其预测胃癌价值有限而更强调重视肠化范围,肠化分布范围越广,其发生胃癌的危险性越高。10 多年来罕有从大肠型肠化随访发展成癌的报道。另一方面,从病理检测的实际情况看,肠化以混合型多见,大肠型肠化的检出率与活检块数有密切关系,即活检块数越多,大肠型肠化检出率越高。客观地讲,该型肠化生的遗传学改变和胃不典型增生(上皮内瘤)的改变相似。因此,对肠化分型的临床意义和价值的争论仍未有定论。

3. 关于异型增生

异型增生(上皮内瘤变)是重要的胃癌癌前病变。分为轻度和重度(或低级别和高级别)两级。异型增生和上皮内瘤变是同义词,后者是 WHO 国际癌症研究协会推荐使用的术语。

4. 萎缩和肠化发生过程是否存在不可逆转点

胃黏膜萎缩的产生主要有两种途径：一是干细胞区室和(或)腺体被破坏；二是选择性破坏特定的上皮细胞而保留干细胞。这两种途径在慢性 HP 感染中均可发生。

萎缩与肠化的逆转报道已经不在少数，但是否所有病患均有逆转可能，是否在萎缩的发生与发展过程中存在某一不可逆转点。这一转折点是否可能为肠化生，已明确 HP 感染可诱发慢性胃炎，经历慢性炎症→萎缩→肠化→异型增生等多个步骤最终发展至胃癌(Correa 模式)。可否通过根除 HP 来降低胃癌发生危险性始终是近年来关注的热点。多数研究表明，根除 HP 可防止胃黏膜萎缩和肠化的进一步发展，但萎缩、肠化是否能得到逆转尚待更多研究证实。

Mera 和 Correa 等最新报道了一项长达 12 年的大型前瞻性随机对照研究，纳入 795 例具有胃癌前病变的成人患者，随机给予他们抗 HP 治疗和(或)抗氧化治疗。他们观察到萎缩黏膜在 HP 根除后持续保持阴性 12 年后可以完全消退，而肠化黏膜也有逐渐消退的趋向，但可能需要随访更为长时间。他们认为通过抗 HP 治疗来进行胃癌的化学预防是可行的策略。

但是，部分学者认为在考虑萎缩的可逆性时，需区分缺失腺体的恢复和腺体内特定细胞的再生。在后一种情况下，干细胞区室被保留，去除有害因素可使壁细胞和主细胞再生，并完全恢复腺体功能。当腺体及干细胞被完全破坏后，腺体的恢复只能由周围未被破坏的腺窝单元来完成。

当萎缩伴有肠化生时，逆转机会进一步减小。如果肠化生是对不利因素的适应性反应，而且不利因素可以被确定和去除，此时肠化生有可能逆转。但是，肠化生还有很多其他原因，如胆汁反流、高盐饮食、乙醇。这意味着即使在 HP 感染个体，感染以外的其他因素亦可以引发或加速化生的发生。如果肠化生是稳定的干细胞内体细胞突变的结果，则改变黏膜的环境也许不能使肠化生逆转。

1992 年—2002 年文献 34 篇，根治 HP 后萎缩可逆和无好转的基本各占一半，主要由于萎缩诊断标准、随访时间和间隔长短、活检取材部位和数量不统一所造成。建议今后制定统一随访方案，联合各医疗单位合作研究，使能得到大宗病例的统计资料。根治 HP 可以产生某些有益效应，如消除炎症，消除活性氧所致的 DNA 损伤，缩短细胞更新周期，提高低胃酸者的泌酸量，并逐步恢复胃液维生素 C 的分泌。在预防胃癌方面，这些已被证实的结果可能比希望萎缩和肠化生逆转重要得多。

实际上，国际著名学者对有否此不可逆转点也有争论。如美国的 Correa 教授并不认同它的存在，而英国 Aberdeen 大学的 Emad Munir El-Omar 教授则强烈认为在异型增生发展至胃癌的过程中有某个节点，越过此则基本处于不可逆转阶段，但至今为止尚未明确此点的确切位置。

四、临床表现

流行病学研究表明，多数慢性非萎缩性胃炎患者无任何症状。少数患者可有上腹痛或不适、上腹胀、早饱、嗳气、恶心等非特异性消化不良症状。某些慢性萎缩性胃炎患者可有上腹部灼痛、胀痛、钝痛或胀闷且以餐后为著，食欲缺乏、恶心、嗳气、便秘或腹泻等症状。内镜检查和胃黏膜组织学检查结果与慢性胃炎患者症状的相关分析表明，患者的症状缺乏特异性，且症状之有无及严重程度与内镜所见及组织学分级并无肯定的相关性。

伴有胃黏膜糜烂者，可有少量或大量上消化道出血，长期少量出血可引起缺铁性贫血。胃体萎缩性胃炎可出现恶性贫血，常有全身衰弱、疲软、神情淡漠、隐性黄疸，消化道症状一般较少。

体征多不明显，有时上腹轻压痛，胃体胃炎严重时可有舌炎和贫血。

慢性萎缩性胃炎的临床表现不仅缺乏特异性，而且与病变程度并不完全一致。

五、辅助检查

（一）胃镜及活组织检查

1. 胃镜检查

随着内镜器械的长足发展，内镜观察更加清晰。内镜下慢性非萎缩性胃炎可见红斑(点状、片状、条状)，黏膜粗糙不平,出血点(斑),黏膜水肿及渗出等基本表现,尚可见糜烂及胆汁反流。萎缩性胃炎则主要表现为黏膜色泽白,不同程度的皱襞变平或消失。在不过度充气状态下,可透见血管纹,轻度萎缩时见到模糊的血管,重度时看到明显血管分支。内镜下肠化黏膜呈灰白色颗粒状小隆起,重者贴近观察有绒毛状变化。肠化也可以呈平坦或凹陷外观的。如果喷撒亚甲蓝色素,肠化区可能出现被染上蓝色,非肠化黏膜不着色。

胃黏膜血管脆性增加可致黏膜下出血,谓之壁内出血,表现为水肿或充血胃黏膜上见点状、斑状或线状出血,可多发、新鲜和陈旧性出血相混杂。如观察到黑色附着物常提示糜烂等致出血。

值得注意的是,少数 HP 感染性胃炎可有胃体部皱襞肥厚,甚至宽度达到 5 mm 以上,且在适当充气后皱襞不能展平,用活检钳将黏膜提起时,可见帐篷征,这是和恶性浸润性病变鉴别点之一。

2.病理组织学检查

萎缩的确诊依赖于病理组织学检查。萎缩的肉眼与病理之符合率仅为 38%～78%,这与萎缩或肠化甚至 HP 的分布都是非均匀的,或者说多灶性萎缩性胃炎的胃黏膜萎缩呈灶状分布有关。当然,只要病理活检发现有萎缩,就可诊断为萎缩性胃炎。但如果未能发现萎缩,却不能轻易排除之。如果不取足够多的标本或者内镜医生并未在病变最重部位(这也需要内镜医生的经验)活检,则势必可能遗漏病灶。反之,当在糜烂或溃疡边缘的组织活检时,即使病理发现了萎缩,却不能简单地视为萎缩性胃炎,这是因为活检组织太浅、组织包埋方向不当等因素均可影响萎缩的判断。还有,根除 HP 可使胃黏膜活动性炎症消退,慢性炎症程度减轻。一些因素可影响结果的判断,如:①活检部位的差异。②HP 感染时胃黏膜大量炎症细胞浸润,形如萎缩;但根除 HP 后胃黏膜炎症细胞消退,黏膜萎缩、肠化可望恢复。然而在胃镜活检取材多少问题上,病理学家的要求与内镜医生出现了矛盾。从病理组织学观点来看,5 块或更多则有利于组织学的准确判断;然而,就内镜医生而言,考虑到患者的医疗费用,主张 2～3 块即可。

(二)HP 检测

活组织病理学检查时可同时检测 HP,并可在内镜检查时多取 1 块组织做快速尿素酶检查以增加诊断的可靠性。其他检查 HP 的方法包括:①胃黏膜直接涂片或组织切片,然后以 Gram 或 Giemsa 或 Warthin-Starry 染色(经典方法),甚至 HE 染色;免疫组化染色则有助于检测球形 HP。②细菌培养,为金标准;需特殊培养基和微需氧环境,培养时间 3～7 d,阳性率可能不高但特异性高,且可做药物敏感试验。③血清 HP 抗体测定,多在流行病学调查时用。④尿素呼吸试验,是一种非侵入性诊断法,口服 ^{13}C 或 ^{14}C 标记的尿素后,检测患者呼气中的 $^{13}CO_2$ 或 $^{14}CO_2$ 量,结果准确。⑤多聚酶联反应法(PCR 法),能特异地检出不同来源标本中的 HP。

根除 HP 治疗后,可在胃镜复查时重复上述检查,亦可采用非侵入性检查手段,如 ^{13}C 或 ^{14}C 尿素呼气试验、粪便 HP 抗原检测及血清学检查。应注意,近期使用抗生素、质子泵抑制药、铋剂等药物,因有暂时抑制 HP 作用,会使上述检查(血清学检查除外)呈假阴性。

(三)X 线钡剂检查

主要是以很好地显示胃黏膜相的气钡双重造影。对于萎缩性胃炎,常常可见胃皱襞相对平坦和减少。但依靠 X 线诊断慢性胃炎价值不如胃镜和病理组织学。

(四)实验室检查

1.胃酸分泌功能测定

非萎缩性胃炎胃酸分泌常正常,有时可以增高。萎缩性胃炎病变局限于胃窦时,胃酸可正常或低酸,低酸是由于泌酸细胞数量减少和 H^+ 向胃壁反弥散所致。测定基础胃液分泌量(BAO)及注射组胺或五肽胃泌素后测定最大泌酸量(MAO)和高峰泌酸量(PAO)以判断胃泌酸功能,有助于萎缩性胃炎的诊断及指导临床治疗。A 型慢性萎缩性胃炎患者多无酸或低酸,B 型慢性萎缩性胃炎患者可正常或低酸,往往在给予酸分泌刺激药后,亦不见胃液和胃酸分泌。

2.胃蛋白酶原(PG)测定

胃体黏膜萎缩时血清 PG I 水平及 PG I/II 比例下降,严重时可伴餐后血清 G-17 水平升高;胃窦黏膜萎缩时餐后血清 G-17 水平下降,严重时可伴 PG I 水平及 PG I/II 比例下降。然而,这主要是一种统计学上的差异(图 4-1)。

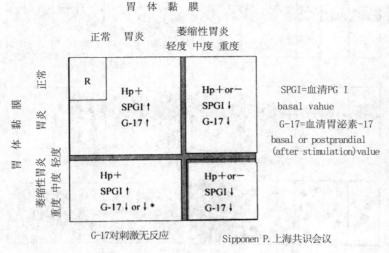

图 4-1 **胃蛋白酶原测定**

日本学者发现无症状胃癌患者,本法 85％阳性,PGⅠ或比值降低者,推荐进一步胃镜检查,以检出伴有萎缩性胃炎的胃癌。该试剂盒用于诊断萎缩性胃炎和判断胃癌倾向在欧洲国家应用要多于我国。

3.血清胃泌素测定

如果以放射免疫法检测血清胃泌素,则正常值应低于 100 pg/mL。慢性萎缩性胃炎胃体为主者,因壁细胞分泌胃酸缺乏、反馈性地 G 细胞分泌胃泌素增多,致胃泌素中度升高。特别是当伴有恶性贫血时,该值可达 1 000 pg/mL 或更高。注意此时要与胃泌素瘤相鉴别,后者是高胃酸分泌。慢性萎缩性胃炎以胃窦为主时,空腹血清胃泌素正常或降低。

4.自身抗体

血清 PCA 和 IFA 阳性对诊断慢性胃体萎缩性胃炎有帮助,尽管血清 IFA 阳性率较低,但胃液中 IFA 的阳性,则十分有助于恶性贫血的诊断。

5.血清维生素 B_{12} 浓度和维生素 B_{12} 吸收试验

慢性胃体萎缩性胃炎时,维生素 B_{12} 缺乏,常低于 200 ng/L。维生素 B_{12} 吸收试验(Schilling 试验)能检测维生素 B_{12} 在末端回肠吸收情况且可与回盲部疾病和严重肾功能障碍相鉴别。同时服用 ^{58}Co 和 ^{57}Co(加有内因子)标记的氰钴素胶囊。此后收集 24 h 尿液。如两者排出率均大于 10％则正常,若尿中 ^{58}Co 排出率低于 10％,而 ^{57}Co 的排出率正常则常提示恶性贫血;而二者均降低的常常是回盲部疾病或者肾衰竭者。

六、诊断和鉴别诊断

(一)诊断

鉴于多数慢性胃炎患者无任何症状,或即使有症状也缺乏特异性,且缺乏特异性体征,因此根据症状和体征难以做出慢性胃炎的正确诊断。慢性胃炎的确诊主要依赖于内镜检查和胃黏膜活检组织学检查,尤其是后者的诊断价值更大。

按照悉尼胃炎标准要求,完整的诊断应包括病因、部位和形态学 3 方面。例如诊断为"胃窦为主慢性活动性 HP 胃炎""NSAIDs 相关性胃炎"。当胃窦和胃体炎症程度相差 2 级或以上时,加上"为主"修饰词,如"慢性(活动性)胃炎,胃窦显著"。当然这些诊断结论最好是在病理报告后给出,实际的临床工作中,胃镜医生可根据胃镜下表现给予初步诊断。病理诊断则主要根据新悉尼胃炎系统如下图(图 4-2)。

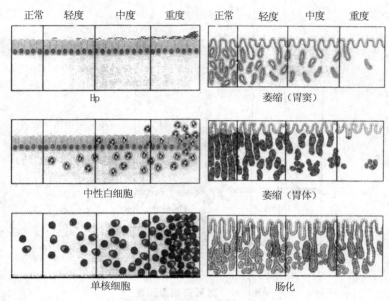

图 4-2 新悉尼胃炎系统

对于自身免疫性胃炎诊断,要予以足够的重视。因为胃体活检者甚少,或者很少开展 PCA 和 IFA 的检测,诊断该病者很少。为此,如果遇到以全身衰弱和贫血为主要表现,而上消化道症状往往不明显者,应做血清胃泌素测定和(或)胃液分析,异常者进一步做维生素 B_{12} 吸收试验,血清维生素 B_{12} 浓度测定可获确诊。注意不能仅仅凭活检组织学诊断本病,特别标本数少时,这是因为 HP 感染性胃炎后期,胃窦肠化,HP 上移,胃体炎症变得显著,可与自身免疫性胃炎表现相重叠,但后者胃窦黏膜的变化很轻微。另外淋巴细胞性胃炎也可出现类似情况,而其并无泌酸腺萎缩。

A 型、B 型萎缩性胃炎特点如下表(表 4-1)。

表 4-1 A 型和 B 型慢性萎缩性胃炎的鉴别

项目		A 型慢性萎缩性胃炎	B 型慢性萎缩性胃炎
部位	胃窦	正常	萎缩
	胃体	弥漫性萎缩	多然性
血清胃泌素		明显升高	不定,可以降低或不变
胃酸分泌		降低	降低或正常
自身免疫抗体(内因子抗体和壁细胞抗体)阳性率		90%	10%
恶性贫血发生率		90%	10%
可能的病因		自身免疫,遗传因素	幽门螺杆菌、化学损伤

(二)鉴别诊断

1.功能性消化不良

2006 年《我国慢性胃炎共识意见》将消化不良症状与慢性胃炎作了对比,一方面慢性胃炎患者可有消化不良的各种症状,另一方面,一部分有消化不良症状者如果胃镜和病理检查无明显阳性发现,可能仅仅为功能性消化不良。当然,少数功能性消化不良患者可同时伴有慢性胃炎。这样在慢性胃炎与消化不良症状功能性消化不良之间形成较为错综复杂的关系。但一般说来,消化不良症状的有无和严重程度与慢性胃炎的内镜所见或组织学分级并无明显相关性。

2.早期胃癌和胃溃疡

几种疾病的症状有重叠或类似,但胃镜及病理检查可鉴别。重要的是,如遇到黏膜糜烂,尤其是隆起性糜烂,要多取活检和及时复查,以排除早期胃癌。这是因为即使是病理组织学诊断,也有一定局限性。原因主要是:①胃黏膜组织学变化易受胃镜检查前夜的食物(如某些刺激性食物加重黏膜充血)性质、被检查者近日是否吸烟、胃镜操作者手法的熟练程度、患者恶心反应等诸种因素影响。②活检是点的调查,而慢性胃炎病变程度在整个黏膜面上并非一致,要多点活检才能做出全面估计,判断治疗效果时,尽量在黏膜病变较重的区域或部位活检。如系治疗前后比较,则应在相同或相近部位活检。③病理诊断易受病理医师主观经验的影响。

3.慢性胆囊炎与胆石症

其与慢性胃炎症状十分相似,同时并存者亦较多。对于中年女性诊断慢性胃炎时,要仔细询问病史,必要时行胆囊 B 超检查,以了解胆囊情况。

4.其他

慢性肝炎和慢性胰腺疾病等,也可出现与慢性胃炎类似症状,在详询病史后,行必要的影像学检查和特异的实验室检查。

七、预后

慢性萎缩性胃炎常合并肠上皮化生。慢性萎缩性胃炎绝大多数预后良好,少数可癌变,其癌变率为 1%～3%。目前认为慢性萎缩性胃炎若早期发现,及时积极治疗,病变部位萎缩的腺体是可以恢复的,其可转化为非萎缩性胃炎或被治愈,改变了以往人们对慢性萎缩性胃炎不可逆转的认识。根据萎缩性胃炎每年的癌变率为 0.5%～1%,那么,胃镜和病理检查的随访问期定位多长才既提高早期胃癌的诊断率,又方便患者和符合医药经济学要求。这也一直是不同地区和不同学者分歧较大的问题。在我国,城市和乡村由不同胃癌发生率和医疗条件差异。如果纯粹从疾病进展和预防角度考虑,一般认为,不伴有肠化和异型增生的萎缩性胃炎可 1～2 年做内镜和病理随访 1 次;活检有中重度萎缩伴有肠化的萎缩性胃炎 1 年左右随访 1 次。伴有轻度异型增生并剔除取于癌旁者,根据内镜和临床情况缩短至 6～12 个月随访 1 次;而重度异型增生者需立即复查胃镜和病理,必要时手术治疗或内镜下局部治疗。

八、治疗

慢性非萎缩性胃炎的治疗目的是缓解消化不良症状和改善胃黏膜炎症。治疗应尽可能针对病因,遵循个体化原则。消化不良症状的处理与功能性消化不良相同。无症状、HP 阴性的非萎缩性胃炎无须特殊治疗。

(一)一般治疗

慢性萎缩性胃炎患者,不论其病因如何,均应戒烟、忌酒,避免使用损害胃黏膜的药物如 NSAID 等,以及避免对胃黏膜有刺激性的食物和饮品,如过于酸、甜、咸、辛辣和过热、过冷食物,浓茶、咖啡等,饮食宜规律,少吃油炸、烟熏、腌制食物,不食腐烂变质的食物,多吃新鲜蔬菜和水果,所食食品要新鲜并富于营养,保证有足够的蛋白质、维生素(如维生素 C 和叶酸等)及铁质摄入,精神上乐观,生活要规律。

(二)针对病因或发病机制的治疗

1.根除 HP

慢性非萎缩性胃炎的主要症状为消化不良,其症状应归属于功能性消化不良范畴。目前国内外均推荐对 HP 阳性的功能性消化不良行根除治疗。因此,有消化不良症状的 HP 阳性慢性非萎缩性胃炎患者均应根除 HP。另外,如果伴有胃黏膜糜烂,也该根除 HP。大量研究结果表明,根除 HP 可使胃黏膜组织学得到改善;对预防消化性溃疡和胃癌等有重要意义;对改善或消除消化不良症状具有费用-疗效比优势。

2.保护胃黏膜

关于胃黏膜屏障功能的研究由来已久。1964 年美国密歇根大学 Horace Willard Davenport 博士首次提出"胃黏膜具有阻止 H^+ 自胃腔向黏膜内扩散的屏障作用"。1975 年,美国密歇根州 Upjohn 公司的 A. Robert 博士发现前列腺素可明显防止或减轻 NSAID 和应激等对胃黏膜的损伤,其效果呈剂量依赖性。从而提出细胞保护的概念。1996 年加拿大的 Wallace 教授较全面阐述胃黏膜屏障,根据解剖和功能将胃黏膜的防御修复分为五个层次——黏液－HCO_3^-屏障、单层柱状上皮屏障、胃黏膜血流量、免疫细胞－炎症反应和修复重建因子作用等。至关重要的上皮屏障主要包括胃上皮细胞顶膜能抵御高浓度酸、胃上皮细胞之间紧密连接、胃上皮抗原递呈，免疫探及并限制潜在有害物质，并且它们大约每 72 h 完全更新一次。这说明它起着关键作用。

近年来，有关前列腺素和胃黏膜血流量等成为胃黏膜保护领域的研究热点。这与 NSAID 药物的广泛应用带来的不良反应日益引起学者的重视有关。美国加州大学戴维斯分校的 Tarnawski 教授的研究显示，前列腺素保护胃黏膜抵抗致溃疡及致坏死因素损害的机制不仅是抑制胃酸分泌。当然表皮生长因子（EGF）、成纤维生长因子（bFGF）和血管内皮生长因子（VEGF）及热休克蛋白等都是重要的黏膜保护因子，在抵御黏膜损害中起重要作用。

然而，当机体遇到有害因素强烈攻击时，仅依靠自身的防御修复能力是不够的，强化黏膜防卫能力，促进黏膜的修复是治疗胃黏膜损伤的重要环节之一。具有保护和增强胃黏膜防御功能或者防止胃黏膜屏障受到损害的一类药物统称为胃黏膜保护药。包括铝碳酸镁、硫糖铝、胶体铋剂、地诺前列酮（喜克溃）、替普瑞酮（又名施维舒）、吉法酯（又名惠加强-G）、谷氨酰胺类（麦滋林-S）、瑞巴派特（膜固思达）等药物。另外，合欢香叶酯能增加胃黏膜更新，提高细胞再生能力，增强胃黏膜对胃酸的抵抗能力，达到保护胃黏膜作用。

3.抑制胆汁反流

促动力药如多潘立酮可防止或减少胆汁反流；胃黏膜保护药，特别是有结合胆酸作用的铝碳酸镁制剂，可增强胃黏膜屏障、结合胆酸，从而减轻或消除胆汁反流所致的胃黏膜损害。考来烯胺可络合反流至胃内的胆盐，防止胆汁酸破坏胃黏膜屏障，方法为每次 3～4 g，1 日 3～4 次。

（三）对症处理

消化不良症状的治疗由于临床症状与慢性非萎缩性胃炎之间并不存在明确关系，因此症状治疗事实上属于功能性消化不良的经验性治疗。慢性胃炎伴胆汁反流者可应用促动力药（如多潘立酮）和（或）有结合胆酸作用的胃黏膜保护药（如铝碳酸镁制剂）。

（1）有胃黏膜糜烂和（或）以反酸、上腹痛等症状为主者，可根据病情或症状严重程度选用抗酸药、H_2 受体拮抗药或质子泵抑制药（PPI）。

（2）促动力药如多潘立酮、马来酸曲美布汀、莫沙必利、盐酸伊托必利主要用于上腹饱胀、恶心或呕吐等为主要症状者。

（3）胃黏膜保护药如硫糖铝、瑞巴派特、替普瑞酮、吉法酯、依卡倍特适用于有胆汁反流、胃黏膜损害和（或）症状明显者。

（4）抗抑郁药或抗焦虑治疗：可用于有明显精神因素的慢性胃炎伴消化不良症状患者，同时应予耐心解释或心理治疗。

（5）助消化治疗：对于伴有腹胀、食欲缺乏等消化不良症而无明显上述胃灼热、反酸、上腹饥饿痛症状者，可选用含有胃酶、胰酶和肠酶等复合酶制剂治疗。

（6）其他对症治疗：包括解痉止痛、止吐、改善贫血等。

（7）对于贫血，若为缺铁，应补充铁剂。大细胞贫血者根据维生素 B_{12} 或叶酸缺乏分别给予补充。

（四）中药治疗

1.辨证论治

辨证要点：本病辨证重在辨寒热虚实和在气在血。一般来讲，胃脘冷痛，喜温畏寒，舌淡苔薄，脉弦紧或沉细，为寒证；胃脘灼痛，喜凉恶热，舌红苔黄，脉弦数，为热证；病程较长，胃痛隐隐，痛处喜按，神疲乏力，为虚证；病程较短，痛势急迫，痛处拒按，体质壮实，为实证；胃脘胀痛，痛处不定，时发时止，嗳气则舒，为气滞；胃脘刺痛，痛有定处，入夜痛甚，舌质紫黯或有瘀斑，为血瘀。

（1）肝胃不和。

证候：胃脘胀痛，攻窜不定，连及胁肋，嗳气痛减，情志不畅则加重，喜叹息，苔薄白，脉弦。

治法：疏肝和胃。

方药：柴胡疏肝散加减。炒柴胡9g，炒白芍15g，炒枳壳9g，香附9g，陈皮9g，延胡索9g，川楝子9g，佛手9g，苏梗9g，甘草3g。

若气郁化火，急躁易怒，口苦，反酸，苔黄，合左金丸加象贝母10g以清肝泄热；嗳气较著，加代赭石（先煎）30g、刀豆壳15g、柿蒂15g以降气止逆；气滞血瘀，舌有瘀点瘀斑，加莪术9g、炙五灵脂10g、九香虫6g以活血止痛。

中成药：气滞胃痛冲剂，每次1袋（10g），每日2～3次，开水冲化服。

（2）脾胃虚弱。

证候：胃脘隐痛，喜温喜按，纳呆少食，食后胃脘痞满，口淡不渴，大便溏薄，神疲乏力，舌质淡，舌边有齿印，脉沉细。

治法：益气健脾。

方药：六君子汤加减。党参15g，炒白术9g，茯苓9g，法半夏9g，陈皮6g，薏苡仁15g，山药15g，炒枳壳9g，炙甘草3g。

若脾胃虚寒，畏寒肢冷，取黄芪建中汤加减，或在前方基础上加黄芪15g、桂枝6g、白芍15g、干姜3g以温中健脾；脾虚不运，食后饱胀，加炒麦芽18g、炒谷芽18g、神曲15g以健脾助运；气虚下陷，腹部坠胀，加升麻6g、柴胡6g以升举清阳；久痛入络，气虚血瘀，加丹参15g、红花6g以活血通络；气血两虚，加炒当归10g、炒白芍15g以补气养血。

中成药：养胃冲剂，每次1包（15g），每日3次，空腹时开水冲化服。

（3）胃阴不足。

证候：胃脘隐痛或灼痛，饥不欲食，口干不欲饮，大便干燥，手足心热，舌红少津有裂纹，舌苔花剥或无苔，脉细数。

治法：养阴益胃。

方药：益胃汤加减。麦冬15g，玉竹15g，北沙参15g，生地黄15g，石斛15g，百合30g，炒白芍20g，佛手9g，绿萼梅6g，炙甘草3g。

若气阴两虚，疲劳乏力，加太子参15g、山药15g以益气养阴；肝阴不足，脘痛连胁，加枸杞子12g、川楝子9g以柔肝和络；不思纳谷，食后脘胀，加炙鸡内金9g、炒谷芽18g、乌梅6g以运脾开胃；阴虚络滞，脘痛如刺，加桃仁9g、当归9g以活络止痛。

中成药：养胃舒胶囊，每次3粒（每粒0.04g），每日2次。

（4）脾胃湿热。

证候：胃脘灼热胀痛，脘腹痞闷，不思饮食，口苦口黏，渴不欲饮，大便不爽，舌质红，苔黄腻，脉弦滑。

治法：清热化湿。

方药：芩连平胃散加减。黄芩9g，黄连3g，炒苍术9g，厚朴6g，陈皮6g，薏苡仁18g，藿香9g，砂仁（后下）3g，冬瓜子15g，蒲公英15g，甘草3g。

若恶心呕吐者，加竹茹6g、生姜6g、炙枇杷叶（包煎）9g以和胃止呕；食欲不振，加法半夏9g、白蔻仁（后下）3g、神曲15g以消食开胃；脘腹痞满，舌苔垢腻，加石菖蒲6g、槟榔9g以芳化泄浊；兼有脾胃虚弱，神疲乏力，加炒白术9g、茯苓9g、党参12g以健脾化湿。

中成药：三九胃泰胶囊，每次2粒（每粒0.5g），每日3次。

（5）胃络瘀血。

证候：胃脘刺痛，痛有定处拒按，日久不愈，或有吐血、黑便史，舌质黯红或紫黯或有瘀斑，脉弦涩。

治法：活血化瘀。

方药：丹参饮合失笑散加减。丹参15g，炙五灵脂15g，桃仁9g，红花6g，赤芍15g，炒当归9g，川芎9g，檀香（后下）3g，佛手9g。

若属病程日久，气虚血瘀，加黄芪15g、党参12g以益气和络；阴虚络涩，血行不畅，加麦冬15g、玉竹15g以养阴活络；血瘀气滞，疼痛较剧，加延胡索9g、郁金9g以行气止痛；络损血溢，吐血、黑便，去破瘀活血之品,加参三七 9 g、白及 15 g、仙鹤草 15 g 以化瘀止血。

中成药:荜铃胃痛冲剂,每次 1 袋(20 g),每日 3 次。7 天为一疗程。

2.辨病治疗

(1)胃苏冲剂:由紫苏梗、香附、陈皮、佛手等组成。功效理气通降,和胃,消胀止痛。适用于气滞型慢性胃炎。每袋 15 g,无糖型每袋 5 g。口服,每次 1 袋,每日 3 次。

(2)胃复春:由人参、菱角三七、枳壳等组成。功效健脾益气,活血解毒。用于治疗慢性萎缩性胃炎,肠腺化生,肠上皮不典型增生,胃癌手术后的辅助治疗。每片 0.35 g。口服,每次 4 片,每日 3 次。

(3)健胃消炎颗粒:由党参、丹参、白芍、青黛等组成。功效:健脾和胃,活血化瘀,疏肝理气,消肿生肌。用于各种类型慢性胃炎引起的上腹痛,胀满,纳差。每包 20 g。口服,每次 1 包,每日 3 次。

(4)摩罗丹:由茵陈、鸡内金等组成。功效和胃降逆,健脾消胀,通络止痛。用于慢性萎缩性胃炎,胃痛,胀满痞闷,纳呆,嗳气,烧心等。每丸重 9 g。每次 1～2 丸,每日 3 次,饭前服用。3 个月为一疗程。

(5)温胃舒冲剂:由党参、白术、山楂、黄芪、肉苁蓉等组成。功效扶正固本,温胃养胃,行气止痛,助阳暖中。用于慢性萎缩性胃炎、慢性胃炎所引起的胃脘痛、胀气、嗳气、纳差、胃寒无力等症。

3.针灸治疗

(1)体针。①肝胃不和:主穴:内关、中脘、阳陵泉、足三里、太冲。配穴:期门、解溪、胃俞。用泻法,留针 15～20 分钟。②脾胃虚寒:主穴:脾俞、胃俞、中脘、足三里、内关。配穴:气海俞、三阴交、公孙。用补法,留针 15～30 分钟。③胃阴不足:主穴:三阴交、足三里、胃俞、脾俞、章门、中脘、内庭、太溪。配穴:照海、合谷、支沟。用补法,留针 30 分钟。每日或隔日治疗一次,10 次为一疗程。

(2)耳针。取穴:脾、胃、肝、交感、神门、皮质下。每次选用 2～3 个穴,疼痛剧烈时用强刺激,疼痛缓解时用轻刺激,每日或隔日一次,10 次为一疗程。

(王宏志)

第二节 急性胃炎

急性胃炎是由多种不同的病因引起的急性胃黏膜炎症,包括急性单纯性胃炎、急性糜烂出血性胃炎和吞服腐蚀物引起的急性腐蚀性胃炎与胃壁细菌感染所致的急性化脓性胃炎。其中,临床意义最大和发病率最高的是以胃黏膜糜烂、出血为主要表现的急性糜烂出血性胃炎。

一、流行病学

迄今为止,目前国内外尚缺乏有关急性胃炎的流行病学调查。

二、病因

急性胃炎的病因众多,大致有外源和内源两大类,包括急性应激、化学性损伤(如药物、乙醇、胆汁、胰液)和急性细菌感染等。

(一)外源因素

1.药物

各种非甾体类抗炎药(NSAIDs),包括阿司匹林、吲哚美辛、吡罗昔康和多种含有该类成分复方药物。另外常见的有糖皮质激素和某些抗生素及氯化钾等均可导致胃黏膜损伤。

2.乙醇

主要是大量酗酒可致急性胃黏膜胃糜烂甚或出血。

3.生物性因素

沙门菌、嗜盐菌和葡萄球菌等细菌或其毒素可使胃黏膜充血水肿和糜烂。HP 感染可引起急、慢性胃炎,发病机制类似,将在慢性胃炎节中叙述。

4.其他

某些机械性损伤(包括胃内异物或胃柿石等)可损伤胃黏膜。放射疗法可致胃黏膜受损。偶可见因吞服腐蚀性化学物质(强酸或强碱或来苏尔及氯化汞、砷、磷等)引起的腐蚀性胃炎。

(二)内源因素

1.应激因素

多种严重疾病如严重创伤、烧伤或大手术及颅脑病变和重要脏器功能衰竭等可导致胃黏膜缺血缺氧而损伤。通常称为应激性胃炎,如果系脑血管病变、头颅部外伤和脑手术后引起的胃、十二指肠急性溃疡谓之Cushing溃疡,而大面积烧灼伤所致溃疡称为Curling溃疡。

2.局部血供缺乏

局部血供缺乏主要是腹腔动脉栓塞治疗后或少数因动脉硬化致胃动脉的血栓形成或栓塞引起供血不足。另外,还可见于肝硬化门静脉高压并发上消化道出血者。

3.急性蜂窝织炎或化脓性胃炎

此二者甚少见。

三、病理生理学和病理组织学

(一)病理生理学

胃黏膜防御机制包括黏膜屏障、黏液屏障、黏膜上皮修复、黏膜和黏膜下层丰富的血流、前列腺素和肽类物质(表皮生长因子等)和自由基清除系统。上述结果破坏或保护因素减少,使胃腔中的H^+逆弥散至胃壁,肥大细胞释放组胺,则血管充血甚或出血、黏膜水肿及间质液渗出,同时可刺激壁细胞分泌盐酸、主细胞分泌胃蛋白酶原。若致病因子损及腺颈部细胞,则胃黏膜修复延迟、更新受阻而出现糜烂。

严重创伤、大手术、大面积烧伤、脑血管意外和严重脏器功能衰竭及其休克或者败血症等所致的急性应激的发生机制为,急性应激→皮质-垂体前叶-肾上腺皮质轴活动亢进、交感-副交感神经系统失衡→机体的代偿功能不足→不能维持胃黏膜微循环的正常运行→黏膜缺血、缺氧→黏液和碳酸氢盐分泌减少以及内源性前列腺素合成不足→黏膜屏障破坏和氢离子反弥散→降低黏膜内pH→进一步损伤血管与黏膜→糜烂和出血。

NSAID所引起者则为抑制环氧合酶(COX)致使前列腺素产生减少,黏膜缺血缺氧。氯化钾和某些抗生素或抗肿瘤药等则可直接刺激胃黏膜引起浅表损伤。

乙醇可致上皮细胞损伤和破坏,黏膜水肿、糜烂和出血。另外幽门关闭不全、胃切除(主要是Billroth Ⅱ式)术后可引起十二指肠-胃反流,则此时由胆汁和胰液等组成的碱性肠液中的胆盐、溶血磷脂酰胆碱、磷脂酶A和其他胰酶可破坏胃黏膜屏障,引起急性炎症。

门静脉高压可致胃黏膜毛细血管和小静脉扩张及黏膜水肿,组织学表现为只有轻度或无炎症细胞浸润,可有显性或非显性出血。

(二)病理学改变

急性胃炎主要病理和组织学表现以胃黏膜充血水肿,表面有片状渗出物或黏液覆盖为主。黏膜皱襞上可见局限性或弥漫性陈旧性或新鲜出血与糜烂,糜烂加深可累及胃腺体。

显微镜下则可见黏膜固有层多少不等的中性粒细胞、淋巴细胞、浆细胞和少量嗜酸性粒细胞浸润,可有水肿。表面的单层柱状上皮细胞和固有腺体细胞出现变性与坏死。重者黏膜下层亦有水肿和充血。

对于腐蚀性胃炎若接触了高浓度的腐蚀物质且长时间,则胃黏膜出现凝固性坏死、糜烂和溃疡,重者穿孔或出血甚至腹膜炎。

另外少见的化脓性胃炎可表现为整个胃壁(主要是黏膜下层)炎性增厚,大量中性粒细胞浸润,黏膜坏死。可有胃壁脓性蜂窝织炎或胃壁脓肿。

四、临床表现

(一)症状

部分患者可有上腹痛、腹胀、恶心、呕吐和嗳气及食欲缺乏等。如伴胃黏膜糜烂出血,则有呕血和(或)黑粪,大量出血可引起出血性休克。有时上腹胀气明显。细菌感染致者可出现腹泻等。并有疼痛、吞咽困难和呼吸困难(由于喉头水肿)。腐蚀性胃炎可吐出血性黏液,严重者可发生食管或胃穿孔,引起胸膜炎或弥漫性腹膜炎。化脓性胃炎起病常较急,有上腹剧痛、恶心和呕吐、寒战和高热,血压可下降,出现中毒性休克。

(二)体征

上腹部压痛是常见体征,尤其多见于严重疾病引起的急性胃炎出血者。腐蚀性胃炎因口腔黏膜、食管黏膜和胃黏膜都有损害,口腔、咽喉黏膜充血、水肿和糜烂。化脓性胃炎有时体征酷似急腹症。

五、辅助检查

急性糜烂出血性胃炎的确诊有赖于急诊胃镜检查,一般应在出血后 24～48 h 内进行,可见到以多发性糜烂、浅表溃疡和出血灶为特征的急性胃黏膜病损。黏液糊或者可有新鲜或陈旧血液。一般急性应激所致的胃黏膜病损以胃体、胃底部为主,而 NSAID 或乙醇所致的则以胃窦部为主。注意 X 线钡剂检查并无诊断价值。出血者作呕吐物或大便隐血试验,红细胞计数和血红蛋白测定。感染因素引起者,白细胞计数和分类检查,大便常规和培养。

六、诊断和鉴别诊断

主要由病史和症状做出拟诊,而经胃镜检查得以确诊。但吞服腐蚀物质者禁忌胃镜检查。有长期服 NSAID、酗酒以及临床重危患者,均应想到急性胃炎可能。对于鉴别诊断,腹痛为主者,应通过反复询问病史而与急性胰腺炎、胆囊炎和急性阑尾炎等急腹症甚至急性心肌梗死相鉴别。

七、治疗

(一)基础治疗

基础治疗包括给予镇静、禁食、补液、解痉、止吐等对症支持治疗。此后给予流质或半流质饮食。

(二)针对病因治疗

针对病因治疗包括根除 HP、去除 NSAID 或乙醇等诱因。

(三)对症处理

表现为反酸、上腹隐痛、烧灼感和嘈杂者,给予 H_2 受体拮抗药或质子泵抑制药。以恶心、呕吐或上腹胀闷为主者可选用甲氧氯普胺、多潘立酮或莫沙必利等促动力药。以痉挛性疼痛为主者,可给予莨菪碱等药物进行对症处理。

有胃黏膜糜烂、出血者,可用抑制胃酸分泌的 H_2 受体拮抗药或质子泵抑制药外,还可同时应用胃黏膜保护药如硫糖铝或铝碳酸镁等。

对于较大量的出血则应采取综合措施进行抢救。当并发大量出血时,可以冰水洗胃或在冰水中加去甲肾上腺素(每 200 mL 冰水中加 8 mL),或同管内滴注碳酸氢钠,浓度为 1 000 mmol/L,24 h 滴 1 L,使胃内 pH 保持在 5 以上。凝血酶是有效的局部止血药,并有促进创面愈合作用,大剂量时止血作用显著。常规的止血药,如卡巴克络、抗血栓溶芳酸和酚磺乙胺等可静脉应用,但效果一般。内镜下止血往往可收到较好效果。

八、并发症的诊断、预防和治疗

急性胃炎的并发症包括穿孔、腹膜炎、水电解质紊乱和酸碱失衡等。为预防细菌感染者选用抗生素治疗,因过度呕吐致脱水者及时补充水和电解质,并适时检测血气分析,必要时纠正酸碱平衡紊乱。对于穿孔或腹膜炎者,则必要时外科治疗。

九、预后

病因去除后,急性胃炎多在短期内恢复正常。相反病因长期持续存在,则可转为慢性胃炎。由于绝大多数慢性胃炎的发生与 HP 感染有关,而 HP 自发清除少见,故慢性胃炎可持续存在,但多数患者无症状。流行病学研究显示,部分 HP 相关性胃窦炎(<20%)可发生十二指肠溃疡。

(王宏志)

第三节　胃食管反流病

胃食管反流病(GERD)是指过多的胃、十二指肠内容物异常反流入食管引起的胃灼热等症状,并可导致食管炎和咽、喉、气管等食管以外的组织损害。胃食管反流病是一种十分常见的消化道疾病,在人群中发病率很高,即使是健康人在不当饮食后,有时也会出现烧心和反酸的现象,严重的困扰着人们的工作和学习。

随着现代生活质量的提高,饮食结构发生了变化,肥胖的人群也增加了,这样也会导致胃食管反流病的发生率的增高。我国 1999 年在北京、上海两地流行病学调查显示,发病率为 8.97%,且有逐年升高趋势。虽然我国对胃食管反流病了解较晚,但是它对人们生活质量造成的负面影响已经超过心脏病,而且每年以超过15%的速度在增长。目前已经证明胃食管反流病是导致食管腺癌的罪魁祸首之一,而且食管腺癌的发病率增加幅度位居所有肿瘤的第一位,因此及时预防、治疗本病对于积极预防食管腺癌具有重要意义。

一、病因病理

(一)病因

1906 年,美国病理学家 Tileston 认为可能存在贲门功能失调现象。1946 年,英国胸外科医师 Allison 发现膈疝在反流病发生中起重要作用。20 多年后,人们才认识到下食管括约肌功能失调、一过性下食管括约肌松弛增多等可能起着更为重要的作用。现在,人们已认识到反流病是多因素造成的消化道动力障碍性疾病,主要发病机制是抗反流防御机制减弱和反流物对食管黏膜攻击作用的结果。

1. 食管抗反流防御机制减弱

(1)抗反流屏障:是指食管和胃交接的解剖结构,包括食管下括约肌 LES(lowere sophageal sphiter,LES)、膈肌脚、膈食管韧带、食管胃底建的锐角等,其各部分结构和功能上的缺陷均可造成胃食管反流,其中最主要的是 LES 的功能状态。LES 是指食管末端 3～4 cm 长的环形肌束。正常人静息 LES 压为1.33～4.00 kPa,LES 结构受到破坏可使 LES 压下降,如贲门失迟缓症手术后易并发反流行食管炎。一些因素可导致 LES 压降低,如某些激素(如缩胆囊素、胰升糖素、血管活性肠肽等)、食物(如高脂肪、巧克力等)、药物(如钙拮抗药、毛花苷丙)等。一过性 LES 松弛,指非吞咽情况下 LES 自发性松弛,其松弛时间明显长于吞咽时 LES 松弛时间,它是正常人生理性胃食管反流的主要原因,也是 LES 静息压正常的GERD 患者的主要发病机制。

(2)食管清除作用:在正常情况下,一旦发生胃食管反流,大部分反流物通过 1～2 次食管自发和继发性蠕动性收缩将食管内容物排入胃内,即容量清除,是食管廓清的主要方式,余有唾液缓慢中和。故食管蠕动和唾液产生异常常也参与 GERD 的致病作用。食管裂孔疝,可引起胃食管反流,并降低食管对酸的清除,可导致 GERD。

(3)食管黏膜屏障:反流物进入食管后,可凭借食管上皮表面黏液、不移动水层和表面 HCO_3^-、复层鳞状上皮等构成的屏障,以及黏膜下丰富的血液供应构成的后上皮屏障,发挥其抗反流物中的某些物质(主要是胃酸、胃蛋白酶,其次为十二指肠反流入胃的胆盐和胰酶)对食管黏膜损伤的作用。故导致食管黏膜屏障作用下降的因素如长期吸烟、饮酒以及抑郁等,将使食管不能抵御反流物的损害。

2.反流物对食管黏膜攻击作用

反流物刺激和损害食管黏膜,与其质和量有关,也与反流物接触黏膜的时间、部位有关。胃酸与胃蛋白酶是反流物中损害食管黏膜的主要成分。胆汁反流重,其非结合胆盐和胰酶是主要的攻击因子。

(二)病理

胃食管反流病和反流性食管炎在宏观上是一个概念,但是程度上不一样。胃食管反流是一种现象,导致反酸、烧心等症状,但对黏膜没有损伤,这就是症状性反流。有些人不仅有症状,还有黏膜的损伤,这就叫反流性食管炎。无论是症状,还是反流性食管炎,都称为食管反流病。在有反流性食管炎的胃食管反流病患者,其病理组织学基本改变可有:复层鳞状上皮细胞层增生;黏膜固有层乳头向上皮腔面延长;固有层内炎症细胞主要是中性粒细胞浸润;糜烂及溃疡;胃食管连接处以上出现 Barrett 食管改变。内镜下不同程度的食管炎则表现为水肿、潮红、糜烂、溃疡、增厚转白、瘢痕狭窄。

Barrett 食管是指食管与胃交界的齿状线 2 cm 以上出现柱状上皮替代鳞状上皮。组织学表现为特殊型柱状上皮、贲门型上皮或胃底型上皮。内镜下典型表现为,正常情况呈现均匀粉红带灰白的食管黏膜,出现橘红色的胃黏膜,分布可为环形、舌形或岛状。

二、临床表现

胃食管反流病的临床表现轻重不一,主要的临床症状是反酸、胃灼热、胸骨后疼痛,但有的患者表现为食管以外的症状,而忽视了对本病的诊断。

(一)胃灼热

胃灼热是反流性食管炎的最常见症状,约 50% 的患者有此症状。胃灼热是指胸骨后或剑突下烧灼感,常在餐后 1 h 出现,饮酒、甜食、浓茶、咖啡可诱发;肢体前屈,卧位或腹压增高时加重,可向颈部放射。胃灼热是由于酸反流刺激了食管深层上皮感觉神经末梢所致。

(二)胸骨后疼痛

疼痛常发生在胸骨后或剑突下,向胸部、后背、肩、颈、下颌、耳和上肢放射,此时酷似心绞痛。部分患者不伴有胃灼热、反酸症状,给临床诊断带来了一定困难。

(三)反胃

胃食管反流病患者大多有此症状,胃内容物在无恶心和不用力情况下涌入口腔。空腹时反胃为酸性胃液反流,称为反酸,但此时也可有胆汁和胰液溢出。

(四)吞咽困难和吞咽疼痛

部分患者有吞咽困难,可能由于食管痉挛或食管动力障碍所致,症状呈间歇性。进食固体或液体食物时均可发作。与情绪波动有关。少数患者因食管瘢痕形成而狭窄,吞咽困难呈进行性加重。有食管重度糜烂或并发食管溃疡的患者可见吞咽疼痛。

(五)其他

部分胃食管反流病患者可有食管外的组织损害。如咽部不适、有特异感、阻塞感,称为癔球症,是由酸反流引起上食管括约肌压力升高所致。反流物刺激咽部引起咽炎、声嘶。反流物吸入气管和肺,可反复发生肺炎,甚至出现肺间质纤维化;反流引起的哮喘无季节性,常在夜间发生。婴儿和儿童因反复胃食管反流,可继发呼吸道感染,并发缺铁性贫血和发育障碍。因此,在反流症状不明显时,可因治疗不当而延误病情。

三、检查诊断

本病临床表现复杂且缺乏特异性,仅凭临床症状难以区分生理性或病理性。目前,依靠任何一项辅助检查均很难确诊,必须采用综合诊断技术。凡临床发现不明原因反复呕吐、咽下困难、反复发作的慢性呼吸道感染、难治性哮喘、生长发育迟缓、营养不良、贫血、反复出现窒息、呼吸暂停等症状时都应考虑到本病存在的可能性,必须针对不同情况,选择必要的辅助检查,以明确诊断。

（一）内镜检查

内镜检查是诊断反流性食管炎最准确的方法,并能判断反流性食管炎的严重程度和有无并发症,结合活检可与其他原因引起的食管炎和其他食管病变（如食管癌等）做鉴别。内镜下无反流性食管炎不能排除胃食管反流病。

根据内镜下所见食管黏膜的损害程度进行反流性食管炎分级,有利于病情判断及指导治疗。目前国外采用洛杉矶分级法:正常,食管黏膜没有破损;1级,一个或一个以上食管黏膜破损,长径小于 5 mm。2 级,一个或一个以上黏膜破损,长径大于 5 mm,但没有融合性病变;3 级,黏膜破损有融合,但小于 75% 的食管周径;4 级,黏膜破损融合,至少达到 75% 的食管周径。

（二）食管 pH 监测

目前已被公认为诊断胃食管反流病的重要诊断方法,已广泛应用于临床并成为诊断胃食管反流性疾病的"金标准"。应用便携式 pH 记录仪在生理状态下对患者进行 24 h 食管 pH 连续监测,可提供食管是否存在过度酸反流的客观证据,有助于鉴别胸痛与反流的关系。

常用的观察指标:24 h 内 pH<4 的总百分时间、pH<4 的次数、持续 5 min 以上的反流次数以及最长反流时间等指标。但要注意在行该项检查前 3 d 应停用抑酸药与促胃肠动力的药物。

（三）钡餐检查

食管吞钡检查能发现部分食管病变,如食管溃疡或狭窄,但亦可能会遗漏一些浅表溃疡和糜烂。气钡双重造影对反流性食管病的诊断特异性很高,但敏感性较差,有报道认为可能有高达 80% 的反流性食管病患者被遗漏。但因其方法简单易行,设备及技术要求均不高,很多基层医院仍在广泛使用。

（四）食管胆汁动态监测

以往对胃食管反流病的研究集中于酸反流,若同时在食管中监测酸与胆红素,发现有相当部分的患者同时伴有胆汁反流。动物实验证明,胆汁酸造成食管黏膜的损伤远超过单纯胃酸的损害作用。但胆汁酸对人食管黏膜的损伤作用尚有争议。监测食管内胆汁含量可得到十二指肠胃食管反流的频率和量。现有的 24 h 胆汁监测仪可得到胆汁反流的次数、长时间反流次数、最长反流时间和吸收值不低于 0.14 的总时间及其百分比,从而对胃食管反流病做出正确的评价。

有学者对 50 例反流性食管炎患者进行食管 24 h pH 及胆汁联合测定,结果发现单纯酸反流占 30%,单纯胆汁反流占 6%,混合反流占 58%,说明酸和胆汁反流共同参与食管黏膜的损伤,且混合反流发生的比例越高食管损伤程度越重。

（五）食管测压

可测定 LES 的长度和部位、LES 压、LES 松弛压、食管体部压力及食管上括约肌压力等。LES 静息压为 1.3～4 kPa,如 LES 压低于 0.8 kPa 易导致反流。当胃食管反流病内科疗效不好时可作为辅助性诊断方法。

（六）核素检查

用同位素标记液体,显示在平卧位及腹部加压时有无过多的核素胃食管反流。

（七）激发试验

最常用的食管激发试验为 Bemstein 试验,即酸灌注试验。此试验对于确定食管反流与非典型胸痛之间的关系具有一定价值。此试验可评估食管对酸的敏感性,确定患者的症状是否与反流相关,检查阴性不能排除反流的存在,亦不能区别不同程度的反流。由于其观察时间较短,故敏感性较低。随着 24 h 食管 pH 监测的应用日益广泛,临床上仅在无条件进行 24 h pH 监测时才采用激发试验。

GERD 是一种上消化道运动、功能紊乱性疾病,近几年人们才对其有较深刻的认识和了解。不少医师,尤其是基层医师对其仍认识不足,故易按"常见疾病"进行诊治,加之本组临床表现极不典型,初次接诊的医师未想到本病而造成误诊误治。对每一患者的病史询问不全面、不详细,同时又未能对查体、实验室检查、特殊检查结果进行综合分析，从而不能抓住可疑之处进一步检查，只是急于进行"症状治疗"，也必然造成误诊。

因此，为防止误诊的发生，临床医师应全面正确掌握 GERD 的知识是避免和减少误诊误治的关键。多种因素可引起 GERD，如 LES 张力降低、一过性 LES 松弛、食管裂孔疝、食管清除反流胃内容物能力降低、胃排空延迟药物、食管本身的病变及其他因素的影响等。GERD 患者由于胃及十二指肠内容物反流入食管对食管黏膜刺激作用加强，从而导致食管及食管外组织损伤。其主要临床表现有：①咽部异物感、声音嘶哑、烧心、反酸、哮喘、胸部不适及胸骨后疼痛，重者可因食管溃疡形成而发生呕血、便血。②由于食管瘢痕形成或发生 Barrett 食管、食管腺癌而出现吞咽困难。③一些患者常以胸痛为主要症状，其胸痛特点酷似心绞痛发作，服硝酸甘油不能完全缓解，且常在夜间发生，故易误诊为"变异性心绞痛"。④部分患者由于反流的食管内容物吸入气管（多在夜间）而出现咳嗽、肺部感染及支气管哮喘。有报道 50% 的患者有非心脏病性胸痛，78% 的患者慢性声嘶，82% 的患者有哮喘，抗 GERD 药物或手术治疗后呼吸道症状可改善。GERD 常和食管裂孔疝同时存在，不少学者还认为 GERD 引起的食管改变在其修复过程中可发生 Barrett 食管，故有较高的癌变率但也有人认为 Barrett 食管患者不会癌变。

GERD 的诊断依据：①有明确的胃食管反流症状。②内镜检查有典型的反流性食管炎表现，其可分为四级，Ⅰ级：呈现孤立糜烂灶、红斑和（或）渗出；Ⅱ级：散在糜烂和溃疡；Ⅲ级：糜烂和溃疡累及食管全周，未见狭窄；Ⅳ级：食管慢性溃疡或损伤，食管纤维化狭窄、短食管、柱状上皮化生。③钡餐造影、食管 pH 监测、食管测压，尤其是后两者对内镜表现不典型、临床高度怀疑 GERD 者的诊断十分重要，而 24 h 食管 pH 监测被人们称为诊断 GERD 的金标准（最重要者为 24 h 内 pH<4 的总时间）。④对高度怀疑 GERD 者，如无客观条件进行检查或检查后仍不能确诊时可行诊断性治疗，用强有力的质子泵抑制剂如奥美拉唑治疗，1～2 周后症状消失，即可确诊。

四、治疗

可以根据病情轻重酌情采取药物治疗、外科治疗、内镜下治疗几类方法。目前关于本病的药物治疗，主要是应用抑酸剂，包括最强的质子泵抑制剂奥美拉唑、兰索拉唑等，有食管炎者应首先选用质子泵抑制剂类药物，正规疗程应达到 8 周或以上，宜合用胃肠动力药物。轻中度患者可以选择廉价的 H_2 受体阻滞药，常能控制症状的发生。但是中重度患者药物治疗存在用药有效、停药易复发，长期服药存在不良反应及费用昂贵等问题。对于药物治疗无效的患者适宜选择外科治疗，包括腹腔镜下治疗。但其也属于有创治疗，仅适用于部分严重患者合并有严重食管裂孔疝的患者。内镜下治疗是近三四年开展的新技术，较药物治疗、传统的外科及腹腔镜治疗有其独到的优势，很可能成为中、重度胃食管反流病治疗的主要方法。

（一）一般治疗

生活方式的改变应作为治疗的基本措施。抬高床头 15～20 cm 是简单而有效的方法，这样可在睡眠时利用重力作用加强酸清除能力，减少夜间反流。反流性食管炎患者应少食多餐，低脂少渣饮食，避免进食刺激性食物。肥胖者应减低体重。避免弯腰，减少胃、食管反流，防止恶心、呕吐。有 1/4 的患者经上述一般治疗后症状可获改善。

（二）药物治疗

如果通过改变生活方式不能改善反流症状者，应开始系统的药物治疗。治疗目的为减少反流缓解症状，降低反流物质对黏膜的损害，增强食管黏膜抗反流防御功能，达到治愈食管炎，防止复发，预防和治疗重要并发症的作用。

1. H_2 受体拮抗药（H_2-RA）

H_2-RA 是目前临床治疗胃食管反流病的主要药物。西咪替丁，400 mg，每日 2 次或800 mg，每晚 1 次；雷尼替丁，150 mg/次，每日 2 次；法莫替丁，20 mg/次，每日 2 次等。H_2-RA 能减少 24 h 胃酸分泌 50%～70%，减轻反流物对食管的刺激。适用于轻、中症患者，2 次服药疗效优于 1 次服药，同一种药物大剂量优于小剂量，但随着剂量加大不良反应也增加。一般疗程 8～12 周。

2.质子泵抑制药(PPI)

PPI 包括奥美拉唑,20 mg/次,每日 1～2 次;兰索拉唑,30 mg/次,每日 1 次;潘妥拉唑,20 mg/次,每日 1～2 次;埃索美拉唑,40 mg/次,每日 1 次;雷贝拉唑,20 mg/次,每日 1～2 次。质子泵抑制剂有很强的抑酸作用,疗效优于 H_2 受体拮抗药,适用于中、重度反流性食管病患者,可与促胃肠动力药联合应用。疗程8～12周。

3.促动力药

胃食管反流病是一种动力障碍性疾病,常存在食管、胃运动功能异常,在上述药物治疗无效时,可应用促动力药。

促动力药治疗胃食管反流的疗效与 H_2 受体拮抗药相似,但对于伴随腹胀、嗳气等动力障碍症状者效果明显优于抑酸剂。目前临床主要用药如甲氧氯普胺、多潘立酮、西沙必利、左舒必利、红霉素等。可与抑酸剂联合应用。2～3 级食管炎患者经西咪替丁 1 g/d 联合西沙必利 40 mg/d 治疗 12 周后,症状的缓解及食管炎的愈合均较单用西咪替丁为佳。长时间的 pH 监测显示联用西沙必利和雷尼替丁能有效地减少反流总数、直立位反流及餐后反流,减少 GERD 的复发。

4.黏膜保护剂

硫糖铝作为一种局部作用制剂,能通过黏附于食管黏膜表面,提供物理屏障抵御反流的胃内容物,对胃酸有温和的缓冲作用,但不影响胃酸或胃蛋白酶的分泌,对 LES 压力没有影响。硫糖铝 1 g/次,4 次/天服用,对胃食管反流病症状的控制和食管炎的愈合与标准剂量的 H_2 受体拮抗药的疗效相似。但亦有学者认为,硫糖铝对胃食管反流病无效。铝碳酸镁能结合反流的胆酸,减少其对黏膜的损伤,并能作为物理屏障黏附于黏膜表面,现在临床广泛使用。

5.维持治疗

胃食管反流病具有慢性、复发性的特点,故应进行长期维持治疗,以避免反复发作及由此引起的并发症。上述药物均可作为维持治疗长期使用,其中质子泵抑制药疗效肯定。维持治疗应注重个体化,根据患者的反应,选择适合个体的药物和剂量。质子泵抑制药长期应用应注意抑酸后对胃动力及胃内细菌增生的影响。

(三)手术治疗

凡长期服药无效或须终身服药者,或不能耐受扩张者,或须反复扩张者都可以考虑行外科手术治疗。

(四)内镜治疗

内镜下治疗主要有内镜下缝合治疗、内镜下射频治疗、内镜下注射治疗。内镜下注射法治疗,是在内镜直视下将一种有机物注射入贲门口四周或下食管括约肌内,该方法 2003 年通过美国 FDA 批准,是目前最简便的介入治疗方法。这些新技术主要特点为经胃镜于食管或胃腔内进行治疗,创伤很小、术程短、方便、安全性好,初步的疗效较高,并且术后易修改,一般不影响再次内镜治疗。但各项技术开展时间均较短,手术方式、长期疗效、随机对照等仍在研究总结之中。

(王宏志)

第四节　功能性消化不良

一、概述

功能性消化不良(functional dyspepsia,FD)为一组持续或反复发作的上腹部疼痛或不适的消化不良症状,包括上腹胀痛、餐后饱胀、嗳气、早饱、腹痛、厌食、恶心呕吐等,经生化、内镜和影像检查排除了器质性疾病的临床综合征,是临床上最常见的一种功能性胃肠病,几乎每个人一生中都有过消化不良症状,只是持续时间长短和对生活质量影响的程度不同而已。国内最新资料表明,采用罗马Ⅲ诊断标准对消化专科门诊连续就诊消化不良的患者进行问卷调查,发现符合罗马Ⅲ诊断标准者占就诊患者的28.52%,占接受胃镜检查患者的7.2%。FD的病因及发病机制尚未完全阐明,可能是多种因素综合作用的结果。目前认为其发病机制与胃肠运动功能障碍、内脏高敏感性、胃酸分泌、幽门螺杆菌感染、精神心理因素等有关,而内脏运动及感觉异常可能起主导作用,是FD的主要病理生理学基础。

二、诊断

(一)临床表现

FD的临床症状无特异性,主要有上消化道症状,包括上腹痛、腹胀、早饱、嗳气、恶心、呕吐、反酸、烧心、厌食等,以上症状多因人而异,常以其中某一种或一组症状为主,在病程中这些症状及其严重程度多发生改变。起病缓慢,病程长短不一,症状常呈持续或反复发作,也可相当一段时间无任何症状,可因饮食精神因素和应激等诱发,多数无明显诱因。腹胀为FD最常见的症状,多数患者发生于餐后或进餐加重腹胀程度,早饱、嗳气也较常见。上腹痛也是FD的常见症状,上腹痛无规律性,可表现为弥漫或烧灼样疼痛。少数可伴烧心反酸症状,但经内镜及24h食管pH检测,不能诊断为胃食管反流病。恶心呕吐不常见,一般见于胃排空明显延迟的患者,呕吐多为干呕或呕出当餐胃内食物。有的还可伴有腹泻等下消化道症状。还有不少患者同时合并精神症状如焦虑、抑郁、失眠、注意力不集中等。

(二)诊断标准

依据FD罗马Ⅲ诊断标准,FD患者临床表现个体差异大,罗马Ⅲ标准根据患者的主要症状特点及其与症状相关的病理生理学机制以及症状的模式将FD分为两个亚型,即餐后不适综合征(PDS)和上腹痛综合征(EPS),临床上两个亚型常有重叠,有时难以区分,但通过分型对不同亚型的病理生理机制的理解对选择治疗将有一定的帮助,在FD诊断中,还要注意FD与胃食管反流病和肠易激综合征等其他功能性胃肠病的重叠。

FD的罗马Ⅲ诊断标准必须包括:①以下1项或多项:餐后饱胀;早饱感;上腹痛;上腹烧灼感;②无可以解释上述症状的结构性疾病的证据(包括胃镜检查),诊断前症状出现至少6个月,且近3个月符合以上诊断标准。

PDS诊断标准必须符合以下1项或2项:①正常进食后出现餐后饱胀不适,每周至少发生数次;②早饱阻碍正常进食,每周至少发生数次。诊断前症状出现至少6个月,近3个月症状符合以上标准。支持诊断标准是可能存在上腹胀气或餐后恶心或过度嗳气。可能同时存在EPS。

EPS诊断标准必须符合以下所有条件:①至少中等程度的上腹部疼痛或烧灼感,每周至少发生1次;②疼痛呈间断性;③疼痛非全腹性,不位于腹部其他部位或胸部;④排便或排气不能缓解症状;⑤不符合胆囊或Oddi括约肌功能障碍的诊断标准。诊断前症状出现至少6个月,近3个月症状符合以上标准。支持诊断标准是疼痛可以烧灼样,但无胸骨后痛。疼痛可由进餐诱发或缓解,但可能发生于禁食期间。可能同时存在PDS。

三、鉴别诊断

鉴别诊断见图4-3。

四、治疗

FD的治疗措施以对症治疗为主,目的是在于缓解或消除症状,改善患者的生活质量。

2007年指南对FD治疗提出规范化治疗意见,指出FD的治疗策略应是依据其可能存在的病理生理学异常进行整体调节,选择个体化的治疗方案。

经验治疗适于40岁以下,无报警征象,无明显精神心理障碍的患者。与进餐相关的消化不良(即PDS)者可首先用促动力药或合用抑酸药;与进餐无关的消化不良/酸相关性消化不良(即EPS)者可选用抑酸药或合用促动力药。经验治疗时间一般为2~4周。无效者应行进一步检查,明确诊断后有针对性进行治疗。

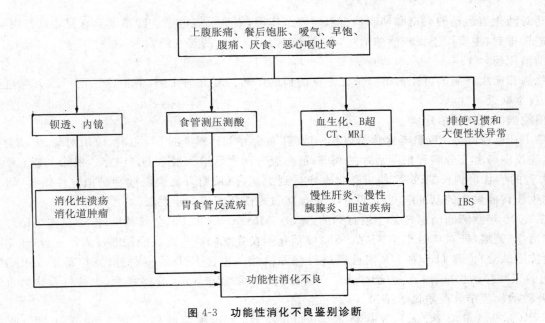

图 4-3　功能性消化不良鉴别诊断

（一）药物治疗

1. 抗酸药

抗酸剂如氢氧化铝、铝碳酸镁等可减轻症状，但疗效不及抑酸药，铝碳酸镁除抗酸外，还能吸附胆汁，伴有胆汁反流患者可选用。

2. 抑酸药

目前广泛应用于 FD 的治疗，适用于非进餐相关的消化不良中以上腹痛、烧灼感为主要症状者。常用抑酸药包括 H_2 受体拮抗药（H_2RA）和质子泵抑制药（PPI）两大类。H_2RA 常用药物有西咪替丁 400 mg，2～3 次/天；雷尼替丁 150 mg，2 次/天；法莫替丁 20 mg，2 次/天，早、晚餐后服，或 40 mg 每晚睡前服；罗沙替丁 75 mg，2 次/天；尼扎替丁 300 mg 睡前服。不同的 H_2 受体拮抗药抑制胃酸的强度各不相同，西咪替丁最弱，雷尼替丁和罗沙替丁比西咪替丁强 5～10 倍，法莫替丁较雷尼替丁强 7.5 倍。这类药主要经肝脏代谢，肾脏排出，因此肝肾功能损害者应减量，75 岁以上老人服用药物剂量应减少。PPI 常用药物有奥美拉唑 20 mg，2 次/天；兰索拉唑 30 mg，1 次/天；雷贝拉唑 10 mg，1 次/天；泮托拉唑 40 mg，1 次/天；埃索美拉唑 20 mg，1 次/天。

3. 促动力药

促动力药可明显改善与进餐相关的上腹症状，如上腹饱胀、早饱等。常用的促动力剂包括多巴胺受体拮抗药、$5-HT_4$ 受体激动药及多离子通道调节剂等。多巴胺受体拮抗药常用药物有甲氧氯普胺 5～10 mg，3 次/天，饭前半小时服；多潘立酮 10 mg，3 次/天，饭前半小时服；伊托必利 50 mg，3 次/天口服。甲氧氯普胺可阻断延髓催吐化学敏感区的多巴胺受体而具有强大的中枢镇吐作用，还可以增加胃肠道平滑肌对乙酰胆碱的敏感性，从而促进胃运动功能，提高静止状态时胃肠道括约肌的张力，增加食管下端括约肌张力，防止胃内容物反流，增强胃和食管的蠕动，促进胃排空以及幽门和十二指肠的扩张，加速食物通过。主要的不良反应见于中枢神经系统，如头晕、嗜睡、倦怠、泌乳等，用量过大时，会出现锥体外系反应，表现为肌肉震颤、斜颈、发音困难、共济失调等。多潘立酮为选择性外周多巴胺 D_2 受体拮抗药，可增加食管下端括约肌的张力，增加胃运动，促进胃排空、止吐。不良反应轻，不引起锥体外系症状，偶有流涎、惊厥、平衡失调、泌乳现象。伊托必利通过拮抗多巴胺 D_2 受体和抑制乙酰胆碱酯酶活性起作用，增加胃的内源性乙酰胆碱，促进胃排空。$5-HT_4$ 受体激动药常用药物为莫沙必利 5 mg，3 次/天口服。莫沙必利选择性作用于上消化道，促进胃排空，目前未见心脏严重不良反应的报道，但对 $5-HT_4$ 受体激动药的心血管不良反应仍应引起重视。多离子通道调节剂药物为马来酸曲美布汀，常用量 100～200 mg，3 次/天口服。该药对消化道运动的兴奋和抑制具有双向调节作用,不良反应轻微。红霉素具有胃动素作用,静脉给药可促进胃排空,主要用于胃轻瘫的治疗,不推荐作为 FD 治疗的首选药物。

4.助消化药

消化酶和微生态制剂可作为治疗消化不良的辅助用药。复方消化酶、益生菌制剂可改善与进餐相关的腹胀、食欲缺乏等症状。

5.根除幽门螺杆菌治疗

根除 HP 可使部分 FD 患者症状得以长期改善,对合并 HP 感染的 FD 患者,应用抑酸、促动力剂治疗无效时,建议向患者充分解释根除治疗的利弊,征得患者同意后给予根除 HP 治疗。根除 HP 治疗可使部分 FD 患者的症状得到长期改善,使胃黏膜炎症得到消退,而长期胃黏膜炎症则是消化性溃疡、胃黏膜萎缩/肠化生和胃癌发生的基础病变,根除 HP 可预防胃癌前病变进一步发展。

根据 2005 年欧洲幽门螺杆菌小组召开的第 3 次 MaastrichtⅢ共识会议意见,推荐在初级医疗中实施"检测和治疗"策略,即对年龄小于 45 岁,有持续消化不良症状的成人患者应用非侵入性试验(尿素呼气试验、粪便抗原试验)检测 HP,对 HP 阳性者进行根除治疗。包含 PPI、阿莫西林、克拉霉素或甲硝唑每日2 次给药的三联疗法仍推荐作为首选疗法。包含铋剂的四联疗法,如可获得铋剂,也被推荐作为首选治疗选择。补救治疗应结合药敏试验结果。

对 PPI(标准剂量,2 次/天),克拉霉素(500 mg,2 次/天),阿莫西林(1 000 mg,2 次/天)或甲硝唑400 mg 或 500 mg 2 次/天,组成的方案,疗程 14 天比 7 天更有效,在克拉霉素耐药率小于 15%～20%的地区,仍推荐 PPI 联合应用克拉霉素、阿莫西林/甲硝唑的三联短程疗法作为一线治疗方案。其中 PPI 联合克拉霉素和甲硝唑方案应当在人群甲硝唑耐药率小于 40%时才可应用,含铋剂四联治疗除了作为二线方案使用外,还可作为可供选择的一线方案。除了药敏感试验外,对于三线治疗不作特别推荐。喹诺酮类(左氧氟沙星、利福霉素、利福布汀)抗生素与 PPI 和阿莫西林合用作为一线疗法,而不是作为补救的治疗,被评估认为有较高的根除率,但利福布汀是一种选择分枝杆菌耐药的抗生素,必须谨慎使用。

6.黏膜保护药

FD 发病原因中可能涉及胃黏膜防御功能减弱,作为辅助治疗,常用的胃黏膜保护药有硫糖铝、胶体铋、前列腺素 E,复方谷氨酰胺等,联合抑酸药可提高疗效。硫糖铝餐前 1h 和睡前各服 1.0 g,肾功不全者不宜久服。胶体次枸橼酸铋一次剂量 5 mL 加水至 20 mL 或胶囊 120 mg,4 次/天,于每餐前半小时和睡前一次口服,不宜久服,最长 8 周,老年人及肾功能障碍者慎用。已用于临床的人工合成的前列腺素为米索前列醇(喜克溃),常用剂量 200 mg,4 次/天,主要不良反应为腹泻和子宫收缩,孕妇忌服。复方谷氨酰胺,常用量 0.67 g,3 次/天,剂量可随年龄与症状适当增减。

(二)精神心理治疗

抗焦虑、抑郁药对 FD 有一定的疗效,对抑酸和促动力药治疗无效,且伴有明显精神心理障碍的患者,可选用三环类抗抑郁药或 5-HT$_4$ 再摄取抑制药;除药物治疗外,行为治疗、认知疗法及心理干预等可能对这类患者也有益。精神心理治疗不但可以缓解症状还可提高患者的生活质量。

(三)外科手术

经过长期内科治疗无效的严重患者,可考虑外科手术。一般采用胃大部切除术、幽门成形术和胃空肠吻合术。

(王宏志)

第五节　消化性溃疡

一、概述

消化性溃疡(perpticulcer,PU),是指在各种致病因子的作用下,黏膜发生的炎症与坏死性病变,病变深达黏膜肌层,常发生于胃酸分泌有关的消化道黏膜,其中以胃、十二指肠最为常见,包括胃溃疡(gastriculcer,GU)及十二指肠溃疡(duodenalulcer,DU),是一种常见病、多发病,总发病率约占人口总数的10%～20%。但在不同国家、地区,其发病率有较大差异。20～50岁为高发年龄,10岁以下、60岁以上较少见。男女比例为(2～5):1,PU与GU比例为3:1。

PU病的发病机制主要与胃十二指肠黏膜的损害因素和黏膜自身防御-修复因素之间失平衡有关。黏膜防御因子包括黏液/碳酸氢盐屏障、黏膜屏障、黏膜血流、细胞更新、前列腺素、表皮生长因子等。黏膜损害因素包括胃酸、胃蛋白酶、胃泌素、HP感染、酒精、胆汁酸、吸烟、磷脂酰胆碱、非甾体消炎药物等。正常情况下,防御因子与损害因素处于平衡状态,因此不发生溃疡病。当防御因子减弱或损害因素增强,这种平衡被打破,易发生GU或PU。

GU和DU在发病机制上有所不同,前者主要是自身防御-修复因素的减弱,而后者主要是侵袭因素的增强。近20年的研究和临床资料充分证明了幽门螺杆菌感染是PU的主要病因,但最终形成均由于胃酸和胃蛋白酶自身消化所致。

（一）胃酸在PU病的发病中的重要作用

1910年Schwartz提出"无酸、无溃疡"的概念,这是对消化性溃疡病因认识的起点,也是消化性溃疡治疗的理论基础之一,是现代医学对PU认识的第1次飞跃。PU的最终形成是由于胃酸-胃蛋白酶自身消化所致,而胃蛋白酶的活性受到胃酸制约,胃酸的存在是溃疡发生的决定因素。许多PU患者都存在基础酸排量(BAO)、夜间酸分泌、五肽胃泌素刺激的最大酸排量、十二指肠酸负荷等增高的情况。GU患者往往存在胃排空障碍,食物在胃内潴留促进胃窦部分泌胃泌素,从而引起胃酸分泌增加。

（二）幽门螺杆菌感染为PU病最重要的发病原因之一

幽门螺杆菌(helicobacter pylori,HP)感染是损害胃十二指肠黏膜屏障导致PU形成的最常见病因。1983年Warren、Marshall发现,并提出"无HP、无溃疡",成为现代医学对PU认识的第二次飞跃。1990年悉尼会议命名为HP。1994年洛杉矶会议,明确为致病菌。其致病能力取决于引起组织损伤的毒力因子、宿主遗传易感性和环境因素。消化性溃疡患者中HP感染率高,HP是慢性胃窦炎主要病因,几乎所有DU均有慢性胃窦炎,大多数GU是在慢性胃窦炎基础上发生的。大量临床研究已证实,90%以上的PU,80%～90%GU患者存在HP感染,而根除HP后溃疡复发率明显下降。由此认为HP感染是导致PU病的主要病因之一。

HP的毒力包括空泡毒素(VacA)蛋白、细胞毒素相关基因(CagA)蛋白、鞭毛的动力、黏附因子、脂多糖、尿素酶、蛋白水解酶、磷脂酶A和过氧化氢酶等。HP依靠其毒力因子的作用,在胃型黏膜(胃黏膜和有胃窦化生的十二指肠黏膜)定居繁殖,诱发局部炎症和免疫反应,损害局部黏膜的防御-修复机制,同时也可通过侵袭因素的增强而致病。不同部位的HP感染引起溃疡的机制有所不同。在以胃窦部感染为主的患者中,HP通过抑制D细胞活性,从而导致高胃泌素血症,引起胃酸分泌增加。同时,HP也可直接作用于肠嗜铬样细胞(ECL细胞),后者释放组胺引起壁细胞分泌增加,这种胃窦部的高酸状态易诱发PU。在以胃体部感染为主的患者中,HP直接作用于泌酸细胞,引起胃酸分泌减少,过低的胃酸状态易诱发胃腺癌。HP感染者中仅15%发生消化性溃疡病,说明除细菌毒力外,遗传易感性也发挥一定的作用,研究发现,一些细胞因子的遗传多态性与HP感染引发的PU病密切相关。

（三）NSAIDs是PU病的主要致病因素之一

NSAIDs和阿司匹林等药物应用日趋广泛,常作用于抗炎镇痛、风湿性疾病、骨关节炎、心血管疾病等,然而其具有多种不良反应。流行病学调查显示,在服用NSAIDs的人群中,15%～30%可患PU病,其中GU发生率为12%～30%,十二指肠发生率为2%～19%。NSAIDs使溃疡出血、穿孔等并发症发生的危险性增加4～6倍,而老年人中,PU病及并发症发生率和死亡率均与NSAIDs有关。NSAIDs溃疡发生的危险性除与所服的NSAIDs种类、剂量大小、疗程长短有关外,还与患者年龄(大于60岁)、HP感染、吸烟及合并使用糖皮质激素药物或抗凝剂、伴心血管疾病或肾病等因素有关。

（四）其他

药物，如糖皮质激素药物、抗肿瘤药物和抗凝药的使用也诱发 PU 病，也是上消化道出血不可忽视的原因之一。遗传因素、精神因素（应激、焦虑等）、胃十二指肠运动异常（PU 时胃排空加快，GU 时胃排空延缓和十二指肠-胃反流），吸烟等因素在 PU 病的发生中也起一定的作用。

二、诊断

病史中典型的周期性和节律性上腹痛是诊断的主要线索，确诊靠内镜检查和 X 线钡餐检查。

（一）临床表现

典型的 PU 有慢性、周期性、节律性上腹痛的特点：①慢性过程呈反复发作，病史可达几年，甚至十几年。②发作呈周期性、季节性（秋季、冬春之交发病），可因精神情绪不良或服 NSAIDs 诱发。③发作时上腹痛呈节律性。中上腹痛、反酸是 PU 病的典型症状。

腹痛发生与餐后时间的关系认为是鉴别胃与 PU 病的临床依据。GU 的疼痛特点为："进食→疼痛→舒适"；十二指肠球部溃疡的特点为："疼痛→进食→舒适""疼痛→进食→缓解"及"夜间痛"是 PU 重要诊断线索。PU 体征缺乏特异性。

（二）相关检查

1. 胃镜检查及胃黏膜活组织检查

胃镜检查与 X 线钡餐检查可相互补充，胃镜检查是 PU 检查的金标准。内镜检查多为圆或椭圆形直径多小于 1 cm 边缘整齐的溃疡，底部充满灰黄色或白色渗出物，周围黏膜充血，水肿，皱襞向溃疡集中。胃镜检查过程中应注意溃疡的部位、形态、大小、深度、病期及溃疡周围黏膜的情况，可发现 X 检查难以发现的表浅溃疡及愈合期溃疡，并可对溃疡进行分期（活动期，愈合期，瘢痕期），结合直视下黏膜活检及刷检，对判断溃疡的良、恶性有较大的价值。

（1）活动期（A，active stage）：A_1 期：溃疡的苔厚而污秽，周围黏膜肿胀，无黏膜皱襞集中。A_2 期：溃疡苔厚而清洁，溃疡四周出现上皮再生所形成的红晕，周围黏膜肿胀而逐渐消失，开始出现向溃疡集中的黏膜皱襞。

（2）愈合期（H，healing stage）：愈合期的特征为溃疡苔变薄，溃疡缩小，四周有上皮再生形成的红晕，并有黏膜皱襞向溃疡集中，H_1 与 H_2 的区别在于后者溃疡已接近完全愈合，但仍有少许薄白苔残留。

（3）瘢痕期（S，scarring stage）：S_1：溃疡苔消失，中央充血，瘢痕呈红色，又称红色瘢痕期。S_2：红色完全消失，又称白色瘢痕期。溃疡治疗理想的愈合指标。必须指出，溃疡的形态改变对病变性质的鉴别都没有绝对界限。因此，对 GU 应常规进行活组织检查，对不典型或难愈合溃疡，要分析其原因，必要时行超声内镜检查或黏膜大块活检，以明确诊断。

2. X 线钡餐检查

适用于对胃镜检查有禁忌或不愿意接受胃镜检查者（在 PU 的诊断，良、恶性溃疡的鉴别诊断的准确性方面，胃镜检查优于 X 线钡餐检查）。直接征象——龛影；间接征象——局部压痛，十二指肠球部激惹，球部畸形，胃大弯侧痉挛性切迹。

3. HP 感染的检测

对消化性溃疡病鼓励常规进行尿素酶试验或核素标记 C 呼气等试验，以明确是否存在 HP 感染。其他检测方法包括血清抗 HP 抗体检查，聚合酶链反应（PCR）测定 Hp-DNA，细菌培养（金标准）。

4. 胃液分析和血清胃泌素测定

疑有 Zollinger-Ellison 综合征时做鉴别诊断用。

三、鉴别诊断

1. 功能性消化不良

多见于青年妇女，检查可完全正常或只有轻度胃炎，与消化性溃疡的鉴别有赖于 X 线和胃镜检查。

2.慢性胆囊炎和胆石症

疼痛与进食油腻食物有关,疼痛位于右上腹、并放射至背部,莫菲征阳性,症状不典型者需借助 B 超检查或内镜下逆行胆管造影检查。

3.胃癌

X 线内镜活组织病理检查,恶性溃疡。龛影多大于 2.5 cm 位于胃腔之内,边缘不整,周围胃壁强直,结节状,有融合中断现象;内镜下恶性溃疡形状不规则,底凹凸不平,污秽苔边缘呈结节状隆起,见表 4-2。

表 4-2 胃良性溃疡与恶性溃疡的鉴别

	良性溃疡	恶性溃疡
年龄	青中年居多	多见于中年以上
病史	较长	较短
临床表现	周期性胃痛明显	呈进行性发展
	无上腹包块	可有上腹包块
	全身表现轻,抗酸药可缓解疼痛,内科治疗效果良好	全身表现(如消瘦)明显,抗酸药一般效果差,内科治疗无效,或仅暂时有效
粪便隐血	可暂时阳性	持续阳性
胃液分析	胃酸正常或偏低,但无真性缺酸	缺酸者较多
X 线钡餐检查	龛影直径,<2.5 cm,边不整,位于胃腔轮廓之外;龛影周围胃壁柔软,可呈星状聚合征	龛影直径,<2.5 cm,边不整,位于胃腔轮廓之内;龛影周围胃壁强直,呈结节状,向溃疡聚集的皱襞有融合中断现象。
胃镜检查	溃疡呈椭圆形,底平滑,边光滑,白或灰白苔,溃疡周围黏膜柔软,可见皱襞向溃疡集中	溃疡形态不规则,底凹凸不平,边缘结节隆起,污秽苔,溃疡周围癌性浸润而增厚,强直,可有结节、糜烂、易出血

四、并发症

(一)上消化道出血

上消化道出血为本病最常见的并发症,其发生率为 20%~25%,也是上消化道出血的最常见原因。临床表现为呕血及黑便,如出血量大,可出现头晕、心悸、出汗、血压下降、昏厥,甚至休克。

(二)穿孔

急性穿孔-急性腹膜炎(前壁多见);慢性穿孔-穿透性溃疡;亚急性穿孔-局限性腹膜炎(后壁多见)。

(三)幽门梗阻

幽门炎症水肿和幽门痉挛-急性,暂时性梗阻;幽门瘢痕收缩-慢性,持久性梗阻。

(四)癌变

GU 可发生癌变,故需要定期复查胃镜及病理。而 PU 则不会发生癌变。

五、治疗

(一)治疗目的

1.近期目标

缓解症状。

2.阶段性目标(DU6 周;GU8 周)

愈合溃疡,强调治疗后胃镜复查。

3.中长期目标

预防并发症。

4.预防复发

3 种维持治疗方案(正规维持治疗、间断全剂量治疗、按需短程治疗)。

（二）西药治疗

PU病是自愈性疾病,在针对可能的病因治疗同时,要注意饮食、休息等一般治疗。在PU病活动期,要注意休息,减少不必要的活动,避免刺激性饮食,但无须少量多餐,每日正餐即可。

PU的内科治疗主要是药物治疗。目前治疗PU的疗法是在传统的酸中和、酸抑制、保护并促进溃疡面愈合、调节胃动力等基础上与抗菌药物联用。近年来,随着医疗科技工作者对胃壁细胞的泌酸功能和胃黏膜防御功能的深入研究,近10年来由于新型胃酸抑制剂的不断出现,如H_2受体抑制剂、PPI(奥美拉唑、兰索拉唑、泮托拉唑、雷贝拉唑等)等,几乎所有的PU(恶性溃疡除外)都可经药物治愈。其中对单纯的溃疡来说,作用于壁细胞的抗胃酸分泌药和防御因子增强药已成为治疗的主要药物;而对由HP感染引起的PU,则必须同时应用抗HP药物。

1.抗酸药

目前,公认胃内pH维持在3.5~4.0以上是满意的溃疡愈合环境和必备的治疗条件。因此,抑制胃酸分泌,提高胃内pH,是PU治疗的基础。抗酸药可以和盐酸作用生成盐和水,从而使胃酸度减低。目前常使用含铝、碳酸钙及碳酸镁的复方制剂。有研究表明,含铝等的抗酸剂能保护胃黏膜免受各种攻击因子的损伤,使胃黏膜释放前列腺素增加起到促使溃疡愈合的作用。抗酸剂目前主要用作溃疡治疗的辅助用药。

2.H_2受体阻滞药(H_2RA)

H_2RA有助于缓解PU病腹痛、反酸等症状,促进溃疡愈合。H_2RA可以特异性地与壁细胞膜上的H_2受体结合而阻断组织胺与H_2受体结合,从而发挥较强的抑制胃壁细胞分泌盐酸的作用,能拮抗胃泌素和乙酰胆碱受体刺激的胃酸分泌,对应激性溃疡和上消化道出血也有明显疗效。目前应用于临床的共有三代H_2RA,即第一代的西咪替丁,第二代的雷尼替丁,第三代的法莫替丁、罗沙替丁、尼扎替丁等。不同的H_2RA抑制胃酸的程度不同。H_2RA治疗溃疡最初主张分次口服,近年来则多主张睡前一次服用,疗效与前者相仿,这是因为夜间胃酸分泌多,对PU的发生有重要关系,从而能发挥最大效果,且这种夜间适度抑酸,干扰胃肠生理功能较小,不影响患者的正常生活。H_2RA治疗溃疡,其溃疡愈合率低于PPI,内镜下溃疡愈合率在65%~85%。H_2RA的不良反应较小,发生率小于3%。不良反应有白细胞减少,GPT增高,男性性功能障碍和乳房增大,以及困倦、迟钝、定向障碍、幻觉、躁动等精神症状。其中第二代、第三代相对第一代H_2RA的不良反应要小得多。

3.质子泵抑制剂(PPI)

PPI是治疗酸相关性溃疡的首选药物。其特点为作用快、持续时间长、抑酸效果好。与H_2RA相比较,PPI通过抑制胃酸的最后分泌过程,抑制胃酸作用更强,可使溃疡愈合时间缩短1/3~1/2。PPI为苯并咪唑的衍生物,能迅速穿过胃壁细胞膜,聚积在强酸性分泌小管中,转化为次磺胺类化合物,后者可与壁细胞分泌小管和囊泡内H^+K^+ATP酶(又称质子泵)结合,使其不可逆地失去活性,使壁细胞内的H^+不能移到胃腔中,从而阻滞胃酸的最后分泌过程。胃内酸度降低与溃疡愈合有直接的关系。如果抑制胃酸分泌,使胃内pH升高大于3,每天维持18~20h,则可使几乎所有PU在4周内愈合。PU病治疗通常采用标准剂量的PPI,每日1次,早餐前半小时服药。治疗PU疗程为4周,GU为6~8周,通常内镜下溃疡愈合率均在90%以上。PPI与抗HP抗生素联合应用,可明显提高HP的根治率。PPI发展较快,其第一代(奥美拉唑)药动学和药效学存在一定的缺陷。奥美拉唑的血药浓度与给药剂量呈非线性关系,在不同患者中具有明显差异,导致了该药对不同患者临床抑酸疗效的差异。给药时间、食物和抗酸药的存在均对第一代PPI的药效影响较明显。而第二代(兰索拉唑、尼扎拉唑),第三代(雷贝拉唑)PPI这方面的影响较小。另外,第一代PPI还存在起效较慢,只有在多次给药后才能发挥最大的抑酸作用。此外,还存在着某些局限性,如促进愈合和症状缓解作用不稳定、胃排空延迟、壁细胞肿胀及给药后有明显的胃酸高峰等,影响了相关疾病的治疗效果。

近年来问世的新一代PPI雷贝拉唑,已在不同程度上克服了原有同类产品的某些缺陷。其主要特点有:①临床抑酸效果好。②抑酸作用起效快。③昼夜均可维持较高的抑酸水平。④疗效确切,个体差异小。⑤与其他药物之间无相互影响。⑥不良反应小。新一代 PPI 与第一代 PPI 比较，能够更强、更快地发挥抑酸作用。

对 NSAIDs 溃疡的预防及治疗应首选 PPI，通过它高效抑制胃酸分泌作用，显著改善患者的胃肠道症状、预防消化道出血、提高胃黏膜对 NSAIDs 的耐受性等作用，并能促进溃疡愈合。PPI 疗程与剂量同消化性溃疡病。H_2RA 仅能预防 NSAIDs PU 的发生，但不能预防 NSAIDs GU 的发生。

PPI 治疗中存在的问题：①长期抑酸导致黏膜增殖旺盛，有可能发展为高胃泌素血症。②动物实验有可能发生类癌样变，但人类如何尚不清楚。③长期应用使胃处于无酸状态，有利于胃内细菌繁殖，有亚硝酸胺等致癌物质增加的危险。④治疗原则是恢复胃的正常功能，过度抑酸处于非生理状态，因此认为，使用 PPI 治疗一般疗程不宜太长，剂量不宜太大。此外，类似药物还有潘托拉唑、拉贝拉唑等。

4. 根除 HP 的药物治疗

根除 HP 应为 PU 病的基本治疗，它是溃疡愈合及预防复发的有效防治措施。HP 与 PU 的发生与预后密切相关，且有证据显示 HP 感染与胃体、胃窦腺癌相关联。对 HP 阳性的胃及 PU，无论是初发还是复发，应全部接受 HP 的根除治疗。理想的 HP 根除方案应符合安全、有效（根除率超过 90%）、简便、经济的标准。目前推荐的各类根除 HP 治疗方案中最常用的是以 PPI 为基础的三联治疗方案（PPI、阿莫西林、克拉霉素），三种药物均采用常规剂量，疗程 7～14 天。HP 根除率在 70%～90%，为提高根除率，在治疗 PU 病时建议采用 10 天疗法。1994 年 4 月，中华医学会消化病学会 HP 专题共识会的推荐方案如下。

(1) 质子泵抑制剂（PPI）＋两种抗生素：①PPI 标准剂量＋克拉霉素 0.5 g＋阿莫西林 1.0 g，均每日 2 次×1 周。②PPI 标准剂量＋阿莫西林 1.0 g＋甲硝唑 0.4 g，均每日 2 次×1 周。③PPI 标准剂量＋克拉霉素 0.25 g＋甲硝唑 0.4 g，均每日 2 次×1 周。

(2) 铋剂＋两种抗生素：①铋剂标准剂量＋阿莫西林 0.5 g＋甲硝唑 0.4 g，均每日 2 次×1 周。②钵剂标准剂量＋四环素 0.5 g＋甲硝唑 0.4 g，均每日 2 次×1 周。③铋剂标准剂量＋克拉霉素 0.25 g＋甲硝唑 0.4 g，均每日 2 次×1 周。

(3) 其他方案：雷尼替丁枸橼酸钠（RBC）0.4 g 替代推荐方案：①PPI 或 H_2 受体阻滞药（H_2RA）或 PPI＋推荐方案。②组成四联疗法，疗程 1 周。

近年来，HP 耐药率迅速上升，甲硝唑为 30% 以上，克拉霉素 5%～10%，常导致 HP 清除失败。对于首次根除失败者，应采用二线、三线方案进行治疗。二线、三线方案常用四联疗法，可根据既往用药情况并联合药敏试验，采取补救治疗措施 PPI＋2 种抗生素（如呋喃唑酮、左氧氟沙星等）。

2007 年 8 月，中华医学会消化病学会 HP 学组"第三次全国幽门螺杆菌感染若干问题共识意见"。会议推荐治疗方案以桐城的共识意见为基础，借鉴了 2005 年欧洲 Maastricht 的意见，并且许多方案是以我国的多中心随机研究为依据，方案的制订严格的遵照循证医学的原则，加入了近年来 HP 研究新进展：如鉴于甲硝唑耐药率普遍增高，PPI 三联疗法随着时间的变迁 HP 的根除率越来越低，为了达到一个理想的 HP 根除率，防止继发耐药，建议 PPI 三联＋铋剂的四联疗法可以用于一线治疗。推荐在补救治疗中加入呋喃唑酮、喹诺酮类抗生素，对于反复治疗失败的患者建议进行药物敏感试验。

序贯疗法治疗 HP 感染具有疗效高、耐受性和依从性好等优点。目前推荐的序贯疗法为 10 天：前 5 天，PPI＋阿莫西林，后 5 天，PPI＋克拉霉素＋替硝唑；或前 5 天，PPI＋克拉霉素，后 5 天，PPI＋阿莫西林＋呋喃唑酮。据报道序贯疗法有效率达 90% 以上，且对耐药菌株根除率较其他方案为高。但对序贯疗法国内仍需积累更多的临床经验。

5. 黏膜保护剂

PU 的愈合质量，要求愈合溃疡的瘢痕较厚，黏膜腺体结构较为正常，腺体间结缔组织较少。良好的愈合质量是预防溃疡复发的重要先决条件之一，为保证消化性溃疡的愈合质量，在根除 HP 和抑酸的同时应给予黏膜保护剂，此类药物多有中和胃酸和促进黏膜自身防御-修复因素的作用。联合应用黏膜保护剂可提高 PU 病的愈合质量，有助于减少溃疡的复发率。主要有硫糖铝、铝碳酸镁、胶体铋、麦滋林、替普瑞酮和前列腺素类等药物。

（1）硫糖铝：是一种含有 8 个硫酸根的蔗糖铝盐，其主要作用是口服后在酸性环境中，离子化形成硫酸蔗糖复合阴离子，紧密黏附在溃疡基底带正电荷的坏死组织的蛋白上，形成一层保护膜，阻止胃酸和胃蛋白酶对溃疡的消化作用。与胆盐和胃蛋白酶结合，降低其对黏膜的损伤作用，促进黏液和碳酸氢盐的分泌，增加黏液屏障，促进局部前列腺素的合成和释放，增加表皮生长因子的分泌，改善黏膜血流而起到保护黏膜的作用。常用剂量为 10 mL/次，3 次/天，餐前口服。长期服用可出现便秘。

（2）铝碳酸镁：可覆盖溃疡形成保护膜、增加碳酸氢盐及黏液糖蛋白分泌、促进前列腺素释放、增加胃黏膜血流、清除氧自由基系统、增加 EGF 及 bFGF 释放，该药物尚有抗酸及吸附胆汁酸盐的作用，更适合伴有胆汁反流的患者。

（3）胶体铋：胶体次枸橼酸铋是氢氧化铋和枸橼酸的络合盐。其主要作用是在酸性环境下形成不溶性铋盐，覆盖于溃疡表面，阻断胃酸、胃蛋白酶的侵袭作用，促进前列腺素的合成并延缓其降解，刺激黏液和碳酸氢盐的分泌并增加黏膜血流量，可使表皮生长因子聚集于溃疡部位，促进愈合，杀灭 HP。因 CBS 含有铋剂，不宜长期服用。

（4）麦滋林：有效成分为 L-谷氨酰胺，是从卷心菜中分离出的氨基酸，作用为促进前列腺素合成、营养胃黏膜、促进细胞增殖。不良反应偶有 GPT 升高、颜面潮红、便秘、腹泻等。

（5）替普瑞酮：为萜的衍生物，作用为促进胃黏液分泌、促进黏液糖蛋白及磷脂的合成、促进前列腺素合成、改善胃黏膜血流量，有时有便秘、腹泻、肝脏 GPT 升高、胆固醇升高、头痛等。

6.药物维持治疗

PU 维持治疗的目的是：①预防和减少复发。②有效地控制或改善症状。③预防出现并发症。有临床观察提示，十二指肠球部溃疡经抗溃疡药物短期治疗后，给予或不给予持续性维持治疗，溃疡复发率差别很大。在药物选择上，凡是对溃疡病治疗有效的药物均可用于维持治疗。而最常用的为 H_2 受体阻滞药及 PPI 维持治疗方式为：①连续性维持治疗，即溃疡愈合后每日半量服药。②间歇全程给药，即出现症状给 4~8 周的全量治疗。③症状性自我疗法，症状出现时给药，症状消失即停药。以连续性维持治疗疗法最常用。根除 HP 后，溃疡复发率显著低于单用抑酸剂治疗组和未根除治疗组，提示 HP 是导致溃疡复发的主要因素，这其中包括未进行 HP 根除治疗和根除治疗后 HP 再次转为阳性，后者包括再燃和再感染两种可能。近年来多个研究表明，再燃可能是 HP 感染复发的主要因素，应对 HP 再次进行根除治疗。长期服用 NSAIDs 是导致消化性溃疡病复发的另一重要因素，如因原发的病情需要不能停药者，可更换环氧合酶（COX）-2 抑制剂，并同时服用 PPI。

7.NSAIDs 溃疡的治疗

对 NSAIDs 溃疡的预防及治疗应首选 PPI，通过它高效抑制胃酸分泌作用，显著改善患者的胃肠道症状、预防消化道出血、提高胃黏膜对 NSAIDs 的耐受性等作用，并能促进溃疡愈合。PPI 疗程与剂量同消化性溃疡病。H_2RA 仅能预防 NSAIDs Pu 的发生，但不能预防 NSAIDs GU 的发生。

（三）中医中药治疗

1.辨证施治

辨证论治采用中医药治疗 PU 病，是一种有效的方法。单纯中药抗 HP 已在研究中，如大黄、黄连、吴茱萸等药物在体外确实对 HP 有抑制作用。运用中药配合治疗可减少西药不良反应，使其抑制胃酸的作用持久，提高溃疡的愈合速度、质量及愈合率。提高 HP 的根除率，减少西药的不良反应和耐药性，提高患者对抗 HP 治疗的依从性。如何服用便利的中成药治疗及提高溃疡愈合质量、预防溃疡病复发正成为新的临床研究热点。

2.中成药

（1）健胃愈疡片：用于肝郁脾虚，肝胃不和型的消化性溃疡活动期。一次 4~5 片，4 次/天。

（2）胃力康颗粒：行气活血，泄热和胃。用于胃脘痛气滞血瘀兼肝胃郁热证，症见胃脘疼痛、胀闷、灼热、嗳气、泛酸、烦躁易怒、口干口苦等，消化性溃疡见上述证候者。一次 10 g，3 次/天。孕妇禁用，脾虚便溏者慎服。

六、有关问题

抗消化溃疡药已有多年的临床应用及研究,从抗酸药到最新的 PPI,从单一用药到联合用药,使 PU 的治愈率大大提高、复发率显著降低,同时也使某些难治性溃疡得以根治。根治 HP 已成为当前重要的研究课题,HP 根治后的年复发率可降至 10％以下。1990 年末,Tarnawski 等提出愈合质量(quality ulcer healing,QUH)的概念,使人们对 PU 复发和控制的认识发生了改变,更多的学者开始重视 PU QUH 的研究。完全治愈的溃疡复发率很低,QUH 的高低是影响其复发的重要因素之一。新的抗溃疡药的发展和药物的联合治疗,将会在人们治愈溃疡病和防止溃疡复发方面发挥更大的作用。

（王宏志）

第六节　溃疡性结肠炎

一、病因病理

溃疡性结肠炎是一种局限于结肠黏膜及黏膜下层的炎症过程。病变多位于乙状结肠和直肠,也可延伸到降结肠,甚至整个结肠。炎症常累及黏膜上皮细胞包括隐窝细胞。急性期和早期浸润的炎细胞主要是中性和酸性粒细胞、慢性期和极期,则浆细胞、淋巴细胞充斥于黏膜固有层。炎细胞侵入形成隐窝脓肿,许多细小脓肿融合、扩大,就形成溃疡。这些溃疡可延结肠纵轴发展,逐渐融合成大片溃疡。由于病变很少深达肌层,所以合并结肠穿孔、瘘管形成或结肠周围脓肿者少见。少数重型或暴发型患者病变侵及肌层并伴发血管炎和肠壁神经丛损害,使肠壁变薄、肠腔扩张、肠运动失调而形成中毒性巨结肠。炎症反复发作可使大量新生肉芽组织增生,形成炎性息肉;也可使肌层挛缩、变厚,造成结肠变形、缩短、结肠袋消失及肠腔狭窄,少数病例可有结肠癌变。

二、临床表现

溃疡性结肠炎的好发年龄为 20～40 岁,临床症状差异很大,轻者仅有少量出血,重者可有显著的全身和消化道症状甚至危及生命。常见症状有腹痛、腹泻、便血等,严重病例可有发热及体重减轻。出血原因可以是溃疡、增生和血管充血所致的炎症以及黏膜假息肉。腹泻多继发于黏膜损害,常伴有水、电解质吸收障碍、血清蛋白渗出。直肠炎时可使直肠的激惹性增加。腹痛常为腹泻的先兆。偶可有肠外表现,甚至掩盖了肠道本身的症状。约 10％患者可有坏疽性脓皮病、结节性红斑、虹膜炎、口腔阿弗它性溃疡和多关节炎。

三、诊断与鉴别诊断

(一)实验室检查

IBD 患者并无特异性检查的异常。贫血较常见.且为失血量的一种反映,但慢性患者的贫血可由慢性疾病所致。急性期、活动期或重症病例可有白细胞增多。和低钾血症、低蛋白血症一样,血沉亦为疾病严重程度的一种反映。首发病例须做寄生虫学检查及粪便培养,以除外特殊原因所致的腹泻:如阿米巴病、志贺氏菌痢疾和螺旋体感染。

(二)内镜检查

溃疡性结肠炎直肠-乙状结肠镜检查适用于病变局限在直肠与乙状结肠下段者,病变向上扩展时做纤维结肠镜检查有重要价值,可赖以确定病变范围。镜检可见黏膜弥漫性充血、水肿,正常所见的黏膜下树枝状血管变成模糊不清或消失,黏膜表面呈颗粒状,脆性增加,轻触易出血。常有糜烂或浅小溃疡,附着黏液或脓性分泌物;重型患者溃疡较大,呈多发性散在分布,可大片融合,边缘不规则。后期可见炎性息肉,黏膜较苍白,有萎缩斑片,肠壁僵直而缺乏膨胀性。亦可见癌瘤。

（三）X线检查

溃疡性结肠炎应用气钡双重对比灌肠检查,有利于观察黏膜形态。本病急性期因黏膜水肿而皱襞粗大紊乱,有溃疡及分泌物覆盖时,肠壁边缘可呈毛刺状或锯齿状。后期纤维组织增生,结肠袋形消失、肠壁变硬、肠管缩短、肠腔变窄,可呈铅管状。有炎性息肉时,可见圆或卵圆形充盈缺损。重型或暴发型患者一般不宜做钡灌肠检查,以免加重病情或诱发中毒性巨结肠。钡餐检查有利于了解整个胃肠道的情况,特别是小肠有无受累。

（四）鉴别诊断

溃疡性结肠炎的主要诊断依据包括慢性腹泻、脓血或黏液便、腹痛、不同程度的全身症状、反复发作趋势而无病原菌发现。内镜或X线检查有炎症病变存在,且有溃疡形成等。因本病缺乏特征性病理改变,故需排除有关疾病(包括慢性痢疾、克隆氏病、结肠癌、血吸虫病、肠激惹综合征、肠结核、缺血性肠炎、放射性肠炎、结肠息肉病、结肠憩室炎等)方能确诊。

四、溃疡性结肠炎的治疗方式

（一）营养

患者的营养状况与疗效息息相关,良好的营养状况可以增进疗效。但实际上许多患者的体重低于正常标准10％～20％以上,还有不少患者呈现出特殊性营养缺乏的症状。过去对避免粗糙食物代之以易消化、高蛋白饮食强调颇多,目前至少仍适用于急性期患者。对已发展成慢性营养不良者(低于标准体重20％以上),更应采取营养治疗。

（二）对症治疗

对症治疗既可改善患者的一般状况和营养,又可减轻症状。临床上常可遇到这样的情况,患者为减轻症状而过度或过久地用药,一旦药物成瘾又对健康构成新的危害。再者,麻醉药品可影响肠道运动甚至诱发中毒性巨结肠。非麻醉性镇痛药可酌情使用,但也应随时警惕毒副作用,少数UC患者服用阿司匹灵后促发了消化性溃疡。

（1）抗胆碱能药物也有促发中毒性巨结肠之虞,而且对缓解腹部痉挛不一定有效。一般来讲,对UC患者最好不用这些药物,除非对非活动期或轻、中型患者做短时间的应用。

（2）对症治疗的关键是抗腹泻制剂,尤其是苯乙哌啶和氯苯哌酰胺(易蒙停)。虽然二者均属"剧限药品",且后者很少毒副作用。但抗腹泻制剂的成瘾性仍不容忽视。有些患者为急于控制腹泻常自行超量服药。从某种程度上讲,这类药物的效力要基于不间断地服用。因此,对于控制腹泻所需的剂量及用药指征都应有一个严格的标准,以保无虞。

（3）在支持治疗中多种维生素和铁剂常被应用,患者亦常诉服用上述药品后症状有所改善,但是维生素、矿物盐和其他补品(除已出现缺乏症外)仍属经验用药,几乎没有证据支持"大剂量维生素"疗法。

（4）急性期或危重患者可能需要输液、输血或静脉滴注抗生素。但对UC患者来讲,抗生素并不常用,而且也无证据表明UC患者须长期使用抗生素。抗生素应用的主要指征是:存在或疑及有腹腔内感染或腹膜炎,后者可见于中毒性巨结肠病例。已知当有败血症和营养不良存在时,由中毒性巨结肠而致死的病例增加。在这种情况下,适当地使用抗生素可能会挽救生命。McHenry指出:大多数腹腔内感染是由需氧和厌氧菌混合性败血症所致,因此所选用的抗生素应能兼顾这两类细菌。一般公认氨基糖甙类抗生素对需氧的革兰阴性杆菌有效,而氯霉素、林可霉素、头孢噻吩、甲硝哒唑或羧苄西林等则可针对厌氧菌群。业经证实庆大霉素与林可霉素联用对腹腔内感染的有效率为68％～93％,可谓安全有效。庆大霉素与甲硝哒唑联用或妥布霉素与甲硝哒唑联用也有良好的效果。Harding等通过前瞻随机对照性研究发现林可霉素,氯霉素分别与庆大霉素联用治疗腹腔内感染同样有效。

静脉高营养或全胃肠道外营养(TPN)在以下情况时十分有价值:①严重营养不良者或需切除结肠者的一种术前辅助治疗;②已做过结肠切除术者的术后治疗。一般来讲,TPN应连续进行2～3周,长期应用的价值不大。目前认为:TPN做为一种主要治疗手段时很少有效,而做为一种辅助治疗则具有一定价值。

（三）机能锻炼

UC患者,每天坚持一定的体力或脑力活动十分重要。因为慢性疲劳、不适、抑郁、忧虑等症状可能都很突出,而坚持机体的功能活动则可减轻这些症状。值得指出的是:当患者一般状况欠佳时,医生和患者家属均有鼓励患者休息的倾向,但实际上那些坚持机能锻炼的患者却更常获得症状改善,甚至治疗效果会更好。

（四）住院治疗

下列原因适于住院治疗。

（1）轻型病例经1个月治疗未见显著改善者。住院可实现两个目标:摆脱加重病情的环境、给医生提供进行更有效的强化治疗的条件。

（2）伴厌食、恶心、呕吐、发热和腹泻难控制的严重病例(急性暴发型)。这类患者立即住院不仅可及时提供必要的治疗措施,还可预防并及时识别并发症(如中毒性巨结肠)。

（3）发生了全身或局部并发症:如严重出血及贫血、严重的低清蛋白血症或疑有癌变等。外科治疗的指征不仅针对结肠的并发症(中毒性巨结肠、行将发生的穿孔),也包括多种内科治疗无效的顽固性病例,这些病例均须住院治疗。

（4）为了排除来自家庭或工作环境中的心理负担。

（五）心理治疗

保持医患之间长期友谊十分重要,但偶尔也需要心理科或精神科医生的会诊。安定药或抗抑郁药的应用只限于那些有显著忧虑或抑郁症的患者,它能帮助年轻患者克服他们自己过于简单的想法,并使其病情好转。

（六）局部治疗

对远端UC,尤其是直肠炎和直肠-乙状结肠炎,氢化可的松灌肠(100mg氢化可的松加于60mL生理盐水之中)已证实无论对缓解症状或减轻炎症反应均十分有效。每天用药连续三周之内不至引起肾上腺的抑制。虽然尚无一项有关类固醇局部治疗与安慰剂或口服类固醇治疗的对照性研究,但在临床上常用氢化可的松灌肠以治疗溃疡性直肠炎或直肠-乙状结肠炎,取得一定疗效。氢化可的松灌肠还可对全结肠炎型UC伴显著里急后重和直肠出血的患者有一定的辅助治疗价值。

柳磺吡啶及其各种衍生物局部灌肠已引起医家注目。业经证实,5-氨基水杨酸(5-ASA)灌肠或制成栓剂可有效地治疗远端结肠炎或直肠炎,与皮质激素不同,这一疗法虽长期应用亦不会发生肾上腺抑制。

某些患者对5-ASA的反应迅速,症状可于1～2天内消失。大多数患者病情在1～3周内逐渐改善,也有经1～3个月治疗后好转者,足见敏感性和有效率在人群中有很大差异。一般来说,取得乙状结肠镜下的改善常需较长时间,而取得组织学的改善则需更长时间。

用5-ASA灌肠所达到的缓解大部分在停药几个月之内复发,尽管柳磺吡啶(SASP)还在维持用药。Allen认为这种高复发率应归结为接受治疗者多是顽固病例或经安慰剂对照实验证实为耐药的病例。因为在许多使用5-ASA局部灌肠治疗的研究中,大多数患者都有对各种疗法失效的历史。

由于5-ASA局部灌肠治疗的费用昂贵,"疗程以多长为宜?是否须坚持到组织学上的炎症消失?"成了人们关注的问题。许多经验表明:如只达到临床症状缓解就停止灌肠,短期内即可复发;如能达到乙状结肠镜下或组织学上的缓解,则疗效较为持久。

停用灌肠后有些病例又有急性发作,此时可再行灌肠治疗。Biddle等用1mg 5-ASA维持保留灌肠使得12例患者中9例1年没有复发。而13例随机对照病例中有11例在平均16周内复发。隔日或每3～4晚维持灌肠一次的疗法正在评估之中,虽也有成功的报道,但最理想的维持疗法尚未确立。

虽然持续维持治疗或隔日灌肠治疗已显著降低了恶化的可能性,但这一结论并非完全正确。有时某些未知因素可以破坏已取得的成果。据Allen的经验:病变范围超过45～55cm,尤其是在同一时期病变范围＞60cm的病例即使在灌肠治疗中也有病情恶化的可能。

多数学者认为:局部灌肠对克罗恩的疗效远逊于UC。如果肠壁的全层已受累、伴有肥厚、狭窄或瘘管存在时,仅作用于黏膜层的局部疗法难以奏效。

(七)难治性直肠-乙状结肠炎的处理

约15％的远端UC患者有复发倾向且对多种疗法不起反应。患者可有直肠出血,却常无腹泻或其他症状。难治的焦点有二:①频发性直肠出血和里急后重;②持续性直肠出血。这些症状如已持续多年,其扩散的危险性很低;据Richard报道,多数患者的病情扩散发生在起病的两年之内。

对难治性病例,澄清下列情况特别重要。①确认无其他感染(如螺旋体、难辨性梭状芽孢杆菌)的存在;②如有可能,通过结肠镜检查确定肠管内炎症损害的范围及其上界。

几乎所有的难治性病例均已接受过某种形式的治疗,但仍可重新使用这些药物,尤其是联合用药。因此,定期氢化可的松灌肠3周、类固醇栓剂局部治疗与SASP口服治疗就构成了针对这种情况的最常应用的方法。此外,有的患者夸大病情,此时应鼓励他恢复信心。

五、溃疡性结肠炎的内科治疗原则

UC的内科治疗目标是终止急性发作、预防复发和纠正营养及水电失衡。在着手治疗前必须考虑四种因素。

(一)病变的部位

除了偶然的例外,UC只累及结肠。在结肠范围内,病变可累及局部或全部结肠(全结肠炎)。病变的范围与预后相关,并是决定疗效的一个重要因素。

(二)疾病的活动性

急、慢性UC有着不同的临床表现,其治疗效果也各有不同。治疗方案也必须与病情严重程度相适应。

(三)病程的长短

病程长短也是影响疗效的一项重要因素。

(四)全身状况

患者一般状况较差时,其疗效亦稍逊。某些病例常有心理因素存在,可能成为疾病慢性化的因素之一。

此外,在策划治疗方案时还有一些其他因素应当考虑,如起病年龄超过50岁时,多呈轻型经过并可伴发另外系统的疾病。患者既往发作的严重性也与患者可能出现的治疗反应有关。

如果已经确诊,医生须进一步确定治疗目标及与之相关的生命质量。由于存在着少数患者不能彻底治愈的可能性,医生与患者还应就"治疗失败"问题达成共识。不切实际的奢望可构成制约疗效的重要因素,并可损害医患之间的友善关系,妨碍治疗计划的实施。

六、特异性药物治疗

(一)柳氮磺吡啶(SASP)

SASP是治疗UC时最常使用的药物。许多临床实验已证实了它的应用价值,但其确切的作用机制还不十分清楚。

1.体内过程

SASP是5-ASA和磺胺吡啶(SP)以偶氮键相互结合的产物。摄入量大部分自小肠吸收,约10％经肾脏排泄,其余部分经胆汁无变化地返回肠道。在靠近结肠部位,SASP被细菌分解为5-ASA和磺胺吡啶,以原型存留于粪便中者极少。偶氮键可在结肠菌丛的作用下分离,释放出的磺胺吡啶大部分被吸收并由尿中排泄,而约占半数的5-ASA滞留于结肠并经粪便排泄。若将抗生素与SASP同服,就会因结肠菌丛的变化而影响到菌丛对SASP的分解。IBD的腹泻加速了肠道排空过程也会影响到对细菌SASP的分解。

2.作用机制

多年来有关SASP作用机制的研究颇多,仁智各见,尚无一个系统完整的理论。据已发表的资料,

SASP 的作用机制可归纳为以下几方面：①SASP 可做为其活性代谢产物——5-ASA 的运输工具，使后者以口服难于达到的浓度运抵结肠，从而在结肠局部发挥抗炎作用。②SASP 及其代谢产物的局部和全身免疫作用。体外实验证实 SASP 和 SP 均可抑制有丝分裂所致的淋巴细胞毒；UC 患者服用 SASP 后，可使异常的免疫功能恢复正常，这一免疫学变化并与临床症状的改善相符；进一步研究证实：SASP 和 SP 可抑制自然性 T 细胞介导细胞毒，而 5-ASA 则可抑制免疫球蛋白的分泌。③SASP 及 5-ASA 对 IBD 的治疗作用主要是它影响了花生四烯酸代谢的一个或几个环节。研究表明：有两种花生四烯酸的代谢产物可能是肠道炎症的重要调节者，这两种代谢产物是环氧化酶产物（主体是前列腺素）和脂氧化酶产物（主体是白细胞三烯）。在活动性 UC 患者的直肠黏膜、门脉血和粪便中前列腺素含量的增加已得到证实。体外实验也证实了 SASP 与 5-ASA 能抑制前列腺素的合成与释放，并抑制前列腺素合成酶的活性。④有些学者注意到，一些非甾体抗炎药如消炎痛、氟吡咯酚均比 SASP 和 5-ASA 有更强的前列腺素合成抑制作用，服用此类药物后虽血清和直肠黏膜中前列腺素水平下降，但临床情况并未随之改善。这表明前列腺素并非肠道炎症的主要调节者，也表明 SASP 和 5-ASA 的治疗作用并非源于前列腺素含量的下降。进一步研究发现：5-ASA 的确可促进前列环素的合成、SASP 也的确可抑制前列腺素－F2 的破坏，于是又有人提出一种对立的理论即：前列腺素对结肠黏膜行使着一种细胞保护作用。⑤近期的几项研究又指出了 SASP 和 5-ASA 的另一作用——反应性氧气清除剂作用可对 IBD 的疗效有重要的影响。

3.临床应用

(1)初始治疗：轻症病例第一周内 SASP 按 4g/日的剂量服用，第二、三周按 2g/日剂量服用，三周后 80％患者症状改善，25％患者完全缓解（依临床和乙状结肠镜的标准）。重症病例多联用其他药物，原则上并不单用 SASP 治疗。

(2)维持治疗：1965 年 Misiewicc 等对 34 例 UC 患者进行了前瞻、随机、对照性观察，追踪 12 个月后发现：每天服 SASP 2g 维持治疗者的复发率是 28％，而对照组复发率竟达 72％。其他几项研究表明：约 86％处于临床静止期患者每天服用 2g SASP 后仍然没有症状，而不足 20％的对照组患者则复发。这些研究充分证明了维持治疗的必要性。在一项 172 例的随机试验中，复发率与维持量的大小有关，每天服 1、2、4g SASP 患者的复发率分别是 33％、14％和 9％（随诊时间 12 个月）。无论在初始治疗或维持治疗阶段，剂量越大疗效越高，但不良反应也越多。权衡起来，2g/日 SASP 当属耐受性最佳的维持剂量，也是复发率较低的维持剂量。如遇严重复发，此剂量可酌增至 3～4g/日。

维持治疗所需的时间还存有争议。多数学者认为：在主要症状缓解后，持续至少一年以上的维持治疗是适宜的。

(3)药物间的相互作用：因为 SASP 的代谢取决于正常肠道菌群，如同时服用抗生素就会延缓此药的代谢。对人类的观察表明：由壅塞症、盲袢综合征或憩室病所致的菌群失衡可导致药物更快的代谢和吸收。

如将硫酸亚铁与 SASP 同时服用可导致血中 SASP 含量的下降。这是由于 SASP 与铁离子螯合，从而干扰了铁的吸收。

此外，SASP 还可加强抗凝剂、口服降糖药和保太松类的作用。SASP 而非 SP 或 5-ASA 还可竞争性地抑制叶酸轭合酶来抑制叶酸的吸收。消胆胺与 SASP 联用会妨碍后者在肠道的吸收。同时服用 SASP 及地高辛，可使后者的生物利用度减少 25％。

(4)SASP 的主要毒副作用及其处置：文献报道在治疗 IBD 过程中，SASP 不良反应的发生率为 20％～45％。今将其主要毒副作用及其处置列于（表 4-3）。

(二)肾上腺皮质激素

肾上腺皮质激素（简称激素）是治疗急性期、重型或暴发型 UC 的首选药物，而泼尼松则是最常应用的激素类型。其作用机制是激素有助于控制炎症、抑制自身免疫过程、减轻中毒症状。具体剂量、用药途径和疗程依病变部位、范围及严重程度而定。

表 4-3 SASP 的主要毒副作用及其处置

毒副作用	处置
恶心、呕吐、腹痛	停用 SASP1～2 周,以 0.125gr/d 重新开始再服一周,然后,每周增加 0.125gr,直至 2gr/d 的维持量
头痛	
网状细胞增多	当网状细胞增多时,必须追踪观察 2 个月
明显的溶血	停用 SASP
皮疹	如只限于局部且无全身症状,停药 1～2 周,然后自小剂量开始重新应用。抗组织胺药可有帮助,如伴发热或全身化趋势则停药,查全血细胞计数及肝功能试验
肉芽肿	停用 SASP
肝损害	停用 SASP
肺损害	停用 SASP
哮喘性支气管炎	
嗜伊红细胞性肺炎	
亚急性纤维素性肺泡炎	
男性不育	停用 SASP

1. 直肠炎

如炎症只局限于直肠且硬式乙状结肠镜可以界定其上限时,可局部应用激素治疗,亦常与口服 SASP 联用。栓剂或泡腾剂最为理想。但有的病例无效,其中有些严重病例须静脉点滴激素或做外科手术。

2. 轻型发作

轻型发作是指每天腹泻少于四次,伴有或不伴有血便,无全身症状而炎症范围超出直肠以外的病例。此类病例同时口服激素及激素保留灌肠。疗程至少需 3～4 周,如病情缓解,再用 3～4 周后可将泼尼松减量。如在疗程中或减量期中病情恶化,应按中度发作处理甚至住院静脉输液治疗。

3. 中型发作

中型发作的表现介于轻、重型发作之间。每天腹泻超过四次但一般状况好,无全身症状。这类患者也需在口服泼尼松龙(40mg/d)的同时给予激素灌肠治疗。第二周口服激素剂量减至 30mg/d、第三周减至 20mg/d 维持 1 个月。此疗法可令大多数患者达到缓解。如患者未获缓解,则应住院、按重型发作治疗。

4. 重型发作

此型发作的表现为伴有全身症状的严重发作(伴发热、心动过速、贫血、低蛋白血症或血沉增快等)。重型患者均须住院治疗,可予输液的同时加用激素(氢化可的松 400mg 或甲泼尼龙 64mg/日),并加用局部灌肠治疗(氢化可的松 100mg 加于 100mL 生理盐水中保留灌肠,1 日两次)。静脉输液期间除饮水外,禁用其他食物,但营养不良者需给静脉高营养。

尽管静脉滴注氢化可的松对严重发作是有效的,但仍有四分之一患者需做紧急结肠切除术。Rosen-berg 等用冲击剂量的甲泼尼龙连续治疗了 20 例重型发作的患者,每人每天接受甲泼尼龙 1000mg,第四天起按重型发作的维持剂量给药,结果这些病例的结肠切除率仍为 40%。

与安慰剂相比,无论泼尼松(50mg/d×1 年)或泼尼松龙(15mg/d×6 个月)均未显示其维持缓解的作用,因此,肾上腺皮质激素无需用做维持治疗。

(三)免疫抑制剂

由于多数 UC 病例可用 SASP 和/或肾上腺皮质激素治愈,外科手术对 UC 的疗效也很好,所以临床医生并不经常使用免疫抑制剂来治疗 UC。但若遇到下列情况则可考虑使用免疫抑制剂:①疾病转为慢性、且经激素和 SASP 治疗无效者;②出现激素的毒副作用如高血压、骨质疏松、糖尿病和精神病时;③激素剂量＞15mg/d,用药超过 6 个月而仍未获缓解者;④直肠-乙状结肠炎患者对常规口服和局部治疗(SASP、5-ASA 和/或激素)无效者。

免疫抑制剂如 6-MP、硫唑嘌呤、甲氨蝶呤可使 70％的 UC 获得缓解,一旦达到缓解,这类药物须维持治疗 2～3 年。

（四）其他药物

鉴于复发性 UC 患者常有主细胞数量的增加,有人提出主细胞稳定剂——色甘酸二钠可有治疗作用,但还未被公认。

七、溃疡性结肠炎的外科治疗

切除病变的结肠或直肠可治愈大多数的 UC。为此患者须经受一定的手术风险。十余年前几乎没有术式选择的余地,多主张行"短路"手术,认为这种手术操作简单,对患者打击小,效果同样可靠。但经长期随诊观察发现这类"短路"手术不仅会引起"盲襻综合征",而且多数在术后复发。今天,已有多种术式开展成功,临床上可根据病变性质、范围、病情及患者全身情况加以选择。

（一）手术指征

（1）肠穿孔或濒临穿孔。

（2）大量或反复严重出血。

（3）肠狭窄并发肠梗阻。

（4）癌变或多发性息肉。

（5）急性结肠扩张内科治疗 3～5 天无效。

（6）结肠周围脓肿或瘘管形成。

（7）活检显示有增生不良。

（8）长期内科治疗无效,影响儿童发育。

（二）术前准备

1. 全面的斟酌

在过去的数十年中,外科治疗 UC 的方式比较恒定,患者多需接受并非情愿的回肠造口术。至今,直肠结肠切除术与末端回肠造口术仍是 UC 外科治疗中最常应用的方法。

医生在与患者谈论手术问题时,首先要取得患者的信任。向患者详细介绍回肠造口术的相关资料,以求最大限度地增强病家对这一造口术的心理承受能力。一般来讲,术前病情越紧急、病体越虚弱者,其心理承受力越强。如有可能,向患者提供图解资料并安排患者与性别相同、年龄相近、康复较好的回肠造口病友会面。

尽管做了这些努力,仍有些患者不愿或拒绝外科手术。此时有两种选择:①节制性回肠造口术;②盆腔内贮藏的回肠—肛门吻合术。明智的做法是在外科会诊前将这两种选择余地告知患者。患者可能对手术提些问题,诸如他本人将做的外科手术效果如何? 工作及生活是否受限? 以及可能出现哪些并发症等。医生所做的答复可能因人而异,ViCTo 的意见是应当告诉患者,术后伤口愈合不良、阳痿及某些回肠造口术的并发症可能出现。

2. 全身的准备

有贫血时可输全血或红细胞来纠正。电解质紊乱也需纠正。结肠炎急性发作时可发生严重的低钾血症。低清蛋白血症则反映了慢性营养不良状态或继发于急性暴发型结肠炎所致的大量蛋白的渗出。术前输注清蛋白可恢复正常水平,也可考虑给予全胃肠道外高营养（TPN）。TPN 适用于严重营养不良有可能帮助患者渡过急性发作的险关并于术前改善患者的一般情况,凝血障碍可用维生素 K 纠正。

如果患者已用皮质类固醇半年以上,术前或术后仍需使用。

抗生素可注射和口服同时应用。术前日,于下午 1 点、2 点和晚上 10 点钟各服红霉素及新霉素 1g。对需氧或厌氧的革兰阴性杆菌敏感的抗生素,应于术前即刻静脉滴注并维持到 24h 之后,如发生手术污染,抗生素应延长到 5 天以上。实践证实,联用妥布霉素与氯、林可霉素或甲硝哒唑特别有效。

判断结肠炎的活动性可用导泻法。在某些病例中,小剂量（100mL）枸橼酸镁或 10％甘露醇常能较好耐受。

术前安排 2～3 天的要素或半要素饮食也有一定的价值。

3.造口处的标记

对将做回肠造口术者应于术前做好腹壁造口处的标志。定位是否得当关系到患者能否长期恢复工作,因此可视为决定手术是否成功的关键。Frank 主张切口位置选定于左正中线旁为宜,此切口便于放置结肠造口袋。如切口过低或太靠外侧,会给回肠造口的照顾和功能带来严重问题。造口处应位于腹部脂肪皱襞的顶峰,并避开疤痕和皮肤的皱折。

(三)手术方法

如果选择应根据患者年龄、病程、病变范围及患者意愿予以综合考虑。具体可供选择的术式有以下几种。

1.回肠造口术不做结肠切除或结肠-直肠切除术的单纯回肠造口术

目前已很少施行,因病变结肠仍在,大出血、穿孔、癌变和内瘘等并发症仍可发生。但在下列特殊情况下仍可采用:①患者营养不良而不可能实施全身或胃肠道高营养者,通过单纯回肠造口术可使结肠得到休整,为二期手术做准备;②做为中毒性巨结肠治疗程序中的一个步骤;③结肠炎性质未定,有逆转可能性者。但所有这些理由都存有争议。

2.全直肠-结肠切除术及回肠造口术

这是目前治疗 UC 患者的标准术式之一。术后可消除所有的结肠症状、复发的威胁和癌变的危险并恢复健康,手术可选择最佳时机进行。Hawley 和 Ritchie 曾明确指出:从 1974－1979 年间,他们所在的医院中没发生过一例术后死亡的事故。ViCTor 报道 108 例患者术后亦无一例死亡。然而,紧急手术却有较高的死亡率,尤其是在那些极少见过这种严重病例的医院,死亡率达 7％～15％。当患者情况允许时,可先行一期手术。对急腹症患者、极度虚弱患者或已做了次全结肠切除及回肠造口术的患者,可于数月后再做二期的直肠切除术。某些有经验的外科医师认为:即使在急症情况下,也能安全完成全直肠－结肠切除术:保留直肠所招致的不良影响更甚于疾病自身(存在着癌变的危险)。

虽尚无外科手术方法能有效地逆转肝胆或脊柱关节的并发症,但大多数病例,经直肠-结肠切除术后 UC 的肠外表现可以缓解。

全结肠切除术后回肠造口术的要点是切除病变肠管,远端闭合,取回肠末端于腹壁造瘘,形成永久性人工肛门。造口肠段的长度也很关键,应拉出皮肤表现 13.2cm 长,这样当肠段顶端本身反折时在皮肤表面还留有 6.6cm。这样反折可防止浆膜发炎,并保证回肠"乳头"有较多的组织突出腹壁,从而使回肠内容物排入回肠造口袋时不致污染皮肤。回肠造口袋用来收集肠内容物。

此简易装置不仅可防止术后皮肤发炎,还便于患者适应新的生活。

3.Koek 氏内囊袋手术

切除病变结肠,游离出一段带系膜的末端回肠,长约 45cm,将近侧 30cm 长肠管折叠,并在系膜对侧行浆肌层侧侧缝合。距缝合线 0.5cm 纵行切开肠壁,然后行全层缝合,使成一单腔肠袋,再将远端 15cm 长肠管向近端套叠,成一人工活瓣,使长约 5cm,于其周围缝合固定瓣口,将内囊袋固定于壁层腹膜上,其末端行腹壁造瘘。

这种术式的并发症主要与活瓣的机械结构有关。套叠而成的活瓣沿着肠系膜方向有滑动或脱出的倾向。由此可造成插管困难、失禁和梗阻。Goldman 等报道其平均发生率为 16.5％。自囊袋至腹壁皮肤的瘘管形成并不常见。罕见并发症有活瓣缺血性坏死、插管所致的囊袋穿孔等。非特异性回肠炎或"囊袋炎"可见于 10％病例。其病因未明,可能与回肠停滞和厌氧菌过多增殖有关,经常做囊袋引流或口服抗生素可于 4～7 天消除炎症。手术死亡率不足 2％。

并非所有内科治疗无效的 UC 均可接受这一手术。凡有精神病倾向者均不宜行此手术。次全结肠切除术伴回-肛肠内囊袋吻合术者也不宜做此手术,因为内囊袋周围的粘连会给继后的直肠切除术造成很大的困难。

据 Gelernt 报道,200 例患者术后排便完全节制、轻微失禁和严重失禁率分别是 94％、5.5％和 0.5％。

4. 直肠黏膜剥脱、回-肛肠吻合术切除全部结肠及上三分之二直肠

保留5～8cm一段直肠。在直肠黏膜与肌层之间，从上向下或自齿线向上将黏膜剥去，留下肌性管道，将游离的回肠（注意保留良好血运）在没有张力情况下自扩张的肛门拉出，与直肠肛管交界处的直肠黏膜残缘进行吻合。吻合旁放置引流管自会阴部戳创引出，然后进行腹壁回肠造瘘。术后2～4天拔去会阴部引流，术后10天行肛门扩张，并开始做肛门括约肌练习，每周一次，约3～6月后，回一肛肠吻合完全愈合，再关闭腹壁回肠造瘘口。

之所以将直肠黏膜剥脱，意在消除暴发型炎症和癌变的危险，这两种情况均可发生于回一肛肠吻合术后。而且，与保存肛管手术相比较，此术式可相应减轻某些持续存在的未完全消除的肠外表现。

Telander等报道了25例均行过暂时性回肠切开术者，效果极好者11例、良好者7例、尚可者3例、失败者3例。Peck氏报道术后效果优良者占56例中的87％，其中36例系UC患者。但Beart则积极赞同做一附加内囊袋手术（详后）。

此种术式的并发症有盆腔脓肿、出血、瘘管及括约肌障碍。

5. 直肠黏膜剥脱、回-肛肠内囊袋式吻合术

Parks等认为如将回肠、直肠缝合成内囊袋形，会有比回-结肠切除兼回-肛吻合术更理想的功能改善。具体方法是：全结肠切除、直肠黏膜剥脱后，游离回肠，将其末端折叠成S型，再将系膜对侧的三排折叠肠祥剪开，行侧侧吻合，形成S型内囊袋，长约6cm，容量大约100mL左右，游离端与肛管吻合。术后4～6周内囊袋扩张，平均容量约245mL。

（四）术后护理

任何重要的肠管手术之后都有相似的护理常规。在肠功能恢复之前应予静脉输液并记录24h出入量。肠蠕动恢复前应行胃肠减压术。回肠功能的恢复一般须2～4天，但仍须随时密切观察肠功能的状况。当有稀薄而淡蓝色流出物伴白色物质出现时，常提示着回肠或高位小肠梗阻。胃肠减压术应继续维持。术后抗生素治疗应维持24h，如有术后感染，应延长应用抗生素5～7天。回-肛吻合术后的早期阶段可有腹泻，一般无须服药，但若腹泻持续2～3天，则应想到反跳的因素，由此还可引起肠梗阻。

如术中包括直肠切除，则须保留尿管一周，提前拔管会引起尿潴留。拔除尿管的同时应做尿液细菌培养。对连续用类固醇激素的患者要安排一个减量方案，减药剂量和速度须参照术前用药情况。

做过Kock氏内囊袋手术者需特别护理。囊袋中须留置一导管，以利于术后48h内每隔2h用少量盐水冲洗囊腔。导管周围的固定缝线于术后第三天剪除，另附一护板将导管随体位固定，使患者更觉舒适。出院前教会患者如何做囊袋内插管，如何配戴腿袋，以保证患者在行走中得到满意的连续引流。

腹部造口处应安放一种Karaya橡胶垫并与一种清洁塑料袋相连结。安息香酊因可刺激皮肤而不宜使用。塑料造口袋应用简便、效果佳良。术后第6～7天开始学习造口的护理，经过3～4天学习，熟练掌握了造口护理的专门技术后始可出院回家。出院前最好能把造口医生的电话号码告诉患者，以便及时咨询。

八、溃疡性结肠炎的预后

（一）长期预后

溃疡性结肠炎的长期预后取决于下列四种因素。

1. 病变部位

病灶较局限者预后较病灶广泛者为好。

2. 疾病活动性

本病活动程度各有不同（急性、重型、暴发型、慢性复发型、慢性持续型等），预后各异。即使非活动期，其潜在的癌变危险亦不容忽视。

3. 病程

患病时间长短除与临床类型有关外，还与患者营养状况、疗效、不良反应有关。此外病程长短也是决定应否手术的重要参考因素。

4.疾病对患者的总体影响

这些影响包括患者参与社会、经济活动的能力、心理状态、家族史、患者对 UC 的适应能力以及生命质量等。

直肠炎或直肠-乙状结肠炎患者中 90％以上的预后良好。这些患者病情稳定、很少或全无症状、无需连续治疗。另外的 10％病例炎症扩散、波及全部结肠,其预后与全结肠型患者相似。

如将直肠炎与直肠－乙状结肠炎两组病例的预后相比较,就会发现前者的预后较后者略好。追踪观察还表明:即使大多数患者的预后良好,确定其中个例的预后仍有困难。

(二)生命质量

Edward 等报道,在 101 例 UC 存活者中有 69％可完全正常地生活,19％患者除经常到门诊就医外基本可以正常生活。晚近的一项来自克里夫兰医院的观察,分析了 308 例青少年起病的 UC 患者的生命质量,21％健康状况良好,72％健康状况尚可,7％健康状况较差(生活不能自理、需连续服药治疗涩常需要住院)。

Hendriekson 和 Binder 将随机选择的 122 例 UC 患者按年龄、性别配对分为两组,对其"社会性预后"进行比较。结果发现两组社会因素有许多相似之处(如婚姻状况、性问题、闲暇活动、创收能力等)。他们认为大多数 UC 患者能使自己适应病况,仅有少数患者丧失社会和职业上的活动能力。

(崔亚玲)

第七节　克罗恩病

克罗恩病(Crohn's disease,CD)是一种贯穿肠壁各层的慢性增殖性、炎症性疾病,可累及从口腔至肛门的各段消化道,呈节段性或跳跃式分布,但好发于末端回肠、结肠及肛周。临床以腹痛、腹泻、腹部包块、瘘管形成和肠梗阻为主要特征,常伴有发热、营养障碍以及关节、皮肤、眼、口腔黏膜、肝脏等的肠外表现。

本病病程迁延,有终身复发倾向,不易治愈。任何年龄均可发病,20～30 岁和 60～70 岁是 2 个高峰发病年龄段。无性别差异。

本病在欧美国家多见。近 10 多年来,日本、韩国、南美发现本病发病率在逐渐升高。我国虽无以人群为基础的流行病学资料,但病例报道却在不断增加。

一、病因及发病机制

病因尚未明了,发病机制亦不甚清楚,推测是由肠道细菌和环境因素作用于遗传易感人群,导致肠黏膜免疫反应过高。

(一)遗传因素

传统流行病学研究显示:①不同种族 CD 的发病率有很大的差异;②CD 有家族聚集现象,但不符合简单的孟德尔遗传方式;③单卵双生子中 CD 的同患率高于双卵双生子;④CD 患者亲属的发病率高于普通人群,而患者配偶的发病率几乎为零;⑤CD 与特纳综合征、海-普二氏综合征以及糖原贮积病Ⅰb 型等罕见的遗传综合征有密切的联系。

上述资料提示该病的发生可能与遗传因素有关。进一步的全基因组扫描结果显示易感区域分布在第 1、3、4、5、6、7、10、12、14、16、19 及 X 号染色体上,其中 16、12、6、14、5、19 及 1 号染色体被分别命名为 IBD1-7,候选基因包括 CARD15、DLG5、SLC22A4 和 SLC22A5、IL-23R 等。

目前,多数学者认为 CD 符合多基因病遗传规律,是许多对等位基因共同作用的结果。具有遗传易感性的个体在一定环境因素作用下发病。

（二）环境因素

在过去的半个世纪里，CD 在世界范围内迅速增长，不仅发病率和流行情况发生了变化，患者群也逐渐呈现低龄化趋势，提示环境因素对 CD 易患性的影响越来越大。研究显示众多的环境因素与 CD 密切相关，有的是诱发因素，有的则起保护作用，如吸烟、药物、饮食、地理和社会状况、应激、微生物、肠道通透性和阑尾切除术。目前只有吸烟被肯定与 CD 病情的加重和复发有关。

（三）微生物因素

肠道菌群是生命所必需，大量微生物和局部免疫系统间的平衡导致黏膜中存在大量的炎症细胞，形成"生理性炎症"现象，有助于机体免受到达肠腔的有害因素的损伤。这种免疫平衡有赖于生命早期免疫耐受的建立，遗传易感性等因素可致黏膜中树突状细胞、Toll 样受体（TLRs）、T 效应细胞等的改变而参与疾病的发生与发展。小肠腺隐窝潘氏细胞和其分泌产物（主要为防御素）对维持肠道的内环境的稳定起着重要作用，有研究指出 CD 是一种防御素缺乏综合征。

多项临床研究亦支持肠道菌群在 CD 的发病机制中的关键环节，如一项研究显示小肠病变的 CD 患者切除病变肠段后行近端粪便转流可预防复发，而将肠腔内容物再次灌入远端肠腔可诱发炎症。

（四）免疫因素

肠道免疫系统是 CD 发病机制中的效应因素，介导对病原微生物反应的形式和结果。CD 患者的黏膜 T 细胞对肠道来源和非肠道来源的细菌抗原的反应增强，前炎症细胞因子和趋化因子的产生增多，如 IFN-7、IL-12、IL-18 等，而最重要的是免疫调节性细胞因子的变化。CD 是典型的 Th1 反应，黏膜 T 细胞的增殖和扩张程度远超过溃疡性结肠炎，而且对凋亡的抵抗力更强。

最近有证据表明 CD 不仅与上述继发免疫反应有关，也可能有天然免疫的严重缺陷。如携带 NOD2 变异的 CD 患者，其单核细胞对 MDP 和 TNF-α 的刺激所产生的 IL-1β 和 IL-8 显著减少。这些新发现表明 CD 患者由于系统性的缺陷导致了天然免疫反应的减弱，提示他们可能同时存在天然免疫和继发性免疫缺陷，但两者是否相互影响或如何影响仍不清楚。

二、诊断步骤

（一）起病情况

大多数病例起病隐袭。在疾病早期症状多为不典型的消化道症状或发热、体重下降等全身症状，从发病至确诊往往需数月至数年的时间。少数急性起病，可表现为急腹症，酷似急性阑尾炎或急性肠梗阻。

（二）主要临床表现

克罗恩病以透壁性黏膜炎症为特点，常导致肠壁纤维化和肠梗阻，穿透浆膜层的窦道造成微小的穿孔和瘘管。

克罗恩病可累及从口至肛周的消化道的任一部位。近 80% 的患者小肠受累，通常是回肠远端，且 1/3 的患者仅表现为回肠炎；近 50% 的患者为回结肠炎；近 20% 的患者仅累及结肠，尽管这一表型的临床表现与溃疡性结肠炎相似，但大致一半的患者无直肠受累；小部分患者累及口腔或胃十二指肠；个别患者可累及食管和近端小肠。

克罗恩病因其透壁性炎症及病变累及范围广泛的特点，临床表现较溃疡性结肠炎更加多样化。克罗恩病的临床特征包括疲乏、腹痛、慢性腹泻、体重下降、发热、伴或不伴血便。约 10% 的患者可无腹泻症状。儿童克罗恩病患者常有生长发育障碍，而且可能先于其他各种症状。部分患者可伴有瘘管和腹块，症状取决于病变的部位和严重程度。

许多患者在诊断前多年即表现出各种各样的症状。研究显示，患者在诊断为克罗恩病前平均 7.7 年即已出现类似于肠易激综合征的各种非特异性消化道症状，而病变局限于结肠者从出现症状到获得诊断的时间最长，平均 4.9～11.4 年。

1. 回肠炎和结肠炎

腹泻、腹痛、体重下降、发热是大多数回肠炎、回结肠炎和结肠型克罗恩病患者的典型的临床表现。腹泻可由多种原因引致,包括分泌过多、病变黏膜的吸收功能受损、回肠末端炎症或切除所致胆盐吸收障碍、回肠广泛病变或切除所致脂肪泻。小肠狭窄部位的细菌生长过度、小肠结肠瘘、广泛的空肠病变亦可导致脂肪泻。回肠炎患者常伴有小肠梗阻和右下腹包块;局限于左半结肠的克罗恩病患者可出现大量血便,症状类似溃疡性结肠炎。

2.腹痛

不论病变的部位何在,痉挛性腹痛是克罗恩病的常见症状。黏膜透壁性炎症所致纤维性缩窄导致小肠或结肠梗阻。病变局限于回肠远端的患者在肠腔狭窄并出现便秘、腹痛等早期梗阻征象前可无任何临床症状。

3.血便

尽管克罗恩病患者常有大便潜血阳性,但大量血便者少见。

4.穿孔和瘘管

透壁的炎症形成穿透浆膜层的窦道,致肠壁穿孔,常表现为急性、局限性腹膜炎,患者急起发热、腹痛、腹部压痛及腹块。肠壁的穿透亦可表现为无痛性的瘘管形成。瘘管的临床表现取决于病变肠管所在位置和所累及的邻近组织或器官。胃肠瘘常无症状或腹部包块;肠膀胱瘘将导致反复的复杂的泌尿道感染,伴有气尿;通向后腹膜腔的瘘管可导致腰大肌脓肿和/或输尿管梗阻、肾盂积水;结肠阴道瘘表现为阴道排气和排便;另外还可出现肠皮肤瘘管。

5.肛周疾病

约1/3的克罗恩病出现肛周病变,包括肛周疼痛、皮赘、肛裂、肛周脓肿及肛门直肠瘘。

6.其他部位的肠道炎症

临床表现随病变部位而异。如:口腔的阿弗他溃疡或其他损伤致口腔和牙龈疼痛;极少数患者因食管受累而出现吞咽痛和吞咽困难;约5%的患者胃、十二指肠受累,表现为溃疡样病损、上腹痛和幽门梗阻的症状;少数近端小肠病变的患者可出现类似口炎样腹泻的症状并伴有脂肪吸收障碍。

7.全身症状

疲乏、体重下降和发热是主要的全身症状。体重下降往往是由于患者害怕进食后的梗阻性疼痛而减少摄入所致,亦与吸收不良有关。克罗恩病患者常出现原因不明的发热,发热可能是由于炎症本身所致,亦可能是穿孔后并发肠腔周围的感染。

8.并发症

克罗恩病的并发症包括局部并发症、肠外并发症及吸收不良相关的并发症。

(1)局部并发症:与炎症活动性相关的并发症包括肠梗阻、大出血、急性穿孔、瘘管和脓肿的形成、中毒性巨结肠。CT是检出和定位脓肿的主要手段,并可在CT的引导下对脓肿进行穿刺引流及抗生素的治疗。

(2)肠外并发症:包括眼葡萄膜炎和巩膜外层炎;皮肤结节性红斑和脓皮坏疽病;大关节炎和强直性脊柱炎;硬化性胆管炎;继发性淀粉样变,可导致肾衰竭;静脉和动脉血栓形成。

(3)吸收不良综合征:胆酸通过肠肝循环在远端回肠吸收,回肠严重病变或已切除将导致胆酸吸收障碍。胆酸吸收不良影响结肠对脂肪及水、电解质的吸收而产生脂肪泻或水样泻;小肠广泛切除后所致短肠综合征亦可引起腹泻。胆酸吸收不良致胆酸和胆固醇比例失调,胆汁更易形成胆石。脂肪泻可致严重的营养不良、凝血功能障碍、低血钙及抽搐、骨软化症、骨质疏松。

克罗恩病患者易发生骨折,且与疾病的严重度相关。骨质的丢失主要与激素的使用及体能活动减少、雌激素不足等所致维生素、钙的吸收不良有关。脂肪泻和腹泻可促进草酸钙和尿酸盐结石的形成。维生素 B_{12} 在远端回肠吸收,严重的回肠病变或回肠广泛切除可导致维生素 B_{12} 吸收不良产生恶性贫血。因此,应定期监测回肠型克罗恩病及回肠切除术后患者的血清维生素 B_{12} 水平,根据维生素 B_{12} 吸收试验的结果决定患者是否需要终身给予维生素 B_{12} 的替代治疗。

(4)恶性肿瘤:与溃疡性结肠炎相似,病程较长的结肠型克罗恩病患者罹患结肠癌的风险增加。克罗恩病患者患小肠癌的比率亦高于普通人群。有报道称,克罗恩病患者肛门鳞状细胞癌、十二指肠肿瘤和淋巴瘤的比率增加,但是 IBD 患者予硫唑嘌呤或 6-MP 治疗后罹患淋巴瘤的风险是否增加则尚无定论。

(三)体格检查

体格检查可能正常或呈现一些非特异性的症状,如面色苍白、体重下降,亦或提示克罗恩病的特征性改变,如肛周皮赘、窦道、腹部压痛性包块。

(四)辅助检查

1.常规检查

全血细胞计数常提示贫血;活动期白细胞计数增高。血清蛋白常降低。粪便隐血试验常呈阳性。有吸收不良综合征者粪脂含量增加。

2.抗体检测

炎症性肠病患者的血清中可出现多种自身抗体。其中一些可用于克罗恩病的诊断和鉴别诊断。抗 OmpC 抗体阳性提示可能为穿孔型克罗恩病。抗中性粒细胞胞浆抗体(P-ANCA)和抗啤酒酵母菌抗体(ASCA)的联合检测用于炎症性肠病的诊断、克罗恩病和溃疡性结肠炎的鉴别诊断。

3.C 反应蛋白(CRP)

克罗恩病患者的 CRP 水平通常升高,且高于溃疡性结肠炎的患者。CRP 的水平与克罗恩病的活动性有关,亦可作为评价炎症程度的指标。

CRP 的血清学水平有助于评价患者的复发风险,高水平的 CRP 提示疾病活动或合并细菌感染,CRP 水平可用于指导治疗和随访。

4.血沉(ESR)

ESR 通过血浆蛋白浓度和血细胞压积来反映克罗恩病肠道炎症,精确度较低。ESR 虽然可随疾病活动而升高,但缺乏特异性,不足以与 UC 和肠道感染鉴别。

5.回结肠镜检查

对于疑诊克罗恩病的患者,应进行回肠结肠镜检查和活检,观察回肠末端和每个结肠段,寻找镜下证据,是建立诊断的第一步。克罗恩病镜下最特异性表现是节段性改变、肛周病变和卵石征。

6.肠黏膜活检

其目的通常是为进一步证实诊断而不是建立诊断。显微镜下特征为局灶的(不连续的)慢性的(淋巴细胞和浆细胞)炎症和斑片状的慢性炎症,局灶隐窝不规则(不连续的隐窝变形)和肉芽肿(与隐窝损伤无关)。回肠部位病变的病理特点除上述各项外还包括绒毛结构不规则。如果回肠炎和结肠炎是连续性的,诊断应慎重。"重度"定义为:溃疡深达肌层,或出现黏膜分离,或溃疡局限于黏膜下层,但溃疡面超过 1/3 结肠肠段(右半结肠,横结肠,左半结肠)。

近 30% 的克罗恩病患者可见特征性肉芽肿样改变,但肉芽肿样改变还可见于耶尔森菌属感染性肠炎、贝赫切特氏病、结核及淋巴瘤,因此,这一表现既不是诊断所必需也不能用于证实诊断是否成立。

7.胃肠道钡餐

胃肠道钡餐有助于全面了解病变在胃、肠道节段性分布的情况、狭窄的部位和长度。气钡双重造影虽然不能发现早期微小的病变,但可显示阿弗他样溃疡、了解病变的分布及范围、肠腔狭窄的程度、发现小的瘘道和穿孔。

典型的小肠克罗恩病的 X 线改变包括:结节样改变、溃疡、肠腔狭窄(肠腔严重狭窄或痉挛时可呈现"线样征")、鹅卵石样改变、脓肿、瘘管、肠襻分离(透壁的炎症和肠壁增厚所致)。胃窦腔的狭窄及十二指肠节段性狭窄提示胃十二指肠克罗恩病。

8.胃十二指肠镜

常规的胃十二指肠镜检查仅在有上消化道症状的患者中推荐使用。累及上消化道的克罗恩病几乎总是伴有小肠和大肠的病变。当患者被诊断为"未定型大肠炎"时,胃黏膜活检可能有助于诊断,局部活动性胃炎可能是克罗恩病特点。

9.胶囊内镜

胶囊内镜为小肠的可视性检查提供了另一手段,可用于有临床症状、疑诊小肠克罗恩病、排除肠道狭窄、回肠末端内镜检查正常或不可行以及胃肠道钡餐或 CT 未发现病变的患者。

禁忌证包括胃肠道梗阻、狭窄或瘘管形成、起搏器或其他植入性电子设备以及吞咽困难者。

10.其他

当怀疑有肠壁外并发症时,包括瘘管或脓肿,可选用腹部超声、CT 和/或 MRI 进行检查。腹部超声是诊断肠壁外并发症的最简单易行的方法,但对于复杂的克罗恩病患者,CT 和 MRI 的精确度更高,特别是对于瘘管、脓肿和蜂窝织炎的诊断。

三、诊断对策

(一)诊断要点

克罗恩病的诊断主要根据临床、内镜、组织学、影像学和/或生化检查的综合分析来确立诊断。患者具备上述的临床表现,特别是阳性家族史时应注意是否患克罗恩病。

详细的病史应该包括关于症状始发时各项细节问题,包括近期的旅行、食物不耐受、与肠道疾病患者接触史、用药史(包括抗生素和非甾体抗炎药)、吸烟史、家族史以及阑尾切除史;详细询问夜间症状、肠外表现(包括口、皮肤、眼睛、关节、肛周脓肿或肛裂)。

体格检查时应注意各项反映急性和/或慢性炎症反应、贫血、体液丢失、营养不良的体征,包括一般情况、脉搏、血压、体温、腹部压痛或腹胀、可触及的包块、会阴和口腔的检查以及直肠指检。测量体重,计算体重指数。

针对感染性腹泻的微生物学检查应包括艰难梭状芽孢杆菌。对有外出旅行史的患者可能要进行其他的粪便检查,而对于病史符合克罗恩病的患者,则不必再进行额外的临床和实验室检查。

完整的诊断应包括临床类型、病变分布范围及疾病行为、疾病严重程度、活动性及并发症。

(二)鉴别诊断要点

克罗恩病因其病变部位多变以及疾病的慢性过程,需与多种疾病进行鉴别。许多患者病程早期症状轻微且无特异性,常被误诊为乳糖不耐受或肠易激综合征。

1.结肠型克罗恩病需与溃疡性结肠炎鉴别

克罗恩病通常累及小肠而直肠赦免,无大量血便,常见肛周病变、肉芽肿或瘘管形成。10%～15%炎症性肠病患者仅累及结肠,如果无法诊断是溃疡性结肠炎还是克罗恩病,可诊断为未定型结肠炎。

2.急性起病的新发病例

应排除志贺氏菌、沙门氏菌、弯曲杆菌、大肠杆菌及阿米巴等感染性腹泻。近期有使用抗生素的患者应注意排除艰难梭状芽孢杆菌感染,而使用免疫抑制剂的患者则应排除巨细胞病毒感染。应留取患者新鲜大便标本进行致病菌的检查,使用免疫抑制剂的患者需进行内镜下黏膜活检。

3.其他

因克罗恩病有节段性病变的特点,阑尾炎、憩室炎、缺血性肠炎、合并有穿孔或梗阻的结肠癌均可出现与克罗恩病相似的症状。耶尔森菌属感染引起的急性回肠炎与克罗恩病急性回肠炎常常难以鉴别。

肠结核与回结肠型克罗恩病症状相似,常造成诊断上的困难,但以下特征可有助于鉴别。①肠结核多继发于开放性肺结核;②病变主要累及回盲部,有时累及邻近结肠,但病变分布为非节段性;③瘘管少见;④肛周及直肠病变少见;⑤结核菌素试验阳性等。对鉴别困难者,建议先行抗结核治疗并随访观察疗效。

淋巴瘤、慢性缺血性肠炎、子宫内膜异位症、类癌均可表现为与小肠克罗恩病难以分辨的症状及 X 线特征,小肠淋巴瘤通常进展较快,必要时手术探查可获病理确诊。

(三)临床类型

新近颁布的蒙特利尔分型较为完整地描述了克罗恩病的年龄分布、病变部位及疾病行为。详见表4-4。

表 4-4　克罗恩病蒙特利尔分型

诊断年龄（A）		
A1 16 岁或更早		
A2 17～40		
A3 40 以上		
病变部位（L）	上消化道	
L1 末端回肠	L1＋L4	回肠＋上消化道
L2 结肠	L2＋L4	结肠＋上消化道
L3 回结肠	L3＋L4	回结肠＋上消化道
L4 上消化道	—	—
疾病行为（B）	肛周病变（P）	
B1＊ 非狭窄,非穿透型	B1p	非狭窄,非穿透型＋肛周病变
B2 狭窄型	B2p	狭窄型＋肛周病变
B3 穿透型	B3p	穿透型＋肛周病变

注：＊B1 型应视为一种过渡的分型,直到诊断后再随访观察一段时期。这段时期的长短可能因研究不同而有所变化（例如 5～10 年）,但应该被明确规定以便确定 B1 的分型

（四）CD 疾病临床活动性评估（ACG 指南,2001 年）

1.缓解期

无临床症状及炎症后遗症的 CD 患者,也包括内科治疗和外科治疗反应良好的患者;激素维持治疗下持续缓解的患者为激素依赖型缓解。

2.轻至中度

无脱水、全身中毒症状,无中度及中度以上腹痛或压痛,无腹部痛性包块,无肠梗阻,体重下降不超过10％;对经口营养耐受良好,长期门诊随访的患者。

3.中至重度

对诱导轻至中度疾病缓解的标准治疗（5-氨基水杨酸,布地奈德,或泼尼松）无反应,或至少满足下列一项者：中度及中度以上腹痛或压痛,间歇性轻度呕吐（不伴有肠梗阻）,脱水/瘘管形成,体温高于37.5℃,体重下降超过 10％或血红蛋白低于 100 g/L（10 g/dL）。

4.重度至暴发

对标准剂量激素治疗呈现激素抵抗,症状持续无缓解者;或至少满足下列一项者：腹部体征阳性,持续性呕吐,脓肿形成,高热,恶病质,或肠梗阻。

为便于对疾病活动性和治疗反应进行量化评估,临床上常采用较为简便实用的 Harvey 和 Bradshow 标准计算 CD 活动指数（CDAI）。见表 4-5。

表 4-5　简化 CDAI 计算法

1.一般情况	0：良好；1：稍差；2：差；3：不良；4：极差
2.腹痛	0：无；1：轻；2：中；3：重
3.腹泻稀便	每日 1 次记 1 分
4.腹块（医师认定）	0：无；1：可疑；2：确定；3：伴触痛
5.并发症（关节痛、虹膜炎、结节性红斑、坏疽性脓皮病、阿弗他溃疡、裂沟、新瘘管及脓肿等）	每个 1 分

注：＜4 分为缓解期；5～8 分为中度活动期；＞9 分为重度活动期。

四、治疗对策

（一）治疗原则

克罗恩病治疗方案选择取决于疾病严重程度、部位和并发症。尽管有总体治疗方针可循,但必须建立

以患者对治疗的反应和耐受情况为基础的个体化治疗。治疗目标是诱导活动性病变缓解和维持缓解。外科手术在克罗恩病治疗中起着重要的作用，经常为药物治疗失败的患者带来持久和显著的效益。

（二）药物选择

1. 糖皮质激素

迄今为止仍是控制病情活动最有效的药物，适用于活动期的治疗，使用时主张初始剂量要足、疗程偏长、减量过程个体化。常规初始剂量为泼尼松 40～60 mg/d，病情缓解后一般以每周 5 mg 的速度将剂量减少至停用。临床研究显示长期使用激素不能减少复发，且不良反应大，因此不主张应用皮质激素作长期维持治疗。

回肠控释剂布地奈德口服后主要在肠道起局部作用，吸收后经肝脏首关效应迅速灭活，故全身不良反应较少。布地奈德剂量为 3 mg/次，每日 3 次，视病情严重程度及治疗反应逐渐减量，一般在治疗 8 周后考虑开始减量，全疗程一般不短于 3 个月。

建议布地奈德适用于轻、中度回结肠型克罗恩病，系统糖皮质激素适用于中重度克罗恩病或对相应治疗无效的轻、中度患者。对于病情严重者可予氢化可的松或地塞米松静脉给药；病变局限于左半结肠者可予糖皮质激素保留灌肠。

2. 氨基水杨酸制剂

对控制轻、中型活动性克罗恩病患者的病情有一定的疗效。柳氮磺胺吡啶适用于病变局限于结肠者；美沙拉嗪对病变位于回肠和结肠者均有效，可作为缓解期的维持治疗。

3. 免疫抑制剂

硫唑嘌呤或巯嘌呤适用于对糖皮质激素治疗效果不佳或对糖皮质激素依赖的慢性活动性病例。加用该类药物后有助于逐渐减少激素的用量乃至停用，并可用于缓解期的维持治疗。剂量为硫唑嘌呤 2 mg/（kg·d）或巯嘌呤 1.5 mg/（kg·d），显效时间需 3～6 个月，维持用药一般 1～4 年。严重的不良反应主要是白细胞减少等骨髓抑制的表现，发生率约为 4%。

硫唑嘌呤或巯嘌呤无效时可选用甲氨蝶呤诱导克罗恩病缓解，有研究显示，甲氨蝶呤每周 25 mg 肌内注射治疗可降低复发率及减少激素用量。甲氨蝶呤的不良反应有恶心、肝酶异常、机会感染、骨髓抑制及间质性肺炎。长期使用甲氨蝶呤可引起肝损害，肥胖、糖尿病、饮酒是肝损害的危险因素。使用甲氨蝶呤期间必须戒酒。

研究显示，静脉使用环孢素治疗克罗恩病疗效不肯定，口服环孢素无效。少数研究显示静脉使用环孢素对促进瘘管闭合有一定的作用。他可莫司和麦考酚吗乙酯在克罗恩病治疗中的疗效尚待进一步研究。

4. 生物制剂

英夫利昔是一种抗肿瘤坏死因子-α（TNF-α）的单克隆抗体，其用于治疗克罗恩病的适应证包括：①中、重度活动性克罗恩病患者经充分的传统治疗，即糖皮质激素及免疫抑制剂（硫唑嘌呤、6-巯嘌呤或氨甲蝶呤）治疗无效或不能耐受者；②克罗恩病合并肛瘘、皮瘘、直肠阴道瘘，经传统治疗（抗生素、免疫抑制剂及外科引流）无效者。

推荐以 5 mg/kg 剂量（静脉给药，滴注时间不短于 2h）在第 0、2、6 周作为诱导缓解，随后每隔 8 周给予相同剂量以维持缓解。原来对治疗有反应随后又失去治疗反应者可将剂量增加至 10 mg/kg。

对初始的 3 个剂量治疗到第 14 周仍无效者不再予英夫利昔治疗。治疗期间原来同时应用糖皮质激素者可在取得临床缓解后将激素减量至停用。已知对英夫利昔过敏、活动性感染、神经脱髓鞘病、中至重度充血性心力衰竭及恶性肿瘤患者禁忌使用。药物的不良反应包括机会感染、输注反应、迟发型超敏反应、药物性红斑狼疮、淋巴瘤等。

其他生物疗法还有骨髓移植、血浆分离置换法等。

5. 抗生素

某些抗菌药物如甲硝唑、环丙沙星等对治疗克罗恩病有一定的疗效，甲硝唑对有肛周瘘管者疗效较好。长期大剂量应用甲硝唑会出现诸如恶心、呕吐、食欲不振、金属异味、继发多发性神经系统病变等不良反应，因此仅用于不能应用或不能耐受糖皮质激素者、不愿使用激素治疗的结肠型或回结肠型克罗恩病患者。

6.益生菌

部分研究报道益生菌治疗可诱导活动性克罗恩病缓解并可用于维持缓解的治疗,但尚需更多设计严谨的临床试验予以证实。

(三)治疗计划及治疗方案的选择

由于克罗恩病病情个体差异很大,疾病过程中病情变化也很大,因此治疗方案必须视疾病的活动性、病变的部位、疾病行为及对治疗的反应及耐受性来制定。

1.营养疗法

高营养低渣饮食,适当给予叶酸、维生素 B_{12} 等多种维生素及微量元素。要素饮食在补充营养的同时还可控制病变的活动,特别适用于无局部并发症的小肠克罗恩病。完全胃肠外营养仅用于严重营养不良、肠瘘及短肠综合征的患者,且应用时间不宜过长。

2.活动性克罗恩病的治疗

(1)局限性回结肠型:轻、中度者首选布地奈德口服 3 mg/次,每日 3 次。轻度者可予美沙拉嗪,每日用量 3~4 g。症状很轻微者可考虑暂不予治疗。中、重度患者首选系统作用糖皮质激素治疗,重症病例可先予静脉用药。有建议对重症初发病例开始即用糖皮质激素加免疫抑制剂(如硫唑嘌呤)的治疗。

(2)结肠型:轻、中度者可选用氨基水杨酸制剂(包括柳氮磺胺吡啶)。中、重度必须予系统作用糖皮质激素治疗。

(3)存在广泛小肠病变:该类患者疾病活动性较强,对中、重度病例首选系统作用糖皮质激素治疗。常需同时加用免疫抑制剂。营养疗法是重要的辅助治疗手段。

(4)根据治疗反应调整治疗方案。轻、中度回结肠型病例对布地奈德无效,或轻、中度结肠型病例对氨基水杨酸制剂无效,应重新评估为中、重度病例,改用系统作用糖皮质激素治疗。激素治疗无效或依赖的病例,宜加用免疫抑制剂。

上述治疗依然无效或激素依赖,或对激素和/或免疫抑制剂不耐受者考虑予以英夫利昔或手术治疗。

3.维持治疗

克罗恩病复发率很高,必须予以维持治疗。推荐方案有以下几点。

(1)所有患者必须戒烟。

(2)氨基水杨酸制剂可用于非激素诱导缓解者,剂量为治疗剂量,疗程一般为 2 年。

(3)由系统激素诱导的缓解宜采用免疫抑制剂作为维持治疗,疗程可达 4 年。

(4)由英夫利昔诱导的缓解目前仍建议予英夫利昔规则维持治疗。

4.外科手术

内科治疗无效或有并发症的病例应考虑手术治疗,但克罗恩病手术后复发率高,故手术的适应证主要针对其并发症,包括完全性纤维狭窄所致机械性肠梗阻、合并脓肿形成或内科治疗无效的瘘管、脓肿形成。

急诊手术指征为暴发性或重度性结肠炎、急性穿孔、大量的危及生命的出血。

5.术后复发的预防

克罗恩病术后复发率相当高,但目前缺乏有效的预防方法。预测术后复发的危险因素包括吸烟、结肠型克罗恩病、病变范围广泛(>100 cm)、因内科治疗无效而接受手术治疗的活动性病例、因穿孔或瘘而接受手术者、再次接受手术治疗者等。

对于术后易复发的高危病例的处理:术前已服用免疫抑制剂者术后继续治疗;术前未用免疫抑制剂者术后应予免疫抑制剂治疗;甲硝唑对预防术后复发可能有效,可以在后与免疫抑制剂合用一段时间。建议术后 3 个月复查内镜,吻合口的病变程度对术后复发可预测术后复发。对中、重度病变的复发病例,如有活动性症状应予糖皮质激素及免疫抑制剂治疗;对无症状者予免疫抑制剂维持治疗;对无病变或轻度病变者可予美沙拉嗪治疗。

五、病程观察及处理

1. 病情观察要点

在诊治过程中应密切观察患者症状、体征、各项活动性指标和严重度的变化，以便及时修正诊断，或对病变严重程度和活动度做出准确的评估，判断患者对治疗的反应及耐受性，以便于调整治疗方案。

2. 疗效判断标准

临床将克罗恩病活动度分为轻度、中度和重度。大多数临床实验以患者克罗恩病活动指数（CDAI）大于 220 定义为活动性病变。现在更倾向于 CDAI 联合 CRP 高于 10 mg/L 来评价 CD 的活动。

"缓解"标准为 CDAI 低于 150，"应答"为 CDAI 指数下降超过 100。"复发"定义为：确诊为克罗恩病的患者经过内科治疗取得临床缓解或自发缓解后，再次出现临床症状，建议采用 CDAI 高于 150 且比基线升高超过 100 点。经治疗取得缓解后，3 个月内出现复发称为早期复发。复发可分为稀发型（≤1 次/年）、频发型（≥2 次/年）或持续发作型。

"激素抵抗"指泼尼松龙用量达到 0.75 mg/(kg·d)持续四周，疾病仍然活动者。"激素依赖"为下列两项符合一项者：①自开始使用激素起 3 个月内不能将激素用量减少到相当于泼尼松龙 10 mg/d（或布地奈得 3 mg/d），同时维持疾病不活动。②停用激素后 3 个月内复发者。在确定激素抵抗或依赖前应仔细排除疾病本身特殊的并发症。

"再发"定义为外科手术后再次出现病损（复发是指症状的再次出现）。"形态学再发"指手术彻底切除病变后新出现的病损。通常出现在"新"回肠末端和/或吻合口，可通过内镜、影像学检查及外科手术发现。

"镜下再发"目前根据 Rutgeerts 标准评估和分级，分为：0 级，没有病损；1 级，阿弗他口疮样病损，少于 5 处；2 级，阿弗他口疮样病损，多于 5 处，病损间黏膜正常，或跳跃性的大的病损，或病损局限于回结肠吻合口（<1 cm）；3 级，弥散性阿弗他口疮样回肠炎，并黏膜弥散性炎症；4 级，弥散性回肠炎症并大溃疡、结节样病变或狭窄。

"临床再发"指手术完全切除大体病变后，症状再次出现。"局限性病变"指肠道 CD 病变范围小于 30 cm，通常是指回盲部病变（小于 30 cm 回肠伴或不伴右半结肠），也可以是指孤立的结肠病变或近端小肠的病变。"广泛性的克罗恩病"肠道克罗恩病受累肠段超过 100 cm，无论定位于何处。这一定义是指节段性肠道炎症性病变的累积长度。

六、预后评估

本病以慢性渐进型多见，虽然部分患者可经治疗后好转，部分患者亦可自行缓解，但多数患者反复发作，迁延不愈，相当一部分患者在其病程中因并发症而需进行 1 次以上的手术治疗，预后不佳。发病 15 年后约半数尚能生存。急性重症病例常伴有毒血症和并发症，近期死亡率达 3%～10%。近年来发现克罗恩病癌变的几率增高。

（崔亚玲）

第八节　急性胰腺炎

急性胰腺炎是指急性腹痛，通常伴有血、尿胰酶、脂肪酶升高的胰腺急性炎症。是消化系统常见病，主要是由于激活的胰酶在胰腺组织内自身消化所引起的急性化学性炎症。

一般轻型胰腺炎为内科常见的疾病，男性多见，可在数日内治愈；而重症胰腺炎愈后差，死亡率可高达 25%～40%，应积极抢救。

一、病因

（1）多因胆石、蛔虫、胆管感染等胆管疾病致壶腹部狭窄，胆汁排出障碍，胆管压力超过胰管内的压力造成胆汁逆流胰管所致。

（2）大量饮酒和暴饮暴食可刺激胰腺分泌及 oddi 括约肌痉挛。

（3）其他少见的因素包括毒素、药物、手术、外伤、ERCP 术后等。

二、分型

临床上按严重程度分级：①轻型水肿型（没有多系统衰竭和并发症发生）。②重型（急性坏死型胰腺炎）（有多系统衰竭和并发症，如有并发症应说明，如假性囊肿）。

三、发病机制

急性胰腺炎的发病多与胰酶自身消化和白细胞过度激活有关。正常胰酶在体内不能自身消化，系因有多种防御机制，如胰管上皮有粘多糖保护层；胰酶以酶原形式存在，其外有磷脂膜包围成颗粒，存在于不易被激活的酸性环境；胰腺细胞分泌胰蛋白抑制因子抑制胰蛋白酶的活性；胰腺实质与胰管、十二指肠间有正常压力梯度以防反流；胰管括约肌、oddi 括约肌可防止逆流；胰管中胰液分泌压大于胆管中胆汁分泌压等。当上述防御功能破坏，胰管阻塞，胰液、胰酶分泌增加，胆汁或十二指肠液侵入胰腺组织，感染、内毒素血症等，均可造成或激发胰酶非成熟性活化，导致自身消化。白细胞过度激活时促炎细胞因子如肿瘤坏死因子（TNF）、白细胞介素 IL-1、IL-6、IL-8 和 PAF 等明显增多，并有细胞黏附因子（ICAM-1）和血管黏附因子（VCAM-1）等表达，促使炎症扩展，损伤内皮细胞，引起血管内皮肿胀、血流淤滞。

四、临床表现

（一）腹痛

为最常见症状，有报导可达 100%，多为餐后急性起病，位于上腹剑下，可放射左、右季肋部或背部，多为持续性钝痛，阵发性加重。但胰腺猝死、手术后、休克或昏迷患者常缺乏典型腹痛症状；应予重视。恶心、呕吐：发生率可达 70%～90%，多在进食后出现，呕吐后腹痛不缓解。

（二）发热

发生率 70%～85%，多数患者为低热或中度发热，可持续 3～5 天，如高热不退，应考虑为继发感染，特别应注意有无胆管感染、胰腺脓肿和急性腹膜炎。

（三）黄疸

部分患者在病后 1～2 天可出现一过性的轻度黄疸，多数患者随病情好转逐渐恢复，如黄疸不退伴高热应考虑为胆石性胰腺炎或有并发症发生。

（四）休克

见于重症胰腺炎特别是出血坏死性胰腺炎。除与胰蛋白酶可激活各种血管活性物质外，应考虑渗出、血容量不足、疼痛反射、心源性感染等综合因素均可引起休克，应全面考虑。

（五）体征

上腹压痛、叩诊鼓音（胀气）、肠鸣音减弱，重症胰腺炎，特别是出血坏死性胰腺炎诊断明显，或合并化脓性腹膜炎等可出现腹膜刺激征和腹水征。出血坏死性胰腺炎可在脐周（Cullen 氏征）和两侧腹（Grey-Turner 氏征）出现皮肤发紫，其发生率小于 5%。合并胰腺周围脓肿或假性囊肿时上腹可触及肿物。有时可出现左侧肺底不张或肺炎，左侧或双侧胸腔积液，重症可发生低钙抽搐。

（六）过去史

既往有急性胰腺病史，对诊断急性复发性胰腺炎可能为唯一的线索。虽然约有 20% 的患者病因不明，但详细询问过去史如酗酒、胆绞痛、外伤、用药、腹部手术或冠状动脉架桥术等，病史对确诊非常重要。

休克患者极易并发急性胰腺炎,因此对疑为急性胰腺炎患者,一定要了解发病前后有无低血压状态。

五、实验室检查

(一)血常规

多数患者外周血象白细胞计数是中度升高,个别患者可出现类白血病反应,白细胞总数达到 50 000/mm^3。血红蛋白和红细胞压积因血液浓缩可升高。

(二)淀粉酶

一般病后 6~8 h 开始升高,血清淀粉酶如>500somagyi 单位可确诊,3~5 天后可恢复正常。尿淀粉酶升高晚于血清淀粉酶数小时,持续时间 1~2 周,多采用 winslow 法测定,正常值<32 单位,急性胰腺炎时常>256 单位。应当强调:淀粉酶高低并不能反应胰腺炎的严重程度。出血坏死型胰腺炎淀粉酶可正常或稍低于正常。胆石症、胆囊炎、溃疡病穿孔、急性腹膜炎、肠梗阻及肠系膜血管栓塞等均可轻度升高,但一般不会超过正常值的 2 倍。

(三)淀粉酶与内生肌酐清除率比值测定(Cam/Ccr%)

正常值:1.5%~3.5%,一般认为>5.5%可诊断为急性胰腺炎。

(四)血清脂肪酶(LPS)

正常值 1.5 u 以下,发病后 24~72 h 开始升高,持续 7~10 天,对病后诊断较晚的患者有诊断价值,特异性强,但不能用作早期诊断。

(五)血气分析

血气对判断急性胰腺炎严重程度和有无并发症及预后都非常重要,对考虑为重症者应为必查项目。

(六)血清正铁血清蛋白

在重症急性胰腺炎起病72h内常为阳性。其原因是腹腔内出血时,红细胞破坏,释放血红素经脂肪酶作用变成正铁血红素与清蛋白结合之故。

(七)其他

如高血糖(>10 mmol/L)、低血钙(<2 mmol/L)为重症胰腺炎的重要指标。近年来国外报导细胞因子在致病过程中起重要作用。在 24~48 h 内白介素-6>130 U/mL,c-反应蛋白(CRP)>250 mg/L,近90%患者为重症胰腺炎。另外,可出现甘油三酯、胆红素、血清谷丙转氨酶(AST)、乳酸脱氢酶(LDH)等升高,血清清蛋白降低。

(八)心电图

急性胰腺炎时可产生心肌坏死因子,加之疼痛、电解质紊乱等因素可引起心律失常等各种表现,因此心电图检查对了解有无心脏并发症和鉴别有无急性心肌梗塞都非常必要。

(九)X 线检查

可排除其他原因的急腹症,如胃肠道穿孔时腹部立位平片存在腹腔游离气体。胰腺炎时腹部平片因肠积气,可出现"哨攀征",合并麻痹性肠梗阻时可出现气液平面。胸片可见膈肌抬高,胸腔积液,肺水肿等表面。

(十)B 超检查

正常胰腺边界清楚,内部光点细密均匀,回声与肝脏相近,胰头厚径<3 cm,胰体、尾径<1.7 cm;急性胰腺炎时胰腺肿大、周边轮廓不清,有时可见低回声的坏死灶,并可出现下腔静脉、肠系膜上静脉受压等。但急诊 B 超检查常因肠道内积气较多,而观察不满意。

(十一)CT 检查

对胰腺炎的诊断有确诊意义,可评估胰腺炎的严重程度和是否发生了局部并发症、是否存在胆管结石和胆管扩张等,对鉴别轻型和重型胰腺炎有很大的价值,也是观察疗效和病情变化的依据。急性胰腺炎主要表现为胰腺局限性或弥漫性体积增大,胰腺密度正常或减低,严重者为混杂密度(高密度为出血,低密度为坏死液化)。胰腺边缘模糊不清(渗出使周围脂肪密度升高),胰周水肿、积液。肾前筋膜及侧椎筋膜增后，可出现腹腔积液。急性胰腺炎可见胰腺非特异性增大和增厚，水肿型致密度减低、轮廓不规则，界限模糊。出血坏死型由于实质出血可见局部呈高密度，出现坏死呈低密度区，增强后无强化，同时可见肾周围区消失，网膜囊和网膜脂肪变性密度增加，胸腹膜腔积液等。出现出血、假性囊肿、脓肿等并发症时可出现相应的影像学变化。急性胰腺炎 BalthazarCT 分级及严重程度指数分别见表 4-6、表 4-7。

表 4-6　急性胰腺炎 BalthazarCT 分级

A 级（0 分）：胰腺正常，或炎症较轻，胰实质与胰周无积液，胰腺轻度肿大，若病前无胰腺 CT 作比较，难以判断。

B 级（1 分）：有胰实质改变，包括局部或弥漫性胰腺肿大、胰实质轻度不均、内少量积液（分支胰管破裂或小块胰腺坏死所致）。

C 级（2 分）：胰腺腺体异常伴轻度周围炎症改变，即 B 级加胰周轻度炎性改变。

D 级（3 分）：单一部位积液，通常肾前间隙积液。

E 级（4 分）：两处或两处以上部位积液（脓），胰内明显积液与坏死，胰周积液、脂肪坏死等炎症改变，或出现胰周小脓肿形成。

表 4-7　急性胰腺炎 CT 严重程度指数（0～10）

A 级——0	没有坏死——0
B 级——1	坏死面积≤1/3——2
C 级——2	1/3＜坏死面积≤1/2——4
D 级——3	坏死面积＞1/2——6
E 级——4	

（十二）MRI 检查

MRI 检查并不比 CT 优越，只是在由于肾脏功能衰竭或严重过敏而不能耐受静脉造影剂者。主要表现为胰腺体积弥漫性增大，边缘欠光滑。T_1 加权呈低信号强度，T_2 加权信号明显增强，因胰腺水肿致胰腺形态不清，伴有出血时，T_1 和 T_2 加权均呈高信号强度。主胰管扩张常＞3 mm。周围有侵出时，在 T_2 加权呈高信号强度的积液影。出现胰腺假性囊肿时，T_1 呈边界清楚的低信号强度，T_2 信号明显增强。

（十三）逆行胰胆管造影（MRCP）

急性特发性胰腺炎患者无明显的酗酒史及胆石症病史，约半数患者经逆行胰胆管造影（ERCP）检查可发现潜在的病因诸如胆管微结石、胆管囊肿、乳头部肿瘤、十二指肠憩室、胰管或乳头狭窄、胰腺分裂症等。

六、重症胰腺炎诊断标准

（1）全身状态不良，有明显的循环障碍或重要脏器功能不全表现，出现血压下降、呼吸困难、少尿或无尿、消化道出血或精神症状。

（2）有腹膜刺激征、麻痹性肠梗阻、血性腹水及腰部淤斑和脐部淤斑等。

（3）腹部平片示广泛性麻痹性肠梗阻，B 超或 CT 示胰腺肿大伴明显的渗出。

（4）以下实验室检查 3 项以上异常：①WBC＞$20×10^9$/L；②空腹血糖＞10 mmol/L（无糖尿病史者）；③尿素氮＞16 mmol/L（补液后仍高）；④动脉血氧分压＜8.0 kPa（60 mmHg）；⑤血钙＜2.0 mmol/L；⑥血浆蛋白＜32 g/L；⑦血清乳酸脱氢酶＞600 U/L；⑧血清谷草转氨酶＞200 U/L。

七、鉴别诊断

（一）消化性溃疡穿孔

多数有慢性溃疡病变，突然腹痛加剧迅速出现急性腹膜炎，膈下常可见游离气体。

（二）心肌梗死

本病可突然出现上腹部疼痛，动态心电图和心肌酶学检查可鉴别。但急性胰腺炎时可合并心肌缺血表现，特别是既往有冠心病史者更应引起重视。

（三）胆囊炎与胆石症

本病有慢性右上腹疼痛史,疼痛时向右肩放射,B超、CT等检查可鉴别。而胆石症又是急性胰腺炎重要病因,如胆总管下段结石阻塞引起急性重症胰腺炎常需急诊内镜下乳头切开取石或外科治疗,单纯药物治疗往往难以奏效。

八、并发症

急性胰腺炎特别是急性重症胰腺炎可造成多系统损害,因此早期可出现多种并发症。见表4-8。

表4-8　急性胰腺炎早期并发症

心血管	胃肠道	血液	肌肉骨骼	肺	肾
休克	出血	脾破裂	皮下脂肪坏死	肺不张	血尿
心电图异常	肠梗阻	脾梗塞	关节周转脂肪坏死	胸腔积液	低血容量急性肾小管坏死
心包积液	胰脂肪坏死	脾动脉出血	肺炎		
纵膈脂肪坏死	胰周脂肪坏死	弥漫性血管内凝血	肺栓塞	非低血压	
心包脂肪坏死	肠系膜脂肪坏死	骨骼脂肪坏死	急性肾衰*		
		腹膜后脂肪坏死	肺水肿		成人呼吸窘迫综合征
			胸膜脂肪坏死		

*急性肾衰继发于血管加压素,肾血管阻力增加,肾血流及肾小球滤过减少。

中晚期并发症主要有如下三种。

（一）假性胰腺囊肿

为胰腺炎或外伤后、胰分泌液溢入胰腺组织外围或小网膜腔内,周围腹膜包裹,局限形成的囊肿。可分为单发或多发性,大小变化不一,胰腺各部位均可发生。因此胰腺炎或外伤后,症状持续或症状虽有改善,但血尿淀粉酶持续升高者,应怀疑假性胰腺囊肿,进一步行超声或CT检查可确诊。

（二）胰腺脓肿

由急性胰腺炎坏死组织或假性囊肿继发感染引起,为急性胰腺炎的一种严重并发症,病情严重,预后较差,一旦确诊,需手术治疗。一般发生于急性胰腺炎2～3周,腹痛、恶心呕吐症状加重,约半数患者（<50%）可触及边缘不清的疼痛包块,伴有发热、寒战、白细胞升高等严重感染征象,血培养偶阳性,血淀粉酶可持续升高。

（三）胰性腹水

腹水形成的机制如下:①急性胰腺炎致胰组织坏死、出血、溶解,形成腹水。②由于缓激肽和弹力蛋白酶被激活引起血管扩张,通透性增加,加重腹水形成。③胰液从假性囊肿内经坏死疱囊壁或小瘘孔进入腹腔,刺激腹膜形成腹水。④胰腺周围淋巴管因炎症结缔组织增生而被堵塞,导致淋巴液外溢而积存于腹腔,急性胰腺炎并发腹水者虽不多见,但病情危重。诊断依据为急性胰腺炎伴腹膜炎症状及体征,移动性浊音阳性,影像学及腹腔穿刺证实有腹水存在。腹水为渗出液,特点是淀粉酶明显升高。治疗应强调综合治疗,加强抗感染,尽量穿刺放腹水。必要时外科引流,但事实上外科引流并不能降低费用和死亡率。

九、治疗

急性胰腺炎是消化科的急重症,早期正确的治疗对减少并发症、降低死亡率和防止复发至关重要。应强调综合治疗,包括以下几个方面:①判断疾病的严重程度。②控制胰腺分泌、纠正水、电解质紊乱。③并发症的预防与治疗。④病因治疗。

（一）病情判断

对急性胰腺炎患者应根据既往的健康状态、年龄、临床表现、血像、生化、血气、心电图和 CT 等全面综合评价，估计患者预后，根据不同程度，做到胸中有数，对重症胰腺炎应尽量采取积极措施。病情判断见表4-9。

表 4-9　判断急性胰腺炎严重度的几项标准

	Ranson 标准（1974）		G lasgow 改良标准（1981）		Rneus 的 APACHEⅡ（1981）		Banks（1983）	
入院时	年龄	＞55 岁	白细胞计数	＞15×10⁹/L	体温↑或↓	心	休克	
	白细胞计数	＞16×10⁹/L	血糖力	＞10 mmol/L	平均动脉压↑		心动过速＞130/min	
	血糖	＞10 mmol/L	BUN	＞16 mmol/L	心率↑或↓		心律紊乱	
	LDH	＞350 U/L	血钙	＜2 mmol/L	呼吸率↑或↓		心电图变化	
	AST	＞250 U/L	血清蛋白	＜32 g/L	氧分压↑	肺	呼吸困难	
48 h 内	BUN 增加	1.8 mmol/L	LDH	＞600 U/L	动脉血 pH↑或↓		PO2＜8 kPa	
	血细胞压积	下降 10%	AST	＞200 U/L	血钠↑或↓		ARDS	
	血钙	＜2 mmol/L	氧分压	＜8 kPa	血钾↑或↓	肾	尿量＜50 mL/h	
	动脉氧分压	＜8 kPa		（60 mmHg）	血清肌酐↑		BUN/Cr↑	
	碱缺失	＞4 mmol/L			血细胞压积↑或↓	代谢	低血钙	
	体液隔绝量	＞6 L			白细胞计数↑或↓		血 pH 变化	
					增高分＋,2＋,3＋,4＋		低清蛋白血症	
					降低分＋,2＋,3＋,4＋	神经	烦躁模糊	
	3 个以上为重症		3 个以上为重症		8 个以上为重症		定位征	
						肠	肠麻痹	
							腹腔积液	
							血细胞积压↓	
						血液	DIC 一个以上死亡率 56%	

（二）内科综合治疗

1. 饮食

急性胰腺炎的饮食应尽量保守，否则易反复。禁食时间应根据症状、体征、血像、淀粉酶、CT 等结果而定，腹痛消失、一般情况明显好转可先进纯糖溶质，以后进低脂半流，量应逐渐增加，如米汤、藕粉、菜场、果汁、西红柿汁、鸡蛋清汤等，忌用肉汤、牛奶等含脂肪高的食品，以免刺激胆汁分泌激活胰液中的消化酶，使病情复发，并注意观察症状和化验结果，防止操之过急。

2. 胃肠减轻

胃肠减压对缓解症状，减少胰腺分泌均非常重要，特别是饱餐后发病，胃管容易阻塞，应调整持续胃肠减压通畅。

3. 营养支持治疗

支持治疗最好采用深静脉置，为保证营养和热量供给，可静脉补充脂肪乳，但要求血清中甘油三酯水平正常（1.7～3.4 mmol/L）。重症胰腺炎有条件应行 TPN 治疗，要保证热量供给。但高血脂患者应尽量少给或不给脂肪乳，另外重胰腺炎常伴有高血糖，应注意补充胰岛素。

4.制酸药物

制酸药物可通过抑制胃酸分泌,提高十二指肠 pH,反馈抑制促胰液素分泌,从而抑制胰液分泌。

H_2 受体拮抗剂:如雷尼替丁或法莫替丁,20 mg 1 次/12 h。

质子泵抑制剂:如络赛克(Losec,Omeprazole),40 mg/1 次/12 h。

病情平稳后制酸药可改为口服。

5.生长抑制素或生长抑制素类似物

能有效抑制胰腺分泌;减少并发症,降低死亡率。

施他宁(Somatostatin):先给 250 μg 滴入,以后 3 mg/12 h 持续静脉滴注。

善得定(Octreotide,Sandostatin):根据病情 0.1 mg/4~8 h 皮下注射或 0.5 mg/12 h 持续静脉滴注。

6.抑制胰酶活性的药物

常用乌司他丁(天普洛安)、抑肽酶、加贝酯等药物。中药大黄对胰蛋白酶、胰脂肪酶等多种酶的分泌和活性有抑制作用,并能促进肠道内被激活的胰酶和消化坏死所产生的毒性物质排出。可用大黄液 50 mL(相当于生药 50 g)口服,以大便 2~3 次/d 为宜。

7.抗生素的应用

为预防和控制感染要应用抗生素。抗生素的选择应主要根据急性胰腺炎严重程度而定。因多数胰腺炎与胆管疾病有关,加之胰腺组织继发细菌感染是导致病情恶化的重要因素,故该类患者可常规应用抗生素治疗。重症胰腺炎的继发感染最主要原因就是结肠内细菌的移位,绝大多数的感染菌为肠道常驻菌。近来有学者提出关于 ANP 导致多脏器功能衰竭的"二次打击"理论,认为 ANP 发生后,由于组织损伤、内毒素血症等造成循环中肿瘤坏死因子、IL-1 等炎性细胞因子产生,但尚不足以造成器官损伤。若发生肠道细菌移位并造成多脏器感染,则可刺激巨噬细胞产生致炎因子造成第二次细胞因子高峰,从而激活中性粒细胞,造成多器官功能损伤。一般可选用对肠道细菌有效也对胰腺组织敏感的抗生素,如喹诺酮或头孢素类药物,联合甲硝唑或替硝唑等,氨基甙类抗生素因不能透过血-胰屏障,不宜用于本病。喹诺酮类药物主要有氧氟沙星(泰利必妥)0.4 g/d 静脉注射或静脉滴注、环丙沙星(悉复欢)0.4 g/d 静脉注射或静脉滴注。喹诺酮类药虽急诊应用方便,但临床实际观察疗效并非理想,可能与耐药有关。头孢类可选用头孢唑啉(先锋 5 号)、头孢拉定(先锋 6 号)、头孢呋辛(西力欣)、头孢拉定(复达欣)、头孢三嗪(罗氏芬、菌必治)等,常用剂量1~2 g 静脉注射或加入 100 mL 生理盐水中静脉滴注,2 次/d。甲硝唑 0.5%100 mL 静脉滴注,2 次/d。出现腹膜炎时可进行腹膜透析或腹腔灌洗,一般在确诊48 h 内进行。同时可将 0.5%甲硝唑 100 mL,加抑肽酶10 万 U、罗氏芬 1.0 g 腹腔内注入,1 次/d。

8.改善全身炎症状况及保护器官功能

ANP 早期就可通过炎症细胞因子介导多器官功能障碍,其症状酷似感染而并非有活跃的细菌感染,故称为全身炎症反应综合征(SIRS)。目前主张应用重组人生长激素(r-hGH)阻断炎症介质。前列腺素 E_1 具有抑制胰酶分泌的功能,增加胰腺血流量和细胞保护作用。保护胃黏膜可用抑酸剂(如上所述);护肝可用 10%葡萄糖 500 mL 加入 10%氯化钾 10 mL、肝利欣 150 mg、维生素 K_1 30 mg 静脉滴注,1 次/d。心肌酶谱高可用 1,6-二磷酸果糖 10 g 加入静脉滴注。

9.补液、保持水、电和酸碱平衡

补液不但有利于预防、治疗肾衰和休克,也有利于预防胰腺坏死。应根据出量决定液体入量,重症者应尽量补充血浆、清蛋白等胶体以维持有效循环血容量和减少渗出。重症胰腺炎或监测生化和血气,及时纠正电解质和酸碱平衡紊乱。低钙者补充 10%葡萄糖酸钙 10~30 mL/d,顽固性钾者除补钾外,可同时用 25%硫酸镁 10~20 mL 加入液体静脉滴注。高血糖用胰岛素进行调整。

10.解痉、止痛、对症治疗

腹痛可使胰腺分泌增加、加重 oddi 括约肌痉挛、诱发休克,部分病例尚可引起胰-心反射,发生猝死,因此应迅速有效的止痛。可用阿托品或山莨菪碱(654-2)肌内注射,但明显腹胀出现麻痹性肠梗阻时慎用。也可用 25%硫酸镁 5~10 mL 静脉注射。疼痛较剧者可用哌替啶 5~10 mg 肌内注射,必要时 4~8 h

重复注射。为阻止急性出血性坏死性胰腺炎的发展可行腹膜透析,灌洗越早期效果越好,一般在确诊后48 h内进行,时间不少于5 d。

(三)病因治疗

要尽量查清急性胰腺炎发生的病因,做到有效的治疗和防止复发。胆石是急性胰腺炎的主要致病因素,胆原性胰腺炎患者有20%～30%经内科保守治疗无效。疑胆原性胰腺炎患者应早期(发病后24～72 h内)行ERCP检查。内镜下oddi括约肌切开术(EST)可以使胆管减压、引流和去除胆石梗阻,疗效甚佳。另外,蛔虫症应驱虫、酒精性胰腺炎应戒酒等等。

(四)并发症的防治

并发症的发生生除与胰腺炎严重程度相关外,早期积极治疗是防止和减少并发症的关键。重症胰腺炎可发生全身和局部的各种并发症,因此要密切观察可能出现的各种并发症,做到早期发现,及时诊治,必要时及时请专科或外科会诊治疗。下列情况可考虑外科手术治疗:①经过内科治疗24～48 h症状明显加重,出现弥漫性腹膜炎;②需要外科手术解除梗阻的胆原性胰腺炎;③并发胰腺脓肿或胰腺假性囊肿直径大于5 cm者;④需剖腹探察明确诊断者。

(杨 杰)

第九节　肠易激综合征

肠易激综合征(irritable bowel syndrom,IBS)是一种常见的、病因未明的功能性疾病。好发于中青年,女性多见。其突出的病理生理变化为肠运动功能异常和感觉过敏。临床上以腹痛或腹部不适伴排便习惯改变为特征。本征患者的生活质量明显低于健康人,耗费大量的医疗资源。近年来,本征病理生理、诊断与治疗均取得了长足进展。

一、流行病学

因本征目前仍然是根据症状及排除器质性病症来进行诊断,流行病学调查又多使用问卷的方式进行,故存在标准不统一、文化背景差异等方法学上的问题。有可能目前的流行病学数据存在一定的偏差,但学者们仍认为还是能反映其基本的流行病学趋势。IBS的流行病学特征有以下几方面。

(1)欧美等经济、文化发达地区发病率较高,达8%～23%,而亚非等经济发展中地区较低为5%～10%。

(2)中青年人好发,女性较男性更易罹患,唯有印度有报告男性多见。

(3)就社会经济情况而论,受教育程度高者、经济收入较高者为发病危险因素。在我国,城市人口的发病率高于农村。

(4)本征仅有少部分患者就医,就医率为10%～50%。但在消化病专科门诊中20%～40%为IBS患者。

二、病因与发病机制

(一)病因

本征的病因不明。可能的高危因素有精神因素、应激事件、内分泌功能紊乱、肠道感染性病后、食物过敏、不良生活习惯等。

(二)发病机制

迄今,仍未发现IBS者有明显的形态学、组织学、血清学、病原生物学等方面的异常,但近来功能性磁共振及正电子体层扫描(PET)的研究发现,IBS患者在脑功能代谢方面不同于对照组。

目前认为IBS的主要病理生理改变可归纳为胃肠动力异常和感觉功能障碍两大类。

1.胃肠动力异常

迄今为止,已发现的 IBS 胃肠动力异常有多种类型,但没有一种见于所有的 IBS 患者,也没有一种能解释患者所有的症状。另一方面,部分患者在不同的时期可能出现不同的动力学异常。胃肠动力紊乱与 IBS 的临床类型有关。在便秘型 IBS 慢波频率明显增加;高幅收缩波减少;回一盲肠通过时间延长。而在腹泻型 IBS 则正好相反。

2.感觉异常

IBS 感觉异常的研究是最近的热点之一。研究涉及末梢、脊神经直至中枢神经系统。IBS 直肠容量感觉检查的结果表明,患者对容量的感知、不适感觉的阈值均明显低于正常对照组。脊髓对末梢传入的刺激可能存在泛化、扩大化、易化的作用。功能性磁共振和正电子体层扫描(PET)的研究表明,IBS 患者脑前扣带回、前额叶及边缘系统的代谢活性明显高于对照组,而这些区域与感觉功能密切相关。

三、临床表现

本征起病隐匿,部分患者发病前曾有细菌性痢疾病史,少数患者幼年时可能有负性心理事件史。症状反复发作或慢性迁延,病程可长达数十年之久。本征虽可严重影响患者的生活质量、耗费大量的卫生资源,但对患者的全身健康状况却影响不大。精神因素、饮食不当、劳累等是症状发作或加重的常见原因。常见的临床表现为腹痛及排便习惯和粪便性状的异常。

(一)腹痛

腹痛多位于左下腹、下腹或脐周,不固定且定位不精确。其性质多为隐痛,程度较轻。也有呈绞痛、刺痛,程度较重者。腹痛几乎不发生在夜间入眠后。腹痛多发生在餐后或便前,排便或排气后腹痛可缓解或减轻。

(二)排便习惯及粪便性状改变

本征之排便习惯改变分便秘、腹泻、腹泻便秘交替三种类型。便秘者,多伴排便困难,其粪便干结成团块状,表面可附有黏液。腹泻者,一般每日排便 3~5 次,呈稀糊至稀水样。便秘腹泻交替者,可交替出现上述便秘腹泻之特征。

还有部分患者,在一次排便中,初起为干结硬便,随后为稀糊,甚至稀水样便。也有患者述伴有排便不尽感和排便窘迫感。

(三)其他症状

部分患者可有失眠、焦虑、抑郁、疑病妄想等精神症状或头昏、头痛等。但不会有贫血、消瘦、营养不良等全身症状。其他腹部症状还有腹胀、腹鸣、嗳气等。

(四)体征

本征无明显体征,多仅有腹痛相应部位之压痛,但绝无肌紧张和反跳痛。肠鸣音多正常或稍增强。

四、诊断与分型

目前,在临床实践中,IBS 的诊断仍然是建立在医生对症状评价的基础之上。但对伴有发热、体重下降、便血、贫血、腹部包块、血沉增快等报警征象者,应行相应检查,以排除器质性疾病。必须强调,对临床诊断或拟诊 IBS 的患者,无论有无报警征象,无论其对治疗的反应如何,都应随访,以排除潜在的器质性疾病。目前,国际上流行的诊断标准为 1999 年提出的罗马Ⅱ标准,但学者们仍然认为 Manning 标准和 Kruis 标准有一定价值。

(一)罗马Ⅱ标准

(1)在过去的 12 个月中,至少累计有 12 周(不是必须连续的)腹痛或腹部不适,并伴有以下 3 项症状中的 2 项:①腹痛或腹部不适在排便后缓解;②腹痛或腹部不适发生伴有粪便次数的改变;③腹痛或腹部不适发生伴有粪便性状的改变。

(2)以下症状不是诊断所必备,但属 IBS 的常见症状,这些症状越多则越支持 IBS 的诊断:①排便频率异常,每日排便超过 3 次或每周排便少于 3 次;②粪便性状异常(块状/硬便或稀水样便);③排便过程异常(费力、急迫感、排便不尽感);④黏液便;⑤胃肠胀气或腹部膨胀感。

(3)缺乏可解释症状的形态学改变或生化异常。

(4)分型:根据临床症状,分为腹泻型(IBS-D)、便秘型(IBS-C)和腹泻便秘交替型(IBS-A)。分型诊断的症状依据为:①每周排便少于 3 次;②每日排便超过 3 次;③块状或硬便;④稀便或水样便;⑤排便费力;⑥排便急迫感。

腹泻型:符合②④⑥项中之 1 项或以上,而无①③⑤项;或有②④⑥项中之 2 项或以上,可伴有①⑤项中 1 项,但无③项。

便秘型:符合①③⑤项中之 1 项或以上,而无②④⑥项;或有①③⑤项中之 2 项或以上,可伴有②④⑥项中之 1 项。

腹泻便秘交替型:上述症状交替出现。

(二)Manning 标准

其标准包括以下六项内容。

(1)腹痛便后缓解。

(2)腹痛初起时排便频率增加。

(3)腹痛初起时排稀便。

(4)腹胀。

(5)黏液便。

(6)排便不尽感。

(三)Kruis 计分诊断标准(表 4-10)

表 4-10　Kruis 计分诊断标准

临床表现	计分
(1)以腹痛,腹部不适或排便异常为主诉就诊	＋34
(2)上述症状反复发作或持续,大于 2 年	＋16
(3)腹痛性质多样:烧灼样、刀割样、压迫感、钝痛、厌烦、剧痛或隐痛	＋23
(4)便秘与腹痛交替	＋14
(5)具有诊断其他疾病的阳性病史与体征	－47
(6)血沉＞20 mm/h	－13
(7)WBC＞10×10^9/L	－50
(8)Hb:男＜140 g/L 女＜120 g/L	－98
(9)血便史	－98

注:总积分≥44 时可诊断 IBS。

五、治疗

IBS 治疗应强调综合治疗和个体化治疗的原则。治疗药物的选择主要在于能去除或阻止诱因;阻断发病机制的某个环节;纠正病理生理变化;缓解症状。

(一)一般治疗

建立相互信任的医患关系,教育患者了解本病的本质、特点以及治疗等相关知识,是 IBS 治疗的基础。建立良好的生活习惯,是 lBS 治疗的第一步。

一般而言,IBS 者的食谱应是清淡、易消化、含有足够的营养物质。应避免可能引起过敏的食物。便秘者,应摄入高纤维素食物。腹胀者应少摄取豆类等易产气的食品。

（二）按临床类型治疗

1.IBS-D 的治疗

可选用吸附剂蒙脱石（商品名思密达）、药用炭等。5-羟色胺 3(5-HT$_3$)受体抑制剂阿洛司琼对 IBS-D 有较好疗效，但伴发缺血性肠病的发生率较高，目前美国 FDA 仅限于在医师的严密观察下使用，此药尚未在我国上市。小檗碱和微生态制剂也可用于此型的治疗，但需更多的研究来评价其有效性。

应该强调，如无明显继发感染的证据，不应使用抗菌药物。洛派丁胺等止泻剂仅用于腹泻频繁、严重影响生活者，切忌大剂量、长期应用。匹维溴铵、曲美布汀对腹泻型或便秘型都有一定疗效。

2.IBS-C 的治疗

并非所有的泻剂都适合于便秘性 lBS 的治疗。大量的研究结果推荐用 5-HT$_4$ 受体部分激动剂替加色罗（商品名泽马可）、渗透性或容积性泻剂来治疗 IBS-C。刺激性泻剂，特别是含蒽醌类化合物的中药，如大黄、番泻叶等，长期应用能破坏肠神经，不能长期使用。

临床研究表明替加色罗片 6 mg，每日 2 次，不仅对女性 IBS-C，有较好的疗效，而且对男性患者也是安全有效的。常用的渗透性泻剂有聚乙二醇 4 000（商品名福松）和乳果糖，但部分患者可引起腹泻。容积性泻剂可用甲基纤维素等。

（三）对症治疗

1.腹痛

腹痛是 IBS 最常见的症状，也是就诊的主要原因。匹维溴铵、曲美布汀这些作用于胃肠道平滑肌细胞膜上离子通道的药物对腹痛有较好疗效。替加色罗对 IBS-C 伴腹痛者效果较好，对以腹痛为主者也有一定疗效。抗胆碱能药阿托品、654-2 也可用于腹痛者，但不良反应较多。对顽固性腹痛，上述药物治疗效果不佳者，可试用抗抑郁药或行为疗法。

2.腹胀

饮食疗法至关重要，应尽可能少摄入豆类、乳类等易产气的食品，摄入易消化的食物。有夜间经口呼吸者，应予以纠正。匹维溴铵、曲美布汀、替加色罗对这一症状也有一定疗效。微生态制剂也选用，常用者有金双歧、双歧三联活菌（培菲康）、丽珠肠乐等。

3.腹泻与便秘

见分型治疗。

4.抗抑郁治疗

对有明显抑郁、焦虑、疑病等精神因素者，或是对其他治疗无明显疗效者，可行抗抑郁治疗。

临床较为常用者为三环类药物［如丙米嗪、阿米替林、多塞平（多虑平）、阿莫沙平等］以及 5-羟色胺再摄取抑制剂［如氟西汀（百忧解）、帕罗西汀（赛乐特）等］。此类药物缓解 IBS 症状起效较慢，多在 1～2 周以后，故在施行此疗法前，应与患者沟通，说明用药的必要性，取得患者的信赖，增加其依从性，对于长期失眠的患者，可给予催眠、镇静治疗。

（杨　杰）

第十节　肠结核

肠结核是临床上较为常见的肺外结核病，是因结核杆菌侵犯肠道而引起的慢性特异性感染。绝大多数继发于肠外结核，特别是开放性肺结核。发病年龄多为青壮年（20～40 岁），女性略多于男性，比例约为 1.85：1。

我国在 20 世纪 60 年代由于应用了有效的抗结核药物，结核病的发生率曾有明显的下降。20 世纪 90 年代以后，由于耐药菌株的产生，发病率有上升的趋势。

一、病因和发病机制

肠结核多由人型结核杆菌引起，约占90%以上。饮用未经消毒的带菌牛奶或乳制品，也可发生牛型结核杆菌肠结核。

结核杆菌侵犯肠道主要是经口感染。患者多有开放性肺结核或喉结核，因经常吞下含结核杆菌的痰液，可引起本病。或经常和开放性肺结核患者共餐，忽视餐具消毒隔离，也可致病。

结核杆菌进入肠道后，多在回盲部引起结核病变，可能和下列因素有关：①含结核杆菌的肠内容物在回盲部停留较久，结核杆菌有机会和肠黏膜密切接触，增加了肠黏膜的感染机会；②回盲部有丰富的淋巴组织，而结核杆菌容易侵犯淋巴组织。因此回盲部成为肠结核的好发部位，但其他肠段有时亦可受累。

肠结核也可由血行播散引起，见于粟粒型结核经血行播散而侵犯肠道。肠结核还可由腹腔内结核病灶如输卵管结核、结核性腹膜炎、肠系膜淋巴结结核等直接蔓延引起。此种感染系通过淋巴管播散。

结核病和其他许多疾病一样，是人体和结核杆菌（或其他致病因素）相互作用的结果。经上述途径而获得感染仅是致病的条件，只有当入侵的结核杆菌数量较多、毒力较大，并有人体免疫功能低下，肠功能紊乱引起局部抵抗力削弱时，才会发病。

二、病理

由于回盲部具有丰富的淋巴组织，所以约85%的肠结核患者病变在回盲部和回肠，依次为升结肠、空肠、横结肠、降结肠、阑尾、十二指肠及乙状结肠等处，偶有位于直肠者。结核菌侵入肠道后。其病理变化随人体对结核杆菌的免疫力与变态反应的情况而定。

当感染菌量多，毒力大，机体变态反应强时，病变往往以渗出为主。并可有干酪样坏死并形成溃疡，称为溃疡型肠结核。若感染较轻，机体免疫力较强时，病变常为增生型，以肉芽组织增生为主，形成结核结节并进一步纤维化，称为增生型肠结核。实际上兼有溃疡与增生两种病变者，并不少见，此称为混合型或溃疡增生型肠结核。

（一）溃疡型

此型肠结核多见。受累部位多在回肠。病变起始时主要侵犯肠壁的淋巴组织，继而发生干酪样坏死，肠黏膜逐渐脱落而形成溃疡。溃疡的大小、深浅不同，常沿肠壁淋巴管方向顺肠管的横轴发展，在修复过程中产生肠管的环形狭窄。由于此型肠结核常累及多个小肠节段，故在狭窄之间夹有扩张的肠管，形似一串腊肠。因受累部位常有腹膜粘连，故很少导致穿孔。一旦有穿孔发生，则因周围粘连而使感染局限化。局限化的脓肿可穿破腹壁形成肠瘘。如穿孔不能局限则导致弥漫性腹膜炎。

（二）增生型

此型病变多位于回盲部。虽可同时累及邻近的盲肠和升结肠，但多数患者仅一处受累。其病理特征是肠黏膜下纤维组织高度增生，常伴有黏膜息肉形成。有时可见小而浅的溃疡，但不很显著。由于肠壁的增厚和病变周围的粘连，常导致肠腔狭窄和梗阻，但穿孔少见。

（三）混合型

溃疡型和增殖型肠结核的分类不是绝对的，这两类病理变化常不同程度地同时存在。一般说来，溃疡型肠结核常伴有活动性肺结核，而增殖型肠结核较少有肺部病灶。

三、临床表现

肠结核多数起病缓慢，病程较长。临床表现为腹痛、腹泻、便血及右下腹块，如伴有发热、盗汗等结核中毒症状或（和）肺结核病变，则强烈提示肠结核。虽然腹泻和便秘交替对肠结核并非特殊的诊断意义，但临床上述症状表现较多，亦可为临床诊断提出方向性诊断。肠结核典型的临床表现可归纳如下。

（一）腹痛

腹痛多位于右下腹，反映肠结核好发于回盲部。常有上腹或脐周疼痛，系回盲部病变引起的牵涉痛，经仔细检查可发现右下腹压痛点。

疼痛性质一般为隐痛或钝痛。有时在进餐时诱发，由于回盲部病变使胃回肠反射或胃结肠反射亢进，进食促使病变肠曲痉挛或蠕动加强，从而出现腹痛与排便，便后即有不同程度缓解。

在增生型肠结核或并发肠梗阻时，有腹绞痛，常位于右下腹或脐周，伴有腹胀、肠鸣音亢进、肠型与蠕动波。

（二）排便规律异常

每日排便数次，粪便呈稀糊状，一般不含黏液或脓血，无里急后重。但严重病例，大便次数可达十余次，每次排出大量恶臭甚至含有黏液、脓或血的液状粪便。在初期或只有便秘而无腹泻。后来可有便秘与腹泻交替现象。增生型肠结核多以便秘为主要表现。

（三）腹部肿块

腹部肿块主要见于增生型肠结核。当溃疡型肠结核合并有局限性腹膜炎，病变肠曲和周围组织粘连，或同时有肠系膜淋巴结结核，也可出现腹部肿块。腹部肿块常位于右下腹，一般比较固定。中等质地，伴有轻度或中度压痛。

（四）全身症状和肠外结核的表现

溃疡型肠结核常有结核毒血症，表现为午后低热、不规则热、弛张热或稽留高热，伴有盗汗。患者倦怠、消瘦、苍白，随病程发展而出现维生素缺乏、脂肪肝、营养不良性水肿等表现。此外，可同时有肠外结核特别是活动性肺结核的临床表现。

增生型肠结核病程较长，全身情况一般较好，无发热或有时低热，多不伴有活动性肺结核或其他肠外结核证据。

四、检查诊断

出现以下表现者应考虑肠结核的可能：①具有腹痛、腹泻、便秘、腹部包块及肠梗阻等消化道症状同时出现发热、消瘦、乏力、盗汗等结核中毒症状；②肠道 X 线钡剂造影检查有激惹征、梗阻及充盈缺损等征象；③合并活动性肺结核；④结肠镜检查有肠道溃疡和增生性病变；⑤抗结核药物治疗有效。

虽然目前肠结核的诊断率较高，但临床上仍有不少漏诊误诊。主要由于各专科临床医生知识面窄，习惯于本专业单一疾病的诊断，缺乏对有类似临床表现的相关疾病进行系统分析和综合鉴别诊断的能力。其次，临床诊断的操作规程不严谨、临床医生对各种辅助检查未进行综合分析，临床表现不典型是造成误诊的客观原因。

（一）血象与血沉

白细胞总数一般正常，红细胞及血红蛋白常偏低，呈轻、中度贫血，以溃疡型患者为多见。在活动性病变患者中，血沉常增快。

（二）粪便检查

溃疡型肠结核常呈糊状，无脓血，镜检可见少量脓细胞及红细胞。

（三）X 线检查

在溃疡型肠结核，钡剂在病变肠段呈激惹现象，排空很快，充盈不佳，而在病变上下肠段的钡剂充盈良好，称为 X 线钡影跳跃征象。回肠末端有钡剂潴留积滞。病变肠段如能充盈，可见黏膜皱襞粗乱，肠壁边缘不规则，也可见肠腔狭窄、肠段收缩变形，回肠、盲肠正常角度消失。增生型肠结核的 X 线征象有肠段增生性狭窄，收缩与变形，可见钡影充盈缺损、黏膜皱襞粗乱，肠壁僵硬与结肠袋消失，或同时涉及升结肠和回肠末端。

（四）纤维结肠镜

纤维结肠镜可直接观察到肠结核病灶，有很大的诊断价值。如能取得病变标本，应用聚合酶链反应（PCR）技术对肠结核组织中的结核杆菌 DNA 进行检测，临床敏感性达 75.0%，特异性达 95.7%。

肠结核的临床表现缺乏特异性，确诊不易，应根据上述诊断方法综合考虑，在排除肿瘤的可能性时可试行抗结核的治疗性诊断方法,观察疗效。

五、鉴别诊断

(一)克罗恩病(Crohn's disease,CD)

克罗恩病是一种原因不明的肠道慢性肉芽肿性疾病,其与肠结核在临床表现、结肠镜下所见及病理改变等方面均有许多相似之处。因此,两者的鉴别诊断十分困难,是临床上的一大难题。

文献报道两者相互误诊率高达65%,目前尚缺乏理想的鉴别方法。以往不少学者从临床表现、内镜所见及病理特点等方面提出了许多鉴别指标,但临床运用中均显示出较大局限性。最佳的鉴别方法是从肠组织中找到结核杆菌,然而传统的抗酸杆菌染色及结核杆菌培养都因其敏感性、特异性及检测速度等方面的问题而远远不能满足临床需要。四川大学华西医院消化内科将聚合酶链反应技术应用于克罗恩病与肠结核的鉴别诊断,结果令人鼓舞。他们对39例肠结核和30例克罗恩病的研究发现,该方法的敏感性为64.1%,特异性为100%,准确性为9.9%,阳性和阴性预测值分别是100%和68.2%,表明该方法是鉴别肠结核与克罗恩病极有价值的一种新方法。为防止PCR技术可能出现的假阳性和假阴性,他们采取了严格"无菌操作"、提高引物的特异性、设立阳性及阴性对照、重复实验等许多措施。该研究成果发表在2008年5月出版的美国胃肠病学杂志上,并作为该院"克罗恩病的基础与临床研究"课题的一部分,获四川省科技进步奖一等奖。

(二)右侧结肠癌

不同于肠结核的要点有以下几方面。

(1)本病发病年龄多为40岁以上中老年人。

(2)无长期低热、盗汗等结核毒血症及结核病史。

(3)病情进行性加重,消瘦、苍白、无力等全身症状明显。

(4)病情进展快,多无肠外结核病灶,且抗结核治疗无效。

(5)腹部肿块开始出现时移动性稍大且无压痛,但肿块比肠结核肿块表面坚硬,结节感明显,但对邻近肠段的影响不如肠结核大。

(6)X线检查主要有钡剂充盈缺损,病变局限,不累及回肠;有结肠癌的特异征象。

(7)肠梗阻较早、较多出现。

(8)纤维结肠镜检查和活体组织检查,可得到癌肿的证据。在临床上结肠癌的发病率较肠结核为高。

(三)局限性肠炎

局限性肠炎是一种较少见而病因未明的胃肠肉芽肿性病变,以回肠末端多见,临床表现极似肠结核。但局限性肠炎不伴有活动性结核,中毒症状少见或轻微,病变多局限于回肠,且可有钡剂检查的线样征等表现。抗结核治疗无效。

(四)阿米巴病或血吸虫病性肉芽肿

病变涉及盲肠者常和肠结核表现相似,但既往有相应的感染史,无结核病史,脓血便常见,可从粪便常规或孵化检查发现有关病原体,直肠乙状结肠镜检查多可证实诊断,相应特效治疗有明显疗效。

(五)其他

除上述疾病外,肠结核尚应与下列疾病鉴别。

以腹痛、腹泻为主要表现者应与腹型淋巴瘤、肠放线菌病相鉴别;以急性右下腹剧痛为主要表现者应注意避免误诊为急性阑尾炎;以慢性腹痛牵扯上腹部者易与消化性溃疡、慢性胆囊炎混淆;有稽留高热者需排除伤寒。

六、防治

肠结核常继发于肠外结核,故预防应着重在肠外结核特别是肺结核的早期诊断与积极治疗,使痰菌尽快阴转。临床证明,对肺结核患者进行早期发现及积极指导治疗,可大大减少肠结核的发病率。必须加强公共卫生宣传,强调有关结核病的卫生宣传教育。教育肺结核患者避免吞咽痰液及不随地吐痰,应保持排便通畅,并提倡用一次性筷进餐,饮用牛奶应经过充分灭菌消毒。此外,加强卫生管理,禁止随地吐痰,讲究饮食卫生,提高全民抗结核意识对其预防有一定意义。

随着抗结核药物的普及和发展,在加强支持疗法的基础上,肠结核经充分治疗一般可痊愈。除了早期用药外,合理选用抗结核药物,保证剂量充足、规律、全程用药,是决定预后的关键因素,加强支持治疗,提供幽静休息环境,清新的空气,易消化吸收、营养丰富、无污染的食物,补充维生素、微量元素,对肠结核的康复是必不可少的。

肠结核应早期采用有效药物治疗,联合用药,持续半年以上,有时可长达1年半。常用的化疗药物有异烟肼、利福平、乙胺丁醇、链霉素、吡嗪酰胺等。有时毒性症状过于严重,可加用糖皮质激素,待症状改善后逐步减量,至6～8周后应停药。大多数肠结核患者经非手术治疗可治愈,手术仅限于完全性肠梗阻、慢性肠穿孔形成肠瘘或周围脓肿、急性肠穿孔或肠道大量出血经积极抢救无效者。手术方式根据病情而定,原则上应彻底切除病变肠段后行肠吻合术。如病变炎症浸润广泛而固定时,可先行末端回肠横结肠端侧吻合术,二期切除病变肠段。手术患者术后均需接受抗结核药物治疗。

（一）休息与营养

活动性肠结核患者应卧床休息,减少热量消耗。由于肠结核患者存在不同程度营养不良,临床病例中可见不等程度贫血、不等程度低蛋白血症者,故应积极改善营养、补充维生素(包括鱼肝油)、钙剂等。营养支持治疗是治疗的基础,可增强患者抵抗力。

（二）对症治疗

腹痛可选用阿托品、颠茄(16 mg,口服,3次/天)等。钙剂对腹泻有效,可口服或静脉注射。腹泻严重者应注意补充钾盐和补液,维持水、电解质与酸碱平衡。有不全性肠梗阻的患者,须施行胃减压。合并完全性肠梗阻、急性穿孔及大出血者,应及时采用外科手术治疗。

（三）抗结核药物治疗

可供选用的药物根据其作用部位可分为对结核菌在细胞(吞噬细胞)内和细胞外作用。相仿的药物有异烟肼(INH)、利福平(RFP)、乙胺丁醇(EMB)等;细胞外作用大于细胞内者有链霉素(SM)和卡拉霉素;细胞内作用强于细胞外者有吡嗪酰胺(PZA)。

1. 初治患者

特别有明显结核中毒症状者可采用2～3种药物联合治疗,治疗方案INH 300～600 mg/d,1次顿服或加入葡萄糖液40 mL静脉滴注,利福平450～600 mg/d,1次顿服,链霉素0.75～1 g肌内注射,连续肌内注射2～3个月,待病情好转,中毒症状消失,然后保留异烟肼、利福平加用乙胺丁醇500～750 mg/d或吡嗪酰胺1.5～2 g/d分3～4次服或异烟肼＋乙胺丁醇＋吡嗪酰胺,疗程共达1～1.5年。

2. 复治患者或疗效欠佳者

说明有继发性或原发性耐药,需改用第二线药物,可用异烟肼＋利福平(450～600 mg/d)＋吡嗪酰胺,或异烟肼＋乙胺丁醇(750～1 000 mg/d)＋吡嗪酰胺,或利福平＋卡那霉素,疗程为6个月,以后可采用间歇疗法延续1年。应用异烟肼＋利福平时,在治疗中,需注意监测肝功能的变化,如出现肝功能损害,应即停药。

3. 间歇疗法

经体外试管观察,结核杆菌接触抗结核药物一定时间以后,再把药物除去,结核杆菌的生长仍受到一定程度的抑制。抗结核药中,除氨硫脲对结核菌无延缓生长期的作用以外,其余均可延缓结核菌的生长期。为了达到理想疗效,某些药物可在间歇应用时加大剂量,但链霉素及PAS毒性反应大,不能加大剂量。

（四）手术治疗

适应证包括:①完全性肠梗阻;②急性肠穿孔,或慢性肠穿孔引起粪瘘经内科治疗而未能闭合者;③肠道大量出血经积极抢救不能满意止血者。

七、预后

抗结核药物的临床应用已使结核病的预后大为改观,特别是对黏膜结核,包括肠结核在内的疗效尤为显著。肠结核的预后取决于早期诊断与及时治疗,当病变尚在渗出性阶段,经治疗后可以痊愈,预后良好。合理选用抗结核药物,保证充分剂量与足够疗程,也是决定预后的关键。

总之,临床上应积极治疗肠外结核特别是肺结核,肺结核患者应避免吞咽痰液,减少肠结核的发生。提高对本病的认识,减少误诊漏诊,早期诊断与及时治疗,是改善肠结核患者预后的关键因素。

(杨 杰)

第十一节 急性上消化道出血

一、概论

上消化道出血是指屈氏韧带以上的消化道包括食管、胃、十二指肠、胆管及胰管的出血,胃空肠吻合术后的空肠上段出血也包括在内。大量出血是指短时间内出血量超过 1000 mL 或达血容量 20% 的出血。上消化道出血为临床常见急症,以呕血、黑便为主要症状,常伴有血容量不足的临床表现。

（一）病因

上消化道疾病和全身性疾病均可引起上消化道出血,临床上最常见的病因是消化性溃疡、食管胃底静脉曲张破裂、急性胃黏膜损害及胃癌。糜烂性食管炎、食管贲门黏膜撕裂综合征引起的出血也不少见。其他原因见表 4-11。

表 4-11 上消化道出血的常见病因

类型	病因
食管疾病	食管静脉曲张、食管贲门黏膜撕裂症（Mallory－Weiss 综合征）、糜烂性食管炎、食管癌
胃部疾病	胃溃疡、急性胃黏膜损害、胃底静脉曲张、门脉高压性胃黏膜损害、胃癌、胃息肉
十二指肠疾病	溃疡、十二指肠炎、憩室
邻近器官疾病	胆管出血（胆石症、肝胆肿瘤等）、胰腺疾病（假性囊肿、胰腺癌等）、主动脉瘤破裂入上消化道
全身性疾病	血液病（白血病、血小板减少性紫癜等）、尿毒症、血管性疾病（遗传性出血性毛细血管扩张症等）

（二）诊断

1.临床表现特点

（1）呕血与黑便:是上消化道出血的直接证据。幽门以上出血且出血量大者常表现为呕血。呕出鲜红色血液或血块者表明出血量大、速度快,血液在胃内停留时间短。若出血速度较慢,血液在胃内经胃酸作用后变性,则呕吐物可呈咖啡样。幽门以下出血表现为黑便,但如出血量大而迅速,幽门以下出血也可以反流到胃腔而引起恶心、呕吐,表现为呕血。黑便的颜色取决于出血的速度与肠道蠕动的快慢。粪便在肠道内停留的时间短,可排出暗红色的粪便。反之,空肠、回肠,甚至右半结肠出血,如在肠道中停留时间长,也可表现为黑便。

（2）失血性周围循环衰竭:急性周围循环衰竭是急性失血的后果,其程度的轻重与出血量及速度有关。少量出血可因机体的代偿机制而不出现临床症状。中等量以上出血常表现为头晕、心悸、口渴、冷汗、烦躁及昏厥。体检可发现面色苍白、皮肤湿冷、心率加快、血压下降。大量出血者可在黑便排出前出现晕厥与休克,应与其他原因引起的休克鉴别。老年人大量出血可引起心、脑方面的并发症,应引起重视。

（3）氮质血症:上消化道出血后常出现血中尿素氮浓度升高,24～28 h 达高峰,一般不超过

14.3 mmol/L(40 mg/dL),3～4 d降至正常。若出血前肾功能正常,出血后尿素氮浓度持续升高或下降后又再升高,应警惕继续出血或止血后再出血的可能。

(4)发热:上消化道出血后,多数患者在24 h内出现低热,但一般不超过38 ℃,持续3～5 d降至正常。引起发热的原因尚不清楚,可能与出血后循环血容量减少,周围循环障碍,导致体温调节中枢的功能紊乱,再加以贫血的影响等因素有关。

2.实验室及其他辅助检查特点

(1)血常规:红细胞及血红蛋白在急性出血后3～4 h开始下降,血细胞比容也下降。白细胞稍有反应性升高。

(2)隐血试验:呕吐物或黑便隐血反应呈强阳性。

(3)血尿素氮:出血后数小时内开始升高,24～28 h内达高峰,3～4 d降至正常。

3.诊断与鉴别诊断

根据呕血、黑便和血容量不足的临床表现,以及呕吐物、黑便隐血反应呈强阳性,红细胞计数和血红蛋白浓度下降的实验室证据,可做出消化道出血的诊断。下面几点在临床工作中值得注意。

(1)上消化道出血的早期识别:呕血及黑便是上消化道出血的特征性表现,但应注意部分患者在呕血及黑便前即出现急性周围循环衰竭的征象,应与其他原因引起的休克或内出血鉴别。及时进行直肠指检可较早发现尚未排出体外的血液,有助于早期诊断。

呕血和黑便应和鼻出血、拔牙或扁桃体切除术后吞下血液鉴别,通过询问发病过程与手术史不难加以排除。进食动物血液、口服铁剂、铋剂及某些中药,也可引起黑色粪便,但均无血容量不足的表现与红细胞、血红蛋白降低的证据,可以借此加以区别。呕血有时尚需与咯血鉴别,支持咯血的要点是:①患者有肺结核、支气管扩张、肺癌、二尖瓣狭窄等病史;②出血方式为咯出,咯出物呈鲜红色,有气泡与痰液,呈碱性;③咯血前有咳嗽、喉痒、胸闷、气促等呼吸道症状;④咯血后通常不伴黑便,但仍有血丝痰;⑤胸部X线片通常可发现肺部病灶。

(2)出血严重程度的估计:由于出血大部分积存于胃肠道,单凭呕出或排出量估计实际出血量是不准确的。根据临床实践经验,下列指标有助于估计出血量。出血量每日超过5 mL时,粪便隐血试验则可呈阳性;当出血量超过60 mL,可表现为黑便;呕血则表示出血量较大或出血速度快。若出血量在500 mL以内,由于周围血管及内脏血管的代偿性收缩,可使重要器官获得足够的血液供应,因而症状轻微或者不引起症状。若出血量超过500 mL,可出现全身症状,如头晕、心悸、乏力、出冷汗等。若短时间内出血量＞1 000 mL,或达全身血容量的20%时,可出现循环衰竭表现,如四肢厥冷、少尿、晕厥等,此时收缩压可＜12.0 kPa(90 mmHg)或较基础血压下降25%,心率＞120 次/min,血红蛋白＜70 g/L。事实上,当患者体位改变时出现血压下降及心率加快,说明患者血容量明显不足、出血量较大。因此,仔细测量患者卧位与直立位的血压与心率,对估计出血量很有帮助。另外,应注意不同年龄与体质的患者对出血后血容量不足的代偿功能相差很大,因而相同出血量在不同患者引起的症状也有很大差别。

(3)出血是否停止的判断:上消化道出血经过恰当的治疗,可于短时间内停止出血。但由于肠道内积血需经数日(约3 d)才能排尽,因此不能以黑便作为判断继续出血的指征。临床上出现以下情况应考虑继续出血的可能:①反复呕血,或黑便次数增多,粪质转为稀烂或暗红;②周围循环衰竭经积极补液输血后未见明显改善;③红细胞计数、血红蛋白测定与血细胞比容继续下降,网织红细胞持续增高;④在补液与尿量足够的情况下,血尿素氮持续或再次增高。

一般来讲,一次出血后48 h以上未再出血,再出血的可能性较小。而过去有多次出血史,本次出血量大或伴呕血,24 h内反复大出血,出血原因为食管胃底静脉曲张破裂、有高血压病史或有明显动脉硬化者,再出血的可能性较大。

(4)出血的病因诊断:过去病史、症状与体征可为出血的病因诊断提供重要线索,但确诊出血原因与部位需靠器械检查。①内镜检查:是诊断上消化道出血最常用与准确的方法。出血后24～48 h内的紧急内镜检查价值更大,可发现十二指肠降部以上的出血灶,尤其对急性胃黏膜损害的诊断更具意义,因为该类损害可在几日内愈合而不留下痕迹。有报道,紧急内镜检查可发现约 90% 的出血原因。在紧急内镜检查前需先补充血容量,纠正休克。一般认为患者收缩压 >12.0 kPa(90 mmHg)、心率 <110 次/min、血红蛋白浓度 ≥70 g/L 时,进行内镜检查较为安全。若有活动性出血,内镜检查前应先插鼻胃管,抽吸胃内积血,并用生理盐水灌洗至抽吸物清亮,然后拔管行胃镜检查,以免积血影响观。②X 线钡餐检查:上消化道出血患者何时行钡餐检查较合适,各家有争论。早期活动性出血期间胃内积血或血块影响观察,且患者处于危急状态,需要进行输血、补液等抢救措施而难以配合检查。早期行 X 线钡餐检查还有引起再出血之虞,因此目前主张 X 线钡餐检查最好的出血停止和病情稳定数日后进行。③选择性腹腔动脉造影:若上述检查未能发现出血部位与原因,可行选择性肠系膜上动脉造影。若有活动性出血,且出血速度 >0.5 mL/min 时,可发现出血病灶。可同时行栓塞治疗而达到止血的目的。④胶囊内镜:用于常规胃、肠镜检查无法找到出血灶的原因未明消化道出血患者,是近年来主要用于小肠疾病检查的新技术。国内外已有较多胶囊内镜用于不明原因消化道出血检查的报道,病灶检出率在 50%～75% 之间,显性出血者病变检出率高于隐性出血者。胶囊内镜检查的优点是无创、患者容易接受,可提示活动性出血的部位。缺点是胶囊内镜不能操控,对病灶的暴露有时不理想,也不能取病理活检。⑤小肠镜:推进式小肠镜可窥见 Treitz 韧带远端约 100 cm 的空肠,对不明原因消化道出血的病因诊断率可达 40%～65%。该检查需用专用外套管,患者较痛苦,有一定的并发症发生率。近年应用于临床的双气囊小肠镜可检查全小肠,大大提高了不明原因消化道出血的病因诊断率。据国内外报道双气囊全小肠镜对不明原因消化道出血的病因诊断率在 60%～77%。双气囊全小肠镜的优势在于能够对可疑病灶进行仔细观察、取活检,且可进行内镜下止血治疗,如氩离子凝固术、注射止血术或息肉切除术等。对原因未明的消化道出血患者有条件的医院应尽早行全小肠镜检查。⑥放射性核素 ^{99m}Tc:标记红细胞扫描注射 ^{99m}Tc 标记红细胞后,连续扫描 10～60 min,如发现腹腔内异常放射性浓聚区则视为阳性。可依据放射性浓聚区所在部位及其在胃肠道的移动来判断消化道出血的可能部位,适用于怀疑小肠出血的患者,也可作为选择性腹腔动脉造影的初筛方法,为选择性动脉造影提供依据。

(三)治疗

上消化道出血病情急,变化快,严重时可危及患者生命,应采取积极措施进行抢救。这里叙述各种病因引起的上消化道出血的治疗的共同原则,其不同点在随后各节中分别叙述。

1.抗休克

上消化道出血的初步诊断一经确立,则抗休克、迅速补充血容量应放在一切医疗措施的首位,不应忙于进行各种检查。可选用生理盐水、林格液、右旋糖酐或其他血浆代用品。出血量较大者,特别是出现循环衰竭者,应尽快输入足量同型浓缩红细胞或全血。出现下列情况时有紧急输血指征:①患者改变体位时出现晕厥;②收缩压 <12.0 kPa(90 mmHg);③血红蛋白浓度 <70 g/L。对于肝硬化食管胃底静脉曲张破裂出血者应尽量输入新鲜血,且输血量适中,以免门静脉压力增高导致再出血。

2.迅速提高胃内酸碱度(pH)

当胃内 pH 提高至 5 时,胃内胃蛋白酶原的激活明显减少,活性降低。而 pH 升高至 7 时,则胃内的消化酶活性基本消失,对出血部位凝血块的消化作用消失,起到协助止血的作用。自身消化作用的减弱或消失,对溃疡或破损部位的修复也起促进作用,有利于出血病灶的愈合。

3.止血

根据不同的病因与具体情况,因地制宜选用最有效的止血措施。

4.监护

严密监测病情变化,患者应卧床休息,保持安静,保持呼吸道通畅,避免呕血时血阻塞呼吸道而引起窒息。严密监测患者的生命体征,如血压、脉搏、呼吸、尿量及神志变化。观察呕血及黑便情况,定期复查红细胞数、血红蛋白浓度、血细胞比容。必要时行中心静脉压测定。对老年患者根据具体情况进行心电监护。

留置鼻胃管可根据抽吸物颜色监测胃内出血情况,也可通过胃管注入局部止血药物,有助于止血。

二、消化性溃疡出血

胃及十二指肠溃疡出血占全部上消化道出血病因的 50% 左右。

（一）诊断

（1）根据本病的慢性过程、周期性发作及节律性上腹痛，一般可作出初步诊断。出血前上腹部疼痛常加重，出血后可减轻或缓解。应注意约 15% 患者可无上腹痛病史，而以上消化道出血为首发症状。也有部分患者虽有上腹部疼痛症状，但规律性并不明显。

（2）胃镜检查常可发现溃疡灶。对无明显病史、诊断疑难或有助于治疗时，应争取行紧急胃镜检查。若有胃镜检查禁忌证或无条件行胃镜检查，可于出血停止后数日行 X 线钡餐检查。

（二）治疗

治疗原则与上述相同。一般少量出血经适当内科治疗后可于短期内止血，大量出血则应引起高度重视，宜采取综合治疗措施。

1. 饮食

目前不主张过分严格的禁食。若患者无呕血或明显活动性出血的征象，可予流质饮食，并逐渐过渡到半流质饮食。但若患者有频繁呕血或解稀烂黑便，甚至暗红色血便，则主张暂时禁食，直至活动性出血停止才予进食。

2. 提高胃内 pH 的措施

主要措施是静脉内使用抑制胃酸分泌的药物。静脉使用质子泵抑制剂如奥美拉唑首剂 80 mg，然后每 12 h 40 mg 维持。国外有报道首剂注射 80 mg 后以每小时 8 mg 的速度持续静脉滴注，认为可稳定提高胃内 pH，提高止血效果。当活动性出血停止后，可改口服治疗。

3. 内镜下止血

其是溃疡出血止血的首选方法，疗效肯定。常用方法包括注射疗法，在出血部位附近注射 1∶10000 肾上腺素溶液，热凝固方法（电极、热探头、氩离子凝固术等）。目前主张首选热凝固疗法或联合治疗，即注射疗法加热凝固方法，或止血类加注射疗法。可根据条件及医生经验选用。

4. 手术治疗

经积极内科治疗仍有活动性出血者，应及时邀请外科医生会诊。手术治疗仍是消化性溃疡出血治疗的有效手段，其指征为：①严重出血经内科积极治疗仍不止血，血压难以维持正常，或血压虽已正常，但又再次大出血的。②以往曾有多次严重出血，间隔时间较短后又再次出血的。③合并幽门梗阻、穿孔，或疑有癌患者。

三、食管胃底静脉曲张破裂出血

为上消化道出血常见病因，出血量往往较大，病情凶险，病死率较高。

（一）诊断

（1）起病急，出血量往往较大，常有呕血。

（2）有慢性肝病史。若发现黄疸、蜘蛛痣、肝掌、腹壁静脉曲张、脾脏肿大、腹水等有助于诊断。

（3）实验室检查可发肝功能异常，特别是白/球蛋白比例倒置、凝血酶原时间延长、血清胆红素增高。血常规检查有红细胞、白细胞及血小板减少等脾功能亢进表现。

（4）胃镜检查或食管吞钡检查发现食管静脉曲张。

值得注意的是，有不少的肝硬化消化道出血原因不是食管胃底静脉曲张破裂出血所致，而是急性胃黏膜糜烂或消化性溃疡。急诊胃镜检查对出血原因部位的诊断具有重要意义。

（二）治疗

除按前述紧急治疗、输液及输血抗休克、使用抑制胃酸分泌药物外，下列方法可根据具体情况选用。

1.药物治疗

药物治疗是各种止血治疗措施的基础,在建立静脉通路后即可使用,为后续的各种治疗措施创造条件。

(1)生长抑素及其类似品:可降低门静脉压力。国内外临床试验表明,该类药物对控制食管胃底曲张静脉出血有效,止血有效率在70%~90%,与气囊压迫相似。目前供应临床使用的有14肽生长抑素,用法是首剂250 μg静脉注射,继而3 mg加入5%葡萄糖液500 mL中,250 μg/h连续静脉滴注,连用3~5 d。因该药半减期短,若输液中断超过3 min,需追加250 μg静脉注射,以维持有效的血药浓度。奥曲肽是一种合成的8肽生长抑素类似物,具有与14肽相似的生物学活性,半减期较长。其用法是奥曲肽首剂100 μg静脉注射,继而600 μg,加入5%葡萄糖液500 mL中,以25~50 μg/h速度静脉滴注,连用3~5 d。生长抑素治疗食管静脉曲张破裂出血止血率与气囊压迫相似,其最大的优点是无明显的不良反应。在硬化治疗前使用有利于减少活动性出血,使视野清晰,便于治疗。硬化治疗后再静脉滴注一段时间可减少再出血的机会。

(2)血管加压素:作用机制是通过对内脏血管的收缩作用,减少门静脉血流量,降低门静脉及其侧支的压力,从而控制食管、胃底静脉曲张破裂出血。目前推荐的疗法是0.2 U/min,持续静脉滴注,视治疗反应,可逐渐增加剂量,至0.4 U/min。如出血得到控制,应继续用药8~12 h,然后停药。如果治疗4~6 h后仍不能控制出血,或出血一度中止而后又复发,应及时改用其他疗法。由于血管加压素具有收缩全身血管的作用,其不良反应包括血压升高、心动过缓、心律失常、心绞痛、心肌梗死、缺血性腹痛等。

目前主张在使用血管加压素同时使用硝酸甘油,以减少前者引起的全身不良反应,取得良好效果,尤以有冠心病、高血压病史者效果更好。具体用法是在应用血管加压素后,舌下含服硝酸甘油0.6 mg,每30 min 1次。也有主张使用硝酸甘油40~400 μg/min静脉滴注,根据患者血压调整剂量。

2.内镜治疗

(1)硬化栓塞疗法(EVS):在有条件的医疗单位,EVS为当今控制食管静脉曲张破裂出血的首选疗法。多数报道EVS紧急止血成功率超过90%,EVS治疗组出血致死率较其他疗法明显降低。

适应证:一般来说,不论什么原因引起的食管静脉曲张破裂出血,均可考虑行EVS,下列情况下更是EVS的指征:重度肝功能不全、储备功能低下如Child C级、低血浆蛋白质、血清胆红素升高的病例;合并有心、肺、脑、肾等重要器官疾病而不宜手术者;合有预后不良或无法切除之恶性肿瘤者,尤以肝癌为常见;已行手术治疗而再度出血,不可再次手术治疗,而常规治疗无效者;经保守治疗(包括三腔二囊管压迫)无效者。

禁忌证:有效血容量不足,血循环状态尚不稳定者;正在不断大量呕血者,因为行EVS可造成呼吸道误吸,加上视野不清也无法进行治疗操作;已濒临呼吸衰竭者,由于插管可加重呼吸困难,甚至呼吸停止;肝性脑病或其他原因意识不清无法合作者;严重心律失常或新近发生心肌梗死者;出血倾向严重,虽然内科纠正治疗,但仍远未接近正常者;长期用三腔二囊管压迫,可能造成较广泛的溃疡及坏死者,EVS疗效常不满意。

硬化剂的选择:常用的硬化剂有下列几种:乙氧硬化醇(AS):主要成分为表面麻醉剂polidocanol与乙醇;AS的特点是对组织损伤作用小,有较强的致组织纤维作用,黏度低,可用较细的注射针注入,是一种比较安全的硬化剂;AS可用于血管旁与血管内注射,血管旁每点2~3 mL,每条静脉内4~5 mL,每次总量不超过30 mL;乙醇胺油酸酯(EO):以血管内注射为主,因可引起较明显的组织损害,每条静脉内不超过5 mL,血管旁每点不超过3 mL,每次总量不超过20 mL;十四羟基硫酸钠(TSS):据报道硬化作用较强,止血效果好,用于血管内注射;纯乙醇:以血管内注射为主,每条静脉不超过1 mL,血管外每点不超过0.6 mL;鱼肝油酸钠:以血管内注射为主,每条静脉2~5 mL,总量不超过20 mL。

术前准备:补充血容量,纠正休克;配血备用;带静脉补液进入操作室;注射针充分消毒,检查内镜、注射针、吸引器性能良好;最好使用药物先控制出血,使视野清晰,便于选择注射点。

操作方法:按常规插入胃镜,观察曲张静脉情况,确定注射部位。在齿状线上2~3 cm穿刺出血征象和出血最明显的血管，注入适量（根据不同硬化剂决定注射量）硬化剂。每次可同时注射 1～3 条血管，但应在不同平面注射（相隔 3 cm），以免引起术后吞咽困难。也有人同时在出血静脉或曲张最明显的静脉旁注射硬化剂，以达到直接压迫作用，继而化学性炎症、血管旁纤维结缔组织增生，使曲张静脉硬化。每次静脉注射完毕后退出注射针，用附在镜身弯曲部的止血气囊或直接用镜头压迫穿刺点 1 min，以达到止血的目的。若有渗血，可局部喷洒凝血酶或 25% 孟氏液，仔细观察无活动性出血后出镜。

术后治疗：术后应继续卧床休息，密切注意出血情况，监测血压等生命指征，禁食 24 h，补液，酌情使用抗生素，根据病情继续使用降低门静脉压力的药物（后述）。首次治疗止血成功后，应在 1～2 周后进行重复治疗，直至曲张静脉完全消失或只留白色硬索状血管，多数病例施行 3～5 次治疗后可达到此目的。

并发症：较常见的并发症有：出血：在穿刺部位出现渗血或喷血，可在出血处再补注 1～2 针，可达到止血作用；胸痛、胸水和发热：可能与硬化剂引起曲张静脉周围炎症、管溃疡、纵隔炎、胸膜炎的发生有关；食管溃疡和狭窄；胃溃疡及出血性胃炎：可能与 EVS 后胃血流淤滞加重、应激、从穿刺点溢出的硬化剂对胃黏膜的直接损害有关。

（2）食管静脉曲张套扎术（EVL）：适应证、禁忌证与 EVS 大致相同。其操作要点是在内镜直视下把曲张静脉用负压吸引入附加在内镜前端特制的内套管中，然后通过牵拉引线，使内套管沿外套管回缩，把原放置在内套管上的特制橡皮圈套入已被吸入内套管内的静脉上，阻断曲张静脉的血流，起到与硬化剂栓塞相同的效果。每次可套扎 5～10 个部位。和 EVS 相比，两者止血率相近，可达 90% 左右。其优点是 EVL 不引起注射部位出血和系统并发症，值得进一步推广。

3.三腔二囊管

三腔二囊管压迫是传统的有效止血方法，其止血成功率在 44%～90%，由于存在一定的并发症，目前大医院已较少使用。主要用于药物效果不佳，暂时无法进行内镜治疗者，也适用于基层单位不具备内镜治疗的技术或条件者。

（1）插管前准备：①向患者说明插管的必要性与重要性，取得其合作；②仔细检查三腔管各通道是否通畅，气囊充气后作水下检查有无漏气，同时测量气囊充气量，一般胃囊注气 200～300 mL［用血压计测定内压，以 5.3～6.7 kPa（40～50 mmHg）为宜］，食管囊注气 150～200 mL［压力以 4.0～5.3 kPa（30～40 mmHg）为宜］，同时要求注气后气囊膨胀均匀，大小、张力适中，并作好各管刻度标记；③插管时若患者能忍受，最好不用咽部麻醉剂，以保存喉头反射，防止吸入性肺炎。

（2）正确的气囊压迫：插管前先测知胃囊上端至管前端的距离，然后将气囊完全抽空，气囊与导管均外涂石蜡油，通过鼻孔或口腔缓缓插入。当至 50～60 cm 刻度时，套上 50 mL 注射器从胃管作回抽。如抽出血性液体，表示已到达胃腔，并有活动性出血。先将胃内积血抽空，用生理盐水冲洗。然后用注射器注气，将胃气囊充气 200～300 mL，再将管轻轻提拉，直到感到管子有弹性阻力时，表示胃气囊已压于胃底贲门部，此时可用宽胶布将管子固定于上唇一侧，并用滑车加重量 500 g（如 500 mL 生理盐水瓶加水 250 mL）牵引止血。定时抽吸胃管，若不再抽出血性液体，说明压迫有效，此时可继续观察，不用再向食管囊注气。否则应向食管囊充气 150～200 mL，使压力维持在 4.0～5.3 kPa（30～40 mmHg），压迫出血的食管曲张静脉。

（3）气囊压迫时间：第一个 24 h 可持续压迫，定时监测气囊压力，及时补充气体。每 1～2 h 从胃管抽吸胃内容物，观察出血情况，并可同时监测胃内 pH。压迫 24 h 后每间隔 6 h 放气 1 次，放气前宜让患者吞入石蜡油 15 mL，润滑食管黏膜，以防止囊壁与黏膜黏附。先解除牵拉的重力，抽出食管囊气体，再放胃囊气体，也有人主张可不放胃囊气体，只需把三腔管向胃腔内推入少许则可解除胃底黏膜压迫。每次放气观察 15～30 min 后再注气压迫。间歇放气的目的在于改善局部血循环，避免发生黏膜坏死糜烂。出血停止 24 h 后可完全放气，但仍将三腔管保留于胃内，再观察 24 h，如仍无再出血方可拔出。一般三腔二囊管放置时间以不超过 72 h 为宜，也有报告长达 7 d 而未见黏膜糜烂者。

（4）拔管前后注意事项：拔管前先给患者服用石蜡油 15～30 mL，然后抽空 2 个气囊中的气体，慢慢拔出三腔二囊管。拔管后仍需禁食 1 d，然后给予温流质饮食，视具体情况再逐渐过渡到半流质和软食。

三腔二囊管如使用不当,可出现以下并发症:①曲张静脉糜烂破裂;②气囊脱出阻塞呼吸道引起窒息;③胃气囊进入食管导致食管破裂;④食管和(或)胃底黏膜因受压发生糜烂;⑤呕吐反流引起吸入性肺炎;⑥气囊漏气使止血失败,若不注意观察可继续出血引起休克。

4.经皮经颈静脉肝穿刺肝内门体分流术(TIPS)

TIPS是影像学X线监视下的介入治疗技术。通过颈静脉插管到达肝静脉,用特制穿刺针穿过肝实质,进入门静脉。放置导线后反复扩张,最后在这个人工隧道内置入1个可扩张的金属支架,建立人工瘘管,实施门体分流,降低门静脉压力,达到治疗食管胃底曲张静脉破裂出血的目的。TIPS要求有相当的设备与技术,费用昂贵,推广普及尚有困难。

5.手术治疗

大出血时有效循环血量骤降,肝供血量减少,可导致肝功能进一步的恶化,患者对手术的耐受性低,急症分流术死亡率达15%~30%,断流术死亡率达7.7%~43.3%。因此,在大出血期间应尽量采用各种非手术治疗,若不能止血才考虑行外科手术治疗。急症手术原则上采取并发症少、止血效果确切及简易的方法,如食管胃底曲张静脉缝扎术、门-奇静脉断流术等。待出血控制后再行择期手术,如远端脾-肾静脉分流术等,以解决门静脉高压问题,预防再出血。

四、其他原因引起的上消化道出血

(一)急性胃黏膜损害

本病是以一组胃黏膜糜烂或急性溃疡为特征的急性胃黏膜表浅性损害,常引起急性出血,主要包括急性出血性糜烂性胃炎和应激性溃疡,是上消化道出血的常见病因。

1.病因

(1)服用非甾体类抗炎药(阿司匹林、吲哚美辛等)。

(2)大量酗烈性酒。

(3)应激状态(大面积烧伤、严重创伤、脑血管意外、休克、败血症、心肺功能不全等)。

2.诊断

(1)具备上述病因之一者。

(2)出血后24~48 h内急诊胃镜检查发现胃黏膜(以胃体为主)多发性糜烂或急性浅表小溃疡;有时可见活动性出血。

3.治疗

本病以内科治疗为主。一般急救措施及补充血容量、抗休克与前述相同。本病的治疗要点是。

(1)迅速提高胃内pH,以减少H^+反弥散,降低胃蛋白酶活力,防止胃黏膜自身消化,帮助凝血。可选用质子泵抑制剂如奥美拉唑或潘妥拉唑,具体用法见"消化性溃疡出血"。

(2)内镜下直视止血:包括出血部位的注射疗法、电凝止血或局部喷洒止血药(凝血酶或去甲肾上腺素溶液等)。

(3)手术治疗:应慎重考虑,因本病病变范围广泛,加上手术本身也是一种应激。对经内科积极治疗无效、出血量大者可考虑手术治疗。

(二)胃癌出血

胃癌一般为持续小量出血,急性大量出血者占20%~25%,对中年以上男性患者,近期内出现上腹部疼痛或原有疼痛规律消失,食欲下降,消瘦,贫血程度与出血量不符者,应警惕胃癌出血的可能。内镜、活检或X线钡餐检查可明确诊断。治疗方法是补充血容量后及早手术治疗。

(三)食管贲门黏膜撕裂综合征

由于剧烈干呕、呕吐或可致腹腔内压力骤增的其他原因,造成食管贲门部黏膜及黏膜下层撕裂并出血。为上消化道出血的常见病因之一,约占上消化道出血病因的10%,部分患者可致严重出血。急诊内镜检查是确诊的最重要方法,镜下可见纵形撕裂,长3~20 mm,宽2~3 mm,大多为单个裂伤,以右侧壁最多,左侧壁次之,可见到病灶渗血或有血痂附着。

治疗上除按一般上消化道出血原则治疗外,可在内镜下使用钛夹、电凝、注射疗法等。使用抑制胃酸分泌药物可减少胃酸反流,促进止血与损伤组织的修复。

（四）胆管出血

本病是指胆管或流入胆管的出血,可分为肝内型和肝外型出血。肝内型出血多为肝外伤、肝脏活检、PTC、感染和中毒后肝坏死、血管瘤、恶性肿瘤、肝动脉栓塞等病因所致。肝外型出血多为胆结石、胆管蛔虫、胆管感染、胆管肿瘤、经内镜胆管逆行造影下十二指肠乳头括约肌切开术后、T管引流等引起。

1.诊断

（1）有上述致病因素存在,临床上出现三大症状:消化道出血、胆绞痛及黄疸。

（2）经内镜检查未发现食管和胃内的出血病变,而十二指肠乳头部有血液或血块排出,即可确认胆管出血。必要时可行 ERCP、PTC、选择性动脉造影、腹部探查中的胆管造影、术中胆管镜直视检查等,均有助于确诊。

2.治疗

首先要查明原发疾病,只有原发病查明后才能制订正确的治疗方案。轻度的胆管出血,一般可用保守疗法止血,急性胆管大出血则应及时手术治疗。除按上述一般紧急治疗、输液及输血、止血药物使用外,以下措施应着重进行。

（1）病因治疗。①控制感染:由于肝内或胆管内化脓性感染所引起的出血,控制感染至关重要,可选用肝胆管系统内浓度较高的抗生素,如头孢菌素类、喹诺酮类等抗生素静脉滴注,可联合两种以上抗生素;②驱蛔治疗:由胆管蛔虫引起者,主要措施是驱蛔、防治感染、解痉镇痛。在内镜直视下钳取嵌顿在壶腹内的蛔虫是一种有效措施。

（2）手术治疗。有下列情况可考虑手术治疗:①持续胆管大出血,经各种治疗仍血压不稳,休克未能有效控制者;②反复的胆管出血,经内科积极治疗无效者;③肝内或肝外有需要处科手术治疗的病变存在者。

（杨　杰）

第十二节　病毒性肝炎

一、甲型病毒性肝炎

甲型病毒性肝炎旧称流行性黄疸或传染性肝炎,早在8世纪就有记载。目前全世界有40亿人口受到该病的威胁。近年对其病原学和诊断技术等方面的研究进展较大,并已成功研制出甲型肝炎病毒减毒活疫苗和灭活疫苗,可有效控制甲型肝炎的流行。

（一）病因

甲型肝炎传染源是患者和亚临床感染者。潜伏期后期及黄疸出现前数日传染性最强,黄疸出现后2周粪便仍可能排出病毒,但传染性已明显减弱。本病无慢性甲肝病毒（HAV）携带者。

（二）诊断要点

甲型病毒性肝炎主要依据流行病学资料、临床特点、常规实验室检查和特异性血清学诊断。流行病学资料应参考当地甲型肝炎流行疫情,病前有无肝炎患者密切接触史及个人、集体饮食卫生状况。急性黄疸型病例黄疸期诊断不难。在黄疸前期获得诊断称为早期诊断,此期表现似"感冒"或"急性胃肠炎",如尿色变为深黄色应疑及本病。急性无黄疸型及亚临床型病例不易早期发现,诊断主要依赖肝功能检查。根据特异性血清学检查可作出病因学诊断。凡慢性肝炎和重型肝炎,一般不考虑甲型肝炎的诊断。

1.分型

甲型肝炎潜伏期为2~6周,平均4周,临床分为急性黄疸型（AIH）、急性无黄疸型和亚临床型。

（1）急性黄疸型:①黄疸前期:急性起病,多有畏寒发热,体温38℃左右,全身乏力,食欲缺乏,厌油、恶心、呕吐,上腹部饱胀不适或腹泻,少数病例以上呼吸道感染症状为主要表现,偶见荨麻疹,继之尿色加深。本期一般持续5～7日。②黄疸期:热退后出现黄疸,可见皮肤巩膜不同程度黄染。肝区隐痛,肝大,触之有充实感,伴有叩痛和压痛,尿色进一步加深。黄疸出现后全身及消化道症状减轻,否则可能发生重症化,但重症化者罕见。本期持续2～6周。③恢复期:黄疸逐渐消退,症状逐渐消失,肝脏逐渐回缩至正常,肝功能逐渐恢复。本期持续2～4周。

(2)急性无黄疸型:起病较缓慢,除无黄疸外,其他临床表现与黄疸型相似,症状一般较轻。多在3个月内恢复。

(3)亚临床型:部分患者无明显临床症状,但肝功能有轻度异常。

(4)急性淤胆型:本型实为黄疸型肝炎的一种特殊形式,特点是肝内胆汁淤积性黄疸持续较久,消化道症状轻,肝实质损害不明显,而黄疸很深,多有皮肤瘙痒及粪色变浅,预后良好。

2.实验室检查

(1)常规检查:外周血白细胞总数正常或偏低,淋巴细胞相对增多,偶见异型淋巴细胞,一般不超过10%,这可能是淋巴细胞受病毒抗原刺激后发生的母细胞转化现象。黄疸前期末尿胆原及尿胆红素开始呈阳性反应,是早期诊断的重要依据。血清丙氨酸氨基转移酶(ALT)于黄疸前期早期开始升高,血清胆红素在黄疸前期末开始升高。血清ALT高峰在血清胆红素高峰之前,一般在黄疸消退后一至数周恢复正常。急性黄疸型血浆球蛋白常见轻度升高,但随病情恢复而逐渐恢复。急性无黄疸型和亚临床型病例肝功能改变以单项ALT轻中度升高为特点。急性淤胆型病例血清胆红素显著升高而ALT仅轻度升高,两者形成明显反差,同时伴有血清ALP及GGT明显升高。

(2)特异性血清学检查:特异性血清学检查是确诊甲型肝炎的主要指标。血清IgM型甲型肝炎病毒抗体(抗-HAV-IgM)于发病数日即可检出,黄疸期达到高峰,一般持续2～4个月,以后逐渐下降乃至消失。目前临床上主要用酶联免疫吸附法(ELISA)检查血清抗-HAV-IgM,以作为早期诊断甲型肝炎的特异性指标。血清抗-HAV-IgM出现于病程恢复期,较持久,甚至终生阳性,是获得免疫力的标志,一般用于流行病学调查。新近报道应用线性多抗原肽包被进行ELISA检测HAV感染,其敏感性和特异性分别高于90%和95%。

(三)鉴别要点

本病需与药物性肝炎、传染性单核细胞增多症、钩端螺旋体病、急性结石性胆管炎、原发性胆汁性肝硬化、妊娠期肝内胆汁淤积症、总胆管梗阻、妊娠急性脂肪肝等鉴别。其他如血吸虫病、肝吸虫病、肝结核、脂肪肝、肝淤血及原发性肝癌等均可有肝大或ALT升高,鉴别诊断时应加以考虑。与乙型、丙型、丁型及戊型病毒型肝炎急性期鉴别除参考流行病学特点及输血史等资料外,主要依据血清抗-HAV-IgM的检测。

(四)规范化治疗

急性期应强调卧床休息,给予清淡而营养丰富的饮食,外加充足的B族维生素及维生素C。进食过少及呕吐者,应每日静脉滴注10%的葡萄糖液1 000～1 500 mL,酌情加入能量合剂及10%氯化钾。热重者可服用茵陈蒿汤、栀子柏皮汤加减;湿重者可服用茵陈胃苓汤加减;湿热并重者宜用茵陈蒿汤和胃苓汤合方加减;肝气郁结者可用逍遥散;脾虚湿困者可用平胃散。

(五)转院标准

急性黄疸型黄疸期可能发生重症化,应转院治疗,可考虑人工肝支持疗法,但重症化者罕见。

(六)预后评估

本病预后良好,无慢性化倾向,发生肝衰竭罕见,无演化成肝癌的危险。

二、乙型病毒性肝炎

慢性乙型病毒性肝炎是由乙型肝炎病毒感染致肝脏发生炎症及肝细胞坏死,持续6个月以上而病毒仍未被清除的疾病。我国是慢性乙型病毒性肝炎的高发区,人群中约有9.09%为乙型肝炎病毒携带者。该疾病呈慢性进行性发展,间有反复急性发作,可演变为肝硬化、肝癌或肝功能衰竭等,严重危害人民健康,故对该疾病的早发现、早诊断、早治疗很重要。

（一）病因

1.传染源

传染源主要是有 HBV DNA 复制的急、慢性患者和无症状慢性 HBV 携带者。

2.传播途径

主要通过血清及日常密切接触而传播。血液传播途径除输血及血制品外,可通过注射,刺伤,共用牙刷、剃刀及外科器械等方式传播,经微量血液也可传播。由于患者唾液、精液、初乳、汗液、血性分泌物均可检出 HBsAg,故密切的生活接触可能是重要传播途径。所谓"密切生活接触"可能是由于微小创伤所致的一种特殊经血传播形式,而非消化道或呼吸道传播。另一种重要的传播方式是母—婴传播（垂直传播）。生于 HBsAg/HBeAg 阳性母亲的婴儿,HBV 感染率高达 95%,大部分在分娩过程中感染,低于 10%～20%可能为宫内感染。因此,医源性或非医源性经血液传播,是本病的传播途径。

3.易感人群

感染后患者对同一 HBsAg 亚型 HBV 可获得持久免疫力。但对其他亚型免疫力不完全,偶可再感染其他亚型,故极少数患者血清抗-HBs（某一亚型感染后）和 HBsAg（另一亚型再感染）可同时阳性。

（二）诊断要点

急性肝炎病程超过半年,或原有乙型病毒性肝炎或 HBsAg 携带史,本次又因同一病原再次出现肝炎症状、体征及肝功能异常者可以诊断为慢性乙型病毒性肝炎。发病日期不明或虽无肝炎病史,但肝组织病理学检查符合慢性乙型病毒性肝炎,或根据症状、体征、化验及 B 超检查综合分析,亦可作出相应诊断。

1.分型

据 HBeAg 可分为 2 型。

（1）HBeAg 阳性慢性乙型病毒性肝炎:血清 HBsAg、HBV DNA 和 HBeAg 阳性,抗-HBe 阴性,血清 ALT 持续或反复升高,或肝组织学检查有肝炎病变。

（2）HBeAg 阴性慢性乙型病毒性肝炎:血清 HBsAg 和 HBV DNA 阳性,HBeAg 持续阴性,抗-HBe 阳性或阴性,血清 ALT 持续或反复异常,或肝组织学检查有肝炎病变。

2.分度

根据生化学试验及其他临床和辅助检查结果,可进一步分 3 度。

（1）轻度:临床症状、体征轻微或缺如,肝功能指标仅 1 或 2 项轻度异常。

（2）中度:症状、体征、实验室检查居于轻度和重度之间。

（3）重度:有明显或持续的肝炎症状,如乏力、纳差、尿黄、便溏等,伴有肝病面容、肝掌、蜘蛛痣、脾大,并排除其他原因,且无门静脉高压症者。实验室检查血清 ALT 和（或）AST 反复或持续升高,清蛋白降低或 A/G 比值异常,球蛋白明显升高。除前述条件外,凡清蛋白不超过 32 g/L,胆红素大于 5 倍正常值上限,凝血酶原活动度为 40%～60%,胆碱酯酶低于 2 500 U/L,4 项检测中有 1 项达上述程度者即可诊断为重度慢性肝炎。

3.B 超检查

结果可供慢性乙型病毒性肝炎诊断参考。

（1）轻度:B 超检查肝脾无明显异常改变。

（2）中度:B 超检查可见肝内回声增粗,肝脏和（或）脾脏轻度肿大,肝内管道（主要指肝静脉）走行多清晰,门静脉和脾静脉内径无增宽。

（3）重度:B 超检查可见肝内回声明显增粗,分布不均匀;肝表面欠光滑,边缘变钝;肝内管道走行欠清晰或轻度狭窄、扭曲;门静脉和脾静脉内径增宽;脾大;胆囊有时可见"双层征"。

4.组织病理学诊断

包括病因（根据血清或肝组织的肝炎病毒学检测结果确定病因）、病变程度及分级分期结果。

（三）鉴别要点

本病应与慢性丙型病毒性肝炎、嗜肝病毒感染所致肝损害、酒精性及非酒精性肝炎、药物性肝炎、自身免疫性肝炎、肝硬化、肝癌等鉴别。

（四）规范化治疗

1. 治疗的总体目标

最大限度地长期抑制或消除乙肝病毒，减轻肝细胞炎症坏死及肝纤维化，延缓和阻止疾病进展，减少和防止肝脏失代偿、肝硬化、肝癌及其并发症的发生，从而改善生活质量和延长存活时间。主要包括抗病毒、免疫调节、抗炎保肝、抗纤维化和对症治疗，其中抗病毒治疗是关键，只要有适应证，且条件允许，就应进行规范的抗病毒治疗。

2. 抗病毒治疗的一般适应证

①HBV DNA$\geq 2\times 10^4$ U/mL（HBeAg 阴性者为不低于 2×10^3 U/mL）。②ALT$\geq 2\times$ULN；如用干扰素治疗，ALT 应不高于 $10\times$ULN，血总胆红素水平应低于 $2\times$ULN。③如 ALT$<2\times$ULN，但肝组织学显示 Knodell HAI≥ 4，或$\geq$G2。

具有①并有②或③的患者应进行抗病毒治疗；对达不到上述治疗标准者，应监测病情变化，如持续 HBV DNA 阳性，且 ALT 异常，也应考虑抗病毒治疗。ULN 为正常参考值上限。

3. HBeAg 阳性慢性乙型肝炎患者

对于 HBV DNA 定量不低于 2×10^4 U/mL，ALT 水平不低于 $2\times$ULN 者，或 ALT$<2\times$ULN，但肝组织学显示 Knodell HAI≥ 4，或$\geq$G2 炎症坏死者，应进行抗病毒治疗。可根据具体情况和患者的意愿，选用 IFN-α，ALT 水平应低于 $10\times$ULN，或核苷（酸）类似物治疗。对 HBV DNA 阳性但低于 2×10^4 U/mL 者，经监测病情 3 个月，HBV DNA 仍未转阴，且 ALT 异常，则应抗病毒治疗。

（1）普通 IFN-α：5 MU（可根据患者的耐受情况适当调整剂量），每周 3 次或隔日 1 次，皮下或肌内注射，一般疗程为 6 个月。如有应答，为提高疗效亦可延长疗程至 1 年或更长。应注意剂量及疗程的个体化。如治疗 6 个月无应答者，可改用其他抗病毒药物。

（2）聚乙二醇干扰素 α-2a：180 μg，每周 1 次，皮下注射，疗程 1 年。剂量应根据患者耐受性等因素决定。

（3）拉米夫定：100 mg，每日 1 次，口服。治疗 1 年时，如 HBV DNA 检测不到（PCR 法）或低于检测下限、ALT 复常、HBeAg 转阴但未出现抗-HBe 者。建议继续用药直至 HBeAg 血清学转归，经监测 2 次（每次至少间隔 6 个月）仍保持不变者可以停药，但停药后需密切监测肝脏生化学和病毒学指标。

（4）阿德福韦酯：10 mg，每日 1 次，口服。疗程可参照拉米夫定。

（5）恩替卡韦：0.5 mg（对拉米夫定耐药患者 1 mg），每日 1 次，口服。疗程可参照拉米夫定。

4. HBeAg 阴性慢性乙型肝炎患者

HBV DNA 定量不低于 2×10^3 U/mL，ALT 水平不低于 $2\times$ULN 者，或 ALT<2ULN，但肝组织学检查显示 Knodell HAI≥ 4，或 G2 炎症坏死者，应进行抗病毒治疗。由于难以确定治疗终点，因此，应治疗至检测不出 HBV DNA（PCR 法），ALT 复常。此类患者复发率高，疗程宜长，至少为 1 年。

因需要较长期治疗，最好选用 IFN-α（ALT 水平应低于 $10\times$ULN）或阿德福韦酯或恩替卡韦等耐药发生率低的核苷（酸）类似物治疗。对达不到上述推荐治疗标准者，则应监测病情变化，如持续 HBV DNA 阳性，且 ALT 异常，也应考虑抗病毒治疗。

（1）普通 IFN-α：5 MU，每周 3 次或隔日 1 次，皮下或肌内注射，疗程至少 1 年。

（2）聚乙二醇干扰素 α-2a：180 μg，每周 1 次，皮下注射，疗程至少 1 年。

（3）阿德福韦酯：10 mg，每日 1 次，口服，疗程至少 1 年。当监测 3 次（每次至少间隔 6 个月）HBV DNA 检测不到（PCR 法）或低于检测下限和 ALT 正常时可以停药。

（4）拉米夫定：100 mg，每日 1 次，口服，疗程至少 1 年。治疗终点同阿德福韦酯。

（5）恩替卡韦：0.5 mg（对拉米夫定耐药患者 1 mg），每日 1 次，口服。疗程可参照阿德福韦酯。

5.应用化疗和免疫抑制剂治疗的患者

对于因其他疾病而接受化疗、免疫抑制剂(特别是肾上腺糖皮质激素)治疗的 HBsAg 阳性者,即使 HBV DNA 阴性和 ALT 正常,也应在治疗前 1 周开始服用拉米夫定,每日 100 mg,化疗和免疫抑制剂治疗停止后,应根据患者病情决定拉米夫定停药时间。对拉米夫定耐药者,可改用其他已批准的能治疗耐药变异的核苷(酸)类似物。核苷(酸)类似物停用后可出现复发,甚至病情恶化,应十分注意。

6.其他特殊情况的处理

(1)经过规范的普通 IFN-α 治疗无应答患者,再次应用普通 IFN-α 治疗的疗效很低。可试用聚乙二醇干扰素 α-2a 或核苷(酸)类似物治疗。

(2)强化治疗指在治疗初始阶段每日应用普通 IFN-α,连续 2~3 周后改为隔日 1 次或每周 3 次的治疗。目前对此疗法意见不一,因此不予推荐。

(3)应用核苷(酸)类似物发生耐药突变后的治疗,拉米夫定治疗期间可发生耐药突变,出现"反弹",建议加用其他已批准的能治疗耐药变异的核苷(酸)类似物,并重叠 1~3 个月或根据 HBV DNA 检测阴性后撤换拉米夫定,也可使用 IFN-α(建议重叠用药 1~3 个月)。

(4)停用核苷(酸)类似物后复发者的治疗,如停药前无拉米夫定耐药,可再用拉米夫定治疗,或其他核苷(酸)类似物治疗。如无禁忌证,亦可用 IFN-α 治疗。

7.儿童患者

12 岁以上慢性乙型病毒性肝炎患儿,其普通 IFN-α 治疗的适应证、疗效及安全性与成人相似,剂量为 3~6 μU/m²,最大剂量不超过 10 μU/m²。在知情同意的基础上,也可按成人的剂量和疗程用拉米夫定治疗。

(五)转院标准

重症肝炎患者可考虑人工肝支持治疗、肝移植,有消化道大出血者可考虑急诊内镜治疗、介入治疗或手术治疗。

(六)预后评估

本病青壮年居多,起病多缓慢或隐匿,其发展过程一般为:活动性肝炎→肝纤维化→肝硬化→肝癌。因此一旦发现该疾病,即应进行明确诊断,并除外慢性丙型病毒性、酒精及非酒精性、药物性、自身免疫性肝炎及肝癌等,制定合理的诊疗方案,治疗以抗病毒为关键。一般预后尚可。但该疾病患者应每 3~6 个月监测乙肝五项、肝功能、HBV DNA、AFP、肝脏 B 超等(必要时作 CT 或 MRI),防止或及早发现疾病进展甚至癌变。

三、丙型病毒性肝炎

慢性丙型病毒性肝炎是一种主要经血液传播的疾病,是由丙型肝炎病毒(HCV)感染导致的慢性传染病。慢性 HCV 感染可导致肝脏慢性炎症坏死,部分患者可发展为肝硬化甚至肝细胞癌(HCC),严重危害人民健康,已成为严重的社会和公共卫生问题。

(一)病因

1.传染源

主要为急、慢性患者和慢性 HCV 携带者。

2.传播途径

与乙型肝炎相同,主要有以下 3 种。

(1)通过输血或血制品传播:由于 HCV 感染者病毒血症水平低,所以输血和血制品(输 HCV 数量较多)是最主要的传播途径。经初步调查,输血后非甲非乙型肝炎患者血清丙型肝炎抗体(抗-HCV)阳性率高达 80% 以上,已成为大多数(80%~90%)输血后肝炎的原因。但供血员血清抗-HCV 阳性率较低,欧美各国为 0.35%~1.4%,故目前公认,反复输入多个供血员血液或血制品者更易发生丙型肝炎,输血 3 次以上者感染 HCV 的危险性增高 2~6 倍。国内曾因单采血浆回输血细胞时污染,造成丙型肝炎暴发流行,经 2 年以上随访,血清抗-HCV 阳性率达到 100%。1989 年国外综合资料表明,抗-HCV 阳性率在输血后非甲非乙型肝炎患者为 85%,血源性凝血因子治疗的血友病患者为 60%～70%,静脉药瘾患者为 50%～70%。

(2)通过非输血途径传播:丙型肝炎亦多见于非输血人群,主要通过反复注射、针刺、含 HCV 血液反复污染皮肤黏膜隐性伤口及性接触等其他密切接触方式而传播。这是世界各国广泛存在的散发性丙型肝炎的传播途径。

(3)母婴传播:要准确评估 HCV 垂直传播很困难,因为在新生儿中所检测到的抗-HCV 实际可能来源于母体(被动传递)。检测 HCV RNA 提示,HCV 有可能由母体传播给新生儿。

3.易感人群

对 HCV 无免疫力者普遍易感。在西方国家,除反复输血者外,静脉药瘾者、同性恋等混乱性接触者及血液透析患者丙型肝炎发病率较高。本病可发生于任何年龄,一般儿童和青少年 HCV 感染率较低,中青年次之。男性 HCV 感染率大于女性。HCV 多见于 16 岁以上人群。HCV 感染恢复后血清抗体水平低,免疫保护能力弱,有再次感染 HCV 的可能性。

(二)诊断要点

1.诊断依据

HCV 感染超过 6 个月,或发病日期不明、无肝炎史,但肝脏组织病理学检查符合慢性肝炎,或根据症状、体征、实验室及影像学检查结果综合分析,作出诊断。

2.病变程度判定

慢性肝炎按炎症活动度(G)可分为轻、中、重 3 度,并应标明分期(S)。

(1)轻度慢性肝炎(包括原慢性迁延性肝炎及轻型慢性活动性肝炎):G1～2,S0～2。①肝细胞变性,点、灶状坏死或凋亡小体。②汇管区有(无)炎症细胞浸润、扩大,有或无局限性碎屑坏死(界面肝炎)。③小叶结构完整。

(2)中度慢性肝炎(相当于原中型慢性活动性肝炎):G3,S1～3。①汇管区炎症明显,伴中度碎屑坏死。②小叶内炎症严重,融合坏死或伴少数桥接坏死。③纤维间隔形成,小叶结构大部分保存。

(3)重度慢性肝炎(相当于原重型慢性活动性肝炎):G4,S2～4。①汇管区炎症严重或伴重度碎屑坏死。②桥接坏死累及多数小叶。③大量纤维间隔,小叶结构紊乱,或形成早期肝硬化。

3.组织病理学诊断

包括病因(根据血清或肝组织的肝炎病毒学检测结果确定病因)、病变程度及分级分期结果,如病毒性肝炎,丙型,慢性,中度,G3/S4。

(三)鉴别要点

本病应与慢性乙型病毒性肝炎、药物性肝炎、酒精性肝炎、非酒精性肝炎、自身免疫性肝炎、病毒感染所致肝损害、肝硬化、肝癌等鉴别。

(四)规范化治疗

1.抗病毒治疗的目的

清除或持续抑制体内的 HCV,以改善或减轻肝损害,阻止进展为肝硬化、肝衰竭或 HCC,并提高患者的生活质量。治疗前应进行 HCV RNA 基因分型(1 型和非 1 型)和血中 HCV RNA 定量,以决定抗病毒治疗的疗程和利巴韦林的剂量。

2.HCV RNA 基因为 1 型或(和)HCV RNA 定量不低于 $4 \times 10^3 U/mL$ 者

可选用下列方案之一。

(1)聚乙二醇干扰素 α 联合利巴韦林治疗方案:聚乙二醇干扰素 α-2a 180 μg,每周 1 次,皮下注射,联合口服利巴韦林 1 000 mg/d,至 12 周时检测 HCV RNA。①如 HCV RNA 下降幅度少于 2 个对数级,则考虑停药。②如 HCV RNA 定性检测为阴转,或低于定量法的最低检测限。继续治疗至 48 周。③如 HCV RNA 未转阴,但下降超过 2 个对数级,则继续治疗到 24 周。如 24 周时 HCV RNA 转阴,可继续治疗到48周;如果24周时仍未转阴,则停药观察。

(2)普通IFN-α联合利巴韦林治疗方案:IFN-α 3~5 MU,隔日1次,肌内或皮下注射,联合口服利巴韦林1 000 mg/d,建议治疗48周。

(3)不能耐受利巴韦林不良反应者的治疗方案:可单用普通IFN-α复合IFN或PEG-IFN,方法同上。

3. HCV RNA基因为非1型或(和)HCV RNA定量小于$4×10^5$ U/mL者

可采用以下治疗方案之一。

(1)聚乙二醇干扰素α联合利巴韦林治疗方案:聚乙二醇干扰素α-2a 180 μg,每周1次,皮下注射,联合应用利巴韦林800 mg/d,治疗24周。

(2)普通IFN-α联合利巴韦林治疗方案:IFN-α3 mU,每周3次,肌内或皮下注射,联合应用利巴韦林800~1 000 mg/d,治疗24~48周。

(3)不能耐受利巴韦林不良反应者的治疗方案:可单用普通IFN-α或聚乙二醇干扰素α。

(五)转院标准

重症肝炎患者可考虑人工肝支持治疗,肝移植,有消化道大出血者可考虑急诊内镜治疗、介入治疗或手术治疗。

(六)预后评估

慢性丙型病毒性肝炎为我国常见慢性传染性疾病之一,我国一般人群抗-HCV阳性率为3.2%。本病多有输血史,起病多缓慢或隐匿,该病多呈慢性进行性发展,其间可反复迁延发作,逐渐发展为肝硬化、原发性肝癌或肝功能衰竭。所以一旦发现该疾病,应充分了解本病的最佳临床证据,结合各项相应实验室检查、影像学及病理学检查,进行明确诊断,并进行规范的抗病毒治疗。基因型是抗病毒治疗疗效最重要的预测因素,聚乙二醇干扰素α-2a联合口服利巴韦林有较强的抗病毒作用,有较高缓解率。在治疗疗程完结束后应每3~6个月监测HCV抗体、肝功能、HCV RNA、AFP、肝脏B超等(必要时作CT或MRI),早发现疾病进展甚至癌变。

四、丁型病毒性肝炎

丁型病毒型肝炎是由于丁型肝炎病毒(HDV)与HBV共同感染引起的以肝细胞损害为主的传染病,呈世界性分布,易使肝炎慢性化和重症化。

(一)病因

HDV感染呈全球性分布。意大利是HDV感染的发现地。地中海沿岸、中东地区、非洲和南美洲亚马逊河流域是HDV感染的高流行区。HDV感染在地方性高发区的持久流行,是由HDV在HBsAg携带者之间不断传播所致。除南欧为地方性高流行区之外,其他发达国家HDV感染率一般只占HBsAg携带者的5%以下。发展中国家HBsAg携带者较高,有引起HDV感染传播的基础。我国各地HBsAg阳性者中HDV感染率为0~32%,北方偏低,南方较高。活动性乙型慢性肝炎和重型肝炎患者HDV感染率明显高于无症状慢性HBsAg携带者。

1. 传染源

主要是急、慢性丁型肝炎患者和HDV携带者。

2. 传播途径

输血或血制品是传播HDV的最重要途径之一。其他包括经注射和针刺传播,日常生活密切接触传播,以及围生期传播等。我国HDV传播方式以生活密切接触为主。

3. 易感人群

HDV感染分两种类型:①HDV/HBV同时感染,感染对象是正常人群或未接受HBV感染的人群;②HDV/HBV重叠感染,感染对象是已受HBV感染的人群,包括无症状慢性HBsAg携带者和乙型肝炎患者,他们体内含有HBV及HBsAg,一旦感染HDV,极有利于HDV的复制,所以这一类人群对HDV的易感性更强。

（二）诊断要点

我国是 HBV 感染高发区,应随时警惕 HDV 感染。HDV 与 HBV 同时感染所致急性丁型肝炎,仅凭临床资料不能确定病因。凡无症状慢性 HBsAg 携带者突然出现急性肝炎样症状、重型肝炎样表现或迅速向慢性肝炎发展者,以及慢性乙型肝炎病情突然恶化而陷入肝衰竭者,均应想到 HDV 重叠感染,及时进行特异性检查,以明确病因。

1.临床表现

HDV 感染一般只与 HBV 感染同时发生或继发于 HBV 感染者中,故其临床表现部分取决于 HBV 感染状态。

（1）HDV 与 HBV 同时感染（急性丁型肝炎）:潜伏期为 6～12 周,其临床表现与急性自限性乙型肝炎类似,多数为急性黄疸型肝炎。在病程中可先后发生两次肝功能损害,即血清胆红素和转氨酶出现两个高峰。整个病程较短,HDV 感染常随 HBV 感染终止而终止,预后良好,很少向重型肝炎、慢性肝炎或无症状慢性 HDV 携带者发展。

（2）HDV 与 HBV 重叠感染:潜伏期为 3～4 周。其临床表现轻重悬殊,复杂多样。①急性肝炎样丁型肝炎:在无症状慢性 HBsAg 携带者基础上重叠感染 HDV 后,最常见的临床表现形式是急性肝炎样发作,有时病情较重,血清转氨酶持续升高达数月之久,或血清胆红素及转氨酶升高呈双峰曲线。在 HDV 感染期间,血清 HBsAg 水平常下降,甚至转阴,有时可使 HBsAg 携带状态结束。②慢性丁型肝炎:无症状慢性 HBsAg 携带者重叠感染 HDV 后,更容易发展成慢性肝炎。慢性化后发展为肝硬化的进程较快。早期认为丁型肝炎不易转化为肝癌,近年来在病理诊断为原发性肝癌的患者中,HDV 标志阳性者可达 11%～22%,故丁型肝炎与原发性肝癌的关系不容忽视。

（3）重型丁型肝炎:在无症状慢性 HBsAg 携带者基础上重叠感染 HDV 时,颇易发展成急性或亚急性重型肝炎。在"暴发性肝炎"中,HDV 感染标志阳性率高达 21%～60%,认为 HDV 感染是促成大块肝坏死的一个重要因素。按国内诊断标准,这些"暴发性肝炎"应包括急性和亚急性重型肝炎。HDV 重叠感染易使原有慢性乙型肝炎病情加重。如有些慢性乙型肝炎患者,病情本来相对稳定或进展缓慢,血清 HDV 标志转阳,临床状况可突然恶化,继而发生肝衰竭,甚至死亡,颇似慢性重型肝炎,这种情况国内相当多见。

2.实验室检查

近年丁型肝炎的特异诊断方法日臻完善,从受检者血清中检测到 HDAg 或 HDV RNA,或从血清中检测抗-HDV,均为确诊依据。

（三）鉴别要点

应注意与慢性重型乙型病毒型肝炎相鉴别。

（四）规范化治疗

丁型病毒性肝炎以护肝对症治疗为主。近年研究表明。IFN-α 可能抑制 HDV RNA 复制,经治疗后,可使部分病例血清 HDV RNA 转阴,所用剂量宜大,疗程宜长。目前 IFN-α 是唯一可供选择的治疗慢性丁型肝炎的药物,但其疗效有限。IFN-α900 万 U,每周 3 次,或者每日 500 万 U,疗程 1 年,能使 40%～70% 的患者血清中 HDV RNA 消失,但是抑制 HDV 复制的作用很短暂,停止治疗后 60%～97% 的患者复发。

（五）转院标准

HDV 重叠感染易使原有慢性乙型肝炎病情加重,临床状况可突然恶化,继而可发生肝衰竭,此时应转院治疗。

（六）预后评估

丁型肝炎较单纯乙型肝炎更易慢性化和重型化,HDV 与 HBV 重叠感染者预后较差。

五、戊型病毒性肝炎

戊型病毒型肝炎原称肠道传播的非甲非乙型肝炎或流行性非甲非乙型肝炎,其流行病学特点及临床表现颇像甲型肝炎,但两者的病因完全不同。

（一）病因

戊型肝炎流行最早发现于印度,开始疑为甲型肝炎,但回顾性血清学分析,证明既非甲型肝炎,也非乙型肝炎。本病流行地域广泛,在发展中国家以流行为主,发达国家以散发为主。其流行特点与甲型肝炎相似,传染源是戊型肝炎患者和阴性感染患者,经粪－口传播。潜伏期末和急性期初传染性最强。流行规律大体分两种:一种为长期流行,常持续数月,可长达 20 个月,多由水源不断污染所致;另一种为短期流行,约 1 周即止,多为水源一次性污染引起。与甲型肝炎相比,本病发病年龄偏大,16～35 岁者占 75%,平均27 岁。孕妇易感性较高。

（二）诊断要点

流行病学资料、临床特点和常规实验室检查仅作临床诊断参考,特异血清病原学检查是确诊依据,同时排除 HAV、HBV、HCV 感染。

1.临床表现

本病潜伏期 15～75 日,平均约 6 周。绝大多数为急性病例,包括急性黄疸型和急性无黄疸型肝炎,两者比例约为 1：13。临床表现与甲型肝炎相似,但其黄疸前期较长,症状较重。除淤胆型病例外,黄疸常于一周内消退。戊型肝炎胆汁淤积症状（如灰浅色大便、全身瘙痒等）较甲型肝炎为重,大约 20% 的急性戊型肝炎患者会发展成淤胆型肝炎。部分患者有关节疼痛。

2.实验室检查

用戊型肝炎患者急性期血清 IgM 型抗体建立 ELISA 法,可用于检测拟诊患者粪便内的 HEAg,此抗原在黄疸出现第 14～18 日的粪便中较易检出,但阳性率不高。用荧光素标记戊型肝炎恢复期血清 IgG,以实验动物 HEAg 阳性肝组织作抗原片,进行荧光抗体阻断实验,可用于检测血清戊型肝炎抗体（抗-HEV）,阳性率 50%～100%。但本法不适用于临床常规检查。

用重组抗原或合成肽原建立 ELISA 法检测血清抗-HEV,已在国内普遍开展,敏感性和特异性均较满意。用本法检测血清抗-HEV-IgM,对诊断现症戊型肝炎更有价值。

（三）鉴别要点

应注意与 HAV、HBV、HCV 相鉴别。

（四）规范化治疗

急性期应强调卧床休息,给予清淡而营养丰富的饮食。外加充足的 B 族维生素及维生素 C。

HEV ORF2 结构蛋白可用于研制有效疫苗,并能对 HEV 株提供交叉保护。HEV ORF2 蛋白具有较好的免疫原性,用其免疫猕猴能避免动物发生戊型肝炎和 HEV 感染。该疫苗正在研制,安全性和有效性正在评估。

（五）转院标准

HBsAg 携带者重叠感染 HEV 后病情加重,临床状况可突然恶化,继而可发生肝衰竭,此时应转院治疗。

（六）预后评估

临床上戊型肝炎是一种典型自限性疾病,多数患者预后较好。

（杨　杰）

第十三节　自身免疫性肝炎

自身免疫性肝炎（autoimmune hepatitis,AIH）是一种以不同程度的血清转氨酶升高、高丙种球蛋白血症和自身抗体阳性为主要临床特征的肝脏疾病,主要表现为慢性肝炎,但亦可以急性肝炎甚至急性肝衰竭起病。该病最初描述于 20 世纪 50 年代初,曾被称为狼疮样肝炎、慢性活动性自身免疫性肝炎、自身免疫性活动性肝炎等,1994年国际胃肠病学大会上被正式定名为"自身免疫性肝炎"。

一、流行病学

AIH在全世界范围内均有发生,无论性别、年龄、种族均可发病。以女性发病占优势,男女比例约 1：3.6。其发病存在两个年龄高峰:青少年期(10～30岁)及绝经期。文献报道AIH的年发病率为:英国0.1/10万～0.2/10万、法国0.12/10万、澳大利亚1.2/10万、日本0.015/10万～0.08/10万。目前我国尚无AIH发病率的流行病学调查资料。

二、病因及发病机制

自身免疫性肝炎的病因及发病机制尚不清楚,可能涉及遗传、病毒感染、药物、毒素及免疫等多种因素。

遗传学研究发现HLA Ⅱ类分子关键部位的基因多态性是影响AIH发生的主要原因。例如,本病多见于HLA-DR3(DRB1 * 0301)及DR4(DRB1 * 0401)阳性者,但在不同种族人群中MHC Ⅱ类分子对AIH的影响有所不同。亦有研究认为,其他免疫分子的基因多态性如肿瘤坏死因子α(TNF-α)基因、细胞毒T细胞抗原4(CTLA-4)基因的改变会促使AIH发生。

虽然在Ⅰ型AIH患者中没有明确找到病原体,但HCV感染的患者中有10% LKM1阳性,有研究提示HCV有可能通过分子模拟诱导自身反应性CD_8^+CTL,产生病毒相关性AIH。

在人体内,特异性自身抗原肽被HLA-2类分子识别,并被抗原递呈细胞(APC)递呈给T细胞从而激活T细胞,后者随后分化为Th_1和Th_2两个亚型,分泌重要的致炎性细胞因子从而引起自身免疫反应。正常情况下,机体的免疫应答受到精细的调节和控制(主要通过免疫细胞的凋亡),因而不会发生自身免疫现象。而一旦免疫细胞的凋亡机制发生障碍,则已激活的免疫细胞可能持续不断地攻击肝细胞从而引发AIH。最新动物实验研究表明,具有免疫抑制作用的调节性T细胞(Treg)活性低下和促进免疫细胞凋亡的分子PD-1信号通路受阻,可导致小鼠产生抗核抗体及致死性的肝炎伴肝脏中CD_4^+和CD_8^+T细胞浸润。以上证据均说明,负向免疫调节机制障碍是产生自身免疫性肝损伤的重要机制。

三、临床表现

自身免疫性肝炎起病方式多样,约半数患者隐匿起病,可无任何临床症状,仅在常规体检或因其他原因就诊时发现肝功能异常。对于有症状的患者,其临床表现也无特异性,最常见的症状是乏力和肌肉酸痛,其他表现包括食欲减退、恶心、呕吐、腹痛、皮肤瘙痒、皮疹、发热以及不同程度的黄疸等。大约30%的患者就诊时已经进展至肝硬化,8%的患者表现为呕血和(或)黑粪。此外,AIH亦可呈急性肝炎起病、甚至表现为急性肝衰竭。

AIH可有肝外表现,包括:①关节疼痛,多为对称性、游走性、反复发作,但多无畸形;②皮肤损害:皮疹、皮下淤血、毛细血管炎;③血液系统改变:轻度贫血、白细胞和血小板减少、嗜酸性细胞增多;④肺部病变:可有胸膜炎、肺不张、肺间质纤维化、纤维性肺泡炎、肺动脉高压症;⑤肾脏病变:肾小球肾炎、肾小管酸中毒,肾小球内可有免疫复合物沉积;⑥内分泌失调:可出现类似Cushing病的症候群、桥本甲状腺炎、黏液性水肿或甲亢、糖尿病;⑦合并有其他风湿病,少数患者伴有溃疡性结肠炎。

体格检查可无异常发现,部分患者有肝肿大、脾肿大、黄疸及肝掌、蜘蛛痣等慢性肝病的体征。

四、实验室检查

肝功能异常主要表现为血清转氨酶(ALT、AST)明显升高,可达正常值上限10倍以上。胆红素也可有不同程度升高,但碱性磷酸酶、γ谷氨酰转肽酶多正常或仅轻度升高。比较有特征的生化改变是血清球蛋白、γ-球蛋白或免疫球蛋白G明显增高。

血清自身抗体是AIH的重要特征之一,有助于AIH的诊断和分型。但尚未发现任何自身抗体具有明确的致病性,自身抗体的滴度与 AIH 的肝脏炎症程度之间也无明显的相关性。70%以上患者抗核抗体(ANA)和(或)抗平滑肌抗体(SMA)阳性,少数患者抗肝肾微粒体抗体(抗-LKM1)、抗肝细胞胞质抗原1 型抗体(抗-LC1)、抗可溶性肝抗原抗体/肝胰抗原抗体(抗-SLA/LP)、抗去唾液酸糖蛋白受体抗体(抗-ASGPR)、抗中性粒细胞胞浆抗体(ANCA)阳性。约 10%的患者血清全部自身抗体均阴性。

五、病理学

AIH 在病理学主要表现为界面性肝炎(以前称为碎屑样坏死),中至重度的淋巴细胞、特别是浆细胞浸润,伴或不伴小叶性肝炎,有些肝细胞呈玫瑰花结样排列,但无明显的胆管损伤、肉芽肿、铁沉积、铜沉积或提示其他病因的组织学变化。汇管区浆细胞浸润是该病的特征但并非诊断所必需;界面性肝炎伴或不伴小叶性肝炎是诊断 AIH 的必要条件,但界面性肝炎也可见于急慢性病毒性肝炎和药物性肝损害,因此需结合临床和其他实验室检查进行鉴别。

六、临床分型

根据血清自身抗体可将 AIH 分为 3 型,亦有学者认为 3 型和 1 型的临床表现相似故应归为 1 型(表4-12)。

表 4-12　自身免疫性肝炎临床分型

	1 型	2 型	3 型
特征性抗体	ANA/SMA	抗-LKM1	抗-SLA/LP
所占比例	80%	4%～20%	<20%
发病年龄	任何年龄	儿童(2～14 岁)	任何年龄
相关 HLA	B8,DR3,DR4	B14,DR3,C4A-QO	DR3
常见的伴随疾病	甲状腺炎 溃疡性结肠炎 类风湿关节炎	皮肤白斑病 1 型糖尿病 甲状腺炎	甲状腺炎 溃疡性结肠炎 类风湿关节炎
肝硬化发生率	45%	82%	75%

七、诊断标准

2002 年美国肝病学会发表的 AIH 描述性诊断标准(表 4-13)中的确诊和可疑诊断之间的主要区别是 γ 球蛋白、ANA、SMA、抗-LKM 的水平,还需排除酒精、药物及各种肝炎病毒感染等导致的肝损害。AIH 描述性诊断标准简单易懂,临床上应用较为方便,但诊断的敏感性和特异性难以评价。

1999 年国际自身免疫性肝炎工作组(international AIH group,IAIHG)发表了新修订的 AIH 诊断评分系统(表 4-14)。这一诊断评分系统主要根据临床表现、生化和免疫学检查、组织学检查以及对治疗的应答等权重进行积分,治疗前积分超过 15 分或治疗后超过 17 分者可确诊为 AIH,积分在 10～15 疑诊为 AIH。其诊断 AIH 的敏感性达 97%～100%,鉴别慢性丙型肝炎的特异性也达到 66%～100%。该评分系统对统一诊断和开展国际临床研究交流很有帮助,但因其过分繁杂而不便于临床广泛应用。为此,2008 年 IAIHG 提出了简化的 AIH 评分系统,它仅包括自身抗体、免疫球蛋白、组织学表现及除外病毒性肝炎四个项目(表 4-15)。其积分不低于 6 时诊断 AIH 的特异性为 97%,敏感性为 88%;积分不低于 7 时诊断 AIH 的特异性为 99%,敏感性为 81%。

表 4-13　AIH 描述性诊断标准

	明确 AIH	可能 AIH
无遗传性肝病	α-抗胰蛋白酶表型正常,血清铜蓝蛋白、铁和铁蛋白水平正常	α-抗胰蛋白酶部分缺乏,非特异性的血清铜、血清铜蓝蛋白、铁和(或)铁蛋白异常
无活动性病毒性肝炎	HAV、HBV、HCV 现症感染的标志物阴性	HAV、HBV、HCV 现症感染的标志物阴性
无药物或酒精性肝病	每日饮酒低于 25 g/d,近期未使用肝毒性药物	每日饮酒低于 50 g/d,近期未使用肝毒性药物
实验室特征	主要为血清转氨酶异常,球蛋白、γ-球蛋白或免疫球蛋白 G 水平超过正常值上限 1.5 倍	主要为血清转氨酶异常,任何程度的高 γ-球蛋白血症
自身抗体	ANA、SMA 或抗-LKM1 滴度不小于 1∶80(成人)或不小于 1∶20(儿童);AMA 阴性	ANA、SMA 或抗-LKM1 滴度不小于 1∶40(成人)或其他自身抗体阳性
病理学发现	界面性肝炎,无胆管损伤、肉芽肿或提示其他病因的组织学变化	界面性肝炎,无胆管损伤、肉芽肿或提示其他病因的组织学变化

表 4-14　AIH 诊断评分系统

指标	计分	指标	计分
性别		饮酒	
女	+2	<25 g/d	+2
男	0	>60 g/d	−2
血清 ALP/ALT 比值(升高超过正常上限倍数的比值)		HLA	
>3.0	−2	DR3 或 DR4	+1
<1.5	+2	其他自身抗体	+2
γ-球蛋白或 IgG(正常值上限的倍数)		抗-SLA/LP	
>2.0	+3	抗-LC1 抗-ASGPR	
1.5~2.0	+2	Panca	
1.0~1.5	+1	其他自身免疫性疾病	+2
<1.0	0	组织学特征	
ANA、SMA 或抗-LKM1 滴度		界面性肝炎	+3
>1∶80	+3	玫瑰花结	+1
1∶80	+2	浆细胞浸润	+1
1∶40	+1	无上述改变	−5
<1∶40	0	胆管变化	−3
AMA		提示其他病因的变化	−3
阳性	−4	对糖皮质激素治疗的反应	1.5~2.0
阴性	0	完全缓解	+2
肝炎病毒标志物		缓解后复发	+3
阳性	−3	治疗前积分	
阴性	+3	确定诊断	>15
用药史		可能诊断	10~15
有	−4	治疗后积分	
无	+1	确定诊断	>17
		可能诊断	12~17

表 4-15　简化的 AIH 评分系统

指标	积分
ANA 或 SMA≥1：40	1
ANA 或 SMA≥1：80 或 LKM≥1：40 或 SLA 阳性	2
IgG：>正常值上限	1
>1.1 倍正常值上限	2
组织学特征：符合 AIH	1
有典型的 AIH 表现	2
无病毒性肝炎的特征	3
确定诊断	≥6 分
可能诊断	≥7 分

回顾性病例分析研究认为,使用原有的评分系统能够提高临床特征较少或不典型的 AIH 的诊断率,而简化的评分系统则能够更好地对具有自身免疫现象的其他疾病进行排除诊断,因而二者各有所长。

八、鉴别诊断

(一)原发性胆汁性肝硬化

原发性胆汁性肝硬化(PBC)女性多见;年龄集中在 30～70 岁,儿童罕见;临床表现主要表现为乏力、皮肤瘙痒;血清转氨酶轻度升高,而 ALP、GGT 升高明显;免疫球蛋白以 IgM 升高为主;组织学特征性改变为小叶间胆管非化脓性炎症、淋巴细胞聚集及非干酪样肉芽肿形成;最具诊断意义的免疫学检查是血清 AMA-M2 阳性。

(二)药物性肝炎

药物性肝炎多有明确的用药史,停药后多数患者的肝功能试验很快恢复正常。但有些药物可导致自身免疫性肝炎样的肝损伤,包括血清球蛋白升高、免疫球蛋白升高甚至自身抗体阳性,临床上不易与 AIH 鉴别。有明确的用药史、典型组织病理学特点和特征性的临床演变过程有助于二者的区别。对于困难病例需要进行长期临床、生化甚至病理学随访才能做出明确诊断。

(三)病毒性肝炎

虽然在多数情况下,病毒性肝炎与 AIH 比较容易区别,但是当病毒感染与自身免疫现象共存时,则鉴别有一定难度。两者的鉴别要点包括以下几点。

(1)在急性病毒感染时,自身抗体的出现常常是短暂的,随病情恢复而消失;慢性感染时,有20%～40%的患者多种自身抗体持续阳性,但多数情况下其自身抗体滴度相对较低。

(2)病毒性肝炎诱导的自身免疫反应,抗核抗体和抗平滑肌抗体两者极少同时出现,且很少有pANCA及抗肝胞质抗原抗体阳性,而在 AIH 中抗核抗体和抗平滑肌抗体通常滴度较高且通常共同出现。

(3)病毒性肝炎伴发自身免疫反应以男性多见,而 AIH 患者以女性多见。

(4)病毒水平检测是确诊病毒感染的最可靠证据。

九、治疗

(一)治疗指征

血清 AST 长期升高超过正常值上限 10 倍以上或血清 AST 值在正常值上限 5 倍以上伴 γ-球蛋白水平在正常值 2 倍以上者,6 个月内的病死率可达 40%;组织学上出现桥接坏死或多腺泡塌陷者,5 年病死率达 45%。因此,对有以上表现者应当给予积极治疗,目前已有多项随机对照试验证实激素治疗可改善严重 AIH 患者的症状、实验室指标、组织学及生存率(表 4-16)。

表 4-16　自身免疫性肝炎治疗的适应证

绝对适应证	相对适应证
血清 AST 大于正常上限 10 倍	症状(乏力、关节痛、黄疸)
血清 AST 大于正常上限 5 倍伴 γ-球蛋白高于正常 2 倍	血清 AST 和(或)γ-球蛋白小于绝对适应证标准
病理学有桥接样坏死或多小叶坏死	界面炎

病情较轻的 AIH 患者属于相对治疗指征,是否需要给予激素治疗需全面考虑。有研究表明,无症状且血清转氨酶、IgG 水平低,肝脏炎症活动度指数也较低的患者,在随访期间不需接受免疫抑制剂治疗,其预后良好。此外有研究表明实验室指标轻度到中度异常的患者,病情进展亦较缓慢,15 年内肝硬化发生率为 49%,10 年病死率仅为 10%。因此,对于病情较轻的患者是否给予激素治疗应当个体化,需结合患者的症状、疾病进展、潜在的药物不良反应以及患者的个人意愿,在充分考虑、权衡利弊后做出决定。

(二)治疗方案

自 20 世纪 70 年代起,国外多项随机对照试验证实单独应用糖皮质激素或小剂量激素联合硫唑嘌呤可使严重 AIH 患者症状缓解,实验室指标和组织学得到改善,并能延长患者生存期。即使已经发展至肝硬化阶段,对于上述治疗也有良好的效果。单用泼尼松疗法适合用于年轻女性已妊娠或准备妊娠者、恶性肿瘤患者、白细胞明显减少者和硫嘌呤甲基转移酶缺陷者。泼尼松与硫唑嘌呤联合疗法适合用于绝经后妇女、肥胖、痤疮、情绪不稳定、糖尿病、不稳定性高血压、骨质疏松症患者。两种治疗方案在疗效上无明显差别,但是联合治疗可以减轻激素的不良反应,一般优先推荐使用(表 4-17)。

表 4-17　美国肝病学会 2002 年推荐的成人 AIH 初始治疗方案

疗程	泼尼松(mg/d)	泼尼松(mg/d)+硫唑嘌呤(mg/d)	
第 1 周	60	30	50
第 2 周	40	20	50
第 3 周	30	15	50
第 4 周	30	15	50
维持量至治疗终点	20	10	50

(三)治疗终点及对策

成人 AIH 应持续治疗至完全缓解、治疗失败、不完全应答或发生药物毒性等终点(表4-18)。90% 的患者开始治疗 2 周内血清转氨酶、胆红素和 γ-球蛋白水平即有改善,65% 的患者在治疗后 18 个月内达到完全缓解,80% 的患者在治疗 3 年内达到完全缓解。转氨酶及 γ-球蛋白恢复正常的患者中有 55% 仍有界面性肝炎,这些患者停用后不可避免地出现复发。因此,对于治疗中临床及实验室指标达到缓解的患者,建议在停药前行肝穿刺病理学检查以确认是否组织学恢复正常。

表 4-18　初始治疗的终点及对策

治疗终点	标准	对策
完全缓解	症状消失;血清胆红素和 γ-球蛋白恢复正常;血清转氨酶正常或低于 2 倍正常值;肝组织正常或轻微炎症,无界面性肝炎	6 周以上的时间逐渐停用泼尼松、停用硫唑嘌呤;定期监测以防复发。
治疗失败	临床、实验室和组织学恶化;血清转氨酶增加 67% 以上;发生黄疸、腹水或肝性脑病	泼尼松 60 mg/d,或泼尼松 30 mg/d 加硫唑嘌呤 150 mg/d,至少 1 个月;临床症状改善时每月泼尼松减量 10 mg,硫唑嘌呤减量 50 mg,直至维持病情处于缓解状态的最低量
不完全应答	治疗期间临床、实验室和组织学特征有改善或无改善;持续治疗超过 3 年,不能达到缓解;状况无恶化。	低剂量维持治疗阻止恶化
药物毒性	发生有症状的骨量较少,情绪不稳定、难以控制的高血压、糖尿病或进行性细胞减少	药物减量,调整剂量后仍不能耐受者停药,能够耐受的维持治疗

（四）复发后的治疗

复发是指经治疗达到完全缓解停药后，转氨酶水平高于正常上限 3 倍以上、γ-球蛋白大于 0.2 g/L（2 g/dL）、肝活检再次出现界面性肝炎者。20%～100% 的患者停药后复发，复发率取决于停药前的病理学改变。最理想的治疗终点是组织学恢复正常，因为达到组织学完全缓解的患者复发率为仅为 20%。

对第 1 次复发者可重新选用初治方案，但对第 2 次复发者则需调整治疗方案。有 2 种方案可供选择。

（1）最低剂量泼尼松长期维持治疗：一般在采用泼尼松诱导缓解后每月减量 2.5 mg，直至症状缓解并使转氨酶控制在正常值 5 倍以下的最低剂量（多数患者的最低平均剂量为 7.5 mg/d）。对于泼尼松、硫唑嘌呤联合用药者，首先将泼尼松逐渐减量至能够维持生化水平稳定的最低剂量，然后停用硫唑嘌呤同时调整泼尼松剂量以保持病情稳定。

（2）单用硫唑嘌呤的长期维持治疗：此法最早用于泼尼松联合硫唑嘌呤治疗的患者，病情缓解后硫唑嘌呤加量至 2 mg/(kg·d)，然后泼尼松每月减量 2.5 mg 直到完全停用。对于单用泼尼松的患者，可以加用硫唑嘌呤 2 mg/(kg·d)，然后泼尼松每月减量 2.5 mg 至停药。

目前尚无两种治疗方案的比较研究，因此无法判断哪种方法疗效更好。回顾性的研究表明维持治疗不需要终身使用，完全停药后 5 年的持续缓解率为 13%。因此对于所有接受治疗的患者均可根据病情变化选择合适的停药时机。

（五）其他治疗药物

虽然单独应用糖皮质激素或联合硫唑嘌呤治疗是目前 AIH 的标准治疗方案，但并非所有人都对激素治疗产生应答；且即使激素治疗有效，尚需考虑药物不良反应对患者造成的影响。如无效或出现药物不耐受，可考虑试用环孢霉素 A、他克莫司、环磷酰胺、硫基嘌呤、麦考酚酯等药物，它们在一些小型临床试验研究中显示有一定效果。

1. 环孢素 A

常规剂量为 5～6 mg/(kg·d)，其作为补救治疗方法曾成功应用于标准化治疗失败的成人 AIH 患者。同时有研究显示，先用环孢素 A 作为一线药物，继之应用糖皮质激素和硫唑嘌呤方案，对儿童 AIH 有效。

2. 他克莫司

常规剂量为 4 mg，每日 2 次。在几项小型试验中应用于常规治疗无效的 AIH 患者，结果提示可改善患者的生化指标及组织学炎症活动指数。

3. 麦考酚酯

三个小型临床研究提示其可以在标准治疗中替代硫唑嘌呤，但必须与泼尼松联合应用。其优点是不受患者体内硫代嘌呤甲基转移酶活性的影响。

4. 布地奈德

布地奈德是第二代皮质类固醇激素，口服后 90% 的药物在肝脏内首过代谢，在肝脏内被清除前可以高浓度作用于淋巴细胞，因而可减轻或避免激素的全身不良反应。在严重的 AIH 及糖皮质激素依赖的患者中被证实无效，但初步研究认为该药对轻型 AIH 患者可能有应用价值。

5.6-巯基嘌呤

最初给药剂量为 50 mg/d，后逐渐增至 15 mg/(kg·d)。可用于硫唑嘌呤治疗失败的补救治疗。

6. 熊去氧胆酸

已被证实在严重 AIH 患者辅助治疗中无效，但可改善实验室指标，故可能对轻微炎症活动的患者治疗有一定价值。

（六）肝脏移植

肝移植是治疗终末期自身免疫性肝炎肝硬化的有效方法，患者移植后 5 年存活率为 80%～90%，10 年存活率为 75%，多数患者于肝移植后 1 年内自身抗体转阴，高 γ-球蛋白血症缓解。有报道称肝移植术后 5 年 AIH 的复发率为 17%，但通过调整免疫抑制药可有效控制病情。

（李　璇）

第十四节 肝脓肿

一、细菌性肝脓肿

(一)流行病学

细菌性肝脓肿通常指由化脓性细菌引起的感染,故亦称化脓性肝脓肿。本病病原菌可来自胆管疾病(占16%～40%),门静脉血行感染(占8%～24%),经肝动脉血行感染报道不一,最多者为45%,直接感染者少见,隐匿感染占10%～15%。致病菌以革兰阴性菌最多见,其中2/3为大肠埃希菌,粪链球菌和变形杆菌次之;革兰阳性球菌以金黄色葡萄球菌最常见。临床常见多种细菌的混合感染。细菌性肝脓肿70%～83%发生于肝右叶,这与门静脉分支走行有关。左叶者占10%～16%;左右叶均感染者为6%～14%。脓肿多为单发且大,多发者较少且小。少数细菌性肝脓肿患者的肺、肾、脑及脾等亦可有小脓肿。尽管目前对本病的认识、诊断和治疗方法都有所改进,但病死率仍为30%～65%,其中多发性肝脓肿的病死率为50%～88%,而孤立性肝脓肿的病死率为12.5%～31%。本病多见于男性,男女比例约为2:1。但目前的许多报道指出,本病的性别差异已不明显,这可能与女性胆管疾患发生率较高,而胆源性肝脓肿在化脓性肝脓肿发生中占主导地位有关。本病可发生于任何年龄,但中年以上者约占70%。

(二)病因

肝由于接受肝动脉和门静脉双重血液供应,并通过胆管与肠道相通,发生感染的机会很多。但是在正常情况下由于肝的血液循环丰富和单核吞噬细胞系统的强大吞噬作用,可以杀伤入侵的细菌并且阻止其生长,不易形成肝脓肿。但是如各种原因导致机体抵抗力下降时,或当某些原因造成胆管梗阻时,入侵的细菌便可以在肝内重新生长引起感染,进一步发展形成脓肿。化脓性肝脓肿是一种继发性病变,病原菌可由下列途径进入肝。

1.胆管系统

这是目前最主要的侵入途径,也是细菌性肝脓肿最常见的原因。当各种原因导致急性梗阻性化脓性胆管炎,细菌可沿胆管逆行上行至肝,形成脓肿。胆管疾病引起的肝脓肿占肝脓肿发病率的21.6%～51.5%,其中肝胆管结石并发肝脓肿更多见。胆管疾病引起的肝脓肿常为多发性,以肝左叶多见。

2.门静脉系统

腹腔内的感染性疾病,如坏疽性阑尾炎、内痔感染、胰腺脓肿、溃疡性结肠炎及化脓性盆腔炎等可均引起门脉属支的化脓性门静脉炎,脱落的脓毒性栓子进入肝形成肝脓肿。近年来由于抗生素的应用,这种途径的感染已大为减少。

3.肝动脉

体内任何部位的化脓性疾患,如急性上呼吸道感染、亚急性细菌性心内膜炎、骨髓炎和痈等,病原菌由体循环经肝动脉侵入肝。当机体抵抗力低下时,细菌可在肝内繁殖形成多发性肝脓肿,多见于小儿败血症。

4.淋巴系统

与肝相邻部位的感染如化脓性胆囊炎、膈下脓肿、肾周围脓肿、胃及十二指肠穿孔等,病原菌可经淋巴系统进入肝,亦可直接侵及肝。

5.肝外伤后继发感染

开放性肝外伤时,细菌从创口进入肝或随异物直接从外界带入肝引发脓肿。闭合性肝外伤时,特别是中心型肝损伤患者,可在肝内形成血肿,易导致内源性细菌感染。尤其是合并肝内小胆管损伤,则感染的机会更高。

6. 医源性感染

近年来,由于临床上开展了许多肝脏手术及侵入性诊疗技术.如肝穿刺活检术、经皮肝穿刺胆管造影术(percutaneous transhepatic cholangiography,PTC)、内镜逆行胰胆管造影术(endoscopic retrograde cholangiopancreatography,ERCP)等,操作过程中有可能将病原菌带入肝形成肝的化脓性感染。肝脏手术时由于局部止血不彻底或术后引流不畅,形成肝内积血积液时均可引起肝脓肿。

7. 其他

有一些原因不明的肝脓肿,如隐源性肝脓肿,可能肝内存在隐匿性病变。当机体抵抗力减弱时,隐匿病灶"复燃",病菌开始在肝内繁殖,导致肝的炎症和脓肿。Ranson 指出,25%隐源性肝脓肿患者伴有糖尿病。

(三)病理

细菌性肝脓肿的病理变化与细菌的感染途径、种类、数量、毒性、患者全身情况和治疗及时与否等因素密切相关。化脓性细菌侵入肝脏后,发生炎症反应,或形成许多小脓肿,在适当的治疗下,散在的小脓肿多能吸收机化,但在病灶较密集部位由于肝组织的破坏,小的脓肿可融合成一个或数个较大的脓肿。细菌性肝脓肿可以是多发的,也可以是单发的。从病因角度来看,血源性感染者常至多发性,病灶多见于右叶或累及全肝;胆源性肝脓肿亦常为多发且与胆管相通;外伤性和隐源性脓肿多属单发性。细菌性肝脓肿常有肝增大,重量增加,肝包膜有炎性改变,常与周围脏器如膈肌、网膜粘连,脓腔大小不一,相互融合,坏死区域可构成蜂窝状外观。显微镜下见门脉炎症,静脉壁有圆形细胞浸润,管腔内存在白细胞及细胞碎片,脓腔内含有坏死组织。由化脓性胆管炎所致的多发性脓肿,脓腔内有胆汁性脓液。当脓肿转为慢性后,周围肉芽组织和纤维组织增生,脓肿周围形成一定厚度的纤维组织膜。肝脓肿可侵蚀并穿破邻近脏器,可向膈上穿入胸腔,造成脓肿-肺-支气管瘘;可穿入腹腔导致化脓性腹膜炎;胆源性脓肿可并发胆管出血,脓肿愈合后,可能因门静脉血栓形成而导致门静脉高压症。由于肝脏血供丰富,肝脓肿形成发展过程中,大量细菌毒素被吸收,临床上可表现为严重的全身毒血症,如寒战、高热甚至中毒性休克等一系列全身性感染的表现。

(四)临床表现

细菌性肝脓肿并无典型的临床表现,急性期常被原发性疾病的症状所掩盖,一般起病较急,全身脓毒性反应显著。

1. 寒战和高热

多为最早也是最常见的症状。患者在发病初期骤感寒战,继而高热,热型呈弛张型,体温在 38℃~40℃,最高可达 41℃,伴有大量出汗,脉率增快,一日数次,反复发作。

2. 肝区疼痛

由于肝增大和肝被膜急性膨胀,肝区出现持续性钝痛;出现的时间可在其他症状之前或之后,亦可与其他症状同时出现,疼痛剧烈者常提示单发性脓肿;疼痛早期为持续性钝痛,后期可呈剧烈锐痛,随呼吸加重者提示脓肿位于肝膈顶部;疼痛可向右肩部放射,左肝脓肿也可向左肩部放射。

3. 乏力、食欲缺乏、恶心和呕吐

由于伴有全身毒性反应及持续消耗,患者可出现乏力、食欲缺乏、恶心、呕吐等消化道症状。少数患者还出现腹泻、腹胀以及顽固性呃逆等症状。

4. 体征

肝区压痛和肝增大最常见。右下胸部和肝区叩击痛;若脓肿移行于肝表面,则其相应部位的皮肤呈红肿,且可触及波动性肿块。右上腹肌紧张,右季肋部饱满,肋间水肿并有触痛。左肝脓肿时上述症状出现于剑突下。并发于胆管梗阻的肝脓肿患者常出现黄疸。其他原因的肝脓肿,一旦出现黄疸,表示病情严重,预后不良。少数患者可出现右侧反应性胸膜炎和胸腔积液,可查及肺底呼吸音减弱、啰音和叩诊浊音等。晚期患者可出现腹水,这可能是由于门静脉炎以及周围脓肿的压迫影响门静脉循环及肝受损,长期消耗导致营养性低蛋白血症引起。

（五）诊断及鉴别诊断

1.病史及体征

在急性肠道或胆管感染的患者中，突然发生寒战、高热、肝区疼痛、压痛和叩击痛等，应高度怀疑本病的可能，做进一步详细检查。

2.实验室检查

白细胞计数明显升高，总数达$(1\sim2)\times10^{10}$/L或以上，中性粒细胞在90％以上，并可出现核左移或中毒颗粒，谷丙转氨酶、碱性磷酸酶升高，其他肝功能检查也可出现异常。

3.B超检查

B超检查是诊断肝脓肿最方便、简单又无痛苦的方法，可显示肝内液性暗区，区内有"絮状回声"并可显示脓肿部位、大小及距体表深度，并用以确定脓腔部位作为穿刺点和进针方向，或为手术引流提供进路。此外，还可供术后动态观察及追踪随访。能分辨肝内直径2cm以上的脓肿病灶，可作为首选检查方法，其诊断阳性率可达96％以上。

4.X线片和CT检查

X线片检查可见肝阴影增大、右侧膈肌升高和活动受限，肋膈角模糊或胸腔少量积液，右下肺不张或有浸润，以及膈下有液气面等。肝脓肿在CT图像上均表现为密度减低区，吸收系数介于肝囊肿和肝肿瘤之间。CT可直接显示肝脓肿的大小、范围、数目相位置，但费用昂贵。

5.其他

如放射性核素肝扫描（包括ECT）、选择性腹腔动脉造影等对肝脓肿的诊断有一定价值。但这些检查复杂费时，因此在急性期患者最好选用操作简便、安全、无创伤性的B超检查。

（六）鉴别诊断

1.阿米巴性肝脓肿

阿米巴性肝脓肿的临床症状和体征与细菌性肝脓肿有许多相似之处，但两者的治疗原则有本质上的差别，前者以抗阿米巴和穿刺抽脓为主，后者以控制感染和手术治疗为主，故在治疗前应明确诊断，阿米巴肝脓肿常有阿米巴肠炎和脓血便的病史，发生肝脓肿后病程较长，全身情况尚可，但贫血较明显。肝显著增大，肋间水肿，局部隆起和压痛较明显。若粪便中找到阿米巴原虫或滋养体，则更有助于诊断。此外，诊断性肝脓肿穿刺液为"巧克力"样，可找到阿米巴滋养体。

2.胆囊炎、胆石症

此类病有典型的右上部绞痛和反复发作的病史，疼痛放射至右肩或肩胛部，右上腹肌紧张，胆囊区压痛明显或触及增大的胆囊，X线检查无膈肌抬高，运动正常。B超检查有助于鉴别诊断。

3.肝囊肿合并感染

这些患者多数在未合并感染前已明确诊断。对既往未明确诊断的患者合并感染时，需详细询问病史和仔细检查，亦能加以鉴别。

4.膈下脓肿

膈下脓肿往往有腹膜炎或上腹部手术后感染史，脓毒血症和局部体征较化脓性肝脓肿为轻，主要表现为胸痛，深呼吸时疼痛加重。X线检查见膈肌抬高、僵硬、运动受限明显，或膈下出现气液平。B超可发现膈下有液性暗区。但当肝脓肿穿破合并膈下感染者，鉴别诊断就比较困难。

5.原发性肝癌

巨块型肝癌中心区液化坏死而继发感染时易与肝脓肿相混淆。但肝癌患者的病史、发病过程及体征等均与肝脓肿不同，如能结合病史、B超和AFP检测，一般不难鉴别。

6.胰腺脓肿

有急性胰腺炎病史，脓肿症状之外尚有胰腺功能不良的表现；肝无增大，无触痛；B超以及CT等影像学检查可辅助诊断并定位。

（七）并发症

细菌性肝脓肿如得不到及时、有效的治疗，脓肿破溃后向各个脏器穿破可引起严重并发症。右肝脓肿可向膈下间隙穿破形成膈下脓肿；亦可再穿破膈肌而形成脓肿；甚至能穿破肺组织至支气管，脓液从气管排除，形成支气管胸膜瘘；如脓肿同时穿破胆管则形成支气管胆瘘。左肝脓肿可穿破入心包，发生心包积脓，严重者可发生心脏压塞。脓肿可向下穿破入腹腔引起腹膜炎。有少数病例，脓肿穿破入胃、大肠，甚至门脉、下腔静脉等；若同时穿破门静脉或胆管，大量血液由胆管排除十二指肠，可表现为上消化道大出血。细菌性肝脓肿一旦出现并发症，病死率成倍增加。

（八）治疗

细菌性肝脓肿是一种继发疾病，如能及早重视治疗原发病灶可起到预防的作用。即便在肝脏感染的早期，如能及时给予大剂量抗生素治疗，加强全身支持疗法，也可防止病情进展。

1.药物治疗

对急性期、已形成而未局限的肝脓肿或多发性小脓肿，宜采用此法治疗。即在治疗原发病灶的同时，使用大剂量有效抗生素和全身支持治疗，以控制炎症，促使脓肿吸收自愈。全身支持疗法很重要，由于本病的患者中毒症状严重，全身状况较差，故在应用大剂量抗生素的同时应积极补液，纠正水、电解质紊乱，给予维生素 B、维生素 C、维生素 K，反复多次输入少量新鲜血液和血浆以纠正低蛋白血症，改善肝功能和输注免疫球蛋白。目前多主张有计划地联合应用抗生素，如先选用对需氧菌和厌氧菌均有效的药物，待细菌培养和药敏结果再选用敏感抗生素。多数患者可望治愈，部分脓肿可局限化，为进一步治疗提供良好的前提。多发性小脓肿经全身抗生素治疗不能控制时，可考虑在肝动脉或门静脉内置管滴注抗生素。

2.B 超引导下经皮穿刺抽脓或置管引流术

适用于单个较大的脓肿，在 B 超引导下以粗针穿刺脓腔，抽吸脓液后反复注入生理盐水冲洗，直至抽出液体清亮，拔出穿刺针。亦可在反复冲洗吸净脓液后，置入引流管，以备术后冲洗引流之用，至脓腔直径小于 1.5cm 时拔除。这种方法简便，创伤小，疗效亦满意。特别适用于年老体虚及危重患者。操作时应注意：①选择脓肿距体表最近点穿刺，同时避开胆囊、胸腔或大血管；②穿刺的方向对准脓腔的最大径；③多发性脓肿应分别定位穿刺。但是这种方法并不能完全替代手术，因为脓液黏稠，会造成引流不畅，引流管过粗易导致组织或脓腔壁出血，对多分隔脓腔引流不彻底，不能同时处理原发病灶，厚壁脓肿经抽脓或引流后，脓壁不易塌陷。

3.手术疗法

（1）脓肿切开引流术：适用于脓肿较大或经非手术疗法治疗后全身中毒症状仍然较重或出现并发症者，如脓肿穿入腹腔引起腹膜炎或穿入胆管等。常用的手术途径有以下几种。①经腹腔切开引流术，取右肋缘下斜切口，进入腹腔后，明确脓肿部位，用湿盐水垫保护手术野四周以免脓液污染腹腔。先试穿刺抽得脓液后，沿针头方向用直血管钳插入脓腔，排出脓液，再用手指伸进脓腔，轻轻分离腔内间隔组织，用生理盐水反复冲洗脓腔。吸净后，脓腔内放置双套管负压吸引。脓腔内及引流管周围用大网膜覆盖，引流管自腹壁戳口引出。脓液送细菌培养。这种入路的优点是病灶定位准确，引流充分，可同时探查并处理原发病灶，是目前临床最常用的手术方式。②腹膜外脓肿切开引流术，位于肝右前叶和左外叶的肝脓肿，与前腹膜已发生紧密粘连，可采用前侧腹膜外入路引流脓液。方法是做右肋缘下斜切口或右腹直肌切口，在腹膜外间隙，用手指推开肌层直达脓肿部位。此处腹膜有明显的水肿，穿刺抽出脓液后处理方法同上。③后侧脓肿切开引流术：适用于肝右叶膈顶部或后侧脓肿。患者左侧卧位，左侧腰部垫一沙袋。沿右侧第 12 肋稍偏外侧做一切口，切除一段肋骨，在第 1 腰椎棘突水平的肋骨床区做一横切口，显露膈肌，有时需将膈肌切开到达。肾后脂肪囊区。用手指沿肾后脂肪囊向上分离，显露肾上极与肝下面的腹膜后间隙直达脓肿。将穿刺针沿手指方向刺入脓腔，抽得脓液后，用长弯血管钳顺穿刺方向插入脓腔，排出脓液。用手指扩大引流口，冲洗脓液后，置入双套管或多孔乳胶管引流，切口部分缝合。

（2）肝叶切除术：适用于①病期长的慢性厚壁脓肿，切开引流后脓肿壁不塌陷，长期留有死腔，伤口经久不愈合者；②肝脓肿切开引流后，留有窦道长期不愈者；③合并某肝段胆管结石，因肝内反复感染、组织破坏、萎缩，失去正常生理功能者；④肝左外叶内多发脓肿致使肝组织严重破坏者。肝叶切除治疗肝脓肿应注意术中避免炎性感染扩散到术野或腹腔，特别对肝断面的处理要细致妥善，术野的引流要通畅，一旦局部感染，将导致肝断面的胆瘘、出血等并发症。肝脓肿急诊切除肝叶，有使验证扩散的危险，应严格掌握手术指征。

（九）预后

本病的预后与年龄、身体素质、原发病、脓肿数目、治疗及时与合理以及有无并发症等密切相关。有人报道多发性肝脓肿的病死率明显高于单发性肝脓肿。年龄超过50岁者的病死率为79%，而50岁以下则为53%。手术病死率为10%～33%。全身情况较差，肝明显损害及合并严重并发症者预后较差。

二、阿米巴性肝脓肿

（一）流行病学

阿米巴性肝脓肿是肠阿米巴病最多见的主要并发症。本病常见于热带与亚热带地区。好发于20～50岁的中青年男性，男女比例约为10∶1。脓肿以肝右后叶最多见，占90%以上，左叶不到10%，左右叶并发者亦不不罕见。脓肿单腔者为多。国内临床资料统计，肠阿米巴病并发肝脓肿者占1.8%～20%，最高者可达67%。综合国内外报道4819例中，男性为90.1%，女性为9.9%。农村高于城市。

（二）病因

阿米巴性肝脓肿是由溶组织阿米巴原虫所引起；有的在阿米巴痢疾期间形成，有的发生于痢疾之后数周或数月。据统计，60%发生在阿米巴痢疾后4～12周，但也有在长达20～30年或之后发病者。

溶组织阿米巴是人体唯一的致病型阿米巴，在其生活史中主要有滋养体型和虫卵型。前者为溶组织阿米巴的致病型，寄生于肠壁组织和肠腔内，通常可在急性阿米巴痢疾的粪便中查到，在体外自然环境中极易破坏死亡，不易引起传染；虫卵仅在肠腔内形成，可随粪便排出，对外界抵抗力较强，在潮湿低温环境中可存活12d，在水中可存活9～30d，在低温条件下其寿命可为6～7周。虽然没有侵袭力，但为重要的传染源。当人吞食阿米巴虫卵污染的食物或饮水后，在小肠下段，由于碱性肠液的作用，阿米巴原虫脱卵而出并大量繁殖成为滋养体，滋养体侵犯结肠黏膜形成溃疡，常见于盲肠、升结肠等处，少数侵犯乙状结肠和直肠。寄生于结肠黏膜的阿米巴原虫，分泌溶组织酶，消化溶解壁上的小静脉，阿米巴滋养体侵入静脉，随门静脉血流进入肝；也可穿过肠壁直接或经淋巴管到达肝内。进入肝的阿米巴原虫大多数被肝内单核—吞噬细胞消灭；仅当侵入的原虫数目多、毒力强而机体抵抗力降低时，其存活的原虫即可繁殖，引起肝组织充血炎症，继而原虫阻塞门静脉末梢，造成肝组织局部缺血坏死；又因原虫产生溶组织酶，破坏静脉壁，溶解肝组织而形成脓肿。

（三）病理

进入肝内的阿米巴原虫，大部分在小叶间静脉内被消灭，在此过程中只出现肝轻度到中等度增大、肝区隐痛而无明显局限性病变。少量未被消灭的原虫，于门静脉小支内继续繁殖，阻塞了门静脉小支末梢，因原虫不断分泌溶组织酶，使肝细胞溶解破坏，致肝组织呈点状或片状坏死，周围充血，以后坏死斑点逐渐融合成团块样病变，此即所谓阿米巴性肝炎或肝脓肿前期。此期若能得到及时有效治疗，坏死灶可被吸收，代以纤维结缔组织。若得不到及时治疗，病情继续发展，使已变性的肝细胞进一步溶解液化形成肝脓肿；脓肿呈巧克力色（即果酱色），较黏稠、无臭味、脓液中除含有变性坏死的肝细胞外，还有红细胞、白细胞、脂肪、阿米巴滋养体及麦克—雷登结晶等，一般是无菌的。原虫在脓液中很难发现，但在脓肿壁上搔刮则容易找到。除肝脏外，原虫还可经过肝静脉进入体循环，停留在肺、脑等器官，形成阿米巴性肺脓肿或脑脓肿。自阿米巴原虫进入肝脏到脓肿形成，平均需要1个月左右。脓肿可分3层：外层早期系炎性肝细胞，随后有纤维结缔组织伸入，最后形成纤维膜；中层为间质；内层中央区为脓液。脓肿部位以肝右叶居多，尤其是右肝的顶部最为多见，或在其下面近结肠肝曲处，这可能与肝的门静脉血流有关。结肠阿米巴病变以右半结肠为主，而右半结肠的血流通过肠系膜上静脉多沿门静脉主干的右侧流入右半肝，故原虫可随静脉血流进入右半肝。据报道阿米巴性肝脓肿位于右肝者占81%～96%，国内资料为90%～94%。典型的阿米巴性肝脓肿多为单发,文献报道一组 3406 例阿米巴性肝脓肿中,单发脓肿占 83%。脓肿如不及时治疗,可逐渐增大,最大者可容纳数百至上千毫升脓液。慢性脓肿常合并有大肠埃希菌、葡萄球菌、链球菌、变形杆菌、产气杆菌等的继发性感染,如发生穿破则感染率更高。如继发细菌感染,则脓液多呈黄色或绿色,并有臭味,患者可有发热等脓毒血症表现。

（四）临床表现

本病的发展过程一般比较缓慢,急性阿米巴肝炎期较短暂,如不能及时治疗,继之为较长时期的慢性期。其发病可在肠阿米巴病数周至数年之后,甚至可长达 30 年后才出现阿米巴性肝脓肿。

1. 急性肝炎期

在肠阿米巴病过程中,出现肝区疼痛、肝增大、压痛明显,伴有体温升高(持续在 38℃～39℃),脉速、大量出汗等症状亦可出现。此期如能及时、有效治疗,炎症可得到控制,避免脓肿形成。

2. 肝脓肿期

临床表现取决于脓肿的大小、位置、病程长短及有无并发症等。但大多数患者起病比较缓慢,病程较长,此期间主要表现为发热、肝区疼痛及肝增大等。

（1）发热:大多起病缓慢,持续发热(38℃～39℃),常以弛张热或间歇热为主;在慢性肝脓肿患者体温可正常或仅为低热;如继发细菌感染或其他并发症时,体温可高达 40℃以上;常伴有畏寒、寒战或多汗。体温大多晨起低,在午后上升,夜间热退时有大汗淋漓;患者多有食欲缺乏、腹胀、恶心、呕吐、甚至腹泻、痢疾等症状;体重减轻、虚弱乏力、消瘦、精神不振、贫血等亦常见。

（2）肝区疼痛:常为持续性疼痛,偶有刺痛或剧烈疼痛;疼痛可随深呼吸、咳嗽及体位变化而加剧。疼痛部位因脓肿部位而异,当脓肿位于右膈顶部时,疼痛可放射至右肩胛或右腰背部;也可因压迫或炎症刺激右膈肌及右下肺而导致右下肺肺炎、胸膜炎,产生气急、咳嗽、肺底湿啰音等。如脓肿位于肝的下部,可出现上腹部疼痛症状。

（3）局部水肿和压痛:较大的脓肿可出现右下胸、上腹部膨隆,肋间饱满,局部皮肤水肿发亮,肋间隙因皮肤水肿而消失或增宽,局部压痛或叩痛明显。右上腹部可有压痛、肌紧张,有时可扪及增大的肝脏或肿块。

（4）肝增大:肝往往呈弥漫性增大,病变所在部位有明显的局限性压痛及叩击痛。右肋缘下常可扪及增大的肝,下缘钝圆有充实感,质中坚,触痛明显,且多伴有腹肌紧张。部分患者的肝有局限性波动感,少数患者可出现胸腔积液。

（5）慢性病例:慢性期疾病可迁延数月甚至 1～2 年。患者呈消瘦、贫血和营养性不良性水肿甚至胸腔积液和腹水;如不继发细菌性感染发热反应可不明显。上腹部可扪及增大坚硬的包块。少数患者由于巨大的肝脓肿压迫胆管或肝细胞损害而出现黄疸。

（五）并发症

1. 继发细菌感染

多见于慢性病例,致病菌以金黄色葡萄球菌和大肠埃希菌多见。患者表现为症状明显加重,体温上升至 40℃以上,呈弛张热,白细胞计数升高,以中性粒细胞为主,抽出的脓液为黄色或黄绿色,有臭味,光镜下可见大量脓细胞。但用抗生素治疗难以奏效。

2. 脓肿穿破

巨大脓肿或表面脓肿易向邻近组织或器官穿破。向上穿破膈下间隙形成膈下脓肿;穿破膈肌形成脓胸或肺脓肿;也有穿破支气管形成肝-支气管瘘,常突然咳出大量棕色痰,伴胸痛、气促,胸部 X 线检查可无异常,脓液自气管咳出后,增大的肝可缩小;肝右叶脓肿可穿破至心包,呈化脓性心包炎表现,严重时引起心脏压塞;穿破胃时,患者可呕吐出血液及褐色物;肝右下叶脓肿可与结肠粘连并穿入结肠,表现为突然排除大量棕褐色黏稠脓液,腹痛轻,无里急后重症状,肝迅速缩小,X 线显示肝脓肿区有积气影;穿破至腹腔引起弥漫性腹膜炎。Warling 等报道 1122 例阿米巴性肝脓肿,破溃 293 例,其中穿入胸腔 29%、肺27%、心包 15.3%、腹腔 11.9%、胃 3%、结肠 2.3%、下腔静脉 2.3%、其他 9.25。国内资料显示,发生破溃的 276 例中,破入胸腔 37.6％、肺 27.5％、支气管 10.5％、腹腔 16.6％、其他 7.6％。

3.阿米巴原虫血行播散

阿米巴原虫经肝静脉、下腔静脉到肺,也可经肠道下至静脉或淋巴道入肺,双肺呈多发性小脓肿。在肝或肺脓肿的基础上易经血循环至脑,形成阿米巴性脑脓肿,其病死率极高。

(六)辅助检查

1.实验室检查

(1)血液常规检查:急性期白细胞总数可达$(10\sim20)\times10^9$/L,中性粒细胞在 80％以上,明显升高者应怀疑合并有细菌感染。慢性期白细胞升高不明显。病程长者贫血较明显,血沉可增快。

(2)肝功能检查:肝功能多数在正常范围内,偶见谷丙转氨酶、碱性磷酸酶升高,血浆清蛋白下降。少数患者血清胆红素可升高。

(3)粪便检查:仅供参考,因为阿米巴包囊或原虫阳性率不高,仅少数患者的新鲜粪便中可找到阿米巴原虫,国内报道阳性率约为 14％。

(4)血清补体结合试验:对诊断阿米巴病有较大价值。有报道结肠阿米巴期的阳性率为15.5％,阿米巴肝炎期为 83％,肝脓肿期可为 92％～98％,且可发现隐匿性阿米巴肝病,治疗后即可转阴。但由于在流行区内无症状的带虫者和非阿米巴感染的患者也可为阳性,故诊断时应结合具体患者进行分析。

2.超声检查

B 超检查对肝脓肿的诊断有肯定的价值,准确率在 90％以上,能显示肝浓性暗区。同时 B 超定位有助于确定穿刺或手术引流部位。

3.X 线检查

由于阿米巴性肝脓肿多位于肝右叶膈面,故在 X 线透视下可见到肝阴影增大,右膈肌抬高,运动受限或横膈呈半球形隆起等征象。有时还可见胸膜反应或积液,肺底有云雾状阴影等。此外,如在 X 线片上见到脓腔内有液气面,则对诊断有重要意义。

4.CT

可见脓肿部位呈低密度区,造影强化后脓肿周围呈环形密度增高带影,脓腔内可有气液平面。囊肿的密度与脓肿相似,但边缘光滑,周边无充血带;肝肿瘤的 CT 值明显高于肝脓肿。

5.放射性核素肝扫描

可发现肝内有占位性病变,即放射性缺损区,但直径小于 2 cm 的脓肿或多发性小脓肿易被漏诊或误诊,因此仅对定位诊断有帮助。

6.诊断性穿刺抽脓

这是确诊阿米巴肝脓肿的主要证据,可在 B 超引导下进行。典型的脓液呈巧克力色或咖啡色,黏稠无臭味。脓液中查滋养体的阳性率很低(为 3％～4％),若将脓液按每毫升加入链激酶 10 U,在 37℃条件下孵育 30 min 后检查,可提高阳性率。从脓肿壁刮下的组织中,几乎都可找到活动的阿米巴原虫。

7.诊断性治疗

如上述检查方法未能确定诊断,可试用抗阿米巴药物治疗。如果治疗后体温下降,肿块缩小,诊断即可确立。

(七)诊断及鉴别诊断

对中年男性患有长期不规则发热、出汗、食欲缺乏、体质虚弱、贫血、肝区疼痛、肝增大并有压痛或叩击痛,特别是伴有痢疾史时,应疑为阿米巴性肝脓肿。但缺乏痢疾史,也不能排除本病的可能性,因为 40％阿米巴肝脓肿患者可无阿米巴痢疾史,应结合各种检查结果进行分析。应与以下疾病相鉴别。

1.原发性肝癌

同样有发热、右上腹痛和肝大等,但原发性肝癌常有传染性肝炎病史,并且合并肝硬化占 80％以上,肝质地较坚硬,并有结节。结合 B 超检查、放射性核素肝扫描、CT、肝动脉造影及 AFP 检查等,不难鉴别。

2.细菌性肝脓肿

细菌性肝脓肿病程急骤,脓肿以多发性为主,且全身脓毒血症明显,一般不难鉴别。

3.膈下脓肿

常继发于腹腔继发性感染,如溃疡病穿孔、阑尾炎穿孔或腹腔手术之后。本病全身症状明显,但腹部体征轻;X线检查肝向下推移,横膈普遍抬高和活动受限,但无局限性隆起,可见膈下发现液气面;B超提示膈下液性暗区而肝内则无液性区;放射性核素肝扫描不显示肝内有缺损区;MRI检查在冠状切面上能显示位于膈下与肝间隙内有液性区,而肝内正常。

4.胰腺脓肿

本病早期为急性胰腺炎症状。脓毒症状之外可有胰腺功能不良,如糖尿、粪便中有未分解的脂肪和未消化的肌纤维。肝增大亦甚轻,无触痛。胰腺脓肿时膨胀的胃挡在病变部前面。B超扫描无异常所见,CT可帮助定位。

（八）治疗

本病的病程长,患者的全身情况较差,常有贫血和营养不良,故应加强营养和支持疗法,给予高糖类、高蛋白、高维生素和低脂肪饮食,必要时可补充血浆及蛋白,同时给予抗生素治疗,最主要的是应用抗阿米巴药物,并辅以穿刺排脓,必要时采用外科治疗。

1.药物治疗

（1）甲硝唑（灭滴灵）:为首选治疗药物,视病情可给予口服或静脉滴注,该药疗效好,毒性小,疗程短,除妊娠早期均可适用,治愈率70%～100%。

（2）依米丁（吐根碱）:由于该药毒性大,目前已很少使用。对阿米巴滋养体有较强的杀灭作用,为根治肠内阿米巴慢性感染。本品毒性大,可引起心肌损害、血压下降、心率失常等。此外,还有胃肠道反应、肌无力、神经疼痛、吞咽和呼吸肌麻痹。故在应用期间,每天测量血压。若发现血压下降应停药。

（3）氯喹:本品对阿米巴滋养体有杀灭作用。口服后肝内浓度高于血液200～700倍,毒性小,疗效佳,适用于阿米巴性肝炎和肝脓肿。成人口服第1、第2天每天0.6 g,以后每天服0.3 g,3～4周为1个疗程,偶有胃肠道反应、头痛和皮肤瘙痒。

2.穿刺抽脓

经药物治疗症状无明显改善者,或脓腔大或合并细菌感染病情严重者,应在抗阿米巴药物应用的同时,进行穿刺抽脓。穿刺应在B超检查定位引导下和局部麻醉后进行,取距脓腔最近部位进针,严格无菌操作。每次尽量吸尽脓液,每隔3～5 d重复穿刺,穿刺术后应卧床休息。如合并细菌感染,穿刺抽脓后可于脓腔内注入抗生素。近年来也加用脓腔内放置塑料管引流,收到良好疗效。患者体温正常,脓腔缩小为5～10 mL后,可停止穿刺抽脓。

3.手术治疗

常用术式有2种。

（1）切开引流术:下列情况可考虑该术式:①经抗阿米巴药物治疗及穿刺抽脓后症状无改善者;②脓肿伴有细菌感染,经综合治疗后感染不能控制者;③脓肿穿破至胸腔或腹腔,并发脓胸或腹膜炎者;④脓肿深在或由于位置不好不宜穿刺排脓治疗者;⑤左外叶肝脓肿,抗阿米巴药物治疗不见效,穿刺易损伤腹腔脏器或污染腹腔者。在切开排脓后,脓腔内放置多孔乳胶引流管或双套管持续负压吸引。引流管一般在无脓液引出后拔除。

（2）肝叶切除术:对慢性厚壁脓肿,引流后腔壁不易塌陷者,遗留难以愈合的死腔和窦道者,可考虑做肝叶切除术。手术应与抗阿米巴药物治疗同时进行,术后继续抗阿米巴药物治疗。

（九）预后

本病预后与病变的程度、脓肿大小、有无继发细菌感染或脓肿穿破以及治疗方法等密切相关。根据国内报道,抗阿米巴药物治疗加穿刺抽脓,病死率为7.1%,但在兼有严重并发症时,病死率可增加1倍多。本病是可以预防的,主要在于防止阿米巴痢疾的感染。只要加强粪便管理,注意卫生,对阿米巴痢疾进行彻底治疗,阿米巴肝脓肿是可以预防的;即使进展到阿米巴肝炎期,如能早期诊断、及时彻底治疗,也可预防肝脓肿的形成。

（秦子阳）

第十五节 脂肪肝

脂肪肝(fatty liver)是指各种原因引起的肝细胞内脂肪堆积,最早于1842年由W. Bowman提出,随后的研究资料主要来自肝活检病理学报道。20世纪80年代起,随着B超和CT检查的普及,脂肪肝作为一种常见的影像学发现而渐引起临床关注,但真正将脂肪肝作为一种临床综合征或者独立性疾病来对待,还是在1986年F. Schaffner等提出脂肪性肝病(fatty liver disease,FLD)概念之后。病理上,FLD指病变主体位于肝小叶,并以肝细胞大泡性脂肪变性和脂肪贮积为主要改变的广泛疾病谱,包括单纯性脂肪肝、脂肪性肝炎、脂肪性肝硬化三种主要类型。

一、概念

脂质是生物体内的一类重要物质,主要分为脂肪和类脂两大类。前者即中性脂肪-甘油三酯(triglyceride,TG),后者包括磷脂、胆固醇/胆固醇酯、类固醇及糖脂。正常人每100 g肝脏湿重约含4～5 g脂质,主要用于构成生物膜的脂质双层结构,其中磷脂占50%以上,TG占20%,游离脂肪酸(free fatty acid,FFA)占20%,胆固醇占7%,其余为胆固醇酯等。

肝脏是人体内脂质代谢最为活跃的器官,肝细胞在体内脂质的摄取、转运、代谢及排泄中起着重要作用。在正常肝组织内,仅贮存维生素A的肝星状细胞胞浆内含有少量脂滴,而肝细胞由于其脂质合成与排泄保持动态平衡,一般并无脂质堆积,仅偶见营养良好者肝小叶内散在性肝细胞脂滴存在(一般不超过5%)。

当肝内脂肪含量超过肝脏湿重的5%,或肝组织切片光镜下每单位面积见30%以上肝细胞有脂滴存在时,称为脂肪肝。脂肪肝时肝细胞内异常蓄积的脂质50%以上为TG,其他脂类成分、糖原含量、蛋白质及水分也相应增加,但磷脂/胆固醇酯比例常下降。

绝大多数的脂肪肝是由于TG在肝内积聚所致;但也可由其他脂质引起,如由于脂代谢酶的遗传性缺陷而导致类脂在单核巨噬细胞系统异常沉积的类脂质沉积病、Wolman病、胆固醇酯贮积病、Gaucher病(葡萄糖脑苷脂堆积)等,以及由于胺碘酮、环己哌啶(心舒宁)等药物诱发的肝细胞溶酶体磷脂沉积病。通常所述脂肪肝主要指肝细胞胞浆内TG堆积,根据其脂滴大小不同分为小泡性、大泡性以及混合性脂肪肝三种类型,前者因呈急性经过故有急性脂肪肝或特殊类型脂肪肝之称,狭义的脂肪肝即FLD主要指慢性大泡性或大泡性为主的混合性脂肪肝。丙型肝炎、自身免疫性肝病、Wilson病等有时虽也可引起肝细胞内TG异常堆积,但因其有特定疾病命名,故亦不属于FLD范畴。

二、病理学

大体观察脂肪肝的肝脏外形常呈弥漫性肿大,边缘钝而厚,质如面团,压迫时可出现凹陷,表面色泽苍白或带灰黄色,切面呈黄红或淡黄色,有油腻感。肝组织切片H.E染色或油红O染色光镜下示肝细胞肿大,胞质内含有数量不等及大小不一的脂滴或脂肪空泡。多数病例脂滴首先累及肝腺泡3区,但亦有以肝腺泡1区病变为主者,严重时脂滴弥漫累及整个肝腺泡。

根据肝脏脂肪含量占肝湿重的比例,或肝组织切片H.E染色或脂肪染色光学显微镜下脂肪变性肝细胞占视野内总体肝细胞的百分比,可将脂肪肝分为轻度、中度和重度三种类型(表4-19)。光镜下肝小叶内不足30%视野的肝细胞内有脂滴存在称为肝细胞脂肪变性。根据肝细胞脂肪变性累及的范围可将脂肪肝分为常见的弥漫性脂肪肝和弥漫性脂肪肝伴正常肝岛以及少见的局灶性脂肪肝(focal fatty liver)。

表 4-19　脂肪肝的组织学分型

类型	脂肪/肝重%	脂变肝细胞/总的肝细胞
轻度	≥5	≥30%
中度	≥10	≥50%
重度	≥25(~50)	≥70%

起初肝细胞内蓄积的脂质呈多个无膜包绕的微球状，直径 $1\sim3$ μm，位于肝细胞质无结构区域，胞核居中。当脂滴数量增多、直径增大至 5 μm 时，光镜下可见脂滴呈串珠状聚集在肝细胞窦面，进而细胞质内充满这些微小脂滴，此即小泡性脂肪变(microsteatosis)。随着肝内脂肪含量增加，微小脂滴大小可保持不变或迅速融合成单个或多个直径大于 25 μm 的大脂滴，将细胞核和细胞器挤压至细胞边缘，此即大泡性脂肪变(macrosteatosis)。大泡性脂肪变在吸收消散时往往先变成多个小的脂滴。因此，小泡性脂肪变可为大泡性脂肪变的轻型、前期或恢复期的表现形式。

小泡性脂肪肝一般不伴有肝细胞坏死和炎症，但其线粒体损害明显。而大泡性脂肪肝常呈慢性经过，病程早期表现为单纯性脂肪肝(simple fatty liver)，肝活检仅示肝细胞脂肪变性；进一步为发展为脂肪性肝炎(steatohepatitis)，即在脂肪变的基础上合并肝细胞气球样变、小叶内炎症，并常伴有肝细胞点状坏死及肝纤维化；晚期可通过进展性肝纤维化最终发生脂肪性肝硬化。

三、病因学

(一)大泡性脂肪肝

大泡性脂肪肝的主要病因包括：①营养缺乏，如恶性营养不良病(Kwashiorkor)、消瘦、全胃肠外营养(total parenteral nutrition，TPN)、热带儿童肝硬化、重度贫血、低氧血症以及短期饥饿、体重急剧下降等。②营养过剩，包括肥胖、2 型糖尿病、高脂血症以及短期内体重增长过快等。③药物性，包括氨丝氨酸、博莱霉素、嘌呤霉素、四环素等抗生素，天冬酰胺、氮胞苷、氮尿苷、氨甲喋呤等细胞毒性药物，以及苄丙酮香豆素钠、二氯乙烷、乙硫胺酸、溴乙烷、雌激素、糖皮质激素、酰肼、降糖氨酸、雄激素、黄樟醚等其他药物。④中毒性，包括锑、钡盐、硼酸盐、二硫化碳、铬酸盐、低原子量的稀土、铊化物、铀化物、有机溶剂、毒性蘑菇以及乙醇及其代谢产物乙醛等。⑤先天代谢性疾病，如脂质萎缩性糖尿病、家族性肝脂肪变、半乳糖血症、糖原累积病、遗传性果糖不耐受、高胱氨酸尿症、系统性肉碱缺乏症、高酪氨酸血症、Resfum 病、Schwachman 综合征、Weber-Christian 综合征、Wilson 病等。⑥其他，如丙型肝炎、炎症性肠病、胰腺疾病、获得性免疫缺陷综合征、结核病，以及空-回肠旁路术、胃成形术、广泛小肠切除术、胆胰转流术等外科手术。其中肥胖症、空－回肠短路手术、TPN、糖尿病、乙醇、大剂量雌激素等因素可引起脂肪性肝炎，而其他因素一般只引起单纯性脂肪肝。

(二)小泡性脂肪肝

小泡性脂肪肝的主要病因有妊娠急性脂肪肝，Reye 综合征，牙买加人呕吐病，丙戊酸钠、四环素、水杨酸、fialuridine 等药物中毒，磷、蜡样芽胞杆菌毒素中毒，先天性尿素酶缺乏症，线粒体脂肪酸氧化基因缺陷，乙醇性泡沫样脂肪变性，以及丁型肝炎等。

(三)肝磷脂沉积症(hepatic phospholipidosis)

肝磷脂沉积症主要由于溶酶体内磷脂内堆积，常见病因包括 Wolman 病，胆固醇酯贮积病，以及胺碘酮、环己哌啶等药物中毒，后者尚可引起脂肪性肝炎。

各种致病因素与其肝脂肪变类型之间虽有一定相关性，但有时并不尽然。例如，酗酒主要引起大泡性脂肪肝，但偶亦可导致小泡性脂肪肝，同样妊娠和 AIDS 既可引起小泡性脂肪肝也可导致大泡性脂肪变。就肝病理学改变而言，至今无法准确区分酒精性和非酒精性 FLD。尽管现有检测手段十分先进，但至今仍有 20% 左右的脂肪肝病因不明。

四、发病机制

脂肪肝的发病机制复杂,主要涉及正常的肝细胞发生 TG 堆积、脂肪变性的肝细胞发生气球样变和点状坏死、小叶内炎症以及脂肪肝并发纤维化等诸方面。

（一）单纯性脂肪肝

各种致病因素可通过影响以下一个或多个环节导致肝细胞 TG 堆积。①由于高脂饮食、高脂血症以及外周脂肪组织动员增加导致脂肪的合成原料 FFA 输送入肝增多。②线粒体功能障碍导致肝细胞 FFA 氧化磷酸化以及 β 氧化减少。③肝细胞合成 TG 能力增强或从碳水化合物转化为 TG 增多,或肝细胞从肝窦乳糜微粒残核内直接摄取 TG 增多。④极低密度脂蛋白（very low density lipoprotein,VLDL）合成及分泌减少导致 TG 转运出肝障碍。

小泡性脂肪肝主要由于线粒体功能障碍导致 FFA 氧化利用减少所致,而大泡性脂肪肝则与肝细胞脂质合成与排泄失衡有关,其中胰岛素抵抗相关的营养过剩性脂肪肝主要由于脂肪合成显著增多所致,而营养不良以及某些药物和毒性物质则主要通过影响 VLDL 的合成与分泌而诱发脂肪肝。肝脏局部血流供应异常可能与局灶性脂肪肝以及弥漫性脂肪肝伴正常肝岛有关。

（二）脂肪性肝炎

单纯性脂肪肝是 FLD 的早期阶段,尽管脂肪变性的肝细胞尚能存活,但其对各种继发打击特别敏感。单纯性脂肪肝时伴存或继发的胰岛素抵抗、FFA 增多、肝脏细胞色素 P450（cytochrome P450,CYP）2E1 和 CYP4A 表达增强、氧应激和脂质过氧化损伤、肠源性内毒素血症或肝脏对内毒素敏感性增强、枯否细胞激活及其释放的炎性细胞因子和介质等,均可导致脂肪变的肝细胞发生气球样变性、点状坏死,同时吸引中性粒细胞和淋巴细胞趋化至肝小叶内,从而形成脂肪性肝炎。此外,氧应激可通过形成活性氧引起肝细胞内蛋白质、DNA 和脂质变性并积聚,进而形成 Mallory 小体并激发自身免疫反应。因此,氧应激/脂质过氧化损伤在脂肪性肝炎的发生中可能起重要作用。

（三）脂肪性肝纤维化

与酒精性脂肪肝可直接导致肝纤维化不同,非酒精性脂肪肝必须通过脂肪性肝炎这一中间阶段过渡才能进展为肝硬化,提示导致脂肪性肝炎的各种因素及其所致炎症本身为脂肪性肝纤维化发生的前提条件。脂肪肝时肝组织内异常增加的脂质（特别是过氧化脂质）、FFA,以及可能并存的铁负荷过重和高瘦素血症,均可通过增强脂质过氧化反应和（或）刺激 Kupffer 细胞释放炎症介质,进而促进肝星状细胞激活、转化及合成大量细胞外基质,从而诱发进展性肝纤维化。肝微循环障碍、肝细胞缺血缺氧等因素也参与脂肪性肝纤维化的发病。

临床病理研究表明,绝大多数 FLD 处于单纯性脂肪肝阶段,仅有部分病例并发脂肪性肝炎,而进展性肝纤维化和肝硬化者则更少见。为此,Day 和 James 的"多重打击（multiple-hit）"学说认为,胰岛素抵抗等初次打击主要导致肝细胞脂肪变性并启动细胞适应程序,而这些适应反应可增加细胞对其他应激的反应性,结果通过氧应激/脂质过氧化损伤等二次打击诱发肝细胞坏死和炎症浸润。而接着增加的炎症介质可激活肝星状细胞诱发肝纤维化。除非能够及时阻止炎症—坏死循环,引起细胞外基质的降解超过合成,否则将会发生肝硬化。

五、流行病学

急性脂肪肝非常少见,普通人群患病率一般低于 10/100 000,但其分布国家和地区广泛。1984 年美国产妇妊娠急性脂肪肝发病率为 1/13 328,怀孕双胞胎、初产妇以及后代为男性者发病率相对较高,病因不明,部分病例可能与静脉滴注大剂量四环素有关。1973 年美国报道 Reye 综合征 2 900 例,其中 800 例死亡,并且 98% 患者年龄小于 20 岁,当时推测其发病率为 2.8%~4.7%。流感病毒、水痘病毒感染和（或）服用阿司匹林以及宿主的易感性可能与其发病有关。近来随着对其发病危险因素的控制,Reye 综合征发病率明显下降,在 1980—1997 年间新发 Reye 综合征 1 207 例。我国仅有妊娠急性脂肪肝、Reye 综合征以及四氯化碳中毒性脂肪肝的零星报道。

通常流行病学所调查的脂肪肝为慢性脂肪肝。在西欧、日本和美国,B超普查显示普通成人脂肪肝检出率高达25%,脂肪肝现已成为健康体检人群血清转氨酶升高的常见原因,嗜酒和肥胖与脂肪肝的高发密切相关,地理分布和尸体解剖学显示,肝硬化的流行率在肥胖的嗜酒者中最高,提示长期饮酒和肥胖对脂肪肝的发病有协同作用。目前脂肪肝的起病渐趋低龄化,日本儿童脂肪肝的患病率高达2.6%。

我国目前已有多篇通过B超调查脂肪肝患病率的报道,由于所调查人群的样本对象、年龄和性别构成比不同,各组报道结果差异较大。有学者曾对上海市4009名机关职员进行调查,结果脂肪肝患病率为12.9%,随着年龄增大,脂肪肝患病率增加,50岁以前男性脂肪肝患病率显著高于女性,其后性别差异不明显。相关分析表明,肥胖(特别是内脏性肥胖)、高血脂、高血糖、高血压以及年老等指标与脂肪肝密切相关;而血清HBsAg阳性率与脂肪肝患病率之间虽有相关性,但随着年龄增大,两者的发展趋势正好相反。进一步的病例对照研究显示,嗜酒、高脂高蛋白饮食、临睡前加餐、睡眠过多或白天精神萎靡、嗜睡,以及有肥胖症和/或糖尿病、脂肪肝家族史等为脂肪肝的危险因素;而有一定的工作节奏和劳动强度,经常参加体育锻炼,以及少量饮酒则为脂肪肝的保护因素。

六、临床表现

脂肪肝的临床表现与其病因、病理类型及其伴随疾病状态密切相关。根据起病方式可将脂肪肝分为急性和慢性两大类。前者病理上多表现为小泡性脂肪肝,而后者则为大泡性或以大泡性为主的混合性脂肪肝。

(一)急性脂肪肝

急性脂肪肝临床表现类似急性或亚急性重症病毒性肝炎,但愈合后一般不会发展为慢性肝病。患者常有疲劳、恶心、呕吐和不同程度的黄疸,甚至出现意识障碍和癫痫大发作。严重病例短期内迅速发生低血糖、肝性脑病、腹水、肾衰竭以及弥散性血管内凝血(disseminated intravascular coagulation,DIC),最终可死于脑水肿和脑疝。当然,也有部分急性脂肪肝病例临床表现轻微,仅有一过性呕吐及肝功能损害的表现。

妊娠期急性脂肪肝一般发生于妊娠第7~9个月,常于上呼吸道感染后起病,主要表现为伴有出血倾向和暴发性肝功能衰竭的多脏器功能不全,常伴有高血压、蛋白尿、少尿以及急性胰腺炎。尽管黄疸明显但罕见皮肤瘙痒。

Reye综合征主要见于儿童,多在流行性感冒或水痘后出现,某些患者有近期服用水杨酸盐类药物史。患儿在出现剧烈的恶心、呕吐后迅速发生昏迷。肝脏可肿大,但无黄疸和局灶性神经体征。

(二)慢性脂肪肝

慢性脂肪肝主要为肥胖、糖尿病和慢性酒精中毒所致的FLD,起病隐匿,临床症状轻微且缺乏特异性。即使已发生脂肪性肝炎甚至肝硬化,有时症状仍可缺如,故多在评估其他疾病或健康体检作肝功能及影像学检查时偶然发现。肝肿大为慢性脂肪肝的常见体征,发生率可高达75%以上,多为轻至中度肿大,表面光滑、边缘圆钝、质地正常或稍硬而无明显压痛。门静脉高压等慢性肝病体征相对少见,脾肿大检出率在脂肪性肝炎病例一般不超过25%。局灶性脂肪肝由于病变范围小,临床表现多不明显。

部分慢性脂肪肝患者在其漫长病程中,除有其原发疾病表现外,可出现肝区疼痛、腹胀、乏力、纳差等主诉,主要与肝脂肪浸润导致肝肿大、肝包膜过度伸张有关。在肝内脂肪浸润消退、肝肿大回缩后,相关症状可缓解。极少数酒精性和糖尿病性脂肪肝因肝细胞脂肪迅速沉积或并发脂肪性肝炎,可出现右上腹疼痛、局部肌紧张和反跳痛,同时伴发热、外周血白细胞总数增加以及中性粒细胞核左移等全身炎症反应表现,易误诊为外科急腹症。

像大多数其他慢性肝病一样,FLD患者的临床表现与其组织学改变相关性差。在FLD某一阶段缺乏肝病相关征象并不提示其预后良好,因为许多脂肪性肝炎甚至肝硬化患者在肝功能衰竭和门脉高压并发症发生之前往往呈"良性"临床经过。

恶性营养不良病引起的脂肪肝一般见于饮食中蛋白质摄入不足的儿童,常有右上腹触痛、水肿、腹水和生长发育迟缓,可出现肝纤维化但不会进展为肝硬化。饮食中补充蛋白质后肝脏病变可迅速逆转。蛋白质-热量营养不良引起的脂肪肝见于饥饿状态或某些胃肠道疾病,如严重的吸收不良,多仅表现为转氨酶轻度升高。肥胖者行空回肠旁路减肥手术引起的脂肪肝部分是因蛋白质-热量不足所致,常发生亚急性脂肪性肝炎,如果不加干预则病变可迅速进展为失代偿期肝硬化。

皮质类固醇等药物引起的单纯性脂肪肝,临床表现轻如,停药后病变恢复,临床意义不大;但胺碘酮、氨甲蝶呤等药则易导致脂肪性肝炎,并可发生亚急性肝功能衰竭和失代偿期肝硬化。

七、实验室改变

脂肪肝实验室改变与肝活检结果相关性差,仅 20%～30% 肝活检证实的脂肪肝有 1 项或多项肝功能指标异常,且至今尚无反映脂肪肝有无及其程度的理想实验室指标,但对影像学检出的脂肪肝,实验室检查有助于判断其病因、病理类型及预后。

急性脂肪肝可出现 DIC 所致的血液学改变,血氨、脂肪酸以及转氨酶、碱性磷酸酶和胆红素可不同程度增高,并常伴有低血糖和血浆蛋白水平下降。

慢性脂肪肝可出现血清转氨酶、碱性磷酸酶、γ-谷氨酰转肽酶(GGT)等轻度升高,转氨酶水平一般不超过正常值上限 2～4 倍;血清总胆红素、清蛋白和凝血酶原时间(prothrombintime,PT)一般正常。血清转氨酶持续升高或明显异常常提示并发脂肪性肝炎,伴胆红素升高和 PT 延长则提示病情严重。Ⅲ型前胶原肽、Ⅳ型胶原-7S 成分、透明质酸等血清纤维化指标可反映是否合并肝纤维化。

营养过剩性脂肪肝血清 AST/ALT 比值多小于 1(并发脂肪性肝硬化时例外),伴空腹血糖、血脂、尿酸和胆碱酯酶活性增高;而低蛋白(包括清蛋白、转铁蛋白)血症、低胆固醇血症、营养性贫血则提示营养不良性脂肪肝;AST/ALT 比值大于 2,线粒体 AST(ASTm)和 GGT 显著升高提示酒精性脂肪肝。此外,平均红细胞容积和免疫球蛋白 A 选择性升高(IgA_1/IgA_2 比值降低),以及血清糖类缺乏性转铁蛋白(carbohydrate deficient transferrin,dTF)升高等亦有助于酒精性肝病的诊断。血清铜蓝蛋白浓度降低,而尿铜含量增加提示 Wilson 病,嗜肝病毒血清学标记物检测则可明确有无慢性病毒性肝炎。

八、影像学改变

脂肪肝的诊断主要依靠影像学检查,超声和 CT 可粗略判断脂肪肝的有无及其程度,并反映肝内脂肪分布类型,提示是否存在肝硬化、肝内占位性病变以及胆管病变。缺点为敏感性和特异性不高,无法反映肝内炎症和纤维化的有无,不能提示脂肪肝的病因。

实时超声对弥漫性脂肪肝诊断的敏感性高于 CT,当脂肪变性累及 30% 以上肝细胞时,B 超即可做出脂肪肝诊断。主要依据为:①肝区近场弥漫性点状高回声,回声强度高于肾脏(明亮肝)。②远场回声衰减,光点稀疏。③肝内管道结构显示不清。④肝脏轻度或中度肿大,肝前缘变钝。CT 诊断脂肪肝的特异性高于 B 超,但价格昂贵,诊断依据为肝脏密度普遍低于脾脏或肝/脾 CT 比值小于等于 1。根据肝/脾CT 比值可粗略判断脂肪肝程度,肝脏 CT 值稍低于脾脏,肝/脾 CT 比值小于等于 1.0 者为轻度;肝/脾CT 比值小于等于 0.7,肝内血管显示不清者为中度;肝脏密度显著降低甚至呈负值,肝/脾 CT 比值小于等于 0.5,肝内血管清晰可见者为重度。

MRI 对脂肪肝的确诊并不敏感,无论从信号强度,还是计算弛豫时间,均难以将脂肪肝与正常肝组织相区分,这与脂肪肝肝脏含水量不增加有关。临床上利用这一缺点,可鉴别 CT 上难以与肝脏恶性肿瘤区分的局灶性脂肪肝和弥漫性脂肪肝伴正常肝岛,其中位相磁共振(phase-contrast MRI)的诊断价值最大。

影像学发现肝裂增宽、肝包膜厚度增加、肝表面不规则、肝内回声/密度不均匀、各肝叶比例失常、门脉主干内径增粗、脾脏体积增大、胆囊壁增厚等,提示可能发生肝硬化。

九、诊断与鉴别诊断

临床上,脂肪肝的诊断应包括脂肪肝的病因及其诱因、程度和分期、并发症以及伴随疾病诊断等诸方面。随着影像检测技术发展,单纯依赖影像学技术一般可检出脂肪肝;结合临床资料的进一步实验室检查可推测其病因、是否合并肝功能损害(脂肪性肝炎)和肝纤维化,对于急性脂肪肝则可明确有无多脏器功能衰竭征象。但脂肪肝的确诊及其程度和分期的准确判断则需依靠肝活检,完整的病理学评估包括肝细胞脂变类型、累及肝腺泡部位,伴同病变,以及脂肪肝的分型和分期。

由于伴随于肝活检的费用和危险性等原因,目前肝活检仅用于某些特殊的临床情况(见表 4-20)。

表 4-20 肝活检在诊断 NAFLD 中的作用

支持肝活检的观点	反对进行肝活检的观点
排除其他肝病	NAFLD 通常预后良好
鉴别 NASH 与单纯性脂肪变	缺少有效的治疗措施
根据纤维化的程度评估预后	肝活检伴有的风险和效益比不佳
判断纤维化的进展	

例如:①局灶性脂肪肝或弥漫性脂肪肝伴正常肝岛难以与恶性肿瘤相区别。②探明 Wolman 病、Wilson病、肝糖原贮积病等引起脂肪肝的少见病因。③无症状性可疑的非酒精性脂肪性肝病。④疑似酒精性肝病但有不能解释的临床或实验室改变者,以及酒精性肝炎考虑皮质类固醇治疗前不能排除活动性嗜肝病毒感染者。⑤肥胖引起的脂肪肝在体重下降 10% 后,肝功能酶学指标仍持续异常者。肝活检显示,FLD 的肝细胞损害、炎症和纤维化主要位于肝小叶内,并且病变常以肝腺泡 3 区为重;而慢性病毒性肝炎、自身免疫性肝炎、Wilson 病等尽管偶尔可有明显肝细胞脂肪变,但肝组织学改变主要位于汇管区,且常有其特征改变,据此可做出鉴别诊断。

十、治疗

(一)治疗原则及预后

1.治疗原则

急性脂肪肝一旦确诊需立即给予综合性抢救措施,防治多器官功能衰竭;妊娠期急性脂肪肝应及时中止妊娠。慢性脂肪肝宜采取调整饮食、增加运动、修正不良行为并辅以各种中西药物等综合性防治措施。局灶性脂肪肝除针对其可能的病因进行治疗外,一般无须特殊处理。病毒性肝炎合并脂肪肝可根据其临床类型而采取相应的治疗措施。对于 FLD 合并亚临床型慢性 HBV 或 HCV 感染,治疗的重点为脂肪肝及其基础疾病——肥胖,并强调戒酒的重要性,多数患者无须抗病毒治疗。病毒性肝炎性脂肪肝则需按病毒性肝炎常规处理,但应避免过分强调休息及营养。病毒性肝炎合并 FLD,应兼顾防治病毒性肝炎和脂肪肝,建议先通过戒酒和控制体重、改善胰岛素抵抗和降低血糖等措施治疗脂肪性肝炎,其后再考虑是否需要抗病毒治疗。

2.预后和转归

脂肪肝患者的临床病程和预后取决于引起脂肪肝的基础病因、病理类型和起病方式,大多数情况下,随着原发疾病控制并停止接触和应用有害药物,肝内脂肪沉积可消退。急性小泡性脂肪肝病情严重,预后差。近来由于及时中止妊娠和妥善处理,妊娠期急性脂肪肝母婴死亡率已从原先的 90%、70% 分别降至 10%~35% 和 7%~50%,再次妊娠一般不再发病。Reye 综合征死亡率 30%~50%,出现颅内压明显增高者预后极差。大多数酒精性泡沫样变性患者戒酒后病变消失,但也可能死于肝功能衰竭。绝大多数慢性脂肪肝近期预后良好,但远期预后不容乐观。酒精性肝病患者多数死于肝病相关并发症,偶尔可死于脂肪栓塞、低血糖和重症胰腺炎。NAFLD 预后优于酒精性肝病,肝病相关残疾和死亡主要见于 NASH 病例,但伴随于 NAFLD 的动脉硬化性心脑血管疾病和恶性肿瘤可影响其远期预后。局灶性脂肪肝常为一可逆性改变,在随访中常可见病灶形态改变或消失,故其对患者健康并不构成危害。肝炎后脂肪肝预后主要取决于病毒性肝炎本身的进程,但并存的脂肪肝可促进其肝纤维化进展。

（二）非酒精性脂肪性肝病的治疗

大量研究显示，NAFLD 不仅可导致肝病相关残疾和死亡，而且与动脉粥样硬化性心脑血管事件的高发密切相关。为此，必须重视 NAFLD 的有效防治，遗憾的是至今尚缺乏治疗 NAFLD 的特效药物，现主要根据患者的具体病情采取个体化的三阶梯疗法。第一阶梯为基础治疗，适用于各种类型的 NAFLD，具体包括：①改变生活方式，如节食、运动、禁酒、戒烟。②去除病因和诱因，停用肝毒药物和避免接触肝毒物质，并纠正可能存在的肠道菌群紊乱。③控制原发基础疾病或伴随疾病，旨在通过上述措施减少肝内脂肪含量，促进脂肪肝消退。第二阶梯为保肝药物辅助治疗，主要用于 NASH 患者，旨在防治肝内炎症、坏死和纤维化以阻止肝病进展。第三阶梯为失代偿期肝硬化和肝功能衰竭及其并发症的处理，此时肝移植可能是挽救生命唯一有效的治疗选择。有学者总结 NAFLD 的治疗措施如表 4-21。

表 4-21　NAFLD 的治疗措施

1. 控制体重，减少腰围	7. 胆碱、磷脂
2. 改善胰岛素抵抗	甜菜碱
瘦素和脂联素	胆碱
二甲双胍	亚油酸磷脂酰胆碱（必需磷脂）
罗格列酮	8. 减少肠源性内毒素血症
3. 减少肝脏脂质蓄积	抗生素和/或乳酸杆菌
贝特类降血脂药	VSL♯3
HMACoA 还原酶抑制剂	9. 拮抗炎性细胞因子
4. 可能具肝脏保护作用的药物	减少炎症和促纤维化细胞因子的产生
熊去氧胆酸	抗 TNF 抗体、TNF 受体拮抗剂
5. 减少肝脏铁蓄积	增加抗炎合抗纤维化细胞因子的产生
6. 抗氧化剂	10. 减少 CYP2E1 的活化
维生素 B	11. 苯扎贝特治疗他莫昔芬诱导的 NASH
乙酰半胱氨酸	12. 排除病毒性肝炎
丙硫氧嘧啶	13. 定期监测酒精滥用的情况
S 腺苷蛋氨酸	14. 避免酒精、毒物和肝毒性药物的应用
硒	
水飞蓟素	
维生素 E	

1. 去除病因及诱因，治疗原发基础疾病

NAFLD 与肥胖、2 型糖尿病、高脂血症等代谢综合征关系密切，是代谢综合征在肝脏的一种病理表现。由于代谢综合征极易并发动脉粥样硬化性心脑血管疾病，而这些疾病的防治往往比脂肪肝本身的治疗更为重要，因此从整体出发，加强原发基础疾病及其合并症的治疗，以维持理想体重和血糖、血脂水平，而随着原发疾病的控制，脂肪肝常可自行缓解。

（1）改变生活方式、控制体重肥胖是 NAFLD 最常见的危险因素，因此减肥是防治肥胖性脂肪肝必不可少的手段。

1）改变生活方式：处理肥胖的措施之一是改变生活方式。其包括三大手段：饮食治疗、体育锻炼和行为修正。由于肥胖是能量稳态平衡被破坏（能量摄入超过能量消耗）所导致，因此所有的患者都需要了解何时摄入和如何摄入能量（节制饮食），何时或如何消耗能量（运动疗法），并学会如何改正其不良生活方式（行为修正）。目前对于减肥，推荐女性每日摄入 4 180～5 016 kJ（1 000～1 200 kcal），男性每日摄入 5 016～6 688 kJ（1 200～1 600 kcal）的能量，其目的是减少每日能量的摄入量来达到减肥的目的。饮食治疗的另外两个措施是采用低能量食物和食物替代品。但在减肥中需要注意如果体重减少超过

1.5 kg/周,则发生胆结石和脂肪性肝炎的危险性增高,而服用熊去氧胆酸(600 mg/d)可以预防胆结石的发生。因此,对于减肥目标的确定以 6 个月以上减轻原有体重的 10% 为宜,不宜减肥过速,这一目标比较合理、可操作和具有显著的临床意义。尽管运动本身对于减肥仅仅具有中等度的作用,然而节食和运动相结合是肥胖最有效的治疗措施。额外的运动对于改善心血管疾病和减少癌症的发病率均具有一定的效果。目前对体重超重和肥胖者推荐的运动量为进行中等强度劳动,每周累计时间不少于 150 min。为了维持体重的持续下降,推荐更大强度的运动,通常推荐每周的运动时间为 200~300 min。行为修正的目的是为了达到增加运动量、改善静坐的生活方式。其措施包括自我监测(对自己的体重、饮食和运动进行记录)、强化管理(stress management)、意识性控制(stimulus control)(如用小盘、不在看电视和坐车时吃零食)、社会支持(如帮助肥胖者制订出更健康和现实的目标)等。

2)药物治疗:对于体重指数(BMI)≥30 kg/m² 或者 BMI>27 kg/m²,同时伴有肥胖相关危险因素或疾病的发生率增加,而节食、运动和行为修正效果不佳的病例,可以考虑应用减肥药物。常用的减肥药物包括两大类:作用于中枢神经的食欲抑制药,如西布曲明(诺美亭、曲美);作用于外周的减肥药,如奥利斯他(赛尼可,一种脂蛋白脂酶抑制剂)。此外正在进行 3 期临床试验的药物还有 141716(阻断中枢神经系统中大麻酯受体来抑制饥饿感达到节食的目的)、重组人睫状体神经营养因子变构体(ciliary neurotrophic factor,CNTF,又名 Axokine),后者与 CTNF 受体结合活化下丘脑食欲控制中心神经元的信号传导通路,二期临床试验结果令人鼓舞,可能是将来减肥非常有希望的药物。

最近美国 JAMA 杂志上公布了几项减肥的 RCT 结果,提示减轻体重对于减轻内脏脂肪含量和体内的炎症水平具有重要价值。Berkowitz 等用行为修正和西布曲明联合治疗对 82 例成人(BMI:32~44 kg/m²)进行为期 12 个月的减肥试验,结果表明在行为修正的基础上[每日摄取热量 5 016~6 270 kJ(1 200~1 500 kcal),35% 由脂肪提供,15% 为蛋白质,剩下的由碳水化合物提供,加上每周至少累计达到 120 min 的中等量运动],西布曲明组在治疗 6 个月时 BMI 减低了 8.5%(体重减轻 7.8 kg),而行为修正加安慰剂组体重仅仅减低了 4%(体重减轻 3.2 kg)。六个月后所有的患者均使用西布曲明,结果安慰剂组患者体重进一步减轻 1.3 kg,而此前已使用西布曲明组体重增加了 0.8 kg。结果提示行为修正加用西布曲明可以明显提高减肥计划的效果。

Esposito 等用减轻体重和改善生活方式来研究其对肥胖女性血管炎症标记物的影响,试验采用单盲随机法,共有 60 位女性分配到干预组,对其采用低热卡饮食和增加运动来达到减轻 10% 的体重目的;对照组(60 人)给予普通的关于健康饮食和运动的建议。2 年后试验结果显示,干预组体重较对照组减轻明显,且血清中血管炎症标记物 IL-6、IL-18 和 C 反应蛋白均较对照组明显降低;而与 IR 密切相关的游离脂肪酸水平下降,脂联素含量升高。多因素分析显示游离脂肪酸改变和脂联素水平是与胰岛素敏感性改变密切相关的因素。结果提示减肥可以减低血管炎症标记物的表达并改善胰岛素抵抗。

Irwin 等进行了运动对绝经后女性总脂肪含量和腹腔内脏脂肪含量影响的试验,试验采用随机对照双盲法进行。共有 173 位体重超重(BMI≥24 和体脂>33% 体重)的女性(50~75 岁)参加了这次试验,运动组 87 人,对照组 86 人。运动组每周累计运动量达到 176 min,对照组为 91 min/周,12 个月后结束试验,测定两组的腰/臀比值、体重、腹腔内和皮下脂肪含量。结果发现,运动持续时间与减轻脂肪含量之间具有明显的剂量效应关系。提示常规进行运动(如轻度的步行)可以减轻绝经期后超重或肥胖女性的体脂和腹腔内脏脂肪含量。

3)减肥手术:主要为 Roux-en-Y 胃短路术。Solga 等报告用 Roux-en-Y 胃短路术治疗 99 例病理性肥胖(其中 12 人进行肝活检随访)的经验,术后患者的 BMI 从 52 kg/m² 减少到 34 kg/m²。12 例具有手术前肝活检的患者,术前肝活检发现肝脂肪变的发生率为 87%,炎症为 72%,纤维化为 40%。肝脏炎症和损伤等级、肝纤维化分期在手术后随访肝活检中均有明显的改善,提示 Roux-en-Y 胃短路术可作为病理性肥胖合并脂肪肝的一个有效的治疗。此外,还有 U 型胃成型术和可调整性胃捆绑术治疗肥胖,三种术式的共同目的都是减少胃容积,进而达到控制热量摄入的作用。在 2002 年美国共进行了 63 000 例减肥手术,估计今年可以达到 98 000例,其价值逐渐得到认可。但目前减肥手术仅仅推荐用于那些病理性肥胖者或者肥胖同时伴有其他危险因素的患者:体重超过理想体重 100%或是 BMI 大于 40 kg/m²;BMI 大于 35 但已合并有高血压、糖尿病等肥胖相关疾病;至少 5 年以上的肥胖,同时有肥胖引起的不适症状;曾经尝试保守治疗失败(半年以上);无嗜酒或主要的精神障碍;年龄在 18 至 55 岁之间,且无内分泌系统的问题。

节制饮食、增加运动和行为修正是减肥的基本方法,也是预防和控制 NAFLD 进展的重要措施。对于大多数病情较轻的肥胖性 NAFLD 患者经上述治疗后,在体重减轻的同时,胰岛素敏感性改善,血清转氨酶下降,肝脂肪变程度减轻。而中重度肥胖症患者需根据其具体情况制订切实可行的减肥计划,避免过度节食等减肥措施导致体重下降过快(每月体重下降超过 5 kg),其原因在于减肥虽可改善肝内脂肪浸润,但易引起体重反跳,且由于体内脂肪分解过快,反而诱发或加剧肝脏的炎症浸润或纤维化。对空－回肠旁路手术治疗肥胖症后体重显著下降的个体,给予营养支持治疗似可阻止 NAFLD 快速进展。最近 Stephen 等对 10 例肥胖同时具有的 NASH 的病例服用奥利斯他(赛尼可)进行治疗的预实验表明,结合该药和饮食控制,可以达到明显的减轻体重效果,同时血清糖化血红蛋白、ALT、AST 水平明显下降,6 例患者转氨酶恢复正常。二次肝活检发现肝脏脂肪变性程度明显改善,炎症轻度减低,部分患者纤维化程度也减轻,但是本实验的一个最大问题在于其不是一个随机对照双盲的临床试验,因此其结果是否具有可信性需要慎重对待。

(2)脂肪细胞因子的应用:近年研究发现,脂肪组织可分泌瘦素(leptin)、脂联素(adiponectin)等一系列肽类激素,调节脂肪代谢、摄食行为及胰岛素敏感性,并可维持能量的平衡。

瘦素是一种由白色脂肪产生的脂源性激素,ob/ob 小鼠因遗传性瘦素缺乏而易患肥胖,同时伴有胰岛素抵抗、高脂血症、乃至脂肪肝。补充瘦素后的小鼠体重明显下降,高胰岛素血症、胰岛素抵抗和脂肪肝等症亦同时消失。但研究发现,肥胖患者及部分 NASH 患者血清瘦素水平明显升高,故此推断,这部分患者存在瘦素抵抗,这种高水平的内源性瘦素不仅无助于肥胖患者的体重控制,还可引起胰岛素抵抗,刺激巨噬细胞分泌 TNF-α 及 IL-6、IL-12,促进肝星状细胞分化及内脏脂肪积聚,从而使单纯性脂肪肝发展为脂肪性肝炎、肝纤维化。因此,关于瘦素对于肥胖及 NASH 的作用,还有待于更进一步的研究。

脂联素也是一种脂源性激素,在肥胖、2 型糖尿病的动物模型或患者血浆中,脂联素水平明显下降。补充生理剂量的脂联素可降低血糖及三酰甘油及游离脂肪酸的水平,明显改善胰岛素抵抗,而与瘦素合用时可使胰岛素抵抗完全逆转。但目前尚无该药用于治疗合并肥胖、2 型糖尿病的 NASH 的报道。

(3)改善胰岛素抵抗:胰岛素抵抗时,胰岛素分泌增多而敏感性下降,导致脂肪大量分解,游离脂肪酸生成增多,促使 NAFLD 的发展;反之 NAFLD 又可加剧胰岛素抵抗,从而形成恶性循环。因此,提高胰岛素敏感性理论上可阻止 NASH 进展。

1)噻唑烷二酮类药物(Thiazolidinedione,TZDs):是一类新型降糖药(包括 Troglitazone,Rosiglitazone,Pioglitazone),可提高胰岛素敏感性、抑制脂质过氧化及 TNF-α 活性、调节血糖及游离脂肪酸水平。10 例经肝活检证实为 NASH 的患者在 Troglitazone 服用 6 个月后,有 70%的患者血清转氨酶恢复正常,但肝组织学检查仍表现为持续性脂肪性肝炎,电子显微镜检查示线粒体明显增大畸形。由于部分患者应用该药后出现严重的肝功能损害而被迫进行肝移植,目前该药在美国已停止应用。最近 Neuschwander 等用罗格列酮对 30 例 NASH 患者进行治疗,剂量为 4 mg/次,2 次/天给药,计划治疗 48 周。中期治疗(24 周)结果发现罗格列酮可以降低 NASH 患者的转氨酶水平(ALT 从 86 U/L 降至 37 U/L,$P<0.01$),并且可以降低淤胆相关指标碱性磷酸酶(ALP)和 γ-谷氨酰转肽酶(GGT)的水平,ALP 从平均 96 U/L 降到 68 U/L,GGT 从 91 U/L 降到 36 U/L,两者的降低均具有统计学意义($P<0.0001$),但没有发现肝脏脂质水平的减少。日本学者 Toshifumi 等对 7 例具有糖耐量异常患者给予吡格列酮(pioglitazone)治疗(15 mg/d,疗程三个月),治疗结束时,所有患者的 ALT 水平恢复正常,同时伴有血清胰岛素和低密度脂蛋白水平的改善,对高密度脂蛋白和 TG 则无明显影响,并且实验中没有发现吡格列酮导致的肝脏损伤。最近 Promat 等用吡格列酮治疗了 18 例 NASH 患者(7 例体重超重,11 例为肥胖者),给药剂量是 30 mg/d,持续 48 周。结果发现在治疗起始的 8 周内患者血清转氨酶水平逐渐下降,于 8 周时恢复正常,随后肝活检证实肝脂肪变性、肝实质损伤、甚至纤维化程度均有改善。但 TZD 类药物治疗的一个明显不

良反应是体重的增加,治疗结束后患者的体重与治疗前相比约增加4%,同时其体重增加主要以体脂含量增加为主(尽管肝脏脂肪含量下降,经肝活检和MRI证实)。

2)二甲双胍:二甲双胍是双胍类降糖药物的代表,且二甲双胍可以活化脂蛋白脂酶,降低血脂。长期服用二甲双胍治疗糖尿病的研究发现,该药可以使体重每年减轻约1.5kg。在抗糖尿病的研究中发现,二甲双胍可以减低脂肪细胞分泌肿瘤坏死因子-α,进而减轻炎症反应,且其通过调节胰岛素受体底物2(IRS-2)和葡萄糖转运子-4(GLUT-4)来改善胰岛素抵抗,而胰岛素抵抗在NASH发病中起核心作用。因此,服用二甲双胍治疗NASH可能具有一定的效果。Giulio用二甲双胍治疗20例NASH患者的研究中,给药方案为500 mg/次,每天三次,治疗4个月,结果50%病例的转氨酶恢复正常,同时肝脏体积减少20%左右。肝体积缩小、转氨酶水平降低间接反映了肝脂肪化及炎症程度的下降,但其中有6例出现血清乳酸升高,且有1例超出正常范围(>2 mmol/L)。尽管由于二甲双胍半衰期较短、对肝脏代谢影响较小,且试验样本量小、治疗持续时间短,目前尚无发生乳酸酸中毒的报道,但对于NAFLD伴有肝功能损害的患者,服药期间应密切监测其血中的乳酸盐浓度。有学者用二甲双胍治疗NASH的结果显示,其可以减轻NASH大鼠肝脂肪变性程度、肝脏炎症和纤维化评分,并可以使肝脏重量和腹腔内脏脂肪含量分别减少7%和13%。在血清学方面,发现二甲双胍干预可以降低AST、TG。

(4)调整血脂紊乱:据统计,20%~81%的NASH患者同时合并有高脂血症,而并存的血脂紊乱又是NAFLD进展以及发生心脑血管事件的重要危险因素。但由于许多降血脂药可促使血脂更集中于肝脏进行代谢,反而可能促进脂质在肝内的蓄积,并进一步损害肝功能。因此,对NASH患者是否应用降血脂药物仍有争论。目前临床上用于高脂血症性脂肪肝的降血脂药物有以下三类。

1)苯氧乙酸类药物:该类药物可促进脂肪酶的活性,降低造模大鼠肝脏中的三酰甘油含量。但实验研究发现,苯扎贝特并不能减轻高脂饮食饲养大鼠脂肪肝的程度,部分大鼠肝内脂质含量甚至呈增加趋势。NASH患者在应用氯贝丁酯(2 g/d)治疗1年后,其肝功能检查、脂肪化程度、炎症或纤维化均无明显变化。最近,有学者应用吉非罗齐治疗46例NASH患者,发现血清转氨酶水平明显下降,并可增加三酰甘油排泄、减少脂肪组织动员从而改善肝内脂肪积聚。

2)HMG-CoA还原酶抑制剂:包括洛伐他丁、辛伐他丁、普伐他丁、氟伐他丁等。该类药物能抑制肝内胆固醇的合成,对血浆三酰甘油也有一定降低作用,其中普伐他汀可显著降低高脂饮食饲养家兔的血脂水平,使肝内的脂肪沉积得到改善,但光镜下未见肝组织脂肪变程度下降。尽管大多降血脂药物具有肝毒性,如可导致胆汁淤积、黄疸、药物性肝炎、肝硬化或急性肝功能衰竭等,但Keith认为,降血脂药所引起的血清转氨酶升高是血清胆固醇下降所致的药效学特征,而非药物的毒性作用,且持续应用一段时间后多可恢复正常。因此,目前认为不伴有高脂血症的NAFLD,原则上不用降血脂药物,伴有高脂血症者在综合治疗的基础上可应用降血脂药物,但需适当减量和监测肝功能,必要时联用保肝药物。

3)丙丁酚:是一种降血脂药物,同时具有抗氧化和延迟动脉粥样硬化的作用,目前被认为是抗动脉粥样硬化最有希望的药物。其药理作用机制是:抑制HMG-CoA还原酶活性,使胆固醇生成减少;增加肝脏表面的VLDL受体数量,使VLDL清除增加;降低HDL含量,使其颗粒变小,但数目不减少,从而有利于发挥其转运功能;抑制氧自由基对LDL的修饰作用,从而抑制其致动脉粥样硬化作用;可以抑制泡沫细胞的形成,并进一步延迟动脉粥样硬化的形成。最近Merat等用丙丁酚治疗17例经肝活检证实的NASH患者(500 mg/次,每日1次),疗程6个月,试验结束后发现患者的转氨酶水平明显减低,ALT从治疗前的93.5 U/L降到41.8 U/L,AST从治疗前的80.4 U/L恢复到35.9 U/L。此外发现其还可以降低血清胆固醇水平。随后有学者进行了一个随机对照双盲的临床试验,共纳入30例患者,其中丙丁酚治疗组20例,对照组10例,试验结束所得结果与原先结果基本一致,提示丙丁酚是NASH治疗非常有希望的一个药物。

2.阻止慢性肝病进展

尽管肥胖、2型糖尿病、高脂血症与脂肪肝关系密切,通过治疗上述基础疾病有助于阻止NAFLD的进展。但快速减肥有时反而导致肝内炎症、坏死和纤维化加剧,而单纯依靠控制血脂和血糖等措施亦很难逆转NAFLD。因此,对于合并肝损害的NAFLD病例(主要为NASH),必须在综合治疗基础上加用去脂保肝抗氧化类药物,以阻止慢性肝病进展。此外,对于不能减重或不能长期维持体重减轻的大多数肥胖者以及缺乏相关危险因素的 NAFLD 病例,针对肝病的药物治疗可能特别重要。

(1)减少肝脏脂质沉积:脂质代谢障碍引起大量脂肪积聚于肝脏,当超过肝脏的代谢能力时引起肝脂肪变,这是脂肪肝形成的"第一次打击",脂肪变性的肝脏可给活性氧/脂质过氧化提供足够的反应底物,因此脂肪肝较正常肝脏更易发生脂质过氧化损伤,而通过熊去氧胆酸(ursodeoxycholic alid,UDCA)等药物减少肝脏脂质含量可能有助于 NAFLD 的防治。

UDCA 是鹅脱氧胆酸的异构体,可改善胆流、增加胆汁中脂质的分泌、稳定细胞膜、保护肝细胞功能、抗凋亡及调节免疫。应用 UDCA(10 mg/kg·d)治疗 13 例 NASH 患者 6 个月,结果发现肝功能酶学指标及肝脂肪化程度较氯贝丁酯对照组(n=13)明显改善。而 31 例转氨酶异常、B 超示"明亮肝"的肥胖儿童应用 UDCA 联合饮食控制的疗效并不优于单纯节食组。最近,Lindor 和 UDCA/NASH 研究会用 UDCA干预 NASH,同时设立安慰剂对照组,在为期两年的时间里共有 168 位患者进行试验,所有患者均经肝活检证实肝脏脂肪变程度大于 10% 且具有炎症,UDCA 的给药剂量为 13~15 mg/(kg·d),共有 109 位患者完成治疗,其结果显示与安慰剂相比,UDCA 并不能够使 NASH 患者受益。

(2)抗氧化剂:如前所述,只有部分单纯性脂肪肝可发生炎症、坏死及纤维化,故认为在脂肪肝发展过程中存在"第二次打击"氧化应激及脂质过氧化。脂质过氧化可直接损伤肝细胞膜,且可促进肝纤维化的形成,因此抑制氧应激及脂质过氧化可阻止 NASH 的进展。

1)维生素类:维生素 A、C、E 及 β-胡萝卜素均为抗氧化剂,可抑制脂质过氧化、参与肝脂肪代谢、保护肝细胞、阻止单核细胞和/或库普弗细胞过度表达 TNF-α、IL-1、IL-6、IL-8 及肝胶原蛋白 α₁。Strauss 等研究发现,肥胖儿童血中维生素 E、β-胡萝卜素水平明显低于正常体重儿童。因此,补充维生素 A、C、E 及 β-胡萝卜素似有助于 NASH 的治疗。给 12 例肝活检证实为 NASH 的患者应用维生素 E 治疗 1 年后发现在血清转氨酶、肝组织学明显改善的同时,血清转化生长因子 β 显著降低,说明维生素 E 还可抑制肝纤维化。而 11 例 NASH 儿童在补充维生素 E 后虽然肝功能指标有所改善,但 B 超示肝组织学无明显变化,且在停药后转氨酶反跳至治疗前水平。另外,维生素 A、E 均属于脂溶性维生素,大剂量补充易产生蓄积中毒而加重肝损害。因此,对于这些抗氧化类维生素的疗效及安全性,尚需进一步观察。

2)还原型谷胱甘肽及其前体物质:还原型谷胱甘肽(GSH)是由谷氨酸、半胱氨酸和甘氨酸组成的三肽,可对抗自由基的攻击、抗脂质过氧化、保护肝细胞膜;恢复肝脏内各种酶的活性;保护机体免受外源性有毒物质的损害;促进肝脏的合成功能;激活胆酸活性,促进胆酸的排泄。因此,可用于各种原因所致的肝损伤,包括脂肪肝、脂肪性肝炎等的治疗。

N-乙酰半胱氨酸(N-acetylcysteine,NAC)是 GSH 的前体物质,可增加肝细胞内 GSH 含量,从而起到抗氧化、保护肝细胞膜的作用。Gulbahar 等给 11 个 NASH 患者应用 N-乙酰半胱氨酸治疗 3 个月可明显改善血清转氨酶水平,但由于未行肝活检,故尚不了解 NAC 对肝组织学的影响。

磷脂酰胆碱(必需磷脂)是细胞膜的重要组成部分,其含量及比例决定了细胞膜的稳定性,且可修复已损伤的肝细胞膜。胆碱、蛋氨酸、S-腺苷蛋氨酸为形成卵磷脂的重要物质,且可参与脂蛋白代谢,肝内脂肪酸氧化,促进 GSH、牛磺酸、半胱氨酸、辅酶 A 的合成,起到保肝、去脂、抗氧化的作用。

大量实验研究表明,胆碱和/或蛋氨酸缺乏可形成脂肪肝,补充胆碱或蛋氨酸后可使肝脂肪化程度明显减轻,而 Vandana 研究 29 例 NASH 患者发现其体内游离性或磷脂结合性胆碱浓度与其肝损伤的临床、生化及组织学指标无关。事实上,人类一般不会缺乏胆碱,慢性肝病患者很少亦缺乏蛋氨酸,故认为胆碱、蛋氨酸只适用于严重营养不良和长期接受静脉高能营养治疗的患者。甜菜碱(Betaine)是体内唯一可替代叶酸或 S-腺苷蛋氨酸作为甲基供体,参与蛋氨酸循环及卵磷脂合成的物质。15 例 NASH 患者口服甜菜碱 1 年后血清转氨酶恢复正常,肝脂肪化、炎症及纤维化程度明显改善,且其耐受性好、不良反应轻微。最近一项包括 191 例 NASH 患者的随机双盲安慰剂对照的甜菜碱治疗试验,结果发现治疗 8 周后,肝功能酶学指标及肝肿大和脂肪肝程度均有明显改善。

3)牛磺酸:牛磺酸具有维持渗透压、稳定细胞膜、调节细胞内钙平衡、抗脂质过氧化等多种生物学效应，可防止高脂血症诱发的原代培养大鼠肝细胞的脂肪变性，减少食物中三酰甘油、胆固醇的吸收，促进肝微粒体代谢酶活性，从而防止高脂饮食引起的肝脂肪变性。动物实验表明，牛磺酸可完全逆转酒精所致的肝脂肪变，降低脂质过氧化。10例经CT证实为脂肪肝的单纯性肥胖患儿在口服牛磺酸后血清谷丙转氨酶水平下降，体重控制满意者效果尤为明显。

4）水飞蓟素：水飞蓟素是从蓟类植物中提取的一组黄碱素类物质的总称，具有保护肝细胞膜、对抗自由基和脂质过氧化、刺激蛋白质合成以及促进损伤后肝细胞再生等作用。应用水飞蓟素治疗NASH患者1年可使其肝功能明显改善、生存率提高，而不良反应较少，仅有部分患者出现恶心、上腹部不适、关节痛、瘙痒、风疹及头痛等症状。

5）驱铁疗法：有研究发现，大多数NASH患者伴有HFE（血色病基因）Cys282Tyr变异（C282Y），血清铁蛋白浓度升高，且与血糖、血胰岛素浓度及胰岛素抵抗的严重程度正相关；同时，肝内铁含量的增加，可促使NASH发展为肝纤维化。而Younossi等则认为NAFLD患者肝内无过多的铁积聚，且铁与NAFLD的进展无关。由于普通人群中有6.7%可发生Cys282Tyr变异，因此认为可能存在抽样误差。尽管对于铁在NASH发生和发展过程中的作用尚存在争议，但临床研究证实定期换血治疗在降低铁蛋白浓度的同时，可提高胰岛素敏感性和葡萄糖耐量、降低转氨酶水平，因此也可作为一项治疗选择。

（3）抗感染治疗：Wigg等研究了22例NASH患者与23例对照者发现，有50%NASH患者存在小肠细菌过度生长，其血清TNF-α水平也明显升高；遗传性脂肪变性的肥胖小鼠对脂多糖所致的肝损伤较敏感，库普弗细胞的吞噬活性降低；而应用甲硝唑、多粘菌素可预防空回肠手术的肥胖患者NAFLD的发展，以上均支持内毒素对NASH的作用。因此认为服用抗生素、乳酸杆菌、VSL♯3等对肠道进行净化，以及应用抗TNF-α抗体和TNF-α受体拮抗剂等抑制TNF-α活性可以改善ob/ob小鼠的肝脏组织学损伤（脂肪性肝炎）。

此外，最近发现对于酒精性肝炎治疗有效的药物己酮可可碱（pentoxyphylline），（一种非选择性磷酸二酯酶抑制剂，具有拮抗炎性细胞因子的作用，可降低TNF-α基因下游许多效应细胞因子的表达）在NASH的治疗中有效。我们的动物实验结果也提示该药对NASH效果比较理想。这提示己酮可可碱可能会成为NASH治疗的一个新希望。

3.肝移植治疗终末期肝病

当NASH发展至肝硬化时，治疗措施同其他原因性肝硬化。对于终末期失代偿性肝硬化患者进行原位肝移植是唯一可行的方法，但临床发现NASH患者在移植后又发生肝脂肪变，部分甚至出现NASH复发。其原因仍不明确，考虑系由于持续性高三酰甘油血症、糖尿病及应用皮质类固醇激素治疗等引起。

（戴占良）

第十六节　肝硬化

肝硬化是一种常见的由不同病因引起的慢性、进行性、弥漫性病变。常见的病因如病毒性肝炎、慢性酒精中毒、血吸虫病、心源性疾病、自身免疫性疾病等，其病理特点为广泛的肝细胞变性坏死、纤维组织增生、假小叶形成、肝脏逐渐变形变硬而成为肝硬化。临床上早期可无症状，后期可出现肝功能衰退和门静脉高压的种种表现。

一、病因与发病机制

引起肝硬化的原因很多，在国内以病毒性肝炎最为常见，在欧美国家则以酒精性肝炎最多见。

（一）病毒性肝炎

甲型和戊型肝炎一般不会引起肝硬化。慢性乙型与丙型、丁型肝炎易发展成肝硬化。急性乙型肝炎病毒感染者有10%～20%发生慢性肝炎，其中又有10%～20%发展为肝硬化。急性丙型肝炎约一半以上患者发展为慢性肝炎，其中 10%～30% 会发生肝硬化。丁型肝炎病毒依赖乙型肝炎病毒方能发生肝炎，有部分患者发展为肝硬化。

（二）慢性酒精中毒

近年来在我国有增加趋势。其发病机制主要是酒精中间代谢产物乙醛对肝脏的直接损害。长期大量饮酒导致肝细胞损害，发生脂肪变性、坏死、肝脏纤维化，严重者发生肝硬化。导致肝硬化的酒精剂量为：平均每日每千克体重超过 1 克，长期饮酒 10 年以上。

（三）寄生虫感染

血吸虫感染可导致血吸虫病，治疗不及时可发生肝硬化。

（四）胆汁淤积

长期慢性胆汁淤积，导致肝细胞炎症及胆小管反应，甚至出现坏死，形成胆汁性肝硬化。

（五）遗传和代谢疾病

由遗传性和代谢性的肝脏病变逐渐发展而成的肝硬化，称为代谢性肝硬化。例如由铁代谢障碍引起的血色病、先天性铜代谢异常导致的肝豆状核变性。

（六）药物性或化学毒物因素

长期服用某些药物，如双醋酚汀、辛可芬、甲基多巴等可导致药物性肝炎，最后发展为肝硬化。长期接触某些化学毒物，如四氯化碳、砷、磷等可引起中毒性肝炎，发展为肝硬化。

此外，α-抗胰蛋白酶缺乏、糖原贮积病、酪氨酸代谢紊乱、慢性充血性心力衰竭、慢性缩窄性心包炎和各种病因引起的肝静脉阻塞综合征（Budd-Chiari 综合征），以及长期营养不良、营养失调等均可导致肝硬化的发生。

二、临床表现

肝硬化在临床上分为代偿期和失代偿期。

（一）肝功能代偿期

症状较轻，常缺乏特征性，有乏力、食欲减退、恶心呕吐、消化不良、腹胀、右上腹不适、隐痛等症状。体检常常可见蜘蛛痣、肝掌、肝脾肿大。症状往往是间歇性的，常因过度劳累或伴发病而诱发，经过适当的休息和治疗可缓解。肝功能检查多在正常范围内或有轻度异常，部分患者可没有任何症状。

（二）肝功能失代偿期

症状显著，主要为肝功能减退和门静脉高压所致的两大类临床表现，并可有全身多系统症状。

1. 肝功能减退的临床表现

（1）全身症状：主要有乏力、易疲倦、体力减退。少数患者可出现脸部色素沉着。

（2）消化道症状：食纳减退、腹胀或伴便秘、腹泻或肝区隐痛，劳累后明显。

（3）出血倾向及贫血：肝硬化患者容易出现牙龈出血，鼻腔出血，皮肤摩擦处有淤点、淤斑、血肿等，女性出现月经量过多或经期延长，或为外伤后出血不易止住等出血倾向。

（4）内分泌失调：肝硬化时，由于肝功能减退，雌激素的灭活减少及雌激素分泌增加，导致血中雌激素增多，同时也抑制了雄性激素的产生；有些患者肾上腺皮质激素、促性腺激素分泌减少，导致男性患者乳房肿大、阴毛稀少，女性患者月经过少和闭经、不孕等内分泌失调表现。

2. 门静脉高压症的临床表现

构成门静脉高压症的三个临床表现为脾肿大、侧支循环的建立和开放、腹腔积液，在临床上均有重要意义。尤其侧支循环的建立和开放对诊断具有特征性价值。

（1）脾肿大：一般为中度肿大（是正常的 2～3 倍），有时为巨脾，并能出现左上腹不适及隐痛、胀满，伴有血白细胞、红细胞及血小板数量减少，称脾功能亢进。

（2）侧支循环建立与开放：门静脉与体静脉之间有广泛的交通支（图 4-4）。在门静脉高压时，为了使淤滞在门静脉系统的血液回流，这些交通支大量开放，经扩张或曲张的静脉与体循环的静脉发生吻合而建立侧支循环。主要有：①食管下段与胃底静脉曲张；②脐周围的上腹部皮下静脉曲张；③上痔静脉与中下痔静脉吻合形成痔核；④其他：肝至膈的脐旁静脉、脾肾韧带和网膜中的静脉、腰静脉或后腹壁静脉等。

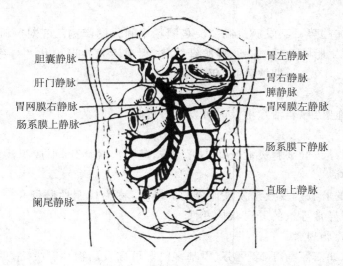

图4-4 肝门静脉及其属支

（3）腹腔积液：是肝硬化门脉高压最突出的临床表现，腹部隆起，感觉腹胀。提示肝病属晚期。

3.肝脏触诊

肝脏大小硬度与是否平滑，与肝内脂肪浸润的多少，与肝细胞再生、纤维组织增生和收缩的情况有关。晚期肝脏缩小、坚硬，表面呈结节状。

三、并发症

（一）肝性脑病

肝性脑病是常见的死亡原因，表现为精神错乱，定向力和理解力减退，嗜睡，终至昏迷。

（二）上消化道大量出血

多是由于食管－胃底静脉曲张破裂，也可因消化性溃疡、门静脉高压性胃黏膜病变、出血性胃炎等引起，常表现为呕血与黑便，出血量不多，可仅有黑便；大量出血，则可导致休克并诱发腹腔积液和肝性脑病，甚至休克死亡。

（三）感染

常见的是原发性腹膜炎，可表现为发热、腹痛与腹壁压痛和反跳痛，血白细胞可有增高，腹腔积液混浊，腹腔积液培养有细菌生长。

（四）原发性肝癌

在出现短期内病情迅速发展与恶化，进行性肝肿大，无其他原因可解释的肝区痛，血性腹腔积液，长期发热，甲胎蛋白（AFP）持续性或进行性增高，B超、CT等影像学检查发现肝内占位性病变者，应特别警惕肝癌的发生。

（五）肝肾综合征

肝硬化合并顽固性腹腔积液且未获恰当治疗时可出现肝肾综合征，其特点为少尿或无尿、氮质血症、低血钠与低尿钠。

四、诊断与鉴别诊断

失代偿期肝硬化，根据临床表现和有关检查常可作出诊断。对早期患者应仔细询问过去有无病毒性肝炎、血吸虫病、长期酗酒或营养失调等病史，注意检查肝脾情况，结合肝功及其他必要的检查，方能确定诊断。肝硬化的主要诊断依据是：病毒性肝炎（乙型及丙型）史、血吸虫病、酗酒及营养失调史。肝脏可稍大，晚期常缩小、质地变硬、表面不平。肝功能减退。门静脉高压的临床表现。肝活检有假小叶形成。

肝硬化诊断时需注意与慢性肝炎、原发性肝癌、肝棘球蚴病、先天性肝囊肿及其并发症相鉴别。

五、治疗

目前，肝硬化的治疗以综合治疗为主。肝硬化早期以保养为主，防止病情进一步加重；失代偿期除了保肝、恢复肝功能外，还要积极防治并发症。一般来说，治疗如下。

（一）合理饮食及营养

肝硬化患者合理饮食及营养，有利于恢复肝细胞功能，稳定病情。优质高蛋白饮食，可以减轻体内蛋白质分解，促进肝脏蛋白质的合成，维持蛋白质代谢平衡。如肝功能显著减退或有肝性脑病先兆时，应严格限制蛋白质食物。足够的糖类供应，既保护肝脏，又增强机体抵抗力，减少蛋白质分解。肝功能减退，脂肪代谢障碍，要求低脂肪饮食，否则易形成脂肪肝。高维生素及微量元素丰富的饮食，可以满足机体需要。

（二）改善肝功能

肝功中的转氨酶及胆红素异常多提示肝细胞损害，应按照肝炎的治疗原则给予中西药结合治疗。合理应用维生素 C、B 族维生素、肌苷、益肝灵、甘利欣、茵栀黄、黄芪、丹参、冬虫夏草、灵芝及猪苓多糖等药物。

（三）抗肝纤维化治疗

近年国内研究，应用黄芪、丹参、促肝细胞生长素等药物治疗肝纤维化和早期肝硬化，取得较好效果。青霉胺疗效不肯定，不良反应多，多不主张应用，秋水仙碱 1 mg/d 分 2 次服，每周服药 5 天。抗肝纤维化有一定效果。

（四）积极防治并发症

肝硬化失代偿期并发症较多，可导致严重后果。对于食管胃底静脉曲张、腹腔积液、肝性脑病、并发感染等并发症，根据患者的具体情况，选择行之有效的方法。

（五）外科治疗

腹腔－颈静脉引流（Leveen 引流术）是外科治疗血吸虫病性肝纤维化的有效方法之一，通过引流以增加有效血容量，改善肾血流量，补充蛋白质等。门静脉高压和脾亢也常用各种分流术和脾切除术的手术治疗。

六、护理

（一）肝硬化患者的家庭护理与调养

肝硬化治疗护理不利，就容易向肝癌发展，因此，在医生积极治疗的同时，作为患者的家属也要抢夺先机，重视在日常生活中的护理调养，挡住病情恶化的脚步。

1.选择适宜的居室环境

特别是厨房的环境，燃料的燃烧、烹炒菜肴的油烟、生活垃圾等都产生很多有害物质，对肝脏危害很大。为尽可能减少厨房里不良环境因素对人体的危害，应注意以下几点。①常开门窗，保持空气流通；②改传统高温油（油锅冒青烟）炒菜为温油（3～4 成熟，油面平静，无油烟冒出）时下料，旺火炒；③改用精制油（经过脱色、脱臭、脱酸、脱蜡、脱过氧化物、色泽淡黄、质地较稀薄、无油腥味）烹炒菜肴；④多吃蒸煮食品，尽量少食油煎炸食品；⑤及时清除生活垃圾；⑥重视居室问题，建筑装潢、装饰材料中有不少含有较强毒性和致癌性物质，尤其对肝、肺影响极大，严重威胁着人们的健康。

2.科学地安排生活起居

生活要有规律，因为人体各种生理活动都具有周期化的节律性，同时也不要小看不起眼的生活问题，因为疾病的预后与之密切相关。

失代偿期肝硬化患者应卧床休息；代偿期肝硬化患者生活要有规律，可以上班和适当从事各类强度较轻的文娱活动或劳动，以不觉疲劳为度。适当地活动不仅有助于体力恢复，促进代谢，而且可调节人的情绪,克服负性情绪,使心情舒畅、愉快。

3.注意休息

因为休息可减轻肝脏生理负担和体内热量的消耗,有助于损伤的肝细胞修复。但很多时候并未休息好,这与休息不当有关。①休息的方式不对:消除体力疲劳(如四肢乏力、肌肉酸痛等)的最佳方式是睡眠,或听音乐、聊天,不宜做家务劳动或外出散步;消除脑力疲劳(如头昏脑涨、注意力不集中等)的主要方法是适当体力活动,而用躺或坐在沙发上思考问题的方式进行休息则达不到消除脑力疲劳的目的。②休息过迟:肝病患者不能休息过迟,或者过劳。许多人在日常生活、工作拼命干或延长工作时间已感劳累,但直到体力难以支持才休息,此时休息则为时过晚,对身体已构成损害,肝脏病变会进一步加剧,再休息也难以挽回损失。③休息不足:休息的目的是消除疲劳,而消除较重的疲劳必须有足够的时间。休息不足最常见的是睡眠时间不足以及中午休息时间过短。成人晚上一般须睡 7~8 个小时,肝病患者应有更多的睡眠时间。休息不足,肝脏病变不仅难以康复,反可加剧。④休息过度:休息不足对肝脏乃至全身有不良影响,但休息太多对健康也是不利的。有些人爱睡懒觉,躺在沙发上,很少户外活动,也不愿做些力所能及的家务劳动,这种体力活动过少不仅可引起身体功能减弱,体质下降,而且免疫力也会下降,对全身及肝脏健康均是有害的。

4.避免做任何有损于肝脏的事情

忌患肝硬化后仍然"带病工作"。肝脏是不能"停工"的,否则体内新陈代谢立即紊乱,毒物无法解除,人会马上陷入中毒状态。肝硬化时部分肝细胞已丧失功能,所有的工作全由剩下的肝细胞来完成,这些肝细胞已处于超负荷状态,所以,应避免做任何会增加肝脏负担或有损于肝脏的事情,如重体力劳动或剧烈运动。

肝硬化患者最好不要外出旅游,即使安排得很舒适,也会因居住、饮食改变、生活不规律和劳累而加重病情。早期肝硬化患者虽可上班,但要避免繁重紧张的工作。尤其业余时间亦应重视休息,决不能通宵达旦地搓麻将,因为玩麻将时间过长,人虽坐着,同样要消耗体力,再加上空气不流畅,有病的人实难忍受,往往在挑灯夜战之后会出现腹水,甚至有可能会食管静脉破裂而大量呕血。

(二)肝硬化患者的护理要点

在事业上,往往细节能够决定成败。在肝硬化患者的护理中,这句话同样适用。肝硬化患者一般护理要点有:积极预防,情绪稳定,动静结合,用药从简,戒烟忘酒,饮食调护这 6 个方面。

1.肝硬化患者的一般护理细节

保证患者有充足的睡眠和休息,以减轻肝脏负担;合理调配饮食,予以高热量、高蛋白、高维生素、低脂肪饮食。忌食尖硬、有刺激性食品,以免造成食管静脉曲张破裂出血。有水肿或腹水者,应限制盐的摄入。肝性脑病患者严格限制蛋白。黄疸可致皮肤瘙痒,因患者营养状况差,抵抗力低,血小板少,应做好皮肤护理,可用温热水擦浴或涂止痒剂,防止抓伤皮肤引起出血、感染。对久治不愈的慢性肝病患者的悲观失望情绪,护理人员应给予安慰,并设法解除病痛;做好口腔护理,以消除肝臭味,增进食欲,减少继发感染的机会。

2.并发症的护理细节

密切观察肝硬化患者的病情变化,如体温、意识、出血、腹水及肝肾功能等,发现异常及时处理。

(1)腹水患者的护理:大量腹水导致呼吸困难,可以半卧位,使膈肌下降,增加肺活量,减少肺淤血,增加舒适感;出现脐疝时注意局部皮肤保护,可使用护带,防止脐疝破溃引起腹水外漏,增加感染机会。有水肿的卧床患者,避免长时间局部受压,为防止皮损,可勤翻身,按摩骨突出部,使用气褥或气垫交替托起受压部位;使用热水袋时注意防止烫伤;每日测量腹围,定时测量体重,观察腹水消长情况,详细记录24小时液体出入量;在使用利尿药时要注意抽血查电解质;放腹水可改善腹压增高的不适,但放腹水不可过快过多,应于放水同时束紧腹带,防止减压后出现腹腔脏器充血;放腹水后观察意识变化,发现肝性脑病先兆及早处理。

(2)出血的护理:肝脏受损致凝血因子Ⅱ(凝血酶原)、凝血因子Ⅰ(纤维蛋白原)、各种凝血因子生成抑制,加之脾功能亢进易发生出血。护理人员应密切观察患者有无鼻出血、牙龈出血及便血。注意保持大便通畅,避免排便用力,引起肛周血管破裂出血。

对于确诊为代偿期肝硬化的患者,要保证生活规律,起居有节,顺应天时,穿着适宜,寒温适度。可参加一般轻体力劳动,但要注意劳逸结合,避免中、重度体力劳动;对于失代偿肝硬化患者,一般病情较重须休息,有并发症者须绝对卧床及住院治疗。

在疾病恢复期,患者可根据病情,适当做保健按摩以健身。①肝硬化保健按摩法。按摩部位:主要按摩右侧胸胁。按摩方法:右手抬起,肘关节屈曲,手掌尽量上提,以手掌根部着力于腋下,单掌自上而下推擦、用力要稳,由轻渐重,推进速度缓慢均匀,反复推擦数 10 次,以温热和舒适为宜。本法有疏肝理气,散结消肿的作用。②酒精性肝硬化按摩法。按摩部位:主要按摩胸部。按摩方法:用双手自上而下按摩胸部,作用力道应有轻有重,一般开始时轻,中间重,结束时轻,如此反复约 30 次。本法有清心宁神,畅通血脉的作用,能加速酒精在肝脏内的代谢分解。③宽胸顺气按摩法。按摩方法:患者仰卧,双手 5 指略分开,形如梳状,从胸正中向对侧两肋,分别顺肋骨走向梳理开,要求双手对称,着力和缓。本法主要用于胸胁郁闷,有疏通经络、宽胸顺气作用。操作中避免搓、擦等损伤皮肤表面的动作。女性患者不宜用此方法。

另外,还可以散步逸游。坚持散步,是自我锻炼的好方法。先在室内散步,逐步在室外散步,散步的时间以 20 min 左右为宜,锻炼宜在饭后进行。

(三)肝硬化患者的禁忌

肝硬化患者在自我护理中应注意以下几方面禁忌,莫闯康复路上的红灯。

1.忌酒烟

酒精对肝细胞有直接作用,长期饮酒可导致酒精性肝炎,甚至酒精性肝硬化。饮酒还会引起上腹部不适,食欲减退和蛋白质与维生素缺乏。尼古丁有收缩血管作用,长期吸烟可造成肝脏供血减少,影响肝脏的营养,不利于肝病稳定。

2.忌食过多的蛋白质

肝硬化患者多吃一些蛋白质,不仅能提高血浆蛋白含量,防止或减少肝脏的脂肪浸润,而且还可以促进肝组织恢复和再生。然而,如果一日三餐进食蛋白质总量过多,则会产生不良反应。因为过量的蛋白质在体内产生过多的氨,肝脏不能将其转化为无毒物质排出,最终结果可导致肝性脑病。

3.忌过量食糖

肝硬化时,肝细胞遭到严重破坏,肝脏将单糖合成糖原贮存和将一部分单糖转化为脂肪的功能已显著降低。此时,若患者长期大量地进食糖,就会出现肝性糖尿病和脂肪肝,给肝硬化的治疗增加困难。

4.忌食辛辣食物

肝硬化时,门静脉高压会引起食管下端、胃底和肝门静脉扩张,且常常并发胃黏膜糜烂和溃疡病。患者若再进食辣椒等辛辣食物,会促使胃黏膜损伤,诱发上消化道出血。

5.忌食盐过量

肝硬化患者肝脏破坏抗利尿素的功能减弱,因此尿量减少,使钠盐潴留在体内,加之血浆蛋白质的减低易出现水肿或腹水。因此,肝硬化患者应严格控制食盐的摄入量。

6.忌滥服药物

由于肝硬化时肝功能降低,药物在肝内的解毒过程大大减慢,会在体内产生蓄积。所以,要尽量少用药。

7.忌吃过硬食物

由于肝硬化时门静脉高压引起食管下端和胃底血管变粗、管壁变薄,粗糙食物未经细嚼慢咽就吞入胃中,就可能刺破或擦破血管而引起大出血。上消化道出血是肝硬化患者的常见并发症和死亡原因之一,千万不可大意。

8.忌情绪悲观

过于忧郁和懊丧会导致人体免疫功能失调,加重疾病的发展。肝硬化患者应逐渐养成乐观、豁达的心态,坚定战胜病魔的信心。

（戴占良）

第十七节　胆管癌

原发性胆管癌重要指左右肝管、肝总管、胰腺上胆总管及胆管末端的原发性恶性肿瘤。一般将胆管末端癌肿归入壶腹周围癌中一并讨论,而由肝内胆小管发生的胆管细胞癌,则归入原发性肝癌中讨论。根据西方文献记载,胆管癌在常规尸检时的发现率为 $0.01\% \sim 0.46\%$,胆管癌在胆管手术中的发病率平均为 $0.29\% \sim 0.73\%$,但是胆管癌的发病率在日本和我国均较高;根据发病的部位,则以上段胆管癌的发病率高,国内外均有共同特点。本病发病年龄多为 $50 \sim 70$ 岁,40 岁以下少见,患者中以男性为多,男性与女性的比为 $(2 \sim 2.5):1$。

胆管癌的预后不佳。手术切除组一般平均生存期为 13 个月,很少存活 5 年。单纯胆管内引流或外引流,其平均生存期仅 $6 \sim 7$ 个月,很少超过 1 年。一般认为作胆肠内引流的患者较外引流者生存率高。

一、病因

胆管癌的确切病因尚不清楚。临床资料统计显示,胆管癌合并胆管结石者,国内文献统计报道为 16.9%,国外为 $20\% \sim 57\%$。各类胆管癌中以中段胆管癌伴发结石较高,约占 35.3%。因此认为胆总管长时间受到结石的慢性刺激,上皮发生增生性改变,可能与胆管癌的发生有关。有人提出慢性溃疡性结肠炎、肝脏华支睾吸虫感染及先天性胆总管囊肿患者较易发生胆管癌。慢性溃疡性结肠炎约有 9% 的病例并发胆管癌,而先天性胆总管囊肿的癌变率为 $1\% \sim 5\%$,较正常人高 20 倍,尤其以 I 型胆总管囊肿病例更多见。如作囊肿肠道内引流术,在残留的囊肿内继发癌肿的发生率可高达 50%, $5\% \sim 7\%$ 癌肿发生在囊肿的后壁。至于原发性硬化性胆管炎和胆管癌的关系,迄今仍无定论,据统计 $20\% \sim 30\%$ 的长期罹患 PCC 的患者可发生胆管癌,这可能与胆汁淤滞和感染有关,使胆管上皮长期遭受胆汁中的有毒物质、致癌物质,以及慢性炎症的反复损害和刺激,胆管上皮细胞可异型增生和肠上皮化生,甚至诱发癌变。但也有学者认为根本不存在原发性硬化性胆管炎,因经长期随访或术中多次的取样活检,最后结果都证实为癌肿,因而原发性硬化性胆管炎的本质就是一种进展缓慢的胆管癌。

二、病理

胆管癌可发生在胆管的任何部位。①上段癌:癌肿位于肝总管和左右肝管汇总处及其近侧胆管的癌,又称 Klastkin 肿瘤,其发生率在胆管癌中占 $40\% \sim 76\%$。②中段癌:指癌肿位于胆囊管到十二指肠上缘一段的胆总管癌。③下段癌:癌肿位于十二指肠下缘一段的胆总管癌。

胆管癌通常表现为 3 种形态。①乳头状型:最少见,可发生于胆管的任何部位,癌组织除主要向管腔内生长外,亦可进一步向管壁浸润性发展,如能早期切除,成功率高,预后较好。但此型病灶有时波及胆管的范围较大,或呈多发性病灶。②管壁浸润型:可见于胆管的任何部位,此型最多见。癌肿可在肝内、外胆管广泛浸润,难以确定肿瘤的原发部位,切除困难,预后不佳。③结节型:较管壁浸润型少见。肿瘤呈结节状向管腔内突出,基底宽,向周围浸润程度较轻,手术切除率较高,预后较好。

胆管癌的组织学类型最主要为分化较好的腺癌。①高分化胆管腺癌:占胆管癌 $60\% \sim 70\%$,癌组织在胆管壁内缓慢而呈浸润性生长,可环绕整个管壁,也容易向胆管壁上下蔓延而无明显界限,或肿瘤呈团块状生长。②乳头状腺癌:占胆管癌 $15\% \sim 20\%$,多数为分化较好的腺癌,癌组织有同时向胆管腔内和胆管壁内浸润生长的现象。③低分化腺癌:少见,癌组织部分呈腺体结构,部分为不规则的实质肿块,亦可在管壁内浸润生长。④未分化腺癌：较少见，癌细胞在胆管壁内弥漫性浸润，间质少，癌组织侵袭性较大，常可浸及胆管周围脂肪组织或邻近器官。⑤印戒细胞癌：罕见。其他罕见的如鳞状细胞癌、类癌等偶见报道。胆管癌的早期，多数肿瘤生长缓慢，发生转移者少见，其转移主要是沿着胆管壁向上、向下缓慢地浸润扩散。少数肿瘤生长迅速，早期即可发生转移，可累及整个胆管。上段胆管癌可直接侵及肝脏，中下段胆管癌可直接扩展至胆囊、肝总管、胆总管甚至整个胆管，其部位有时难以确定。区域性胆管周围淋巴结常有侵犯，最常见的淋巴转移为肝门部淋巴结，并向胰十二指肠和腹腔内以及肠系膜上血管的周围淋巴结扩散。高位胆管癌易侵犯门静脉，并可形成癌性血栓，导致肝内转移。胆管癌经血液发生远隔器官转移者较少。

三、临床表现

60岁以上男性发病较多。其主要症状有进行性加重的梗阻性黄疸伴上腹部胀痛、恶心、呕吐、体重减轻、皮肤瘙痒、发热等。少数患者出现胆管炎的表现，部分患者出现食欲减退，尿色深黄，粪便呈陶土色等，如癌肿破溃可出现胆管出血、黑便、贫血等。检查皮肤、巩膜黄染、肝肿大、质硬，胆囊是否肿大，随胆管癌的部位而异。胆管癌如位于胆囊颈管与肝总管汇合处肝总管的近端，胆囊即不出现肿大。由于胆管癌多发生于上1/3胆管处，故胆囊肿大者不多见。胆管癌到了晚期可出现腹水和门静脉高压症状。实验室检查血清胆红素和碱性磷酸酶（AKP）增高明显。Tompkins发现91%的早期胆管癌血清胆红素超过0.05 mmol/L，50%的患者血清胆红素超过3.4 mmol/L。病情进一步发展者则会出现肝功能损害改变，如转氨酶、γ-谷氨酰转肽酶增高。

四、诊断与鉴别诊断

胆管癌诊断方面应根据上述临床表现，体格检查，再辅以辅助性检查，基本上能得以确诊。由于B超及经皮肝穿刺胆管造影（PTC）的应用，胆管癌的诊断在手术前已变得可能。凡黄疸患者，首选B超检查。B超检查可区别黄疸是肝外型或肝内型，可确定癌肿部位、形态和范围，但B超不能确定病变性质，也难以判别胆管狭窄或肿块是肿瘤还是炎性肿块。因而如发现肝外梗阻而又不是结石时，应进一步选用PTC检查以确定诊断。PTC在诊断胆管癌方面有较高价值。它能显示胆管癌部位近端胆管不同形态及癌肿侵犯情况，还可以判断病灶范围。有报道其确诊率达94%～100%。术前根据PTC影像可提供手术方式选择，以减少术中的盲目性探查。此外经十二指肠纤维内镜逆行胰胆管造影（ERCP）可观察胆管下端乳头部位癌灶，并可活检以明确病理学诊断，ERCP配合PTC造影可明确癌灶浸润胆管的范围。但如果胆管完全梗阻时，造影不能了解癌肿的近侧浸润范围，是ERCP不如PTC之处。CT在胆管癌的诊断方面能显示癌灶部位，大小以及肝内胆管扩张情况。但CT不能显示胆系全貌影像，因而对胆管癌的临床实用价值不高。MRI和CT的效果相当。可做不同切面的成像图以增加对肝内胆管系统改变的立体影像。CT和MRI可通过系列的肝门部位体层扫描，系统了解肝内胆管的改变、肿瘤的范围、有无肝转移。为了清楚了解肝门部入肝血流情况及胆管癌与肝门部诸血管的关系，以及门静脉有无被肿瘤侵犯或癌栓有无形成，可应用选择性肝动脉造影和经肝门静脉造影。胆管癌多属血供较少的肿瘤，血管造影一般不能对肿瘤的性质及范围做出诊断，主要显示肝门处血管是否受到侵犯。若肝固有动脉及门静脉主干受侵犯，则表示肿瘤有肝外扩展，难以施行根治性切除，但还需区别血管是受转移还是肿瘤直接侵犯，以便在手术前初步判断定癌肿能否切除或做何种手术，从而预先作好充分准备。血管造影术可较好地判定胆管癌能否被切除，但血管造影不能显示已经癌转移的情况。我们认为，如果上述检查仍不能确定是否为恶性肿瘤的病例，应早期进行剖腹探查，并取术中病理以防误诊。但有时亦会发生困难，由于胆管癌常在胆管壁内呈潜行性生长，故较难取到合适的标本，切片中常显现为一堆癌细胞被致密的纤维细胞包围，此时常不易与原发性硬化性胆管炎相鉴别，往往经多次多处取病理切片检查，才能明确诊断。测定血清中糖抗原CA19-9和CA50的浓度来协助诊断，有一定参考价值。

在鉴别诊断方面，胆管癌致黄疸应与黄疸性肝炎相鉴别，及时B超检查如发现肝内胆管扩张，胆管内有不伴声影响的光团时，要进一步行PTC或ERCP检查。胆管癌又常与肝胆管结石并存，国内统计为

16.9%。如果肝胆管结石手术治疗时，如探查发现肝胆管壁增厚、狭窄、变硬明显，术中应选快速病理切片检查，以明确诊断。胆管炎患者，尤其是高龄者，胆管炎经抗炎治疗体温下降，而黄疸不见好转且加深者，要考虑为胆管癌可能。此外胆管癌应与胰头癌，壶腹部癌相鉴别。

五、治疗

目前治疗胆管癌最有效的手段仍为手术切除。其目的为清除肿瘤和恢复胆管的通畅。但由于胆管癌的生物学行为，决定了其手术切除率较低的临床特征。特别是上部胆管癌由于解剖关系复杂，切除难度更大，文献报道能手术切除的胆管癌为5%～50%，平均为20%。孟宪民等报道一组63例胆管癌患者，其总切除率为47.6%，其中上部胆管癌为28.7%，中部胆管癌为63.6%，下部胆管癌为80%。手术切除能得到最佳治疗效果，因此黄志强提出除了：①局部转移，腹膜种植不包括在切除范围内；②肝蒂外淋巴结转移；③双侧肝内转移；④双侧二级以上肝管侵犯；⑤肝固有动脉或左右肝动脉同时受累（血管造影发现）；⑥双侧门静脉干受累（血管造影发现）等情况外，所有肝门部胆管癌患者宜积极手术探查，争取切除。胆管癌的治疗原则是：早期病例以手术切除为主，术后配合放疗及化疗，以巩固和提高手术治疗效果；而对于不能切除的晚期病例，应施行胆管引流手术，以解除胆管梗阻，控制胆管感染，改善肝功能，减少并发症，改善患者生活质量，延长患者生命。凡能耐受手术的患者，都应考虑手术治疗。

（一）术前准备

由于胆管癌所致的胆管梗阻，因而患者肝功均有不同程度的受损。高胆红素血症，低蛋白血症，免疫功能低下和（或）合并的胆管感染等。术后并发症亦明显增多。为提高手术效果，减少并发症，降低手术死亡率，术前应根据病情给予必要的术前准备。

具体措施包括：①营养支持，给于大量维生素C、K，纠正电解质、酸碱平衡紊乱，护肝治疗。低蛋白血症、贫血者，应补充新鲜血、清蛋白及支链氨基酸等，力争使血色素上升达10 g/L，血清清蛋白＞30 g/L。同时，术前3天经静脉途径给予广谱抗生素和甲硝唑。②患者情况较差，黄疸时间长，有腹水者，还要应用内科治疗方法消除腹水。③关于术前胆管减压，目前仍有不同看法，有人主张对深度黄疸患者（胆红素超过171 μmol/L时）术前行PTCD或鼻胆管引流，经过10～14 d引流，血清胆红素水平下降到一定程度后考虑手术。但有些患者虽经胆管减压而胆红素下降并不理想，这即延误了手术时间又要承担PTCD引流本身带来的一些并发症，特别是胆管感染的风险，因此不主张术前采用PTCD减黄，而强调术前做好充分准备的前提下尽早手术解除梗阻，大多数学者更趋向后一种主张。

（二）手术切除可能性的判断

一般根据术前PTC、CT和SCAG初步估计肿瘤可否切除，但最后仍需依赖术中所见和术中超声，还可采用术小经肝穿刺胆管造影加以判断。

Iwasaki认为具有下列条件的胆管癌有切除的可能性：①门静脉和肝动脉未被肿瘤侵犯；②非肿瘤侧的门静脉和肝动脉未被癌肿侵犯；③远端胆总管应有足够长的正常胆总管以便切除；④胆管癌侵犯近端胆管，至少必须有一侧胆管的二级分支联合部是正常的。

如遇下列情况则不宜行根治性切除：①局部肿瘤转移，如腹膜表面或大网膜上有肿瘤转移结节；②肝、十二指肠韧带外的肝胆管受累；③血管造影显示双侧肝动脉及主干受累；④血管造影显示双侧门静脉其主干受累。

（三）切除的手术方式

一般根据肿瘤所在的部位不同以及分型不同而采取相应的术式。上段胆管癌，由于其解剖位置特殊，肿瘤易侵犯肝门区的重要血管、肝胆管和肝实质致使手术复杂且切除困难，是胆管癌手术治疗中存在的主要问题和困难。由于诊疗技术的进步，手术技巧的提高，胆管癌的切除率已由过去的15%～20%提高到50%～60%，有的甚至达到75%左右，手术死亡率降至0～9%，1，3，5年生存率分别为48%，29%～30%，6%～12.5%。手术切除的范围包括：十二指肠上方的整个胆管、胆囊管、胆囊、肿瘤和近端的肝管，以及十二指肠上方的肝十二指肠韧带内的组织，包括相应的淋巴结；对于浸润较广泛的肿瘤，可能需行肝切除，然后行肝管-空肠Rouxen-Y吻合以重建胆汁流通道。具体地讲，对左、右肝管汇合部以下（Ⅰ型）的胆管癌，可采用肝门部胆管、胆总管及胆囊切除,胆肠吻合术;对肝总管瘤或肝管分叉部癌(Klatskin瘤)(Ⅰ型或Ⅱ型),可采用肝方型叶或加部分右前叶切除及肝门部胆管、肝管切除,胆肠吻合术;对左肝管及肝总管的胆管癌(Ⅲ型),可采用肝方型叶或左半肝切除及肝门部胆管、肝外胆管切除、胆肠吻合术;对来源于右肝管,侵犯肝总管的胆管癌(Ⅳ型),可采用肝方型叶或右半肝切除及肝门部胆管、肝外胆管切除,胆肠吻合术;对侵犯左、右二级分支以上肝管并侵犯尾状叶肝管的胆管癌(Ⅴ型),可采用超半肝或三叶肝切除及肝门部胆管、肝外胆管、部分尾状叶切除、胆肠吻合术。肝门部胆管癌连同肝叶和尾状叶切除,是肝胆外科很复杂的手术,创伤大,死亡率高。在术中探查时,可先切开上部胆管,在直视下观察尾状叶肝管开口,然后沿肝总管与门静脉间隙向肝门部分离,显露门静脉汇合部及左右于前壁,触诊其上方,若有肿块,再切除肝方叶或半肝及肝门部胆管和尾状叶。

胆管癌病变可沿黏膜下浸润,为防止肝侧残留病变。至少应在距肿瘤1.0cm处切断胆管,且在术中应行肝侧胆管断端快速病理检查,以排除残留病变。

部分学者不同意对胆管癌进行根治性切除,其理由是胆管癌的生物学特征已决定患者预后不佳,切除术并不能使之改善,建议用姑息手术加其他辅助治疗作为主要治疗手段,究竟如何选择治疗方案,我们认为:还应根据具体病例、医院条件、医生的技术水平等情况加以确定。

(四)姑息性手术治疗

由于胆管癌起病隐匿,根治困难,国内资料报道,高位胆管癌切除率仅为10.4%左右,而达到根治目的的病例更少,因而对无法行根治切除的胆管癌,多数学者主张术中应设法解除胆管梗阻和建立通畅的胆肠内引流,据报道,经胆管引流减压后,可使患者生存期自9.9个月延长到25.3个月,同时胆管梗阻解除后,可使患者肝功能得到改善,进而改善患者的生活质量,并为其他治疗创造条件。单纯胆管外引流不仅可引起大量胆汁丧失,尚可引起胆管感染、结石形成,进而阻塞引流管等,故现已很少采用此种方法。

1.胆肠内引流术

术式较多,主要根据肿瘤的部位而选择相应的术式。如为中下部胆管癌可选择胆总管、空肠Roux-Y手术,也可用胆总管加十二指肠内引流术。但应注意无论选用何种式式,吻合口均应尽量远离肿瘤部位以免发生阻塞。对于上段胆管癌的内引流问题较多,如肿瘤尚未侵及肝门,则不行肝管或左右肝管汇合部、空肠Roux-Y吻合术。如肿瘤已侵及肝门者,可行Longmine手术,即经肝左叶第Ⅲ肝管行胆肠内引流术。但从手术需切除肝左外叶,创伤大,且不适用于分叉部阻塞的肝管癌。如果肝左叶尚正常,可采用经肝圆韧带途径行左第Ⅲ肝管、空肠Roux-Y吻合术。如果左右肝管分叉部受肿瘤浸润梗阻,则须同时行双侧胆肠吻合术。如果左例肝管阻塞,右侧代偿扩张时,可单独引流右侧肝管。由于右肝管较短,很难直接作胆肠吻合术,此时可经肝右叶第Ⅴ肝管途径实现内引流术。即将空虚的胆囊在肝脏腹膜连结处切除,从肝脏上分离下来,保留胆囊血供,显露肝裸面,在胆囊床部进行穿刺,寻找肝内胆管,分开肝实质显露扩大的右肝前叶胆管支,将肝管与胆囊作吻合。再作胆囊空肠Roux-503Y吻合术。

2.桥式胆肠内引流术

(1)体外:选择肿瘤上方扩张的胆管后,置入T或V、Y型管,然后行空肠造瘘,术后1周将T管与空肠造瘘管连接,但胆汁经导管转流入肠道。我们采用此法行千余例高位胆管癌患者,手术创伤小,术后恢复快,多用于晚期高位胆管癌或胆囊癌无法根治切除患者。

(2)体内:探查胆管癌上方扩张的胆管与十二指肠降部中点的距离,再加10cm为架桥所需管长。选择22～24号T型管,长壁端4cm范围内剪3～4个侧孔。纵行切开肿瘤上方扩张的胆管的前壁1.5cm,吸净胆汁,置入已修剪过的T管短臂,间断缝合胆管壁。在十二指肠降部外侧浆肌层作一荷包缝合,剪开肠壁,插入T管长臂,收紧荷包,缝合固定管壁后填入大网膜,完成桥式内引流。桥式内引流术式简单,手术创伤小,又达到了内引流之目的,避免了胆汁丧失,水电解质和酸碱平衡紊乱、肠道菌群失调和消化不良等并发症的发生,尤其适合晚期胆管癌无法行根治性手术或技术条件所限的广大基层医院。

3.置管外引流术

可采用将T型管或V、Y型管等通过肿瘤占据的管腔达到梗阻上方的扩张肝管和下方的肠管,并将该管引出体外,以便减压、注药或更换新管。此类手术较为简单,在无条件行内引流术时可考虑应用。

（五）辅助性放疗

辅助性放疗对肝门部胆管癌的治疗效果还存在争议。有肿瘤残留或不能切除的胆管癌,有人建议采用常规放射治疗,但对生存期的益处还没有被证实。外线束放疗或管腔内的近距离放射疗法在小样本病例研究中已表明可能有作用。它可以降低胆管压力及缓解疼痛。但是当前,还没有足够的数据支持某一措施作为常规治疗。放疗的不同强化方法比如近距离放射疗法、术中放射疗法以及化疗和放疗结合（化放疗）已经应用。最常见的放疗形式是外线束放射治疗。

外线束放疗的效果也存在争议。有人认为它是新辅助或辅助（手术前或后）治疗或非手术胆汁引流后控制肿瘤的一种确定性治疗方法,通常的剂量是 $42\sim50$ Gy。最近有人将 91 例患者分成三组:单独切除病灶;切除病灶+外线束放疗;以及切除病灶+外线束放疗+近距离放射疗法,结果发现外线束放疗对生存期有益。胆管置入支架（经内镜或经皮肝穿刺）后。也可采用外线束放射治疗,据报道可以延长平均生存期、减少支架阻塞和提高生活质量。而 Johns Hopkins 研究所的前瞻性研究（到目前是唯一的）了 50 例胆管癌患者,其中行病灶切除 31 例;胆汁引流 19 例。分别接受外线束放疗 23 例;非放疗 27 例。结果发现外线束放疗无论对生存期还是生活质量都没有益处。

回顾性研究已表明外线束放疗与近距离放射疗法联合使用对生存期有帮助。通过这种联合治疗,$10\%\sim20\%$ 的患者可存活 2 年。其主要局限性是并发症发生率高,比如 Roux 臂狭窄、上消化道出血、门静脉阻塞、腹水和胆管炎（发生率高达 $40\%\sim50\%$）。

从理论上,采用术中放疗伴外线束放射治疗。可对高度危险复发区域——肝管残端、门静脉、肝动脉分支和肝脏实质产生单次大剂量的辐射（$27.5\sim35$ Gy）。63 例ⅣA 期胆管癌患者采用术中放疗结合外线束放疗,5 年生存率有明显的改善（单纯切除病灶的 5 年生存率是 10.5%;而病灶切除+外线束放疗+术中放疗的 5 年生存率是 33.9%,$P=0.01$）。有回顾性分析表明:切缘组织学检查为阳性的患者 5 年生存率可因接受术后体外放疗而增加。然而,这一结论还未被其他研究证实,且缺乏前瞻性随机试验。

（六）辅助性化疗

有远处转移的患者是全身化疗候选者。但目前胆管癌的化疗经验有限,仅有一些Ⅱ期临床试验。最近统计的部分研究病例数少,均系回顾性、单中心研究,缺乏对照组,所以数据质量差。迄今为止,化疗还未表现出对胆管癌患者的生存率有实质性改善。大部分胆管癌的化疗研究是针对单独采用氟尿嘧啶、或与其他药物比如顺铂、甲氨蝶呤、亚叶酸钙、丝裂霉素 C 或干扰素 α 等联合用药。单独使用氟尿嘧啶并没有什么效果。有研究认为氟尿嘧啶与顺铂联合使用是标准治疗之一,据报道反应率为 $20\%\sim40\%$,其他药物比如干扰素 α 和丝裂霉素 C 与氟尿嘧啶联用时反应率是 $10\%\sim30\%$。最近,正在研究一些不同的、新的抗癌药物用于治疗进展期胆管癌。据报道其中有一种核苷类似物（吉西他滨）对治疗进展期胆管癌有效果。

（七）新的辅助性放化疗

从理论上,放疗和化疗的结合对于不能切除胆管癌的治疗是非常有吸引力的。由于手术姑息切除肝门部胆管癌后,放、化疗亦不能延长生存期或提高生活质量,故有人提出了新的辅助性放化疗,即先化疗,随后手术,术后再行化疗及放疗。其理论基础是术前或放疗前行有效地联合化疗,尽可能地杀死大量的敏感肿瘤细胞,然后再手术切除或放疗破坏残存的包括对化疗不敏感的癌细胞。达到治愈肿瘤的目的。现有学者将此方案用于治疗肝门部胆管癌。氟尿嘧啶的潜在放射敏感效应提示:放化疗的联合应用要比单独运用有效。然而这种放化疗的联合使用还没有相关的前瞻性研究结果。

（黄海真）

第十八节 胆囊癌

　　胆囊癌为胆系原发性恶性肿瘤中最常见的疾病,占全部胃肠道腺癌中的20％。其发病率占全部尸检中的0.5％,占胆囊手术的2％。主要发生在50岁以上的中老年人,发病率为5％～9％,而50岁以下发病率为0.3％～0.7％。女性多见,男女之比为1∶3。胆囊癌的病因并不清楚,一般认为与胆囊结石引起的慢性感染所造成的长期刺激有关。本病属于中医黄疸、胁痛、腹痛、积聚等范畴,其主要病因病机为肝气郁结,疏泄不利,脾气虚弱,水湿不化,致痰湿互结,湿热交蒸,瘀毒内阻,日久而形成。

一、诊断

（一）诊断要点

1.病史

上腹部疼痛不适或有胆囊结石。胆囊炎病史。

2.症状

主要表现为中上腹及右上腹疼痛不适,进行性加重,在后期可见持续性钝痛,腹痛可放射至右肩、背、胸等处。可有乏力、低热、食欲不振、嗳气、恶心、腹胀、体重减轻等,晚期可伴有恶病质表现。当癌肿侵犯十二指肠时可出现幽门梗阻症状。

3.体征

腹胀:50％以上有右上腹压痛。当胆囊管阻塞或癌肿转移至肝脏或邻近器官时,有时可在右上腹扪及坚硬肿块。

黄疸:晚期可见巩膜、皮肤黄染等。

4.并发症

急性胆囊炎:因癌肿阻塞胆囊管引起的继发感染。

阻塞性黄疸:约50％患者癌肿侵犯胆总管可引起阻塞性黄疸。

5.实验室检查

化验检查对早期诊断意义不大。口服胆囊造影剂85％以上不显影,仅1％～2％可有阳性征象,个别情况下X线平片发现"瓷胆囊",则有诊断意义。

（1）生化检查:①血常规,可呈白细胞增高,中性粒细胞增高,有些病例红细胞及血红蛋白下降。②血沉,增快。③血生化,部分患者胆红素增高,胆固醇增高,碱性磷酸酶增高。④腹水常规,可呈血性。

（2）影像学检查:①胆囊造影,可通过口服法,静脉法或逆行胰胆管造影或经皮肝穿胆管造影法显示胆囊。如胆囊显影,则呈现胆囊阴影不完整,腔内可有充盈缺损,或有结石阴影,对诊断有一定价值。②B超检查,诊断率50％～90％,可发现胆囊内有实质性光团、无身影,或胆囊壁有增厚和弥漫性不规则低回声区,有时能发现肝脏有转移病灶,B超是早期发现胆囊癌的较好方法。③CT检查,可显示胆囊有无肿大及占位性病变影。诊断准确率约70～80％。④PET、PET-CT检查,适用于胆囊肿块良、恶性的鉴别诊断、分期、分级以及全身状况的评估;治疗前后疗效评估;为指导组织学定位诊断及选择正确的治疗方案提供可靠依据。

（3）纤维腹腔镜检查:可见胆囊表面高低不平,或有结石,浆膜失去正常光泽,胆囊肿大或周围粘连,肝门区可有转移淋巴结肿大,但因胆囊区不宜做活检,同时周围粘连往往观察不够满意。所以此方法有一定局限性。

（4）病理学检查:手术探察中标本经病理切片,或腹腔穿刺活检以进行病理学诊断,证实胆囊癌。经腹穿胆囊壁取活组织做细胞学检查,对胆囊癌诊断正确率为85％左右。

（二）鉴别诊断

本病需与慢性胆囊炎、胆囊结石鉴别。

胆囊癌早期表现不明显或表现为右上隐痛、食欲不振等,与慢性胆囊炎和胆囊结石相似,可通过 B 超、CT 检查明确诊断,必要时行腹腔镜检查、PET-CT 检查,均有助于诊断。

二、辨证

1.肝气郁结证

右胁隐痛、钝痛及胃脘胀痛,嗳气,恶心,腹胀,纳差,或口干苦,或目黄、身黄,小便黄赤,苔薄,脉弦。

2.痰瘀互结证

右胁胀痛或刺痛,胸闷纳呆,恶心呕吐,腹胀乏力,胁肋下或见积块,或身目俱黄,苔白腻,舌有淤斑,脉弦滑。

3.肝胆湿热证

右胁胀痛,或向右肩胛放射痛,胸闷且痛,恶心呕吐,口苦,身目发黄,小便黄赤,大便不畅,苔黄腻,脉弦滑。

4.肝胆实火证

黄疸胁痛,高热烦躁,口苦口干,胃纳呆滞,腹部胀满,恶心呕吐,大便秘结,小便黄赤,苔黄糙,脉弦滑数。

5.脾虚湿阻证

身目俱黄,黄色较淡,右胁隐痛或胀痛绵绵,脘闷腹胀,纳差肢软,大便溏薄,苔自腻,舌淡体胖,脉沉细或濡细。

三、综合治疗

胆囊癌的治疗方法有手术、化疗、放疗、介入治疗等。对 Nevin Ⅰ、Ⅱ、Ⅲ、Ⅳ 期的胆囊癌患者,手术是主要手段。即使是 Nevin Ⅴ 期患者,只要没有腹水、低蛋白血症、凝血障碍和心、肺、肝、肾的严重器质性病变,也不应放弃手术探查的机会。

(一)手术治疗

1.纯胆囊切除术

纯胆囊切除术仅适用于术后病理报告胆囊壁癌灶局限于黏膜者或虽然累及肌层,但癌灶处于胆囊底、体部游离缘者。对位于胆囊颈、胆囊管的早期胆囊癌,或累及肌层而位于胆囊床部位者,应再次手术,将胆囊床上残留的胆囊壁、纤维脂肪组织清除,同时施行胆囊三角区和肝十二指肠韧带周围淋巴清除术。

2.根治性胆囊切除术

根治性胆囊切除术适用于 Nevin Ⅱ、Ⅲ 期胆囊癌患者。切除范围包括:完整的胆囊切除;胆囊三角区和肝十二指肠韧带骨骼化清除;楔形切除胆囊床深度达 2 cm 的肝组织。

3.胆囊癌扩大根治性切除术

胆囊癌扩大根治性切除术适用于 Nevin Ⅴ 期胆囊癌患者,手术方式视癌肿累及的脏器不同而异。

4.胆囊癌姑息性手术

为解除梗阻性黄疸,可切开肝外胆管,于左、右肝管内植入记忆合金胆管内支架,或术中穿刺胆管置管外引流。为解除十二指肠梗阻,可施行胃空肠吻合术。

(二)放疗

为防止和减少局部复发,一些欧美国家积极主张将放疗作为胆囊癌的辅助治疗。国内已有少数报道,认为术前放疗可略提高手术切除率,且不会增加组织脆性和术中出血,术中放疗具有定位准确,减少或避免正常组织器官受放射损伤的优点,该方法对不能切除的晚期患者有一定的疗效,放疗被认为是最有希望的辅助治疗手段,放、化疗结合使用不仅可以控制全身转移,且放疗疗效可因一些放射增敏剂,如 5-FU 的使用而改善。目前国内病例资料尚少,有待于不断地总结和积累经验。

日本学者高桥等对 14 例胆囊癌进行了总剂量为 30 Gy 的术前放疗,结果发现接受术前放疗者其手术切除率略高于对照组,且不会增加组织脆性和术中出血。术中放疗的优点是定位准确、减少邻近正常组织不必要的放射损伤。照射范围应包括手术切面、肝十二指肠韧带和可疑有残留癌组织的部位。外照射是胆囊癌放疗中最常用的方法。常在术后 13～39 d 进行。仪器包括⁶⁰Co,45 兆电子回旋加速器,直线加速器和光子治疗。照射范围为肿瘤周围 2～3 cm 的区域,包括胆囊床、肝门至十二指肠乳头胆管、肝十二指肠乳韧带、胰腺后、腹腔干和肠系膜上动脉周围淋巴结。常用总剂量为 40～50 Gy,共 20～25 次,每周 5 次。

Todoroki 等对 85 例Ⅳ期者行扩大切除术(包括肝叶切除和肝脏胰腺十二指肠切除术),12 例术后无残留(turnor residue,RT0),47 例镜下残留(RT1),26 例肉眼残留(RT2)。所有患者中有 9 例加外照射,1 例行近距放疗,37 例行术中放疗(平均剂量 21 Gy)。术中放疗的 37 例中有 9 例再加外照射。结果辅助性放疗组局部控制率比单纯手术组明显升高(59.1% : 36.1%),总的 5 年生存率明显增加(8.9% : 2.9%)。辅助性放疗对镜下残留(RT1)组效果最好(5 年生存率为 17.2%,而单纯手术组为 0),对无残留组(RT0)和肉眼残留组(RT2)无明显效果。

(三)化疗

1. 单药化疗

胆囊癌对多种传统的化疗药物均不敏感。如氟尿嘧啶(5-FU)、丝裂霉素(MMC)、卡莫司汀(BCNU)和顺铂(DDP)等单药疗效都比较低,尚无公认的好的化疗药物,而新一代细胞毒性化疗药的相继问世正在改变这一局面。

鉴于吉西他滨(GEM)与胰腺和胆管组织具有亲和性及多篇报道 GEM 治疗胆囊癌或胆管癌有效,已经开展了多项Ⅱ期临床研究。一般采用常规剂量,即 $800～1200 mg/m^2$,静脉滴注 30 分钟,第 1、8、15 日,每 4 周重复;药物耐受性好,Ⅳ度血液学毒性≤5%,非血液学毒性不常见,相当比例的有症状患者症状减轻和(或)体重增加。

临床前研究显示伊立替康(CPT-11)对胆系肿瘤具有活性。因此,Alberts 等设计了一项Ⅱ期临床试验,以评估其临床价值。总共 39 例患者入选,36 例可以评价,均经病理组织学或细胞学检查确诊为局部晚期或转移的胆管癌或胆囊癌。CPT-11 $125 mg/m^2$,静脉滴注,每周 1 次,连续应用 4 周,间隔 2 周。结果:获得 CR 1 例,PR 2 例,ORR 8%。提示 CPT-11 单药对胆系肿瘤疗效欠佳。毒副反应发生率高,但无特殊和不可预期的毒副反应发生。

2. 联合化疗

如上所述,Ⅱ期临床试验提示 GEM 单药对于胆系肿瘤安全有效,已经有报道 GEM 与 DDP、奥沙利铂(L-OHP)、多西他赛(DCT)、CPT-11、Cap、MMC 或 5-FU 静脉持续滴注等组成联合方案,可以提高疗效,尚需进行随机研究证实联合化疗在疗效和生存上的优势。常用方案有 GP 方案和 MF 方案。

(四)介入胆道引流术

胆囊癌胆囊切除术后出现的阻塞性黄疸是难以手术治疗的,因为往往已有肝门的侵犯。通过内窥镜括约肌切开术放置引流管和金属支架管于胆总管的狭窄处可缓解胆道阻塞的症状。PTCD 方法也可缓解胆道阻塞的症状。施行肝内扩张胆管或胆总管与空肠吻合及做 U 管引流也是有效的减黄手术方法。

四、预防与护理

(一)预防

(1)胆囊癌的病因尚不清楚,与胆囊癌发病相关的危险因素有油腻食物饮食、慢性胆囊炎、胆囊结石等,故应注意饮食,预防胆囊炎和胆囊结石。

(2)胆囊腺瘤、腺肌瘤、胰胆管连接异常、瓷性胆囊易伴发胆囊癌,故得此病的患者应积极治疗原发病。

(二)护理

(1)注意心理的护理,家属和医护人员应积极调整患者的情绪,使其保持心情愉快。

(2)长期卧床导致患者出现腹胀、便秘,可按顺时针方向为患者进行腹部按摩,以利肠蠕动增快。

(3)晚期患者发热甚多,如为炎症引起,则需积极行抗感染治疗。常见的则是癌性发热,每日定时发作,多在午后或傍晚开始,夜间消退。发热时,应嘱患者多饮温开水,或淡盐水,或桔汁之类含维生素 C、钾的饮料。发热较高者,可用温开水或 50％酒精擦浴,也可针刺曲池、合谷、大椎等穴位。还可用消炎痛栓半粒塞肛,最好在发热前大约半小时至 1 小时用药,以阻止发热。

(4)疼痛患者按规定按时用镇痛药,并鼓励患者放松大脑,解除对癌痛的畏惧心理,多做其他娱乐活动,以分散精力,还可做锻炼,以"静"制痛。特别对晚期癌症剧痛患者的麻醉镇痛药使用不应有太多的顾虑,因为怕药物成瘾而减少或停止使用只会导致痛苦的延续和加重病情。

(黄海真)

第十九节　早期胰腺癌的诊治

胰腺癌早期诊断困难,恶性程度高,转移早,预后极差,且发病率近年来有上升的趋势。据国外统计的胰腺癌发病率在近 30 年来已增高 3～7 倍,如美国的发病率达 10/10 万人口,病死率占恶性肿瘤的第 4 位,日本和英国与之相似。上海市区 1997 年统计的发病率也高达 10.1/10 万人。综合近 5 年国内外的资料,胰腺癌的手术切除率目前仍徘徊在 10％～20％之间,少数达到 40％以上。术后 5 年生存率也只有 5％～10％,平均生存期仅 12～37 个月。随着近代临床经验的积累及外科高科技手段的应用,胰腺癌的诊治取得了一些进步,如手术死亡率和术后并发症的发生率显著下降,并发症的治愈率提高,但早期诊断水平、手术切除率和 5 年生存率的现状还远不能使我们满意。如何加强胰腺癌的早期诊断、术后肿瘤复发和转移的防治,以提高手术的切除率和长期生存率,是当今国内外胰腺肿瘤诊治的主攻方向。

一、胰腺癌的早期诊断

胰腺癌早期诊断的目的就是要发现早期胰腺癌或小胰癌,早期进行根治性手术治疗,以改善患者预后。有研究报道直径＜2cm 的胰腺癌术后 5 年生存率为 19％～41％,而直径＜1cm 的微小胰腺癌术后 5 年生存率可达到 67％;如果胰腺癌已非早期或直径＞2cm,则其生存率明显降低,可见胰腺癌早期诊断的重要性。胰腺癌的预后与胰腺癌的早期诊断和根治性手术治疗密切相关,但疾病早期无明显症状,又没有特异性高的实验室检测指标,以至难以发现早期患者;且胰腺的局部解剖因素使其病变极易早期扩散至周围组织,使手术无法达到根治性切除,治疗效果受到影响。国内外学者在早期胰腺癌的定性和定位诊断方面作出了不少努力,尤其在分子生物学和影像学方面取得不少进展,但目前尚无单一特异的早期诊断方法。所谓早期胰腺癌是指肿瘤直径＜2cm,且局限于胰实质内,无胰腺外浸润及淋巴结转移,相当于 TNM 分期中的 T1a 期。小胰癌仅针对大小而言,指直径＜2cm 的胰腺癌,而不管是否有胰外浸润或淋巴结转移,临床上的小胰癌并不一定是早期胰腺癌。还有学者将直径＜1cm 的胰腺癌定义为微小胰癌。

(一)定性诊断

1.血清肿瘤标志物

近年来对肿瘤标志物进行了大量研究,但至今尚未找到一种对胰腺癌特别是早期胰腺癌有足够敏感性、特异性的肿瘤标志物以进行肿瘤筛查,各国学者仍在努力,因为这是诊断胰腺癌最简便、最快速的方法。

(1)CA19-9:是由单克隆抗体 116NS19-9 识别的抗原成分,在血清中表达为粘蛋白糖脂,在组织中表达为单涎酸神经节苷脂。正常胰、胆管细胞,胃结肠和唾液腺上皮均可表达。CA19-9 是迄今为止在胰腺癌诊断中应用最广的一种肿瘤标志物,当以 37U/mL 为临界值时,其敏感性为 68％～93％,特异性为76％,准确率达 80％。有学者认为,CA19-9＞200U/mL,结合可疑影像学病灶,则胰腺癌诊断基本成立。CA19-9 诊断胰腺癌虽然敏感性较高,但特异性较差,在一些其他肿瘤甚至良性疾病中 CA19-9 也会升高,如胆管癌(67％)、肝癌(49％)、胃癌(41％)、结肠癌(34％)、急性胆管炎等;此外 7％～10％的 Lewis 抗原阴性患者不能表达 CA19-9。CA19-9 对于早期胰腺癌敏感性也较低,直径＜2cm 的 T1 期肿瘤其阳性率仅为 37.5%,因此血清 CA19-9 虽可作为监测胰腺癌病情、反映预后的指标,但却不能单一用于早期胰腺癌的筛查,而需用多个标志物联合检测,以增加诊断的敏感性和特异性。Matsumoto 等报道早期胰腺癌和慢性胰腺炎患者胰液中 CA19-9 水平无显著差性。如果以 7500U/mL 为临界值,胰液中 CA19-9 诊断早期胰腺癌的敏感性、特异性、诊断准确率分别为 42.9%、46.7%、44.8%,对胰腺癌的诊断价值并不优于血清检测。

(2)CA50:是一类糖蛋白抗原,即使在 Lewis 抗原性阴性的患者也能合成表达。血清 CA50 诊断胰腺癌的敏感性、特异性分别为 65%、73.2%,并不优于与 CA19-9。CA50 对早期胰腺癌的诊断价值也不大,有研究表明在 T1、T2、T3 期胰腺癌 CA50 的阳性率分别为 20%、80%、89%。

(3)CA-242:是与 CA19-9、CA50 相关的一种糖蛋白类抗原。诊断胰腺癌的敏感性、特异性、正确性分别为 74%、91%、84%。在良性肝胆胰疾病中升高不如 CA19-9 明显,是一有价值的鉴别诊断指标,对于Ⅰ期可切除的胰腺癌其阳性率为 50%,因此对术前肿瘤可切除性的判断也有一定价值。

(4)CA494:CA494 多克隆抗体是 De-Ta 结肠癌细胞系免疫 Balb/C 小鼠产生的,它对分化较高的胰腺导管腺癌有高度亲和力,虽然知道它是一种糖蛋白,但其具体结构目前尚不清楚。它能更好地区别胰腺癌和慢性胰腺炎,而且在Ⅰ、Ⅱ型糖尿患者中不升高。用于检测 CA494 的抗体 BW494 对Ⅰ、Ⅱ级胰腺导管细胞癌有高亲和力,血清分界值为 40U/mL。Friess 报道 CA494 诊断胰腺癌的敏感性约为 90%,但特异性为 96%,高于 CA19-9,CA494 对胰腺癌特别是早期胰腺癌的诊断价值还需大规模临床实验来证实。

(5)CAM17.1/WGA:是最近研制出的一种 IgM 抗体,对胰液中的粘糖蛋白有很高的特异性。CAM17.1 在胰腺癌组织中过度表达,其血清临界值 39U/mL,诊断胰腺癌的敏感性为 86%,特异性为 91%,在无黄疸的患者其敏感性、特异性更高,分别为 89% 和 94%,是一种颇具希望的肿瘤标志物,值得进一步临床研究。

(6)组织蛋白酶 E(CTSE):CTSE 系人胃黏膜内四种免疫学不同组型的天门冬氨酸蛋白酶之一。它是一种糖蛋白,分子量为 42kD,由两个亚单位组成。CTSE 与另三种胃天门冬氨酸蛋白酶不同,它是一种非分泌性的细胞内非溶酶体蛋白酶,在胃表层上皮细胞中含量极高。研究发现胰腺癌癌细胞胞浆内 CTSE 呈弥漫性染色,而正常胰腺导管细胞染色为阴性,在产生粘液的腺瘤、导管内乳头状增生和粘液性增生组织标本中均未见表达。Uno 等报道检测胰液中 CTSE 诊断胰腺癌的敏感性、特异性、准确性分别为 66.7%、92% 和 82.5%,在没有主胰管梗阻的患者中其敏感性可达 85.7%。CTES 表达可能与胰腺导管腺癌的发病机制有关,胰液内 CT-SE 可能是早期诊断胰腺癌的一种有用的标志物。Azuma 等报道 11 例胰腺导管腺癌中有 8 例,10 例产生粘液的腺瘤中 5 例、3 例导管内乳头状增生中 1 例和 4 例慢性胰腺炎中 4 例患者胰液中测定出 CTSE,其中胰腺导管腺癌阳性率(72.7%)显著高于慢性胰腺炎(9.3%)。

(7)胰岛淀粉样肽(IAPP):胰腺癌患者早期就存在糖代谢紊乱,表现为体重减轻、糖尿病症状等,据认为这与 IAPP 关系密切,因此胰腺癌早期血浆中 IAPP 就已明显升高。研究表明,胰腺癌细胞可分泌一种可溶性 IAPP 释放因子,刺激胰岛细胞选择性地分泌 IAPP,因此检测 IAPP 或 IAPP 释放因子,对于胰腺癌的早期诊断是有价值的。

此外与胰腺癌相关的肿瘤标志物还有很多,如组织多肽抗原(TPA)、胰腺癌胚胎抗原(POA)、TAG72、Dupan-2 和弹力蛋白酶等,血液中检测这些肿瘤标志物的报道很多,但其敏感性、特异性均不如 CA19-9。目前虽无一种较理想的肿瘤标志物可以像 AFP 诊断肝癌那样早期诊断胰腺癌,但联合检测能够在一定程度上弥补单一检测的不足,提高检测的效率。CA19-9、CA125 和 CEA 曾被认为是最好的"三联"检测方法,而华山医院胰腺癌诊治中心发现 CA19-9、CA242、CA50 和 CA125 的平行联合检测可以提高诊断的敏感性(90.2%)和阴性预测值(88.9%),减少漏诊几率。由于特异度和阳性预测值较低,此法比较适用于无特异性消化道症状的门诊患者的筛选;而系列联合检测,则可提高诊断的特异度(93.5%)和阳性预测值(83.3%),增加诊断的正确性。

2.血清肿瘤基因诊断

研究表明,胰腺癌的发生与多个基因改变相关,是多次基因突变打击的结果。胰腺癌的发生和发展与抑癌基因(Smad4/DPC4 基因、p16 抑癌基因灭活、p53 基因、BRCA2 基因等)、原癌基因(K-ras、myc 基因家族、上皮生长因子受体基因)、DNA 错配修复基因(不断反复突变形成"微卫星灶不稳定性")、和雌激素受体及雌激素诱导基因(S2、ERD3)等有关,对这些发生变化的基因进行研究可以为胰腺癌的早期诊断提供新的分子标志物,基因诊断的研究现已成为胰腺癌研究领域的热点之一。

(1)K-ras 基因:ras 基因的产物是一种 21kD 的蛋白(p21),定位于细胞膜的内表面,类似于已知的 G 蛋白,具有 GTP 酶活性,影响细胞内的信号传递。当 ras 基因突变后,GTP-P21 向 GDP-p21 的转变被阻断,使得 GTP-P21 活性增加,产生持续的信号转导。其中 K-ras12 密码子的激活在胰腺导管癌的发生中起着重要的作用,75%～100%的胰腺癌中存在着 K-ras 基因第 12 密码子的点突变。随着检测技术敏感性的改进,在胰腺癌的一些增生病灶、癌前病变、胰腺原位癌中检测到 K-ras 基因突变,表明它可能发生在胰腺癌早期,是胰腺癌发生中的早期事件,检测 K-ras 基因突变可用于胰腺癌的早期诊断。应用敏感的突变富集 PCR-单链构象多态性法(SSCP)或 PCR-限制性片段长度多态性法(RFLP)可以检测到胰腺癌患者胰液、胰管细胞刷标本、十二指肠液、血液及粪便等临床标本中 K-ras 基因 12 密码子点突变,为胰腺癌的早期诊断提供了可能。Watanabe 等用 PCR-RFLP 法发现 85%(21/16)的胰腺癌患者,6%(2/32)的慢性胰腺炎患者胰液中可检出 K-ras 基因突变,两者之间有显著性差异,胰液中 K-ras 突变甚至早于形态学变化。Wakabayashi 等报道一例患者,ERCP 检查见胰体部主胰管有长约 5cm 的光滑狭窄,B 超、CT 等均未发现占位性病变,但胰液中 K-ras 基因 12 密码子点突变为阳性,随访 3 年 6 个月后 CT 发现胰体尾部占位性病变,手术证实为胰腺癌。但是由于在慢性胰腺炎患者的粘液细胞增生时也可检出 K-ras 基因点突变,因此临床标本中 K-ras 基因点突变检测的敏感性虽高,但特异性还难以令人满意,慢性胰腺炎患者胰液中也存在 K-ras 基因突变,其临床意义还需进一步研究。

(2)p53 基因:p53 基因位于染色体 17p 上,编码一种能抑制细胞周期或导致细胞凋亡的 p53 核蛋白,p53 等位基因的突变导致 p53 蛋白的突变,丧失了调节细胞周期的重要作用,可致细胞癌变。人类肿瘤患者中半数可检出 p53 突变,胰腺癌 p53 突变率为 40%～70%,切除的胰腺癌如有 p53 突变则患者生存期明显缩短。p53 基因突变检测可采用外周血液检测或胰液检测,阳性有助于胰腺癌的诊断,但特异性不高。

(3)p16 基因甲基化检测:p16/INK4a 位于第 9 条染色体 p21 区,其编码的 p16 蛋白是细胞周期蛋白依赖性激酶 4(CDK4)的抑制剂,在细胞周期调节中发挥重要作用。p16 基因 p16/INK4a 基因启动子区 CpG 岛甲基化是其失活的重要机制,Gerdes 等还研究发现 50%的胰腺导管内瘤(pancreatic intraIduct neoplasm,PanIN)有 p16 基因的甲基化,而 PanIN 是明确的胰腺癌癌前病变。推测 p16 基因甲基化是胰腺癌进展过程中的早期事件,因此应用敏感的 MSP 法检测胰液、外周血或细针穿刺脱落细胞中 p16 基因甲基化改变,可能有助于提高胰腺癌的早期诊断及鉴别诊断率,但目前尚未见将其用于临床诊断方面的报道。

(4)DPC4 基因:是于染色体 18q21.1 上,编码 Smad4/DPC4 蛋白的抑癌基因。Smad4/DPC4 蛋白是转化生长因子 TGF-β 传递信号到细胞内途径的一个成员,TGT-β 能抑制细胞的生长,DPC4 的丢失可促进细胞过度生长,导致癌变。胰腺癌的 DPC4 丢失或失活率(50%～90%)远远高于其他肿瘤(通常小于 10%)。检测 DPC4 基因的丢失或失活,对胰腺癌的早期诊断具有一定的特异性。

(5)CCK-A 受体基因:胆囊收缩素(CCK)是人正常胰腺生长过程中的一个重要介质,并在胰腺癌的发生中起着重要作用。研究表明,CCK-A 受体基因在胰腺组织中的表达有种属特异的异质性,成人正常胰腺组织中只有 CCK-B 受体的基因表达,而无 CCK-A 受体基因表达。有人发现在人胰腺癌标本中 CCK-A 受体基因表达为 100%,而在正常胰腺和胰外肿瘤中无表达,且 CCK-A 受体基因表达只定位于胰腺导管细胞。因此,CCK-A 受体基因表达在胰腺癌发生中的作用正备受关注,并可能成为一种新的特异性肿瘤标志物。

(6)染色体检测:在95%以上不同类型肿瘤细胞的中期染色体中,存在大量的数目异常和结构异常,染色体畸变与致癌基因表达与肿瘤的诱发有关。Fukushige等用FISH法检测了12名胰腺癌患者胰液中染色体畸变的情况,发现11例有染色体18q的缺失,占92%。其中1例患者行ERCP检查及胰液脱落细胞检查未发现任何异常,但胰液染色体分析发现18q的缺失,进一步内镜超声检查,在胰腺上发现了直径1cm的小癌,Fukushige等认为检测胰液中染色体畸变(18q)可以用于胰腺癌的早期诊断。

(7)端粒酶活性检测:胰腺中端粒酶活性检测对胰腺癌早期诊断很有价值。端粒是位于染色体末端具有特殊功能的DNA帽,它在大多数正常体细胞中随每次细胞分裂而缩短。端粒酶是合成端粒DNA到染色体末端的核糖核蛋白,在生殖细胞和几乎所有肿瘤细胞中被活化。端粒酶维持着端粒的长度及染色质的稳定性,导致细胞无限增殖,使正常细胞转化为永生细胞。研究表明端粒酶的异常激活与肿瘤的发生发展密切相关,端粒酶在恶性肿瘤中具有活性,而在正常组织或良性肿瘤中失活。Hiyama等采用端粒重复扩增法检测43例胰腺癌标本的端粒酶活性,发现41例为阳性,而11例胰腺良性肿瘤均为阴性。近年来通过检测胰液中端粒酶活性诊断胰腺癌的研究有了很大进展,发现胰腺癌患者胰液中端粒酶活性远高于慢性胰腺炎和良性肿瘤。SbeharaN等报道1例男性患者胰液端粒酶阳性,而影像学检查未发现占位性病变,随访19个月后CT发现占位,并经手术证实为胰腺癌。国内有学者检测了5例胰腺癌患者ERCP胰管刷检标本中端粒酶活性,结果均为阳性,阳性率100%,胰液脱落细胞端粒酶活性检测可望成为早期诊断及鉴别诊断胰腺癌的一种有价值的手段。

(8)myc癌基因家族:此癌基因家族表达细胞核内蛋白质是一类丝氨酸/苏氨酸磷酸化的蛋白质。在胰腺肿瘤中研究较多的为C-myc。myc基因诱导的早期病理变化有胰岛样腺泡细胞灶性发育不良,小的灶性嗜碱细胞排列在胰岛外周,胰岛中分散的B细胞大多已被嗜碱性myc基因诱导的腺泡细胞所代替,抗胰岛素、抗高血糖素和抗胃泌素等抗血浆均可获得类似结果,提示胰岛分泌的激素可能影响这些外分泌胰腺肿瘤的发展,在肿瘤早期阶段的基因扩增前即有点突变发生。

现代分子生物学技术不断的发展和应用,使胰腺癌基因学方面的研究取得了较大的进展,为胰腺癌的早期诊断和治疗开辟了新的途径。通过采用含有人类全长基因的cDNA表达谱芯片,从中可寻找与胰腺癌密切相关的基因,以便将来建立简单、方便、敏感性和特异性高的基因诊断方法,实现胰腺癌的早期诊断。

(二)定位诊断

1.影像学诊断

现代影像学技术飞速发展,使早期胰腺癌的检出成为可能。不同的影像学检查还可以为临床医生提供肿瘤的大小、部位、浸润情况,以决定治疗方案。

(1)B超检查:是首选的诊断方法,具有简便、经济、无创、无痛的特点。日本学者Tanaka于1994~1995年对9410名患者进行腹部B超检查,结果检出51名胰腺癌患者,其中直径小于1cm的胰腺癌占8%,B超检查诊断胰腺癌的敏感性、特异性、准确性分别达到了98%、95.9%、95.9%。B超检查的结果与检查者的经验有密切关系,特别对于小胰癌或早期胰腺癌诊断仍较困难,但如采用超声血管造影可提高诊断的正确性。

(2)CT:螺旋CT图像伪影少,成像质量高、速度快,增强后动脉相显示更清楚,3mm薄层CT扫描可以发现较小胰腺病灶,螺旋CT、电子束CT可用于胰腺癌术前有无血管侵犯及转移的判断。Calculli等报道螺旋CT判断胰腺癌血管侵犯的敏感性、特异性都达到100%,但螺旋CT对肝微小转移灶的诊断率较低。螺旋CT应当与B超一样作为诊断胰腺癌的一线检查手段。

(3)磁共振显像(MRI):MRI诊断胰腺癌的价值与CT相似,若采用磁共振胰胆管显像(MRCP)或快速动态增强磁共振显像等技术,诊断准确率可达85%~95.7%。Irie等报道8例直径小于2cm的早期胰腺癌,经快速动态增强磁共振显像检出7例,最小的肿瘤直径仅0.8cm,而螺旋CT检出5例,Irie认为MRI是诊断小胰癌的第一选择。MRCP技术可以不用造影剂即清楚显示胰胆管结构,显示胰管扩张的准确率为87%~100%,胰管狭窄的准确率为78%。作为一种无创性的检查,MRCP对胰胆管的显示与ERCP有较高的一致性,可用于ER-CP失败或不适合ERCP检查的患者。

(4)逆行胰胆管造影(ERCP)：ERCP 对胰腺癌的诊断率为 85%～90% 左右。胰腺癌 ER-CP 可见主胰管狭窄、中断、不规则弯曲；分支胰管阻塞、扩张；主胰管和胆总管呈双管征。早期胰腺癌 ERCP 主要表现为主胰管扩张、狭窄或胰管内充盈缺损，特别是主胰管扩张可能是早期胰腺癌的唯一影像学表现。由于90% 以上的胰腺癌起源于胰腺导管，因此 ERCP 可以在早期发现胰腺癌胰管异常，有报道 ERCP 诊断早期胰腺癌的敏感性达 100%。此外在 ERCP 的同时还可以获得胰液及细胞刷检标本，进行细胞学、肿瘤标志物或基因检测，可提高对早期胰腺癌的诊断率，还可与慢性胰腺炎胰管改变进行鉴别，目前认为 ERCP 是诊断早期胰腺癌最敏感的方法之一。但是 ERCP 是一种侵袭性的检查手段，因此主要用于 B 超或 CT 高度怀疑胰腺癌而又不能明确诊断的对象，很难对那些无特征性症状或体征的患者进行筛查。

(5)正电子发射断层扫描(PET)：PET 是利用核医学的示踪原理进行工作的，其所利用的放射性示踪剂是正电子发射核素。临床上常用的为一种葡萄糖类似物即 18-氟-2-脱氧-D-葡萄糖(18FDG)。癌组织对这一物质变化或代谢的过程，称为生物化学显像。理论上讲，PET 可以发现形态学尚未出现明显变化的最早期肿瘤和肿瘤转移灶，但部分胰腺炎症也会有 18FDG 的高摄取；在精确定位方面需要与解剖显像和图像融合技术相结合。Mertz 等运用 PET、EUS、CT 对 35 例胰腺癌患者进行前瞻性对比研究，结果表明 PET 诊断胰腺癌的敏感性为 87%，低于 EUS(93%)，高于 CT(53%)。PET 对肿瘤的早期肝、腹膜及其他远处转移灶作出准确判断，可避免不必要的手术导致的创伤。但 PET 检查较昂贵，短期内尚难以在临床广泛推广。

2.内镜诊断

(1)内镜超声扫描(EUS)：将内镜技术和超声结合起来，探头置入胃肠腔内，探头离胰腺更近，避免了肠道气体的干扰，显示更加清晰，对早期胰腺癌诊断价值极高，并可以准确地测定肿瘤大小及定位。由于早期胰腺癌很少侵及周围结构，故其 EUS 声像图有别于进展期的胰腺癌，主要表现为肿瘤边界较清晰，边缘不规整，中心多表现为均匀性低回声，也有不均匀性高回声者。EUS 诊断胰腺癌的敏感性、特异性分别为 89%、97%，优于腹部 B 超和普通 CT，EUS 特别适用于 ERCP 发现胰管异常改变，而腹部 B 超、CT 又未见病变者。EUS 还可以准确确定直径小于 3cm 肿瘤的大小，Furukawa 等报道 19 例小胰癌，EUS 检出了其中的 14 例，占 73.1%。

(2)胰管内超声(IDUS)：IDUS 是经常规内镜活检钳通道将高频微超声探头置入胰管内进行实时超声扫描检查的一种新技术。IDUS 对胰腺癌有特征性的声像图，胰腺癌在 30MHzIDUS 的超声图像一般分为两型：①分化较好的管状腺癌，此型多见，表现为低回声病灶外伴强回声区，正常胰实质网状图像消失；②乳头状腺癌，较少见，表现为胰管内病灶是高回声，胰实质正常网状图像存在。由于 IDUS 的超声探头从胰管内探查实质，因此受到的干扰最少，可准确地探及胰腺癌特别是小胰癌的位置及大小，明显优于US、CT、ERP、血管造影等。Furukawa 等报道 20 例胰腺癌中乳头状腺癌 2 例，US、CT、ERP 均未能检出，IDUS 则清晰地显示出肿瘤的位置、大小及胰管内扩散的程度；3 例直径小于 2.0cm 的管状腺癌，US 无一显像，CT 发现 1 例，ERP 发现 2 例，IDUS、EUS 则全部显像。Furukawa 等还用 20MHzIDUS 检测了 239 名胰腺疾病患者，发现其对直径小于 3cm 的囊性肿瘤及直径小于 2cm 的实性肿瘤有较高的敏感性。对于直径大于 2cm 的肿瘤，IDUS 与 US、CT、ERP、EUS 的敏感性接近，分别为 100%、80%、80%、93%、100%，可见 IDUS 对早期胰腺癌的诊断有一定的价值。我国 IDUS 开展的还较少，对胰腺癌特别是早期胰腺癌的诊断价值还有待总结。

(3)经口胰管镜检查(PPS)：PPS 是近 20 年来开发的新技术，利用于母镜技术将超细纤维内镜通过十二指肠镜的操作孔插入胰管，观察胰管内的病变，是唯一不需剖腹便可观察胰管的检查方法。1974 年Katagi 和 Takekoshi 首先将经口胰管镜(PPS)应用于临床，90 年代以后，随着技术和设备的不断改善，特别是电子胰管镜的出现，使胰管镜的成像越来越清晰，可早期发现细微的病变，镜身也更加耐用，不易损坏。此外有的胰管镜还增加了记忆合金套管、气囊等附件，使胰管镜的操作更加灵活，并能够进行活检、细胞刷检。胰腺癌胰管镜下表现为：胰管壁不规则隆起、狭窄或阻塞，黏膜发红发脆、血管扭曲扩张。经口胰管镜可直接观察主胰管及胰管分支开口，在肿块型胰腺炎与小胰癌的鉴别及确定粘液产生性胰腺癌的手术范围方面有重要价值。选用较粗的子镜还可进行活检、取石等处置。Uehara 等报道 72 例胰腺癌患者经 PPS 检查,发现了 11 例胰腺原位癌。由于原位癌仅局限于导管上皮,无肿块形成,目前只有 PPS 可以对其作出诊断。但胰管镜操作复杂,易损坏,只能在有条件的大医院开展。

对于早期胰腺癌的诊断目前还缺乏有效的筛查方法,也没有可靠的诊断试验,目前情况下要提高早期胰腺癌的检出率必须重视对高危人群的监测,临床上警惕胰腺癌的报警症状,正确选择影像诊断,联合应用分子生物学和免疫学方法,对临床标本进行特异的基因标记和肿瘤标志物检测。

二、可切除胰腺癌的治疗模式

(一)肿瘤可切除的判断

胰腺癌的发病率逐年升高,早期症状不明显且无特异性,恶性程度高,侵袭性强,早期就可有淋巴结和远处脏器转移。只有约 15%～20% 的患者就诊时可以获得根治性手术切除;40% 为局部进展期,主要可能累及邻近的大血管和脏器,术前对肿瘤的可切除性难以作出准确判断,有时须经过一定的治疗后,部分患者才能获得手术切除的机会;而其余 40% 为肿瘤晚期,常伴有远处转移。到目前为止,根治性手术切除仍是治愈胰腺癌唯一有效的方法,但胰腺癌根治术是创伤大、难度高、并发症多的手术,因此术前必须对肿瘤可切除性作出准确的判断,以避免不必要的手术探查带来的创伤。

1. 胰腺癌可切除标准

术前判断胰腺癌可切除的标准一般为:①肿瘤局限于胰腺内,只直接侵犯胆总管、十二指肠、脾或胃(TNM 分类的 T_1、T_2、没有血管侵犯的 T_3);②肿瘤没有侵犯周围的大血管,如腹腔干动脉、肝动脉、门静脉系统、腹主动脉或下腔静脉;③没有明显的淋巴结转移;④没有肿瘤的腹膜种植、肝或其他远处转移。随着胰腺癌扩大根治术的开展,胰腺癌的切除率明显提高,门静脉系统肿瘤累及和淋巴结转移不再是手术切除的禁忌;因此术前可切除标准会有所不同,疼痛、体重下降和肿瘤的大小不是手术切除的禁忌,但肿瘤侵犯门静脉系统、肝动脉和肠系膜上动脉是否是切除的禁忌,还值得进一步探讨,因为胰腺癌的扩大根治术对提高患者的生存率的疗效还不肯定。

2. 体格检查

胰腺癌患者术前必须进行严格的体格检查,如果发现左锁骨上、脐周或腹股沟有肿大的淋巴结,腹部可扪及固定肿块,膀胱直肠窝内有转移的结节,说明患者已处于晚期,即使原发肿瘤可以切除,手术也没有临床价值,并不能延长生存时间。

3. 影像学检查

是目前胰腺癌诊断和术前可切除判断的主要手段,包括无创伤检查和有创伤检查两大类,其中以薄层增强 CT 和内镜超声(EUS)检查最有诊断价值。

(1)超声检查:超声诊断作为胰腺癌的常规检查,可以发现胰腺的占位性病变、胰腺组织萎缩伴有胰管和胆管的扩张(双管征)、肝的转移病灶;彩色多普勒超声检查对肿瘤的血管侵袭性判断有一定的帮助,如发现:①血管内癌栓存在;②腹腔干动脉、肠系膜上动脉肿瘤包绕;③门静脉系统肿瘤包绕;即认为肿瘤不能切除。虽然腹腔胃肠道气体影响超声检查的准确率,肿瘤对门静脉侵犯诊断的敏感性为 33.3%,特异性为 93.9%;肝转移诊断的敏感性 35.9%,特异性 91.9%,因其操作无创、方便,仍是临床术前的常规检查。血管内超声可精确发现门静脉肿瘤侵犯的部位和长度,但它只能在术中进行。

(2)CT:已广泛应用于胰腺癌的诊断、分期、治疗效果的观察和手术并发症的评估。薄层增强螺旋 CT 检查更可精确到病变的部位、肝有无转移和肿瘤对周围血管的侵犯,常用于肿瘤可切除性的判断。螺旋 CT 可通过造影剂增强后的不同时相扫描和血管的三维重建,判断肿瘤与周围组织和血管之间的关系,如造影后 20 秒扫描(动脉相)观察肿瘤是否侵犯腹腔干动脉、肝动脉、肠系膜上动脉、脾动脉或腹主动脉;造影后 40～50 秒延迟扫描(胰腺相)观察胰腺实质正常组织与肿瘤的不同;造影后 60～70 秒延迟扫描(静脉相)可发现肿瘤对门静脉系统的侵犯表现。

螺旋 CT 判断肿瘤侵犯血管的标准是:①肿瘤与血管之间的正常脂肪层消失;②肿瘤包绕上述动、静脉;③由于肿瘤的侵犯,上述的动、静脉闭塞。按血管被侵犯包绕的程度分为 5 级:0 级,没有肿瘤侵犯;1 级,肿瘤侵犯小于血管周边的 25%;2 级,侵犯血管的 25%～49%;3 级,侵犯血管的 50%～74%;4 级,侵犯血管大于 75%。这种程度标准与手术和病理的结果并不完全符合,动脉与静脉侵犯标准也有不同,当 CT 提示侵犯大于 50% 时,82.9% 的静脉确为肿瘤侵犯,而动脉只有 60%。

Zeman 等报道螺旋 CT 诊断胰腺癌 TNM 分期的准确性为:肿瘤分期 77%;淋巴结转移 58%;肿瘤远处转移 79%。Diehl 等报道螺旋 CT 的双相扫描对可切除性判断的正确率达 90%,不可切除性判断的正确率为 91%。而新开展的螺旋 CT 血管造影和血管三维重建可更精确判断血管的侵犯,肿瘤 0～2 级血管侵犯可切除性判断的正确率分别为 96%、100%、50%,更能提高肝转移诊断的敏感性。

(3)磁共振扫描成像(MRI):普通的 MRI 对胰腺疾病的诊断价值有限,但随着动态增强 MR 和 MR 血管造影(MRA)、MR 胰胆管造影(MRCP)等新技术的诞生,MR 在胰腺癌诊断中的应用得到重视,对肿瘤可切除性判断的价值可与 CT 相媲美,在微小肿瘤、淋巴结转移和肝转移的诊断方面甚至超过 CT。Gorelick 等采用快速 MR 和 MRA 方法,预测肿瘤胰腺外侵犯、肝转移、淋巴结转移和血管侵犯诊断的准确率分别为 95.7%、93.5%、80.4% 和 89.1%,明显高于螺旋 CT 诊断的准确率 74.4%、87.2%、69.2% 和 79.5%,故认为此项检查可以替代其他方法。Hochwald 等报道 MR 结合 MRCP 预测胰腺癌可切除性的敏感性为 100%,特异性为 83%,准确率达 95%。由于检查的无创性和诊断的高准确性,MR 和 MRA 在胰腺癌诊断中的作用将越来越重要。

(4)数字减影血管造影(DSA):DSA 是一血管创伤性检查,能较为准确地诊断胰腺癌患者血管受肿瘤侵犯的情况。在没有远处转移的局部进展期胰腺癌患者术前进行 DSA 检查有以下好处:①了解肿瘤对其周围血管有无侵犯,为肿瘤可切除性判断提供证据;②观察肿瘤对血管侵犯的程度,为胰腺癌扩大根治术中血管切除和重建作准备;③术前 DSA 的同时,进行区域性动脉灌注治疗有降期效果,有助于提高手术切除率;结合 CT 检查能判别肿瘤是否真正侵犯血管,因如血管没有被侵犯,区域性灌注化疗可使肿瘤与血管之间产生炎性间隙。

DSA 显示血管受侵犯的表现常分为:①正常形态;②血管走形不规则;③血管被包裹狭窄;④血管闭塞伴侧支循环建立。如腹腔干动脉、肝总动脉、门静脉、肠系膜上动脉或静脉被肿瘤包裹变形或闭塞,则视为肿瘤不能切除。Takahashi 等根据门静脉受侵犯的程度进行分型:①Ⅰ型,正常形态;②Ⅱ型,门静脉一侧狭窄;③Ⅲ型,门静脉两侧狭窄;④Ⅳ型,门静脉完全闭塞。他们发现其中 93% 的Ⅰ、Ⅱ型、侵犯长度小于 2cm 的患者肿瘤只侵犯至门静脉中膜层,宜行扩大根治术,而肿瘤侵犯至门静脉腔内的患者术后生存时间均小于 1 年。DSA 对胰腺癌血管侵犯判断的正确率明显低于 MRA(69.2%∶89.1%)和 EUS(38%∶81%),但 DSA 和 CT 的同时应用可以明显提高可切除性和肝转移判断的正确率。

(5)正电子发射扫描(PET):PET 对局部进展期胰腺癌血管侵犯的判断帮助不大,但对肿瘤肝转移和远处转移的诊断明显优越于 CT、MR 和超声检查,18FDG-PET 对直径小于 1cm 的肝转移诊断的敏感性高达 97%,特异性为 95%。对于进展期胰腺癌患者术前作 18FDG-PET 检查,有可能发现很小的肝转移灶或其他远处转移灶,从而避免了不必要的手术探查。

4.内镜检查

(1)EUS:对胰腺癌的肿瘤分期和血管侵犯有很好的判断,甚至能发现普通超声和 CT 不能发现的早期病变,诊断的敏感性、特异性和准确性都高于螺旋 CT、血管造影和超声检查。EUS 肿瘤分期诊断的正确率(85%～100%)明显高于 CT(61%～64%);淋巴结转移诊断的正确率也同样如此(72%～80%∶42%)。目前还没有 EUS 和 MR 检查结果比较的报道。

EUS 判断血管侵犯的标准:①于肿瘤邻近的高回声血管壁消失;②肿瘤侵入血管腔内;③邻近大血管因肿瘤侵犯闭塞不能显示,伴有侧支循环存在。在门静脉肿瘤侵犯诊断方面,EUS 的正确率为 95%,显著优越于血管造影(85%)和 CT(75%)。尽管 EUS 诊断的敏感性大于 DSA,但它对动脉侵犯的判断不如静脉敏感,尤其是对脾动脉、肠系膜上动脉侵犯的诊断不如 DSA,因此,必要时加选 DSA 或 MRA 检查,以减少漏诊。

EUS判断淋巴结转移的标准：①淋巴结直径大于1cm；②淋巴结呈低回声；③淋巴结呈圆柱形或不规则形态。目前EUS尚不能明确区分增大的转移淋巴结和炎性淋巴结，但加用EUS定位下的细针穿刺活检（EUS-FNA）可以增加诊断的正确率，一般情况下不主张这样做，除非肿瘤不能切除，需要明确诊断；或者非手术患者需要进行放化疗。Wiersema等报道EUS-FNA对淋巴结转移诊断的敏感性达92%，特异性为93%，准确性为92%。

（2）腹腔镜和腹腔镜超声：腹腔镜能直视下观察胰腺原发肿瘤和腹腔内肿瘤有无转移，尤其是腹膜的细小种植转移和肝表面直径小于1～2cm的转移，而CT、MR或EUS往往不能发现这些转移灶，只有在剖腹探查时才发觉，因此术前进行腹腔镜检查可以减少不必要的开腹手术，提高手术切除率（>90%）。

腹腔镜超声的联合使用可以更精确判断胰腺癌的分期，它能发现肝实质内细小的转移灶，并可观察肿瘤周围血管有无侵犯和转移增大的淋巴结，尤其适用于可切除胰腺癌术前的进一步判断。Schachter等报道，术前腹腔镜检查新发现12%的可切除患者有肝表面转移、腹膜种植和肿瘤的局部侵犯，联合腹腔镜超声的检查新发现33%的进展病变，包括门静脉、肠系膜血管的侵犯、肝的深部转移和区域转移增大的淋巴结；腹腔镜超声定位下的穿刺活检还可发现转移性的胰腺肿瘤（原发于乳房癌、肾癌和结肠癌）。缺点是术前腹腔镜和腹腔镜超声检查较费时间（25～30分钟），操作比较困难，专业性强。

胰腺癌术前可切除性的判断十分困难，尽管有许多先进的影像学和内镜诊疗手段，但仍难以作出准确的诊断，诊断技术的局限性、技术操作的熟练程度、诊断标准的差异和判断者的主观因素都会有影响；总而言之，尽可能在术前对肿瘤的可切除性作出较为准确的判断，既要减少不必要的手术探查带来的创伤，又要避免患者根治性手术机会的遗漏；如确实难以决定，部分患者的手术探查仍在所难免。

（二）胰腺癌手术治疗模式的选择

胰腺癌手术治疗的目的有：①通过手术治疗达到肿瘤的根治；②通过手术治疗延长患者生命；③经手术治疗能改善和提高患者生活质量；④能缓解或减轻患者的痛苦。当然，具体的手术方式选择取决于如下四个条件：①肿瘤的部位，大小，浸润程度（包括周围血管和其他器官）；②有无远处转移及胆管或消化道梗阻；③全身状况及其他合并症；④综合医疗条件及手术者的经验和能力。此外，从实际情况出发，还需考虑患者的经济条件和支付能力。对于可切除胰腺癌的手术模式目前仍是胰腺癌根治术，是否进行胰腺癌的扩大根治术和胰腺癌联合脏器切除还没有达成共识，各有利弊。

1. 胰腺癌根治术

（1）胰十二指肠切除术：分为标准的胰十二指肠切除术（即Whipple）和改良的胰十二指肠切除术——保留幽门的胰十二指肠切除术（PPPD）两种。

Whipple手术切除范围：胰头及钩突，部分胃十二指肠，胆囊及胆总管下段，空肠上10cm，并清除第一站淋巴结。适应证：①胰头及钩突癌肿，肉瘤，巨大的神经纤维瘤，非功能性胰岛细胞瘤等；②肿瘤直径<3cm；③肿瘤不侵犯肠系膜上动脉、肠系膜上静脉及门静脉；④无远处转移。此术式还适用于胆管下段及壶腹部癌。

PPPD术切除范围：不切胃，保留幽门以下十二指肠2～3cm，余同Whipple手术。适应证：①直径<3cm的胰腺胰头、钩突癌；②无明显的幽门上淋巴结转移；③无胃十二指肠溃疡性病变；④壶腹癌、胆管下段癌。手术注意点：①保留紧贴胃的幽门部血供；②清除幽门上下的淋巴结、脂肪组织。PPPD术式术后胃排空延迟多见。

幽门区淋巴结的累及关系到能否对胰头癌患者施行PPPD术，第5、7组很少有肿瘤转移，第6组受累及的情况各家报道不一，但累及较少。Yamaguchi等通过对50例胰头癌患者不同手术方式的比较，认为标准的胰十二指肠切除术和保留幽门的胰十二指肠切除术（PPPD术）术后的1年、3年生存率无明显的差别，认为对于胰头癌患者如能注意幽门区的淋巴结清扫，PPPD术不但有利于减少部分胃切除术后的并发症、患者术后的营养改善和体重的维持，而且也是安全的。也有学者认为PPPD术后的胃排空障碍延误患者术后的治疗，影响生存率，而两种手术方法的术后并发症和营养状况没有明显区别。

手术要求：①操作精细，吻合层次准确清晰，避免张力大；②胰腺残端游离要充分，使空肠能套入残端

2cm 左右；③胰腺残端作楔形切除后用褥式缝合，主胰管留长，主胰管内置放硅胶管经空肠失功能肠襻穿出，将胰液引流于腹壁外；④腹腔置放有效的引流管，可引流腹腔渗液和观察有无吻合口瘘，引流漏出液。

手术死亡率过去较高，随着外科手术技巧的提高、专业队伍的培训和对围手术期处理的重视，手术死亡率（<5%）和并发症（<20%）都有明显下降。死亡原因为：①患者全身情况差，术前准备不够；②手术创伤大，粘连、血管畸形等意外；③术后胰瘘、胆瘘、腹腔内感染出血；④术后并发感染、伪膜性肠炎、ARDS 或多器官功能衰竭。

（2）胰体尾切除术：切除胰颈部以左的胰体＋胰尾＋脾及附近淋巴结。适应证：①直径小于 2cm 的胰体癌；②无胰包膜侵犯；③胰周淋巴结转移；④无远处转移。

2．扩大的胰腺癌根治术

胰腺癌浸润性强，早期转移和扩散途径主要是局部浸润和淋巴结转移。沿神经束扩散是胰腺癌特有的转移方式，是腹膜后浸润和腹膜后组织中癌残留的主要原因。华山医院胰腺癌诊治中心通过胰腺癌淋巴结转移途径的研究，发现胰头癌以第 13 组、14 组、12 组和 8 组有较高的转移频率，16 组阳性的淋巴结均为 16b1 亚组，主要分布于腹主动脉、下腔静脉、左肾静脉围成的三角形的区域内；淋巴结转移与肿瘤大小、肿瘤组织学类型、肿瘤间质量多少无关。因此，在胰头癌根治性切除时，即使是局限于胰腺内的小胰癌也应作广泛的淋巴结清扫；胰腺钩突肿瘤根治性手术时，尤其要注意肠系膜上动静脉周围的淋巴结清扫；清扫腹主动脉周围淋巴结时，重点应在腹主动脉、下腔静脉和左肾静脉构成的三角形区域内。

而传统的 Whipple 手术的切除范围往往未能切净癌灶，包括胰腺切缘肿瘤残留、胰周结缔组织和神经组织的清扫不彻底，同时胰周的淋巴结清扫不完全。1993 年 Willett 等报道有 51% 的患者其标本切缘呈阳性（包括 38% 的胰周软组织阳性）。为了达到根治的目的需要，对 2、3 期的胰头癌进行扩大范围的切除，包括易被累及的淋巴结和神经组织的清扫。

扩大的胰腺癌根治术包括区域性胰头十二指肠切除术和区域性全胰腺切除术。1973 年 Fortner 提出区域性胰腺切除术以后，合并血管切除成功的报道逐渐增多。1993 年日本开始开展合并主要血管切除的扩大胰十二指肠切除术，1994 年土屋调查了日本 9 个单位 510 例胰头癌，手术切除率 43.7%，其中区域性切除术达 30%。

（1）区域性胰头十二指肠切除术的切除范围：①肝总管以下的胆管、胆囊及其周围的淋巴结。②肝总动脉右下侧的软组织及淋巴结，腹腔动脉干周围的淋巴结。③远端 1/3～1/2 胃及屈氏韧带以下 10cm 左右的空肠及周围淋巴结。一般不主张保留幽门，因为影响癌灶切除的彻底性。④胰腺切缘在腹腔动脉或腹主动脉左缘，一般认为癌细胞在胰小叶间或胰管内蔓延大多在癌灶边缘 3cm 之内；完全切除胰头钩突，必须包括钩尖。⑤切除肠系膜上动脉右侧的软组织，应包括肠系膜上动脉及结肠中动脉根部的淋巴结。⑥腹膜后广泛淋巴结廓清，胰头神经丛、肠系膜上动脉周围神经丛和腹膜神经丛完全廓清。要清除上界在肝下，下界至肾前的腹膜及软组织，包括腹主动脉周围的部分淋巴结及下腔静脉血管鞘及周围软组织、淋巴结的清除。⑦切除部分肠系膜上静脉或门静脉（F-1 型）；切除部分肠系膜上静脉或门静脉＋肠系膜上动脉（F-2 型）。

与传统的胰腺癌根治术相比，增加了：①肝十二指肠韧带区的软组织及淋巴结清扫（肝十二指肠韧带的骨骼化）；②腹腔动脉干周围淋巴结的清除；③第 16 组淋巴结的清扫；④部分肠系膜上静脉、门静脉或肠系膜上动脉的切除。该项手术的施行，使过去认为不能或不适合切除的胰头癌得以切除，提高了手术切除率。日本报告扩大切除术的 5 年生存率为 23.9%，较经典术有所提高，但欧美学者则认为该手术切除范围过大，增加了手术风险，且未提高长期生存率，故并不主张。国内近年逐步开展扩大胰十二指肠切除，有报道 1、3、5 年生存率，经典胰十二指肠切除术为 65.4%、33.8% 及 7.2%；改良扩大根治术为 70.4%、36.3% 及 11.2%，并经组织学证实位于主动脉或腔静脉前面或两血管之间肿大的淋巴结确有癌细胞转移，有力地证明了扩大根治术的必要性、根治性和合理性，扩大切除术显著提高胰头癌的切除率而并未增加手术并发症及死亡率，但最后结论尚需病例的积累及长期观察。

适应证：局部进展期肿瘤已侵犯门静脉，肠系膜上静脉或肠系膜上动脉；肿瘤侵犯局部周围器官；无远处转移；全身状况好，无其他重要脏器严重疾病。

（2）区域性全胰腺切除术切除范围：切除全部胰腺及脾，其余同区域性胰头十二指肠切除术，必要时切除部分横结肠。全胰切除术于1954年由Ross提出，理由是胰头癌多数为多中心发生，需行全胰切除方可根治。1958年Porter撰文支持，但Howard于1960年收集世界文献发现全胰切除死亡率达37％，以后全胰切除治疗胰头癌几乎废弃。但是否全胰切除，迄今仍有争论。争论的焦点在于以下几方面：①肿瘤是否多中心发生：Ihse，Van Harden，Pliam等报告多中心达16％～37％，主张全胰切除术；而近年Motopma用PCR技术发现53例胰头癌中K-ras基因多点突变仅3例，多中心病灶极少，因而不主张。②切缘肿瘤残存复发：有报告切缘肿瘤残留达14％～20％，Whit报告13例中4例有胰管内扩散，因而主张全胰切除；Tred报告259例中仅3例术中切缘冰冻切片为阳性，故反对。③淋巴结清扫是否彻底：Fortner行全胰切除后发现清除淋巴结平均48个，而通常胰十二指肠切除仅28个，因而认为全胰切除有利于彻底清扫淋巴结；但其他作者则认为胰头十二指肠切除亦可彻底清扫淋巴结。④是否可以降低并发症：有认为全胰切除后可预防胰肠漏；而其他作者则认为近年由于技术的进步，胰肠漏的发生率已极低。⑤术后糖尿病的发生率：不主张全胰切除者认为全胰切除后100％发生糖尿病，术后处理困难；但主张者则认为胰头癌患者30％的术者即有糖尿病，且Whipple术后亦存在内外分泌不足，糖尿病并非不治之症。

20世纪70～80年代全胰切除后存活率较高；而近年各医院回顾手术死亡率为1％～2％，5年生存率为5％左右；手术除较彻底、无术后胰瘘并发症等外，并无特别的优点。全胰切除术创伤大、并发症多、胰腺的内外分泌功能消失，术后高血糖、脂肪痢等需要长期治疗，远期疗效尚待观察，所以手术指征应从严。

全胰切除适应证：①胰头及体尾部多发癌无远处转移者；②胰头癌及体尾部有坏死者；③胰腺癌合并有慢性胰腺炎者；④术前即伴有长期需使用胰岛素的糖尿病者；⑤术后早期发生胰肠漏而难以控制者。

扩大胰腺癌根治术虽可提高切除率，例如日本Takahashi报道扩大切除使胰腺癌的切除率提高至58％，但预后改善明显。全胰切除曾有5年生存率14％，甚至21％的报告。但经过多年的临床实践经验，证明5年生存率并不比传统的Whipple手术高，也不足7％，而手术死亡率较高，为10％∶4％。此外，仍有一些患者术后糖尿病不能控制，而导致死亡。目前除非胰腺体尾存在多中心癌灶已得到证实，全胰切除已不被列为首选手术。扩大切除是否能改善远期生存，尚有待积累更多经验，尽可能清扫肿瘤所在区域的淋巴结，保证胰腺切缘为阴性，仍是胰腺癌根治手术必须坚持的原则。

3. 胰腺癌联合脏器扩大切除术

要提高胰腺癌的远期疗效除了早期诊断外，手术切除的彻底性是另一个重要因素。而目前远期疗效之所以能提高，主要是靠增加手术切除的彻底性而取得的。为达到肿瘤切除的彻底性，有学者提出胰腺癌联合脏器扩大切除术，包括累及的胃、横结肠、肝、脾和肾上腺。

传统的手术切除范围往往不能达到切净癌灶，区域性胰腺癌根治术或扩大的胰腺癌根治术虽然明显提高了肿瘤切除的彻底性，但对于局部进展期肿瘤、有邻近脏器累及的处理是否需要进行联合脏器切除，目前仍存在争议。大部分学者对此持谨慎态度，因为胰腺癌联合脏器扩大根治手术增加了手术的并发症和死亡率，而远期生存率并没有提高；另有部分学者认为，胰腺癌联合脏器扩大根治术提高了有邻近器官侵犯肿瘤的彻底性，随着现代外科技术和围手术期支持治疗的改进，手术的并发症和死亡率并没有比以往增加，Civello等认为这样的手术治疗显著延长了患者的生存时间（9～93个月）；一些日本学者采用扩大的肝、胰十二指肠切除术治疗胰头癌，取得较好的临床疗效。国内有不少学者也进行了尝试，尽管病例数不多，但是初步的结果尚可。

胰腺癌联合脏器扩大切除术目前还不能推广，手术高风险、肿瘤稳定性的准确判断都是须慎重考虑的因素，手术指征应严格掌握，可选择性地适用于部分进展期胰腺癌患者。

三、胰腺癌的辅助治疗和新辅助治疗

胰腺癌早期发现困难，诊断时仅有20％的患者能够手术切除，40％为局部晚期，40％有远处转移。肉眼判断肿瘤切除者中25％～60％镜下切缘为阳性。事实上，无论切缘阳性与否，单纯手术的疗效都很差，

局部复发率为 50%～86%，腹膜后种植率 40%，肝转移率达 60%～90%，切缘阳性者术后生存期不到 1 年，与未切除而行姑息化放疗者相似。手术切缘残留、肿瘤的局部复发和肝转移是导致患者术后死亡的主要原因。因此，必须寻找有效的辅助治疗措施，以便能提高根治性手术的彻底性和切除率，并能减少手术后肿瘤的局部复发和肝转移，提高患者生存率。

（一）术后的放化疗

对于可手术切除的胰腺癌，由于术后的高复发率，20 世纪 60 年代就提出用 5-Fu 和外照射作为术后辅助治疗的基础。美国胃肠道研究小组（GITSG）采用术后 40Gy 的外放射（EBRT），联合 3 天 5-FU（500mg/m²）的全身化疗，发现可以明显提高胰腺癌根治术患者的平均生存时间（21 个月：10.9 个月）和 2 年生存率（43%：18%）。Johns Hopkins 研究小组给胰腺癌切除患者实行三种术后治疗方案：①标准方案 40～45Gy 的 EBRT 和 5-FU；②加强治疗 50.4～57.6Gy 的肿瘤床照射，23.4～27Gy 的肝脏预防性照射，再加上门静脉灌注 5-FU 和四氢叶酸；③对照组仅作随访。结果发现接受放化疗患者的平均生存时间（19.5 个月：13.5 个月）和 2 年生存率可以明显提高（39%：30%）；与标准方案相比，加强治疗方案没有特别的优势，肝的预防性放疗并不能减少肝转移的发生（40%）；进一步的分析还发现，术后的放化疗对原发肿瘤直径大于 3cm、切缘阴性和淋巴结有转移的患者更有疗效。Mayo Clinic 研究小组也得到类似的结果，发现术后放化疗虽能延长术后生存时间，但并不能减少或预防肿瘤的肝转移和腹膜种植。当然，也有术后放化疗不能延长患者生存时间的报道，这可能与他们使用的治疗方案、病例的选择等有关。尽管目前根据现有的临床资料和治疗结果，尚难肯定术后辅助性放化疗的作用，但大家已达成共识：根治性切除加辅助性的放化疗将成为可切除胰腺癌术后的标准治疗方案。关于 5-FU 的给药方式（bolus 给药，PVI 区域给药），放疗的剂量与分割方式，预防性照射的意义等问题没有定论，有待于进一步研究总结。

（二）胰腺癌术前的放化疗

新辅助治疗方法，希望能因此提高手术切除率和 5 年生存率。就理论上来说，术前放化疗具有以下优点：①放疗对载体有氧供应的肿瘤更有杀伤作用；②术前放疗对癌细胞的杀伤机制可减低因术中操作导致的肿瘤细胞种植；③经过术前放化疗短时间的观察，患者在肿瘤重新分期时可以发现肿瘤播散病灶，可避免患者剖腹手术的痛苦；④患者更易耐受术前的放化疗；⑤由于术前放化疗的肿瘤降期作用，可增加手术切缘阴性的可能性；⑥术前接受了放化疗多种治疗措施，可减少术后因恢复缓慢而延误治疗的担心；⑦肠系膜上动脉的周围有肿瘤侵犯，手术不一定能完全清除，有术前放化疗的必要；⑧术前放化疗可以减少胰肠吻合口漏的几率；⑨通过术前化放疗观察病灶变化，以此判断肿瘤对化放疗的敏感程度。

理论上虽然有上述优点，但在临床实践中还未得到完全验证，放化疗仍是大家争论的焦点。Hoffman 收集 5 个医院共 175 例，因适应证、方案各不相同，而且还包括可切除的肿瘤，故不能作出统计，但总的看来，约 1/3 的肿瘤有缩小，切除率可提高至 40% 以上，显然有些本来不能切除的肿瘤变为可切除肿瘤。Pendurthi 等进行了一项回顾性对照研究，研究组 70 例行术前放化疗，术后治疗组 23 例作为历史对照，结果术后两组淋巴结阳性分别为 28% 和 87%，切缘阳性分别为 28% 和 56%，具有明显差异，而在局部控制率、生存率方面则无差异，其中术后治疗组 22% 在术后 60 天才开始治疗。MD Anderson 癌症中心的研究也得到同样的结果，Evens 等 1992 年首先报道在术前给予 50.4Gy 的放疗，同时给予 5-FU，由于胃肠道反应较多见，接受治疗的患者约 1/3 需住院，39 例患者中 1 例术前死亡（38 例最终复发，21% 在局部，79% 在远处，其中 69% 在肝，有 48% 肝是唯一转移部位）；Spitz 等 1997 年报道 M. D. Anderson 改用术前 30Gy，30Gy/d，同时连续 5-FU 输注，与术后治疗比较，术前组无手术延迟，而术后组 24% 未能行辅助治疗，两组毒性无差异，术前组切缘或淋巴结阳性率为 12%，术后组为 26%，但在局部控制率、局部、远处转移率及生存期方面均无差异；术前的放化疗并没有增加手术并发症。对术前接受快速放化疗、IORT 和胰腺癌根治术患者的随访，发现 3 年生存率达到 23%，肿瘤局部复发的几率减低，而毒性反应最小。另外，Stanford 肿瘤中心的研究也发现，对处于局部进展期且有可能切除的肿瘤患者进行术前放化疗是可以耐受的，没有增加手术的风险，并可达到肿瘤分期降低、切除率提高的疗效。尽管术前放化疗在延长生存率的作用还不明显，甚至可能耽搁手术治疗的实施，但在临床上业已显示出它的优点，尤其对于局部进展期胰腺癌来说是一项有效的治疗措施之一。尽管一些研究提示术前化放疗耐受性好,提高了切除率,降低了分期,但目前还缺乏前瞻性随机对照研究资料。

（三）胰腺癌的区域性辅助治疗

1. 区域性辅助介入治疗的理论基础

（1）胰腺区域性动脉灌注介入治疗的解剖基础:胰腺的动脉血供主要来自于腹腔干发出的肝动脉、脾动脉和肠系膜上动脉,来自胃十二指肠动脉的胰十二指肠前上、后上动脉与发自肠系膜上动脉的胰十二指肠前下、后下动脉形成的前后血管弓供应胰头部;胰腺的体尾部大多由来自脾动脉的胰背动脉、胰大动脉、胰横动脉和胰尾动脉供应,胰头和胰体尾之间常有吻合支连接于胃十二指肠动脉和胰背动脉、胰横动脉的分支;肠系膜上动脉常有变异分支发出胰背动脉和胰横动脉,因此,经腹腔干动脉或肠系膜上动脉灌注的抗癌药物能覆盖整个胰腺,同时,经肝动脉灌注对肝部位的转移肿瘤同样有治疗作用。

（2）区域性动脉灌注介入治疗的药理学基础:区域性动脉灌注化疗的作用机制就是在肿瘤靶器官内通过局部高浓度药物的细胞毒作用克服肿瘤的耐药性,并能抑制 TNFa、IL-1、IL-6 的产生和释放,从而抑制肿瘤的生长和转移;局部血供减缓和栓塞剂的使用可产生肿瘤内的低氧环境,增强化疗药物如丝裂霉素、阿霉素、5-FU、顺铂、表阿霉素和健择等的细胞毒作用,促进肿瘤的坏死。

已有实验证明,区域性灌注时靶器官内的药物浓度是全身化疗时的 10～16 倍。复旦大学附属华山医院胰腺癌诊治中心进行了胰腺区域性动脉灌注治疗胰腺癌的实验研究,将 10 条毕格犬随机分实验组和对照组:实验组在 DSA 引导下分别置管至腹腔动脉干动脉和肠系膜上动脉并注射吉西他滨（45mg/kg）;对照组经外周静脉注射吉西他滨（45mg/kg）,给药后采集外周静脉血、胰腺、胰周、心、肺和肝肾等组织,测定吉西他滨的血药浓度和组织内匀浆浓度,并观察组织病理改变。实验结果发现,在给药后 0.5 小时对照组血药浓度明显高于实验组,但在给药后 2、4、8 小时实验组血药浓度明显高于对照组;经剂量校正后的曲线下面积实验组也明显高于对照组;经剂量校正后的药物在犬体内的平均滞留时间实验组比对照组明显延长;用药后 4、8 小时的胰腺内药物浓度实验组也明显高于对照组。病理检查提示:对照组犬肾小球毛细血管及肾小管内见大量红细胞、肺毛细血管及心肌明显瘀血、出血,而实验组无明显病理改变;实验组胰周产生炎症反应,脂肪中见大量中性粒细胞浸润、出血及纤维素样渗出,对照组无此病理改变。由此可见区域性动脉灌注能使药物在胰腺内浓度明显提高,体内滞留时间明显延长,而对全身重要脏器的毒副作用较小。另外,非细胞毒性的免疫治疗药物如 IL-2、干扰素和基质金属蛋白酶抑制剂及生长抑素等也可在区域性化疗时使用。

（3）新辅助区域性动脉灌注介入治疗的必要性:胰腺癌易侵犯周围血管,尤其在肠系膜上动脉的左右侧切缘常有肿瘤的残存而导致复发,单靠手术并不能达到根治的目的,有术前进行新辅助治疗的必要;术前适当的新辅助治疗并不影响患者手术的恢复,不会因此延误术后的辅助治疗;对局部进展期肿瘤患者行新辅助治疗后,进行肿瘤临床分期的重新评价,可以减少一些患者不必要的手术创伤和并发症;同时,术前的放化疗能减少胰肠吻合口漏的几率。

2. 胰腺癌区域性辅助动脉灌注介入治疗的机制

通过毕格犬的实验发现胰腺区域性动脉灌注治疗可在胰腺与周围血管和组织间产生明显的炎性反应,华山医院的临床研究结果也表明介入治疗可使肿瘤向心性缩小、肿瘤与血管间疏松组织水肿出现"炎性水帘",使得肿瘤易于与血管分离,提高了手术切除率。区域性动脉灌注介入辅助治疗对可切除胰腺癌的局部控制有一定的作用,尽管其作用机制尚不清楚,但区域性灌注化疗可使肿瘤局部长时间维持较高的血药浓度,加强化疗药物的作用;能抑制凋亡基因 Bcl-2 表达,促进凋亡基因 Bax 表达,促使肿瘤细胞凋亡、坏死,使肿瘤有不同程度的缩小;同时,区域性动脉灌注时局部血供减缓可产生肿瘤内的低氧环境,能增强化疗药物的细胞毒作用。另外,介入治疗作为新辅助治疗方法之一,可提高肿瘤稳定性,使肿瘤细胞处于休眠状态,并能消灭血液循环及器官中的微卫星灶和游离癌细胞,减少了术后肿瘤的复发。经腹腔干动脉和肠系膜上动脉的灌注,通过门静脉回流的二次灌注,更可以杀灭门脉系统和肝内的游离肿瘤细胞,减少术后肝内肿瘤复发。Link1996 年报告 14 例进展期胰头癌,仅行内引流术,术后经腹腔动脉或胃十二指肠动脉进行区域性化疗，米托蒽醌 $10mg/m^2$，1 天，甲酰四氢叶酸 $170mg/m^2$ 和 5-FU$600mg/m^2$，2～4 天，顺铂 $60mg/m^2$，5 天；4 周重复，患者生存 2～18 个月，平均 6.5 个月，效果也不很理想，但患者的疼痛有所缓解。

3. 新辅助区域性动脉灌注介入治疗的疗效和指征

目前胰腺癌术前的新辅助治疗研究方兴未艾，旨在达到提高患者手术切除率和生存率，M. D. Anderson 癌症研究中心在这方面取得可喜的结果，术前恰当的放化疗可以延长可切除胰腺癌患者的生存时间，减少术后肿瘤的局部复发。由于新辅助治疗能更有效地杀灭有氧供应肿瘤细胞，并能最大程度地减少切缘阳性和术中腹膜转移发生的可能性，且可避免因手术并发症导致的辅助治疗延误；因此，胰腺癌患者（尤其是局部进展期患者）术前的辅助治疗，包括全身化疗、局部的放化疗，可以明显提高根治性手术切除率和生存率。区域性动脉灌注介入治疗作为胰十二指肠切除术后的辅助疗效，可以明显降低术后肝转移的发生率，延长患者的生存时间；但作为一种新辅助治疗方法，其疗效和应用指征目前还不清楚。华山医院的研究表明术前介入可提高手术切除率（41.5％：20％），显著缓解患者疼痛症状（66.0％），并能明显杀伤肿瘤细胞，表现在术前介入治疗组肿瘤细胞凋亡明显增加、Bcl-2/Bax 的比值和血清肿瘤标志物水平的下降，这说明新辅助区域性动脉灌注化疗是一种有效的胰腺癌治疗手段。但是否应用于每一个胰腺癌患者，目前还无定论，这种新辅助治疗方法对于肿瘤较大（直径＞3cm）、经 CT 或 DSA 证实肿瘤与周围血管界限不清或有侵犯者是适用的；对于一次能达到根治性切除者，仍以先手术为主，以免延误治疗；如何掌握其应用指征，以达到最大程度的治疗效果（提高手术切除率和生存率），仍须在临床中进一步探索研究。

（四）胰腺癌术中放疗应用的利弊

胰腺癌术中放疗 1970 年起始于日本，主要应用于不能手术切除的肿瘤治疗。目前有研究证明，术中放疗（IORT）可以明显减少术后局部肿瘤的复发，并可控制局部病灶的生长，缓解患者腰背部疼痛症状。与体外照射（EBRT）相比，IORT 可以更精确地一次大剂量照射肿瘤床和手术野，对邻近组织损伤较小。Sindelar 和 Kinsella 在一项随机研究中观察到 IORT（单次 20Gy）能显著降低术后肿瘤局部复发几率；Zerbi 等也发现 IORT（13～20Gy）可以减缓肿瘤复发时间（13 个月：8 个月），提高肿瘤局部控制几率（73％：43％），延长 1 年生存率（49％：24％）；但也有不少研究报告 IORT 并不优越于常规术后放化疗，不能延长患者的生存率。IORT 作为增强 EBRT 的手段，两者的联合使用可能会改善患者长期生存率，尤其是作为可切除胰腺癌术后的辅助治疗。IORT 虽可以控制局部病灶的生长和缓解患者局部疼痛症状，但不能作为进展期肿瘤的单一治疗手段。

（黄海真）

第五章 神经系统疾病

第一节 短暂性脑缺血发作

一、病因病机

(一)西医病因病理

由于一过性脑部供血不足,使脑的功能出现障碍,经过短暂的间隔时间,在血液恢复供应后,脑功能又恢复正常。但是又有可能出现同样的发作。其病因尚无一致的认识;但多数学者认为,动脉硬化是发病的基础,在硬化斑块上发生溃疡,由之发生附壁血栓,可能有脱落的栓子碎屑,成为微栓子而堵塞血管,有些患者眼底动脉见到栓子,支持这样的意见;另外尚有小动脉痉挛学说(在眼底可以见到血管痉挛),及心功能不全时伴发的低血压,或者血液流向的改变(如脑动脉逆流症)也可能是原因。

(二)中医病因病机

短暂性脑缺血发作症状轻,主要以眩晕、复视、构音困难、失语、偏瘫或偏身感觉障碍、偏盲为主要表现。

1.肝阳上亢

素体阳盛或忧郁恼怒,肝阴暗耗,或肾阴素亏,肝失滋养,肝阳亢盛,风阳上扰,气血逆乱,发为㖞僻不遂、眩晕。

2.痰浊中阻

恣食肥甘厚味,思虑劳倦,损伤脾胃,酿湿生痰;痰浊中阻致清阳不升,浊阴不降;痰郁化火,上扰于脑,闭阻脑络,发为㖞僻不遂、眩晕。

3.气血亏虚

年高体虚,或久病不愈,耗伤气血;或脾胃虚弱,气血生化乏源,以致气血两亏,气虚则血行不畅,血脉瘀阻,血虚则脑失充养,髓海空虚,发为㖞僻不遂、眩晕。

4.肾精不足

老年肾阴亏虚;先天禀赋不足,后天又失于调摄,肾精不充;或久病及肾,肾精匮乏;或房事不节,肾精暗耗,精亏髓减,精血不得互生则血脉空虚而淤滞,发为㖞僻不遂、眩晕。

二、临床表现

短暂性脑缺血发作的临床特点是起病突然,约 5 min 即达高峰;历时不久又会好转。反复刻板的发作,不同于其他急性脑血管病。患者不会有意识障碍,大多数患者的症状延续几分钟到几小时,一般不会超过 24 h。所见的症状分颈内动脉系统或椎—基底动脉系统两大类型。

(一)颈内动脉系统

症状以偏侧肢体瘫痪最多见,大多为轻瘫或上肢单瘫,主侧病变可伴有失语,如为颈内动脉主干,可发生短暂的单眼失明。有些患者有偏身感觉障碍及偏盲。检查时,可发现有局灶性体征。少数患者可有精神症状,患者表现精神恍惚、反应迟钝,或有嗜睡等。

(二)椎—基底动脉系统

很常见的症状是眩晕,天旋地转、恶心、呕吐。可因累及的部位不同,会有复视、构音困难、吞咽发呛、共济失调等；如有交叉性瘫痪体征，则定位更明确。大脑后动脉受累，可出现双眼对侧同向性偏盲。极少的情况下可以见到四肢突然无力而猝倒，这多在患者头部突然转动时发生，症状随即消失。

三、诊断要点

依据症状的特点，可以初步做出诊断；但症状发生不足 24 h、以往无类似发作史者还难以判断，在治疗的同时应进一步观察。进行 CT 或 MRI 检查或可发现与临床症状相符的病灶。如已有过发作病史，症状与前次相同者，则需与下列情况鉴别。

（一）局限性癫痫

症状多限于面部或手指，症状表现为刺激性，如抽搐发麻等。如出现从局部扩散的症状，则多为癫痫，及时检查脑电图可以见到痫性放电，当为有力的根据。

（二）晕厥发作

血压因素为主要原因，不会有神经系统体征。发作时有短暂意识不清，常同时有自主神经系统异常表现。

（三）内耳眩晕症

年轻者多，虽有多次发作，但主要症状仍为眩晕，不会有其他神经系统体征，多次发作以后，眩晕症状渐渐减轻，但出现听力减退。

（四）偏头痛

有些偏头痛的患者，先出现眼花，也可有恶心、呕吐，偶见有些患者会伴有眼肌麻痹或对侧轻瘫；偏头痛者年轻人较多，可能时，应进一步检查，以除外脑血管畸形等。

四、治疗

（一）西医治疗

本病是卒中的高危因素，应对其进行积极治疗，而对不同患者的治疗应注意个体化。

1.危险因素的控制

戒烟、戒酒，改变不良生活习惯。积极治疗高血压、血脂异常、心脏病、颈动脉狭窄、糖尿病等。

目前已证实对有卒中危险因素的患者进行抗血小板治疗能有效预防中风。对本病尤其是反复发生本病的患者应首先考虑选用抗血小板药物。

2.抗血小板治疗

(1)大多数患者首选环氧化酶抑制剂阿司匹林治疗，推荐剂量为 50～150 mg/d，宜选用肠溶剂。

(2)阿司匹林 25 mg 和双嘧达莫缓释剂 200 mg 的复合制剂在《欧洲急性卒中指南》作为首选，有条件时也可选用，2 次/d。

(3)氯吡格雷可抑制二磷酸腺苷诱导的血小板聚集，有条件者、高危人群和对阿司匹林不能耐受者可选用，75 mg/d，但可出现中性粒细胞减少等不良反应，应注意监测血常规。

(4)对频繁发作者，可静脉滴注抗血小板聚集药物如奥扎格雷。

3.抗凝治疗

抗凝治疗本病已有较长的历史，但目前尚无有力证据来支持其确切疗效。故抗凝治疗不作为本病的常规治疗；对于伴发房颤和冠心病的患者推荐使用抗凝治疗（感染性心内膜炎除外）；经抗血小板治疗后，症状仍频繁发作者，可考虑选用抗凝治疗。

4.降纤治疗

对有高纤维蛋白血症的患者，或频繁发作患者可考虑使用降纤酶或巴曲酶治疗。

5.手术治疗

经过规范的内科治疗无效、反复发作性(4 个月内)的大脑半球或视网膜短暂性脑缺血发作、颈动脉狭窄程度＞70％者可进行手术治疗，根据病情选择动脉血管成形术(PTA)或颈动脉内膜切除术(CEA)。

短暂性脑缺血发作属中医"缺血中风－中经络"范畴。

（二）中医辨证施治

肝阳上亢,痰浊中阻属实证,治宜清肝泻火,燥湿化痰。气血亏虚,肾精不足属虚证,治宜益气养血,补肾填精。

1.分型证治

（1）肝阳上亢。

喎僻不遂、肌肤麻木、视物昏花、头昏目眩、心烦易怒、口干口苦、少寐多梦,舌红,苔黄,脉弦数。

治法:平肝潜阳,化瘀通络。

方药:天麻钩藤饮。天麻 15 g,钩藤 15 g,石决明 30 g,川牛膝 15 g,桑寄生 30 g,杜仲 15 g,山栀子 10 g,黄芩 15 g,益母草 12 g,朱茯神 12 g,夜交藤 30 g。

（2）痰浊中阻,血脉淤滞。

喎僻不遂、肌肤麻木、视物昏花、头昏目眩、头重如裹、胸闷心烦、呕恶纳呆,舌苔白腻,脉弦滑或濡缓。

治法:涤痰燥湿,化瘀通络。

方药:化痰通络汤。茯苓 15 g,法半夏 15 g,生白术 10 g,天麻 15 g,胆南星 12 g,天竺黄 12 g,丹参 15 g,香附 15 g,酒大黄 3 g。

（3）气血亏虚,淤血阻络。

喎僻不遂、肌肤麻木、视物昏花、头昏目眩、面色㿠白、神疲乏力、自汗出、心悸,舌质暗淡,舌苔薄白或白腻,脉细弱。

治法:益气养血,化瘀通络。

方药:补阳还五汤。当归尾 12 g,川芎 15 g,黄芪 30 g,桃仁 15 g,地龙 10 g,赤芍 15 g,红花 15 g。

（4）肾精亏虚,脑络闭阻。

喎僻不遂、肌肤麻木、视物昏花、头昏目眩、耳鸣、烦躁失眠、手足心热、腰膝酸软、遗精或月经不调,舌质暗红,少苔,脉细弦。

治法:补肾填精,化瘀通络。

方药:偏于阴虚者用左归丸加活血化瘀药:熟地 15 g,山萸肉 15 g,怀山药 15 g,枸杞 15 g,菟丝子 15 g,鹿角胶 10 g,龟甲胶 10 g,牛膝 30 g,益母草 15 g,丹参 20 g,蜈蚣 2 条;偏于阳虚者用右归丸加活血化瘀药:熟地 15 g,山萸肉 15 g,怀山药 15 g,枸杞 15 g,菟丝子 15 g,鹿角胶 10 g,杜仲 15 g,附子 15 g,肉桂 10 g,当归 12 g,益母草 15 g,丹参 20 g,蜈蚣 2 条。

2.常用中成药

（1）丹红注射液 20 mL/次,加入葡萄糖液中静脉滴注,1 次/d。

（2）灯盏花注射液 20 mL/次,加入葡萄糖液中静脉滴注,1 次/d。

（3）血塞通注射液 2～4 mL/次,加入葡萄糖液中静脉滴注,1 次/d。

（石　军）

第二节　脑栓塞

脑栓塞是指脑动脉被异常的栓子（血液中异常的固体、液体、气体）阻塞,使其远端脑组织发生缺血性坏死,出现相应的神经功能障碍。栓子以血液栓子为主,占所有栓子的 90%;其次还有脂肪、空气、癌栓、医源物体等。脑栓塞发生率占急性脑血管病的 15%～20%,占全身动脉栓塞的 50%。

一、临床表现

（一）发病年龄

本病起病年龄不一，若因风湿性心脏病所致，患者以中青年为主；若因冠心病、心肌梗死、心律失常所致者，患者以中老年人居多。

（二）起病急骤

大多数患者无任何前驱症状，多在活动中起病，局限性神经缺损症状常于数秒或数分钟发展到高峰，是发展最急的脑卒中，且多表现为完全性卒中，少数患者在数日内呈阶梯样或进行性恶化。50％～60％的患者起病时有意识障碍，但持续时间短暂。

（三）局灶神经症状

栓塞引起的神经功能障碍取决于栓子的数目、栓塞范围和部位。栓塞发生在颈内动脉系统特别是大脑中动脉最常见，临床表现突起的偏瘫、偏身感觉障碍和偏盲，在主侧半球可有失语，也可出现单瘫、运动性或感觉性失语等。9％～18％的患者出现局灶性癫痫发作。本病约10％的栓子达椎-基底动脉系统，临床表现为眩晕、呕吐、复视、眼震、共济失调、交叉性瘫痪、构音障碍及吞咽困难等。若累及网状结构则出现昏迷与高热，若阻塞了基底动脉主干可突然出现昏迷和四肢瘫痪，预后极差。

（四）其他症状

本病以心源性脑栓塞最常见，故有风湿性心脏病或冠心病、严重心律失常的症状和体征；部分患者有心脏手术、长骨骨折、血管内治疗史；部分患者有脑外多处栓塞证据，如皮肤、球结膜、肺、肾、脾和肠系膜等栓塞和相应的临床症状和体征。

二、辅助检查

目的：明确脑栓塞的部位和病因（如心源性、血管源性及其他栓子来源的检查）。

（一）心电图或24 h动态心电图观察

可了解有无心律失常、心肌梗死等。

（二）超声心动图检查

有助于显示瓣膜疾患、二尖瓣脱垂、心内膜病变等。

（三）颈动脉超声检查

可显示颈动脉及颈内外动脉分叉处的血管情况，有无管壁粥样硬化斑及管腔狭窄等。

（四）腰椎穿刺脑脊液检查

可以正常，若红细胞增多可考虑出血性梗死，若白细胞增多考虑有感染性栓塞的可能，有大血管阻塞、有广泛性脑水肿者脑脊液压力增高。

（五）脑血管造影

颅外颈动脉造影可显示动脉壁病变，数字减影血管造影（DSA）能提高血管病变诊断的准确性，有否血管腔狭窄、动脉粥样硬化溃疡、血管内膜粗糙等情况。新一代的MRA能显示血管及血流情况，且为无创伤性检查。

（六）头颅CT扫描

发病后24～48 h后可见低密度梗死灶，若为出血性梗死则在低密度灶内可见高密度影。

（七）MRI

能更早发现梗死灶，对脑干及小脑扫描明显优于CT。

三、诊断及鉴别诊断

（一）诊断

（1）起病急骤，起病后常于数秒内病情达高峰。

（2）主要表现为偏瘫、偏身感觉障碍和偏盲，在主侧半球则有运动性失语或感觉性失语。少数患者为眩晕、呕吐、眼震及共济失调。

（3）多数患者为心源性脑栓塞，故有风心病或冠心病、心律失常的症状和体征。

（4）头颅 CT 或 MRI 检查可明确诊断。

（二）鉴别诊断

在无前驱症状下，动态中突然发病并迅速达高峰，有明确的定位症状和体征；如询查出心脏病、动脉粥样硬化、骨折、心脏手术、大血管穿刺术等原因可确诊。头颅 CT 和 MRI 能协助明确脑栓塞的部位和大小。腰椎穿刺检查有助于了解颅内压、炎性栓塞及出血性梗死。脑栓塞应注意与其他类型的急性脑血管病区别。尤其是出血性脑血管病，主要靠头颅 CT 和 MRI 检查加以区别。

四、治疗

积极改善侧支循环、减轻脑水肿、防治出血和治疗原发病。

（一）脑栓塞治疗

其治疗原则与脑血栓形成相同。但应注意以下几点。

（1）由于容易合并出血性梗死或出现大片缺血性水肿，所以，在急性期不主张应用较强的抗凝和溶栓药物如肝素、双香豆素类药、尿激酶、t-PA、噻氯匹定（抵克力得）等。

（2）发生在颈内动脉末端或大脑中动脉主干的大面积脑栓塞，以及小脑梗死可发生严重的脑水肿，继发脑疝，应积极进行脱水、降颅压治疗，必要时需要进行颅骨骨瓣切除减压，以挽救生命。由心源性所致者，有些伴有心功能不全。在用脱水药时应酌情减量，甘露醇与呋塞米交替使用。

（3）其他原因引起的脑栓塞，要有相应的治疗。如空气栓塞者，可应用高压氧治疗。脂肪栓塞者，加用 5％碳酸氢钠 250 mL，静脉滴注，每日 2 次；也可用小剂量肝素 10～50 mg，每 6 h 1 次；或 10％乙醇溶液 500 mL，静脉滴注，以求溶解脂肪。

（4）部分心源性脑栓塞患者发病后 2～3 h 内，用较强的血管扩张药如罂粟碱静脉滴注，可收到意想不到的满意疗效。

（二）原发病治疗

针对性治疗原发病有利于脑栓塞的恢复和防止复发。如先天性心脏病或风湿性心脏病患者，有手术适应证者，应积极手术治疗；有亚急性细菌性心内膜炎者，应彻底治疗；有心律失常者，努力纠正；骨折患者，减少活动，稳定骨折部位。急性期过后，针对血栓栓塞容易复发，可长期使用小剂量的阿司匹林、双香豆素类药物或噻氯匹定；也可经常检查心脏超声，监测血栓块大小，以调整抗血小板药物或抗凝药物。

五、预后与防治

脑栓塞的病死率为 20％，主要是由于大块梗死和出血性梗死引起大片脑水肿、高颅压而致死；或脑干梗死直接致死；也可因合并严重心功能不全、肺部感染、多部位栓塞等导致死亡。多数患者有不同程度的神经功能障碍。有 20％的患者可再次复发。近年内国外有报道通过介入的办法在心耳置入保护器（过滤器）可以减少心源性栓塞的发生。

（石　军）

第三节　脑梗死

脑梗死系脑供应血管由于各种原因引起相应血管的闭塞，并由此产生血管供应区脑功能损害和神经症状的一群临床综合征。根据引起血管闭塞的原因不同可分为：①脑血栓形成，包括动脉硬化性，血管炎性等原因所引起的动脉管腔狭窄，闭塞血管而引起的血管区神经功能缺失症状群。②脑栓塞，有循环系统内部(如心脏、动脉粥样硬化斑块脱落),全身其他部位的非血液成分(如空气、脂肪、羊水)脱落而致脑供应血管的阻塞;以及由于弥漫性脑内小动脉硬化,玻璃样变而致的颅内小梗死灶(腔隙卒中)和弥漫性脑组织缺氧、缺血所产生的脑白质疏松症或动脉硬化脑白质脑病等。

一、临床表现

(一)一般特点

中老年多见,常在安静或休息状态下发病,部分病例有病前肢体无力及麻木、眩晕的症状。神经系统局灶性症状多在发病前 10 余小时或 1~2 d 内达到高峰。除大面积梗死外,大多数患者意识清楚或仅有轻度意识障碍。

(二)临床类型

依据症状和体征的演变过程可分为:①完全性卒中:指发病后神经功能缺失症状较重较完全时(<6 d)达到高峰。②进展性卒中:指发病后神经功能缺失症状在 48 h 内逐渐进展或呈阶梯式加重。③可逆性缺血性神经功能缺失症状较轻,持续 24 h 以上,但可于 3 周内恢复。

(三)颈内动脉系统表现

1. 颈内动脉系统

常出现一过性黑矇,偶可为永久性视力障碍缺血,或病灶侧 Horner 征(因颈上交感神经节后纤维受损);颈动脉搏动减弱或血管杂音;对侧偏瘫、偏身感觉障碍和偏盲等(大脑中动脉或大脑中、前动脉缺血);主侧半球受累可有失语症,非主侧半球受累可出现体象障碍;亦可出现晕厥发作或痴呆。

2. 大脑中动脉

(1)主干闭塞:三偏症状,病灶对侧中枢性面舌瘫及偏瘫、偏身感觉障碍或象限盲;上下肢瘫痪程度基本相等,可有不同程度的意识障碍,主侧半球受累可出现失语症,非主侧半球受累可出现体象障碍。

(2)皮层支闭塞:上分支包括至眶额部、颌部、中央回、前中央回及顶部的分支,闭塞时可出现病灶对侧偏瘫和感觉缺失面部及上肢重于下肢 Broca 失语(主侧半球)和体象障碍;下分支包括至颞肌及颞枕部,颞叶前、中、后部的分支出现 Wernicke 失语、命名性失语和行为障碍等,而无偏瘫。

(3)身穿支闭塞:对侧中枢性上下肢均等性偏瘫,可伴有面舌瘫,对侧偏身感觉障碍,有时可伴有同向性偏盲,主侧半球可出现皮质下失语。

3. 大脑前动脉

主干闭塞:发生于前交通动脉之前,因对侧代偿可无任何症状;发生于前交通动脉后可有对侧中枢性面舌瘫及偏瘫,以面舌瘫及下肢瘫为重,可伴轻度感觉障碍,尿潴留或尿急(旁中央小叶受损);精神障碍如淡漠、反应迟钝、欣快、活动障碍,常有强握与吸吮反射(额叶病变);一上肢失用,主侧半球病变可见 Broca 失语。皮层支闭塞:对侧下肢远端为主的中枢性瘫,可伴感觉障碍,对侧肢体短暂性共济失调、强握反射及精神症状。身穿支闭塞:对侧中枢性面舌瘫及上肢近端轻瘫。

4. 大脑后动脉

主干闭塞:对侧偏盲、偏瘫及偏身感觉障碍(较轻),丘脑综合征,主侧半球病变可有失读症。皮层支闭塞:两侧病变可有皮层盲;对侧同向性偏盲或象限盲,黄斑视力保存称黄斑回避现象;视觉失认或颜色失认。身穿支闭塞:丘脑穿通动脉闭塞产生红核丘脑综合征,病灶侧小脑性共济失调、意向性震颤,舞蹈样不自主运动,对侧感觉障碍;丘脑膝状体动脉闭塞可见丘脑综合征,对侧感觉障碍,深感觉为主,以及自发性疼痛、痛觉过度、轻偏瘫,共济失调和不自主运动;可有手足徐动症和震颤等锥体外系症状,中脑支闭塞出现 Weber 综合征,动眼神经瘫痪对侧中枢性偏瘫。

(四)椎-基底动脉系统表现

1. 椎-基底动脉

(1)主干闭塞:常引起脑干广泛梗死,出现脑神经、锥体束及小脑症状,如眩晕、呕吐、共济失调、瞳孔缩小、四肢瘫痪、肺水肿、消化道出血、昏迷、高热等。

（2）基底动脉尖端综合征：基底动脉尖端分出两对动脉即小脑上动脉和大脑后动脉，其分支供应中脑、丘脑、小脑上部、颞叶内侧及枕叶。可表现为，眼球运动及瞳孔异常、一侧或双侧动眼神经部分或完全麻痹、眼球上视不能及一个半综合征。

（3）意识障碍：一过性或持续数天，或反复发作；对侧偏盲或皮质盲；严重记忆障碍。中脑支闭塞：出现 Weber 综合征、Benedit 综合征；脑桥支闭塞出现 Millard－Gubler 综合征（外展、面神经麻痹，对侧肢体瘫痪），Foville 综合征（同侧凝视麻痹、周围性面瘫、对侧偏瘫）。

2.小脑后下动脉或椎动脉闭塞综合征或延髓背外侧（Wallenberg）综合征

是脑干梗死中最常见的类型。主要表现是眩晕、呕吐、眼球震颤、交叉性感觉障碍、同侧 Hornet 征吞咽困难和声音嘶哑；同侧小脑性共济失调。

3.小脑上动脉、小脑后下动脉、小脑前下动脉闭塞

小脑梗死；常有呕吐、眼球震颤、共济失调、站立不稳和肌张力降低等表现。

二、辅助检查

（一）颅脑 CT 检查

多数脑梗死病例与发病后 24 h 内 CT 不显示密度变化，24～48 h 后逐渐显示与闭塞血管供应区一致的低密度梗死灶，如梗死灶体积较大则可有占位效应。出血性梗死呈混杂密度改变。

（二）MRI 检查

脑梗死数小时内，病灶区即有 MR 信号改变，呈长 T_1 长，T_2 信号，出血性梗死区为长 T_1 长，T_2 信号中混杂有短 T_1 和短 T_2 信号。与 CT 相比，MRI 具有显示病灶早，能早期发现大面积脑梗死，清晰显示小病灶及后颅凹的梗死灶。

（三）血管造影检查

DSA 或 MRA 可发现血管狭窄和闭塞的部位、动脉瘤和血管畸形等。

（四）脑脊液检查

通常 CSF 压力、常规及生化检查正常，大面积梗死压力可增高，出血性脑梗死 CSF 可见红细胞。

（五）其他检查

彩色多普勒超声检查（TCD）可发现颈动脉和颈内动脉的狭窄、动脉粥样硬化斑块或血栓形成。超声心动图有助于发现心脏附壁血栓、心房黏液瘤和二尖瓣脱垂。SPECT 能早期显示脑梗死的部位、程度和局部脑血流改变，PET 能显示脑梗死的局部脑血流、氧代谢及葡萄糖代谢，并监测缺血半暗带及对远端部位代谢的影响。

三、治疗

脑梗死的治疗目标是恢复脑血流循环救治缺血半暗区，减轻继发性神经元损伤，改善神经功能缺损程度。因此，争取时间窗，减少激发神经元死亡，增强神经康复是整个治疗的中心，具体措施如下。

（一）一般治疗

（1）吸氧：有意识障碍、血氧饱和度下降或有缺氧现象（$PO_2 < 60$ mmHg 或 $PCO_2 > 50$ mmHg）的患者应给予吸氧，氧饱和度应保持 95% 以上。

（2）保持气道通畅：昏迷患者应将头偏向一侧，以利于口腔分泌物及呕吐物流出，并可防止舌根后坠阻塞呼吸道。

（3）头位：适当抬高头位，一般 15°～30° 左右，有助于静脉回流，预防颅内压升高。

（4）鼻饲：昏迷或有吞咽困难者在发病 2～3 d 即应鼻饲。

（5）控制血糖：发病 24 h 内，原则上不用糖水静脉滴注，凡用含糖补液时，应加用胰岛素中和。血糖控制在 < 300 mg/dl（16.63 mmol/L）的水平。

（6）观察病情：严密注意患者的意识改变、瞳孔大小、血压、呼吸，有条件应进行监护。加强口腔护理，

及时吸痰,保持呼吸道通畅;留置导尿时应做膀胱冲洗。

(二)颅内压增高

大脑中动脉主干、颈内动脉梗死者可产生急性颅内压增高,但几乎所有的脑梗死均有脑水肿,并以发病后 2～5 d 为最明显。常用的脱水剂有以下几种。

(1)甘露醇:20％甘露醇 125 mL 静脉滴注每 8～12 h 1 次。脑水肿明显者可用 20％甘露醇250 mL 静脉滴注每6～8 h 1 次。治疗中应随访尿常规及肾功能。血尿和尿中见到管型减量或停用。

(2)甘油果糖:10％甘油果糖 250～500 mL 静脉滴注每 2 次/d。

(3)20％人体清蛋白:10～20 g 静脉滴注 1～2 次/d。适用于发病 24 h 后的严重脑水肿患者。

(4)糖皮质激素:可用于常规脱水剂不能控制的脑梗死者,但应注意高血压、高血糖等并发症的发生。

(三)血压控制

根据 WHO 卒中指导原则,发病初期,当收缩压＞220 mmHg 或舒张压＞120 mmHg,需降压治疗但是准备溶栓治疗的患者应控制在收缩压＜185 mmHg 或舒张压＜110 mmHg 水平。国内一般主张收缩压＞200 mmHg,舒张压＞110 mmHg 时,应予降压治疗。但降压速度应慢。常用药物为洛丁新、卡托普利等,应避免使用速效和钙离子拮抗剂。

在急性脑梗死患者,持续性低血压非常罕见,偶见于主动脉夹层分离、血容量不足和继发于心肌缺血或心律失常的心输出量减少。血压过低者应升压治疗,以保持脑灌注压。

(四)特殊治疗

1.溶栓治疗

适用于发病后 3 h 内,有明显神经功能缺失,但意识清醒的患者。具有下列标准者可以考虑溶栓治疗:①起病时间在 6 小时内。②头颅 CT 未见脑出血和明确脑梗死病灶者。③年龄在 18 岁以上,75 岁以下者。④近 3 个月来未作过大手术者,无消化道及其他出血性疾病史。⑤血压在 185/110mmHg 以下,血糖正常。⑥血小板计数 10 万/mm³ 以上。⑦无明显肝肾功能损害。⑧患者本人及/或家属理解与合作。

2.常用药物

(1)尿激酶(UK)剂量为 150 万 U,其中 10％立即静脉推注,其余部分加入生理盐水中于60 min 内滴完。

(2)组织型纤维蛋白溶酶原激活剂(tPA):常用剂量为 0.85～0.9 mg/kg,10％剂量静推,其余 90％加入葡萄糖液中,于 60 min 内滴完。

(3)链激酶(SK)在多中心临床试验中未证实全有效,有待观察。

3.抗凝治疗

应用抗凝治疗脑梗死的意见尚不统一,常用的抗凝剂有肝素和华法林。

(1)肝素:脑梗死急性期应用肝素的治疗意见尚不统一。亚洲多组临床试验证明,脑梗死患者在发病后 24 h 内开始应用肝素治疗者可以改善预后,提高治愈率,但西方国家没有证实。但一致认为凡具有以下条件者可以选择肝素治疗:①深静脉血栓形成,肺动脉栓塞。②高宁综合征患者。③伴动脉狭窄的脑梗死病者。④频发或连续发作的 TIA。

常用的制剂:低分子肝素 4 100 U,2 次/d,10 d 为一疗程。普通肝素 6250 U 静脉滴注,1～2 次/d。PT、KPTT 随访。

(2)华法林:适用于发病后 6～24 h 的患者,常用制剂为:①降纤酶,剂量为首次 10 U,然后隔日 10 U和 5 U,5 U,5 d 为一个疗程。②巴曲酶,剂量与降纤酶相同。用药中应监测纤维蛋白原,防止出血的发生。

4.扩容治疗

适用于低血容量、分水岭性脑梗死患者。常用的制剂为低分子右旋糖酐,500 mL,每日一剂,10～14 d 为一疗程。

5.神经元保护剂

至今尚无肯定的药物具有神经元保护作用。据国外文献报道,仅胞二磷胆碱和脑复康有一定的神经元保护作用。

6.扩血管药物

尼莫地平曾被用于脑梗死的治疗。但经国际多中心试验证明尼莫地平治疗急性脑梗死无效,且有低血压不良反应。

7.中药注射液

活血化瘀应用广泛。丹参注射液 30 mL 加入 5％葡萄糖中静脉滴注,10～14 d 为一疗程。葛根素注射液1 次/d静脉滴注,10～14 d 为一疗程。

8.抗血小板聚集药物

常用阿司匹林,氯吡格雷等。

(五)外科治疗

大脑中动脉或颈动脉完全梗死者,可作外科手术治疗。大骨瓣减压为常用手术方法,但死亡率仍很高。

（石　军）

第四节　急性细菌性脑膜炎

急性细菌性脑膜炎引起脑膜、脊髓膜和脑脊液化脓性炎性改变,又称急性化脓性脑膜炎,多种细菌如流感嗜血杆菌、肺炎链球菌、脑膜炎双球菌或脑膜炎奈瑟菌为最常见的引起急性脑膜炎者。

一、临床表现

(一)一般症状和体征

呈急性或暴发性发病,病前常有上呼吸道感染、肺炎和中耳炎等其他系统感染。患者的症状、体征可因具体情况表现不同,成人多见发热、剧烈头痛、恶心、呕吐和畏光、颈强直、Kernig 征和 Brudzinski 征等,严重时出现不同程度的意识障碍,如嗜睡、精神混乱或昏迷。患者出现脑膜炎症状前,如患有其他系统较严重的感染性疾病,并已使用抗生素,但所用抗生素剂量不足或不敏感,患者可能只以亚急性起病的意识水平下降作为脑膜炎的唯一症状。

婴幼儿和老年人患细菌性脑膜炎时脑膜刺激征可表现不明显或完全缺如,婴幼儿临床只表现发热、易激惹、昏睡和喂养不良等非特异性感染症状,老年人可因其他系统疾病掩盖脑膜炎的临床表现,须高度警惕,需腰椎穿刺方可确诊。

脑膜炎双球菌脑膜炎可出现暴发型脑膜脑炎,是因脑部微血管先痉挛后扩张,大量血液聚积和炎性细胞渗出,导致严重脑水肿和颅内压增高。暴发型脑膜炎的病情进展极为迅速,患者于发病数小时内死亡。华－佛综合征发生于 10％～20％的患者,表现为融合成片的皮肤淤斑、休克及肾上腺皮质出血,多合并弥散性血管内凝血(DIC),皮肤淤斑首先见于手掌和脚掌,可能是免疫复合体沉积的结果。

(二)非脑膜炎体征

如可发现紫癜和淤斑,被认为是脑膜炎双球菌感染疾病的典型体征,发现心脏杂音应考虑心内膜炎的可能,应进一步检查,特别是血培养发现肺炎球菌和金黄色葡萄球菌时更应注意:蜂窝织炎,鼻窦炎,肺炎,中耳炎和化脓性关节炎;面部感染。

(三)神经系统合并症

细菌性脑膜炎病程中可出现局限性神经系统症状和体征。

1.神经麻痹

炎性渗出物在颅底积聚和药物毒性反应可造成多数颅神经麻痹,特别是前庭耳蜗损害,以展神经和面神经多见。

2.脑皮质血管炎性改变和闭塞

表现为轻偏瘫、失语和偏盲。可于病程早期或晚期脑膜炎性病变过程结束时发生。

3.癫痫发作

局限和全身性发作皆可见。包括局限性脑损伤、发热、低血糖、电解质紊乱(如低血钠)、脑水肿和药物的神经毒性(如青霉素和亚胺培南),均可能为其原因。癫痫发作在疾病后期脑膜炎经处理已控制的情况下出现,则意味着患者存有继发性合并症。

4.急性脑水肿

细菌性脑膜炎可出现脑水肿和颅内压增高,严重时可导致脑疝。颅内压增高必须积极处理,如给予高渗脱水剂,抬高头部,过度换气和必要时脑室外引流。

5.其他

脑血栓形成和颅内静脉窦血栓形成,硬膜下积脓和硬膜下积液,脑脓肿形成甚或破裂。长期的后遗症除神经系统功能异常外,10%～20%的患者还可出现精神和行为障碍,以及认知功能障碍。少数儿童患者还可遗留有发育障碍。

二、诊断要点

(一)诊断

根据患者呈急性或暴发性发病,表现为高热、寒战、头痛、呕吐、皮肤淤点或淤斑等全身性感染中毒症状,颈强直及 Kernig 征等,可伴动眼神经、展神经和面神经麻痹,严重病例出现嗜睡、昏迷等不同程度的意识障碍,脑脊液培养发现致病菌方能确诊。

(二)辅助检查

1.外周血象

白细胞增高和核左移,红细胞沉降率增高。

2.血培养

应作为常规检查,常见病原菌感染阳性率可达75%,若在使用抗生素 2 小时内腰椎穿刺,脑脊液培养不受影响。

3.腰椎穿刺和脑脊液检查

本检查是细菌性脑膜炎诊断的金指标,可判断严重程度、预后及观察疗效,腰椎穿刺对细菌性脑膜炎几乎无禁忌证,相对禁忌证包括严重颅内压增高、意识障碍等;典型 CSF 为脓性或浑浊外观,细胞数$(1\,000\sim10\,000)\times10^6/L$,早期中性粒细胞占 85%～95%,后期以淋巴细胞及浆细胞为主;蛋白增高,可达$1\sim5\,g/L$,糖含量降低,氯化物亦常降低,致病菌培养阳性,革兰染色阳性率达 60%～90%,有些病例早期脑脊液离心沉淀物可发现大量细菌,特别是流感杆菌和肺炎球菌。

4.头颅 CT 或 MRI 等影像学检查

早期可与其他疾病鉴别,后期可发现脑积水(多为交通性)、静脉窦血栓形成、硬膜下积液或积脓、脑脓肿等。

三、治疗方案及原则

(一)一般处理

一般处理包括降温、控制癫痫发作、维持水及电解质平衡等,低钠可加重脑水肿,处理颅内压增高和抗休克治疗,出现 DIC 应及时给予肝素化治疗。应立即采取血化验和培养,保留输液通路,头颅 CT 检查排除颅内占位病变,立即行诊断性腰椎穿刺。当 CSF 结果支持化脓性脑膜炎的诊断时,应立即转入感染科或内科，并立即开始适当的抗生素治疗，等待血培养化验结果才开始治疗是不恰当的。

（二）抗生素选择

表 5-1 中的治疗方案可供临床医师选择，具体方案应由感染科医师决定。

表 5-1　细菌性脑膜炎治疗的抗生素选择

人群	常见致病菌	首选方案	备选方案
新生儿<1 个月	B 或 D 组链球菌、肠杆菌科、李斯特菌	氨苄西林＋庆大霉素	氨苄西林＋头孢噻肟或头孢曲松
婴儿 1～3 个月	肺炎链球菌、脑膜炎球菌、流感杆菌、新生儿致病菌	氨苄西林＋头孢噻肟或头孢曲松±地塞米松	氯霉素＋庆大霉素
婴儿>3 个月，儿童<7 岁	肺炎链球菌、脑膜炎球菌、流感杆菌	头孢噻肟或头孢曲松±地塞米松±万古霉素	氯霉素＋万古霉素或头孢吡肟替代头孢噻肟
儿童 7～17 岁和成人	肺炎链球菌、脑膜炎球菌、李斯特菌、肠杆菌科	头孢噻肟或头孢曲松＋氨苄西林±万古霉素	青霉素过敏者用氯霉素＋TMP/SMZ
儿童 7～17 和成人	（对肺炎链球菌抗药发生率高组）	万古霉素＋三代头孢＋利福平	氯霉素（非杀菌）
HIV 感染	同成人＋梅毒、李斯特菌、隐球菌、结核杆菌	病原不清时同成人＋抗隐球菌治疗	
外伤或神经外科手术	金黄色葡萄球菌、革兰阴性菌、肺炎链球菌	万古霉素＋头孢他啶（假单胞菌属加用静脉±鞘内庆大霉素），甲硝唑（厌氧菌）	万古霉素＋美罗培南

（三）脑室内用药

脑室内使用抗生素的利弊尚未肯定，一般情况下不推荐使用，某些特殊情况如脑室外引流、脑脊液短路术或脑积水时，药代动力学及药物分布改变可考虑脑室内给药。表 5-2 供参考。

表 5-2　脑室内应用抗生素的剂量

抗生素	指征	每日剂量
万古霉素	苯甲异噁唑青霉素抗药	5～20 mg（或 5～10 mg/48 h）
庆大霉素	革兰阴性菌严重感染	2～8 mg（典型剂量 8 mg/d）
氨基丁卡霉素	庆大霉素抗药	5～50 mg（典型剂量 12 mg/d）

（四）皮质类固醇的应用

为预防神经系统后遗症如耳聋等，可在应用抗生素前或同时应用类固醇激素治疗。小儿流感杆菌脑膜炎治疗前可给予地塞米松，0.15 mg/kg，1 次/6 h，共 4 日，或 0.4 mg/kg，1 次/12 h，共 2 日。

（石　军）

第五节　急性脊髓炎

急性脊髓炎通常指急性非特异性脊髓炎，是局限于数个脊髓节段的急性非特异性炎症，为横贯性脊髓损害。病因多为病毒性感染或疫苗接种后的自身免疫反应。病理上以病变区域神经元坏死、变性、缺失和血管周围神经髓鞘脱失，炎性细胞浸润，胶质细胞增生等为主要变化。而由外伤、压迫、血管、放射、代谢、营养、遗传等非生物源性引起的脊髓损害称为脊髓病。

一、病因与发病机制

病因未明，可能大部分病例是病毒感染或疫苗接种后引起的自身免疫反应。1957 年在亚洲流感流行后，世界各地的急性脊髓炎的发病率均有增高，故有人推测本病与流感病毒感染有关。但研究发现，患者脑脊液中抗体正常，神经组织中亦未能分离出病毒。不少研究资料提示，许多患者病前有上呼吸道不适、发热和腹泻等病毒感染史或疫苗接种史。故也有可能是病毒感染后或疫苗接种后所诱发的一种自身免疫性疾病。

二、病理

脊髓炎症可累及脊髓全长的任何节段,但以胸段为主(74.5%),其次为颈段(12.7%)和腰段(11.7%),以胸3～5节段最常受累。受累脊髓肿胀、质地变软,软脊膜充血或有炎性渗出物,脊髓断面可见病变脊髓软化,边缘不光整,变为灰色或红黄色,灰、白质间分界不清。显微镜下可见软膜和脊髓血管扩张、充血,血管周围是以淋巴细胞和浆细胞为主的炎症细胞浸润;灰质内神经细胞肿胀,尼氏小体溶解,甚至细胞溶解、消失;白质内髓鞘脱失,轴突变性,大量吞噬细胞和神经胶质细胞增生。若脊髓严重破坏时,可软化形成空腔。轻症或者早期患者,病变仅累及血管周围,出现血管周围的炎性细胞渗出和髓鞘脱失,小胶质细胞增生并吞噬类脂质而成为格子细胞,散在于病灶之中。病情严重和晚期者,常可见溶解区的星形胶质细胞增生,并随病程延长逐渐形成纤维瘢痕,脊髓萎缩。

三、临床表现

(1)任何年龄均可发病,但好发于青壮年,无性别差异。

(2)各种职业均可发病,以农民居多。

(3)全年可散在发病,以冬春及秋冬相交时较多。

(4)病前1～2周常有上呼吸道感染症状,或有疫苗接种史。以劳累、受凉、外伤等为诱因。

(5)本病起病较急,约半数以上的患者在2～3 d内症状发展到高峰。

(6)首发症状为双下肢麻木、无力,病变相应部位的背痛,病变节段的束带感,以及病变以下的肢体瘫痪,感觉缺失和尿便障碍。

(7)病变可累及脊髓的几个节段,最常侵犯胸段,尤其是胸3～5节段,颈髓、腰髓次之。也有部分病例受累的脊髓节段呈上升性过程,可累及颈段或延髓,出现呼吸困难,为病变的严重状态。

(8)病变平面以下无汗,出现皮肤水肿、干燥和指甲松脆等自主神经症状。

(9)急性脊髓炎急性期表现为脊髓休克。休克期一般为2～4周。表现为瘫痪肢体肌张力降低,腱反射消失,病理反射引不出,尿潴留(无张力性神经性膀胱)。休克期后肌张力增高,腱反射亢进,肌力开始恢复,病理反射出现,感觉平面逐渐下降,膀胱充盈300～400 mL即自动排尿(反射性神经性膀胱)。

四、辅助检查

(1)急性期周围血中白细胞总数正常或轻度升高。

(2)脑脊液动力学检查提示椎管通畅,少数病例因脊髓严重水肿,蛛网膜下隙部分梗阻。脑脊液外观无色、透明,白细胞数正常或有不同程度的增高,以淋巴细胞为主。蛋白质正常或轻度增高,脊髓严重水肿出现明显椎管梗阻时蛋白质含量可明显增高(高达2 g/L以上)。糖与氯化物含量正常。

(3)影像学检查,如脊柱X线检查及脊髓CT或MRI检查通常无特异性改变。若脊髓严重肿胀,MRI可见病变部位脊髓增粗等改变。

(4)视觉诱发电位、脑干诱发电位检查有助于排除脑干和视神经早期损害的证据。MRI能早期区别脊髓病变性质范围、数量,是确诊急性脊髓炎最可靠的措施,亦是早期诊断多发性硬化的可靠手段。

五、诊断和鉴别诊断

根据起病急、病前有感染史或疫苗接种史及有截瘫、传导束型感觉障碍和大小便功能障碍等症状,结合脑脊液检查,一般不难诊断。但需要与下列疾病鉴别。

1.视神经脊髓炎

视神经脊髓炎为多发性硬化的一种特殊类型。除有脊髓炎的表现外,还有视力下降等视神经炎的表现或视觉诱发电位的异常。视神经症状可在脊髓炎的表现之前或之后出现。有些多发性硬化的首发症状为横贯性脊髓损害,但病情通常有缓解及复发,并可相继出现其他多灶性体征,如复视、眼球震颤和共济失调等可鉴别。

2.感染性多发性神经根炎

病前常有呼吸道感染，全身症状轻，起病急，逐渐进展，数天至数周疾病达到高峰，无背痛，无脊柱压痛，表现为对称性的下肢或四肢软瘫，反射消失，近端重于远端，感觉障碍为末梢样感觉障碍，呈手套、袜套样，无感觉平面，无膀胱直肠功能障碍，脑脊液蛋白－细胞分离，脊髓造影正常。

3.脊髓出血

多由外伤或脊髓血管畸形引起。起病急骤并伴有剧烈背痛，出现肢体瘫痪和括约肌障碍，可呈血性脑脊液。MRI 有助于诊断，脊髓血管造影可发现血管畸形。

4.梅毒性脊髓炎

通常伴视神经萎缩和阿－罗瞳孔。疼痛是本病患者常见的主诉。血清和脑脊液梅毒检查可确定诊断。

5.周期性麻痹

有多次发作史，且多在饱食后发病，表现为对称弛缓性瘫痪，无感觉和括约肌障碍，短时间内（数小时至数天）可自行缓解，部分病例发病时血钾降低，心电图有低钾改变，补钾后症状缓解。

6.急性脊髓压迫症

脊柱结核、脊柱转移性癌等，可由于病变椎体被破坏后突然塌陷而出现急性症状。其表现为有原发病史，局部脊椎压迫或有变形，椎管阻塞，脑脊液蛋白明显增高，CT 或 MRI 或脊柱 X 线平片检查均有助于鉴别。

7.急性硬脊膜外脓肿

有身体其他部位化脓性感染史，如细菌性心内膜炎、皮肤疖肿、扁桃体化脓等；有根痛、发热等感染征象；有局限性脊柱压痛、椎管阻塞、脑脊液蛋白质增多等表现。影像学检查如 MRI 有助于诊断。

六、治疗

（一）护理

极为重要。

1.皮肤护理

应注意防治褥疮。应勤翻身，在骶部、足跟及骨隆起处加垫气圈，以保持皮肤清洁、干燥。有大、小便失禁者应勤换尿布，保持会阴部清洁。皮肤有红肿、硬块时，应及时用 70%的乙醇棉球轻擦，再涂滑石粉或 3.5%安息酸酊。已发生溃疡者，若创面表浅，应控制感染，预防扩大；有脓液和坏死组织者，应手术清除坏死组织；如果创面炎症已经消退，局部可用紫外线照射，并外敷紫草油纱条，促进肉芽组织生长。

2.尿潴留的处理

发生尿潴留者可先用针灸治疗，选取气海、关元和三阴交等穴位治疗，无效时可给予导尿。导尿后应留置导尿管并用封闭式集尿袋，鼓励患者多饮水，每 3～4 h 放 1 次尿，以保持膀胱有一定的容量，防止挛缩，并用 0.02%呋喃西林溶液 250～500 mL 冲洗膀胱，停留半小时后放出，1/d 或 2/d。如有尿路感染，应及时检查病原菌，根据病原菌的种类，选用敏感的抗生素，进行静脉滴注治疗。

3.瘫痪护理

瘫痪肢体应保持在功能位，早期进行被动运动，四肢轮流进行，每次 5～10 min。可防止肌肉挛缩和促进瘫痪肢体恢复，经常翻身、拍背预防坠积性肺炎。瘫痪下肢需要用简易支架，瘫痪侧足应穿新布鞋，维持足背功能位。所盖的棉被不宜太重，以免发生足下垂。当肌力开始恢复时，应尽早鼓励患者做主动运动，锻炼肌肉，以利于恢复。

4.直肠功能障碍的护理

对排便困难者，应及时清洁灌肠或适当选用缓泻剂，促进粪便排出，防止肠麻痹。对于大便失禁者应及时识别其排便信号，如脸红、出汗、用力及烦躁等，以便及时清理，防止污染皮肤。

5.饮食护理

长期卧床不起的瘫痪患者应多食酸性食物,多吃蔬菜,防止长骨脱钙。不能吞咽者应给予鼻饲。

（二）药物治疗

1.激素治疗

急性期应用激素治疗对减轻水肿有帮助,可短程使用糖皮质激素,如甲泼尼龙 0.5～1.0 g、氢化可的松 100～300 mg 或地塞米松 10～20 mg 静脉滴注,1/d,10～20 d 为 1 个疗程,如病情稳定,在逐渐减量的同时给予促肾上腺皮质激素（ACTH）12.5～25 U/d 静脉滴注,连用 3～5 d,或者可改为泼尼松 40～60 mg/d,顿服,每周减量 1 次,5～6 周内逐渐停用。同时,应注意给予适当的抗生素预防感染,补充足够的钾盐和钙剂,加强支持疗法以保证足够的水和热能的供应,预防各种并发症。

2.20％甘露醇

有报道可使病变早期脊髓水肿减轻,并可清除自由基,减轻脊髓损害,对脊髓炎治疗有效。20％甘露醇 1～2 g/(kg·次),每日 2 或 3 次,连用 4～6 d。

3.细胞活化剂和维生素的应用

辅酶 A、三磷酸腺苷、肌苷、胰岛素、氯化钾等加入葡萄糖溶液内组成能量合剂,静脉滴注,每日 1 次,10～20 d 为 1 个疗程;大剂量 B 族维生素如维生素 B_1、维生素 B_6、维生素 B_{12} 及维生素 C 等,能加速周围神经的增生,促进神经功能的恢复,多被常规应用。胞二磷胆碱、乙酰谷酰胺也有类似作用,也可用来促进脊髓功能的恢复。

4.抗生素的应用

应根据感染部位和可能的感染菌选择足量有效的抗生素,尽快控制感染,以免加重病情。

5.中药

大青叶、板蓝根等药物可活血通络,清热解毒,促进肢体恢复。

6.其他药物

干扰素、转移因子、聚肌胞可调节机体免疫力,伴有神经痛者可给予卡马西平等对症治疗。

（三）并发症的处理

(1)高颈位脊髓炎有呼吸困难者应尽早行气管切开或人工辅助呼吸。

(2)注意及时治疗泌尿系或呼吸道感染,以免加重病情。

（四）血液疗法

1.全血输入疗法

目前很少应用,适合于合并贫血的患者。

2.血浆输入疗法

将健康人血浆 200～300 mL 静脉输入,每周 2 或 3 次,可提高患者免疫力,改善脊髓血液供应,改善营养状态及减轻肌肉萎缩。

3.血浆交换疗法

使用血浆分离机,将患者的血浆分离出来弃除,再选择健康人的血浆、清蛋白、代血浆及生理盐水等替换液予以补充,可减轻免疫反应,促进神经肌肉功能的恢复。每日 1 次,7 d 为 1 个疗程。可用于应用激素治疗无效的患者,亦可用于危重患者的抢救。

4.紫外线照射充氧自体血回输疗法（光量子疗法）

将患者自体血经紫外线照射后回输,可提高血氧含量,利于脊髓功能的恢复,增强机体的免疫功能。但是否有效尚有争议。

（五）高压氧治疗

高压氧可提高血氧张力,增加血氧含量,改善和纠正病变脊髓缺氧性损害,促进有氧代谢和侧支循环的建立,有利于病变组织的再生和康复。每日 1 次,20～30 d 为 1 个疗程。

（六）康复治疗

早期宜进行被动活动、按摩等康复治疗。部分肌力恢复时，应鼓励患者主动活动，加强肢体锻炼，促进肌力恢复。瘫痪肢体应尽早保持功能位置，如仰卧、下肢伸直、略外展，以防止肢体屈曲挛缩，纠正足下垂。针灸、理疗等治疗将有助于康复。

七、预后

本病的预后与下列因素有关：

（1）病前有否先驱症状。凡有发热等上呼吸道感染等先驱症状的患者，预后较好。

（2）脊髓受损程度。部分性或单一横贯损害的患者，预后较好；上升性和弥漫性脊髓受累者预后较差。

（3）并发褥疮、尿路感染或肺部感染者预后较差。这三种并发症不仅影响预后，而且还常常是脊髓炎致命的主要原因。

（4）若无严重并发症，患者通常在3～6个月内恢复生活自理。其中1/3的患者基本恢复，只遗留轻微的感觉运动障碍；另有1/3的患者能行走，但步态异常，有尿频、便秘，有明显感觉障碍；还有1/3的患者将持续瘫痪，伴有尿失禁。

（石　军）

第六节　帕金森病

帕金森综合征（Parkinson's disease，PD）又称震颤麻痹，是常见于中老年人的神经系统变性疾病，65岁以上人群中患病率为1 000/10万。临床主要特征为静止性震颤、运动迟缓、肌强直和姿势步态异常。

一、诊断依据

（一）临床表现

1. 静止性震颤

常为首发症状，多由一侧上肢远端（手指）开始，逐渐扩展到同侧下肢及对侧上肢及下肢，即常呈"N"字形进展。下颌、口唇、舌及头部通常最后受累。典型表现为拇指与示指间呈"搓丸样"动作，节律为4～6次/s，静止时出现，随意运动时减轻，紧张时加剧，睡眠时消失。部分患者可合并姿势性震颤。

2. 肌强直

屈肌和伸肌同时受累，关节被动活动时阻力始终一致，似弯曲软铅管（铅管样强直）。伴有震颤时可在均匀的阻力中出现停顿，如同转动齿轮（齿轮样强直）。肌强直可引起特殊的屈曲体姿，表现为头前倾，躯干俯屈，上肢肘关节屈曲，腕关节伸直，前臂内收，下肢髋、膝关节略为弯曲。肌强直可引起关节疼痛。

3. 运动迟缓

表现为随意动作减少，动作缓慢、笨拙。早期表现为手指精细动作缓慢，逐渐发展成全面性随意运动减少、缓慢。面容呆板，双眼凝视，瞬目减少"面具脸"；语速慢，语音低沉；写字越写越小"写小征"；晚期因合并肌张力增高致起床、翻身均有困难。

4. 姿势步态异常

站立时呈屈曲体姿，步态障碍在疾病早期表现走路时下肢拖曳，随病情进展呈起步困难、小步态，行走时上肢的前后摆动减少或消失；转弯时常单脚为轴，缓慢、困难。晚期患者起立困难，起步后小步前冲，越走越快，不能及时停止或转弯（慌张步态），下坡时尤为突出。

5. 其他症状

自主神经症状常见，如溢脂性皮炎（脂颜）等、出汗异常、顽固性便秘、性功能减退。可伴有抑郁和（或）睡眠障碍。患者在疾病晚期可发生痴呆。

（二）辅助检查

血、脑脊液常规检查均无异常，CT、MRI 检查亦无特征性改变，功能性脑影像 PET 或 SPECT 检查可显示多巴胺递质合成减少，多巴胺转运体（DAT）功能显著降低等。

（三）鉴别诊断

1.继发性帕金森综合征

特点是有明确病因，如感染、药物、中毒、脑血管病、外伤等，相关病史是鉴别诊断的关键依据。

2.伴发于其他神经变性疾病的帕金森综合征

进行性核上性麻痹、多系统萎缩、橄榄脑桥小脑萎缩、亨廷顿舞蹈病、路易体痴呆、肝豆状核变性、皮质基底节变性等。所伴发的帕金森症状对左旋多巴不敏感。

3.其他

早期患者还须与特发性震颤、抑郁症及脑血管病鉴别。

二、治疗

（一）药物治疗

PD 目前以药物治疗为主，疾病早期可鼓励患者多做主动运动，而不做特殊治疗。若影响日常生活和工作，则需采用药物治疗。目前的药物只能缓解症状，不能阻止病情进展，需终身服用。药物治疗的原则是：小剂量开始，缓慢递增，个体化治疗。可选药物如下。

1.抗胆碱能药物

适用于震颤症状突出且年龄较轻（<65 岁）的患者。常用药物有以下几种。

（1）苯海索，1～2 mg，每日 3 次口服。

（2）卡马特灵，起始量每次 2.5 mg，每日 3 次口服，逐渐增至每日 20～30 mg，分 3 次服。

其他还有苯甲托品、环戊丙醇、东莨菪碱、比哌立登等，作用均与安坦相似。老年患者慎用，狭角型青光眼及前列腺肥大者禁用。

2.金刚烷胺

对少动、强直、震颤均有改善作用。50～100 mg，每日 2～3 次。肝、肾功能不全以及癫痫、严重胃溃疡者慎用。

3.复方左旋多巴

发挥替代治疗作用，是本病最基本最有效的药物，对震颤、强直、运动迟缓等均有较好疗效，是年老患者（≥65 岁）的首选用药。临床上使用的复方 L-Dopa 有标准片、控释片、水溶片等不同剂型。

（1）标准片：起始 62.5 mg（即 1/4 片），每日 2～3 次，据情况可增至 125 mg，每日 3～4 次；最大不超 250 mg，每日 3～4 次；空腹用药疗效较好。

（2）控释片：适用于症状波动者，将标准片转换成为控释片时，日总剂量应作增加并提前服用。

（3）水溶片：起效快，适用于有吞咽障碍、剂末恶化、"开—关"现象患者。狭角型青光眼及精神病患者禁用，活动性消化道溃疡者慎用。

4.多巴胺受体激动药

近几年来主张首选治疗，但麦角类如溴隐亭，可导致心脏瓣膜病变和肺胸膜纤维化，现已不主张使用。非麦角类有以下几种。

（1）吡贝地尔缓释片，50 mg/d 起始，每周增加 50 mg，有效剂量 150 mg/d，分 3 次口服，最大不超 250 mg/d。

（2）普拉克索，每日 3 次服用，0.125 mg 每次起始，每周增加 0.125 mg，有效剂量 0.5～0.75 mg 每次，每日总量不超 5 mg。

5.单胺氧化酶 B 抑制药

丙炔苯丙胺多与复方 L-Dopa 合用，有协同作用，能改善"开—关"现象及运动症状波动，减少左旋多巴的用量,可有神经保护作用,尤其与维生素 E 合用。用量为 2.5～5 mg,每日 2 次,宜早、午服用,有胃溃疡者慎用。

6. 儿茶酚－氧位－甲基转移酶(COMT)抑制药

恩他卡朋,单独使用无效,与左旋多巴合用可增强后者疗效。剂量 100～200 mg,每日 3 次服用,用药须监测肝功能。

(二)外科治疗

手术适应证为药物失效、不能耐受或出现运动障碍(异动症)者。目前常用的手术方法有苍白球、丘脑毁损术和深部脑刺激术(DBS)。手术不能根治疾病,但可以改善症状,术后仍需应用药物。

(三)细胞移植及基因治疗

有研究显示异体胚胎中脑黑质细胞移植到患者的纹状体可改善 PD 的运动症状。另外干细胞移植结合基因治疗也是正在探索中的一种较有前景的新疗法。

(四)康复治疗

进行语言、进食、行走及各种日常生活的训练,结合教育与心理疏导等辅助措施,改善生活质量。卧床者应加强护理,减少并发症的发生。

三、预后

PD 是一种慢性进展性疾病,目前尚无治愈的方法。多数患者在发病数年内尚能生活自理并继续工作。疾病晚期,由于严重肌强直、患者全身僵硬、卧床不起,最终死于肺炎等各种并发症。

四、护理

(一)护理评估

1. 健康史评估

(1)询问患者职业,农民的发病率较高,主要是他们与杀虫剂、除草剂接触有关。

(2)评估患者家族中有无患此病的人,PD 与家族遗传有关,患者的家族发病率为 7.5%～94.5%。

(3)评估患者居住、生活、工作的环境,农业环境中神经毒物(杀虫剂、除草剂),工业环境中暴露重金属等是 PD 的重要危险因素。

2. 临床观察评估

帕金森病常为 50 岁以上的中老年人发病,发病年龄平均为 55 岁,男性稍多,起病缓慢,进行性发展,首发症状多为动作不灵活与震颤,随着病程的发展,可逐渐出现下列症状和体征。

(1)震颤:常为首发症状,多由一侧上肢远端(手指)开始,逐渐扩展到同侧下肢及对侧肢体,下颌、口唇、舌及头部通常最后受累,典型表现是静止性震颤,拇指与屈曲的食指间呈"搓丸样"动作,安静或休息时出现或明显,随意运动时减轻或停止,紧张时加剧,入睡后消失。

(2)肌强直:肌强直表现为屈肌和伸肌同时受累,被动运动关节时始终保持增高的阻力,类似弯曲软铅管的感觉,故称"铅管样强直";部分患者因伴有震颤,检查时可感到在均匀掌的阻力中出现断续停顿,如同转动齿轮感,称为"齿轮样强直",是由于肌强直与静止性震颤叠加所致。

(3)运动迟缓:表现为随意动作减少,包括行动困难和运动迟缓,并因肌张力增高,姿势反射障碍而表现一系列特征性运动症状,如起床、翻身、步行、方向变换等运动迟缓;面部表情肌活动减少,常常双眼凝视,瞬目运动减少,呈现"面具"脸;手指做精细动作如扣钮、系鞋带等困难;书写时字越写越小,呈现"写字过小征"。

(4)姿势步态异常:站立时呈屈曲体姿,步态障碍甚为突出,患者自坐位、卧位起立困难,迈步后即以极小的步伐向前冲去,越走越快,不能及时停步或转弯,称慌张步态。

(5)其他症状:反复轻敲眉弓上缘可诱发眨眼不止。口、咽、腭肌运动障碍,讲话缓慢、语音低沉、单调,流涎,严重时可有吞咽困难。还有顽固性便秘、直立性低血压等;睡眠障碍;部分患者疾病晚期可出现认知功能减退、抑郁和视幻觉等,但常不严重。

3.诊断性检查评估

(1)头颅 CT:CT 可显示脑部不同程度的脑萎缩表现。

(2)生化检测:采用高效液相色谱(HPLC)可检测到脑脊液和尿中 HVA 含量降低。

(3)基因检测:DNA 印迹技术、PCR、DNA 序列分析等在少数家族性 PD 患者可能会发现基因突变。

(4)功能显像检测:采用 PET 或 SPECT 与特定的放射性核素检测,可发现 PD 患者脑内 DAT 功能显著降低,且疾病早期即可发现,D_2 型 DA 受体(D_2R)活性在疾病早期超敏、后期低敏,以及 DA 递质合成减少,对 PD 的早期诊断、鉴别诊断及病情进展监测均有一定的价值。

(二)护理问题

1.运动障碍

帕金森病患者由于其基底核或黑质发生病变,以致负责运动的锥体外束发生功能障碍,患者运动的随意肌失去了协调与控制,产生运动障碍并随之带来一定的意外伤害。

(1)跌倒:震颤、关节僵硬、动作迟缓,协调功能障碍常是患者摔倒的原因。

(2)误吸:舌头、唇、颈部肌肉和眼睑亦有明显的震颤及吞咽困难。

2.营养摄取不足

患者常因手、头不自主的震颤,进食时动作太慢,常常无法独立吃完一顿饭,以致未能摄取日常所需热量,因此,约有 70% 的患者有体重减轻的现象。

3.便秘

由于药物的不良反应、缺乏运动、胃肠道中缺乏唾液(因吞咽能力丧失,唾液由口角流出),液体摄入不足及肛门括约肌无力,所以大多数患者有便秘。

4.尿潴留

吞咽功能障碍以致水分摄取不足,贮存在膀胱的尿液不足 200～300 mL 则不会有排尿的冲动感;排尿括约肌无力引起尿潴留。

5.精神障碍

疾病使患者运动障碍。协调功能不良、顺口角流唾液,而且又无法进行日常生活的活动,因此患者会有心情抑郁、产生敌意、罪恶感或无助感等情绪反应。由于外观的改变,有些患者还会发生因自我形象的改变而造成与社会隔离的问题。

6.认知障碍

(三)护理目标

(1)患者未发生跌倒或跌倒次数减少。

(2)患者有足够的营养;患者进食水时不发生呛咳。

(3)患者排便能维持正常。

(4)患者能维持部分自我照顾的能力。

(5)患者及家属的焦虑症状减轻。

(四)护理措施

1.安全护理

(1)安全配备,由于患者行动不便,在病房楼梯两旁、楼道、门把附近的墙上,增设沙发或木制的扶手,以增加患者开、关门的安全性;配置牢固且高度适中的座厕、沙发或椅。以利于患者坐下或站起,并在厕所、浴室增设可供扶持之物,使患者排便及穿脱衣服方便;应给患者配置助行器辅助设备;呼叫器置于患者床旁,日常生活用品放在患者伸手可及处。

(2)定时巡视,主动了解患者的需要,既要指导和鼓励患者增强自我照顾能力,做力所能及的事情,又要适当协助患者洗漱、进食、沐浴、如厕等。

(3)防止患者自伤患者动作笨拙。常有失误。应谨防其进食时烫伤。端碗持筷困难者尽量选择不易打碎的不锈钢餐具,避免使用玻璃和陶瓷制品。

2.饮食护理

(1)增加饮食中的热量、蛋白质的含量及容易咀嚼的食物;吃饭少量多餐。定时监测体重变化;在饮食中增加纤维与液体的摄取,以预防便秘。

(2)进食时,营造愉快的气氛,因患者吞咽困难及无法控制唾液,所以有的患者喜欢单独进食;应将食物事先切成小块或磨研,并给予粗大把手的叉子或汤匙,使患者易于把持;给予患者充分的进食时间,若进食中食物冷却了,应予以温热。

(3)吞咽障碍严重者,吞咽可能极为困难,在进食或饮水时有呛咳的危险,而造成吸入性肺炎,故不要勉强进食,可改为鼻饲喂养。

3.保持排便畅通

给患者摄取足够的营养与水分,并教导患者解便与排尿时,吸气后闭气,利用增加腹压的方法解便与排尿。另外,依患者的习惯,在进食后半小时应试着坐于马桶上排便。

4.运动护理

告之患者运动锻炼的目的在于防止和推迟关节僵直和肢体挛缩,与患者和家属共同制订锻炼计划,以克服运动障碍的不良影响。

(1)尽量参与各种形式的活动,如散步、太极拳、床边体操等。注意保持身体和各关节的活动强度与最大活动范围。

(2)对于已出现某些功能障碍或坐起已感到困难的患者,要有目的有计划地锻炼。告诉患者知难而退或由他人包办只会加速功能衰退。如患者感到坐立位变化有困难,应每天做完一般运动后,反复练习起坐动作。

(3)必须指导患者注意姿势,以预防畸形。应小心观察头与颈部是否有弯曲的倾向。正确姿势有助于头、颈直立。躺于床上时,不应垫枕头,且患者应定期俯卧。

(4)本病常使患者起步困难和步行时突然僵住,因此嘱患者步行时思想要放松。尽量跨大步伐;向前走时脚要抬高,双臂摆动,目视前方而不要注视地面;转弯时,不要碎步移动,否则会失去平衡;护士和家属在协助患者行走时,不要强行拖着患者走;当患者感到脚黏在地上时,可告诉患者先向后退一步,再往前走,这样会比直接向前容易。

(5)过度震颤者让他坐在有扶手的椅子上,手抓着椅臂,可以稍加控制震颤。

(6)晚期患者出现显著的运动障碍时。要帮助患者活动关节,按摩四肢肌肉,注意动作轻柔,勿给患者造成疼痛。

(7)鼓励患者尽量试着独立完成日常生活的活动,自己安排娱乐活动,培养兴趣。

(8)让患者穿轻便宽松的衣服,可减少流汗与活动的束缚。

5.合并抑郁症的护理

帕金森病患者的抑郁与帕金森疾病程度呈正相关。即患者的运动障碍愈重对其神经心理的影响愈严重。在护理患者时要教会患者一些心理调适技巧:重视自己的优点和成就;尽量维持过去的兴趣和爱好,积极参加文体活动,寻找业余爱好;向医生、护士及家人倾诉内心想法,疏泄郁闷,获得安慰和同情。

6.睡眠异常的护理

(1)创造良好的睡眠环境:建议 PD 患者要有舒适的睡眠环境,如室温和光线适宜;床褥不宜太软,以免翻身困难;为运动过缓和僵直较重的患者提供方便上下床的设施;卧室内放尿壶及便器,有利于患者夜间如厕等。避免在有限的睡眠时间内实施影响患者睡眠的医疗护理操作。必须进行的治疗和护理操作应穿插于患者的自然觉醒时,以减少被动觉醒次数。

(2)睡眠卫生教育:指导患者养成良好的睡眠习惯和方式。建立比较规律的活动和休息时间表。

(3)睡眠行为干预:①刺激控制疗法:只在有睡意时才上床;床及卧室只用于睡眠,不能在床上阅读、看电视或工作;若上床 15～20 min 不能入睡,则应考虑换别的房间,仅在又有睡意时才上床(目的是重建卧室与睡眠间的关系);无论夜间睡多久,清晨应准时起床;白天不打瞌睡。②睡眠限制疗法:教导患者缩短在床上的时间及实际的睡眠时间,直到允许躺在床上的时间与期望维持的有效睡眠时间一样长。当睡眠效率超过90%时,允许增加15~20 min卧床时间。睡眠效率低于80%,应减少15~20 min卧床时间。睡眠效率80%~90%,则保持卧床时间不变。最终,通过周期性调整卧床时间直至达到适度的睡眠时间。③依据睡眠障碍的不同类型和药物的半衰期遵医嘱有的放矢地选择镇静催眠药物。并主动告知患者及家属使用镇静催眠药的原则,即最小剂量、间断、短期用药,注意停药反弹、规律停药等。

7.治疗指导

药物不良反应的观察如下。

(1)遵医嘱准时给药,预防或减少"开关"现象、剂末现象、异动症的发生。

(2)药物治疗初起可出现胃肠不适,表现为恶心、呕吐等,有些患者可出现幻觉。但这些不良反应可以通过逐步增加剂量或降低剂量的办法得到克服。特别值得指出的是,有一部分患者过分担心药物的不良反应,表现为尽量推迟使用治疗帕金森病的药物,或过分地减少药物的服用量,这不仅对疾病的症状改善没有好处,长期如此将导致患者的心、肺、消化系统等出现严重问题。

(3)精神症状:服用安坦、金刚烷胺药物后,患者易出现幻觉,当患者表述一些离谱事时。护士应考虑到是服药引起的幻觉,立即报告医生,遵医嘱给予停药或减药,以防其发生意外。

8.功能神经外科手术治疗护理

(1)手术方法:外科治疗方法目前主要有神经核团细胞毁损手术与脑深部电刺激器埋置手术两种方式。原理是为了抑制脑细胞的异常活动,达到改善症状的目的。

(2)手术适应证:诊断明确的原发性帕金森病患者都是手术治疗的适合人群,尤其是对左旋多巴(美多巴或息宁)长期服用以后疗效减退,出现了"开关"波动现象、异动症和"剂末"恶化效应的患者。

(3)手术并发症:因手术靶点的不同,会有不同的并发症。苍白球腹后部(PVP)切开术可能出现偏盲或视野缺损,丘脑腹外侧核(VIM)毁损术可出现感觉异常如嘴唇、指尖麻木等,丘脑底核(STN)毁损术可引起偏瘫。

(4)手术前护理:①术前教育:相关知识教育。②术前准备:术前一天头颅备皮;对术中术后应用的抗生素遵医嘱做好皮试;嘱患者晚12:00后开始禁食水药;嘱患者清洁个人卫生,并在术前晨起为患者换好干净衣服。③术前30 min给予患者术前哌替啶25 mg肌内注射;并将一片美巴多备好交至接手术者以便术后备用。④患者离病房后为其备好麻醉床、无菌小巾、一次性吸痰管、心电监护。

(5)手术后护理:①交接患者:术中是否顺利、有无特殊情况发生、术后意识状态、伤口的引流情况等。②安置患者于麻醉床上,头枕于无菌小巾上,取平卧位,嘱患者卧床2天,减少活动,以防诱发颅内出血;嘱患者禁食、水、药6 h后逐渐改为流食、半流食、普通饮食。③术后治疗效果观察:原有症状改善情况并记录。④术后并发症的观察:术后患者会出现脑功能障碍、脑水肿、颅内感染、颅内出血等合并症。因此术后严密观察患者神志、瞳孔变化,有无高热、头疼、恶心、呕吐等症状;有无偏盲、视野变窄及感知觉异常;观察患者伤口有无出血及分泌物等。⑤心电监测、颅脑监测24 h,低流量吸氧6 h。

9.给予患者及家属心理的支持

对于心情抑郁的患者,应鼓励其说出对别人依赖感的感受。对于怀有敌意、罪恶感或无助感的患者,应给予帮助与支持,提供良好的照顾。寻找患者有兴趣的活动,鼓励患者参与。

10.健康教育

(1)指导术后服药(参见本章节治疗中所述),针对手术的患者,要让患者认识到手术虽然改善运动障碍,但体内多巴胺缺乏客观存在,仍需继续服药。

(2)指导日常生活中的运动训练告知患者运动锻炼的目的在于防止和推迟关节僵直和肢体挛缩,与患者和家属共同制订锻炼计划,以克服运动障碍的不良影响。①关节活动度的训练:脊柱、肩、肘、腕、指、髋、膝、踝及趾等各部位都应进行活动度训练。对于脊柱,主要进行前屈后伸、左右侧屈及旋转运动。②肌力训练:上肢可进行哑铃操或徒手训练;下肢股四头肌的力量和膝关节控制能力密切相关,可进行蹲马步或反复起坐练习;腰背肌可进行仰卧位的桥式运动或俯卧位的燕式运动;腹肌力量较差行仰卧起坐训练。③姿势转换训练:必须指导患者注意姿势,以预防畸形。应小心观察头与颈部是否有弯曲的倾向。正确姿势有助于头、颈直立。躺于床上时,不应垫枕头,且患者应定期俯卧,注意翻身、卧位转为坐位、坐位转为站位训练。④重心转移和平衡训练:训练坐位平衡时可让患者重心在两臀间交替转移。也可训练重心的前后移动;训练站立平衡时双足分开 5～10 cm。让患者从前后方或侧方取物。待稳定后便可突然施加推或拉外力。最好能诱发患者完成迈步反射。⑤步行步态训练:对于下肢起步困难者,最初可用脚踢患者的足跟部向前,用膝盖推挤患者腘窝使之迈出第一步,以后可在患者足前地上放一矮小障碍物,提醒患者迈过时方能起步。抬腿低可进行抬高腿练习,步距短的患者行走时予以提醒;步频快则应给予节律提示。对于上下肢动作不协调的患者,一开始嘱患者做一些站立相的两臂摆动,幅度可较大;还可站于患者身后,两人左、右手分别共握一根体操棒,然后喊口令一起往前走。手的摆动频率由治疗师通过体操棒传给患者。⑥让患者穿轻便宽松的衣服。可减少流汗与活动的束缚。

（石　军）

第六章 泌尿系统疾病

第一节 肾病综合征

一、疾病概述

肾病综合征(NS)是指一组表现为蛋白尿、低蛋白血症、水肿、高脂血症的临床证候群。这些表现都直接和间接地与肾小球滤过膜对血浆清蛋白的滤过增加,致使大量清蛋白从尿中丢失有关,所以,诊断的关键应为大量蛋白尿和低蛋白血症。大量蛋白尿是肾小球疾病的特征,在肾血管疾病或肾小管间质疾病中出现如此大量的蛋白尿是十分少见的。由于低蛋白血症、高脂血症和水肿都是大量蛋白尿的后果,又有人将诊断的要点定为大量蛋白尿,但在严重低蛋白血症时,尿蛋白的排出量减少而达不到一定标准,并不能因此而排除肾病综合征的诊断。虽然肾病综合征作为一组临床证候群具有共同的临床表现、病理生理和代谢变化,甚至治疗方面也有共同的规律。但是,由于这是由多种病因、病理和临床疾病所引起的一组综合征,所以其表现、机制和防治各方面又各有其特点。肾病综合征不应被用作疾病的最后诊断。

肾病综合征不是一个独立的疾病,而是许多疾病过程之中,损伤了肾小球毛细血管滤过膜的通透性而发生的一个证候群。这些肾脏疾病大致可分为三类:①光镜下肾小球无明显病理改变的原发性肾病综合征;②原发性肾小球肾炎和继发性肾小球疾病导致的肾病综合征;③其他肾脏疾病。

临床上区分肾病综合征的病因时可概括为原发性和继发性两类。只有在认真排除了继发性肾病综合征的可能性,才可下原发性肾病综合征的诊断。继发性肾病综合征的原因很多,常见者为糖尿病性肾病、系统性红斑狼疮肾炎、过敏性紫癜性肾炎、肾淀粉样变、新生物、药物及感染引起的肾病综合征,我国又以前3种为最常见。一般说,儿童应着重除外遗传性疾病、感染性疾病及过敏性紫癜等引起的继发性肾病综合征;中青年则应着重除外结缔组织病、感染、药物引起的继发性肾病综合征;老年人则应着重排查有无代谢性疾病和新生物有关的肾病综合征。此外,原发性肾病综合征占小儿肾病综合征的80%,而在成人仅为25%;约有50%的成人肾病综合征病因为继发性肾小球肾炎,儿童则为10%~15%。

引起原发性肾病综合征的病理类型也有多种,以微小病变肾病、系膜增生性肾炎、膜性肾病、系膜毛细血管性肾炎及肾小球局灶节段性硬化5种病理临床类型最为常见。其中儿童及青少年以微小病变肾病较多;中年以膜性肾病多见,国内资料提示系膜增生性肾炎占25%~31.8%,应引起临床重视。

大量蛋白尿是肾病综合征的特征,亦是肾病综合征病理生理改变的基础。蛋白尿形成的机制,目前已确认肾小球基膜通透性变化是根本原因,包括电荷屏障、孔径屏障的变化。而肾小管上皮细胞重吸收原尿中的蛋白,并对之进行分解代谢的能力对蛋白尿的形成也有一定影响。蛋白尿还受血浆蛋白浓度及肾小球滤过率等因素的影响。由于大量清蛋白从尿中丢失,于是就出现了水肿、低蛋白血症、高脂血症、内环境紊乱和感染等一系列并发症。

肾病综合征是以水肿为主的症候群,在中医学中应归入"水肿"的范畴。水肿、精微流失与亏损为本综合征的中心证候。水肿几乎为必见症状,多数为全身性水肿,甚至有胸腔积液、腹水。精微流失系指蛋白质等精微物质从尿液泄漏流失,尿液外观含多量泡沫,消散缓慢;精微亏损指血浆蛋白明显下降。引起本综合征的病因有:①风邪外袭:风邪上受,经由鼻窍、皮毛而袭肺,并循经络而及肾。肺气失于宣畅,肾气不能蒸化,则水液不能正常敷布,精微亦难以固摄;②水湿内侵:居处潮湿、冒雨涉水、恣饮生冷,皆可致水湿内侵,阻遏三焦气化功能,使清气不升,精微下泄;浊气不降,水道闭塞;③湿热疮毒:疮毒湿火、烂喉丹痧、猩红斑疹以及虫咬螫等诸毒,均可湿热弥漫三焦,五脏功能障碍,使水液流行逆乱,不循常道而外溢肌肤;④劳倦饥饿:劳伤或纵欲,饥饱不一,均能耗气伤精,累及脾肾,致精血亏乏,水湿内生,横逆泛溢。以上病因导致肺、脾、肾三脏对水液代谢调节功能的失常。由于外邪侵袭,肺失治节、肃降,可以出现面部水肿,或加重原来脾肾两虚所引起的水肿;脾虚不能运化则水湿潴留泛溢;肾虚不能气化,州都之官失用,皆可引起水肿。故《景岳全书·肿胀》说:"凡水肿等证,乃肺脾肾相干之病。盖水为至阴,故其本在肾;水化于气,故其标在肺;水惟畏土,故其制在脾。"在水肿的形成过程中,还要注意水、气、血三者的关系。气行则水行,气滞则水停;"血不利则为水",血能病水,水能病血,实际上水与气血的关系,反映了肝与水液代谢的关系,肝气条达,则无气滞,亦不会产生瘀血;肝失疏泄,气机不畅、气滞血瘀,则可产生水肿。所以,水肿的发生间接的也与肝有关。

本综合征急性起病者,以感受风热或湿热之邪为主,或初感风寒湿邪,久而湿郁化热。风邪袭肺,肺失通调,水道不利;湿热壅遏、脾运失健,水津不布。随着治疗及病势发展的趋向,或邪去正安而病愈;或邪去正伤,由实转虚;或邪恋正伤,虚实夹杂。若为邪去正伤,可因伤及肾气而转化为肾气亏虚证;伤及脾肾之阳而转化为脾肾阳虚证。如为邪恋正伤者,风寒湿热之邪可循经络及肾,瘀阻肾络而转化为肾络瘀阻证;邪热入里,灼伤肝肾之阴,可转化为肝肾阴虚证;邪毒内陷,留着不去,耗伤正气,可转化为湿毒内留、正气耗竭之危重证候。其慢性起病者,起病即以正气虚弱为主要表现,其病机多循气虚—阳虚—阴阳两虚—虚中夹实的规律转化,亦有由气阴两虚转化为阴阳两虚者。病位则由肾—脾肾或肝肾—多脏器损伤的规律转化。

肾病综合征临床治疗困难。使用激素和免疫抑制药治疗,虽可使一部分患者完全缓解,但复发率高,对维持肾功能的远期疗效并不确切,同时这些药物也存在明显的不良反应。中医药发挥辨证施治的特长,结合专方专药治疗肾病综合征,或在结合激素和免疫抑制药治疗并克服其毒性和不良反应方面,取得了长足的进步,明显提高了疗效,还使不少难治性肾病综合征获得缓解,并能长时间地维持肾功能的稳定。

二、诊断要点

(一)临床表现

肾病综合征的起病方式不很固定,但常以水肿为主诉而就诊较多,也有仅仅发现尿沫较多,也有无任何症状偶然因体检发病的,症状和体征很少特异性。如有以下临床表现,可以临床诊断为肾病综合征。

1. 高度蛋白尿(>3.5 g/d)

这是肾病综合征的标志,这样大量的蛋白尿在其他肾小球疾病是极少见到的。尿蛋白量与GFR、血浆清蛋白浓度和饮食有关。为了避免烦琐,临床上可以测定尿蛋白/尿肌酐比值,>3.5(以 mg/dL 为单位)即属于肾病综合征程度的蛋白尿。

2. 低蛋白血症(<30 g/L)

这是长期丢失大量蛋白尿的后果,但并不是所有有大量蛋白尿的患者都会出现低蛋白血症,只有当肝脏清蛋白合成等代偿作用无法弥补尿蛋白大量丢失时,才会出现低蛋白血症,并因此影响血浆渗透压,造成血浆有效容量减少,可出现直立性低血压、晕厥,甚至急性肾衰竭。

3. 水肿

水肿常渐起,初起多见于踝部,呈凹陷性,而且与体位有明显相关。肾病综合征时水钠潴留主要在血管外,造成组织间液增加。一般来说出现凹陷性水肿时,水钠潴留已超过 5 kg。

4. 高脂血症

血浆胆固醇升高(>6 mmol/L),而三酰甘油的水平正常,在严重时有极低密度脂蛋白(VLDL)增加,三酰甘油和胆固醇都增加。尿内可发现圆形脂肪小体和脂肪管型。高脂血症的严重程度与患者的年龄、吸烟史、营养状态、肥胖程度、有无糖尿病有关。狼疮性肾炎所致的肾病综合征可无高脂血症。长期的高脂血症,尤其是 LDL 上升及 HDL 下降,可加速冠状动脉粥样硬化的发生,增加患者发生急性心肌梗死的危险性。高脂血症与肾脏病密切相关,是继高血压、蛋白尿之后明确为促使肾脏病进展的非免疫性因素之一。是肾小球硬化发生发展的独立致病因素。高胆固醇血症和高密度脂蛋白血症两者与肾小球硬化的相关性已很明确,近年来高三酰甘油(TG)血症及富含 TG 的脂蛋白对肾脏的致病性研究受到越来越多学者的关注。

5.高凝状态和血栓形成

由于高胆固醇血症及高纤维蛋白原血症的联合影响,血浆黏稠度增加,容易发生高凝状态。肾静脉血栓(单侧或双侧性)是肾病综合征高凝状态的结果,也可能发生周围静脉或(及)动脉和肺动脉及静脉闭塞。

6.电解质和内分泌代谢的变化

(1)钠的潴留和钾排泄的增加。

(2)尿锌排泄增加,导致锌缺乏,引起发育障碍、性功能减退和创伤愈合延迟。

(3)丢失甲状腺-结合球蛋白使甲状腺功能试验异常。

(4)丢失与维生素 D_3 结合蛋白可引起维生素 D 缺乏症、继发性甲状旁腺功能亢进和骨病。

(5)丢失抗凝血酶等因子可能会引起高凝状态,增加血栓形成倾向,可导致肾静脉血栓形成。

(二)体征

肾病综合征的主要体征是程度轻重不一的水肿,以组织疏松及低垂部位为明显。晨起时眼睑、面部可见水肿,活动后下肢水肿明显。随病情发展,水肿可发展至全身,严重者可出现胸腔、腹腔、阴囊,甚至心包腔的大量积液。水肿的出现及其严重程度与低蛋白血症呈正相关,与病情及病变严重性无关。

(三)检查与检验

1.尿常规及肾功能检查

24h 尿蛋白定量>3.5 g,尿中可出现红细胞及管型。肾功能可正常或肾小球滤过功能下降。

2.血清蛋白电泳测定

原发性肾病综合征血清清蛋白降低,α_2 及 β-球蛋白升高,γ-球蛋白可正常或降低。继发性肾病综合征血清清蛋白降低,α_2 及 β-球蛋白升高不明显,而 γ-球蛋白增高明显。

3.血清补体测定

补体经典途径激活者,C_{1q}、C_4、C_2、C_3 活性降低,旁路途径激活者仅有 C_3 降低。

4.尿蛋白聚丙烯酰胺凝胶电泳

微小病变型以中分子蛋白尿为主;滤过膜损害较严重的往往以高分子蛋白尿为主;混合性蛋白尿主要见于肾小球滤过膜损害严重伴有肾小管-间质损害。

5.尿 C_3 测定

含量增加主要见于增殖性及硬化性病例。

6.尿酶测定

尿 N-乙酰-β-氨基葡萄糖苷酶(NAG)与尿蛋白浓度之比[NAG(mu/mL)/尿蛋白(mg/mL)]在 10 以上多数提示为肾炎性肾病综合征,在 10 以下多为微小病变型肾病综合征。当病变影响到肾小管及间质时尿溶菌酶增高。

7.尿纤维蛋白降解产物(FDP)测定

多数微小病变型病例尿 FDP<1.25 μg/mL,而多数增殖性肾炎病例尿 FDP>1.25 μg/mL。若尿 FDP 持续>3 μg/mL,提示病变活动较强。

8.肾穿刺活检

在充分排除继发性肾病综合征的基础上,才可作出原发性肾病综合征的诊断,而其病理诊断必须依据肾活检。肾活检对成年人,特别是年龄较大者,很有必要。因为成人肾病综合征,由微小病变引起者仅20%左右,其病理类型多样化,肾活检对于正确地定出治疗计划和估计预后很有帮助。引起肾病综合征的常见病理类型有以下几种。

(1)微小病变(MCD):本型约占小儿原发性肾病综合征的80%,随年龄增长而逐渐降低,在>16岁的成人中,约占20%。肾病综合征的临床表现常很典型,以单纯性蛋白尿为主,尿蛋白呈高度选择性,对激素治疗敏感(常于用药1个月左右出现明显效果),但易复发,较少进展为肾衰竭。

(2)系膜增生性肾小球肾炎(MsPGN):本型在我国原发性肾病综合征成人中约占30%,在青少年较常见。在不知不觉中发现大量蛋白尿,或蛋白尿发生在前驱感染之后,多数患者有镜下血尿,约30%患者有高血压,较易进展为肾功能不全。系膜增生轻微者,对激素的反应尚可,但疗程较长。

(3)局灶性节段性肾小球硬化(FSGS):可发生于各种年龄,多在40岁以前发生肾病综合征,在特发性肾病综合征中约占15%,在肾病综合征之前多有长期的无症状蛋白尿,2/3以上的病例在诊断时有明显的肾病综合征表现,伴有血尿和高血压。大部分病例对激素疗效不佳,肾小球滤过率进行性降低,低蛋白血症明显者,发展至尿毒症颇为迅速。

(4)膜性肾病(MN):可见于任何年龄,但年龄愈大愈常见,在诊断时患者常超过30岁,在我国约占肾病综合征的10%,男性较女性多见。本病的病程进展缓慢,通常持续蛋白尿多年,肾功能才逐渐恶化,病情进行过程中逐渐出现高血压及肾小球滤过功能损害。肾病综合征可自发性缓解和复发交替。免疫抑制药治疗可使肾病综合征不同程度的缓解和保存肾功能,而且未见有近期的严重不良反应。

(5)膜增生性肾炎(MPGN):分为Ⅰ型和Ⅱ型,临床上较少见,仅占成人肾病综合征的7%,约60%膜增生性肾炎表现为肾病综合征,常有血尿、高血压或(及)肾功能损害,有持续性低补体血症存在,易发生肾静脉血栓形成。各种治疗对本型的药物疗效均不满意,自然缓解也不常见。目前常用治疗为隔日维持剂量激素与抗血小板凝集药物的长期联合应用。

(四)鉴别诊断

主要与引起继发性肾病综合征的疾病相鉴别。常见的疾病有以下几种。

1. 糖尿病肾病

糖尿病肾病出现肾病综合征时,几乎都合并有视网膜病变,常伴有高血压和肾功能不全。因此对尚无视网膜病变且病程短于10年的糖尿病患者出现大量蛋白尿者,应做肾活检应明确病理诊断。

2. 狼疮性肾炎

多见于年轻女性,常伴有系统性病变,特别是发热、关节痛、皮疹、血沉显著增快、贫血、血小板减少及球蛋白明显增高,血清抗核抗体阳性率可达95%,补体测定可见 C_4、C_{1q} 与 C_3 一致显著下降。

3. 肾淀粉样变性

淀粉样变性是一种全身性代谢性疾病。原发性淀粉样变性病因不详,约有1/4的病例肾脏受累。继发性淀粉样变性发生于某些慢性疾病,约3/4的病例肾脏受累。多发性骨髓瘤最常合并淀粉样变性,有1/3的病例发生肾损害。肾淀粉样变性的早期表现为无症状性蛋白尿,逐渐发展为肾病综合征,最后死于肾衰竭。本病多见于中老年,有舌、心脏、消化道的改变;肝、脾、骨髓也常受累。确立诊断需做肾穿刺活检。

4. 过敏性紫癜性肾炎

多发生在6~7岁儿童。秋末至春初多见,可有上感或食物、药物过敏因素。临床上特征性过敏性紫癜、关节痛及胃肠道症状可帮助诊断。在不典型病例,特别是成年患者应仔细询问病史及细致的临床检查,努力发现肾外表现是重要的。

5. 多发性骨髓瘤

多发于中老年男性患者,有骨痛、骨侵蚀、病理性骨折及贫血、出血倾向等病变;血清蛋白电泳出现异常的 M 蛋白成分或尿中轻链蛋白持续阳性;骨髓涂片或组织活检有异形浆细胞增生,且数目应在10%以上。轻链型多发性骨髓瘤多出现肾功能损害,称为"骨髓瘤肾"。但临床上此类患者常缺乏典型的临床表现,往往只能通过多部位的组织活检而得到确诊,应提高对此类疾病的重视。不能轻易诊断或排除。

6. 肿瘤相关的肾病综合征

各种恶性肿瘤均可通过免疫机制或释放异常蛋白成分引起肾病综合征,如淋巴瘤、白血病、支气管肺癌及结肠癌等。肿瘤引起的肾损害主要表现为蛋白尿,极少引起肾功能损伤。肿瘤相关肾病的病理类型常见的有膜性肾病、肾小球系膜增生、微小病变、膜增生性病变、新月体肾炎、淀粉样变性等,病理类型多种多样,且与肿瘤的性质和部位无明显相关性。一般来说。实体肿瘤引起膜性病变最常见,其次为系膜增生性病变,霍奇金病主要引起肾脏微小病变。肾损害可以是肿瘤的首发症状,而且肿瘤引起肾损害的组织形态学改变缺乏特异性,因此必须重视临床病情分析。肿瘤相关肾病治疗的关键是积极治疗肿瘤,一般来说,肿瘤病灶切除或经有效放化疗而缩小,肾病即可得到缓解。

三、现代医学治疗

(一)一般治疗

1. 休息

肾病综合征,尤其在水肿期,应以卧床休息为主,同时注意保证床上或床旁活动。在缓解期,可逐步增加活动量,但若因此增加了尿蛋白的漏出,又应酌情减少活动。

2. 饮食治疗

(1)控制钠盐摄入:水肿时应进低盐饮食,一般摄取钠 1.2 g/d。水肿严重时限制为 0.5 g/d。

(2)蛋白质和脂肪:由于大量蛋白尿,肾病综合征时患者往往呈现负氮平衡,机体处于营养不良的状态,同时肝脏合成清蛋白的功能增强,如果饮食内给予足够的蛋白质和热量,则患者每日可合成清蛋白 22.6 g。因此,在肾病综合征的早期、极期,给予较高的高质量蛋白质摄入[1～1.5 g/(kg·d)]有助于缓解低蛋白血症及其并发症。但由于限制蛋白质入量可延缓慢性肾功能损害的进展,对于慢性、非极期的肾综合征应摄入较少量、高质量的蛋白质[0.7～1 g/(kg·d)]。至于出现慢性肾功能损害时,则应给予低蛋白饮食[一般 0.65 g/(kg·d)]。供给蛋白质的同时,热量的摄入也必须充分,每摄入 1 g 蛋白质,必须同时摄入非蛋白质热量138.1 kJ(33kcal)。但脂肪不能作为主要的热量来源。一般不应超过总热量的1/3,低脂饮食对蛋白尿和高脂血症均有效。通过口服鱼油提供人体必需的、自身不能合成的多不饱和脂肪酸对肾病综合征的治疗有积极意义。黄芪当归合剂可促进肝脏合成蛋白质,可长期应用。

(3)足够热能:肾病综合征患者必须供应足够的热能,使蛋白质充分利用,避免氨基酸氧化。一般146.5 kJ,肥胖者可适当降低。

(4)丰富的维生素和矿物质:应选择富含铁及维生素 A、C 及维生素 B 族的食物。由于长期大量蛋白尿,可导致钙磷缺乏,易发生低钙血症,注意补钙。微量元素锌可适当补充,铜、铁等物质应根据血中浓度补充。

(二)药物治疗

1. 水肿的治疗

(1)利尿药:如限制水钠仍不能控制水肿,则需要使用利尿药。首选利尿药是呋塞米,一般按先口服,后静脉注射的原则。口服从 20 mg,2/d 开始,可递增至 60～120 mg/d。静脉注射较口服效果好,可将呋塞米(≤100 mg)加入葡萄糖液内,缓慢静脉注射。呋塞米长期用药(7～10 d)后,其利尿效果大为减弱,故最好采用间隙用药(停 3d 后再用)。使用呋塞米应注意出现低血钾可能。配合使用保钾利尿药可避免此不良反应并增强利尿效果。如螺内酯(安体舒通)20 mg/次,3/d;或氨苯喋啶 25 mg/次,3/d。于单独应用呋塞米后常规补钾是不必要的,可让患者多食用一些含钾丰富的食物。

(2)静脉补充清蛋白或血浆:于低血容量,特别是因低血容量而少尿时应用人体清蛋白或血浆,有很好的利尿作用,特别是输液结束时给予祥利尿药(如呋塞米)更可增加利尿效果。但不应将血浆制品作为营养品及利尿药而频繁使用。否则可增加肾小球滤过及近曲小管蛋白重吸收的负担,有资料表明给予血浆蛋白组的患者对激素治疗的反应性下降,蛋白尿缓解速度减慢。此外,也可造成其他不良反应。所以,仅在以下情况短暂输注清蛋白或血浆是适宜的。①有严重水肿,静脉注射呋塞米后仍不能达到利尿消肿的效果;②使用呋塞米后,患者出现血容量不足的表现,甚至引起肾前性肾功能减退。用法:静脉滴注清蛋白或血浆之后。接着立即静脉滴注呋塞米 80～120 mg(加入葡萄糖液体内)。缓慢滴注 40～60 min。

2. 降蛋白尿的特异性药物治疗

部分患者如 MCD,单纯激素治疗即可取得满意疗效。一般来说,细胞毒药物及免疫抑制药不作为一线用药,应考虑其毒性和不良反应、具体病情及患者的经济能力。但对于单纯激素治疗不敏感的病例常需联合细胞毒、免疫抑制药等药物以增加巩固疗效。

(1)糖皮质激素:①使用原则:首剂要足,一般小于 40 mg/d 无效;疗程要长,维持 1 年以上者复发较少;减量要慢,快则易复发,使用 2 周即对垂体产生抑制,突然停药可造成不良反应。②用法:临床上使用激素可分为 3 阶段:诱导缓解阶段、逐渐减量阶段、小剂量维持阶段。对于各种不同病因及病例类型患者应予个体化治疗。a. 口服疗法:泼尼松 1 mg/(kg·d)开始,一般连续使用 4～8 周后减量,减量要慢,维持时间要长;b. 大剂量糖皮质激素静脉冲击疗法:可迅速、完全的与糖皮质激素受体结合,使其达到饱和,并完全抑制一些酶的活性,从而发挥激素抗感染、免疫抑制及利尿的最大效应,且不良反应相对较少,但应注意血压明显升高、兴奋、消化道溃疡等的发生。剂量及疗程:目前常用 0.5～1 g 甲泼尼龙溶于 250 mL 葡萄糖溶液中静脉滴注,1/d,连用 3d 为 1 个疗程,必要时可重复使用 1～2 个疗程。疗程结束后继续给予中等剂量的泼尼龙(30～40 mg/d)口服,病情缓解后逐步减量。有学者使用地塞米松冲击治疗,用法:地塞米松 30～70 mg/d,或 1～2 mg/(kg·d),连用 3 d,疗程结束后该为泼尼松口服。由于地塞米松对下丘脑—垂体—肾上腺轴的抑制时间长(48～72 h),而甲强龙为 12～36 h,可引起肾上腺皮质功能减退,故一般不主张使用地塞米松冲击疗法。③注意事项:使用时应重视其不良反应,主要是糖皮质激素对三大代谢、消化系统、中枢神经系统、心血管系统、肌肉骨骼系统、泌尿系统、内分泌系统的不良影响,长期应用注意骨质疏松、感染及肿瘤的发生。长期激素治疗者应给予低盐、低糖、低脂、高蛋白饮食同时适当补充钙、钾、维生素 D 等。肾上腺皮质功能亢进、青光眼、精神病、癫痫、真菌感染、妊娠早期者忌用。

(2)细胞毒药物:①环磷酰胺(CTX):属于烷化剂类细胞毒药物,能增加激素治疗肾病综合征的缓解率,但本身没有降蛋白尿的作用。可采用口服和静脉给药方法。常规方案是每日口服 100 mg 或隔日 200 mg 静脉注射,当药物累积剂量达 6～8 g 时停药。亦可在激素诱导缓解的基础上,CTX1.0 g 溶于 250 mg 葡萄糖注射液中静脉滴注,每月 1 次。根据具体病情可使用 6～8 次。目前多使用每月一次给药的方案,以减少不良反应。主要不良反应有:性腺抑制(尤其是女性的卵巢衰竭)、胃肠道反应、脱发、肝功能损害,少见远期致癌作用(主要是淋巴瘤等血液系统肿瘤),出血性膀胱炎、膀胱纤维化和膀胱癌在长期口服环磷酰胺治疗者常见,而间歇环磷酰胺冲击治疗罕见。②苯丁酸氮芥:也是一种烷化剂,对生殖系统的毒性作用少于 CTX,故临床上多用于儿童患者,因其局部刺激性较大,必须静脉给药。常用剂量为 0.1～0.2 mg/(kg·d),疗程 6～12 周。

(3)免疫抑制药:环孢素 A(CsA,新山地明、田可):其免疫抑制机制主要是选择性抑制 Th 细胞的产生和释放,抑制其上 IL−1 受体的表达,抑制 IL−2 的产生及 T 细胞产生 IFN。CsA 对细胞免疫和胸腺依赖性抗原的体液免疫的抑制作用具有较高的选择性。

主要不良反应有:a. 肾毒性,可使血清肌酐(Scr)和尿素(BuN)水平呈剂量依赖性和可逆性的升高;长期应用可造成不可逆的小管萎缩和间质纤维化;CsA 剂量小于 5 mg/(kg·d)时,发生肾实质损害的危险性较小;b. 高血压;c. 病毒感染,可增加巨细胞病毒的感染;d. 肝损;e. 胃肠道症状等;CsA 用法:儿童的起始剂量为 100～150 mg/(m²·d),成人剂量不超过 5 mg/(kg·d),血药浓度保持在 150～200 ng/mL;若病情缓解,尿检蛋白转阴,可在 CsA 治疗 6～12 周后撤减,常以每月减量 1/4。至最少剂量 2 mg/(kg·d)维持,一般维持 2 年以上。

使用注意事项:a. 剂量不可过大,成人不超过 5 mg/(kg·d),儿童不超过 6 mg/(kg·d);b. 用药过程中若 Scr 持续升高超过原有水平的 30% 时应减量至 0.5～1 mg/(kg·d);c. CsA 治疗 3 个月以上临床效果不明显时,应停用;d. 治疗期间应定期检测血药浓度以指导治疗;e. 肾功能受损者,开始剂量不应大于 2.5 mg/(kg·d);Scr 超过 180μmol/L 者,最好不用;f. 应用 1 年以上的患者,应进行肾活检观察肾小管间质的病变情况。

霉酚酸酯(MMF,吗替麦考酚酯,商品名骁悉):口服后迅速水解为具有活性的霉酚酸(MPA),是一种新型抗代谢免疫抑制剂。MPA 可通过抑制次黄嘌呤单核苷酸脱氢酶,来抑制鸟嘌呤核苷酸的合成,淋巴细胞比其他体细胞更依赖这条合成途径,故 MPA 具有更强的抑制淋巴细胞增殖的能力,还可以诱导活化的淋巴细胞凋亡,减少炎症细胞的聚集、减轻炎症损伤。最初该药用于器官移植,20世纪90年代后期该药用于治疗特殊类型的狼疮性肾炎、系统性血管炎及部分难治性肾病综合征取得明显疗效。MMF的用法:诱导剂量1～2 g/d,每天分2次空腹口服,持续3～6个月后减量至0.5 g/d,维持治疗6～12个月。维持时间过短(不到6个月)则停药后易复发。MMF一般需与激素合用,不可与硫唑嘌呤合用。MMF短期不良反应较CTX及CsA等均轻,主要不良反应是骨髓抑制、感染、肝功能损害、胃肠道症状。对于MMF的适应证、治疗时间及长期应用的安全性还值得进一步研究。

FK506(他克莫司,普乐可复):是20世纪90年代新推出的一种免疫抑制药。可选择性抑制不同免疫应答中的淋巴细胞分泌的各种细胞因子,如IL-2、IL-3、IL-4、γ-IFN等,还能破坏同种异型抗原刺激的T细胞上IL-2受体的表达。其治疗作用与CsA相似,但肾毒性小于CsA。目前FK506用于治疗肾脏病的研究尚不多。FK506的用法:成人起始剂量为0.1 mg/(kg·d),血药浓度维持在5～15 ng/mL,疗程为12周,若病情缓解,FK506可减量至0.08 mg/(kg·d),再维持12周,6个月后减至0.05 mg/(kg·d)维持。

雷公藤(TW):具有抗感染及免疫抑制作用,但无激素不良反应。用法:儿童,治疗剂量为1 mg/(kg·d),维持3个月以上;成人,1～2 mg/(kg·d),维持治疗4～8周,以后改为1 mg/(kg·d),维持6～12个月。注意事项:少数患者服后可发生胃肠道反应,但可耐受;若出现白细胞减少、血小板减少、停药后可恢复正常;女性患者可出现月经紊乱,男性患者可引起精子数目减少、活力降低等不良反应;哺乳期妇女服此药需断奶,孕妇忌用。

(4)降脂治疗:重视高脂血症的治疗对肾病综合征的长短期疗效均有好处。首先应避免进食富含胆固醇的食物,鼓励进食富含不饱和脂肪酸的食物(如鱼油和向日葵油)、戒烟及适当地运动,在利尿治疗时应避免使用噻嗪类等可使血脂升高的药物。目前临床上尚无特效的药物能够控制血脂而无明显的不良反应。一般应以中药治疗为主。严重高脂血症时,可服降脂药物,目前比较推荐的是3-羟基-3甲基戊二酰辅酶A(HMG-CoA)还原酶抑制剂,即他汀类药物(statins)。最近大量研究发现他汀类药物除具有降脂作用以外,还有抗感染、免疫调节、抑制系膜细胞增生和细胞外基质产生等作用,能够延缓肾功能损害,具有非降脂的肾脏保护作用。常用的他汀类药物有:洛伐他汀(lovastatin。美降之、罗华宁、洛特),常用剂量10～80 mg/d。每晚顿服;辛伐他汀(simvastatin。舒降之、苏之),5～80 mg/d。每晚顿服;普伐他汀(pravastatin,普拉固、美乐百镇),10～80 mg/d,每晚顿服;氟伐他汀(fluvastatin,来适可),20～80 mg/d,每晚顿服;阿伐他汀(atorvastatin,力普妥),10～80 mg/d,每晚顿服。他汀类药物可降低总胆固醇、LDL-C和三酰甘油以及升高HDL-C。研究发现,其降低总胆固醇和LDL-C的作用虽与剂量有相关性,但并非呈直线相关关系。当药物剂量加大1倍时,其降低总胆固醇的幅度仅增加5%,降低LDL-C的幅度增加7%。他汀类药物不良反应少见,有腹痛、腹泻、便秘、肌肉痉挛、皮疹、视力模糊、肌酐激酶(CK)升高等。可有肝功能异常,多与药物剂量有关,当氨基转移酶超过正常上限的3倍时慎用。偶可出现肌病临床表现并伴显著的CK升高(超过正常值上限10倍),常为自限性,应迅速停药。其他常用的降脂药有苯氧芳酸类(或称贝特类)如非诺贝特(fenofibrate,力平之),0.2 g/d;鱼油制剂,如多烯康、脉络康及鱼烯康制剂,用量为1.8 g/次,3/d。

(5)抗凝治疗:在肾病综合征患者具有明显的血液浓缩、血脂升高,并应用大量糖皮质激素及利尿药时,有可能增加血栓形成的危险,可给予抗凝治疗。如短期应用小剂量肝素5 000 U/12 h,伴抗血小板聚集药物双嘧达莫(300～600 mg/d)或小剂量阿司匹林(40～80 mg/次,1/d)。中药活血化瘀药物对抗凝、降低血液黏稠度有肯定的疗效,应积极应用。

(6)其他非特异性治疗:①血管紧张素转换酶抑制类药(ACEI)和ATⅡ受体拮抗药(AT1RA):理论上此二类药物可减少肾病综合征患者的蛋白尿,保护肾功能,但需大样本、前瞻性、有对照的临床研究。常用的ACEI类有:盐酸贝那普利(洛汀新),10～20 mg/d;胆肾双通道排泄的蒙诺(福辛普利),10～20 mg/d。AT1RA类:代文(缬沙坦),80 mg/d;科素亚(氯沙坦),100 mg/d。对于合并高血压的患者可使用。血压应控制在17.3/11.3 kPa(130/85 mmHg)以下,最好是16.0/10.7 kPa(120/80 mmHg)

左右。降压效果不理想可合用钙通道阻滞药。应用此类药物要注意高血钾、干咳、低血压、血肌酐升高等不良反应,血清肌酐超过 265μmol/L(3 mg/dL)者慎用。②非甾体类抗炎药(NSAIDs):此类药物降低蛋白尿是以减少肾脏血流量、降低肾小球滤过率为代价的,近年来已少用。新型的高选择性环氧化酶Ⅱ(COX-2)抑制药(如塞来昔布,200 mg/次,1~2/d)已广泛用于风湿性疾病的治疗,动物实验证明使用COX-2 抑制药可减少蛋白尿、减轻肾小球硬化、小管间质纤维化、降低 TGF-β 的表达,且对肾脏血流动力学的影响没有其他 NSAIDs 明显,但其肾毒性作用与传统的 NSAIDs 无显著区别,因此 COX-2 抑制剂在肾脏病领域中的疗效到底如何,值得深入研究,目前使用此类药物应慎重。

(7)治疗策略:糖皮质激素、细胞毒药物和免疫抑制药对一些类型的肾病综合征可以起到治疗蛋白尿和保护肾功能的作用,但是所有这些药物的不良反应较大,复发率高,适应证窄。因此,必须对这些药物的不良反应和对不同类型的肾炎疗效十分清楚,以决定是否使用、如何使用和何时使用这些制剂,从而取得最佳疗效。以下简介上述制剂在一些肾病综合征常见病理类型中的应用。

(三)特殊病变的治疗

1. 微小病变及轻度系膜增生性肾炎

这两种病理类型治疗方法和对激素的反应均较类似。微小病变型肾病综合征在小儿患者对激素治疗的反应良好(有效率90%以上)且快(2周左右),但成年人则稍逊(有效率80%,平均起效时间为2~6周)。但由于激素依赖和激素抵抗等原因,有时需要配合细胞毒药物和环孢霉素。

(1)激素治疗:①激素常规疗法:初治病例,小儿患者泼尼松 60 mg/(m²·d)(最大可至80 mg),至蛋白尿消失 1 周后改为 40 mg/(m²·48h),至少用 4 周,然后每月减少 5~10 mg/(m²·48h),小剂量维持1~6年;成人患者开始泼尼松为 1 mg/(kg·d)至缓解或服用至少 6 周,改为 0.95 mg/(kg·48h),每月的递减量为 0.2~0.4mg/(kg·48h)。本法治疗成功关键是初始剂量要足,大剂量诱导时间要充分,有效者减药速度要慢。②激素冲击疗法:本法可以降低长期大剂量激素应用所导致的不良反应。可采用甲泼尼龙 1 g 静脉滴注,3d 为 1 个疗程,冲击结束后服用泼尼松 30~40 mg/d。

(2)细胞毒药物:此类药物单独治疗肾病综合征较少应用,但对于"激素依赖型"和"激素抵抗型"者与激素联合治疗,可以提高疗效并减少激素的用量。首选环磷酰胺,静脉注射比口服的胃肠道不良反应小,较易耐受。用法:①环磷酰胺 0.2 g 加入生理盐水 20 mL 缓慢静脉注射,隔日 1 次,累积总量为150 mg/kg;②环磷酰胺 0.6 g 加入生理盐水 500 mL 静脉滴注,连续 2d,2 周 1 次。共计 6~7 次。应用期间应注意监测血象、肝功能。

(3)环孢霉素:虽然在小儿或成人"激素依赖型"和"激素抵抗型"中有有效的报告,但在肾病综合征治疗中的应用尚未肯定,特别是本药的肾毒性(引起间质性肾炎)、停药后复发以及药费昂贵使本药的使用有较大的局限性。其用量是 4~5 mg/(kg·d),血药浓度维持在 150~200 ng/mL,联合使用小剂量激素,尿蛋白转阴 2 周后逐渐减量。无论效果如何,一般不超过 8 周,减量至停药总疗程不超过 6 个月。

(4)霉酚酸酯:观察性研究证实对于微小病变和系膜增生性肾炎(包括激素依赖型和激素抵抗型),MMF 联合糖皮质激素有肯定疗效,可用于 CTX 等药物无效或有严重不良反应时。

2. 局灶节段性肾小球硬化

应用泼尼松伴(或不伴)细胞毒类药物的 2~3 个月足量疗法。用药方法及疗程同微小病变型肾病。但本病的多数患者对此类药物无治疗反应。在小儿有 50%~70% 的患者对激素治疗无反应并逐渐发展为慢性肾功能损害,在成人的反应更差。为此,以下思路可以试用:①大剂量、长时间激素及细胞毒药物治疗;②泼尼松龙冲击治疗及细胞毒类药物联合应用;③小剂量环孢霉素 A[4~7 mg/(kg·d)]配合泼尼松隔日 0.5~0.6mg/kg;④MMF 联合糖皮质激素可取得部分疗效。

3. 膜性肾病

首先要区分原发性与继发性病变,注意寻找排除可以引起 MN 的各种原因。如结缔组织病、肿瘤、乙肝等。对那些病因不明者统称为特发性膜性肾病(IMN)。IMN 缺乏病因性治疗方法,治疗应有长期观点,分阶段用药。强调个体化处理,努力减少并发症。目前以下治疗策略可考虑。

（1）非免疫性治疗应该是处理病情的第一考虑，包括降蛋白尿、降血压及降血脂。较长期应用大剂量的血管紧张素转换酶抑制药（ACEI）及 AT Ⅱ 受体拮抗药（AT1RA）常能减少尿蛋白量，但要有耐心。对那些蛋白尿 < 3.0 g/24 h，肾功能正常者，不强调使用免疫抑制药。

（2）对尿蛋白量较多达 4~5 g/24 h 维持半年以上的病例，或长期应用非免疫治疗不能见效者，如肾功能正常，可应用 CsA 治疗。剂量为 3~5 mg/kg，初始剂量为 5 mg/kg，血药浓度 12 h 谷值维持在 125~225 μg/L，60%~70% 的病例尿蛋白能明显减少或缓解。其缺点是停药后（4~6 个月）复发率高，疗程要长一些（1~2 年）复发率可以减低。

（3）对于肾活检组织伴有明显细胞浸润增生反应的病例，或是长期大量蛋白尿（> 6~8 g/24h）反复发作者，血浆蛋白 < 25 g/L，尿蛋白谱显示大量高分子量蛋白者，或已有肾小球滤过率减少趋势者，则应使用 CTX 联合激素的疗法。CTX 可以口服 1.5~2.0 mg/（kg·d），也可静脉注射。同时合用泼尼松 0.5 mg/（kg·d），疗程半年，通常蛋白尿可以明显减少，有时也伴有肾功能的改善。

（4）国外有学者主张应用 1.0 g 甲泼尼龙连续 3d 冲击疗法，继以 0.4~0.5 mg/（kg·d）口服泼尼松持续 1 个月，然后交替应用口服 CTX1 个月［0.2 mg/（kg·d）］，上述方案轮回应用 3 次（共 6 个月）作为 1 个疗程。一般在那些肾病综合征很重或肾功能欠佳时才应用。

总的说来，大剂量激素单独应用疗效并不好，而带来的不良反应特别是感染并发症及静脉血栓形成往往使病情恶化。在使用上述各种免疫抑制药诱导治疗取得疗效后，都必须使用维持疗法，仍然是非免疫性治疗为主。

4.难治性原发性肾病综合征

微小病变及系膜增生性肾炎中激素依赖或抵抗型；膜性肾病、局灶节段性肾小球硬化及膜增生性肾炎中激素抵抗型［激素依赖：应用糖皮质激素有效，但撤药过程中复发 2 次或以上。激素抵抗：应用泼尼松或相当于泼尼松 1 mg/（kg·d）以上达 12 周以上无效］。主要有两方面含义，一是部分合并明显血尿和（或）高血压和（或）贫血及肾功能减退，对激素抵抗的肾病综合征，病理上多为 FSGS、MN、MPGN、RPGN、重症 IgAN 等；另一方面是本来对激素敏感的肾病综合征患者，由于感染、高凝状态、血栓栓塞或各种原因导致小管间质损害，而转化为难治性肾病综合征，病理上多为 MCD、IgMN 和轻度 IgAN。

难治性肾病综合征患者对常规激素治疗无效，常需联合运用细胞毒药物及其他免疫抑制药。根据患者的具体病情，短期运用甲泼尼龙静脉冲击疗法联合细胞毒药物，若病情仍不缓解，可改用 CsA、MMF 等。近来 FK506、血浆置换、大剂量免疫球蛋白静脉疗法已运用于肾脏病的治疗，其疗效有待于进一步研究。

四、中医药治疗

（一）治疗原则

肾病综合征的中医治疗，往往采用扶正祛邪并举的治法。需要注意有关要点：①扶正有调补气血阴阳之别，但补气容易补阴难，补阳不宜太辛热，气阴双补最常用；②祛邪当以清化湿热、活血化瘀贯穿治疗全过程，兼顾利水、泄浊、防外感；③发挥中医药在防治激素、细胞毒性药物不良反应方面的优势；④以辨证治疗为主，结合辨病。

（二）辨证要点

1.辨虚实

本病属本虚标实已有公认，但虚实之分，颇有分歧。在 20 世纪 70 年代末以前，均推脾肾阳虚为主，但现在由于生活条件的改善、治疗的进步及治疗方法的多样化等原因，脾肾阳虚证逐渐减少，气阴两虚和肝肾阴虚逐渐增多，脾肾气虚仍有相当的比例。标实之邪，应重视水湿、湿热和瘀血，外感也在起病和发病过程中起关键作用。要注意正虚各证之间、正虚与邪实的兼夹和转化，临床上几乎无纯虚纯邪之证。

2.辨水肿

可从病程、体质、二便、舌脉及水肿起始部位入手辨证。凡起病急、病程短、体质强、小便短赤、大便秘结、舌质红、苔黄或腻、脉浮数或沉实有力、水肿起始部位在腰以上者,有风寒湿热或疮毒等外邪所致者属湿热阳水居多;凡起病缓、病程长、体质差、小便清、大便溏、舌淡苔薄、脉象细弱、水肿起于腰以下者,由饥饿劳倦所致者属阴水虚证居多。

3.辨尿蛋白及血尿

尿蛋白、尿血等泄漏丢失,常归咎于肾的封藏失职,但并非专责肾虚,因虚实皆可影响肾的封藏。凡起病急、病程短、伴有风寒湿热外邪侵袭证候的蛋白尿或血尿,辨证属实;当起病隐匿、病程长、并结合证型、脉、舌具备虚证的辨证依据时,才属于肾虚。水肿伴单纯蛋白尿者,一般以虚为主,邪微病轻;水肿同时伴蛋白尿和血尿者,多属虚实夹杂,治疗棘手。

(三)辨证论治

1.风水泛溢

多见于肾病综合征因外感劳累为诱因而引发或因此在病情缓解期而复发。

主证:眼睑及颜面水肿,迅速遍及全身,肢节酸重,小便不利,可兼见恶风寒,鼻塞、咳嗽、舌苔薄白,脉浮紧,或兼见咽部红肿疼痛,舌质红,脉浮数。

分析:风为阳邪,善行数变,其性向上,故与水湿相合,多先见眼睑及颜面水肿,然后迅速波及全身;水湿困阻经络,下注膀胱,气化失常,则肢节酸痛,小便不利。如初起风寒犯肺,肺气失于宣肃,故见恶风寒、鼻塞、咳嗽、苔薄白等风寒表证;如因于风热外袭,则可见咽部红肿疼痛,舌红,苔黄,脉浮数。

治法:疏风行水。

选方:风寒为主者用五皮饮(《三因极一病证方论》)加麻黄、杏仁;风热为主者用越婢汤(《金匮要略》)和麻黄连翘赤小豆汤(《伤寒论》)加减。

常用药:麻黄、杏仁、茯苓皮、广陈皮、大腹皮、桑白皮、生姜皮、车前草、连翘、石膏、白茅根等。前方以麻黄、杏仁疏散在表之风寒,宣肺行水;佐以五皮以皮走皮,去除皮肤肌腠之水湿;复加车前子草渗利水湿,增加利水消肿效果。后方麻黄和石膏相合,去麻黄之温热之性,留行水消肿之效,又可辛凉宣达,以祛在表之风热;佐连翘、赤小豆并加白茅根、桔梗、黄芩清上通下,清热利湿,使表里之水气得以分消。

临证备要:①本证的治疗要注意疏风散邪,也要通利小便,有肺经症状者还须宣畅肺气,实为疏风、宣肺、利水同用之法。但疏风以微汗为佳,利尿不可猛浪,因汗多易伤及阳气,利水过度致阴液耗损。②临床上因外感而诱发本病者不少,但以风热为多见。故越婢汤和麻黄连翘赤小豆汤用得较多,但据经验,石膏用量应为麻黄用量的3~4倍,可起到利水而不发汗的效果。同时可加重疏风清热利咽之品,如板蓝根、射干、僵蚕、蝉衣等。③对于久患本病,脾肾本虚,卫阳已虚,复被风寒,见汗多、恶风、无热,当改用补虚固表,微佐行水法,方用防己黄芪汤加减。④若水肿严重,出现胸腔积液,喘息气逆不得平卧,乃水气犯肺,肺气不利者,可加用葶苈子、苏子等参伍应用,或以三拗汤(《太平惠民和剂局方》)和三子养亲汤(《韩氏医通》)加减以宣降肺气;颈项肿甚加海藻、昆布;下肢肿甚加禹州漏芦、木瓜。

2.湿热壅盛

多见于素体阳盛者,因皮肤、咽喉感染而发病;或使用激素助阳、湿与热合,胶结互着之时。

主证:遍身水肿,皮色润泽光亮,胸腹痞闷,烦热口渴,大便秘结,小便短赤,或皮肤有疮疡疖肿,舌质红,苔黄或腻,脉滑数。

分析:湿热壅阻,水气弥漫三焦,外溢肌表,气急升降失常,故水肿遍及全身且皮色光亮绷急,胸腹痞闷;水湿化热,湿热壅结,津液不能上承,则口渴、便结、小便短赤;如湿热化毒,外发而见皮肤有疮疡疖肿。舌脉为湿热内壅之象。

治法:分利湿热。

选方:疏凿饮子(《重订严氏济生方·水肿门》)加减。

常用药:泽泻、赤小豆、商陆、羌活、大腹皮、椒目、茯苓皮、木通、黄柏、秦艽、生姜皮等。方中用商陆、槟榔破结逐水,通利二便,使水湿邪热从前后分消;再佐大腹皮、茯苓皮、生姜皮辛散淡渗皮肤之水,椒目、赤小豆、黄柏清利湿热,加强利水消肿的效果。羌活、秦艽疏风透表,风胜燥湿。

临证备要:①本证肿势颇重,单一治法恐难以见效,宜上下表里分消始能建功。故多选用本方,采取短暂攻逐之法,多可转机取效。但攻逐之法易伤正气,必须中病即止。亦可攻补兼施,交替而行。②本方疏散、破结、淡渗、利窍,"外散内利"。令上下表里之湿,分消走泄,但目的在于破浊消水,散去湿热之结滞,令水自下行而肿自消。表散之药,只是取疏风胜湿,风去湿自行之法,非主要之法,或去之不用,或易防风、防己、祛风利湿,更加的对。③湿热胶结,肠府热盛,有时可见大便不通,湿热郁闭而病势急迫者,可仿己椒苈黄丸意,倍大黄,加汉防己、葶苈子。④本证有兼咽喉肿痛或皮肤疮疖者,系湿热热毒为患,要加金银花、连翘、蒲公英、野菊花、赤芍、牡丹皮等清热凉血解毒,切断诱因。⑤湿热较重,口苦而黏,溲黄而混,或有尿频尿急尿痛,脉细濡而数,苔黄腻,宜改用胃苓汤(《丹溪心法》)合滋肾丸(《兰室秘藏·小便淋闭门》)加减。常用药有制苍术、生薏苡仁、法半夏、广陈皮、云茯苓、黄柏、肉桂、知母、白茅根、芦根、六一散、车前草等。

3.气阴两虚

多见于肾病综合征水肿减退或消退以及激素使用不当所致。

主证:双下肢轻度水肿,腰膝酸软,倦怠乏力,畏寒或肢冷手足心热,口干而不欲饮水,尿少色黄,大便时干时稀,舌质暗红、舌体胖大而有齿痕、苔薄黄,脉弦细或细数。

分析:脾肾两亏,水湿未尽,大肿虽退但水气犹存。脾肾气虚加之水气困遏,腰膝酸软和倦怠乏力之证依然。气虚一时不温肌肤,阴虚且虚阳浮越,故畏寒,或肢冷但手足心热。阴液亏少,水湿阻遏,津液不布,故口干而不欲饮水。二便苔脉所示,是气阴俱不足的表现。

治法:益气养阴。

选方:参芪地黄汤(《沈氏尊生书》)或大补元煎(《景岳全书》)加减。

常用药:党参、黄芪、生地黄、山药、山茱萸、牡丹皮、泽泻、茯苓、枸杞子、当归、杜仲、炙甘草等。前方系六味地黄丸滋阴泻火基础上加补益脾肾之气的党参、黄芪而成,气阴双补,有所清利。后方者则以滋补肾阴为主。当据气阴亏虚之比重不同而选用。

临证备要:①本证气阴两虚,水湿逗留,补气药应重用党参或太子参、黄芪,滋阴药则不宜厚味,做到补气而不伤阴,滋阴而不恋邪。②本证治疗时补气药、滋阴药比例的把握是关键。原则是补气不可过于温,尽可能选一些具有气阴双补作用的药物,如太子参、黄精、玉竹、杜仲等;滋阴药不可壅滞,恐脾运不健难以接受,也虑助湿,水湿难去,故应选麦冬、枸杞子、五味子等平补之品。③肾病综合征适用激素治疗后,或脾肾气虚、阳虚证水肿消退后,或肝肾阴虚久用滋阴药后,最常出现的虚证是气阴两虚证,同时又易兼有水湿、湿热、瘀血症,此时宜益气养阴和络渗湿,其中益气养阴为主,和络渗湿兼使,药物有:生黄芪、怀山药、墨旱莲、枸杞子、紫河车、车前子、生薏苡仁、益母草。治疗体会是,益气不宜太温,宜甘平;补阴不宜滋腻,宜甘微寒;除湿热不宜用燥,宜甘淡、甘凉;清热解毒不宜苦寒,宜甘寒。

4.脾肾阳虚

多见于肾病综合征水肿严重阶段、严重低蛋白血症的情况下。

主证:面色㿠白,形寒肢冷,遍体水肿,按之没指,甚至可伴胸腔积液、腹水,乃至胸闷气急,小便短少,大便溏薄,舌淡体胖,苔薄或腻,脉沉细。

分析:阳气虚衰而面色㿠白,形寒肢冷。水湿不化,开阖失司,水液不循常道而停留体内,溢于肌肤,故见遍身悉肿,按之没指,甚至可伴胸、腹腔积液、湿浊上泛,气逆于上则胸闷气急。脾虚则运化失常,水湿渗于肠道而小溲短少、大便溏薄。脉沉细为水湿在里而脾肾虚,舌淡体胖、苔腻则水湿内盛而阳气已衰。

治法:温补脾肾,通阳利水。

选方:真武汤(《伤寒论》)合实脾饮(《重订严氏济生方·水肿门》)加减。

常用药:茯苓、白芍、白术、附子、生姜皮、厚朴、木瓜、木香、草果仁、大腹皮、干姜、甘草等。方中以附子、干姜为君,温养脾肾,扶阳抑阴,茯苓、白术、木瓜、生姜皮健脾和中,渗利水湿;厚朴、木香、草果仁、大腹皮下气导滞,化湿利水,共为臣药。以白芍、甘草和营敛阴,调和诸药。诸药同用,同补脾肾之阳,又起利水消肿之功。

临证备要:①本证为阴水重证,阳虚阴盛,本虚而标实,必须温补和利水药同用,不可偏执一端,实验证明两者同用利水效果强。温阳药主药为附子,剂量宜重,可用 30～60 g,但用时须久煎 150 min,以去其毒性而存温阳之效,见效即可减量。②真武汤原方中用芍药,后人有改为白芍,谓其用以制约术附之温燥,其实芍药能"破坚积。利小便"(《神农本草经》),《本草别录》称芍药能"通顺血脉,去水气,利膀胱大小肠",甄权谓"治脏腑壅气",用之能有破散水结、开水液下行之路。更得姜苓之助,使得内结水寒,从小便而出,从而免除了"水气上逆"之变。故芍药应选赤芍为好,并且用量可适当大些。③温脾肾药的选用除附子、干姜外,还可选用仙茅、淫羊藿、巴戟天等温润之品,少选鹿角片、鹿茸、牛鞭等温燥昂贵之品。

5.肝肾阴虚

易发生在肾病综合征经中西药结合治疗。水肿消退。但激素不良反应明显,或伴有高血压的患者。

主证:水肿不著,但腰酸痛,口干,咽喉干痛,头晕目眩,心烦易怒,尿赤,盗汗,舌红,苔薄,脉细数。

分析:肝肾阴虚而湿热留恋不去,水湿停滞但水肿不甚。湿热伤阴,扰于上则口干,咽喉干痛。阴虚阳亢而头目眩晕,上扰心神则性情急躁。肾虚则腰痛,阴虚则盗汗、烦热。上扰下注故尿赤。舌红、脉弦细数为肝肾阴虚之证。

治法:滋补肝肾。

选方:二至丸(《医方集解》)合杞菊地黄丸(《医级·杂病类方》)加减。

常用药:女贞子、墨旱莲、枸杞子、菊花、熟地黄、山茱萸肉、山药、泽泻、茯苓、牡丹皮、益母草、白芍等。二至丸是治肝肾不足的常用方,二药补益肝肾而不滋腻,墨旱莲还有清热凉血之功。再有枸杞子、菊花、地黄、山药、山茱萸肉补益肝肾潜阳,用茯苓、泽泻、益母草行水道,去除留恋之湿,牡丹皮有活血凉血的功能,防虚火炎上,灼伤血络。

临证备要:①有时本证虚阳上亢的表现较明显,原方可改用大补阴丸(《丹溪心法》)加减,药用黄柏、知母、熟地黄、龟甲等。②本证若伴有高血压、肝阳上亢的表现时,方中可加钩藤、白蒺藜、怀牛膝、磁石、龙骨等平肝潜阳。③若素体肝肾阴虚或相火妄动与湿热依附为虐,或湿热久稽伤及肝肾之阴,此种"阴虚湿热"之证,在治疗上矛盾重重单纯滋阴或清化湿热,都不能切合病机,当滋阴与清化并举,权衡轻重缓急,用药有所侧重。《三家医案》载滋荣养液膏,此方滋而不浊,正如其方解说,有承流宣化,滋水息肝,播植生机,激浊扬清之功,可以效法。肝肾阴虚症状的改善较缓慢,必须辨证准确,长期守方治疗,不可动辄更方,没有恒性。④肝肾阴虚兼有血尿时,切忌见血止血,否则,愈止愈瘀,血愈外溢。治当益阴固其本,通利顺其性,更忌温燥伤阴,苦寒耗液之品。养阴之品有人善用何首乌、桑葚子。因"何首乌养血益肝,固精补肾……为滋补良药,不寒不燥,功在地黄、天门冬之上"。(《本草纲目》);"桑葚子益肾脏而固精"。(《滇南本草》)。并用女贞子、墨旱莲,凉而不寒,滋而不腻,于阴虚血热之证,最为合拍。阴虚生内热,或肾亏相火旺者,又当用知母、生地黄、黄柏、栀子折其火热之势。通利则用车前草、白茅根、泽泻等,利而不伤正。更有生地榆一味,其性寒味苦,善清下焦血分之热,不独便血用之,治疗血尿亦有奇功,则不过治便血以地榆炭为宜,治血尿以生地榆为佳。

6.肾虚络阻

可出现在多种类型的肾病综合征,尤其是病程长、治疗效果差,肾穿刺活检有肾小球硬化灶或肾间质纤维化的患者中。

主证:面浮肢肿,迁延日久,皮肤甲错或见红丝赤缕、瘀点瘀斑,或腰痛尿赤,舌淡或红,舌边有瘀点,舌下筋脉瘀紫,苔薄黄或腻,脉细涩。

分析:患病日久,湿热互结,脉络阻滞,水液不循常道,溢于肌肤故见水肿。瘀血阻滞,血液运行不畅,肌肤失于荣养而皮肤甲错,或见红丝赤缕、瘀点瘀斑。瘀滞于内,血不循经,溢于脉外而有腰痛尿赤之证。舌脉为瘀血内阻之象。

治法:益肾和络。

选方:桃红四物汤(《医宗金鉴·妇科心法要诀》)加减。

常用药:当归、赤芍、生地黄、川芎、桃仁、红花、益母草等。原方为治妇女经水不调兼有瘀血之证者。方中以四物汤益肾养血,桃仁、红花及益母草行瘀通肾络,益母草并有活血利水的作用。

临证备要:①以活血化瘀法治疗肾病综合征,是临床常用的重要一法。尽管临床表现瘀血症状可能不很明显,仍须参合应用,不必等瘀血症状毕现。②结合煎剂加上有关活血化瘀中药静脉制剂的应用可加大行瘀通络的力度。③配伍上注意两点,一是配补气药,起"气行血行"的作用,常配生黄芪、党参以益气行血;二是尽量选用具有活血利水双重作用的药物,如益母草、马鞭草、川牛膝、泽兰。④血瘀重症可试用虫类药,如水蛭、地鳖虫、蜈蚣、全蝎等,其中水蛭宜研粉装胶囊吞服效佳。

(四)专病专方专药

1.常用单方验方

(1)卢氏消肿丸:黑白丑 65 g,红糖 125 g,老姜 500 g,大枣 65 g,共研细末,泛丸。分 3 g 服,3/d,饭前服。治湿热壅盛之水肿。

(2)加味化瘀肾炎方:益母草 30 g,丹参 15 g,当归 15 g,白茅根 15 g,车前子 15 g,泽泻 15 g,红花 12 g,川芎 12 g,牛膝 12 g,白术 12 g,麻黄 10 g。水煎服,每日 1 剂。治肾络瘀阻之水肿。

(3)五白五皮汤:猪苓、云苓、白术、泽泻、桂枝、桑皮、陈皮、生姜皮、大腹皮、茯苓皮各 10~15 g,白茅根 30 g。水煎服,每日 1 剂。消肾病综合征之水肿。

(4)消蛋白方:丹参 30 g,石韦、益母草、黄芪各 15 g,对长期蛋白尿不消者,重用石韦和黄芪。水煎服,每日 1 剂。

(5)龙蜂方:龙葵 30 g,白英 30 g,蛇莓 30 g,露蜂房 9 g。水煎两汁,1 日分服。本方具有清热解毒、祛风利水之效,用治肾病蛋白尿反复不愈者。

(6)田螺肉 2~3 只,细盐半匙,捣烂敷脐和脐下二指处。每日换 1 次,可消除水肿、腹水、尿闭。

2.中成药

(1)雷公藤总苷片:适用于肾病综合征的蛋白尿,但对微小病变型、系膜增殖性肾炎型的蛋白尿效果明显。20~40 mg/次,3/d。使用时应注意其肝损及白细胞减少等不良反应。

(2)火把花根片:适用于肾病综合征的蛋白尿,2~3 片/次,3/d。注意事项:其不良反应与雷公藤总苷片相似,但较轻。

3.食疗方

(1)加味黄芪粥:生黄芪 30 g,陈皮 6 g,生薏苡仁 30 g,赤小豆 15 g,鸡内金(细末)9 g,糯米 30 g。用法:先煎煮黄芪、陈皮后去渣取汁,再以生薏苡仁、赤小豆、鸡内金末及糯米同煮成粥,每日 1 剂。功效:益气健脾、利水消肿。主治:肾病综合征水肿、蛋白尿。

(2)车前子粥:车前子 15 g,粳米 100 g。用法:洗净车前子,装入纱布袋内,加清水煎煮后,取出药袋。将药汁、粳米加水煮粥。2/d,早晚食用。功效:利水消肿。主治:肾病综合征水肿。

(3)大蒜蒸西瓜:西瓜 1 个,大蒜 60~90 g。用法:在西瓜上挖一洞,剥去蒜皮入内,以瓜皮塞口,隔水煮熟,食蒜和瓜瓤。功效:利水消肿。主治:肾病综合征水肿。

(4)田鸡冬瓜汤:冬瓜(连皮)500 g,田鸡 2 只。用法:田鸡去内脏,与冬瓜一起炖熟,按水肿程度加少许调味品,汤渣同服。功效:利水消肿。主治:水湿未化、傍晚足跗微肿、纳食无味等证。

(五)其他疗法

中药穴位注射:肾俞(双)、足三里(双),每日每穴注射 2 mL,鱼腥草注射液和板蓝根注射液交替应用。20 d 为 1 个疗程,疗程之间,间隔 1 周。有效病例在 2~3 个疗程即能见效。

(六)并发症的治疗

1.感染

一旦发生应及时选用敏感、强效及无或肾毒性小的抗生素治疗,并加强支持疗法。常用的有青霉素、氨苄西林、阿莫西林、哌拉西林、头孢曲松、头孢哌酮、林可霉素、红霉素等。

2.肾功能损伤

NS 患者多有有效循环血量的不足,应预防肾前性肾衰竭的发生。对于急性肾衰竭患者应积极治疗基础病,应用袢利尿药以冲刷管型,碱化尿液以减少管型的形成,及早进行透析治疗。对于肾功能损伤缓慢进展的患者应按慢性肾衰竭治疗。

3. 血栓、栓塞合并症

一旦确诊应立即给予抗凝治疗,对于急性起病者可阻止血栓扩展,慢性血栓患者可防止和减少新血栓及肺栓塞的发生。抗凝治疗以低分子肝素为首选,一般 25 mg 静脉滴注或皮下注射,1/4～6 h,4 周为 1 个疗程;长期抗凝者可选用华法林口服,2.5 mg,1/d,一般持续半年以上,以凝血酶原时间延长 2 倍为度。抗血小板药物亦常用,双嘧达莫 300～600 mg/d 或阿司匹林 40～80 mg/d 口服。血栓一经证实,6 h 内溶栓效果最佳,常选用尿激酶、链激酶。尿激酶对于急性脑血栓、脑栓塞和外周动静脉血栓,2 万～4 万 U/d,1/d 或分 2 次给药,可溶于 20～40 mL 灭菌生理盐水静脉推注,或溶于 5% 葡萄糖生理盐水或低分子右旋糖酐 500 mL 中静脉滴注;视网膜血管栓塞者,5 000～20 000 U/d,可做静脉滴注或静推;急性心肌梗死者,50 万～150 万 U/d,溶于灭菌生理盐水或 5% 葡萄糖溶液 50～100 mL 中,30～60 min 静脉滴注完毕。

（七）调护与转归

1. 调摄

肾病综合征患者有明显水肿和高血压时,应卧床休息,水肿基本消退,血压平稳后可下床活动。病情缓解后应积极锻炼身体,增强体质,但应劳逸结合,避免病情反复或加剧。注意气候变化,及时增减衣被,避免受凉。

2. 护理

一般护理应详细记录 24 h 液体出入量,观察呕吐、腹泻、出汗情况以及静脉补液与尿量的关系。注意观察尿液色泽及尿沫的变化。在治疗过程中应注意观察激素、雷公藤制剂、免疫抑制药、细胞毒药物的不良反应。平时做好皮肤的护理,尤其是高度水肿、卧床、高龄的患者,避免皮肤感染的发生。

3. 预后转归

一般来说,肾病综合征无持续高血压,无持久肾功能不全,尿蛋白为高度选择性,对激素治疗反应良好的患者预后较好。肾病综合征的预后与转归与病理类型密切相关,微小病变型预后好,一般不会发生肾功能不全;局灶节段性肾小球硬化者 10 年内进展至肾功能不全者约为 40%;膜性肾病一般 1/3 患者可缓解,1/3 蛋白尿治疗效果不显但肾功能正常,另 1/3 患者会进展至肾功能不全;膜增殖性肾炎多数在发病时即有肾功能受损,约 50% 的患者在 10 年左右发展到肾衰竭。

五、诊断与疗效标准

（1992 年原发性肾小球疾病分型与诊断及疗效标准专题座谈会制定）

（一）诊断标准

(1) 大量蛋白尿（>3.5 g/24 h）。

(2) 低蛋白血症（浆清蛋白<30 g/L）。

(3) 明显水肿。

(4) 高脂血症。

其中(1)、(2)项为必备。

（二）疗效标准

1. 治愈标准

(1) 尿常规正常。

(2) 水肿消失、血浆蛋白及血脂恢复到正常范围。

(3) 肾功能正常。

(4) 停药后半年无复发。

2. 好转标准

(1) 完全缓解：①肾病综合征表现完全消除;②血浆清蛋白超过 35 g/L;③连续 3 d 检查尿蛋白少于 0.3 g/24h;④肾功能正常。

（2）部分缓解：①肾病综合征表现完全消除；②连续 3d 检查尿蛋白 0.3～2.0 g/24h；③肾功能正常。

（3）无效标准：水肿等症状与体征无明显好转，24 h 尿蛋白定量大于 2.0 g，肾功能无好转。

（王楚凤）

第二节　肾小管酸中毒

肾小管性酸中毒是由于近端及（或）远端肾小管功能障碍所致的代谢性酸中毒，而肾小球功能正常或损害轻微。临床多见于 20～40 岁女性，一般依据病变部位及发病机制的不同，肾小管性酸中毒可分为Ⅰ型、Ⅱ型、Ⅲ型、Ⅳ型等 4 型。

一、远端肾小管酸中毒（Ⅰ型）

（一）概述

本型 RTA 是由于远端肾小管酸化功能障碍引起，主要表现为管腔液与管周液间无法形成高 H^+ 梯度，因而不能正常地酸化尿液，尿铵及可滴定酸排出减少，产生代谢性酸中毒。

（二）临床表现

1.高血氯性代谢性酸中毒

由于肾小管上皮细胞泌 H^+ 入管腔障碍中 H^+ 扩散返回管周，故患者尿中可滴定酸及铵离子（NH_4^+）减少，尿液不能酸化至 pH<5.5，血 pH 下降，血清氯离子（Cl^-）增高。但是，阴离子间隙（AG）正常，此与其他代谢性酸中毒不同。

2.低血钾症

管腔内 H^+ 减少，而从钾离子（K^+）代替 H^+ 与钠离子（Na^+）交换，使 K^+ 从尿中大量排出，导致低血钾症。重症可引起低钾性瘫痪、心律失常及低钾性肾病（呈现多尿及尿浓缩功能障碍）。

3.钙磷代谢障碍

酸中毒能抑制肾小管对钙的重吸收，并使 $1,25-(OH)_2D_3$ 生成减少，因此患者出现高尿钙、低血钙，进而继发甲状旁腺功能亢进，导致高尿磷、低血磷。严重的钙磷代谢紊乱常引起骨病（骨痛、骨质疏松及骨畸形）、肾结石及肾钙化。

（三）诊断要点

（1）出现阴离子间隙（AG）：正常的高血氯性代谢性酸中毒、低钾血症，尿中可滴定酸或 NH_4^+ 减少，尿 pH>6.0，远端肾小管酸中毒诊断即成立。

（2）对不完全性远端肾小管酸中毒患者可进行氯化铵负荷实验（有肝病者可用氯化钙代替），若尿 pH 不能降至 5.5 以下则本病诊断亦可成立。

（四）治疗

1.一般治疗

如有代谢性酸中毒，应减少食物固定酸摄入量，低盐饮食减少氯离子。对继发性患者应控制或去除病因。

2.药物治疗

（1）纠正代谢性酸中毒：碱性药物的剂量需个体化，可根据血 pH、二氧化碳结合力及尿钙排量加以调整，其中 24 h 尿钙排量（小于 2 mg/kg）是指导治疗的敏感指标。有高氯性代谢性酸中毒者，可用碳酸氢钠 2.0 g，3 次/天，口服；或用 5% 碳酸氢钠 125 mL，静脉滴注。

（2）纠正电解质紊乱：目前认为纠正酸中毒开始即应予补钾；重症低钾，在纠酸前就应补钾。一般补钾应从小剂量开始，尽量避免使用氯化钾，以免加重高氯血症。补钾时应监测血钾或行心电监护，以防止高血钾,可用 10%枸橼酸钾 10 mL,3 次/天,口服;严重低钾时(血钾小于2.5 mmol/L),则可用 10%氯化钾 15 mL 加入 10%葡萄糖注射液 500 mL 中静脉滴注。存在骨病或缺钙严重的,可给钙剂与维生素 D_3(一般不使用维生素 D_2),可用维生素 D_3 滴丸 5 万~10 万 U,1 次/天,口服;或用骨化三醇(罗钙全)0.25 μg,1 次/天,口服;有肾结石、肾钙化时不宜使用维生素 D 和钙剂。当血磷、碱性磷酸酶降至正常时可减量或停用。

二、近端肾小管性酸中毒(Ⅱ型)

(一)概述

Ⅱ型肾小管性酸中毒是由近端肾小管酸化功能障碍引起的,主要表现为 HCO_3^- 重吸收障碍,常见于婴幼儿及儿童。

(二)临床表现

与远端 RTA 比较,它有如下特点:①虽均为 AG 正常的高血氯性代谢性酸中毒,但是化验尿液可滴定酸及 NH_4^+ 正常,HCO_3^- 增多。而且,由于尿液仍能在远端肾小管酸化,故尿 pH 常在 5.5 以下。②低钾血症常较明显,但是,低钙血症及低磷血症远比远端 RTA 轻,极少出现肾结石及肾钙化。

(三)诊断要点

(1)患者有阴离子间隙(AG)正常的高血氯性代谢性酸中毒、低钾血症。

(2)尿中 HCO_3^- 增加,近端肾小管酸中毒诊断成立。

(3)如疑诊本病,可做碳酸氢盐重吸收实验,患者口服或静脉滴注碳酸氢钠后,肾 HCO_3^- 排泄分数大于 15%即可确诊本病。

(四)治疗

1.一般治疗

有病因者应注意去除病因。

2.药物治疗

(1)纠正代谢性酸中毒:可用碳酸氢钠 2~4 g,3 次/天,口服;对不能耐受大剂量碳酸氢钠患者,可用氢氯噻嗪 25 mg,3 次/天,口服。一般酸中毒纠正后应减量,可用氢氯噻嗪 50 mg/d,口服。

(2)纠正电解质紊乱:对有低血钾者,应予 10%枸橼酸钾 10 mL,3 次/天,口服;严重低钾时(血钾小于2.5 mmol/L),则用 10%氯化钾 15 mL 加入 10%葡萄糖注射液 500 mL 中静脉滴注,应注意监测血钾或心电监护,以防止高血钾。若血磷低,可用磷酸盐合剂 20 mL,3 次/天,口服,长期服用磷盐治疗者,应注意监测血清磷水平,并维持在 1~1.3 mmol/L。

三、混合肾小管性酸中毒(Ⅲ型)

此型患者远端和近端 RTA 表现均存在,尿中可滴酸及 NH_4^+ 减少,伴 HCO_3^- 增多,临床症状常较重,治疗与前两者相同。可视为Ⅱ型的一个亚型。

四、高血钾型肾小管性酸中毒(Ⅳ型)

(一)概述

此型 RTA 较少见,又称Ⅳ型 RTA。

病因及发病机制:本病发病机制尚未完全清楚。醛固酮分泌减少(部分患者可能与肾实质病变致肾素合成障碍有关)或远端肾小管对醛固酮反应减弱,可能起重要致病作用,为此肾小管 Na^+ 重吸收及 H^+、K^+ 排泌受损,而导致酸中毒及高血钾症。

本型 RTA 虽可见于先天遗传性肾小管功能缺陷,但是主要由后天获得性疾病导致,包括肾上腺皮质疾病和(或)肾小管-间质疾病。

（二）临床表现

本型 RTA 多见于某些轻、中度肾功能不全的肾脏患者（以糖尿病肾病、梗阻性肾病及慢性间质性肾炎最常见）。临床上本病以 AG 正常的高血氯性代谢性酸中毒及高钾血症为主要特征，其酸中毒及高血钾严重度与肾功能不全严重度不成比例。由于远端肾小管泌 H^+ 障碍，故尿 $NH4^+$ 减少，尿 $pH>5.5$。

（三）诊断要点

符合以下 3 点即可确诊本病。

（1）存在高血氯性代谢性酸中毒（AG 正常）。

（2）确诊有高钾血症。

（3）酸中毒、高血钾与肾功能不全程度不成比例。

（四）治疗

1. 一般治疗

治疗上除病因治疗外，尚应纠正酸中毒、降低高血钾，以及予肾上腺盐皮质激素治疗。

2. 药物治疗

（1）纠正酸中毒：有高氯性代谢性酸中毒，可用碳酸氢钠 2.0 g，3 次/天，口服；或用 5％碳酸氢钠 125 mL，静脉滴注。

（2）糖皮质激素治疗：有低醛固酮血症者，可用氟氢可的松 0.1 mg，1 次/天，口服。

（3）纠正高血钾：有高血钾者，应限制钾摄入，并可用呋塞米（速尿）20 mg，3 次/天，口服；或用聚苯乙烯磺酸钠 15～30 g，3 次/天，口服。血钾大于 5.5 mmol/L 应紧急处理，可用 10％葡萄糖酸钙 20 mL 加入 10％葡萄糖注射液 20 mL 中，静脉缓慢推注，并用 5％碳酸氢钠 125 mL，静脉滴注，以及普通胰岛素 6 U 加入 50％葡萄糖注射液 50 mL 中静脉滴注；如经以上处理无效，血钾大于 6.5 mmol/L，则应住院行血液透析治疗。

（王楚凤）

第三节　急性肾小球肾炎

一、疾病概述

急性肾小球肾炎，简称急性肾炎。是一组常见的肾小球疾患。起病急，以血尿、少尿、蛋白尿、水肿及高血压等为其临床特征。急性肾炎可由多种病因所致，其中最常见的为链球菌感染后肾炎。在我国上呼吸道感染占 60％～70％，皮肤感染占 1％～20％，除链球菌之外，葡萄球菌、肺炎球菌、脑膜炎双球菌、淋球菌、流感杆菌及伤寒杆菌等感染都可引起肾小球肾炎。任何年龄均可发病，但以学龄儿童为多见，青年次之，中年及老年少见。一般男性发病率较高，男女之比约为 2：1。

本病发病机制多与抗原抗体介导的免疫损伤有关。机体感染链球菌后，其菌体内某些成分作为抗原，经过 2～4 周与体内产生的相应抗体结合，形成免疫复合物，通过血液循环，沉积于肾小球内，当补体被激活后，炎症细胞浸润，导致肾小球损伤而发病。肾小球毛细血管的免疫性炎症使毛细血管腔变窄，甚至闭塞，并损害肾小球滤过膜，可出现血尿、蛋白尿及管型尿等，并使肾小球滤过率下降，因而对水和各种溶质（包括含氮代谢产物、无机盐）的排泄减少，发生水钠潴留，继而引起细胞外液容量增加，因此临床上有水肿、尿少、全身循环充血状态如呼吸困难、肝大、静脉压增高等表现。本病的高血压，目前认为是由于血容量增加所致，是否与"肾素－血管紧张素－醛固酮系统"活力增强有关，尚无定论。

近年来，认为链球菌感染后肾炎不止一种抗原，与链球菌有关的内源性抗原抗体系统可能也参与发病。致肾炎链球菌通过酶作用或其产物与机体的免疫球蛋白（Ig）结合，改变 Ig 化学组成或其抗原性，然后形成免疫复合物而致病。如致肾炎链球菌能产生唾液酸酶（sialiadase）使 Ig 发生改变。目前认为致肾炎链球菌抗原先植入肾小球毛细血管壁,然后与抗体作用而形成免疫复合物(原位形成)是主要的发病机制。

本病预后一般良好,儿童85%～99%、成人50%～75%可完全恢复,就儿童急性肾炎来说,6个月内血尿消失者达90%,持续或间歇蛋白尿超过1年者占58%,在2年以上仍有蛋白尿者占32%,急性肾炎演变为慢性肾炎者不超过10%。

急性肾小球肾炎起病较急,与患者体质有一定关系,临床表现以水肿、血尿为主要特征。水不自行,赖气以动,故水肿一证是全身气化功能障碍的一种表现,涉及的脏腑也较多,但与肺、脾、肾三脏的关系最为密切,其中又以肾为本。究其病因主要为:①先天不足,房劳过度:先天不足,肾元亏虚,复遭外邪侵袭,则气化失司,水湿内蕴而成本病;若肾津亏虚,则阴虚不能制阳,可致虚热伤络,发为血尿。②外邪侵袭,风水相搏:风邪外袭,内舍于肺,肺失宣通肃降,以致风遏水阻,风水相搏。风鼓水溢,内犯脏腑经络,外溢四肢肌肤。③湿毒浸淫,内归脾肺:湿热之邪蕴于肌肤,郁久则热甚成毒,湿毒之邪蕴于局部,则化为痈疡疮痍,邪归脾肺,致脾失健运,肺失宣降,水湿不行,运行受阻,溢于肌肤四肢。④食居不节,水湿困脾:水湿之邪内盛则湿困脾胃,运化转输功能失司,水湿不运,溢于肌肤四肢。综上,风邪与寒、热、湿、毒等邪气兼挟侵袭是本病的主要原因,肾元亏虚则是发病的内因,过度劳累、汗出当风、冒雨涉水等则为本病发病的诱因。

本病病机的转化主要表现为主导病邪的转化和虚实的转化。病初以风寒为主者,病程中可以化热;以风热为主者,可以化火生毒,或伤阴耗气;风热夹湿可化为湿热火毒,湿热伤及脾肾,火热灼伤脉络,耗气伤阴,可致阴虚阳亢而生变症等。病程短者以邪实为主;病程长者,正气耗伤,正虚邪存,难以痊愈,不仅损伤身体,而且涉及肺、脾、肝、心等诸脏。疾病发生发展过程中还可出现气滞、血瘀、痰湿等兼挟证。当分别缓急,详审轻重。

二、诊断要点

(一)临床表现

本病起病较急,病情轻重不等。多数患者有明确的链球菌感染史,如上呼吸道感染、咽炎、扁桃体炎及皮肤感染等。潜伏期相当于致病抗原初次免疫后诱导机体产生免疫复合物所需的时间,呼吸道感染者的潜伏期较皮肤感染者短,一般经过2～4周(上呼吸道感染、咽炎、扁桃体炎一般6～10天,皮肤感染者约2周后)突然起病,首发症状多为水肿和血尿,呈典型急性肾炎综合征表现,重症者可发生急性肾衰竭。本病可见于各年龄组,但以儿童最为常见。

1.全身症状

起病时症状轻重不一,患者常有头痛、食欲减退、恶心、呕吐、疲乏无力、腰酸等,部分患者先驱感染没有控制,可有发热,咽喉疼痛,体温一般在38℃上下,发热以儿童为多见。

2.水肿及少尿

常为本病之首发症状,出现率为80%～90%。在发生水肿之前,患者都有少尿,每日尿量常在500 mL左右,少数患者可少至400 mL以下,发生尿闭者少见。轻者仅晨起眼睑水肿,面色较苍白,呈"肾炎面容",重者延及全身,体重亦随之增加。水肿多先出现于面部,特别以眼睑为著,下肢及阴囊亦显著。晨起以面部为著,活动后下肢为著。水肿出现的部位主要决定于两个因素,即重力作用和局部组织的张力,儿童皮肤及皮下组织较紧密,则水肿的凹陷性不十分明显,水肿的程度还与食盐的摄入量有密切关系,食盐摄入量多则水肿加重,反之亦然。大部分患者经过2～4周,可自行利尿退肿,严重者可有胸腔积液、腹水。产生原因主要是全身毛细血管壁通透性增强,肾小球滤过率降低,而肾小管对钠的重吸收增加致水钠潴留。

3.血尿

肉眼血尿为常见初起症状之一,40%～70%的患者可见到。尿呈浑浊红棕色,为洗肉水样,一般在数天内消失,也可持续1～2周才转为显微镜血尿。镜下血尿多在6个月内消失,也可因感染、劳累而暂时反复,也有持续1～3年才完全消失。此外,也有少数患者肾小球病变基本消退,而镜下血尿持续存在,认为无多大临床意义。

4.蛋白尿

多数患者均有不同程度蛋白尿，主要为清蛋白，20％～30％表现为肾病综合征（尿蛋白超过3.5 g/24h。血浆清蛋白低于 30 g/L），经 2～4 周后可完全消失。蛋白尿持续存在提示病情迁延，或转为慢性肾炎的可能。

5.高血压

高血压见于 80％的病例，多为轻中度高血压，收缩压及舒张压均增高。急性肾炎之血压升高多为一过性，往往与水肿及血尿同时发生，一般持续 2～3 周，多随水肿消退而降至正常。产生原因主要为水、钠潴留使血容量扩张所致，经利尿、消肿后血压亦随之下降。重度高血压者提示肾损害严重，可并发高血压危象、心力衰竭或视网膜病变等。

6.神经系统症状

症状主要为头痛、恶心、呕吐、失眠、反应迟钝；重者可有视力障碍。甚至出现昏迷、抽搐。此与血压升高及水、钠潴留有关。

(二)体征

急性肾炎的主要体征是程度轻重不一的水肿，以组织疏松及低垂部位为明显，晨起时眼睑、面部可见水肿，活动后下肢水肿明显。随病情发展至全身，严重者可出现胸腔、腹腔、阴囊，甚至心包腔的大量积液，重度高血压者眼底检查可出现视网膜小动脉痉挛或视盘水肿。

(三)检查与检验

1.尿液检查

血尿为急性肾炎重要所见，或肉眼血尿或镜下血尿，尿沉渣检查中，红细胞多为严重变形红细胞，但应用袢利尿剂时可暂为非变形红细胞，此外还可见红细胞管型，提示肾小球有出血渗出性炎症，是急性肾炎的重要特点。尿沉渣还常见肾小管上皮细胞、白细胞、大量透明和颗粒管型。

尿蛋白通常为(＋)～(＋＋)，(1～3) g/d，多属非选择性蛋白，若病情好转，则尿蛋白减少，但可持续数周至数月。如果蛋白尿持续在 1 年以上，多数提示为慢性肾炎或演变为慢性肾炎。

尿常规一般在 4～8 周内大致恢复正常，残余镜下血尿（或爱迪计数异常）或少量蛋白尿（可表现为起立性蛋白尿）可持续半年或更长。

2.血常规检查

严重贫血少见，红细胞计数及血红蛋白可稍低，系因血容量扩大，血液稀释所致，白细胞计数可正常或增高，此与原发感染灶是否继续存在有关。

急性肾炎时血沉几乎都增快，一般在 30～60 mm/h，随着急性期缓解，血沉在 2～3 个月内也逐渐恢复正常。

3.肾功能检查

急性肾炎患者肾小球滤过率(GFR)呈不同程度下降，但肾血浆流量仍可正常，因而滤过分数常减少，与肾小球滤过功能受累相比较，肾小管功能相对良好，肾浓缩功能多能保持。临床常见一过性氮质血症，血中尿素氮、肌酐增高，不限进水的患儿，可有轻度稀释性低钠血症，此外还可有高血钾及代谢性酸中毒。

4.血浆蛋白和脂质测定

血清清蛋白浓度常轻度降低，此系水、钠潴留及血容量增加和稀血症所致，急性肾炎病程较短而尿蛋白量少，所以血清清蛋白降低不是由于尿中大量蛋白丢失所造成，且利尿消肿后即恢复正常浓度。血清蛋白电泳多见清蛋白降低，γ 球蛋白增高，少数病例伴有 α_2 和(或)β 球蛋白增高，后者增高的病例往往并存高脂血症。

5.细胞学和血清学检查

急性肾炎发病后自咽部或皮肤感染灶培养出 β 溶血性链球菌的阳性率约 30％，早期接受青霉素治疗者更不易检出,链球菌感染后可产生相应抗体,常借检测抗体证实前驱的链球菌感染,如抗链球菌溶血素,抗体(ASO),其阳性率达 50％～80％。通常于链球菌感染后 2～3 周出现,3～5 周滴度达高峰,半年内恢复正常。判断其临床意义时应注意,其滴度升高仅表示近期有过链球菌感染,与急性肾炎的严重性无直接相关性;经有效抗生素治疗者其阳性率减低,皮肤感染灶患者阳性率也低,尚可检测抗脱氧核糖核酸酶 B 及抗玻璃酸酶(anti-HAse)。并应注意于 2～3 周后复查,如滴度升高,则更具诊断价值。

6.血补体测定

除个别病例外,肾炎病程早期血总补体及 C$_3$ 均明显下降,6～8 周后恢复正常,此规律性变化为本症的典型表现。血补体下降程度与急性肾炎病情轻重无明显相关,但低补体血症持续 8 周以上,应考虑有其他类型肾炎之可能,如膜增生性肾炎、冷球蛋白血症或狼疮肾炎等。

7.尿纤维蛋白降解产物(FDP)

血液和尿液测定中出现 FDP 意味着体内有纤维蛋白形成和纤维蛋白原及纤维蛋白分解代谢增强,尿液 FDP 测定能更正确地反映肾血管内凝血。

8.其他检查

部分病例急性期可测得循环免疫复合物及冷球蛋白,通常典型病例不需肾活检,但如与急进性肾炎鉴别困难或病后 3 个月仍有高血压、持续低补体血症或肾功能损害者建议肾活检检查,明确病理类型。

(四)鉴别诊断

1.热性蛋白尿

急性感染发热的患者可出现蛋白尿、管型或镜下血尿,极易与不典型或轻型急性肾炎相混淆,但前者没有潜伏期,无水肿及高血压,热退后尿常规迅速恢复正常。

2.急进性肾炎

起病过程与急性肾炎相似,但除急性肾炎综合征外,常早期出现少尿、无尿及肾功能急剧恶化为特征,重症急性肾炎呈现急性肾衰竭伴少尿或无尿持续不缓解,病死率高,与该病相鉴别困难时,应及时做肾活检以明确诊断。

3.慢性肾炎急性发作

发作时症状同本病,但有慢性肾炎史,诱发因素较多,如感染诱发者临床症状(多在 1 周内,缺乏间歇期)迅速出现,常有明显贫血、低蛋白血症、肾功能损害等,B 超检查有的显示双肾缩小。急性症状控制后,贫血仍存在,肾功能不能恢复正常,对鉴别有困难的。除了肾穿刺进行病理分析之外,还可根据病程和症状、体征及化验结果的动态变化来加以判断。

4.IgA 肾病

该病潜伏期短,多于上呼吸道感染后 1～2 日内即以血尿起病,通常不伴水肿和高血压,链球菌培养阴性,ASO 滴度不升高。一般无血清补体下降,1/3 患者血清 IgA 增高,该病多有反复发作史,鉴别困难时需行肾活检,病理免疫荧光示 IgA 弥漫沉积于系膜区。

5.全身系统性疾病引起的肾损害

如过敏性紫癜肾炎、狼疮性肾炎等,虽有类似本病之临床表现,但原发病症状明显,不难诊断。

6.急性泌尿系感染或肾盂肾炎

可表现有血尿、腰痛等与急性肾炎相似的临床表现,但急性肾盂肾炎一般无少尿表现,少有水肿和高血压,多有发热、尿路刺激症状。尿中以白细胞为主,尿细菌培养阳性可以区别,抗感染治疗有效等,均可帮助诊断。

三、现代医学治疗

(一)治疗原则

急性肾小球肾炎为自限性疾病,无特异疗法,主要是对症处理,改善肾功能,预防和控制并发症,促进机体自然恢复。

（二）一般治疗

1.休息

急性期应卧床休息，通常需 2～3 周，待肉眼血尿消失、血压恢复、水肿减退即可逐步增加室内活动量。对遗留的轻度蛋白尿及血尿应加强随访观察而无需延长卧床期，但如病情反复，应继续卧床休息，卧床休息能增加肾血流量，可改善尿异常改变，同时 3 个月内宜避免剧烈体力活动，并应注意防寒、防潮。

2.饮食治疗

（1）控制钠盐摄入：对有水肿、血压高者用无盐或低盐饮食，一般每日摄取钠 1.2 g/d，水肿严重时限制为 0.5 g/d，注意禁用腌制食品，尽量少用味精，同时禁食含碱主食及含钠高的蔬菜，如白萝卜、菠菜、小白菜或酱油。

（2）蛋白质摄入：一般认为血尿素氮<14 mmol/L，蛋白质可不限制；尿素氮如超过21.4 mmol/L，每日饮食蛋白质应限制到 0.5 g/kg 体重，蛋白质以乳类及鸡蛋为最好，羊肉除营养丰富、含优质蛋白质外，还有消肿利尿的作用，糖类及各种维生素应充分供给。

（3）水的摄入：对严重水肿且尿少者液体也应限制，目前多主张每日摄入水量以不显性失水量加尿量计算。儿童不显性失水每日为 15～20 mL/kg 体重，在条件许可下，每日测量体重，对决定摄入液体量是否合适较有帮助。

（三）药物治疗

1.感染灶的治疗

对有前驱感染且病灶尚存者应积极进行治疗，使其痊愈，即使找不到明确感染灶的急性肾炎患者。也有人主张用青霉素（过敏者用红霉素）常规治疗 10～14 天，也有人主张在 2 周青霉素疗程后，继续用长效青霉素 2～4 周。抗生素对预防本病的再发往往无效。因此不必预防性的使用，对反复扁桃体发炎的患者，在病情稳定的情况下，可做扁桃体切除术。

2.对症治疗

（1）水肿的治疗：对轻、中度水肿，限制钠水入量及卧床休息即可；高度水肿者应使用噻嗪类或髓袢利尿药，如呋塞米（速尿）2mg/kg 体重，每日 1～2 次治疗，一般不主张使用贮钾利尿药及渗透性利尿药，多巴胺等多种可以解除血管痉挛的药物也可应用，以促进利尿。

（2）高血压的治疗：轻度高血压经限制钠盐和卧床休息后可纠正，明显高血压者［儿童舒张压>13.3 kPa(100 mmHg)或成人舒张压>14.7 kPa(110 mmHg)］应使用抗高血压药物。一般采用利尿药、钙离子通道阻滞药、β-受体阻滞药及血管扩张药，如硝苯地平（硝苯吡啶）20～40 mg/d，或肼屈嗪（肼苯哒嗪）25 mg，每日 3 次以使血压适当降低。

3.抗凝疗法

肾小球内凝血是急性肾炎的重要病理改变之一，主要为纤维素沉积及血小板聚集。因此，采用抗凝疗法将有助于肾炎缓解，可以应用普通肝素静脉滴注或低分子肝素皮下注射，每日 1 次，10～14 次为 1 个疗程，间隔 3～5 天，根据患者凝血指标调整，共 2～3 个疗程。双嘧达莫（潘生丁）口服，尿激酶 2 万～6 万单位加入 5%葡萄糖液 250 mL 静脉滴注，或每日 1 次，10 天为 1 个疗程，根据病情进行 2～3 个疗程。注意肝素与尿激酶不可同时应用。

4.抗氧化剂应用

（1）超氧歧化酶可使 O-转变成 H_2O_2。

（2）硒谷胱甘肽过氧化物酶，使 H_2O_2 还原为 H_2O。

（3）维生素 E 是体内血浆及红细胞膜上脂溶性清除剂，维生素 E 及辅酶 Q_{10} 可清除自由基，阻断由自由基触发的脂质过氧化连锁反应，保护肾细胞，减轻肾内炎症过程。

5.肾上腺糖皮质激素

一般不用，但急性期症状明显时可小剂量短期使用，一般不超过 2 周。

6.并发症的治疗

（1）高血压脑病：出现高血压脑病时应选用硝普钠 50 mg 溶于葡萄糖液 250 mL 中静脉滴注，速度为 $0.5\ \mu g/(kg\cdot min)$，随血压变化调整剂量。

（2）急性心力衰竭：近年研究认为，急性肾炎患者出现胸闷、心悸、肺底啰音、心界扩大等症状时，心排血量并不降低，射血指数亦不减少，与心力衰竭的病理生理基础不同，而是水钠潴留、血容量增加所致的淤血状态，因此洋地黄类药物疗效不理想，且易引起中毒。严格控制水钠摄入，静脉注射速尿、硝普钠或酚妥拉明等多能使症状缓解。

（3）继发细菌感染：急性肾炎由于全身抵抗力较低，易继发感染，最常见的是肺部和尿路感染。一旦发生应及时选用敏感、强效及无肾毒性的抗生素治疗，并加强支持疗法，常用的为青霉素类和第三代头孢菌素或四代抗生素。

（四）透析治疗

目前对急性肾炎所致的急性肾衰主张"早期、预防性和充分透析治疗"，早期预防性透析是指在并发症出现之前即进行透析治疗，特别是高分解代谢型急性肾衰竭，可以有效降低病死率，血液透析或腹膜透析均可采用，血液透析疗效快速，适用于紧急透析，其中连续性血液透析滤过治疗效果最佳。腹膜透析适用于活动性出血、无法耐受血液透析和无血液透析设备的情况。

四、中医药治疗

（一）治疗原则

急性肾炎多由外感六淫或疮毒之邪，导致肺脾气虚，三焦水道不利，水湿停滞，郁而化热，导致诸症产生。因此，急性期以祛邪为主，发汗、利小便以消水肿，清热解毒以清除病灶；恢复期则重在调补，芳香清利、滋肾护津。

（二）辨证要点

本病总属标实邪盛为主，临床辨证时，须依据病机，辨明正邪盛衰情况。初期常以水肿为突出表现，以邪实为主，须辨明外邪、湿热、瘀毒的偏盛，病变重在肺脾两脏；而进入恢复期则表现为余邪未清，正虚邪恋，虚实错杂，病变重在脾肾二脏，亦有水肿甚，湿浊毒邪内盛者，出现呕恶、头痛、烦躁、心慌等症者。此属本虚标实，阳虚毒蕴之候，病情危重，更须详加辨证，分清标本缓急。

（三）辨证论治

1.风水泛滥

（1）主证：起病迅速，眼睑浮肿，继则四肢及全身皆肿，尤以面部肿势为著。多有恶风、发热、肢节酸楚、小便不利，尿量减少，偏于风热者，多伴咽喉红肿疼痛，口干而渴，小便短赤，脉浮数或沉数；偏于风寒者，多兼恶寒、咳喘，舌苔薄白，脉浮紧或沉紧。

（2）分析：本证为风邪袭表，肺失宣降功能，不能通调水道，下输膀胱，故见恶风、发热，肢节酸楚，小便不利，全身浮肿等症，风为阳邪，其性轻扬，风水相搏，推波助澜，故水肿起于面部，迅速遍及全身。若风邪兼热则热蕴局部而见咽喉红肿热痛，舌质红，脉浮数，若风邪兼寒，则寒束肌表，卫阳被遏，肺气不宣，故见恶寒、发热、咳喘，若肿势较甚，阳气内遏，则可见脉沉，或为沉数，或为沉紧。

（3）治法：散风清热，宣肺行水。

（4）选方：越婢加术汤加减。

（5）常用药：生麻黄、生石膏、白术、生姜、大枣、甘草等，方中麻黄宣散肺气，发汗解表，以祛其在肌表之水气；生石膏解肌清热；白术、甘草、生姜、大枣健脾化湿，有崇土制水之意，适用于急性肾炎初起，风邪袭表，风水搏击者。

（6）临证备要：本证由风遏水阻导致水肿，治疗时可酌加浮萍、泽泻、茯苓，以助宣肺利水消肿。若咽喉疼痛，可加板蓝根、桔梗、连翘，以清咽散结解毒；若热重尿少色赤或血尿，可加鲜茅根清热利尿，凉血止血；若属风寒偏盛，可去石膏，加紫苏叶、防风、桂枝，以助麻黄辛温解表之力；若咳喘较甚，可加前胡、杏仁，降气止喘;若见汗出恶风,卫阳已虚者,可改用防己黄芪汤加减,以助卫行水;若有尿频、尿急、尿痛者,可加生地黄、萹蓄、瞿麦、竹叶、鸭跖草等,养阴清热凉血利尿。

2.湿毒浸淫

(1)主证:眼睑浮肿,迅速延及全身,小便不利,尿少色赤,身发疮痍,甚者脓疮溃烂,或见疮痕,恶风发热,舌质红,苔薄黄或黄腻,脉浮数或滑数。

(2)分析:脾主肌肉,肺外合皮毛,肌肤乃脾肺二脏所主之域,湿热之邪蕴于肌肤,郁而热盛成毒,毒热腐肉伤血,发为疮痍,甚则脓疮溃烂。湿热邪毒若不能及时清解消散,则内归脾肺,使中焦脾胃不能运化水湿,失其升清降浊之能,肺不能通调水道下输膀胱,水液代谢功能失调,水湿停聚,泛滥横溢,故见小便不利、水肿,风为百病之长,故病之初起多兼挟风邪,是以肿起眼睑,迅速波及全身,其舌质红,苔薄黄,脉浮数或滑数,皆为湿热毒邪挟风之象;苔黄腻是湿热蕴积所致。

(3)治法:清热解毒,利湿消肿。

(4)选方:麻黄连翘赤小豆汤合五味消毒饮加减。

(5)常用药:麻黄、连翘、赤小豆、桑白皮、杏仁、生姜皮、大枣、金银花、野菊花、蒲公英、紫花地丁、紫背天葵、甘草等,前方中麻黄、杏仁、桑白皮等宣肺行水,连翘清热散结,赤小豆利水消肿;后方以金银花、野菊花、蒲公英、紫花地丁、紫背天葵加强清解湿毒之力,适用于急性肾炎肿势严重、热象炽盛、尿改变严重,或继发感染,甚或导致高血压危象或氮质血症者。

(6)临证备要:若脓毒甚者,当重用蒲公英、紫花地丁等,以加强清热解毒之力;若湿盛而皮肤糜烂者,可加苦参、土茯苓以燥湿清热;若风盛而皮肤瘙痒者,可加白鲜皮、地肤子以疏风止痒;若血热而红肿甚者,可加牡丹皮、赤芍以清热凉血消肿;若大便不通者,可加大黄、芒硝以通腑泄热;若水肿较重者,可加茯苓皮、大腹皮以利水消肿。

3.水湿困脾

(1)主证:周身皆肿,按之没指,小便短少,身体困重、胸闷、纳呆,泛恶,苔白腻,脉沉缓。

(2)分析:水湿之邪,浸渍皮肤,壅滞不行,留阻中焦,脾为湿困,运化失职,水湿不得运化转输,聚积于内,泛溢肌肤,发为肢体浮肿不退,水湿内聚,三焦决渎失司,膀胱气化失常。所以小便短少,水湿日增而无排出之路、横溢肌肤,故见肿势日甚,按之没指,脾位于中焦,主肌肉四肢,脾为湿困,阳气不得舒展,运化乏力,胃失和降,故见身体困重,胸闷、纳呆、泛恶等症。舌苔白腻、脉象沉缓等,皆为水湿内盛、脾为湿困之象。

(3)治法:健脾化湿,通阳利水。

(4)选方:五皮饮和胃苓汤加减。

(5)常用药:生姜皮、桑白皮、橘皮、大腹皮、茯苓皮、厚朴、苍术、猪苓、泽泻、白术、桂枝、甘草、生姜、大枣等,前方以桑白皮、橘皮、大腹皮、茯苓皮、生姜皮化湿行水;后方以白术、茯苓健脾化湿,苍术、厚朴燥湿健脾,猪苓、泽泻利尿消肿,肉桂温阳化气行水,适用于急性肾炎肿势严重,蛋白尿突出者,此时水势弥漫,内外交困,外而肌肤,内而脏腑,易生各种变证。故治疗以利水为先,消肿除湿,防生它变。

(6)临证备要:若上半身肿甚,可加麻黄、杏仁、葶苈子,以宣肺泻水;若下半身肿甚者,可加川椒、防己,入下焦、散湿邪,以利水消肿;若身寒肢冷,脉沉迟者,可加附子、干姜以温经散寒;若水湿困阻阳气,心阳不振,水气上逆凌心,致心悸不安、胸闷发绀、形寒肢冷、小便不利、肿势严重,舌暗、苔白、脉微结代者,可用真武汤加枳实、丹参等以温阳利水;若浊毒内蕴,见有神倦欲睡、泛恶,甚至口有尿味、小便极少或无者,宜加附子、制大黄、黄连、半夏,以解毒降浊。

4.阴虚邪盛

(1)主证:尿血,呈肉眼血尿或洗肉水样尿,小便频数,有灼热感,多无尿痛,常伴烦热口渴,腰酸腿软,或可见浮肿,舌质红,少苔,脉象细数。

(2)分析:先天肾气不足,或劳伤肾津,致肾元亏虚,功能失常,复遭外邪侵袭,致血热、湿聚、毒淫。一则阴精亏虚,阴虚火旺,虚热耗损阴液,无津上承,故见五心烦热,口干而渴;二则阴津亏乏,精不化气,阳气无以化生,致肾元亏虚,气化不行,关门不利,水湿内聚,故见小便频数而浮肿;三则阴虚火旺,而遇水湿内聚,水火相合,煎熬成毒,合而为湿毒之邪,毒热之邪灼伤脉络,故见肉眼血尿。湿毒之邪挟血而下,故见尿呈洗肉水样,湿热下注,故尿有灼热感;肾阴不足,腰府失荣,故见腰酸腿软;至于舌红少苔,脉象细数等,皆阴虚血热之象。

(3)治法:清热凉血,养阴利水。

(4)选方:小蓟饮子(《济生方》)加减。

(5)常用药:生地黄、小蓟、滑石、通草、炒蒲黄、淡竹叶、藕节、当归、山栀子、炙甘草等。方中小蓟、生地黄、蒲黄、藕节凉血止血;通草、竹叶降心火、利小便;山栀子清泻三焦之火,滑石利水通淋,当归引血归经,适用于急性肾炎以血尿为主者。

(6)临证备要:若心烦少寐,加黄连、麦冬、夜交藤,以清心安神;若阴虚口渴甚者,加石斛、知母等,以养阴生津,清热止渴;若病久邪祛正伤,或正虚邪恋者,可加黄芪、黄精,以扶助正气;若瘀热盛,小便赤涩热痛甚者,可选加蒲公英、知母、黄柏、益母草等,以清热消瘀;尿道痛甚者,可加琥珀、海金砂、石韦等,以通淋止痛。

(四)专病专方专药

1.常用单方验方

(1)康肾汤:黄芪 20 g,当归 15 g,川芎 10 g,白术 15 g,白茅根 25 g,防己 10 g,知母 20 g,黄柏 20 g,茯苓 15 g,生地黄 20 g,地龙 15 g,15～35 天为 1 个疗程,水煎内服,每日 1 剂,治疗湿热水肿。

(2)麻桂苏蝉白水汤:麻黄 10 g,桂枝 10 g,苏叶 10 g,蝉蜕 6 g,白术 30 g,生姜 3 g,水煎温服,每日 1 剂,分 2～4 次服,治疗发热水肿。

(3)宣肺解毒汤:生麻黄 3 g,杏仁 9 g,桑白皮 12 g,金银花 15 g,连翘 15 g,冬葵子 30 g,河白草 15 g,石韦 50 g,水煎内服,每日 1 剂,治疗呼吸道感染后水肿。

(4)乌梢蛇饮:乌梢蛇 30 g,蝉蜕 30 g,浮萍 30 g,西河柳 30 g,白鲜皮 12 g,地肤子 12 g,蛇床子 12 g,麻黄 6 g,晚蚕沙 30 g,水煎服,每日 1 剂。

(5)蝉黄汤:蝉蜕 15 g,大黄 15 g,竹叶 15 g,萹蓄 15 g,瞿麦 15 g,水煎服,治疗发热水肿。

(6)鲜茅根 250 g,水煎服,每日 1 剂,治疗急性肾炎血尿显著者。

(7)仙鹤草 20～50 g,单味水煎,或在辨证处方中加上此药,对消除蛋白尿及尿中红细胞有确切疗效。

2.中成药

(1)肾炎解热片:疏风解表,宣肺利水,用于急性肾炎,每次 4～5 片,每日 3 次,口服。

(2)肾复康胶囊:益肾化浊,通利三焦,用于急性肾炎和慢性肾炎急性发作,每次 4～6 粒,每日 3 次,口服。

(3)六神丸:清热解毒,消肿止痛,用于急性肾炎,每次 5～10 粒,每日 1～3 次,口服。

3.食疗方

(1)乌鲤鱼汤:乌鲤鱼 1 尾,赤小豆 30 g,白术 10 g,陈皮 3 g,慢火熬汤,食鱼喝汤,可健脾益气,补肾利水。用于康复期,体质虚弱者,每周 1 次,连食 3～5 次即可。

(2)四红粥:粳米 30 g,赤小豆 30 g,花生 10 g,栗子 10 g,红糖 10 g,加水煮粥食用,可健脾补肾。

(五)其他疗法

1.针刺疗法

取足三里、内关、肾俞、阴陵泉、复溜等穴,留针 30 min,隔 10 min 捻针 1 次,每日针治 1 次,2 周为 1 个疗程。

2.耳针疗法

取肾、膀胱、肾上腺、交感等穴,一般留针 20～30 min,留针期间可捻针以加强刺激,每日 1 次,10 次为 1 个疗程。

(安　鑫)

第四节 慢性肾小球肾炎

慢性肾小球肾炎简称慢性肾炎,以蛋白尿、血尿、高血压、水肿为基本临床表现,起病方式各有不同,病情迁延,缓慢进展,可有不同程度的肾功能减退,最终将发展为慢性肾衰竭。

一、病因和发病机制

绝大多数慢性肾炎患者的病因尚不明确,仅有少数慢性肾炎是由急性肾炎发展所致。虽然慢性肾炎的病因、发病机制和病理类型不尽相同,但起始因素多为免疫介导炎症,导致病程慢性化的机制除免疫因素外,非免疫因素如高血压、蛋白尿、高血脂等亦占有重要作用。

二、病理

慢性肾炎可由多种病理类型引起,常见类型有系膜增生性肾小球肾炎(包括 IgA 和非 IgA 系膜增生性肾小球肾炎)、系膜毛细血管性肾小球肾炎、膜性肾病及局灶性节段性肾小球硬化等。

病变进展至后期,所有上述不同类型病理变化均可转化为程度不等的肾小球硬化、肾小管萎缩、肾间质纤维化。疾病晚期肾体积缩小,转化为硬化性肾小球肾炎。

三、临床表现

多数起病缓慢、隐袭。临床表现呈多样性,蛋白尿、血尿、高血压、水肿为其基本临床表现,可有不同程度肾功能减退,病情时轻时重、迁延,渐进性发展为慢性肾衰竭。

早期患者可有乏力、疲倦、腰部疼痛、纳差,水肿可有可无,一般不严重。有的患者可无明显临床症状。血压可正常或轻度升高。肾功能正常或轻度受损(肾小球滤过率下降),这种情况可持续一段时间后,肾功能逐渐恶化,最终发展成尿毒症。部分患者除上述慢性肾炎的一般表现外,血压可以有程度不等的升高,甚至出现高血压脑病,这时患者可有眼底出血、渗出,甚至视乳头水肿,如血压控制不好,肾功能恶化较快,预后较差。慢性肾炎往往有急性发作现象,常因感染、劳累呈急性发作,或用肾毒性药物后病情急骤恶化,经及时去除诱因和适当治疗后病情可一定程度缓解,但也可能由此而进入不可逆慢性肾衰竭。

四、实验室检查

(一)尿液检查

血尿,多以镜下血尿为主,可有红细胞管型。程度不等的蛋白尿,部分患者出现大量蛋白尿(尿蛋白定量超过 3.5 g/24 h)。

(二)血液检查

早期血常规检查正常或轻度贫血,白细胞和血小板多正常。

(三)肾功能检查

早期肾功能无异常,随着病情的进展,可出现血肌酐升高和肾小球滤过率下降。

(四)病理检查

肾脏活体组织检查可明确慢性肾炎的病理类型,对于指导治疗和估计预后具有重要意义。

五、诊断与鉴别诊断

(一)诊断

凡尿化验异常(蛋白尿、血尿、管型尿)、水肿及高血压病史达一年以上,在除外继发性肾小球肾炎及遗传性肾小球肾炎后,临床上可诊断为慢性肾炎。

（二）鉴别诊断

1.继发性肾小球疾病

如狼疮性肾炎、过敏性紫癜肾炎、糖尿病肾病等,依据相应的病史及实验室检查,一般不难鉴别。

2.其他原发性肾小球疾病

（1）隐匿型肾小球肾炎:临床上轻型慢性肾炎应与隐匿型肾小球肾炎相鉴别,后者主要表现为无症状性血尿和（或）蛋白尿,无水肿、高血压和肾功能损害。

（2）感染后急性肾炎:有前驱感染史并以急性发作起病的慢性肾炎需与此病相鉴别。慢性肾炎急性发作多在短期内（数日）病情急骤恶化,血清补体 C_3 一般无动态变化有助于与感染后急性肾炎相鉴别;此外,疾病的转归不同,慢性肾炎无自愈倾向,呈慢性进展,可资区别。

3.原发性高血压肾损害

伴有高血压的慢性肾炎需与原发性高血压肾损害（即良性小动脉性肾硬化症）鉴别,后者先有较长期高血压,其后再出现肾损害,临床上远曲小管功能损伤（如尿浓缩功能减退、夜尿增多）多较肾小球功能损伤早,尿改变轻微（微量至轻度蛋白尿,可有镜下血尿及管型）,常有高血压的其他靶器官（心、脑）并发症。

4.Alport 综合征

常起病于青少年（多在 10 岁之前）,患者同时出现眼部疾患、耳部疾病及肾脏损害,有阳性家族史（多为性连锁显性遗传）。

六、治疗

慢性肾炎的治疗主要是防止或延缓肾功能进行性恶化、改善或缓解临床症状及防治严重合并症,根据肾脏病理检查结果进行综合性治疗。

（一）低蛋白饮食和必需氨基酸治疗

肾功能正常者注意低盐低脂饮食,不宜严格限制蛋白质入量,出现肾功能损害的患者应限制蛋白及磷的入量并配合使用必需氨基酸或 α-酮酸。

（二）控制高血压

高血压是加速肾小球硬化、促进肾功能恶化的重要因素,积极控制高血压是十分重要的环节。治疗原则:①力争把血压控制在理想水平:蛋白尿不低于 1 g/d,血压应控制在 16.67/10 kPa（125/75 mmHg）以下;尿蛋白低于 1 g/d,血压控制可放宽到 17.33/10.67 kPa（130/80 mmHg）以下;②选择能延缓肾功能恶化、具有肾保护作用的降血压药物。

高血压患者应限盐（<3 g/d）;有钠水潴留容量依赖性高血压患者可选用噻嗪类利尿药。对肾素依赖性高血压则首选血管紧张素转换酶抑制剂（ACEI）或血管紧张素 Ⅱ 受体拮抗剂。此外钙通道阻滞剂、β 受体阻滞剂、α 受体阻滞剂也可选用。高血压难以控制时可选用不同类型降压药联合应用。

近年研究证实,ACEI 除具有降低血压作用外,还有减少尿蛋白和延缓肾功能恶化的肾保护作用,故 ACEI 可作为慢性肾炎患者控制高血压的首选药物。肾功能不全患者应用 ACEI 要防止高血钾,血肌酐大于 350 μmol/L 的非透析治疗患者不宜再使用,注意少数患者应用 ACEI 干咳的不良反应。血管紧张素 Ⅱ 受体拮抗剂具有与 ACEI 相似的肾保护作用和减少尿蛋白作用,但不引起持续性干咳。

（三）糖皮质激素和细胞毒药物

鉴于慢性肾炎为一临床综合征,其病因、病理类型及其程度、临床表现和肾功能等变异较大,故此类药物是否应用应区别对待。在肾活检明确病理类型后谨慎应用。还可选择中药雷公藤总苷片,但应注意该药可以引起血白细胞减少及肝功能损害,女性患者长期服用可导致月经周期紊乱甚至闭经。

（四）避免加重肾损害的因素

感染、劳累、妊娠及应用肾毒性药物（如氨基糖苷类抗生素、含马兜铃酸的中草药等）,均可能加重肾脏损害,导致肾功能恶化,应予以避免。

七、预后

慢性肾炎病情迁延,病变呈进行性发展,最终出现慢性肾衰竭。病变进展速度个体差异很大,病理类型为重要因素,但防止各种危险因素、正确制定延缓肾功能损害进展的措施同样具有重要意义。

(安　鑫)

第五节　急进性肾小球肾炎

一、疾病概述

急进性肾小球肾炎(RPGN)是一组病情发展急骤,有蛋白尿、血尿迅速发展为少尿或无尿,在几周或几个月内进展至终末期肾衰竭,预后恶劣的肾小球肾炎。常伴贫血和低蛋白血症,本病的病理改变特征为肾小囊内细胞增生、纤维蛋白沉积,又名新月体性肾炎。急进性肾炎包括原发性肾小球疾病和继发性肾小球疾病两种,原发性肾小球疾病包括特发性急进性肾小球肾炎和在其他原发性肾小球疾病(如膜增生性肾小球肾炎、膜性肾病、IgA肾病等)的基础上发生的急进性肾小球肾炎;继发性肾小球疾病则有感染性疾病(如链球菌感染后肾炎、感染性心内膜炎、乙型肝炎等);多系统疾病(如系统性红斑狼疮、过敏性紫癜、血管炎综合征、Wegener肉芽肿、冷球蛋白血症、复发性多发性软骨炎、肺癌、淋巴瘤等);药物(如青霉胺、别嘌醇、利福平等),本病占肾穿刺病例的2.7%,我国占2%,男性较多,男女之比为1.5～3.0∶1,且以成人为多见。有报道于春、夏季发病者较多,及时有效的治疗可以改变本病的预后。

急进性肾小球肾炎是一种免疫损伤性弥漫增生性新月体性肾炎,依据免疫学发病机制可分为三型:Ⅰ型为不伴有肺出血的抗肾小球基膜(GBM)型,为抗GBM抗体介导,表现为抗GBM抗体沿GBM呈线条样沉积,早期常伴循环抗GBM、抗体阳性;Ⅱ型为免疫复合物型,由免疫复合物介导,可见免疫球蛋白及补体沿GBM呈颗粒状沉积;Ⅲ型为无免疫球蛋白和补体沉积型,其发病机制未明,实际上为血管炎综合征,但其主要表现在肾脏。总之,本病属免疫性疾病,其免疫反应过程多样化,在发病机制上有多种不同形式,但可并存,其预后主要与病理变化相关。

本病的形成原因虽多而复杂,但归纳起来不外乎感受外邪与正气内虚两大因素。在正虚的基础上,风、湿、热、毒等外邪由口或皮毛侵入人体,首先犯肺,肺失通调,水道不利,溢泛肌肤则颜面或全身水肿;热毒炽盛,窒阻气机,伤及血络,则出现尿血、呕吐,中医认为"客风易散,湿热难除",若病初未愈,则湿热内停,困阻脾肾阳气。二者互为因果,致使病情进展,浊毒内蕴,留恋不去,逗留三焦,进一步损伤脾肾阳气,使升降开合失司,清浊不分,出现水湿内停,水肿不消或加重,尿少甚至无尿、蛋白尿、血尿不消或加重,血中废物如肌酐、尿素氮增高等症。总之,本病病理机制为肺、脾、肾三脏气化功能失常,水液代谢障碍,湿浊潴留,壅塞三焦,升降失序,病机以风、湿、热、毒之邪外袭为标,肺、脾、肾三脏受损为本,病位在肾与三焦,而瘀血的病理变化,则贯穿于本病的始终。

本病总属虚实交错之证,一般早期热毒壅遏,以正盛邪实为主,病延日久,正气愈伤,邪毒更盛,致脾肾衰微,浊毒内蕴,正虚邪实并重,虚实交错,使病势沉危,险象环生,出现"关格""溺毒"等证候。预后不良,在病情的各个阶段,由于热毒炽盛,常致毒壅血凝,出现各种出血症状,以出血症状为标,瘀血为本,此病理变化常贯穿本病始终。

病机转化方面,邪毒乘虚伤肾,气化失司,水湿停聚,蕴阻三焦,或化热生火,耗气伤阴;或上犯心肺;或阴虚阳亢,甚则肝风内动,其病因繁多,病症严重而复杂,发展迅速,阴损及阳或阳损及阴,短时期内即可导致肾元衰败而危及生命。

二、诊断要点

(一)临床表现

起病和发展急骤,患者可首先感到疲乏,食欲缺乏等,并出现蛋白尿、血尿、全身性水肿、少尿或无尿性急性肾衰竭等症状,部分患者在发病前 1 个月内有前驱感染病史,少数有蛋白尿、血尿或高血压病史,因病理类型不同,其临床表现也有差异。

1. 肾损害的表现

大多数患者表现为急性肾炎综合征,起病较急,但也有隐匿起病。此前常有先驱感染,在Ⅰ型及Ⅲ型常有流感样综合征,起病后即有尿量减少,甚至少尿,部分患者有肉眼血尿(多见于Ⅰ型和Ⅲ型)、镜下血尿普遍存在,蛋白尿一般在 1～2 g/d,部分患者＞3.5 g/d,并出现肾病综合征(主要见于Ⅱ型)。随着病程进展出现高血压及贫血,患者有头昏、目眩、心悸、气促、面色苍白,发病后或发病时即有肾功能减退,肾小球滤过率降低,血清肌酐及尿素氮增高,且呈进行性肾功能不全,短期即见血肌酐＞500 μmol/L。继之,肾功能继续降低进入尿毒症阶段,在疾病早期就可见到肾小管功能减退,如尿浓缩功能障碍。

2. 肾外表现

Ⅰ型的部分患者可有咯血、咳嗽、呼吸困难、发热及胸痛,血清抗基膜抗体阳性,Ⅱ型无特异性表现,血清免疫复合物(IC)阳性,Ⅲ型中的微血管炎常有咯血、咳嗽、呼吸困难,胸片见两肺中下部炎症改变,血清 P-ANCA 及 C-ANCA 均阳性。Wegener 肉芽肿病多有先侵犯如鼻、鼻旁窦、软腭及肺等炎症性病变(包括坏死性血管炎及肉芽肿),可有发热、皮疹、紫癜、关节肌肉疼痛及单神经炎症状,血清 C-ANCA 阳性为主(90％),变应性肉芽肿性血管炎多有过敏性哮喘、过敏性鼻炎,血嗜酸性粒细胞增多,常伴有脑、心及皮肤等小血管炎表现,血清 P-AN-CA 阳性。

(二)体征

急进性肾炎患者出现少尿或无尿等急性肾衰症状后,由于水、钠潴留可见全身性的水肿。

(三)检查与检验

1. 尿常规检查

见异形红细胞和红细胞管型,蛋白尿常常出现,可以有大量蛋白尿,尿蛋白常常是非选择性的,尿中白细胞异常增多(＞3 万/mL),为中性粒细胞、单核细胞、辅助性及抑制性 T 细胞,尿检异常与病变的严重性并不密切相关。

2. 血常规检查

常呈严重贫血,有时存在着微血管病性溶血性贫血,有时伴白细胞及血小板增高,与阳性 C-反应蛋白共同存在则提示急性炎症相。

3. 肾功能检查

血清尿素氮和肌酐均呈进行性增高,Ccr 可降至 10 mL/ min 以下。

4. 免疫学检查

抗 GBM 抗体介导的 RPGN 补体各成分基本正常;免疫复合物介导者 C3 和其他补体成分的血清浓度常常降低,抗中性白细胞胞质抗体(AN-CA)与小血管炎型 RPGN 密切有关,冷球蛋白和循环免疫复合物常可在免疫复合物型 RPGN 中检出。此外,根据不同的发病机制,循环中可分别检出抗 GBM 抗体、免疫复合物和ANCA,用放射免疫分析法在 95％以上的抗 GBM 抗体介导的 RPGN 早期即可发现循环中有抗 GBM 抗体,抗 GBM 抗体最多常见的是 IgG,极少数是 IgA,IgG1 亚型更常在男性中发现,IgG2 亚型则女性多见。

5. X 线及超声检查

腹部平片及肾脏超声检查可发现肾脏增大或正常大小而轮廓整齐,但皮、髓质交界不清(与肾脏水肿有关)。

6. 病理表现

光学显微镜检查可见肾小囊内新月体形成为 RPGN 的特征性病理改变,受累肾小球达 50％以上,甚至可达 100%，病变范围占肾小囊面积的 50% 以上，严重者可充填整个肾小囊。发病初期为细胞性新月体，后期为纤维性新月体(数天至数周形成)，本病纤维化发展很快，故及时肾活检、早期诊断，及时治疗是极其重要的。肾小球病变在 I 型 RPGN 主要是 GBM 断裂、突出，但毛细血管内增生不明显，II 型 RPGN 中毛细血管襻细胞及系膜细胞增生明显，III 型 RPGN 则可见毛细血管襻节段性纤维素样坏死、缺血，甚至节段性硬化，系膜细胞增生不明显，肾小管及肾间质病变常与肾小球病变的严重程度相关。少数(10%～20%)III 型 RPGN 在肾间质可见肾小球外的血管炎，如微小动脉、小动脉甚至弓状动脉分支均可受累，少数 III 型 RPGN 还可见肉芽肿形成，免疫病理检查在 I 型 RPGN 的早期 IgG 及 C_3 沿肾小球毛细血管壁呈典型的线条样沉积。II 型 RPGN 可见免疫球蛋白及 C_3 沿肾小球毛细血管襻及系膜区呈颗粒样或团块状沉积，而 III 型 RPGN 则多为阴性或微量免疫球蛋白和补体成分，电镜检查可见 GBM 呈卷曲压缩状，可见断裂，I、III 型无或仅少量电子致密物沉积，II 型在 GBM 的上皮侧、内皮侧、GBM 内及系膜区有电子致密物。

（四）鉴别诊断

1.慢性肾炎急性发作

对过去无肾炎病史，出现少尿、无尿及肾衰竭表现的慢性肾炎患者，应根据病情进展速度快慢、B 超双侧肾影缩小等情况进行诊断，这些也有助于同急进性肾炎相鉴别。

2.急性肾小管坏死

临床排除肾前或肾后性而确定为急性肾实质性肾衰竭患者，若以蛋白尿为主(即 24h 尿蛋白定量 ≥1.5 g)，有镜下或肉眼血尿伴或不伴高血压，并有少尿或无尿，应考虑肾小球病变所致的急性肾衰竭，其与急性肾小管坏死临床表现和演变截然不同，后者尿蛋白多数少于 1 g/24h，常有明确的发病诱因如外科手术、休克、中毒(药物、鱼胆中毒等)、挤压伤、异性输血等。尿钠排泄增多超过或等于 20～30 mmol/L，肾小球性肾衰竭多见于两类疾病，即急进行性肾炎或急性肾炎，后者病情较前者轻，血肌酐小于 400 μmol/L，多为一过性肾衰竭。

3.急性间质性肾炎

24h 尿蛋白定量一般少于或等于 1 g，少数情况下如严重感染、中毒、药物引起的肾间质损伤造成肾小球基膜通透性增加，产生大量蛋白尿甚至肾病综合征表现，临床类似肾小球病变。此时与急进性肾炎需靠肾脏病理加以区别，这类间质性肾炎的病理肾小球几乎正常，小管间质病变亦很轻。

4.急性坏死性肾乳头炎

可引起急性肾衰竭，但该病多并发于糖尿病患者，常有较明显的肾区痛及尿路刺激征，尿中白细胞数多，尿培养有致病菌等可资鉴别。

5.其他肾小球疾病转变成急进性肾炎

文献中有少数报道急进性肾炎合并其他类型肾小球病变如膜性肾病、膜增生性肾病、IgA 肾病等，亦需依赖肾穿病理鉴别。

三、现代医学治疗

（一）治疗原则

急进性肾炎西医治疗原则上为早诊断，充分治疗，有针对性进行联合治疗；区别对待急性和慢性肾小球损伤，大量细胞新月体和纤维素样坏死，提示病变处于活动期，应积极治疗；纤维性新月体和肾间质纤维化，提示病变进入慢性期，应注意保护肾功能；伴有全身症状的应选用环磷酰胺和甲泼尼龙尽快控制症状。

（二）一般治疗

绝对安静，卧床休息，无盐，低蛋白饮食，维持和调整水电解质平衡，纠正代谢性酸中毒，少尿早期可考虑使用利尿药(甘露醇、山梨醇、呋塞米或依他尼酸等)以及血管扩张药。

（三）药物治疗

1.糖皮质类固醇

对无禁忌患者采用甲泼尼龙 500～1000 mg 静脉滴注每日或隔日 1 次，3～4 次为 1 个疗程，每间隔

1~2周后可再用1~2个疗程,注意甲泼尼龙冲击治疗静脉滴注时间应超过30 min,冲击间隔和冲击后改为泼尼松口服1~1.5 mg/(kg·d),每日或隔日口服,3个月后逐渐减量,糖皮质类固醇维持时间长短根据原发病不同而有异,如抗GBM抗体病和多系统疾病维持时间要长。甲泼尼龙冲击疗法对Ⅲ型和Ⅱ型疗效较Ⅰ型为好,患者肾功能好转,尿蛋白减少,细胞性新月体数量亦减少。

2. 细胞毒性药物

甲泼尼龙冲击治疗的同时给予环磷酰胺(CTX)冲击治疗,与前者合用相对不良反应小,疗效增强,可用CTX 0.6~1.2 g/次缓慢静脉推注或静脉滴注(1 000 mL稀释),每周或每2周1次,2~3次后改为每月1次,总量勿超过8~12 g。环磷酰胺或硫唑嘌呤口服治疗对Wegener肉芽肿和M-PAN很有效,文献报道口服维持治疗时间应1年以上,可用CTX 2~3 mg/(kg·d)或硫唑嘌呤1~2 mg/(kg·d),必要时强化治疗以减少疾病复发,应用免疫抑制药时应监测血常规和肝功能,注意药物不良反应。

3. 抗凝药

在RPGN发病过程中,由纤维蛋白原裂解产生的纤维蛋白多肽是一种单个核细胞的化学趋化剂,在新月体形成中起一定介导作用。因此,抗凝治疗可减少纤维蛋白多肽产生,阻止或减少新月体的形成,常用的抗凝剂有肝素、华法林、安克洛酶(ancrod)、链激酶和人重组组织纤溶酶原激活物(t-PA)。具体用法是普通肝素5 000~20 000U,加入200~500 mL 5%葡萄糖液中滴入,以凝血时间延长1倍或尿FDP下降为调节药量指标,或用低分子量肝素5 000 U,皮下注射,每日2次。ancrod是一种蛇毒制剂,能特异地分解纤维蛋白A肽,静脉滴注后迅速降低循环中纤维蛋白原水平和血液黏度。常用剂量,首剂2~3 U/kg体重,维持静脉滴注4~6 h,以后2~3 U/kg体重,缓慢静推或静脉滴注,1~2/d。用药过程中需密切观察血浆纤维蛋白原浓度及血栓形成时间,T-PA是一种由526个氨基酸组成的糖蛋白,特异性地激活纤溶酶原,用于急进性肾炎治疗,可显著减少肾小球纤维蛋白沉积和新月体形成,改善肾功能。

4. 抗血小板制剂

实验研究已证实血小板参与RPGN的发病过程,抗血小板制剂可减轻部分肾损害,可选用双嘧达莫(潘生丁)100~150 mg,每日4次口服。磺吡酮(苯磺唑酮)0.2 g,每日3~4次,或阿司匹林0.3~0.6 g,每日1次,以上3种药物可单用,也可联合使用,合用时,药物剂量相应减少。

5. 四联疗法

四联疗法即细胞毒药(CTX或硫唑嘌呤)、糖皮质类固醇、抗凝药(肝素或华法林等)及抗血小板黏附药(双嘧达莫或噻氯匹定)联合应用,细胞毒药物和皮质类固醇用法同前述,肝素剂量50~200 mg/d,维持试管法凝血时间在28 min以内,2~4周后改为口服抗凝药。可用华法林1.25~5 mg/d,剂量因人而异,PT延长维持在正常水平的1倍左右,亦可使用小剂量尿激酶。同时监测血纤维蛋白原勿低于2 g/L,双嘧达莫每日剂量300~600 mg,剧烈头痛者适当减量,噻氯匹定0.25~0.5 g每日1次口服。抗血小板黏附药可长期使用,今年又有报道应用组织纤溶酶原激活剂治疗实验动物有一定效果,有待进一步验证。

上述治疗常同时合用下列药物:①短期广谱抗生素;②H₂受体阻滞药,尤其在甲泼尼龙冲击时;③以往有结核病史者使用抗结核药,须强调指出:大剂量糖皮质类固醇和免疫抑制药治疗应用于早期可逆的肾小球病变(即无明显纤维化的细胞性新月体)疗效较好,当肾小球病变为不可逆,即出现大量纤维性新月体、肾小球硬化、间质纤维化。不要应用冲击疗法,否则适得其反,药物不良反应大,感染率高,疗效差。

6. 抗细胞因子药物的应用

部分学者试用白介素-1受体拮抗药,发现该药可减轻蛋白尿,改善肾功能,抑制肾小球内细胞增殖,巨噬细胞明显减少,阻止新月体形成及小管间质病变发生。抗细胞间黏附分子-1和淋巴细胞功能相关抗原-1的单克隆抗体是继Nisnikawa等(1993—1995)之后,又一次研究抗巨噬细胞移动抑制因子抗体对兔Ⅰ型RPGN的作用,认为该抗体能显著减少蛋白尿,防止肾功能减退,减轻病理损害,抑制白细胞浸润。其治疗效果与防止白介素-1受体和白细胞黏附分子(ICAM-1,VCAM-1)上调及抑制NO合成酶表达有关,有待临床进一步验证。另外,针对其发病机制中的可能因素,目前有提出应用某些细胞因子、生长因子的抑制剂来阻断损伤过程。也有学者提出,RPGN可能与丙型肝炎病毒(HCV)感染有关,是否需要用抗病毒治疗,尚有待进一步研究。

（四）其他治疗

1. 血浆置换疗法

用离心分离或大孔径纤维膜超滤患者放出的大量抗凝全血后,将血浆与血球分离,去除血浆（每次2~4 L,每日或隔日 1 次）,补充以等量含 4%人血清蛋白的林格液、健康人的新鲜血或其他代用品,该疗法被用于治疗自身免疫性疾病和某些异常球蛋白血症,以去除循环中的抗原、抗体、免疫复合物及炎症介质等物质,并具有促进网状内皮系统吞噬功能,改善机体内环境等作用。

Ⅰ型患者首选血浆置换,对疾病早期无或少尿、血肌酐低于 530~619 $\mu mol/L$ 者疗效较好,必须用至血中循环抗 GBM 抗体水平转阴为止,血浆置换疗法同时合用激素和免疫抑制剂如 CTX 维持治疗 8 周以抑制抗体合成,防止疾病反跳,该疗法对Ⅱ型 RPGN 亦有一定疗效。

2. 血液透析

若肾组织学检查新月体以纤维性为主伴明显肾小球硬化和纤维化者,不应盲目应用激素冲击和免疫抑制治疗,而应尽早透析,对于那些组织学检查虽为可逆性改变。但有严重肾衰竭的患者,也应进行透析治疗以改善患者全身条件,并且有利于病变肾脏的休息和病情的改善,创造应用皮质激素和免疫抑制药的机会。

3. 肾移植

终末期肾衰竭者最好在病情稳定半年后进行肾移植,可减少移植后疾病的复发。

四、中医药治疗

（一）治疗原则

根据病情发展的不同阶段进行辨证论治,早期,多为正盛邪实,治疗当以祛邪为主,可分别采用宣肺利水,清热解毒,化浊利湿之法;中期仍多以邪实为主,兼有正虚,治疗当虚邪扶正兼顾,以清热化湿,补益脾肾气阴为法;后期则正虚邪实并重,虚实交错,治疗当扶正祛邪并用,以温肾健脾,解毒祛邪降浊为法,由于瘀血的病理变化常贯穿于本病的始终,故各期的治疗均应配合活血化瘀法。

（二）辨证要点

急进性肾炎发病急,病势凶猛,证情变化迅速,在疾病的早期阶段正气尚足,以邪实为主。发展至后期,标邪耗伤正气,脾肾衰败,湿浊内蕴,而成本虚标实,虚实夹杂之证。在初期,多为风邪、水湿、湿浊、瘀血、湿热之邪壅滞三焦。在后期则脏腑虚损,浊毒内盛,造成多种变证,甚则上凌心肺,蒙蔽清窍。本病变证需分清标本缓急,明确脏腑变证,急则治标,缓则治本。

（三）辨证论治

1. 外邪侵袭,热毒壅盛

（1）主证:发热头痛,咳嗽咯血,咽干口干而欲饮,烦躁不安,颜面或全身浮肿,肉眼血尿或便秘溲黄,甚则心慌气短,舌质红,苔黄,脉浮数。

（2）分析:外邪侵袭,郁而化火成毒,外充肌肤,内袭三焦,故致发热头痛,烦躁不安;邪热壅肺,耗伤肺络,故见咳嗽咯血;邪热耗伤阴液,津液大亏,故见口干咽干而欲饮;热炽下焦,肾精受损,阴液亏耗,故见血尿,尿少溲黄;邪热充斥表里内外,上、中、下三焦尽皆受累,阴液耗伤,故可见舌质红、苔黄、脉数等。

（3）治法:清热泻火解毒。

（4）选方:白虎汤合黄连解毒汤加减。

（5）常用药:生石膏、知母、粳米、黄连、黄芩、黄柏、栀子、甘草等,方中以大剂石膏辛甘大寒作为君药,重在制约气分内盛之热邪;以知母苦寒质润,一助石膏清肺胃之热,一借苦寒润燥以滋其阴,更兼黄连清心火且泻中焦之火、黄芩清肺热更泻上焦之热、黄柏坚肾阴更泻下焦之火、栀子通泻三焦之火。以上五药共为臣药,既可助石膏以增清热解毒泻火之力,又可滋养阴液;再以甘草、粳米共为佐使,即可益胃护津,又能固护胃气以纠大寒伤中之偏,诸药合用,具有清热泻火解毒的功效,可使邪热得以消退,三焦水道复畅。

(6)临证备要：若发热重者加紫雪丹以增强其清热之力，口渴甚者加石斛、天花粉以清热止渴生津，小便短赤或尿血者加大蓟、小蓟、白茅根及茜草等以清热凉血止血，兼有阳明腑实大便干结不通者加生大黄以清泻阳明实热之邪，兼有吐血发斑等症者加生地黄、玄参、牡丹皮以凉血化瘀。

2.湿热蕴结，气阴两伤

(1)主证：面目浮肿或全身浮肿，身困乏力，腹胀纳呆，或恶心欲呕，口干咽燥或咽痛，头晕耳鸣，心烦失眠，尿少色赤或血尿，大便干，舌质干暗红，苔薄黄或黄腻，脉濡数或弦细数。

(2)分析：湿热之邪壅阻于中焦脾胃，则脾胃受纳运化失职，气机升降反常，故见身困乏力，腹胀纳呆，恶心欲呕等；湿热之邪上扰清窍则见头晕耳鸣，心烦失眠；热毒极盛，煎熬津液，故见尿少，大便干，舌质干，脉濡、苔腻皆为湿热蕴结之象。

(3)治法：清热化湿，益气养阴。

(4)选方：甘露消毒丹（《温热经纬》）合生脉散（《内外伤辨惑论》）加减。

(5)常用药：飞滑石、茵陈、淡黄芩、石菖蒲、川贝母、通草、藿香梗、射干、连翘、薄荷、白豆蔻、麦冬、党参、五味子等，前方中重用滑石、茵陈、黄芩三药为君药，其中以滑石清利湿热而利水、茵陈清热利湿而泄浊，黄芩清热解毒而燥湿，三药合用，相辅相成，共同构成本方清热解毒、化湿泄浊之主旨；余以薄荷走上而清空窍，白豆蔻行中而悦脾胃，通草趋下而利膀胱，共使三焦得以通利，湿热因而清除；更配藿香、石菖蒲芳香化湿泄浊以开窍，射干、贝母通降肺气而利水道，连翘解肌透热，后方以人参甘平大补元气为君；麦冬甘寒养阴生津兼清虚热除烦，配五味子酸收敛肺止汗，诸药合用使湿邪得利，毒热得清，固护阴津内守而气不外脱。

(6)临证备要：方中可加六月雪、蒲公英、白花蛇舌草以增强化浊解毒之力；热势较重者，可加生石膏、金银花以清热解毒；湿浊较重兼有水肿者，可加茯苓皮、车前子、生薏苡仁以利水化湿；恶心呕吐较重者，可加姜半夏、陈皮、姜竹茹以和胃化湿降逆而止呕；热毒极盛，闭阻心窍者，可加服安宫牛黄丸以清心窍、开郁闭而清热泻火解毒。

3.脾肾阳虚，浊毒上犯

(1)主证：精神萎靡，面色㿠白，面目虚浮，头晕纳呆，犯恶呕吐，腹胀，腰酸，尿少尿闭，大便不调，或见皮肤瘙痒，齿衄，紫斑，尿血便血，甚则神昏抽搐，舌淡，苔薄白，脉细无力。

(2)分析：本证系病程日久，正虚邪存，脾肾双亏所致，脾虚不足则运化乏力，不能运化水谷以助长体力，故见头晕纳呆，精神萎靡；肾阳不足，气不化水，则见面色㿠白，尿少尿闭；浊毒阻于中焦，气机不畅，升降失常，则见犯恶呕吐；若湿热浊毒外溢肌肤，则见皮肤瘙痒、紫斑等；至于舌淡苔白脉细无力，皆为脾肾阳虚之象。

(3)选方：金匮肾气丸（《金匮要略》）合黄连温胆汤（《备急千金要方》）加减。

(4)常用药：干地黄、山药、山茱萸、泽泻、牡丹皮、肉桂、熟附子、半夏、陈皮、枳实、竹茹、黄连、茯苓、甘草等，前方以干地黄为君滋补肾阳，其意在于"阴中求阳"微微生长少火以生肾气之妙；更配泽泻、茯苓利水渗湿，牡丹皮清泻肝火，与温补肾阳之药相伍，则在补中寓泻，可使补而不腻，共奏温补肾阳之效，后方以半夏为君，降逆和胃，燥湿化痰；以竹茹为臣，清热化痰，止呕除烦；枳实行气消痰，使痰随气下，佐以陈皮理气燥湿，茯苓健脾渗湿，使湿去痰消；使甘草益脾和胃而协调诸药，二方合而为一，既可补脾肾之虚损不足，又可清湿浊之邪。

(5)临证备要：若湿热日久，化生热毒者，可加蒲公英、六月雪、败酱草、槐花、制大黄以清热解毒泄浊；若大便闭结，加生大黄以通腑泄浊；若湿热生痰浊，蒙蔽心包，症见神昏谵语、语无伦次、烦躁不安，可用菖蒲郁金汤加白附子、僵蚕以清热利湿、豁痰开窍。

（四）专病专方专药

1.常用单方验方

(1)温肾解毒汤：紫苏30 g，党参15 g，白术15 g，半夏9 g，黄连3 g，六月雪30 g，绿豆30 g，丹参30 g，熟附子（先煎）9 g，生大黄9～15 g，砂仁（后下）3 g，生姜6 g，水煎服，每日1剂，早晚温服，本方可以温补脾肾，荡涤三焦浊气。

（2）解毒利湿汤：金银花 30 g，鱼腥草 30 g，射干 15 g，马勃 15 g，土茯苓 15 g，车前草 30 g，水煎服，1/d，适用于急进性肾炎合并有呼吸道感染者。

（3）化瘀利水汤：丹参 30 g，川芎 15 g，赤芍 15 g，红花 15 g，益母草 30 g，泽兰 15 g，水煎服，1/d，适用于急进性肾炎各期有瘀水互结者。

（4）补肾降浊散：冬虫夏草 3 g，西洋参 3 g，参三七 3 g，酒大黄 6 g，烘干碎粉，等分 3 包，开水冲服，每次 1 包，1/d，适用于急进性肾炎尿毒症期和缓解期。

2.中成药

（1）肾炎清热片：每次 5 片，3/d，口服，10 d 为 1 个疗程，连用 2～3 个疗程。

（2）肾炎阳虚片：每次 4～6 片，3/d，口服。

（3）九制大黄丸：每次 3 g，2/d，口服。

（4）五子衍宗丸，每次 1 丸，3/d，口服。

3.食疗方

（1）三仙饮：生萝卜 250 g，鲜藕 250 g，梨 2 个，蜂蜜 250 g，将生萝卜、鲜藕、梨切碎绞汁再加蜂蜜。可生服，亦可将汁蒸熟，冷服，3～4 d 内分次服完，有清热润肺、止咳止血之功。

（2）蜜百合：新鲜百合 500 g，蜂蜜 300 g，二者加开水适量拌匀，于锅内微火烧之，致不黏手，取出放凉即可，可每日服 200 g，分次食之，有生津止渴之效。

（五）其他疗法

1.田螺青盐膏外贴

田螺 3 枚，捣烂加青盐 10 g，成膏后摊开如薄饼状贴脐下 4 cm 处，一般每次贴 30～40 min，3～4/d，3 次为 1 个疗程，可治二便不通。

2.中药灌肠

大黄 30 g，黄连 10 g，刘寄奴 30 g，生牡蛎 30 g，蒲公英 30 g，上药兑水 400 mL 煎煮，取煎汁 80 mL，保留灌肠 30 min，2/d。

（安　鑫）

第六节　狼疮性肾炎

系统性红斑狼疮（systemic lupus erythematosus，SLE）是一种累及多脏器、多系统的自身免疫性疾病，我国发病率约为 70/10 万人口。该病可发生于任何年龄，儿童期以 10～14 岁多见，婴幼儿少见，有报道 3 岁发病者。女性患者占绝大多数，女∶男为（5～9）∶1。SLE 并发肾损害时，称为系统性红斑狼疮性肾炎，简称狼疮性肾炎（lupus nephritis，LN）。狼疮性肾炎是常见的继发性肾小球疾病，儿童常比成人表现严重，其肾脏受累的比率与诊断标准有关。临床观察。肾受累占 50%～70%，通过肾活检诊断的肾受累病例达 90% 以上，多数病例都有轻重不同的肾损害，未成年女性以肾脏损害起病者尤甚。狼疮性肾炎是影响 SLE 预后的重要因素，也是死亡的重要原因。

中医古代文献虽没有以狼疮性肾炎为病名的论述，但根据其临床证候，中医将其归属于"阴阳毒""丹疹""痹证""肾着"等一系列中医病名的范围。

一、西医诊治

（一）病因

1.体液免疫因素

由于病毒促发因素、细菌内毒素、脂多糖促发因素以及自体组织破坏、释放 DNA 等原因，导致中等相对分子质量的可溶性 DNA 免疫复合物经过血液循环至肾脏（或其他脏器）而沉积于肾小球。

2.细胞免疫因素

本病发生时,抑制性 T 细胞功能及数量下降。

3.遗传因素

SLE 发病且有明显的遗传倾向,如家族中发病率高,单卵双胎比双卵双胎发病率高等。

（二）发病机制

其发病机制是多元性的,已公认本病是机体对内源性（自体）抗原所发生的免疫复合物性疾病,并伴有 T 细胞功能紊乱。

1.自身抗体的产生

SLE 时自身抗原或与自身抗原结构相似的异体抗原刺激机体,使骨髓及外周血中的 B 细胞功能亢进,产生多种自身抗体。包括:抗核抗体、抗细胞质抗体、抗细胞膜抗体、抗球蛋白抗体等。抗 DNA 抗体滴度升高与 SLE 尤其是与 LN 的严重程度呈正相关。

2.免疫复合物的形成与沉积

自身抗体与相应的抗原结合形成免疫复合物主要沉积于肾小球基膜或系膜区;也可沉积于肾小管、肾小管周围毛细血管壁上,引起组织损害。这是 LN 的主要发病机制。引起肾炎的主要是 DNA-抗 DNA 免疫复合物,包括循环免疫复合物、原位免疫复合物。

3.细胞免疫改变

目前认为 T、B 淋巴细胞调控功能障碍是自身免疫性疾病的关键。本病血清中 TS 功能及数量下降,这可能是自身抗体产生增多的原因,而 TH 功能及数量增加,也促进了体液免疫反应。

（三）临床表现

1.肾外表现

（1）一般症状:常见乏力、体重减轻及发热。

（2）多系统损害表现:常见皮疹、毛细血管扩张、脱发、浅表淋巴结及肝脾肿大。90％病例有关节痛,30％有肌痛。心脏受累也常见,多表现为心包炎,少数为心肌炎。神经系统受累时常表现为精神异常、癫痫、头痛、舞蹈症、周围神经病及视网膜病变等。其他可见贫血、紫癜、腮腺肿大、间质性肺炎及胸膜炎等。或可发生多浆膜腔积液。

2.肾损害表现

LN 病变可累及肾小球、肾小管和肾间质。临床表现可有以下几种。

（1）血尿和/或蛋白尿:患者不伴水肿和高血压,仅有轻至中度蛋白尿和/或血尿。

（2）肾炎综合征:常伴水肿或高血压,蛋白尿和血尿。急性起病者的临床表现类似急性肾炎,可伴肾功能损害。部分病例起病急剧,肾功能急剧恶化,短期内进展为肾衰竭。也有部分病例起病时可无肾功能损害,尿液改变也不显著,但经过几年逐渐发展为慢性肾衰竭。

（3）肾病综合征:此型可占 LN 的 50％～60％,有水肿、大量蛋白尿、血尿、低蛋白血症和肾功能损害。

（4）间质性肾炎:大约有半数患者病理证实有间质和小管病变。

（四）实验室检查

1.常规及相关检查

（1）血常规:80％患者中度贫血（正细胞正色素性贫血）、血小板减少、1/4 的患者全血细胞减少、血小板减少。血沉明显加快。

（2）尿常规:大量蛋白尿、血尿、管型尿,尿比重低。

（3）血浆蛋白、免疫球蛋白抗体检查:血浆总蛋白降低,清蛋白低,球蛋白高,蛋白电泳示球蛋白明显增高,A/G 比值倒置,类风湿因子部分患者呈阴性。抗核抗体阳性,抗双链 DNA 抗体阳性,抗 SM 抗体阳性,循环免疫复合物增高,血清总补体下降。皮肤狼疮带阳性。

2.其他检查

（1）双肾 B 超、CT 检查:了解肾脏的大小、位置、厚薄及有无肾盂积液、结石、肿块、结核。

（2）肾脏 ECT（发射性电子计算机扫描）：以了解肾脏的大小、血流量等。

（3）放射性检索肾图：了解双肾分泌排泄功能。

（4）腹部 X 线片和分泌性肾盂造影：以了解肾脏大小、形态，泌尿系有无结石；肾功能不全时慎作此项检查。

（五）诊断和鉴别诊断

1. 诊断要点

（1）系统性红斑狼疮的多系统损害特点。

（2）肾脏受累的表现，如水肿、高血压及尿液异常。

（3）系统性红斑狼疮的实验室证据，如低补体血症、白细胞及血小板降低、高球蛋白血症、抗核抗体及狼疮细胞阳性。

2. 鉴别诊断

（1）原发性肾小球疾病：狼疮性肾炎以肾脏损害为明显表现时需与原发性肾小球疾病鉴别。根据血抗核抗体、抗 dsDNA 抗体阳性，血清补体 C3 下降，以及其他系统表现可资鉴别。必要时通过肾活检明确诊断。

（2）紫癜性肾炎：两者均好发于青年，紫癜性肾炎伴有皮肤紫癜，以下肢内侧多见，部分患者伴腹痛、消化道出血，少数伴癫痫，血小板正常，免疫指标检查可助鉴别。

（六）治疗

1. 肾上腺皮质激素

常用泼尼松每日 2 mg/kg 口服，病情缓解后逐步减量，以最适宜小剂量长期维持，一般疗程至少一年以上。对有严重的肾损害者，可用大剂量甲基泼尼松龙（甲基强的松龙）冲击疗法，每次 15～30 mg/kg，每日或隔日静脉滴注，3 次为一疗程。如病情不见好转，酌情重复应用 2 个疗程。

2. 免疫抑制剂

（1）环磷酰胺（CTX）：用于 LN 不能耐受激素；或对激素疗效不好；或用小剂量激素不能充分控制病情活动；或有明显的激素不良反应者。剂量：每次 CTX 0.5～1.0 g/m²，加入生理盐水 100 mL 静脉滴注 1 小时以上，每半月到 1 月 1 次，连用 6～8 次，总量 6～8 g。

（2）环胞霉素 A：如经 4～8 周无效，可间隔 1～2 月增加 0.5～1 g/kg，最大剂量为 1 日 5 mg/kg，如有效则稳定 3 个月后可间隔 1～2 月减少 0.5～1 mg/kg。

（3）麦考酚酸酯（骁悉）：每日儿童剂量为 20～25 mg/kg，疗程为 2 年，其不良反应有骨髓抑制、感染、肝功能受损、胃肠道反应，或有多毛、贫血。

3. 抗凝及血小板抑制剂

（1）肝素：每日 50～100 U/kg，稀释后静脉滴注，1 天 1 次，2 周为一疗程，最长 4 周。

（2）潘生丁片：每日 5～10 mg/kg，分 3 次口服，6 个月为一疗程。

4. 血浆置换

用于狼疮肾急进性肾炎型，以及弥漫性增生型或激素、免疫抑制剂不能控制疾病活动。用法：每次每千克体重去除 40 mL 血浆，每周 3 次，共 2～6 周。但血浆置换价格昂贵，效果尚有争议，国内少用。

5. ACEI 制剂

除降压作用外，也能降低肾小球内高压，并能直接影响肾小球基膜对蛋白质的通透性，消除蛋白尿，常用制剂有卡托普利、依那普利等。

6. 免疫球蛋白 IgG 静脉注射

可改变抗原与 IgG 的比例，从而溶解免疫复合物或起免疫调节作用。用法：每日 0.4 g/kg，静脉滴注，5 日为一疗程，1 个月后可重复。

7. 透析治疗

对狼疮肾肾衰竭应积极采用透析，但同时仍应坚持药物治疗，只要双肾尚未完全萎缩，肾衰尚存在可逆性。

（七）预后

狼疮性肾炎的预后与下列因素有关。

（1）年轻男性发生肾衰的危险性高。

（2）氮质血症缓慢进展预示慢性不可逆肾衰的来临，而肾功能迅速变坏表示存在活动性、可治性或潜在可逆性。

（3）持续低补体血症对预后狼疮性肾炎发生肾衰有一定参考价值。

（4）及时地、正确地控制狼疮性肾炎活动可明显改善狼疮性肾炎的预后。

（5）肾活检慢性指数与慢性肾衰发生呈正相关。狼疮性肾炎患者的病程和预后完全视疾病的恶化、缓解、组织学上的转化及治疗效果而不同。

二、中医诊治

（一）病因病机

中医学认为，本病发病的原因多为先天禀赋不足，肾精亏损，感受湿热邪毒，以致阴阳不调，气血失和，五脏六腑受损，皮、脉、肉、筋、骨失去濡养而发病。由于邪毒炽盛，脏腑受损，肺、脾、肾三脏及三焦水液代谢功能失调，肺不能通调水道，脾不能运化水湿，肾不能温阳化气，三焦气机壅塞，决渎无权，而致水湿内停。邪毒炽盛，损伤肾络，血不循行，溢于脉外。

（二）辨证论治

1. 热毒炽盛

主证：高热不解或有低热，面颊部红斑，或周身发生皮疹，肢体浮肿，关节酸疼，心悸，甚者神昏谵语，或衄血，皮肤瘀斑，口干便秘，舌红，苔黄腻，脉细滑数。

治则：清热解毒，凉血止血。

方药：犀角地黄汤加减。水牛角 15 g，赤芍 12 g，丹皮 9 g，紫草 9 g，生地 15 g，白花蛇舌草 30 g，大黄 9 g，青蒿 30 g。

随证加减：高热者加黄芩、石膏以清热；面部红斑者加当归，另服水牛角粉以凉血活血。

2. 阴虚内热

主证：浮肿渐退，低热咽干，面部升火，手足心灼热，腰膝酸软无力，颧红盗汗，舌光红或光剥无苔，脉细数。

治则：养阴清热，凉血活血。

方药：参麦地黄汤加减。生地 15 g，女贞子 12 g，旱莲草 20 g，何首乌 15 g，龟甲 9 g，鳖甲 9 g，沙参 12 g，麦冬 9 g，山药 20 g，茯苓 15 g，丹参 30 g，益母草 20 g，地骨皮 30 g。

随证加减：口渴明显加天花粉、石斛养阴生津；尿血者加大小蓟、茜草根凉血止血；水肿加泽泻、猪苓利水消肿。

3. 气虚血瘀

主证：眩晕，神疲乏力，口咽干燥，面色晦滞，皮下瘀点，偏酸脱发，胃纳欠佳，舌偏红有紫斑，苔薄白，脉细。

治则：益气养阴，活血化瘀。

方药：生脉饮合四物汤加减。党参 30 g，麦冬 12 g，五味子 12 g，女贞子 12 g，山萸肉 12 g，何首乌 15 g，当归 15 g，丹参 30 g，益母草 20 g，赤芍 12 g。

随证加减：兼湿热者，加白花蛇舌草、半枝莲清热利湿；尿少水肿者，加车前子、茯苓、泽泻利水消肿。

4. 脾肾亏虚

主证：周身浮肿，面色苍白，腰膝酸软无力，足跟痛，耳鸣，腹泻，腹胀，纳呆，肢端冷，舌淡胖，边有齿印，质黯，脉沉细。

治则:脾肾双补,活血利水。

方药:济生肾气丸加减。仙灵脾 15 g,制附子 6 g,党参 20 g,黄精 12 g,白术 10 g,猪苓 30 g,薏苡仁 15 g,防己 10 g,槟榔 6 g,泽泻 15 g,车前子 20 g,丹参 12 g,益母草 15 g。

随证加减:阳虚不明显者,去附子;气虚者,加黄芪补气利水。

(三)中成药

1.复方金荞麦片

其具有清热解毒的功效,适用于本病属热毒内蕴血分者。每次 4 片,日服 4 次。

2.狼疮丸

其具有清热解毒,凉血活血化瘀的功效,适用于本病属热毒蕴结血分者。每次 2 丸,日服 2 次。

3.昆明山海棠片

其具有祛风除湿、舒筋活络、清热解毒的功效,适用于狼疮性肾炎。每服 1～2 片,日服 3 次。

(四)单方验方

1.肾氮煎

生地、茯苓、车前子(包煎)各 15 g,山药 20 g,枳实、桑皮、杜仲、泽泻、酒军(另煎 15 分钟分 2 次入药)各 10 g。水煎服,每日 1 剂,用于肾功能失代偿的狼疮性肾炎。

2.益肾降脂汤

冬虫夏草 3 g,黄芪 10 g,葛根 15 g,绞股蓝总苷 200 mg,共为细末,制成片剂,每天 8 片,每天2～3 次,用于高脂血症有效。

3.土苓绿豆汤

土茯苓 30～60 g,防己、绿豆衣各 30 g,甘草 10 g,用于狼疮性肾炎湿热之毒偏盛者。

(五)针灸疗法

1.体针疗法

取穴肾俞、气海、三阴交、膀胱俞、三焦俞、脾肾阳虚加足三里、关元。每日 1 次,10 天一疗程。

2.耳针疗法

取肾、膀胱、交感、皮质下、脾、外生殖器等,每次取穴 3～4 穴,留针 20 分钟,每日 1 次,10 次为一疗程。

3.艾灸疗法

取穴关元、足三里、三阴交、阴陵泉,2 穴交替,每日 1 次,10 次一疗程。

(六)预防与护理

(1)急性期应卧床休息,缓解期或稳定期可参加轻工作,也可适当锻炼身体。保持夜间 8 小时睡眠及午睡 1～2 小时。

(2)避免阳光照射、曝晒、妊娠和分娩及青霉素类和磺胺等药物的使用。

(3)注意早期发现,应对临床表现很轻微,甚至无明显临床表现,仅根据病理改变及有关血液学、免疫学检查给予早期治疗。

(庄绪栋)

第七节　反流性肾病

反流性肾病(RN)是膀胱-输尿管反流(VUR)和肾内反流引起的肾实质性疾病。为我国较为常见的肾病之一,发病率为 0.1%～10%,占终末期肾衰竭的 12%。好发于婴幼儿及儿童,学龄儿童中发病率约为 0.3%;在成人中女性平均发病年龄为 30 岁,男性平均发病年龄为 27 岁,女性多于男性。男女之比为1∶4。

本病起病隐匿,多随尿路感染反复发作而逐渐加重,临床早期多无自觉症状,或仅以反复发作的尿频、重复排尿、排尿困难、遗尿、腰痛为特征,中晚期则以多尿、夜尿、乏力、腰痛,甚至贫血、恶心呕吐、头晕等为主要表现。

病因与输尿管进入膀胱通道的角度变化、输尿管末端的瓣膜样作用是否健全,输尿管畸形、输尿管囊肿、输尿管遗传性先天异常、神经源性膀胱、妊娠、肾血管病变、免疫损伤、膀胱电灼治疗,以及外科输尿管结石摘除术等有关。膀胱-输尿管反流机制是膀胱壁内输尿管斜行段单向性瓣膜作用减弱,原发性者多见于儿童,并有家族性遗传性倾向。其引起肾内反流(IRR)的部位即为以后瘢痕形成的部位。

发病机制可能与尿路感染、尿动力学改变、免疫因素、肾间质血管改变有关。病理变化可见患肾缩小,肾盂肾盏扩张,皮质变薄,肾两极表面可有局灶性瘢痕。光镜下可见肾小管萎缩,肾间质纤维化,有淋巴细胞浸润;晚期可见肾小球局灶性硬化;免疫荧光可见部分肾小球内有 IgM、IgG、C_3 沉积;电镜可见内皮下电子致密物。

一、主要临床表现

(一)尿路感染

尿路感染为本病最常见的临床表现。

(二)蛋白尿

蛋白尿可为反流性肾病的首发症状,但一般是在严重瘢痕形成数年后才出现,蛋白尿的出现提示已有肾小球病变,为预后不良的指征。

(三)妊娠高血压

妊娠高血压可为反流性肾病的首发症状。约有 4% 严重妊高征的患者发生反流性肾病。

(四)夜尿、多尿

夜尿、多尿为肾浓缩功能异常表现。

(五)慢性肾衰竭表现

慢性肾衰竭表现可有贫血、高血压、氮质血症等。一般肾衰的发病年龄在 35 岁以下。单侧性反流性肾病的肾衰,是由于并发了双侧肾的肾小球病变。

本病其他症状还可有遗尿史、肾结石、镜下或肉眼血尿等,小儿常在 4 岁以下发病,常以反复发作的尿路感染就诊。

二、主要诊断

诊断要点如下:①反复发作的尿路感染。②排尿性膀胱造影见有膀胱-输尿管反流(成人有时不存在)。③造影肾盂肾盏扩张变形。④肾体积缩小,皮质变薄。⑤有慢性间质性肾炎的特点。

膀胱-输尿管反流临床分期如下(按国际反流研究委员会提议的分级标准)。

Ⅰ级尿液反流只达到输尿管的下 1/3 段。

Ⅱ级尿液反流到输尿管、肾盂及肾盏,但无扩张,肾盂穹隆正常。

Ⅲ级输尿管轻度或中度扩张及(或)扭曲,肾盂中度扩张,但无或仅有轻度肾盂变钝。

Ⅳ级输尿管中度扩张,肾盂锐角完全消失,但大部分肾盏保持乳头压痕。

Ⅴ级输尿管严重扩张和扭曲,肾盂肾盏严重扩张,大部分肾盏不能看见乳头压痕。

三、鉴别诊断

应与以下疾病相鉴别。

(一)泌尿系感染

临床多有尿频、尿急、尿痛等尿路刺激症状。如为肾盂肾炎,尿常规除有红细胞、白细胞、脓细胞外,可有尿蛋白,但肾盂造影无尿液反流,无肾盂积水,也无肾功能减退及肾脏瘢痕形成等症状与体征。

（二）梗阻性肾病

严重的梗阻性肾病难以与反流性肾病所致病变相区别，但 B 超、放射线、CT 等检查可发现梗阻性肾病的梗阻病灶，及时摘除肿瘤、去除结石等梗阻原因后，泌尿系形态可恢复正常。

（三）慢性肾小球肾炎

慢性肾小球肾炎以病程迁延，蛋白尿，或伴有水肿、高血压，肾功能不全等为特征，放射核素检查无膀胱-输尿管反流，输尿管及肾盂肾盏扩张，肾盂无瘢痕形成等形态学改变。

四、治疗

（一）西医治疗

1.治疗原则

反流性肾病的治疗主要是针对膀胱-输尿管反流的治疗、感染的治疗和后期肾衰的治疗，主要目的是控制尿液反流、消除或控制感染以及预防肾衰的进一步发展。原则是早期治疗和综合治疗。

2.治疗方法

（1）预防治疗：①主要是指预防感染，对防止肾脏新的瘢痕形成有重要意义。方法是注意个人卫生，多饮水，补入充足水分，避免便秘，定时排空膀胱尿液以减轻膀胱内压力及减少膀胱胀残余尿。②对有家族史的婴幼儿应常规检查是否有膀胱-输尿管反流和肾内反流的存在，以便早期治疗。

（2）内科治疗：①长程低剂量抑菌治疗：每晚睡前排尿后口服单一剂量抗生素。可选用复方新诺明、氧氟沙星、阿莫西林、呋喃妥因、头孢菌素等。如复方新诺明 1/2 片，连续口服 6 个月，然后第一、第二、第六周作中段尿培养，如有复发则重新开始治疗，疗程 1～2 年。至于疗程目前仍未有定论，一般主张在儿童用至青春期或反流消失后一年，成人至少用至一年以上。②控制高血压：高血压可加重肾病进展及肾功能恶化，控制高血压是长期治疗方案的一个重要组成部分。③利用膀胱逼尿肌肌电图结果选择治疗方案：膀胱逼尿肌不稳定的患者，即使为重度反流，经抗菌药物加抗胆碱能药物治疗，反流消失率明显提高。④对晚期患者采用低蛋白饮食疗法，以减低肾衰竭的进行性发展。

（3）外科治疗，外科手术适应证为：①重度反流尤其是双侧反流，内科保守治疗 4 年反流仍持续存在或有进行性肾功能减退或有新瘢痕形成。②反复尿路感染，尤其有发热症状的爆发性感染，经内科治疗 4 个月反流无改善。③输尿管口呈高尔夫洞穴样改变。④可用手术纠正的先天性异常或尿路梗阻。

实践证明，双侧反流极少会自然消失，故儿童的严重反流应尽早手术治疗；对成人膀胱-输尿管反流是否手术治疗，目前仍有争议，成人膀胱-输尿管反流除非为重度并反复发作的肾盂肾炎，经内科治疗无法控制者才考虑手术治疗。如有蛋白尿者一般不宜手术治疗。手术方式除传统抗反流术式外，晚近推荐经内镜下注射聚四氟乙烯（特氟隆）治疗，不良反应小，成功率高，2 次治疗有效率可达到 95％以上。

（二）中医治疗

1.治疗原则

本病属中医学"腰痛""淋症""眩晕""遗尿""关格"等范畴。其形成与先天禀赋不足或后天失养，肾气虚弱；外邪侵袭膀胱，湿热蕴肾；久病不已，肾气受损，气化不利，瘀血痹阻，水邪内积所致。初期多为肾气不足，以正虚为主；病至后期，肾与膀胱损伤较甚，进而累及他脏，转为正虚邪实为主。治疗原则为实者泻之，无邪者补虚，补虚以调补肾气，滋补肝肾为主，攻邪以清利湿热，理气活血，通腑降浊为主。

2.治疗方法

（1）肾气不足证。

治法：温补肾阳。

方药：右归丸加减。

生地 15 g、山药 30 g、枸杞子 10 g、菟丝子 30 g、鹿角胶 10 g、炒杜仲 15 g、山茱萸 10 g、当归 10 g、制附子 10 g、肉桂 6 g。

遗尿、尿失禁者，加益智仁、乌药。

（2）湿热下注证。

治法：清热利湿。

方药：八正散加减。

瞿麦30 g、萹蓄30 g、栀子10 g、滑石30 g、甘草10 g、通草10 g、车前子30 g、大黄10 g。

血尿者，加白茅根、旱莲草、小蓟；便秘重者，加大黄；便溏者，去大黄；尿痛者，加金银花、蒲公英；寒热往来者，加柴胡、黄芩。

（3）肝肾阴虚证。

治法：滋养肝肾。

方药：杞菊地黄丸加减。

枸杞子15 g、白菊花15 g、熟地20 g、山茱萸10 g、山药15 g、丹皮10 g、茯苓12 g、泽泻10 g、女贞子30 g、杜仲20 g、钩藤10 g。

小便热感者，加黄柏、栀子、金银花；乏力明显者，加太子参或西洋参。

（4）瘀血腰痛证。

治法：活血止痛。

方药：失笑散合活络效灵丹加减。

蒲黄10 g、五灵脂10 g、当归15 g、丹参15 g、制乳香10 g、制没药10 g。

小便淋涩者，加乌药、急性子；腹胀者，加枳壳、沉香、大黄。

（5）阴阳两虚证。

治法：阴阳双补。

方药：杜仲丸加减。

炒杜仲30 g、补骨脂10 g、枸杞子15 g、炙龟板15 g、黄柏10 g、知母10 g、五味子10 g、白芍15 g、当归15 g、黄芪30 g。

命门火衰者，去知母、黄柏，加肉桂、附子、鹿角胶；湿浊内蕴者，加大黄炭、炒槐花。

五、评述

（一）反流性肾病起病隐匿

多随尿路感染反复发作而逐渐加重，早期治疗预后较好；如不及时治疗和纠正，可发展为慢性肾衰竭，预后不良。早期的诊断金标准仍然是排尿性膀胱尿路造影，但无论是成人还是学龄儿童，要做到早期诊断一直是比较困难的事情。西医方案对本病的治疗如能早期预防治疗，尤其合理的抗感染治疗，常可使相当患者恢复、阻止病情发展，但由于长时间的服用抗菌药物（单剂量药物至少1年以上），随着病情的缓解，患者常不能坚持；利用膀胱逼尿肌肌电图结果选择治疗方案是近期使用的方法，肌电图的需求可能是本方法推广使用的障碍；手术治疗适用于重症、保守治疗效果不佳的患者，是选择顺序排在内科方法之后的一种方法。中医治疗方案类似于西医方案的内科治疗方法，对中、早期和轻、中度患者效果较好，辨证分型治疗可以使方案个体化，但长期服用汤剂无论儿童或是成人都难以坚持，且缺乏循证医学依据。

（二）膀胱-输尿管反流的早期发现和治疗与反流性肾病的预后密切相关

大多数患者甚至包括反流较重的患者如得到早期治疗预后较好；如不能得到及时治疗与纠正，随着蛋白尿的出现，预后不佳。研究表明，反流性肾病的预后与蛋白尿、局灶阶段硬化和进行性肾功能减退有密切关系。蛋白尿的程度与有无肾小球损伤即肾小球损伤的程度有明显的关系。进行性肾小球硬化是反流性肾病慢性肾衰发生的最主要决定因素。

（庄绪栋）

第八节 慢性肾衰竭

慢性肾衰竭(chronic renal failure,CRF)简称慢性肾衰,是由于多种慢性肾脏疾病造成肾单位严重破坏,致使肾脏排泄调节功能和内分泌代谢功能严重受损而造成水与电解质、酸碱平衡紊乱出现一系列症状、体征和并发症。由于本病是肾脏病变长期逐步发展的结果,故多为不可逆性的,预后差。我国的发病率在万分之三左右。

本病在古代中医文献中,根据其具有少尿、无尿、水肿、恶心、呕吐等临床表现,及其病情演变过程和预后,常将其归属于"癃闭""关格""肾风""肾劳"等范畴。《伤寒论·平脉法》中描述"关则不得小便,格则吐逆";《张氏医通》:"癃者,久病,为溺癃淋沥,点滴而出,一日数十次。"

一、病因病理

(一)西医病因病理

1.病因

常见的诱发与加重因素:①感染:泌尿系或其他部位的感染;②血容量的改变:呕吐、腹泻、失血以及手术和创伤等因素,导致血容量减少,可加重肾衰;③肾毒性药物:在原发性肾脏疾病的基础上,使用具有肾毒性的药物,可使肾损害加重。

2.发病机制

(1)健存肾单位学说:肾实质疾病导致相当数量。肾单位破坏,残余的肾单位为了代偿,必须增加工作量,以维持机体正常的需要。因而,每一个"健存"的肾单位发生代偿性肥大,肾小球滤过功能和肾小管处理滤液的功能增强。但如肾实质损坏继续进行,"健存"肾单位越来越少,终于到了即使倾尽全力,也不能达到人体代谢的最低要求时,就出现肾衰竭的临床表现。

(2)矫枉失衡学说:慢性肾衰时,某些代谢产物在体内蓄积,某些物质的分泌增加,引起机体的失衡现象。如肾小球滤过率下降,肾小球重吸收及浓缩功能障碍,致酸碱失衡及电解质紊乱、代谢性酸中毒、低钠、低钾血症、高磷、低钙血症等。

(3)肾小球过度滤过学说:慢性肾衰时,残存的肾单位出现过度滤过的血流动力学变化,除使残存的肾单位增生外,还可使系膜细胞过度负荷而增生,肾小球上皮细胞呈透明样变性,导致发生。肾小球毛细血管闭塞和肾小球硬化,肾小管间质损害,最终肾衰竭而死亡。

(4)毒素学说:慢性肾衰时,肾排泄功能减退,尿毒素在体内潴留,可引起尿毒症的各种中毒症状。

(5)肾小球代偿增生:在代偿性肾脏增大的动物的血和尿中存在着促进肾脏增生的物质,称为"促肾脏增生因子",可能由肾外组织产生而由肾脏排出,它能促进肾脏合成蛋白质、DNA和磷脂,另外,高蛋白饮食能增加肾脏排氮功能,使肾脏增生肥大。

(二)中医病因病机

慢性肾衰竭是由多种肾脏疾患转化而来,由于其原发病的不同,病因病机也有差异,但肾元虚衰,湿浊内蕴是其根本病机。感受外邪、饮食不当、劳倦过度、药毒伤肾常常是其诱发及加重因素。

1.感受外邪

感受外邪,特别是风寒、风热之邪是该病的主要诱发及加重因素。感受外邪,肺卫失和,肺失通调,水道不利,水湿、湿浊蕴结,更易损伤脾肾之气,使正愈虚,邪愈实。

2.饮食不当

饮食不节(洁),损伤脾胃,运化失健,聚湿成浊,水湿壅盛,或可湿蕴化热而成湿热。

3.劳倦过度

烦劳过度可伤心脾,而生育不节,房劳过度,肾精亏虚,肾气内伐。脾肾虚衰,则不能化气化水,升清降浊,水液内停,湿浊中阻,而成肾劳、关格之证。而肾精亏虚,肝木失养,阳亢风动,遂致肝风内扰。

4.体虚久病

久患肾脏疾病,肾元亏虚,脾运失健,气化功能不足,开阖升降失司,久则形成本虚标实之证。水液内停,泛溢肌肤为肿,行于胸腹之间,形成胸、腹水。肾失固摄,精微下泄,而成蛋白尿、血尿;湿蕴成浊,升降失司,浊阴不降,则见少尿、恶心、呕吐。其病之本为脾肾虚衰,水湿、湿浊是其主要病理因素。但久病入络,可从虚致瘀或从湿致瘀,而见水瘀互结或脉络瘀阻。总之,本病病位主要在肾,涉及肺、脾、胃、肝等脏腑,其基本病机是本虚标实,本虚以肾元亏虚为主,标实为水气、湿浊、湿热、血瘀、肝风之证。

二、临床表现

(一)一般症状

疲乏、失眠、头痛、纳差、烦渴、恶心、苍白、轻度面肿、多尿或生长障碍等,其中多饮、多尿和夜尿可能是最早的唯一症状。

(二)水、电解质紊乱及酸中毒

慢性肾衰进展过程中,早期通过肾脏适应性调节机制,可不发生水、电解质的平衡失调现象。当发展至终末期。肾衰时,肾适应调节机制随病情的进展而日益减少则引起水钠潴留,出现水肿、高血压,甚至出现心力衰竭;电解质紊乱常见低钠血症、低钾血症、低钙血症、高镁血症和高磷血症。除终末期外,一般罕见明显高钾血症。

(三)心血管系统症状

(1)高血压:在肾血管疾病如肾动脉狭窄、结节性多动脉炎、肾实质病变均可出现高血压。

(2)心力衰竭:慢性肾衰的末期可出现心力衰竭。

(3)心包炎:出现胸痛,胸骨后压迫感,可闻及心包摩擦音。

(4)尿毒症性心肌病:肾衰竭时,心肌功能减低,但一般情况下症状可不明显。

(四)消化系统症状

胃肠道症状是尿毒症最早最突出的表现。由于肠道中细菌的尿毒酶将尿素分解为氨,刺激胃肠道黏膜而引起恶心、呕吐及顽固性呃逆,晚期可出现腹泻等。

(五)造血系统症状

出现贫血、出血等征象。

(六)神经系统症状

主要表现为精神不安,疲乏、集中力减低,神经肌肉应激性增加,痉挛和抽搐,昏迷。周围神经病变:主要为感觉和运动功能障碍,感觉异常表现为烧灼感、疼痛和麻木等。

(七)骨骼系统症状

骨营养障碍、肾性佝偻病、骨质疏松、病理性骨折等。

(八)皮肤症状

由于尿胆素原的滞留,色素沉着于皮肤,加之贫血,故形成一种苍白而又带褐色的特殊面容。另外皮肤瘙痒是尿毒症的常见症状。

(九)呼吸系统症状

重度代谢性酸中毒时可有呼吸深长;另外可发生尿毒症肺炎,肺部可闻及啰音,并且可合并胸腔积液。

(十)免疫功能低下

易继发感染,是造成慢性肾衰加剧的主要因素。

三、实验室检查

(一)尿检查

尿比重固定在1.010左右,尿中有不等量的蛋白,红细胞、白细胞及管型等。

（二）血液检查

呈正细胞正色素性贫血，血小板及白细胞计数一般正常，但出血、凝血时间延长。

（三）血生化检查

血尿素氮、肌酐增高，二氧化碳结合力降低，血钠、血钙一般低下，血钾、血磷可高可低。

（四）肾功能检查

尿稀释浓缩功能下降、肌酐清除率明显下降。

（五）X线检查

（1）胸片可见心影扩大及循环充血表现如左室扩大、肺水肿和胸膜渗出。

（2）肱骨、膝、腕关节照片可见脱钙、骨小梁变粗、斑状浸润、骨皮质变薄，呈佝偻病样改变；骨龄落后，灶性骨硬化、骨变形，严重者可有骨骺分离。

（六）骨密度测定

骨密度降低比X线骨改变出现早。

四、诊断与鉴别诊断

慢性肾衰的临床表现虽为多样化，但诊断主要依据：①起病缓慢、有疲乏无力、头痛、食欲不振、恶心、呕吐、多尿、夜尿或少尿及皮肤瘙痒等症状；②高血压、眼底改变、心力衰竭；③贫血、氮质血症、酸中毒、高血磷、低血钙、晚期可有高血钾；④尿比重低且固定，轻度蛋白尿、少量红、白细胞及管型；⑤既往有慢性肾疾患病史。

由于慢性肾衰的临床表现涉及各系统且呈现多样化，常易误诊为其他相应系统的疾病，应予警惕。凡遇有以贫血、高血压及胃肠道症状就诊者，应警惕有无慢性肾衰，尿检查和肾功能检查可助诊断。以少尿为主诉者，应注意与急性肾衰相鉴别。病史短，无明显贫血，超声波检查肾脏不缩小为急性肾衰的特点，可与慢性肾衰相鉴别。鉴别困难时应作肾活检病理检查。对慢性肾衰还必须做出病因诊断，以利对原发病的治疗。

五、治疗

（一）西医治疗

慢性肾衰时保守治疗的原则是尽可能明确病因，祛除诱因，治疗内环境的紊乱及其合并症，尽可能保护残存肾单位的功能。

1.去除病因，治疗原发病

其中最主要的是治疗感染，血容量下降及尿路梗阻。抗感染时应尽力避免使用肾毒抗菌药物。

2.饮食疗法

慢性肾衰的患者，既要保证营养需要，又要不加重肾脏的负担。一般说来，若肾功能保持在50%以上，则可不必限制饮食，若肾功能低于正常的50%则应重视饮食调整。

（1）蛋白质：当肾小球滤过率降至25 mL/min或血中尿素氮达到35.7 mmol/L（100 mg/dL）以上或临床已有尿毒症症状时则必须限制蛋白质的摄入量，但过严限制则体内蛋白质分解，也可增加肾脏氮质负荷，蛋白质的限制应根据患者临床症状及肾功能减退程度而定。一般估计以中等程度的肾衰竭，供给蛋白质$1 \sim 2$ g/（kg·d），使血尿素氮< 35.7 mmol/L（100 mg/dL），严重病例只给予蛋白质$0.6 \sim 1.0$ g/（kg·d）。宜用高生物价的蛋白质如鸡蛋、牛奶、瘦肉、鱼肉等，应尽量少吃植物蛋白如豆制品等，因其含必需氨基酸少。

（2）磷的限制：当肾小球滤过率< 15 mL/min时，血磷即升高。此时应将食物中磷的供给限制在$200 \sim 500$ mg/d，并口服氢氧化铝$50 \sim 150$ mg/（kg·d），或服10%氢氧化铝凝胶$0.5 \sim 1.5$ mL/（kg·d），使血磷维持在正常水平后，只需补充维生素D及钙。

（3）其他营养素：慢性肾衰时应补充维生素B、维生素C、维生素D，维生素D一般需$2\,000 \sim 2\,500$ U/d以上,根据骨病及血钙、磷水平调整。慢性肾衰时亦需注意微量元素锌的补充,以利更好发挥维生素 D 对肠道钙的吸收作用。

3. 必需氨基酸疗法

慢性肾衰时血浆必需氨基酸减少,非必需氨基酸增多。清蛋白及球蛋白缺乏,出现低蛋白血症、营养不良及免疫功能低下,易并发感染。必需氨基酸疗法配合低蛋白饮食,可利用非蛋白氮合成蛋白质,降低氮质血症,维持正氮平衡,纠正高磷血症。应用必需氨基酸疗法,必须严格限制蛋白质摄入量,同时保证每日足够热卡。一般口服必需氨基酸制剂,每次 14.5 g,每日 4 次;或静脉滴注必需氨基酸注射液 $0.2 \sim 0.3$ g/(kg·d),$15 \sim 20$ 天一疗程。

4. 纠正水、电解质紊乱及酸中毒

慢性肾衰存在水肿,心功能不全或高血压时,应限制水、钠摄入。如二氧化碳结合力<13.5 mmol/L 时,应在严格限制钠、水情况下纠正酸中毒,多使用 3.64%氨基丁三醇 THAM,以免钠入量过多使浮肿加重。

5. 减少含氮代谢产物的潴留

(1)氧化淀粉:口服后在肠道可吸附尿素氮与钾,使血尿素氮下降约 30%,患者从小剂量开始,逐渐增加药量至 $20 \sim 30$ g/d。

(2)氧化纤维素:口服后可在肠道吸附尿素和氨。具体应用时,应将氧化纤维素冷藏,以水浸泡 1 日后服用,干重 60 g 相当于浸湿重 100 g。成人自 40 g 干重量开始,每周增加 10 g,儿童剂量酌减。

(3)角豆树籽树胶:是一种果糖多聚物,口服在胃肠道不被消化,对尿素、氨、肌酐、尿酸及磷、氯、钠等具有相当的吸附能力,而对钾、镁、钙的吸附作用甚少。成人 $25 \sim 50$ g/d,可连服数月,服用时应加棉籽油。

6. 肾性骨病的治疗

(1)降磷:口服氢氧化铝。

(2)补钙:口服乳酸钙。有低钙抽搐者,可静脉注射葡萄糖酸钙。

(3)补充维生素 D:当血肌酐>353.6 mmol/L(4 mg/dL)时,给予维生素 D 5 000 U/(m²·d),有时可多达 50 000 U/d。使用 $1,25-(OH)_2D_3$ $0.7 \sim 2.7$ mg/d,口服或肌内注射,疗效更显著。

(4)甲状旁腺次全切除术:已发生纤维性骨炎或转移性钙化者,应作甲状旁腺次全切除术,而儿科多认为不需做此手术。

7. 扩容利尿疗法

由于呕吐、腹泻、低钠、消化道失血所致血容量不足,常使肾功能进一步恶化,应采取扩容利尿疗法,可用 10%低分子右旋糖酐每次 10 mL/kg 静脉滴注,滴注完毕后静脉注射速尿每次 $1 \sim 2$ mg/kg。常可使尿量增多、肾功能改善。

8. 贫血的治疗

首先补给造血原料,如优质蛋白饮食、必需的氨基酸、铁剂、叶酸等,均对长期摄入量不足所致贫血治疗有效。应用重组红细胞生成素(rHuEPO)$50 \sim 150$ μg/kg,每周 $2 \sim 3$ 次,至红细胞压积达到预期指标(HCT30%～35%)后减量维持。如血色素<60 g/L,则需小量多次输血或输注洗涤红细胞。

9. 高血压的治疗

伴有高血压者一般应降压、利尿,限制水、钠等综合措施治疗后血压多可控制。降压药仍选用以不减少肾血流量的药物为宜,否则易导致肾功能恶化。

10. 透析疗法

无可逆因素的慢性肾衰者,经非透析疗法治疗无效时,应采取透析疗法或肾移植术。儿童患者多采用连续性不卧床腹膜透析治疗(CAPD)。

11. 肾移植术

凡慢性肾衰患者进行透析治疗过程中,只要有合适的供肾,均可考虑作肾移植术。

（二）中医治疗

本病总属虚实错杂，本虚标实，以正虚为本，邪实为标。故其辨证，首当明辨虚实。本病无论早、中、晚期，均具有正虚，所以应辨阳虚、阴虚、气虚、气阴两虚之各异；在正虚的同时，多挟实邪，当辨挟外感、痰热、水湿、湿浊、湿热、瘀血、风动之偏盛。

1.脾肾气虚

主证：面色无华，少气乏力，纳差腹胀，大便偏稀，口黏口淡不渴，或口渴不欲饮，腰膝酸软，手足不温，夜尿频多，舌淡有齿痕，脉沉细。

治则：补气健脾补肾。

方药：六君子汤加减。党参 9 g、白术 6 g、茯苓 6 g、陈皮 6 g、苡仁 9 g、续断 9 g、菟丝子 9 g、炙甘草 6 g。

随证加减：若纳差腹胀重者，加川朴、焦三仙；若腰膝酸痛者加炒杜仲、怀牛膝；若气虚及阳，脾阳渐虚，腹痛即泻，手足欠温者，加肉桂、炮姜温中散寒；若水肿明显者，加车前子利水消肿。

2.脾肾阳虚

主证：面色苍白或白，神疲乏力，纳差便溏或水肿重，口黏口淡不渴，腰膝酸痛或腰部冷痛或畏寒肢冷，夜尿清长，舌淡嫩胖，齿痕明显，脉沉弱。

治则：温补脾肾。

方药：真武汤加减。芍药 9 g、生姜 6 g、白术 9 g、炮附子 6 g、人参 15 g、黄芪 15 g。

随证加减：若纳差便溏者，加补骨脂、肉豆蔻及焦三仙；若腰部冷痛或畏寒肢冷者，加干姜、肉桂；若夜尿频多、清长者，可加炒山药、芡实；若水肿甚者，加车前子、泽泻、白术等利水消肿。

3.肝肾阴虚

主证：面色萎黄，头晕、头疼，目睛干涩，口干咽燥，五心烦热，腰膝酸软，大便干结，尿少色黄，舌红少苔，脉沉细或弦细。

治则：滋补肝肾。

方药：六味地黄丸合二至丸加减。熟地黄 15 g、山药 10 g、山萸肉 10 g、茯苓 10 g、泽泻 10 g、丹皮 10 g、女贞子 10 g、旱莲草 10 g。

随证加减：若目睛干涩甚者加枸杞子、菊花；若头晕耳鸣甚者加怀牛膝、钩藤、白芍、何首乌等；若手足心热甚者加地骨皮、龟甲等。

4.脾肾气阴两虚

主证：倦怠乏力，腰膝酸软，口干咽燥，五心烦热，夜尿清长，舌淡嫩胖，有齿痕，脉沉细。

治则：益气养阴。

方药：参芪地黄汤加减。人参 15 g、黄芪 15 g、地黄 15 g、山药 15 g、山萸肉 10 g、丹皮 15 g、茯苓 15 g、泽泻 10 g、枸杞子 15 g、何首乌 15 g。

随证加减：若心气阴不足，心慌气短者，可加麦冬、五味子、丹参、炙甘草等益气养心；若大便干结者，可加麻仁或制大黄以通腑泄浊。

5.阴阳两虚

主证：畏寒肢冷，腰膝酸软，口干咽燥，五心烦热，夜尿清长，大便干结，舌淡有齿痕，脉沉细。

治则：滋阴温阳。

方药：济生肾气丸合当归补血汤加减。地黄 10 g、山药 15 g、山萸肉 10 g、茯苓 15 g、丹皮 15 g、泽泻 10 g、炮附子 6g、桂枝 6 g、牛膝 15 g、车前子 15 g、黄芪 15 g、当归 6 g。

随证加减：若虚不受补，恶心呕吐，纳少腹胀者，则先予调补脾胃，健脾助运，可用焦三仙、炒山药、茯苓、半夏、陈皮等。

另外，以上各型之中，皆可兼挟数种邪实，凡具备以下任何一项症状者，即辨证为兼挟该实邪：①外感：兼夹风热或风寒症状，可加用金银花、连翘等祛风清热或桑叶、荆芥、防风等祛风散寒；②痰热：兼夹咳痰黄稠、咳痰白黏但舌苔黄腻等，可加用黄芩、鱼腥草、桑白皮等清热化痰；③水湿：兼夹全身中度以上水肿或胸腹水，可加用猪苓、泽泻、车前子等淡渗利水;④湿浊:兼夹呕吐频作,舌苔白腻,口有尿味,口黏不欲饮者,可加用藿香、苍术、苡仁等利湿化浊;⑤湿热:兼夹呕吐频作,舌苔黄腻,口有尿味,口干口苦口黏喜凉饮,小便灼热、涩疼、不利者,可加用黄连、黄柏、苍术等清热化湿;⑥瘀血:兼夹面色晦暗,唇暗,腰痛固定或刺痛,肌肤甲错或肢体麻木,舌质紫暗或有瘀点、瘀斑者,加用桃仁、红花、当归、川芎等活血化瘀;⑦风动:兼夹筋惕肉明,手指蠕动,抽搐疼痛者,可加用天麻、钩藤等平肝潜阳;⑧风燥:兼夹皮肤干燥瘙痒者,可加白鲜皮、地肤子、当归等润燥止痒。

（三）中成药

1.保肾康

中药川芎的提取物,功效:活血化瘀。适用于慢性肾衰竭血瘀证,每次 2～4 片,每日 3 次。

2.黄芪注射液

功效:补气固本。适用于慢性肾衰竭气虚证,60～80 mL 加入 10％的葡萄糖注射液 150 mL 中静脉滴注,每日 1 次,7～14 天为 1 个疗程。

3.川芎嗪注射液

功效:活血化瘀。适用于慢性肾衰竭血瘀证。60～80 mL 加入 10％的葡萄糖注射液 150 mL 中静脉滴注,每日 1 次,7～14 天为 1 个疗程。

4.脉络宁注射液

由石斛、玄参、牛膝等药物提取制成的复方制剂。功效:清利化湿,活血和络。适用于慢性肾衰竭湿瘀内蕴证。20～30 mL 加入 10％的葡萄糖注射液 150 mL 中静脉滴注,每日 1 次,7～14 天为 1 个疗程。

（四）单方验方

(1)冬虫夏草,临床一般用量 3～5 g,可入煎剂中共煎,或研粉装胶囊服用,或单独服,20 天为 1 个疗程,连服 3～4 个疗程。

(2)番泻叶 25 g,煎汤取汁代茶饮。

(3)生大黄粉,每日 3 g,口服,连用 20 天为一疗程。

(4)土茯苓 30～60 g,防己 15～30 g,绿豆衣 30 g,甘草 10 g,水煎服,适用于慢性肾衰竭湿热之毒偏盛者。

(5)地肤子汤,地肤子 30 g,大枣 4 枚,水煎服。具有清热利湿止痒作用,适用于慢性肾衰竭皮肤瘙痒者。

（五）针灸疗法

1.针刺治疗

调节全身功能状态:主要选中脘、气海、膻中、孔最、足三里、三阴交、肾俞、三焦俞、心俞、风池;促进排尿:主要选关元、中极、肾俞、三焦俞、阴廉;增加肾血流量:主要选中脘、肾俞、三焦俞、心俞;调整血压:主要选中脘、百会、正营、玉枕、肩井。

2.灸法

取气海、天枢、脾俞、肾俞等穴位,脘痞加足三里,呕吐加内关,便溏加关元。每日灸 1 次,每穴灸 3～7 壮,10 次为 1 个疗程。

（六）物理疗法

1.灌肠疗法

生大黄 30 g、六月雪 30 g、蒲公英 30 g、丹参 20 g、桂枝 10 g、附片 10 g、益母草 30 g。上药浓煎成 50～100 mL,保留灌肠,一日一次或分两次,连用 7 天为一疗程。

2.肾衰

外敷方有生附片、仙灵脾、桃仁、红花、川芎、沉香、冰片组成。将药物研成细末,用 95％的酒精将桂氮酮稀释成 1.9％的溶液,然后调和肾衰外敷方药末,纱布包裹药末外敷于双侧肾俞及关元穴位,以后每日用 1.9％的桂氮酮溶液湿润药末,隔 3 日换一次药,4 次为 1 个疗程,一般使用 2～4 个疗程。

六、预防与护理

(1)预防感冒和感染:家庭居室要清洁、卫生、通风,房间温湿度要适宜。

(2)保持情绪稳定,限制剧烈活动,减少患者的焦躁不安,保证睡眠充足。

(3)仔细记录每天液体出入量,每日定时测量血压,以了解有无水钠潴留、脱水等情况。

(4)饮食起居要有规律,养成每天定时排便的习惯,有利于排出代谢物、毒素等。

七、预后

慢性肾衰患者的病程长短不一,与原发病及诱因有关。如原发病进展迅速,患者可于数月内死亡;如原发病不进展而治疗恰当,患者可存活相当长时间。但即使有良好的保守疗法一旦出现尿毒症的症状而又无诱因可查,应尽早开展透析治疗,否则只能存活较短时间。

(庄绪栋)

第九节　糖尿病肾病

一、定义

糖尿病肾病(diabetic nephropathy,DN)是1型糖尿病(胰岛素依赖型糖尿病,IDDM)和2型糖尿病(非胰岛素依赖型糖尿病,NIDDM)患者常见的微血管并发症之一,它与视网膜病变、神经病变均为糖尿病微血管病变最为严重的并发症。1型糖尿病患者在10~15年后出现微量清蛋白尿,随着血糖、血压控制认识的深入,相当部分患者的微量清蛋白尿可缓解或维持稳定,而25%~45%的患者可出现临床显著的蛋白尿,4%~17%患者可在20年后进入ESRD。2型糖尿病患者发现糖尿病10年内出现微量清蛋白尿概率则较高,达20%~25%,而在糖尿病中2型糖尿病患者占90%以上,因此2型糖尿病患者患DN人数远远超过1型糖尿病。目前,随着糖尿病患者逐年增加,DN已经成为慢性肾衰竭最常见的病因之一。在美国,接受透析或肾移植的ESRD患者中50%以上为DN,而在欧洲、日本,DN在ESRD的病因中也居首位,据报道其发病率可达25%~45%。DN的疾病分布有一定的地域性和种族性,美国印第安人发病率最高,其次是黑人、亚洲人、墨西哥人以及欧洲人。近年来随着我国糖尿病发病率的逐年增高,DN已经成为我国新发尿毒症中的第二位原因。

二、病因和发病机制

因胰岛素代谢异常而导致长期高血糖是DN发生的最关键因素,由其所致的肾脏血流动力学改变以及糖代谢异常本身是致病的直接基础,而遗传、激素和细胞因子等均可能参与了DN的发生与发展。

高血糖是导致DN发生、发展最重要的原因。在高血糖情况下,肝脏、肌肉、脑等组织糖代谢障碍较为严重,而肾脏、神经、眼等脏器的糖代谢增强。高血糖可以通过3种途径造成对肾脏的损害:其一是形成蛋白糖基化终末产物(AGE),它可使肾小球基膜成分交联、基膜胶原纤维直径增大、胶原纤维间的裂隙增大,从而导致肾小球孔径屏障和电荷屏障异常,滤过膜通透性增高,产生蛋白尿;此外,AGE可使循环蛋白交联后沉积于系膜区,促进系膜细胞增殖与细胞外基质增生;AGE还可通过与细胞特异性受体结合,刺激其分泌大量细胞因子和炎症介质,促进细胞外基质合成、细胞氧化应激增加等。其二,高血糖可激活多元醇通路,形成过多的山梨醇和果糖,导致细胞内渗透压改变、细胞膜Na^+-K^+-ATP酶活性下降,最终引起血流动力学异常。其三,高血糖还可通过激活甘油二酯-蛋白激酶C途径,达到影响血管紧张素Ⅱ或其他激素的信号转导通路、改变某些基因的转录水平的效果,产生调控细胞外基质合成与分解、损伤肾脏的作用。

糖尿病患者普遍存在血流动力学异常,主要表现为肾小球入球小动脉扩张导致肾小球内滤过压升高,其原因可能有扩张入球小动脉的活性物质(如前列腺素、NO、心房利钠肽等)增多或活性增强、球-管反馈异常、近端肾小管钠盐重吸收过多导致肾小囊内压降低等。这种机制的存在可通过产生蛋白尿、毛细血管剪切力增加,尤其是局部肾素-血管紧张素-醛固酮(RAS)系统的过度兴奋、某些细胞因子进一步激活而引起肾脏损伤。研究显示肾脏局部 RAS 系统的激活,可通过产生血管紧张素Ⅱ(AngⅡ),使局部和全身血流动力学发生改变,导致肾小球内反应性高滤过和囊内压增高状态,并通过刺激细胞因子如 TGF-β 等释放以及氧化应激等机制引起失代偿性肾单位肥大和硬化,从而参与了 DN 的发生、发展。近来研究发现肾素原与肾素/肾素原受体在 DN 中的新机制。目前研究发现部分糖尿病患者体内的血浆肾素活性和浓度可低于常人,且 AngⅡ 和醛固酮水平也较低,但这些患者体内多存在极高的肾素原水平。肾素原可通过与其受体结合导致肾素原分子的构象发生变化,活化丝裂原活化蛋白酶(mitogen-activated protein kinases,MAPK)旁路,动物实验证实抑制此旁路激活可以阻止 DN 的发生,提示其在 DN 的发生机制中可能具有重要作用。

血脂代谢紊乱也可能参与了 DN 的发生机制,因为在 DN 动物模型中发现脂质沉积量与肾小球损害程度有关,且给予 HMG-CoA 还原酶抑制剂或低脂饮食可以延缓甚至逆转 DN 的发生及进展。脂代谢异常可能通过肾小球脂质沉积而引起单核巨噬细胞形成泡沫细胞、肾小球内血液流变学改变以及脂质代谢过程中某些因素直接促进细胞因子释放等促进 DN 的发生。

遗传因素的作用也已通过糖尿病的家族聚集性以及基因易感性得到了证实。目前认为 DN 可能是一个多基因疾病,如 ACE 基因多态性,该基因的缺失或位点插入并不会直接导致 DN,但可预示糖尿病患者肾脏受累出现的速度;但也有研究发现 ACE 多态性和 1 型血管紧张素Ⅱ受体基因多态性可能影响了 DN 的发生、发展。还有报道认为内皮一氧化氮合酶(eNOS)基因、脂蛋白 E 基因以及某些调控细胞外基质合成的转化生长因子如 TGF-β,基质金属蛋白酶等均可能参与了 DN 的发病机制。而近来的遗传学研究发现 Na^+-Li^+ 反向运输系统和 Na^+-H^+ 转移蛋白可作为 DN 的表型标记,而与 1 型 DN 发病相关的表型标记有 HLA 和胰岛素基因等。

一些细胞因子、激素和细胞内信号转导通路可能在 DN 的发生及疾病进展中具有重要作用,包括肾素-血管紧张素、内皮素、前列腺素及激肽、一氧化氮(NO)、心房利钠肽、血管内皮生长因子(VEGF)、血小板衍化生长因子(PDGF)、肿瘤坏死因子 α(TNF-a)、单核细胞趋化因子-1(MCP-1)等。

三、病理

在糖尿病患者中肾脏病理表现异常往往早于临床微量清蛋白尿的出现,DN 的病理表现主要为 3 种:系膜增多、肾小球基膜增厚以及肾小球硬化。

(一)光镜检查

糖尿病早期并无明显的病理改变,仅有肾单位的高功能状态如高滤过、肾血流量增多等,在此阶段如能积极控制血糖,有可能使 GFR、肾脏大小恢复正常。随着疾病进展,肾小球逐渐呈硬化性改变,可分为结节性(又称为 Kimmelstiel-Wilson 结节)及弥漫性两种。

1. 结节性肾小球损害

此类病变见于约 48% 的 DN 患者,为 DN 的特征性改变,结节常位于肾小球毛细血管壁,系膜区有椭圆形或圆形的玻璃样物质沉积,HE 染色呈浅粉红色,PAS 染色阳性。结节周围常见毛细血管包绕、系膜细胞核呈栅状排列,结节增大时可使肾小球毛细血管明显受压迫甚至闭塞,残留一层或多层细胞核嵌在结节周围。

2. 弥漫性肾小球损害

约在 75% 的 DN 患者中可见此类病变。主要由系膜内和肾小球毛细血管内 PAS 染色阳性物质增多、基膜弥漫增厚所致。随病变加重,大量增生的基质和增厚的基膜压迫毛细血管腔,最终使其闭塞。

3.渗出性肾小球损害

一种嗜酸性新月形结构,常位于肾小球毛细血管襻、内皮细胞及基膜之间,形成半月形的纤维素冠。肾小囊内可见到颗粒样的"囊滴",多见于 DN 中晚期,是 DN 特征性的表现。

4.肾小管和间质损害

在 DN 早期已出现近端小管上皮的基膜增厚,随着肾小球闭塞,肾小管上皮也出现退行性改变,表现为颗粒及空泡样变性,晚期出现肾小管萎缩,与肾小球改变一起成为 DN 晚期的特征性改变。间质区增宽与肾功能受损程度密切相关,DN 晚期可因缺血等因素导致肾间质大量扩张。

5.肾血管病变

DN 是糖尿病微血管病变导致的并发症,因此除肾小球外,肾小动脉也出现一定的改变,表现为入球小动脉和出球小动脉的玻璃样变性。

6.其他

肾小囊脏层上皮细胞足突明显增宽,足突间裂隙随着 DN 蛋白尿的增加而逐渐减少,且基膜的增厚导致了超滤系数的降低。现研究发现足细胞在 DN 的发生、发展中可能具有重要作用,在 2 型糖尿病出现临床可检测到的蛋白尿时其足细胞数量已显著减少,而在 1 型糖尿病患者,微量蛋白尿阶段肾小球毛细血管直径就已明显增加,导致毛细血管壁张力增加、大分子漏出增多。

(二)免疫荧光检查

DN 患者肾小球基膜内可见 IgG、IgM、清蛋白、纤维蛋白相关抗原(FRA)及某些补体成分呈细线状沉积,也可见于肾小囊和肾小管基膜侧。免疫荧光检查显示系膜内Ⅳ型和Ⅴ型胶原、层粘连蛋白及纤维连接蛋白增加,Ⅰ型和Ⅲ型胶原蛋白也明显增多。

(三)电镜检查

DN 患者肾小球毛细血管基膜明显增厚、基质大量堆积,在有结节性损害的患者更为明显。内皮下可见有纤维性电子致密物沉积,细胞质、细胞器多正常。疾病发展过程中可见足突增宽、足突间裂隙减小。出现持续蛋白尿后基膜分离是病情恶化的病理表现,最终足突融合、消失,晚期系膜细胞核数目增多。

四、临床表现

患者除了可有糖尿病的症状,即 2 型糖尿病患者多饮、多食、多尿以及体重下降的"三多一少",而 1 型糖尿病多起病于青少年,早期即易出现酮症表现,其病程中逐渐出现肾脏损害,初期常无明显临床症状,后常以外周水肿为首要就诊原因,可伴有高血压、肾功能减退,直至 ESRD 阶段则可出现严重高血压、高度水肿等,其胃肠道表现如纳差、恶心以及外周神经系统受累表现如肢体麻木等,往往因糖尿病本身可致的神经病变而出现较早、较重,且 DN 患者心血管并发症的发生率往往明显高于其他原因所致的肾衰竭患者,感染、酸中毒及电解质紊乱等并发症也较常见。此外,患者还可有糖尿病其他微血管和大血管并发症的表现。

据糖尿病患者肾功能及肾脏结构改变,Mogensen 将 DN 分为 5 期,其中Ⅰ、Ⅱ期为临床前期。

(一)Ⅰ期

表现为肾脏肥大及肾小球的高灌注、高滤过、球内高压力,此时常无肾脏病理表现异常,而积极控制血糖可能逆转上述动力学改变。

(二)Ⅱ期

正常清蛋白尿期,尿中自蛋白排泄低于 30 mg/d。大多数患者的肾小球滤过率(GFR)仍增高,肾血浆流量增加,肾小球滤过分数升高,此时肾脏病理可见早期肾小球基膜增厚及系膜基质增加。

(三)Ⅲ期

微量蛋白尿期,或称 DN 早期,尿清蛋白排泄在 30～300 mg/d,3～6 个月内连续 3 次测定中 2 次阳性方可明确诊断。此期肾脏肥大显著,同时近端小管对钠、葡萄糖的重吸收增加,通过球-管反馈使 GFR 升高。患者多伴有高血压。肾脏病理多显示基膜增厚、系膜基质增加明显,出现肾小球结节性和弥漫性病变,以及小动脉壁的玻璃样变性。

（四）Ⅳ期

显性 DN 或临床 DN 期,蛋白尿高于 300 mg/d,GFR 已降低,血压常升高,高脂血症多见。患者常以外周水肿为初发表现,此与低清蛋白血症、钠潴留增加有关。肾脏病理表现为基膜明显增厚、系膜基质增宽,出现典型的 Kimmelstiel-Wilson 结节。

（五）Ⅴ期

ESRD,此期 GFR＜10 mL/min,病理学表现为广泛基膜增厚、大量肾小球硬化、肾小球毛细血管腔进行性狭窄闭塞。患者血清肌酐、尿素氮明显升高,可出现严重高血压、高度水肿、低蛋白血症以及尿毒症的全身症状。

糖尿病患者病程中逐渐发展多种微血管和大血管并发症,DN 即为微血管并发症中的一种。此外,糖尿病微血管并发症常见的还有糖尿病视网膜病变,早期为非增殖性病变,可有眼底动脉硬化、动静脉交叉压迫等现象,晚期则表现为增殖性视网膜病变,甚至可能导致患者失明。糖尿病视网膜病变几乎在所有 1 型糖尿病患者中均存在,而 2 型糖尿病患者中 50%～60% 患者存在此类并发症。研究发现,由于重度增殖性视网膜病变或黄斑病变导致的失明,其发病率在显性 DN 患者较正常清蛋白尿患者高 5 倍。自主神经病变也是糖尿病患者微血管并发症中的一种,包括胃轻瘫、腹泻或便秘、排尿功能异常、勃起功能障碍、体位性低血压等。糖尿病患者还存在大血管并发症,包括冠心病、左心室肥厚、充血性心力衰竭、脑血管并发症以及周围血管阻塞性疾病。这些疾病的发病率在已发生 DN 的患者较无 DN 患者高 2～5 倍,且为导致患者死亡的重要原因。外周神经病变常在进展性 DN 患者中常见,如足部溃疡合并感染,最终导致患者截肢,使其生活质量明显下降,其发病机制多为神经病变和血管病变共同所致。

五、辅助检查

微量清蛋白尿定义为尿清蛋白排泄率 30～300 mg/d（20～200 μg/min）,大量清蛋白尿则定义为持续清蛋白尿高于 300 mg/d（或 200 μg/min）。现认为测定随机尿液样本中的清蛋白/肌酐比值更为简便,若超过 30 mg/g 或 0.03 mg/mg,则提示尿清蛋白排泄超过 30 mg/d。糖尿病患者常合并尿路感染,可为细菌或真菌感染,故尿常规检查除蛋白尿外,还常见白细胞,甚至白细胞管型,但若出现血尿,应警惕泌尿系统其他疾病。生化检查在显性 DN 期或 ESRD 阶段可出现低清蛋白血症,而早期血清蛋白水平常为正常范围,但患者可能已出现外周水肿情况。空腹及餐后血糖、糖化血红蛋白对于监测、评估血糖控制疗效是必须的。

DN 早期行 B 超检查往往显示双肾体积明显增大,为正常的 120%～140%,直至出现肾功能异常、GFR 下降,患者的双肾大小也可在正常或偏大范围内,但皮髓质分界可能已模糊不清,直至进入 ESRD 阶段肾脏体积才逐渐缩小。除了肾脏 B 超外,还应对 DN 患者进行微血管及大血管并发症的评估,包括眼底镜检查视网膜病变。心脏彩色超声检查评估心室肥厚程度及心脏舒缩功能,外周血管如颈动脉、下肢动脉多普勒超声可早期发现动脉粥样斑块或血栓,24 h 动态血压监测往往可发现患者血压昼夜节律消失并对降压药物的调整具有重要作用,而周围神经感觉及传导电位检查可诊断糖尿病神经病变。

六、诊断和鉴别诊断

DN 发病率较高,早期缺乏明显的临床表现。一旦进入显性蛋白尿阶段,即达到临床肾脏病期,病情的发展往往变得不可逆,治疗效果也很差,因此早期诊断、早期治疗非常重要。美国糖尿病协会建议,1 型糖尿病患者在起病 5 年后每年要进行尿微量清蛋白的筛查,而 2 型糖尿病患者一经确诊就要同时进行检查。

1 型糖尿病患者,凡出现蛋白尿的同时合并视网膜病变,特别是青春期过后、病程超过 10 年的患者,就可以确定为 DN。但在 2 型糖尿病患者,特别是不伴有视网膜病变,即使存在明显蛋白尿,也不能立即诊断为 DN,有以下情况建议行肾活检确诊：①活动性尿沉渣（如畸形红细胞、多形性细胞管型）。②既往有非糖尿病的肾脏病史。③短期内蛋白尿明显增加，甚至达肾病范围。④短期内肾功能迅速下降（GFR每月下降超过 1 mL/min）。⑤有明显蛋白尿而无视网膜病变。⑥顽固性高血压。⑦存在其他系统性疾病的症状或体征。DN 的鉴别诊断主要是与非 DN 鉴别。DN 往往有明确的糖尿病病史，在一定的病程之后才出现蛋白尿、水肿、高血压甚至肾功能不全，患者往往合并视网膜病变、动脉粥样硬化等微血管及大血管并发症。原发的慢性肾小球肾炎或肾病综合征合并糖尿病患者往往肾病病史早于或与糖尿病同时出现。水肿应与肾功能、血清蛋白水平一致，肾活检可明确诊断。

七、治疗

DN 目前无特殊治疗举措，研究发现若能早期干预，在仅出现肾单位血流动力学改变而尚无病理异常表现时，通过使用 RAS 系统阻断剂改善肾小球内高滤过状态、降低滤过压，可能可以逆转 DN 的发生，而当患者进入微量清蛋白尿期直至出现临床显性蛋白尿阶段，则应在控制血糖的基础上，将治疗重点致力于严格控制血压、降低蛋白尿、他汀类以及饮食处方调整，并积极防治各种加重肾脏疾病的诱因，以达到延缓DN 进程和肾脏疾病进展的目的。一旦患者进入 ESRD 阶段，则应适时开始肾脏替代治疗，积极纠正各种尿毒症并发症，使患者的生活质量和长期生存得到改善。

（一）严格控制血压、降低蛋白尿、延缓肾脏疾病进展、防治心血管并发症

DN 患者严格控制高血压是降低蛋白尿、延缓慢性肾衰竭进展和防治心血管并发症的关键措施之一，其作用比控制血糖更加重要。多数 DN 患者都合并高血压，有报道在 1 型糖尿病患者，起病 10 年、20 年及 40 年后高血压的发生率逐步升高，从 5%、33% 上升至 70%；而在微量清蛋白尿患者，15%～25% 患者合并高血压；到了显性 DN 阶段，高血压的发生率已达 75%～85%；但在 2 型糖尿病患者中，起病时就有39%～50% 的患者合并高血压，且往往早于微量清蛋白尿的出现。因此，对于延缓糖尿病并发症的进展，早期发现并控制高血压与严格控制血糖同样重要，可以延缓肾脏疾病进展、减少心血管疾病发生，同时还可改善糖尿病视网膜病变。除了药物治疗，高血压的控制还包括非药物治疗，如减轻体重、低脂饮食、增加运动、限制钠盐、戒烟、戒酒等。根据 NKF-K/DOQI、美国糖尿病等指南，血压靶目标应低于17.33/10.67 kPa(130/80 mmHg)；若蛋白尿超过 1 g/d，血压靶目标值可进一步降低[<16.66/10 kPa(125/75 mmHg)]。但降压原则宜平稳、持续。

关于降压药物的选择，2007 年欧洲高血压指南中将慢性肾脏病患者视作极高危因素，一旦发现即应立即治疗，降压起始治疗推荐联合用药，可以选用肾素-血管紧张素转换酶抑制剂（ACEI）或血管紧张素受体拮抗剂（ARB），联合二氢吡啶类钙通道阻滞剂（CCB）或 β 受体阻滞剂等药物，力求使患者血压达标。ACEI 和 ARB 可通过抑制 RAS 系统活性，除了能够降低全身血压以外，还可以扩张出球小动脉，降低肾小球滤过压，减少尿蛋白，对肾脏具有保护作用，可延缓肾脏疾病的进展，此外还具有防治心血管并发症的作用。新近研究发现 ACEI、ARB 与 PPAR-γ 受体拮抗剂、醛固酮拮抗剂联合应用可改善 DN 患者的心血管预后，但对其不良反应及远期预后还需要进一步研究。而对于血压正常，尿清蛋白/肌酐比值在监测期间出现显著升高的患者，也应尽早使用 ACEI 和（或）ARB 类药物治疗。DETAIL 研究比较了 ACEI 与ARB 在早期 DN 患者[82% 患者存在微量清蛋白尿，18% 患者为大量清蛋白尿，平均 GFR 为93 mL/(min·1.73 m²)]中的效果，结果发现两种药物均可显著延缓肾脏疾病进展、改善心血管事件及死亡。RENAAL 研究将 590 例 2 型糖尿病伴有微量清蛋白尿患者随机分为 ARB 治疗组（150 或 300 mg/d）与安慰剂对照组，结果发现 ARB 治疗组终点事件（尿清蛋白排泄率＞200 μg/min 或较基础值增加 30%）发生率显著低于安慰剂组，且这一现象是独立于降血压作用之外的，提示 ARB 在糖尿病患者可以降低蛋白尿、改善肾脏疾病进展和预后。

DN 患者使用 ACEI 及 ARB 时应定期监测血肌酐及血钾变化，尤其初始使用时。而双侧肾动脉或移植肾动脉狭窄者应禁用。首次使用 ACEI 或 ARB 以及在使用过程中增加剂量时，每 2～4 周须监测肾功能，如发现短期内血肌酐迅速上升超过基线值的 30% 时须停药观察并排除缺血性肾病的存在，如超过基线值的 50% 时须立即停药。

（二）控制血糖

高血糖是 DN 发生、发展的重要因素,因此应尽早控制血糖达标。近年多项大样本前瞻性随机对照研究证实,强化血糖控制可延迟 1 型和 2 型糖尿病患者微量清蛋白尿的发生,并延缓微量清蛋白尿向临床蛋白尿的进展。UKPDS 在 4 000 例新诊断 2 型糖尿病患者中进行了研究,比较不同治疗方案(饮食控制、磺脲类、双胍类及胰岛素)对血糖控制及相关并发症的影响,在 10 年随访中发现,强化治疗组的血糖控制水平较好,而糖尿病相关终点事件的发生率较低,而微血管病变如 DN 的发生风险降低达 25%。目前美国糖尿病协会(The American Diabetes Association,ADA)指南建议糖化血红蛋白(HbAlc)靶目标值应小于 7%,但还需个体化调整,避免低血糖的发生。当患者肾功能减退时,对降糖药物的代谢及排泄减退,同时常因进食减少等原因,极易发生低血糖,此时应放宽血糖控制的靶目标,及时调整降糖药物剂量,并注意监测血糖。

降糖药的选择及血糖控制的目标要根据患者年龄、并发症等因素进行综合考虑。目前推荐在超重的 2 型糖尿病患者中初始治疗选用双胍类可能有益。

1.磺脲类

第一代磺脲类完全或大部分通过肾脏排泄,因此在肾功能不全患者体内会聚积,导致低血糖反应,因此在肾功能不全患者应避免使用第一代磺脲类。而格列吡嗪、甲苯磺丁脲主要在肝脏代谢,尿中以代谢产物形式排除,在肾功能不全患者中可以使用。格列吡嗪起始剂量可给予 2.5 mg/d,并按血糖逐渐调整最大至 10 mg/d。格列本脲在 GFR>50 mL/min 时可使用,但在肾功能严重受损时禁用。

2.噻唑烷二酮类

可促进组织对胰岛素的敏感性,通过与 PPAR-γ 受体结合抑制肝糖原产生,从而达到降血糖效果。罗格列酮、吡咯列酮有着高蛋白亲和力,大多经肝脏代谢,因此在肾功能不全患者中也可使用,且不需要调整剂量。但最近有研究显示此类药物与心力衰竭、水肿的产生可能有关,因此在重度肾衰竭、体液负荷过多、心功能不全患者中应慎用。

3.α糖苷酶抑制剂

如阿卡波糖、米格列醇,通过延缓胃肠道内碳水化合物吸收、降低餐后血糖峰值而达到控制血糖的目的。此类药物主要通过肾脏排泄,肾功能不全时[GFR<60 mL/(min·1.73 m²)]应慎用或禁用。

4.氯茴苯酸类

如那格列奈、瑞格列奈,为刺激胰岛素分泌的新型制剂。那格列奈主要通过肝脏代谢、肾脏排泄其代谢产物,因此在肾功能受损患者应慎用。瑞格列奈仅有 10% 代谢产物通过肾脏排泄,在肾功能不全患者可以使用且不需调整剂量。

5.双胍类

二甲双胍主要以原形通过尿液排泄,在肾功能不全患者[血清肌酐大于 1.5 mg/d 的男性或大于 1.4 mg/d的女性,GFR>60 mL/(min·1.73 m²)]可能发生乳酸性酸中毒,应避免使用。

6.胰岛素

由于肾功能不全患者对胰岛素的排泄和分解减弱,同时产生胰岛素抵抗,因此需要进行剂量调整:GFR>50 mL/(min·1.73 m²)时不需调整剂量,GFR 10～50 mL/(min·1.73 m²)时应将胰岛素用量减少至原来的 75%,GFR<10 mL/(min·1.73 m²)时减半,但通过监测血糖个体化调整胰岛素剂量是必须的。

在腹膜透析患者,由于目前使用的透析液多含葡萄糖,因此血糖的监测和调整更为重要,对于应选择皮下注射胰岛素或腹腔内注射胰岛素,目前认为各有利弊,腹腔内注射胰岛素可使其吸收更为连续、符合生理情况,但也存在增加感染概率,长期注射可能导致腹膜纤维化、肝脏脂肪变性等问题。

（三）他汀类

代谢综合征在糖尿病患者中常见,而高脂血症除了促进动脉粥样硬化以外,还可能导致肾小球硬化的发生、发展。因此,对已经采取降糖治疗和饮食控制后仍有高脂血症的患者应给予药物干预,使 LDL-C 达到低于 1 000 g/L 的靶目标。目前多项研究证实他汀类药物有肾脏保护作用,可减少蛋白尿、改善氧化应激状态、延缓肾脏疾病进展、降低心血管并发症风险,与 ACEI/ARB 联合使用可能疗效更好。其他可选择的降脂药物还有胆酸螯合剂、普罗布考等。

（四）低盐、低蛋白饮食联合酮酸或必需氨基酸

高蛋白质饮食可使肾小球血流量增加,加重其高灌注、高滤过、肾小囊内高压,有研究证实每日饮食蛋白质摄入量 0.6 g/kg 可减慢 GFR 下降速度、延缓肾脏疾病进展。之后进行的前瞻性、随机临床研究发现,低蛋白质饮食的 DN 患者,其 ESRD 的发病率及死亡率显著降低。因此,对于 DN 患者建议适当减少蛋白质摄入（每日 0.8 g/kg）,而已存在肾功能不全患者[GFR<60 mL/(min·1.73 m²)]应进一步限制蛋白质（每日 0.6 g/kg）,并以高生物价的优质蛋白质为主,在血糖控制良好的情况下适当增加碳水化合物和（或）脂肪（ω3 和不饱和脂肪酸）以保证足够热量,达到降低蛋白尿、延缓肾脏疾病进展、防治心血管并发症的目的。在给予低蛋白质饮食的同时可补充酮酸或必需氨基酸等,以改善营养状况。由于晚期 DN 患者多出现低蛋白血症,且因糖尿病神经病变导致胃轻瘫、腹泻或便秘等,故糖尿病患者进入 ESRD 阶段后常易发生营养不良,此时预后差,病死率高,故推荐一旦开始透析治疗,患者即应增加蛋白质摄入。对于 2 型糖尿病患者,限钠饮食[≤70 mmol/d(70 mEq/d)]可以进一步加强 ARB 的降蛋白尿效应,改善高血压及水肿。因此对于 DN 患者,推荐每日摄入钠量应≤100 mmol/d(100 mEq/d)。

（五）防治 DN 急性加重的诱因

引起 DN 急性加重的危险因素主要有:血糖、血压控制不佳;有效血容量不足;肾脏局部血供急剧减少（如肾动脉狭窄患者应用 ACEI/ARB 或 NSAIDs 等）;感染;尿路梗阻;其他器官功能衰竭（如严重心力衰竭、严重肝衰竭）;肾毒性药物（如氨基糖苷类、两性霉素 B、NSAIDs 类药物、造影剂）的使用;水、电解质、酸碱平衡紊乱等。其中,由于 DN 患者往往因外周明显水肿而常应用利尿剂治疗,极易导致有效循环血容量的不足,或因肾脏局部血供减少致残余肾单位低灌注、低滤过状态,是导致肾功能急剧恶化的主要原因之一。此时临床上应及时行诊断和鉴别诊断,防止过度利尿治疗或肾毒性药物的使用,及时纠正有效血容量不足,避免肾脏损伤的不可逆和进一步加重。

（六）透析与移植

DN 患者晚期各种并发症较多且出现较早,往往伴有营养不良,导致其死亡率增加,因此主张早期透析,建议 GFR 低于 20～25 mL/(min·1.73 m²)时即可开始透析前准备,GFR 降至 15 mL/(min·1.73 m²)（或相对应的血肌酐水平）,有明显尿毒症临床表现或过多体液负荷,经药物治疗不能缓解时,则应及时开始透析治疗。与普通人群相比,DN 患者多年龄较大、血管条件差、心脑脏器并发症多,因此血液透析过程易出现血流动力学不稳定、心血管并发症发生率增高等,因此对于 DN 患者行血液透析治疗时应控制水盐摄入、控制超滤,适当延长透析时间,注意纠正贫血、高血压,必要时可考虑行血液透析滤过或改为腹膜透析。对于血管通路较难建立、血流动力学极易不稳定、有自理能力、视力允许的患者,应推荐腹膜透析,但其不足之处是易发生腹腔感染、血糖控制困难、肥胖和血脂升高等问题。

肾脏移植是 ESRD 的最佳治疗方法,移植后患者的生活质量明显提高,但约 1/3 患者 DN 复发。近来提出更为理想、更符合生理状态的是胰-肾联合移植。成功的胰-肾联合移植可以根治糖尿病和 DN,同时其他的并发症也可以得到相应的改善。目前每年约 1 000 例患者进行胰-肾联合移植,其中 1 年存活率为 94%,3 年存活率为 89%。

（七）一般治疗和并发症的治疗

健康教育是糖尿病治疗的五大原则之一,对于 DN 的治疗也十分必要。包括监测和控制血糖、血压、营养、戒烟、运动和坚持服药。降低超重患者的体重指数（BMI）有助于稳定肾功能、显著降低蛋白尿。建议 DN 患者将 BMI 控制在 18.5～24.9 kg/m²。医生可以给患者设定治疗目标,帮助解决实际问题,并逐步纠正不良生活方式。

由于 DN 患者往往合并多种微血管和大血管病变,如视网膜病变、外周血管病变、周围神经病变等,因此除了控制血糖外,还可适当使用活血化瘀、抗凝、抗血小板聚集、扩血管以及营养神经的药物

治疗,必要时可行介入治疗。此外,DN 患者进入慢性肾功能不全阶段后会出现与非 DN 患者同样的并发症如贫血,钙磷代谢紊乱,水、电解质、酸碱失衡,心血管系统疾病等等,其治疗原则与慢性肾功能不全相同。

（八）治疗进展

由于 DN 的发病机制涉及多种细胞因子及信号转导通路,目前许多研究旨在进行靶向治疗如抑制 NAPDH 氧化酶、使用蛋白酶 C 抑制剂 ruboxistaurin 等。而关于抗凝、抗血小板聚集在 DN 中的治疗作用,如小剂量肝素、舒洛地特、己酮可可碱的相关临床研究也在进行中。

八、预后

DN 预后不良,一旦病理上出现肾小球基膜增厚和系膜增殖,或临床上出现显性蛋白尿,则病情将缓慢进行性恶化直至肾衰竭,从出现蛋白尿到进入 ESRD 平均时间为 10 年。DN 尿毒症患者不论透析或肾移植后,死亡最常见的原因都是心血管并发症。移植后心血管并发症死亡率第一年为 16%,3 年后为 18%,而 10 年后为 64%。透析患者死于心血管并发症,第一年为 63%,4 年后为 43%。因此,早期诊断、早期治疗及探寻更为有效的干预措施至关重要。

（庄绪栋）

第十节　高血压肾病

原发性高血压是一种常见病,我国曾进行过 3 次大规模高血压调查,1958 年—1959 年患病率为 5.11%,1979 年—1989 年为 7.73%,1991 年为 11.26%。30 年来患病率不断升高,近 10 年升高 25%。调查中还发现,我国高血压患者已达 9 000 万,而知晓率仅 25%,治疗率 12.5%,控制率只有 3%,远远低于美国。加强高血压防治已成为我国一项重要任务。

一、病因和发病机制

本病是以血压升高,特别是以舒张压升高为主要表现的临床症候群。可分为原发性高血压和继发性高血压两种。继发性者的血压升高仅为某种疾病的一种表现。原发性者其发病机制复杂,许多因素都可以引起,遗传因素和环境因素均起着重要作用。盐的摄入过多被认为是引起原发性高血压因素之一,然而,假如单独盐摄入量过多,大都不会引起本病,必须有遗传因素作为先决条件。其他可能导致本病发生的因素包括:①高级神经中枢功能失调,交感神经系统过度兴奋;②肾素－血管紧张素系统失调;③肾脏排泄钠存在缺陷;④由于细胞膜钠离子转运的异常,细胞内钠增加和钙增加。其他导致高血压的可能因素是肥胖、酗酒、吸烟等。

二、病理改变

起病初期为全身小动脉痉挛,数年后全身细小动脉硬化,表现为细小动脉内膜下玻璃样变,管壁增厚变硬,管腔狭窄,其中以肾细小动脉的病变最为显著。由于管腔狭窄,使全身脏器,特别是心、脑、肾的血液供应减少,而发生各脏器的缺血性病损。持续的高血压尚可促使中、大动脉内膜发生类脂质沉积,因此高血压患者常有动脉粥样硬化。高血压的急进期（型）的病理特征为细动脉的玻璃样坏死。

三、临床表现

高血压中,95%以上是原发性高血压。根据高血压病的起病方式与病程进展可分为缓进型和急进型,急进型仅占 1%～5%。

（一）高血压的缓进型

起病隐匿，进展缓慢，早期可有较长时间的无症状期，以后可出现头晕、头痛、健忘、失眠等症状。多年以后，可并发某些重要器官功能性和器质性损害。①心脏并发症：常见的有与高血压直接有关的左心室肥大、充血性心衰、冠状动脉病变、心肌梗死、心肌纤维化及钙化、心律失常及猝死；②脑并发症：有脑出血、腔隙性梗塞死和高血压脑病；③肾脏并发症：有肾动脉粥样硬化和小动脉性肾硬化；④高血压性眼底改变：视网膜动脉痉挛、变细，动静脉交叉，眼底出血和絮状渗血，视盘水肿。

（二）高血压的急进型

临床上较少见，可见于任何年龄，尤以青年人多见。可表现为急骤起病，亦可由缓进型转化而来。其原因尚不完全清楚。临床主要为血压显著升高，舒张压常持续＞17.3 kPa（＞130 mmHg），多数＞18.7 kPa（＞140 mmHg）。患者主诉头晕、头痛、视力减退、乏力等症状，眼底视网膜常有出血和渗出，但通常没有视盘水肿。如不及时处理，会发展成为恶性高血压。大多数急进性高血压可发生高血压危象，通常突然发病，呈暴发性的病程经过，表现为极严重的高血压、高血压脑病（剧烈头痛、惊厥、昏迷、失语、失明、暂时性偏瘫等）、迅速进展的肾功能衰竭、急性左心衰竭和（或）脑血管意外。有些高血压患者的舒张压虽＞18.7 kPa（＞140 mmHg），但如无上述急性并发症者，就不能称之为高血压危象。

四、实验室检查

缓进型者：①尿常规有蛋白、红细胞和管型；②X 线检查呈主动脉型心脏改变；③心电图示左心室肥厚及劳损，晚期有心律失常；④肾浓缩功能减退，以后有氮质血症。急进型者血浆肾素活性增高，常有持续蛋白尿、血尿、管型尿和迅速出现和升高的氮质血症。

五、诊断和鉴别诊断

（一）高血压的诊断标准

诊断高血压时必须多次测量血压。高血压诊断的新概念是：亦同样重视舒张压和收缩压，而不是象以前那样仅重视舒张压。而且如果从治疗的角度来看，在 50 岁以上的人，也许收缩压升高更易引起并发症。在临床实际工作中，特别是在诊室的环境下，血压测量受较多因素的影响，高血压诊断的确立，需在不同的时间里，按其高血压轻重的不同，可隔数日至两个月内，测量血压有 3 次以上高于正常高值，才能确定其为高血压。当然，如果高血压十分严重，或高血压的临床症状明显者，测量血压后即可确定诊断。

（二）高血压的分型和分期

目前我国高血压诊断标准，采用的是 99 WHO/ISH 指南〔1999 年对血压水平（mmHg）的定义〕，如表 6-1。

表 6-1　高血压的诊断标准（99 WHO/ISH 指南）

类别	收缩压（mmHg）	舒张压（mmHg）
理想血压	＜120	＜80
正常血压	＜130	＜85
正常偏高血压	130～139	85～89
一级高血压（轻度）	140～159	90～99
亚组：临界高血压	140～149	90～94
二级高血压（中度）	160～179	100～109
三级高血压（重度）	≥180	≥110
收缩期高血压	≥140	＜90
亚组：临界高血压	140～149	＜90

根据器官的损害程度可将高血压分 3 期：Ⅰ期：高血压而无心、脑、肾并发症；Ⅱ期：高血压伴靶器官器质性改变，如出现左心室肥大的各种表现；视网膜动脉变窄；蛋白尿或血肌酐轻度升高；Ⅲ期：高血压且出

现各器官的器质性及功能性失代偿,包括左心衰竭;脑血管意外、高血压脑病;视网膜出血和渗出物,可有或无视盘水肿;肾衰竭等。

（三）原发性高血压诊断的确立

所有确诊为高血压病的患者,必须排除继发性高血压的诊断,才能诊断为原发性,这点在临床上必须重视。因为继发性高血压至少约占高血压患者总数的 10%,且不少是可治愈的。它由下述疾病引起:①肾脏疾病:包括肾血管病变,如肾动脉狭窄,以及各种肾实质病变如肾小球肾炎;②主动脉病变,如主动脉缩窄;③肾上腺疾病:包括原发性醛固酮增多症、库欣综合征、嗜铬细胞瘤等;④分泌肾素肿瘤;⑤其他内分泌失调,如甲状腺功能亢进、高甲状旁腺素血症及高钙血症、类癌综合征等;⑥神经性:如颅内压增高、脑血管意外;⑦药物引起的高血压,如激素、避孕药;⑧妊娠期高血压;⑨其他:卟啉病等。

对于高血压患者,至少需作下述检查:①详细的病史和体格检查,特别是着重血压、靶器官(心、肾、脑)损害、腹部;②尿液分析(尿 pH、尿糖、尿比重等)、血钾、血肌酐、胸透、心电图和眼底检查。至于血胆固醇、甘油三酯、血糖、尿酸、血钙、血细胞比容、B 超等也可视情况加以检查。

下述情况患者应作更进一步检查:①上述检查结果提示有可能是继发性高血压,而其基础疾病可用手术治愈者;②30 岁以下或 60 岁以上开始有高血压者;③高血压突然加重,或高血压严重>200/120 mmHg(26.7/16.0 kPa),特别是有靶器官损害者;④对通常降压药物治疗的疗效不满意者。应该指出的是,对身体有损伤性检查方法,仅在对患者的治疗方案选择有重要影响时,才考虑施行。

在鉴别诊断时,下述疾病尤应注意。

1. 反流性肾脏病

患者多是女性,虽常有尿频、尿急、尿痛、腰痛、发热等尿路感染症状,但亦偶可有隐匿性类型,无明显其他症状,而以高血压为其主要的临床表现。故宜作大剂量断层静脉肾盂造影等检查,以排除反流性肾脏病的诊断。

2. 嗜铬细胞瘤

可引起阵发性或持续性的高血压,尤其是血压波动性大,伴有代谢增加、心动过速、糖尿、类似"甲状腺功能亢进症"等代谢紊乱表现。测定 24 小时尿儿茶酚胺和 3-甲氧基-4-羟基苦杏仁酸(VMA)有助于诊断,必要时可行苄胺唑啉降压试验等。

3. 原发性醛固酮增多症

多见于成年女性,主要的临床特征是中度高血压(多为 170/110 mmHg 或 22.6/14.6 kPa)和低血钾,表现为肌无力、周期性瘫痪、烦渴、多尿等。检查血钾、钠、二氧化碳结合力和尿 pH 值有助于诊断。必要时可测定尿醛固酮定量和血浆肾素活性。B 超对诊断直径超过 1.3 cm 的腺瘤准确率达 70%～80%,CT 对腺瘤定位的准确率达 85%～93%。

4. 肾血管性高血压

为一侧或双侧肾动脉主干及分支狭窄、阻塞而致的高血压,及时解除狭窄或阻塞,高血压多能逆转。在临床表现上,可与原发性高血压十分相似,但常于 30 岁之前或 55 岁以后发病,无高血压的家族史,高血压的发生较突然,且较严重,尤其舒张压较高,可表现为恶性高血压,而对一般降压药效果不佳。这些病例宜进一步作本病的筛选性试验,如可作双侧动静脉肾素活性测定、放射性核素肾图和肾扫描、卡托普利(巯甲丙脯酸)试验等。

六、治疗

应使患者了解本病的性质及危害性,必须长期治疗和随访。

（一）对一般高血压的治疗

1. 一般治疗

包括适当休息、充足的睡眠、气功、太极拳、卸去精神负担等,必要时服用少量镇静药。适当地减轻体重、限制食盐量(≤5 g/d)和戒烟。

2.药物治疗

大多数原发性高血压患者,经上述治疗,血压仍不能降至正常者,都需要降压药物治疗。

降压药物治疗的一般原则是:①降压治疗的5大类主要药物是利尿剂、交感神经阻滞药物(β受体阻滞剂和α受体阻滞剂)、钙拮抗剂(CCB)、血管紧张素转化酶抑制剂(ACEI)及血管紧张素Ⅱ受体拮抗剂。还没有一致的证据表明不同种类的药物在降压作用方面有明显的差别,任何药物开始时应先选用最低剂量,以减少不良反应;②尽量选用每天1次24小时有效控制血压制剂,达到全天候治疗;③血压波动明显的患者,在应用长效制剂同时可加用短效快速制剂;④合理选择联合使用药物,以达到最大降压效应而不良反应最小;⑤除少数严重或紧急病例外,降压不宜过快,应采用梯级式治疗方案。即先用1种作用缓和及不良反应较小的药物,如疗效不理想,再加上另1种药物,必要时联合使用3种或3种以上药物,或者更改作用更强的降压药。降压治疗应注意患者的个体差异性。常用的降压药有:

(1)利尿药:噻嗪类和袢利尿药目前仍是最常用的降压药,其主要作用机制是促进肾脏排泄钠和水,但是否另有其他作用机制,尚未得知。其不良反应为低钾血症、高尿酸血症、高胆固醇血症和高甘油三酯血症及葡萄糖耐量降低。最近发现噻嗪类利尿药较袢利尿药的降压效果好,唯在肾衰竭患者,噻嗪类利尿药无效,此时应使用袢利尿药。利尿药的降压效果好,价钱便宜,易于服用,并有增强其他降压药疗效的作用。保钾利尿药,如螺内酯(安体舒通)、氨苯蝶啶等,对降压效果不佳。在噻嗪类利尿药中,可用氢氯噻嗪25～50 mg/d(治疗高血压首始量～最大量,以下同),分2次服;袢利尿药中常使用速尿60～1 000 mg/d,分3次服。请注意,晚近使用噻嗪类利尿药的开始剂量和最大剂量,以及服用方法,均有改变,其每日使用量仅为以前的一半,而且服用次数也减少。这样的使用法,并没有减少它的疗效,但却能减轻其不良反应,值得提倡。

(2)交感神经阻滞药物:①β-肾上腺素能受体阻滞药:仍为现时治疗高血压广泛使用的药物,其作用机制可能包括阻滞心脏的β-受体、减少肾脏的肾素释放和减少中枢的交感神经冲动的输出。其不良反应有心动过缓、疲倦和睡眠不宁,间有引起阳痿者,有轻度增加血钾和甘油三酯的作用。心力衰竭、房室传导阻滞、阻塞性肺气肿或支气管哮喘禁用。本类药物中较常用的是普萘洛尔(心得安)(40～640 mg/d,分2次服),有人认为肾性高血压患者,以使用萘羟心安(40～320 mg/d,顿服)较好,因其可增加肾血流量,特别适用于肾功能有损害者。②α-肾上腺素能受体阻滞药:哌唑嗪(2～20 mg/d,2次分服),极少数服用者会有"首剂"晕厥、直立性低血压、心悸等不良反应。老人应慎防直立性低血压。③中枢肾上腺素能抑制药:如甲基多巴(500～2 000 mg/d,分2次服);可乐定(0.2～0.8 mg/d,分2次服),利舍平(利血平)(0.1～0.25 mg,顿服)。过去,甲基多巴在美国多年来是作为第二梯级的主要药物,惟目前已较少应用。因已有不良反应更少的第二梯级的降压药可供使用。它的主要作用点在脑干。主要的不良反应是嗜睡、疲倦、直立性低血压和阳痿,有时可引起肝损害。④α和β-肾上腺素能受体阻滞药:例如拉贝洛尔(柳胺苄心安)(200～800 mg/d,分2次服),主要不良反应为哮喘、恶心、头晕。在心力衰竭、慢性阻塞性肺疾患、心脏传导阻滞者禁用,糖尿病者慎用。

(3)钙通道阻滞剂:如硝苯地平(心痛定,30～90 mg/d,分3次服)。本类药物开始时仅用于治疗心绞痛,目前已广泛用于治疗高血压。由于阻滞了钙离子运输入肌肉细胞内,抑制平滑肌的收缩,因而,能松弛血管壁的平滑肌,减低周围血管阻力,不良反应轻微,偶有面部潮红、恶心、直立性低血压。孕妇忌用。

(4)血管紧张素转换酶抑制剂:如巯甲丙脯酸(75～450 mg/d,分3次服),依那普利(5～40 mg/d,分2次服),主要不良反应是味觉障碍、皮疹。本药对肾素依赖型高血压疗效良好。依那普利是一个新的更为有效的药物。

(5)血管紧张素Ⅱ受体拮抗剂:如科素亚,又名氯沙坦钾片,是一种AT1型受体拮抗剂,属于新一类型的抗高血压药物。通常起始和维持量为50 mg,每天1次,部分患者每天剂量可增加到100 mg。降压效果类似于血管紧张素转换酶抑制剂。本药耐受性良好,不良反应轻微。

3.高血压的具体治疗

用降压药将血压降至正常,是治疗的目标。在达到治疗目标的前提下,要尽可能没有什么不良反应,而且应有效、安全,不影响生活质量,应用简易,患者易于合作,价格低廉。一般来说,除非高血压严重(平均舒张压＞130 mmHg 即＞17.3 kPa)需要几种降压药同时使用,绝大多数患者开始时,仅使用 1 种药物。例如可使用美托洛尔(美多心安)等 β-受体阻滞剂、巯甲丙脯酸等血管紧张素转化酶抑制剂或血管紧张素受体Ⅱ阻滞剂和心痛定等钙通道阻滞剂,三种任选其一,都用最小有效量,通常先选用后者。

(1)如果能将血压控制正常,则继续治疗,如不能控制,则将其剂量加倍。

(2)如加倍后能控制,则继续治疗,如不能控制,则加用最小有效量的氢氯噻嗪。

(3)如能控制,则试行减少原先服用的降压药的剂量,在能控制的前提下,可减至最小剂量,如果仍不能控制,则原先的降压药加至最大治疗量,而氢氯噻嗪用量仍如上。

(4)如能控制,则持续治疗;如不能控制,则需注意是否患者没有服药和患者是否为继发性高血压,如不是,则加用转换酶抑制剂或血管紧张素受体Ⅱ阻滞剂。

(5)如能控制,则在能控制血压的前提下,依次减少乃至于停用原先选用的降压药(如钙通道阻滞剂),继之,逐渐试图停用利尿性降压药;如不能控制,还可加用 β-受体阻滞剂。

(6)如能控制,则依次减量,先停用开始用的药物,在能控制血压的前提下,减至最少种类药物和最小剂量。

在这里要指出的是:①凡是加用 1 个药物,均要从最小有效量开始,而逐渐增至最大剂量;②凡是减少 1 个药物,亦是逐渐减少剂量,直到停药;③情况不紧急时,可每 1 个月加减 1 个降压药;④情况紧急时,可每天或每周加 1 种药。

通过上述方法调整用药,在维持血压≤140/90 mmHg(≤18.7/12 kPa)的前提下,用最少的药的数目和用量,维持治疗 1 年后,再按上述方法尝试继续减药。高血压患者往往要终生服药。由于患者对某种药物或不同的药物组合有着个体差异性,故大部分患者可用上述方案(仍不能控制者仅≤5%),个别患者可能用另 1 种药物或另 1 种组合更佳,用药时应有灵活性。在同等条件下,所选用的药物服用次数应尽量少,以免干扰患者的每日正常生活。

(二)高血压危象的治疗

很多急进性或恶性高血压都会发生高血压危象,如不及时治疗,患者可死亡。应采取静脉注射降压药的方法,力求在 30～60 分钟内将舒张压降至 100 mmHg(13.3 kPa)左右。迅速降低血压是提高存活率的关键,有学者推荐静脉滴注硝普钠并静脉注射速尿急救。硝普钠通常是高血压危象治疗的首选药物(妊高征除外),疗效确切,作用迅速,并能准确地调节降压效果。具体用法是将 50 mg 硝普钠加入 5% 葡萄糖500 mL 内滴注(0.1 mg/mL),开始静脉滴注速度为每分钟 0.5 μg/kg,然后根据血压情况加快滴速,直到血压降低至满意程度。在用药过程中必须持续地、小心地监测血压,应每 5～10 分钟测量 1 次,以调节滴速。在开始静脉滴注硝普钠时,应同时缓慢地静脉注射速尿 40 mg,以协同降低血压及防止并发的水钠潴留。由于硝普钠作用短暂,停止滴注后,其作用很快消失,故在调节输注至合适剂量时,应同时加用一些维持性口服降压药。硝普钠停药时要逐渐减量,并继续应用口服降压药。一般当舒张压降至 100 mmHg(13.3 kPa)左右时,即给予口服速尿 20 mg、心痛定 10 mg 和巯甲丙脯酸 25 mg,均每 8 小时 1 次,在服药30 分钟后,硝普钠即可试行逐渐减慢滴速,直到停用,而继续口服上述降压药。硝普钠的不良反应是过度降压所继发的症状,如低血压、恶心、呕吐、肌肉抽搐、出汗等。本药每分钟＞10 mg/kg,使用超过 3 天,或肝肾功能不全患者,其代谢产物氰酸盐浓度会过高,应注意中毒。药液配好后,使用时间不能超过 4 小时,滴注时容器应注意避光,应用黑纸加以遮盖。

七、中医辨证施治

中医认为高血压的形成系肝肾阴虚,水不涵木,虚阳上亢引起。有血尿的出现则是肾阴受损,相火内动,灼伤阴络;或渗血日久,下焦离经之血成瘀,瘀热相搏,滞涩肾络,更伤肾阴,则血尿迁延,反复难愈;蛋白尿的出现为肾的闭藏失职,脾的敛精功能无权,以及热毒,湿热,瘀血等实邪迫精外泄。

曾有学者总结,原发性高血压是由于阳亢→阴虚阳亢→阴虚→阴阳两虚→阳虚,而肾实质性高血压一般少有阳亢表现,由湿热瘀阻→肝肾阴虚、湿热痰阻→阴阳两虚湿浊瘀阻,在其发展过程中始终有或多或少"湿"或"瘀"的见证。故其病因和临床辨证分型有密切的关系。

另外,妇女高血压病还与冲任二脉有关。冲脉主血海,任脉主一身之阴,倘若冲任失调,也可致阴虚阳亢或阴阳两虚之病理现象。可见本病病位主要在肝肾,涉及心、脑、冲任脉,病机本虚标实,本虚以先阴虚后阳虚,标实为风、火、痰、瘀为主。

本病辨证主要有下列证型。

1. 肾阴虚

症状:腰背酸痛,膝软无力,转侧不利,脑转耳鸣,咽干口燥,口渴喜冷饮,心胸烦热,夜寐不安,梦遗滑精,甚则午后热甚,腰膝酸痛,痛达足跟,大便燥结,小便短赤,舌质多瘦小,红赤不荣,苔黄津少,或见剥苔,脉多细而略数。

治法:养阴清热(滋阴降火)。

方药:六味地黄丸(汤)加减:熟地 15 g,山药 15 g,山萸肉 10 g,茯苓 15 g,泽泻 10 g,丹皮 10 g,生地 15 g,桑寄生 15 g,牛膝 10 g。腰膝酸软重者加川断 10 g,狗脊 15 g。夜寐不安者加炒枣仁 15 g,夜交藤 30 g。

2. 肝肾阴虚

症状:眩晕耳鸣,头痛(痛在两侧及巅顶),甚则头痛如劈,腰脊酸软,胁肋隐痛,神疲乏力,烦躁易怒,午后发热,骨蒸盗汗,五心烦热,烦劳尤增,遗精滑泄,女子月经不调,舌红,苔光,脉细弦数或虚细数,小便黄,大便燥。

治法:滋养肝肾,平肝清热。

方药:①杞菊地黄丸(汤)加减:枸杞子 15 g,菊花 10 g,熟地 10 g,山药 10 g,山萸肉 10 g,茯苓 15 g,泽泻 10 g,丹皮 10 g,鳖甲 10 g,杜仲 10 g。②阴虚内热者用二至丸(汤)加减:女贞子 10 g,旱莲草 10 g,生地 15 g,当归 6 g,龟甲 15 g,杜仲 10 g,泽泻 10 g,车前子 15 g,生石决明(先煎)20 g。头痛剧者加山羊角 10 g。腰膝酸软重者加川断 15 g,狗脊 15 g。烦躁易怒热盛者加龙胆草 10 g,青黛 5 g。

3. 心肾阳虚

症状:面色晦暗,神情委顿,畏寒肢冷,心悸心慌,冷汗时出,唇面发绀,气息喘促,不能平卧,腰脊冷,腰酸软,小便清长,夜尿多,甚则小便不利,舌质淡胖,苔多滑腻,脉沉细或见结代。

治法:益气利水,温肾壮阳。

方药:防己黄芪汤合越婢汤:防己 15 g,黄芪 15 g,白术 15 g,甘草 3 g,麻黄 5 g,石膏 30 g,生姜 3 g,大枣 4 枚。畏寒肢冷甚者加附子 10 g,巴戟天 10 g,仙灵脾 15 g。

4. 湿热瘀阻

症状:除见肝肾阴虚之证外,见眼周青紫,唇舌暗,舌边青紫或有瘀斑,苔黄腻,脉弦数,小便短赤或不利,便干结。

治法:清热化湿,活血化瘀。

方药:龙胆泻肝汤加减:龙胆草 10 g,黄芩 10 g,栀子 10 g,白芍 15 g,车前子 15 g,泽泻 10 g,郁金 10 g,牛膝 15 g。瘀血证明显者加茺蔚子 30 g,丹参 30 g,红花 10 g。热甚头痛重者加羚羊角粉(吞)1.5 g。

5. 痰浊瘀阻

症状:除见心肾阳虚之证外,见咳嗽,气急,咳粘痰加重,或有呕吐,舌质淡胖青紫,苔白腻,脉虚滑数,小便不利,便溏不畅。

治法:化痰止咳,化瘀泄浊。

方药:半夏白术天麻汤加减。半夏 10 g,陈皮 10 g,茯苓 15 g,白术 15 g,天麻 10 g,钩藤 15 g,菖蒲 10 g,甘草 3 g,陈胆星 10 g,天竺黄 10 g。见瘀血证重者加红花 10 g,益母草 30 g,赤芍 15 g。

6. 冲任不调

症状:妇女更年期冲任不调型高血压。

治法:温肾补精,养阴补血,调理冲任。

方药:二仙汤加减。仙灵脾 10 g,仙茅 10 g,巴戟天 10 g,黄柏 6 g,当归 10 g,知母 10 g。见阴虚内热,汗多,心悸,五心烦热明显者加生牡蛎 30 g,茯神 10 g,合欢皮 10 g,地骨皮 10 g,白薇 10 g。

(庄绪栋)

第十一节　肾脏肿瘤

肾肿瘤是泌尿外科的常见肿瘤,发病率较高 12.39%~15%,仅次于膀胱肿瘤占第 2 位,且有发病率上升的趋势。亚洲国家的发病率低于欧美国家。肾脏肿瘤约 95% 为恶性。由于肾脏部位隐蔽,不易及早发现,出现明显症状时已属晚期,预后较差。对人类健康的威胁甚大。多年来广泛认为:任何肾脏肿瘤在手术前或未用其他方式组织学认定时,均视为恶性。随着人健康意识的增强,影像学技术水平的提高,早期发现和诊断率皆有明显提高。

一、肾脏肿瘤的分类

按 WHO 在 1981 年肾脏肿瘤组织学分类的基础上,制定了新的分类,于 1998 年正式出版。分类如下。

(一)肾实质上皮性肿瘤

1.良性肿瘤

乳头状或管乳头状腺瘤;嗜酸性腺瘤;后肾腺瘤。

2.恶性肿瘤

肾细胞癌;透明细胞癌;颗粒细胞癌;嫌色细胞癌;梭形细胞癌;囊状相关性肾细胞癌;来源囊肿内的肾细胞癌;囊肿性细胞癌;乳头状肾细胞癌;集合管癌。

(二)肾盂上皮性肿瘤

1.良性乳头状瘤

移行细胞乳头状瘤;内翻性乳头状瘤。

2.恶性

移行细胞癌;鳞状细胞癌;肾盂腺癌;肾髓质癌;肾盂未分化癌;癌肉瘤。

(三)肾母细胞性病变(胚胎性)

肾母细胞瘤;肾源性残余;肾母细胞瘤病;中胚叶瘤病;囊性肾瘤。

(四)其他儿童肾肿瘤

透明细胞肉瘤;横纹肌样癌;神经母细胞瘤。

(五)非上皮性肿瘤

良性肿瘤;血管平滑肌脂肪瘤;平滑肌瘤;脂肪瘤;肾髓质间质细胞瘤;血管瘤;淋巴管瘤;肾小球旁淋巴管瘤。

(六)杂类肿瘤

类癌;小细胞癌;原始神经外胚叶瘤;骨化性肾瘤;肾错构瘤(皮质或肾盂);肾源性腺纤维瘤;肾内畸胎瘤;恶性淋巴瘤;恶性黑色素瘤。

二、肾癌组织学

肾癌可发生在肾脏的任何部位,上极较多,中下极较少。肿块直径大小一般 5~10 cm,也有达 30 cm 或 2~3 cm 的小肿瘤。可有多种颜色,红、灰白、黄、棕、黑色。早期肿瘤在肾实质内,为实性分叶状,可出现点片状钙化灶,中央液化坏死时形成囊腔。向外生长突破肾被膜及肾筋膜达周围组织;向内浸润生长突破。肾盂,出现血尿;向肾静脉侵入形成肾静脉癌栓,继而向腔静脉延伸成腔静脉癌栓;向上可达右心房,腔静脉完全阻塞时,出现肾周静脉扩张、顽固性下肢水肿、腹水、腹壁静脉曲张,多处侧支循环形成,肾癌已属晚期。

肾癌的组织来源系肾曲小管上皮细胞,肾细胞大体分两种。①透明细胞型:是最常见的肾癌细胞类型,占79%,细胞呈圆形或多角形,胞质丰富,含胆固醇样物质,中性脂肪或磷脂。胞质浅染透明甚至为空泡,是因为胞质中含有大量的糖原和脂肪,在切片中溶解所致。细胞柱小而规则,少数出现有丝分裂,核膜、核仁模糊不清,毛细血管丰富。②颗粒细胞癌:占10%～15%,细胞呈圆形、多边形或不规则形,细胞质少,胞质丰富,胞膜清楚,其内含多量嗜酸性细小颗粒,胞质内有少量的糖原和脂肪。细胞核圆形,深染,中央位置。颗粒细胞型通常比透明细胞型细胞核分级级别高,细胞核大小不一致,畸形巨核常见,核分裂象常见。③混合细胞型:占5%～10%,在一种肿瘤中同时存在透明细胞和颗粒细胞,两者之间有过渡细胞。在核分级级别高的肿瘤中,不易判断细胞类型,实际是过渡细胞。肾癌的病理分级与分期见表6-2、6-3。

表6-2 肾细胞癌的分级

分级	核直径(μm)	核形态
Ⅰ级(G_1)	10	圆形一致的核,核仁不清或缺如
Ⅱ级(G_2)	15	在高倍镜下核形态不规则,有核仁
Ⅲ级(G_3)	20	在低倍镜下核形态不规则,明显核仁
Ⅳ级(G_4)	20	核畸形,分叶核,块状染色质,明显核仁

表6-3 肾细胞癌的TNM分期

T:原发肿瘤

T_x:无法估计原发肿瘤

T_0:无原发肿瘤

T_1:肿瘤最大直径小于等于7 cm,局限于肾内

T_2:肿瘤最大直径大于7 cm,局限于肾内

T_3:肿瘤侵犯肾静脉、腔静脉、肾上腺或肾周围组织,但局限于Cerota筋膜内

T_{3a}:肿瘤侵犯肾上腺或肾周围脂肪组织

T_{3b}:肉眼可见肿瘤侵犯肾静脉或横膈以下的腔静脉

T_{3c}:肉眼可见肿瘤侵犯横膈以上的腔静脉

T_4:肿瘤侵犯Gerota筋膜以外组织

N:区域淋巴结

N_x:无法估计区域淋巴结转移

N_0:无区域淋巴结转移

N_1:单个淋巴结转移,最大直径小于2 cm

N_2:单个直径为2～5 cm的淋巴结转移,或多个直径小于5 cm的淋巴结转移

N_3:大于5 cm的淋巴结转移

M:远处转移

M_x:无法估计远处转移

M_0:无远处转移

M_1:有远处转移 V:静脉

V_x:无法估计静脉浸润

V_0:无静脉浸润

V_1:有静脉浸润

V_{1a}:显微镜下静脉浸润

V_{1b}:肉眼可见肾静脉浸润

V_2:肿瘤侵犯下腔静脉

V_{2a}:肿瘤在肝尾状叶水平以下

V_{2b}:肿瘤在横膈水平以下

V_{2c}:肿瘤在横膈水平以上

三、临床表现

肾癌的临床主要特征是血尿、疼痛和肿块。其临床表现，可分为肾本身症状和肾外症状两大类。肾自身的临床症状往往出现较晚，症状明显时已属晚期；肾外症状临床上不典型，易被忽略，造成漏诊，必须高度重视，提高警惕，及早发现，及早诊断，及早治疗。

（一）肾本身症状

1. 血尿

血尿是肾癌的主要症状。当肾癌侵犯尿引流系统（肾盂或肾盏）时，出现血尿。就诊时有血尿的占70%～80%，血尿的特点为无通全程间断肉眼血尿。初发现时血尿轻，间断时间长。随着时间的推移，血尿渐重，间隔时间缩短，甚至有长条状血块。至晚期呈持续性血尿，严重时会出现血块堵塞、排尿困难。但血尿的程度与肿瘤的大小不一定呈正相关。

2. 疼痛

疼痛是肾癌的重要症状，约占就诊患者的50%，出现疼痛是肾癌的晚期症状，因肿瘤体积增大，肾被膜受牵拉或侵及周围组织引起疼痛；肿瘤压迫或侵及神经而引起持续性剧痛；血块阻塞输尿管时，引起梗阻性绞痛。

3. 肿块

肿块是肾癌的常见症状，占肾癌患者的25%～50%，因肾脏部位隐蔽，肿瘤体积小时不易触及。当在一侧上腹部或腰部触及肿块并随呼吸上下移动、质硬、高低不平、有结节，属肾癌晚期。若肿块不随呼吸上下移动，推之固定，提示肾癌已侵及周围组织器官，手术困难，预后不良。

血尿、疼痛、肿块通称肾癌三联征。典型的三联征同时出现约占10%，往往是晚期的标志；疼痛及肿块同时出现约占肾癌的40%；镜下或肉眼血尿者占肾癌患者的70%～80%，因而追踪血尿，对诊断肾癌具有很大意义。

（二）肾癌副瘤综合征

肾癌的肾外表现即肾癌副瘤综合征，表现多样，其临床主要包括：

1. 血沉增快

约有50%的肾癌患者出现血沉增快，贫血是其原因之一，但观察不贫血患者也出现血沉增快，真正的原因仍值得探讨。发热与血沉增快肾癌预后不良，应予重视。

2. 贫血

占肾癌患者的20%～40%除因血尿外，可能与肾癌的毒素和肾脏组织大量坏死，抑制骨髓造血所致。也有报告肾癌及转移坏死灶内含大量含铁血黄素，铁癌肿组织内转移也可能是贫血的因素。

3. 高血压

有20%～40%的肾癌患者患高血压。肾肿瘤压迫正常肾组织，产生肾素，且肾素的活性与肾癌的恶性程度呈正相关；肾癌直接压迫肾动脉血管引起肾缺血，产生肾素；肿瘤内动静脉瘘形成，伴心排血量增加致高血压；也有学者提出肾癌直接产生升压物质。肾癌切除后血压下降者，系肿瘤所致，否则是原发性高血压。

4. 肝功能异常

15%～20%的肾癌出现肝功能异常。表现为肝脏体积增大、凝血酶原降低、清蛋白降低、碱性磷酸酶（AKP）升高、γ-GT升高、球蛋白升高等。常出现发热、消瘦、乏力、厌食等，手术切除癌肿后本组症状消失。引起肝功能损害的原因，可能是肿瘤的坏死组织产生的毒素损害肝脏所致。手术后肝功能不恢复，体内可能有残存肿瘤，预后不佳。

5. 精索静脉曲张

主要因肾静脉内癌栓阻塞，精索静脉回流障碍或肿瘤直接压迫精索静脉所致。其特点是曲张的精索静脉不随患者平卧而减轻或消失。

6.免疫系统紊乱

肾癌可能伴有肌肉神经淀粉样病变和血管炎病变,皆因肿瘤细胞有免疫改变。肾淀粉样变发生率为3%～5%;并可出现多发性神经炎引起肌营养障碍、神经肌肉运动功能障碍。肾癌伴有血管炎,被认为是癌旁综合征之一。癌旁综合征或称类癌综合征,包括贫血红细胞增多症、血小板增多以及类白血病反应、高肾素分泌、性激素分泌异常、红细胞生成素升高、异位甲状旁腺分泌、异位 ACTH 分泌及前列腺素 A 和E 升高。

7.激素分泌紊乱

一种肾肿瘤可分泌多种内分泌激素,是肾癌的特点之一。红细胞增多症约占 15%,红细胞比容超过50%,血红蛋白大于 155 g/L,与红细胞生成素活性升高,肾癌血管动静脉瘘所致缺氧有关,肾癌切除后应该消失。肾癌高血钙症占 3%～13%,可能因肾癌患者类甲状旁腺物质分泌过多及肾癌溶骨性骨转移灶释放出大量钙质,致血钙升高。肾癌可产生异位绒毛膜促性腺激素,男性可见乳房增大、乳晕色素沉着及性功能障碍;女性出现胡须、多毛、闭经。肾癌分泌异位 ACTH 致皮质醇症。

四、肾癌的诊断

(一)超声检查

B 超检查的发展具有极大的优越性,简单、廉价、无创、敏感,是肾肿瘤诊断的首选,可反复检查,能鉴别肾占位是实质性或囊性,并能区别肾癌或肾错构瘤。彩超能根据肾血管的显像、血管的多少及分布的特点,可鉴别肾肿瘤的良恶性。

(二)X 线检查

1.腹部平片

当肿瘤较小时,X 线检查意义不大。肿瘤体积增大或有特殊表现时,仍有意义。当肿瘤增大时,腹平片可看到膨胀的肾脏轮廓向外突出。有 7%～10% 的肾癌可见钙化灶,呈点状或壳状,但密度较低,晚期肾癌患者可看到转移灶的骨质破坏。

2.胸片

肾癌晚期患者当发生肺部转移时可见转移灶,对临床分期、治疗方案及预后有指导意义。

3.静脉肾盂造影(IVU)

IVU 是诊断肾癌的常用方法。肾肿瘤在 IVU 片上显示肾轮廓变化,局部隆起变形、输尿管异位、肾盂受压拉长扭转或肾盏呈蜘蛛脚状或出现弧形压迹(也称抱球状)或破坏消失。当肿瘤较大压迫或肿瘤坏死,可使局部肾盏或整个肾脏不显影,表现无功能。IVU 可显示对侧肾脏及输尿管的情况,对治疗方案的确立很有价值。但 IVU 对肿瘤的良恶性的鉴别意义不大。

4.肾动脉造影(DSA)

DSA 是一种创伤性检查,对肾癌的正确诊断率,可达 92%～95%。肾癌在肾动脉造影中显示新生血管、动静脉瘘,造影剂呈池样聚集,包膜血管增多等改变。向肾动脉内注入肾上腺素时,正常肾血管及良性肾肿瘤血管立即明显收缩,而肾癌的血管无反应。对孤立肾肾癌及双侧肾癌,肾动脉造影可了解血管的分布,对肾肿瘤保留肾单位的手术方案,有重要的指导意义。对较大肾癌实施术前栓塞,可提高手术的切除率。

5.下腔静脉造影

据统计肾癌患者下腔静脉癌栓发生率 28%～45%,下腔静脉造影可了解腔静脉有无癌栓、部位及长度,对取出癌栓制定手术方案很有帮助。

6.淋巴造影

可以明确有无淋巴转移、大小、数目及其范围;提供准确的临床分期及预后;指导治疗方案及手术范围;给淋巴清扫提供可靠依据。

（三）CT 扫描

CT 是诊断肾肿瘤的重要检查方法，用得最广泛，也最可靠。CT 能够发现未侵及尿引流系统，无任何症状 1 cm 以上的小肿瘤。对肾癌的早期诊断具有重要意义。可以显示肿瘤的大小、范围、数目，是否侵及邻近血管，有无肾周淋巴转移，是术前临床分期的理想方法，其正确率可达 90％。对病理证实有肾周蔓延者，80％可在 CT 上显示，表现为肾脂肪囊消失，肾筋膜增厚，周边模糊，腰大肌浸润，椎体骨质破坏等。根据 CT 值的不同或自静脉注入造影剂后 CT 值的改变，鉴别肿瘤的良恶性。平扫时，肾癌组织的 CT 值常为 30～50 Hu，略高于正常肾组织，增强扫描后正常肾实质的 CT 值可达 120 Hu，肾癌的 CT 值虽有增加但明显低于正常肾组织，以示鉴别。肾癌组织内常有出血液化坏死，内部密度不均。有 5％～10％的病例，可见密度增强的钙化灶，位于中央或散发在周边。淋巴结受侵及，可表现在肾蒂、腹主动脉、下腔静脉及其间圆形软组织影，增强后密度变化不显著，可考虑是淋巴结，小于 1 cm 者无特殊意义，大于 1 cm 者考虑是淋巴结转移癌。肾静脉及下腔静脉的癌栓增强时，静脉中可见低密度区。

（四）MRI 检查

MRI 检查对肾癌的诊断与 CT 大体相仿，无明显差异。当 B 超、CT，所提供的资料对鉴别诊断困难时，考虑使用该检查。但 MRI 显示肿瘤侵犯的范围优于 CT，对周围组织包膜、脾脏、肠系膜、腰肌的改变显示清楚，适用于术前分期及术后随访。MRI 可不用造影剂，一次扫描可获得横断面、矢状面和冠状面图像及多层三维立体图像，可清楚的显示血管结构，癌栓的大小，范围及性质，对诊断下腔静脉癌栓是很好的方法。特别是对肾衰竭或造影剂过敏者，MRI 能代替血管造影。

（五）放射性核素检查

对中晚期肾癌患者怀疑全身骨转移或肝转移者有较大意义。肾脏功能较差或行保肾组织的手术，术前须放射性核素检查以了解肾脏形态及功能。

（六）实验室检查

1.γ-烯醇酶

在肾癌组织中，γ-烯醇酶比正常肾皮质高 34 倍，比肾实质高 2.3 倍。当肿瘤切除后，γ-烯醇酶值下降，肿瘤转移复发时，该酶升高者占 87.5％，有助于疗效观察及随访。

2.B-MG

有报道肾透明细胞癌有 87.5％的患者血 B-MG 增高。

3.EDP（纤维蛋白降解产物）

对诊断上尿路肿瘤的存在比尿细胞学或膀胱肿瘤抗原（BTA）更准确。浸润性及转移性泌尿系肿瘤中血 EDP 含量明显高于正常水平，以肾癌更为显著，可能与肿瘤组织释放纤维蛋白溶酶原激活因子有关。

五、鉴别诊断

（一）肾脏囊肿

典型的肾囊肿超声及 CT 易于鉴别。当囊内感染、囊内有不均质回声，要警惕。后壁囊肿或肿瘤中心部位液化，不能误认为单纯良性肾囊肿。不能明确诊断时，要短程定期复查或切除囊肿，术中快速冷冻切片，按病理性质正确处理。

（二）肾血管平滑肌脂肪瘤

此为一种较常见的肾脏良性肿瘤，也叫肾脏错构瘤，女性较男性多见，发病年龄为 25～59 岁，平均 46 岁。该肿瘤占肾脏肿瘤的 3.9％～9.0％。较小的错构瘤通常无临床症状，多在查体时被发现。较大的错构瘤可产生临床症状，包括：肾区疼痛、腹部肿块及血尿。突发肿瘤破裂可出现急腹症、休克等。1/3 的病例为单侧多发灶，1/5 的病例为双侧病变。约 1/3 的瘤体伴结节性硬化，结节性硬化的患者中 40％～80％发生此肿瘤。病理可见三种组织成分，发育不正常的血管，厚薄不一、管腔较小纤曲、分布密集、血管波动样变及纤维化；脂肪组织成熟、灶状分布或分叶状；平滑肌组织，呈异形性，核大小不一、深染。该肿瘤脂肪组织较多，肾癌脂肪组织极少，是其两者的主要鉴别点。

（三）恶性肾脏淋巴瘤

恶性淋巴瘤，约有 1/3 的病例累及肾脏，且各类型霍奇金淋巴瘤均可发生于肾脏。肾脏肿块为全身唯一表现，大多数肾脏肿块为全身转移灶的表现之一。肾脏肿块首先被发现，往往难与肾癌相鉴别。治疗可以全身用药，疗效差。症状明显致大量血尿或肾脏为唯一肿块表现者，应手术切除肾脏。肾脏肿块诊断困难时，按肾癌处理。

（四）肾脏假瘤

可以致肾脏形态异常，诸如炎症性包块、血肿、梗死灶，肾血管畸形等。在影像学上为占位病变须与肾癌相鉴别。要详细询问病史，结合症状、体征，可以进行鉴别，必要时可在 B 超或 CT 引导下穿刺活检，明确诊断，指导治疗。

（五）肾嗜酸性细胞瘤

系少见病，多属良性，有潜在恶性趋向，多发生在 50～80 岁的患者，男性多于女性（2∶1）占肾脏实质性肿瘤的 7%，约有 10% 的病例为多发性，也有双侧发病者。肿瘤呈圆形或卵圆形，无包膜，直径多为 5～10 cm 边境清晰，切面呈红色，中央为灰白色，细胞质均含有丰富的嗜酸性小颗粒。肾嗜酸性细胞瘤多无症状。偶然或体检时发现，少数患者有镜下或肉眼血尿、疼痛、肿块。诊断靠 B 超、CT、肾动脉造影，肿瘤中央有瘢痕灶形成，CT 平扫和增强扫描病灶表现为低密度区，肾动脉造影可见肿瘤血管呈轮辐状。该病虽大部分为良性，可恶变为肾嗜酸性细胞癌，侵及肾周组织，肾上腺血管及肠管或转移至其他脏器。治疗应根据病变的性质和对侧肾功能情况而定，考虑肾部分或根治性切除。

（六）肾转移癌

肾脏血运丰富，血流量大，是其他部位肿瘤转移的多发脏器，实际比原发性肾癌发病率较高，因其不易发现。肺癌尸检时，发现肾转移癌占 20%，其中 40% 为双侧，且系多发灶。其他脏器的肿瘤如淋巴瘤、黑色素瘤、睾丸及卵巢癌、肠道及乳腺癌均易转移至肾脏。要积极治疗原发灶，并根据情况决定是否切除肾脏。

（七）肾脏黄色肉芽肿

此为一种少见的严重慢性肾实质感染的特殊类型。形态学上有两种表现：一种为弥漫型，肾脏体积增大，形态失常，内部结构紊乱，不容易与肿瘤混淆；另一种为局灶性，肾脏上出现局限性实质性结节状回声，缺乏特异性，有时与肿瘤难以鉴别。但这部分患者一般都具有感染的症状，肾区可触及痛性包块，尿中有大量白细胞或脓细胞。只要仔细观察，鉴别诊断并不困难。

六、肾癌的治疗

（一）肾癌的手术治疗

1. 根治性肾癌切除术

肾癌行根治性切除是治疗肾癌的经典手术。较单纯肾切除 5 年生存率高。肾癌患者就诊时，约 45% 的病例已发生局部浸润，其中 70% 的肿瘤细胞已达肾被膜或肾周脂肪组织。术中清除的淋巴结转移的阳性率为 4%～32%。这是肾癌根治性肾切除的理论基础。切除范围：带肿瘤的肾脏、肾周脂肪、Gerota's 筋膜、肾门和近肾门的下腔静脉、腹主动脉旁淋巴结及局部区域同侧的肾上腺、输尿管上段。肾癌根治性切除术中，切除同侧肾上腺及区域性淋巴清扫仍有争议，但肾上腺和肾脏同在一个肾筋膜内，有资料证实，2%～10% 的肾上腺已有癌转移。多数学者仍主张切除同侧肾上腺及区域性淋巴清扫，能提高患者 5 年生存率。根治性肾癌切除术的重点是在游离肾脏之前，首先结扎肾蒂血管，以减少癌细胞的血运转移、癌栓脱落，肾筋膜外完整游离肾脏，防止癌细胞脱落、种植。

有专家认为，肾细胞癌淋巴结转移的范围很广，特别是中晚期肾癌，即临床Ⅲ、Ⅳ期肾癌，上自膈肌，下至腹主动脉分叉处，腹膜后任何部位的淋巴结都有可能被转移，提出须行肾癌扩大根治术。切除范围：除肾癌根治性切除术的区域外，扩大淋巴清扫区域：上自膈肌，下达腹主动脉分叉处，部分生殖血管和覆盖肾周筋膜前后的后腹膜。左肾癌清扫腹主动脉前后，下腔静脉前，腹主动脉、下腔静脉之间的淋巴结；右侧肾癌清扫下腔静脉前后,腹主动脉前,下腔静脉和腹主动脉之间的淋巴结。近 10 年的资料,就其 5 年和 10 年的生存率相比,扩大肾癌根治术比单纯肾切除、根治性肾切除生存率较高。

2.保留肾组织的肾癌手术

保留肾组织的肾癌手术是指完全切除癌组织,最大限度保留正常肾组织的手术。其适应证:双侧肾癌、孤立肾肾癌、单侧肾癌而对侧肾功能受损、视网膜血管瘤病(VHL)肾癌、一侧肾癌而对侧肾功能暂时正常,但有潜在病变可能致肾功能受损如多囊肾、肾结石、肾动脉狭窄、肾积水等。保留肾组织的肾癌手术方法有三种。①肿瘤剜除术:适合于肿瘤较小,从假包膜外完整剜除肿瘤,保留正常肾组织。残留切面须冷冻切片,证实无肿瘤细胞存留,剜出创面用周围脂肪或肌肉组织填塞,可吸收线缝合压迫固定。②肾部分切除术:肿瘤直径较大须切除肾脏一极或楔形切除,距肿瘤边缘 1 cm 切除肿瘤组织,须在低温下阻断肾蒂,创面用周围脂肪或肌肉组织填塞,可吸收线缝合压迫止血,防止尿瘘。③体外肾部分切除术:适合于较大、多发或在肾门处较复杂的肿瘤。仔细游离保留肾动、静脉及输尿管,在低温、无血循环的情况下,细心切除癌肿病灶,完善缝合血管断端,可自肾蒂血管试瘘,缝合止血后做自体肾移植。肾动脉与髂内动脉做端-端吻合,肾静脉与髂外静脉做端-侧吻合,输尿管与膀胱再植。体外手术可从容的处理癌肿组织,但技术条件要求较高。

保留肾组织的疗效甚好。据文献报道,Licht 和 Novick 报道 700 例的随访结果:平均随访 4.5 年,生存率为 57%～100%。Lincke 等将肾部分切除术和根治性切除术相比较,两组的 5 年生存率为 87% 和 93%,两组无明显差异。局部复发率为 0～10.2%,复发影响长期存活。

3.肾癌下腔静脉癌栓及肾静脉癌栓的治疗

肾癌下腔静脉癌栓及肾静脉癌栓,其发病率占同期肾癌的 5%～10%,其中右侧肾癌占多数,为 69%～88%,可能因右肾静脉较短的缘故。7%～36% 的患者出现下腔静脉梗阻症状包括:水肿、腹水、肝肾功能不全、腹壁静脉侧支形成、精索静脉曲张等。Skinner 报道 11 例下腔静脉癌栓形成,而无淋巴结转移及肾周浸润的肾癌手术患者,其 5 年及 10 年的生存率分别为 55% 和 43%,他认为形成腔静脉癌栓不能标志肿瘤已至晚期,此类患者应积极予以治疗,争取好的预后。

(1)静脉癌栓的分型。

膈下型:发生率占 70%,据所在部位又分为:①肾静脉型(Ⅰ型)。癌栓小于 2 cm,位于肾静脉内。②肝下型(Ⅱ型)。癌栓大于 2 cm,其于肾静脉的开口处,位于肝静脉以下的下腔静脉内。肾静脉型及肝下型癌栓占静脉癌栓的 59%。③肝后型(Ⅲ型)。癌栓在肝后下腔静脉、膈肌以下,约占 11%。

膈上型(Ⅳ型):发病率占 30%,按其癌栓所在部位又分为:①肝上型(心包内型)。癌栓位于肝上心包下腔静脉内,发病率为 11%。②右心房型。癌栓位于右心房内,发生率为 19%。

(2)静脉癌栓的诊断:由于影像学的发展,目前对静脉癌栓诊断并不困难。用彩色超声、腔静脉造影、CT 平扫及增强扫描、MRI 等方法可以准确检查出腔静脉内有无癌栓、部位、长短、梗阻程度,对腔静脉癌栓的分型、指导制定手术方案及预后均有重要意义。

(3)静脉癌栓的治疗:静脉癌栓主要靠手术治疗。如不及时治疗会造成突然的肺梗死死亡及癌肿的转移。手术切口常用 11 肋间切口、上腹正中切口及胸腹联合切口三种。①肾静脉癌栓及较小的下腔静脉癌栓,根治性肾癌切除的同时,可不阻断下腔静脉及对侧肾静脉,仅用心耳钳,钳夹腔静脉并切开此静脉,取出癌栓,缝合腔静脉即可。②5 cm 以上的膈下型癌栓,可阻断下腔静脉的上下端及对侧肾静脉,切开并取出癌栓,肝素盐水冲洗缝合,完成手术。③较长的或膈上型的静脉癌栓可采用胸腹联合切口,可阻断腔静脉及对侧肾静脉,切开腔静脉并完整取出癌栓,肝素盐水冲洗缝合,完成手术。

(二)肾癌的非手术治疗

1.放射治疗

肾癌对放射治疗并不敏感而且放射治疗有一定的不良反应。仅用于术前及术后的辅助治疗。术前放射治疗对术中减少转移及肿瘤种植有一定作用。术后放射治疗可杀灭残留的癌细胞,减少癌转移及种植复发。对晚期肾癌已无法手术的可作为姑息治疗的手段。对转移引起的神经痛及骨痛有一定疗效。

2.化学治疗

效果有限,毒性较大,总缓解率为 5%～10%,对生存率无明显提高,仅作为术前辅助治疗,对不能手术的晚期肾癌的治疗。有研究表明长春新碱 46 mg/m² 是治疗肾癌的理想药物,但有效率仅为 5%。临床上常用长春新碱与氟尿嘧啶、多柔比星、环磷酰胺、顺铂等联合用药,可提高疗效,但毒性也增大。

3.免疫治疗

免疫治疗是指以自然界存在的某种物质能激活免疫系统而杀灭肿瘤细胞的疗法。肾癌是一种能诱发宿主产生免疫能力的肿瘤,用免疫治疗有效率较其他肿瘤高。常用的白细胞介素Ⅱ(IL-2)、干扰素(IFN)、淋巴细胞活化的杀伤细胞(LAK 细胞)、肿瘤浸润性淋巴细胞(TIL)等。

(1)IL-2:是淋巴细胞产生的一种淋巴因子,能促进 T 淋巴细胞增殖,活化自然杀伤细胞(NK 细胞),诱导 LAK 细胞产生,促进外周血淋巴细胞产生淋巴因子,对机体免疫调节起重要作用。用 3 500 U 做膀胱腔内灌注,预防膀胱肿瘤复发,每周 1 次;连续 6 次后,改为每月 1 次,持续 1 年。CR 可达 80%,也可用于全身及肿瘤周围注射。

(2)干扰素(IFN):干扰素是一种细胞功能调节蛋白。由白细胞和巨噬细胞产生。能增强肿瘤细胞免疫源性;降低肿瘤细胞活性;抑制肿瘤血管形成;诱导机体免疫反应。干扰素每次 3 000 万 U,肌内注射,隔日 1 次,10～20 次为 1 个疗程,间隔 2 个月再重复治疗。不良反应有发热、肌痛、恶心、食欲低下等。用干扰素总缓解率为 6%～27%。

七、中医学对肾癌的认识

在中医古代文献中有很多与肾癌的症状相类似的记载,如《素问·脉要精微论》曰:"腰者肾之府,转摇不能,肾将惫矣。"《金匮要略》记载"热在下焦者,则尿血,亦令淋秘不通";"肾着之病……腰以下冷痛,腹重如带五千钱。"多属中医"血尿""腰痛""癥积"范畴。

(一)病因病机

中医认为本病多由肾气不足,水湿不化,湿毒之邪内蕴;或外感湿热毒邪,内外合邪,搏结气血,结于少阴。肾癌之辨证应辨病之早晚期,早期多位本虚标实,肾气不足,湿毒蕴结,气血瘀阻为主。中晚期则以为本虚为主,气血亏虚,毒热瘀结。单纯应用中医药治疗肾肿瘤的报道不多,多用于根治性肿瘤切除术后或肿瘤晚期复发转移,以及用于肿瘤放化疗后的辅助治疗。

(二)辨证论治

1.湿热瘀毒型

主证:间断血尿,尿色鲜红,腰痛坠胀不适,腰腹部可扪及肿块,伴有低热,口渴,纳呆。舌质暗红,苔黄腻,脉滑数或弦滑。

治则:清热利湿,活血散结。

方药:龙蛇羊泉汤加减。白英 15 g,龙葵 15 g,蛇莓 15 g,半枝莲 30 g,瞿麦 20 g,萹蓄 10 g,黄柏 15 g,土茯苓 15 g,滑石 15 g,大黄炭 8 g,栀子 10 g,生地黄 15 g,小蓟 10 g。每日 1 剂,水煎服。

加减:尿血不止者,加仙鹤草 15 g,白茅根 10 g,生侧柏叶 15 g,茜草 10 g;纳呆者,加陈皮 10 g,神曲 10 g,炒谷芽 15 g;恶心呕吐者,加法半夏 10 g,竹茹 10 g;咽干,手足心热者,加女贞子 10 g,墨旱莲 10 g。

2.肾虚蕴毒型主证

腰痛加剧,见腰腹部肿块,腰痛喜按,小便短赤带血,疲倦乏力,形体消瘦,低热,纳少。舌质暗红,苔黄白,脉弦数。

治则:补肾益气,解毒散结。

方药:左归丸加减。熟地黄 10 g,怀山药 12 g,枸杞子 10 g,龟甲 10 g,菟丝子 10 g,女贞子 10 g,生黄芪 30 g,土茯苓 20 g,马鞭草 30 g,仙鹤草 20 g,半枝莲 20 g,八月札 15 g。每日 1 剂,水煎服。

加减:血尿重者加大、小蓟各 10 g,血余炭 15 g;疼痛甚者加延胡索 10 g,白芍 10 g;低热盗汗阴虚者加墨旱莲 20 g,地骨皮 15 g。

3.气血两虚型

主证:腰腹部肿块日见增大增多,腰痛日甚,血尿不止。精神萎靡,气短乏力,面色㿠白,形体消瘦,腹胀,口干,低热。舌质淡暗,苔白,脉沉细。

治则:补气养血,解毒散结。

方药:八珍汤加减。黄芪20 g,太子参20 g,白术20 g,半枝莲60 g,茯苓20 g,当归10 g,白芍10 g,熟地黄20 g,女贞子20 g,枸杞子15 g,地骨皮10 g,半枝莲30 g,僵蚕8 g,猪苓20 g。每日1剂,水煎服。

加减:兼肾阴虚者,山茱萸10 g,龟甲10 g(先煎);兼肾阳虚者,加菟丝子10 g,鹿角胶10 g(烊化);若血尿不止者,加大、小蓟各10 g,血余炭15 g,仙鹤草10 g;腰痛甚者加延胡索8 g,白芍10 g,乳香6 g。

(三)辨病选方

1.中药成方

(1)六味地黄丸:含熟地黄,山茱萸,山药,泽泻,茯苓,牡丹皮。有滋阴补肾的功效。适用于各期肾癌患者。每次6 g,每日2次。

(2)金匮肾气丸:六味地黄丸加肉桂、附片组成,具有温阳益肾之功效。每次6 g,每日2次。适用于肾癌肾气虚者。

(3)加味西黄丸:主要成分为牛黄、人工麝香、乳香、没药等。用法用量:每次9 g,每日2次。有清热解毒,活血散结的功效。

2.名医验方

(1)生地黄12 g,小蓟15 g,滑石15 g,蒲黄10 g,藕节30 g,竹叶10 g,栀子10 g,当归9 g,甘草3 g,猪苓10 g,金银花9 g,太子参15 g,白术12 g。水煎,每日1剂,分2次服。适用于肾癌出血或合并感染者。

(2)小蓟30 g,瞿麦30 g,石见穿30 g,白花蛇舌草30 g,赤芍15 g,炮穿山甲15 g,补骨脂10 g,续断30 g,牛膝30 g。水煎,每日1剂,分2次服。适用于各期肾癌。

(3)生地黄6 g,熟地黄6 g,山药12 g,山茱萸12 g,牡丹皮10 g,茯苓10 g,泽泻10 g,骨碎补10 g,女贞子10 g,怀牛膝10 g,萹蓄10 g,阿胶10 g(烊化兑服),桂枝7 g,猪苓15 g,龙葵15 g,白英15 g,黄芪30 g,枸杞子30 g。水煎,每日1剂,分2次服。适用于肾癌偏肾虚或有午后低热者。

(4)牡蛎15 g(先煎),桃仁、杏仁、五灵脂各9 g,全蝎、青皮各6 g,木香4.5 g(后下)。水煎服,每日1剂。适用于各期肾癌。

(5)生黄芪30 g,炮附子10 g,薏苡仁30 g,败酱草20 g,白芍20 g,生甘草20 g,熟地黄60 g,鹿角霜30 g,白芥子6 g,麻黄3 g,肉桂3 g,炮姜6 g。水煎,每日1剂,分2次服。适用于肾癌肾阳亏虚,湿毒内盛者。

(6)大蓟60 g,小蓟60 g(血尿多者可用炭剂),瞿麦30 g,石见穿60 g,白花蛇舌草30 g,半枝莲30 g,赤芍20 g,续断30 g,牛膝30 g,猪苓15 g。水煎,每日1剂,分2次服。适应于肾癌瘀血内阻者。

(7)大黄12 g,水蛭3 g,莪术9 g,土鳖虫6 g,生地黄30 g,红参10 g(嚼服),黄芪30 g,赤芍12 g。疼痛剧烈加延胡索、郁金、乳香、没药;出血多加炒蒲黄、阿胶、三七粉。水煎,每日1剂,分2次服。适用于肾癌气血瘀结者。

(8)生地黄30 g,山药30 g,山茱萸15 g,茯苓30 g,桑寄生30 g,制鳖甲30 g(先煎),三七粉6 g(兑服),阿胶12 g(烊化兑服),小蓟12 g,半枝莲30 g,白花蛇舌草30 g。水煎,每日1剂,分2次服。适用于肾癌肾阴虚者。

(四)围手术期及放化疗后治疗

1.手术前治疗

手术前治疗以减轻患者症状、改善患者身体条件为主。

药物组成:熟地黄24 g,怀山药12 g,山茱萸12 g,泽泻9 g,牡丹皮9 g,黄芪20 g,当归10 g,半枝莲20 g,白花蛇舌草20 g,白茅根9 g,西洋参10 g。

加减:伴血尿者,加血余炭10 g,侧柏炭15 g,大、小蓟各10 g,三七粉3 g(冲服);小便不畅者,加通草

10 g,猪苓 12 g,夏枯草 12 g;贫血者加阿胶 10 g(烊化),大枣 10 g。

用法:水煎,每日 1 剂,分 2 次服。

2.手术后治疗

以尽快恢复患者的胃肠道功能、预防感染发生、促进伤口愈合为主。

药物组成:生黄芪 30 g,白参 10 g(蒸兑),白术 10 g,云茯苓 12 g,甘草 5 g,法半夏 10 g,陈皮 9 g,炒谷芽 15 g,炒麦芽 15 g,当归 10 g,枸杞子 15 g,陈皮 10 g。

加减:排气困难加莱菔子 10 g,枳壳 10 g,厚朴 10 g。下腹部不适者,加滑石 10 g,川楝子、乌药各 9 g,琥珀末 1.5 g(冲服)。伤口疼痛加延胡索 10 g,桃仁 12 g。

用法:水煎,每日 1 剂,分 2 次服。

3.放疗后治疗

减轻不良反应,恢复食欲。

药物组成:黄精 10 g,枸杞子 10 g,鸡血藤 30 g,北沙参 30 g,麦冬 15 g,天冬 15 g,天花粉 15 g,女贞子 15 g,黄芪 15 g,炒麦芽 10 g,鸡内金 10 g,五味子 6 g,石韦 30 g,全蝎 6 g。

加减:血尿明显者,加大蓟 30 g,小蓟 30 g,仙鹤草 30 g;湿热较盛者,加萹蓄 15 g,瞿麦 15 g。

用法:水煎,每日 1 剂,分 2 次服。

4.化疗后治疗

治疗以减轻化疗药物引起的毒性反应,尽快恢复食欲,进一步治疗残余症状。

药物组成:黄芪 30 g,太子参 30 g,炒麦芽 30 g,炒谷芽 30 g,神曲 30 g,鸡血藤 30 g,女贞子 15 g,枸杞子 15 g,芦根 30 g,菟丝子 10 g,鸡内金 10 g,法半夏 10 g,白术 10 g,竹茹 10 g,陈皮 10 g,茯苓 15 g,半边莲 20 g。

加减:血尿明显者,加小蓟 30 g,白茅根 30 g,茜草 15 g,仙鹤草 20 g;小便不利兼有灼热者,加猪苓 12 g,瞿麦 10 g,海金沙 10 g(包);口干明显者,加麦冬 12 g,石斛 15 g。用法:水煎,每日 1 剂,分 2 次服。

(五)其他治疗

1.针灸疗法

(1)穴位:肾俞,委中,命门,太溪,阿是穴。

方法:每次取穴 3~5 个,用平补平泻手法。隔日 1 次。

适应证:肾癌肾虚腰痛者。注意事项:如腰痛较剧,可予三棱针刺委中出血。

(2)穴位:主穴取足三里、三阴交、肾俞,配穴取内关、昆仑、次髎。

方法:针用补法。每日 1 次,10 次为 1 个疗程。

适应证:适用于各期肾肿瘤,输尿管肿瘤患者。

2.外治

(1)癌痛散:冰片 3 g,姜黄 10 g,生南星 20 g,乳香、没药各 20 g,小茴香 15 g,丁香 15 g,人工麝香 0.3 g。上药共研细末,酒、醋各半调成糊状,涂布于腰区瘤块处,药干则另换之。适用于晚期肾癌局部疼痛者。

(2)肾癌止痛散:肉桂 30 g,吴茱萸 90 g,生姜 120 g,葱头 30 g,花椒 60 g。上药共炒热,以布包裹,熨腰痛处,冷则再炒热。适用于肾癌术后属肾虚腰部冷痛者。

(六)中医药研究新进展

肾癌是泌尿系常见肿瘤,早期症状不为人们所重视。明确诊断多为中晚期,且预后不良。虽然单纯用中药治疗肾癌文献报道较少,但中医中药在晚期肾癌的姑息性治疗,减轻患者痛苦,提高机体免疫功能,减轻放、化疗毒性反应,延缓肿瘤生长速度等方面显示了一定的疗效。近年来运用单味中药的有效成分,对肾癌的实验研究和临床观察获得了一定的进展。雷氏采用人体肾癌组织小鼠肾包膜下移植研究观察茜草对肾癌的抑制作用。观察发现其具有抑制肾癌瘤体生长作用。在本实验条件下平均有效率优于常规化疗药物,茜草对小鼠白细胞、血小板无明显影响。康莱特注射液(KLT)系从中药薏苡仁提取的抗肿瘤制剂。

王氏利用 KLT 对癌细胞的放射敏感性作用进行了研究，以期提高辐射线对肾癌细胞的杀伤作用。方法利用细胞克隆技术进行剂量-存活曲线分析，末端脱氧核苷酰转移酶法检测细胞凋亡，免疫细胞化学成分分析法分析 bcl-2 和 PCNA 基因表达，研究结果 KLT 具有明显提高 GRC-1 细胞（人肾颗粒细胞癌细胞系）放射敏感性的作用。作用机制是诱发 GRC-1 细胞凋亡，抑制 GRC-1 细胞 bcl-2 基因表达和上调 PCNA 基因表达。土贝母是胡芦科植物假贝母的块茎，临床上常用土贝母制剂治疗病毒性疾病。李氏观察了土贝母制剂对体外培养的人肾颗粒细胞癌细胞系 GRC-1 和裸鼠移植性人肾透明细胞癌 RLC-310 的生长，组织形态学改变，癌细胞 DNA 含量及细胞周期的影响作用。结果土贝母制剂对体外培养 GRC-1 和 GLC-310 的生长具有明显抑制作用，可阻止 GRC-1 及 RLC-310 细胞由 G0/C1 期向 S 期进展，抑制 DNA 合成，并使 DNA 指数下降。胡氏采用明胶与阿拉伯胶、鸦胆子油制成鸦胆子油微囊，再将其注入实验动物家兔的肾动脉及皮下肌肉内进行栓塞。于栓塞后即时继 1 周和 4 周后进行动脉造影复查，病理检查结果表示鸦胆子油微囊显示出良好动脉栓塞化疗作用。同时对 4 例肾癌患者进行了微囊肾动脉栓塞。结果 4 例肾癌患侧肾动脉均完全闭塞。栓塞术后患者肾包块明显缩小，无严重并发症。微囊动脉栓塞综合了栓塞与动脉灌注化疗两者的优点，既阻断肿瘤的血供，又可在肿瘤局部进行化疗。

（庄绪栋）

第十二节　膀胱癌

　　膀胱癌是指原发于膀胱上皮细胞的恶性肿瘤，为泌尿系统中最常见的恶性肿瘤。膀胱癌的发病有明显的地域性，在发达国家或地区发病率较高。美国和西欧高，日本低，美国的白人高于黑人。男女比例为 3：1。最新统计资料显示 2004 年美国新发病例 60 240 例（男性 44 640 例，女性 15 600 例），位居男性肿瘤发病第 4 位，女性肿瘤发病率第 10 位；死亡 12 710 例（男性 8780 例，女 3930 例）。在我国，男性膀胱癌位居全身肿瘤的第 8 位，其发病率远较西方国家低，2002 年报道男性膀胱癌年龄标准化发病率为 3.8/10 万。膀胱癌可以发生于任何年龄段，但以中老年人常见，男性平均年龄大约 69 岁，女性为 71 岁。膀胱癌死亡率在男性中占所有癌症死亡患者的 2.6%，女性为 1.4%。膀胱癌的病因目前尚未完全明了，但长期接触芳香族类物质、吸烟、膀胱结石、炎症等的慢性刺激被认为是重要的诱因，临床早期症状不明显，易被误诊，多以反复出现的无痛性肉眼血尿，或有尿路刺激症状就诊，晚期可见排尿困难及转移症状。按组织类型将膀胱癌分为上皮性和非上皮性。其中 90% 为来源于移行上皮细胞的肿瘤，包括乳头状瘤和移行上皮癌，以后者占绝大多数；非上皮性主要有未分化癌、鳞状细胞癌及腺癌等，较少见。膀胱癌以淋巴道转移和局部扩散为主，晚期出现血行播散，常转移到肝、骨、肺等器官。膀胱癌在非治疗情况下的自然生存期大致为 16～20 个月，经治疗者的生存期不等，长的可达几十年。老年人膀胱癌恶性程度呈上升趋势，可能因为老年人机体抵抗力下降所致。30 岁以下青少年一般膀胱癌趋于较低恶性，分化好，发展慢，预后也好。

一、文献概述

　　中医占代文献无膀胱癌的病名，根据膀胱癌常见的血尿以及尿液排出受阻等临床症状，可属于中医学"血尿""溺血""癃闭"的范畴。在古代医籍中对该病的病证、病因、病机以及治疗均有一定的论述，如《素问·标本病传论》说："膀胱病，小便闭。"《素问·至真要大论》曰："岁少阳在泉，火淫所胜，民病溺赤，甚则血便。"《金匮要略·五脏风寒积聚病》认为本病："热在下焦者，则尿血，亦令淋秘不通。"《备急千金要方》说："胞裹者，肾膀胱候也，贮津液并尿。若脏中热病者，胞涩，小便不通……为胞屈僻，津液不通。""人有因时疾，瘥后得闭塞不通，遂致天命。大不可轻之。"《三因极一病证方论》等医籍对无痛性血尿的诊断及鉴别诊断作了论述，如《三因极一病证方论·卷九·尿血证治》曰："病者小便出血，多因肾气结所致，或因忧劳、房室过度。此乃得之虚寒，故养生云：不可专以血得热为淖溢为说，二者皆致血尿。与淋不同，以其不痛，故属尿血,痛则当在血淋门。"《丹溪心法·溺血》描述为:"大抵小便出血,则小肠气秘,气秘则小便难,痛者为淋,不痛者为尿血。"《医学入门·溺血》曰:"血从精窍中来,乃心移热于小肠……"《医学纲目·溺血》对于本病的病因以及治疗进行了论述:"小便出血,是心伏热在于小肠,宜镜面草自然汁,加生蜜一匙服之,以八正散加麦门冬,葱煎服;如小便涩痛,以海金沙细末调治之。"《慎斋遗书·血证》卷七:"尿血者,梢不通行而成血,血不归精而入便。然其原在肾气衰而火旺,治当清肾。"《景岳全书·血证》:"凡治血证,须知其要,而血动之由,惟火惟气耳。故察火者但察其有火无火,察气者但察其气虚气实,知此四者而得其所以,则治血之法无余义矣。"《医学心悟·尿血》:"心主血,心气热,则遗热于膀胱,阴血妄行而溺出焉。又肝主疏泄,肝火盛,亦令尿血。清心,阿胶主之,平肝,加味逍遥散主之。若久病气血俱虚而见此症,八珍汤主之。凡治尿血,不可轻用止涩药,恐积瘀于阴茎,痛楚难当也。"《证治汇补》说:"有热结下焦,壅塞胞内,而气道涩滞者;有肺中伏热,不能生水,而气化不施者……有久病多汗,津液枯耗者;有肝经忿怒,气闭不通者;有脾虚气弱,通调失宜者。"上述对膀胱功能、病因病机、治疗及预后的描述与膀胱肿瘤的压迫症状、尿不通畅、无尿、血尿症状相似。

二、病因病机

膀胱癌根据古代医籍的论述,并结合现代的认识,其病因可归结为外感邪毒、饮食损伤、情志不调、脾肾两虚四个方面。其主要病机为脾肾亏虚,湿热瘀毒积聚于膀胱。

(一)外感邪毒

邪毒由表入里,或秽浊之邪侵及机体,阻遏气机,久则郁而化热,聚于膀胱,导致膀胱气化不利,邪毒灼伤血络;因小肠邪热毒瘀,心经火热邪毒,下传膀胱,发为本病。

(二)饮食损伤

饮食不节,恣食肥甘厚味,损伤脾胃,或因先天禀赋不足,脾失健运,水湿不运,浊不得排出,日久化热,湿毒瘀热互结,下注于膀胱,或蕴结于膀胱而发病。

(三)情志不调

七情内伤,气机不畅,以致气滞血瘀,日久成为瘀毒,或因气郁化火,火郁毒聚结于膀胱,气化功能失调,而成瘤块。

(四)脾肾两虚

先天禀赋不足,或因久病,肾元亏虚,或后天脾胃失于濡养,导致脾肾亏虚,气化无权,水湿运化失常,湿毒不排,瘀积成毒,蕴结于膀胱发为本病。

膀胱癌病位在膀胱,与脾、肾、三焦气化功能密切相关。其病机属本虚标实,虚证多因肾气亏虚,不能摄血,或气血双亏,血无所统,则发尿血;实证多因气化不利,郁积成毒,湿毒化热下注膀胱。实证多为疾病的早期,在血尿的同时可以伴见尿急、尿痛等邪实的表现;虚证主要见于晚期,尿血多无疼痛,常因虚致实形成癃闭。

三、诊断与鉴别诊断

(一)诊断要点

1.临床表现

间歇性无痛性肉眼血尿或显微镜下血尿是膀胱癌的最常见症状,有时可伴有血块。出血量与血尿持续时间的长短,与肿瘤的恶性程度、肿瘤大小、范围和数目有一定关系。早期可能无任何临床症状,当肿瘤坏死、出血、感染或肿瘤发生在膀胱三角区时,可引起尿频、尿急、尿痛等膀胱刺激症状;当癌瘤在输尿管口附近浸润深肌层时,可引起梗阻,两侧输尿管下端梗阻可引起肾盂及输尿管扩张积水,甚或出现尿潴留、肾功能不全。晚期下腹部可出现触痛或肿块,或可触及淋巴结肿大以及全身衰竭等。膀胱癌常见的远处转移部位为肝、肺、骨等器官,出现相应的临床表现。当癌肿侵犯至膀胱周围组织或转移至盆腔淋巴结时,可见下腹部耻骨上区疼痛,大便排出困难等相应症状。

2.影像学诊断

（1）膀胱镜检查：在膀胱肿瘤诊断中占有极重要位置。可以直接观察癌肿的生长部位、大小、数目、形状、有无蒂、浸润范围，是否合并出血。对发现病灶或可疑者，应通过组织活检作出病理学确诊。

（2）B超检查：B超无论经腹壁或经尿道与膀胱镜检查相结合，都可能发现超过1cm的肿瘤，甚至0.5cm肿瘤，可以测量出肿瘤的大小、位置以及黏膜浸润的程度。

（3）CT检查：主要应用于有浸润的膀胱癌，膀胱壁厚变形，并可能发现肿大淋巴结，当膀胱上的肿瘤组织向腔内或壁外生长及出现转移时，CT成像可充分显示其形状、大小，准确率在80％左右。对憩室内癌和膀胱壁内癌诊断也有特殊意义。

（4）磁共振成像（MRI）：可行矢状、冠状面成像，有助于诊断膀胱穹隆部、底部易于和前列腺、尿道分辨。膀胱壁炎症、肥大、充血都可以从MRI检查中发现，并能诊断膀胱癌的浸润深度和转移淋巴结增大者。

（5）泌尿系造影：一般采用静脉尿路造影，以了解上尿路有无异常。因尿路上皮肿瘤容易多器官发病，尤其在膀胱瘤浸润影响输尿管口或肿瘤位于膀胱颈、三角区时，可出现肾积水，甚至不显影。还可行如下检查：①逆行性膀胱造影、注气造影、双对比等造影术，现已较少应用；②膀胱动脉造影，可清晰地看到膀胱瘤血管；③淋巴造影，目前应用常与淋巴结穿刺细胞学检查相结合，造影示进早转移部位为闭孔淋巴结。

3.细胞学、病理学诊断

（1）尿液脱落细胞检查：是一种简便易行又无创伤性的检查方法，对膀胱癌的诊断有重要价值，可多次重复，通过尿沉淀细胞的流式细胞计数，可提高早期诊断率，膀胱癌患者约85％尿脱落细胞可呈阳性。

（2）膀胱镜下活检：是目前获取膀胱癌组织的有效手段，也是目前确诊膀胱癌的最可靠的方法。对于尿脱落细胞检查阳性或膀胱黏膜表现异常时，建议行选择性活检。

4.生物标记物及免疫组织化学诊断

在许多恶性肿瘤中，其乳酸脱氢酶活性均增高，癌胚抗原在膀胱癌患者尿中可升高，在尿中高于正常50％以上才具有临床意义，膀胱癌阳性率为62％，与肿瘤大小、病理分级呈正相关；利用血卟啉衍生物（HPD）进行光敏诊断：HPD易积累于肿瘤区域，通过过滤光电可以发现该处，对发现肿瘤病灶和指导取活检有帮助。

（二）鉴别诊断

膀胱癌主要与肾、输尿管肿瘤、膀胱结核、急性膀胱炎、膀胱结石等相鉴别。

1.肾输尿管肿瘤

也为全程无痛性肉眼血尿，可单独发生或与膀胱癌同时发生，上尿路肿瘤引起的血尿可出现条形或蚯蚓状血块，明确诊断需要进行B超、CT、泌尿造影等检查。

2.膀胱结核

有肾或肺结核病史，有低热、盗汗、消瘦等全身症状，伴有尿频、尿急、脓尿和终末血尿等典型膀胱炎症状，尿涂片抗酸染色或尿培养可发现结核杆菌，抗结核治疗有效。

3.急性膀胱炎

以尿频、尿急、尿痛、尿道烧灼、脓尿及窘迫感为主要临床特点，其血尿症状多在膀胱刺激症状以后才出现，显微镜检尿内有大量白细胞，经抗菌治疗可愈。

4.膀胱结石

常由排尿动作引起耻骨上区疼痛或排尿终末时疼痛，呈发作性绞痛，并向阴茎放射，尿流中断，血尿，阴茎勃起，腹部X线平片或膀胱造影、膀胱镜检可帮助确定诊断。

四、辨证论治

（一）辨证要点

膀胱癌以血尿为主要症状，临证时首先要判别其虚实，虚证当辨脾、肾亏虚之不同；实证当辨湿热、郁热、瘀毒之区别。其次应该辨别病情之轻重缓急,疾病发展至晚期,血尿伴有尿频、尿急、尿痛为急;血尿伴有消瘦、乏力、面色苍白以及排尿不畅,甚至癃闭不通为危急重;单纯无痛性血尿为缓。

(二)临床分型

1. 湿热下注

主症:血尿,尿频尿急或尿道灼热,腰背酸痛,下肢浮肿,或少腹胀痛,或可触及包块,腹满纳呆,或口干口苦,心烦口渴,夜寐不安,舌质红,舌苔黄腻,脉滑数或弦数。

证候分析:本证多为疾病初期,湿热之邪下注膀胱,或为小肠邪热移热于膀胱,热邪伤及血络,可见血尿;湿热阻于膀胱,气化失司,则小便不利,溲时涩痛,淋沥不畅;气机不利,则小腹胀满,可触及包块;邪热内蕴,故口燥咽干;苔黄脉数为湿热下注膀胱之象。

治法:清热利湿,凉血止血。

方药:八正散加味。

瞿麦15g,萹蓄15g,车前子10g,石韦15g,滑石20g,白木通10g,大黄6g,山栀9g,甘草梢6g,苦参15g,生地30g,蒲黄9g,小蓟15g。

方中以滑石、白木通为君药,滑石善能滑利窍道,清热渗湿,利水通淋,白木通上清心火,下利湿热,使湿热之邪从小便而去;萹蓄、瞿麦、车前子、石韦为臣;佐以山栀清泄三焦,通利水道,以增强君药清热利水通淋之功;大黄涤荡邪热,并能使湿热从大便而去,苦参、生地、小蓟、蒲黄清热凉血止血增强抗癌之力,甘草调和诸药,共为佐使之用。

热盛心烦口渴者,加黄芩、天花粉以清热燥湿,生津止渴;尿血重者,加白茅根、槐花以清热解毒,凉血止血;尿中有血块者,加桃仁、川芎、三七以化瘀止血。

2. 瘀毒蕴结

主症:血尿,尿中可见血块,或尿液气味秽臭带有腐肉,排尿不畅或尿闭不通,多伴有少腹坠胀疼痛,大便困难,胃纳差,或有发热,舌质暗有瘀点、瘀斑,脉沉细。

证候分析:邪毒入侵结于膀胱,气滞则血瘀,瘀久化热为毒,加之体内湿热之邪,郁积成毒,瘀毒蕴结于膀胱,毒热必灼伤血络,腐灼肌肉,迫血妄行,发为尿血,尿恶臭带腐肉;离经之血,结为瘀块,随尿排出,瘀毒夹离经之血块,阻塞尿路,故排尿困难或尿闭不通;瘀毒蕴结致气机升降失司,胃失和降,故纳差;大肠传导失司故大便困难;发热,舌质暗有瘀点、瘀斑,脉沉细为瘀毒蕴结之象。

治法:清热解毒,散结通淋。

方药:龙蛇羊泉汤加减。

龙葵30g,蛇莓15g,白英30g,海金沙30g,土茯苓30g,灯心草9g,苦参15g,白茅根15g,白花蛇舌草30g。

方中以龙葵、蛇莓为君药清热解毒散结;灯心草、土茯苓、白英、白花蛇舌草、苦参为臣药清热解毒,利湿通淋;海金沙、白茅根通淋止血为佐使。诸药共用以达清热解毒,散结止血之目的。

热重者,加大青叶、蒲公英加强清热解毒;尿浑浊者,加瞿麦、萹蓄以清热利湿通淋。

3. 脾肾亏虚

主症:血尿,血色淡红,呈间歇性、无痛性,排尿无力,下肢肿块坚硬不移动,淋巴结肿大,伴腰膝酸软,消瘦,头晕耳鸣,倦怠乏力,或伴恶心,纳呆食少,大便溏,或周身浮肿,畏寒肢冷,舌淡红,苔薄白,脉沉细无力。

证候分析:脾肾亏虚,湿热瘀毒郁结于膀胱发为肿块。肾为先天之本,中寓命门之火,肾阳不足,不能温养下焦,则腰膝酸软,排尿无力;脾虚运化失司,则恶心,纳呆,便溏,倦怠乏力,统摄不利,血不归经,则尿血;水谷精微不得充养机体,则消瘦、头晕耳鸣;脾肾亏虚,不能温化水湿,可见畏寒肢冷,周身浮肿;舌质淡,舌苔薄白,脉沉细无力均为脾肾阳亏虚之象。

治法:健脾补肾,散结止血。

方药:肾气丸加味。

干地黄 30g,山药 15g,山茱萸 15g,桂枝 10g,附子 10g,茯苓 15g,丹皮 12g,泽泻 12g,鳖甲 10g,僵蚕 10g,仙鹤草 15g,茜草 15g。

方中附子大辛大热,为温阳诸药之首,桂枝辛甘而温,乃温通阳气要药,二药相合,补肾阳之虚,助气化之复,共为君药;干地黄滋阴补肾,配伍山茱萸、山药补肝脾而益精血,共为臣药;再以泽泻、茯苓利水渗湿;丹皮擅入血分,合桂枝则可调血分之滞;佐以鳖甲、僵蚕软坚散结,仙鹤草、茜草止血活瘀。

若中气下陷而见小腹坠胀者,加柴胡、升麻以益气升阳,或予补中益气汤加减治之;若兼湿阻而见腹胀、呕恶、苔白腻,加半夏、砂仁、蔻仁、陈皮以化湿和胃;兼阳虚而见手足欠温,舌淡,脉沉弱,加干姜、肉桂以温中散寒;若气虚及阴,症见口干,少苔,加北沙参、生地、石斛、玉竹以养胃阴。

五、辨病治疗

(一)内服药

1.常用中草药

(1)金钱草:苦、辛、凉。利水通淋,除湿退黄,解毒消肿。《本草纲目拾遗》:"葛粗方,去风散毒煎汤洗一切疮疖神效。《采药志》云,发散头风风邪,治脑漏,白浊,热淋。"适用于膀胱癌尿热痛不畅的患者。每次 30～60g,鲜品加倍,煎汤服。

(2)瞿麦:苦、寒。利水通淋,活血通经。《神农本草经》:"主关格诸癃结,小便不通。"《日华子本草》:"催生,治月经不通,破血块,排脓。"治膀胱癌中瘀血阻滞、水湿内停者。每次 10～30g,煎汤服。

(3)猪苓:甘、淡、平。利水渗湿,除痰散结。《本草纲目》:"开腠理,治淋肿,脚气,白浊,带下,妊娠子淋,胎肿,小便不利。"《珍珠囊》:"渗泄,止渴。又治淋肿。"治膀胱癌中水湿痰浊停聚者。每次 5～10g,煎汤服。

(4)白英:甘、苦、寒。清热解毒,祛风利湿。《本草拾遗》:"主烦热,风疹,丹毒,疟瘴,寒热,小儿结热。"《本草纲目拾遗》:"清湿热,治黄疸水肿……"治膀胱癌中热毒内盛、湿热蕴结者。每次 10～15g,煎汤服,或捣汁,浸酒服。

(5)黄柏:苦、寒。清热解毒,清热燥湿,清热泻火。《神农本草经》:"主五脏肠胃中结热,黄疸,肠痔;止泄痢,女子漏下赤白,阴阳蚀疮。"《药性论》:"治下血如鸡鸭肝片,及男子茎上疮。"治膀胱癌中火毒壅盛、湿热郁结者。每次 5～10g,煎汤服,或入丸散。

(6)大蓟:甘、凉。凉血止血,祛瘀止痛。《唐本草》:"根疗痈肿。"《滇南本草》:"消瘀血,生新血,止吐、鼻血。治小儿尿血,妇人红崩下血,消疮毒,散瘰疬结核。"治膀胱癌中血毒炽盛、水湿停聚者。每次 10～15g,鲜品可用 30～60g,煎汤服。

2.常用中成药

(1)八正合剂:由木通、车前子(炒)、灯心草、萹蓄、瞿麦等组成。具有清热利湿,通淋散结的功效。主治湿热下注型膀胱癌,小便赤涩或癃闭不通。每次 15～20mL,每日 2～3 次。

(2)西黄丸:由麝香、牛黄、乳香、没药组成。具有解毒散结,消肿止痛的功效。膀胱癌热毒炽盛者可选用。口服,每次 3g,每日 2 次。

(3)平消胶囊:由郁金、马钱子粉、仙鹤草、五灵脂、白矾、硝石、干漆、枳壳等组成。具有消肿散结,清热解毒的功效。对膀胱癌具有一定的缓解症状、缩小瘤体、抑制肿瘤生长、提高人体免疫力、延长患者生命的作用。口服,每次 4～8 片,每日 3 次。

(4)参一胶囊:由人参皂苷 Rg3 组成。具有培元固本,补益气血的功效。与化疗配合用药,有助于改善膀胱癌肿瘤患者的气虚症状,提高机体的免疫力。饭前空腹口服,每次 2 粒,每日 2 次。

(5)复方斑蝥胶囊:由斑蝥、刺五加、半枝莲、黄芪、女贞子、山茱萸、人参、三棱、莪术、熊胆粉、甘草组成。具有破血消瘀,攻毒蚀疮的功效。膀胱癌各类证型皆可选用。口服,每次 3 粒,每日 2 次。

(二)外治法

1.祛腐生肌膏

熟石膏、黄柏、炉甘石、苍术、地榆、防风、延胡索、郁金、木瓜、白及、珍珠粉,以上药物共研细末,水调为膏。敷于局部,并内服扶正之剂,适用于膀胱癌术后形成窦道者。

2.枯痔液局部注射

在膀胱镜下,应用枯痔液行瘤蒂及根部黏膜下注射。治疗方法是注射 6～10mL,两周后做膀胱镜检查。

（三）针灸

1.针法

（1）主穴:肾俞、太溪、三阴交。配穴:复溜、血海。用毫针刺,用补法。

（2）针刺和穴位注射止痛,取穴三阴交、肾俞穴,以 0.5％～1％的普鲁卡因注射液 1mL,分别注入两侧肾俞穴各 0.5～1mL。每 2 天注射一次,连续 10～15 次。注射前须作普鲁卡因皮试。适用于膀胱癌腰腹疼痛者。

2.侧灸法

（1）取穴:膀胱俞、阴陵泉、三焦俞、行间、太溪,按艾柱灸法常规施术,每日施 1～2 次,每次灸 3～5 壮或每穴每次灸治 5～10 分钟。

（2）取穴:命门、关元,按艾卷雀啄法操作施术。每天灸 2 次,每穴每次灸治 5～10 分钟,30 次为1 疗程。

六、急症与兼症

（一）尿闭

排尿点滴不畅甚或小便完全闭塞不通,超过 4 小时,伴见下腹持续胀痛,小腹膨隆、压痛。多因膀胱癌晚期,邪毒蕴结,阻塞水道而致。伴烦躁口渴,夜寐不安,舌红,苔黄腻,脉滑数者,治宜清热利湿,行气利尿;方选八正散加苍术、黄柏、牛膝、通草等。伴消瘦、乏力、气短、神疲、面白、虚冷,舌淡苔白,脉细弱无力等脾肾两虚之证者,治宜健脾补肾,化气利水;方选补中益气汤合济生肾气丸加减。也可针刺足三里、三阴交、阴陵泉,反复捻转提插,强刺激,也有一定的疗效。但随着病情的发展,上述治疗往往效果欠佳,必须同时予以导尿,必要时应及时采取手术治疗以缓解病情,减轻痛苦。

（二）大量血尿

尿血鲜红持续不止,或中夹有血块,伴见消瘦乏力,面色苍由无华,脉微欲绝等。属下焦热盛者,方用小蓟饮子加减治疗;属肾虚火旺者,方用知柏地黄丸加减治疗;属肾气不固者,方用无比山药丸加减治疗;属脾不统血者,方用归脾汤加减治疗。可同时服用三七粉,云南白药等。如出血较急、出血量多或中药治疗不满意,应及时加用西药止血药物,必要时采取措施清除血块,保持尿道通畅,及电凝止血或膀胱内灌注药物以止血。

（三）膀胱刺激征

膀胱癌行化学药物及免疫治疗药物膀胱灌注所出现的尿频、尿急等膀胱刺激征;或者膀胱癌合并感染,症见发热、口苦、呕恶伴有尿频、尿急、尿痛。方选八正散合小柴胡汤加减治疗。若高热不退,可给予紫雪散,若感染严重,应同时加用西药抗生素等,并嘱患者注意多饮水以配合治疗。

七、中医临床特色

蒋益兰等运用中医辨证与化疗治疗晚期膀胱癌 56 例进行对比观察。中药组辨证分为阴虚火旺型、脾气亏虚型、湿热内蕴型。中药组以小蓟饮子加减以凉血止血,化瘀解毒。基本方为小蓟、鲜生地、蒲黄炭、藕节、淡竹叶、山栀、三棱、莪术、半枝莲、石见穿、田七粉、萆薢、甘草,连服 2 个月为 1 疗程;化疗组用顺铂、甲氨蝶呤、环磷酰胺联合化疗,21 天为 1 周期,2～3 个周期为 1 疗程。结果中药组在症状改善及提高生活质蛋方面有优势;中药组瘤体稳定率 86.1％＞化疗组 75.0％;1 年生存率两组相仿,2、3、4 年生存率中药组（83.3％、77.4％、54.5％）明显高于化疗组（66.7％、53.8％、33.3％）;化疗组出现不同程度的消化道反应、骨髓抑制、肝肾功能损伤等不良反应,而中药组则无以上反应。

　　顾乃龙等研究用中药华蟾素和岩舒注射液作为全身治疗结合 10-羟喜树碱膀胱灌注预防和治疗肿瘤复发,本组 24 例膀胱肿瘤患者经尿道气化电切后,给予华蟾素 20mL 和岩舒 20mL 每日交替使用,并采用 10-羟喜树碱 20mg＋生理盐水 100mL 膀胱灌注。治疗 2 年预防肿瘤复发。结果显示,随访期 18～36 个月,平均 25.71 月,共计 24 例。结果＞36 月者 6 例,＞24 者 15 例,＞18 月者 3 例。随访期膀胱肿瘤 18 个月内无复发。两年后有 1 例复发(4.16％),经再次膀胱气化电切术后,随访 6 个月无复发。认为中西医结合治疗可提高临床治疗效果,毒副反应轻,能有效预防膀胱癌复发。

　　黄蜡梅等应用自拟抗癌煎剂(猪苓、白花蛇舌草、蚤休、半枝莲、萹蓄、制黄柏各 30g,薏苡仁 50g 的煎液),将药温控制在 44℃,通过膀胱冲洗机进行自动循环冲洗,患者每 15 分钟变换体位 1 次。先每周做 1 次,治疗 6 次后改为每 2 周 1 次,共 12 次为 1 疗程。结果,70 例中 1 年无复发率 78.6％,2 年无复发率为 68.6％,3 年无复发率 61.8％,效果均满意。

(胡传杏子)

第十三节　血液净化疗法

　　血液净化(blood purification)是指应用物理、化学或免疫等方法清除体内过多水分及血中代谢废物、毒物、自身抗体、免疫复合物等致病物质,同时补充人体所需的电解质和碱基,以维持机体水、电解质和酸碱平衡。它包括了一组原理不同的技术。腹膜透析、血液透析、血液滤过等方法治疗终末期肾病及急性肾损伤,替代部分的肾脏排泄功能,是脏器功能替代治疗中最为成功的范例。后来发展应用的血液灌流主要治疗药物和毒物中毒、肝功能衰竭等;血浆置换则治疗一些自身免疫性疾病、高胆红素血症、高脂血症等;能特异性清除自身抗体等致病物质的免疫吸附疗法也已应用于临床并取得了一定的疗效。

一、水和溶质清除的原理

（一）水分清除

　　水清除统称为超滤,有两种方式。半透膜两侧溶液中的水可由渗透压低侧向渗透压高侧移动,称为渗透;而液体由静水压高侧向静水压低侧(在血液侧施加正压或透析液侧给予负压)移动,称为对流。半透膜两侧的静水压差称为跨膜压(transmembrane pressure,TMP)。渗透作用的水清除量与半透膜两侧溶液渗透压差有关;而对流作用的水清除量则与半透膜两侧静水压差有关。超滤过程伴随有溶质的清除。

（二）溶质清除

1.扩散和对流

　　半透膜两侧溶液中溶质从化学浓度高侧向浓度低侧转运,称为扩散。而在对流过程中水移动的同时伴有溶质的同方向移动。

　　扩散作用清除溶质的驱动力为膜两侧溶液中溶质的化学浓度差。溶质清除量与溶质及半透膜的特性有关。前者包括溶质的浓度、分子量、分子的形状和所带电荷、脂溶性等。后者包括膜孔的大小及数量、几何构型、分布;半透膜的面积和厚度;半透膜的表面特性如所带电荷、亲水性等。

　　超滤作用清除溶质的驱动力为膜两侧的静水压差或渗透压差。超滤过程中溶质的清除是被动的,且滤出液溶质浓度与原溶液相等。超滤的溶质清除量主要与超滤率和筛系数有关。前者指溶液的清除量,与半透膜超滤系数(Kuf)及静水压差和(或)渗透压差有关,Kuf 代表半透膜对水的通透性能。筛系数指半透膜对溶质的通透性。

2.吸附

　　通过正、负电荷的相互作用或范德华力的作用,溶质与固定吸附剂(临床常用树脂和活性炭)结合而被清除,称为吸附。当吸附剂上固定某种溶质的抗体,溶质作为抗原与吸附剂上抗体结合而被清除,称为免疫吸附。另外,一些特殊半透膜或吸附剂,能特异性地与需清除物质分子表面的一些化学基团结合,从而特异性地清除致病物质。

3.分离

利用孔径较大的半透膜或离心的方法,将血浆与血细胞分离,弃除血浆(带有致病物质),而血细胞回输体内,并补充必要的清蛋白、凝血因子、水和电解质,称为分离。

二、血液透析

(一)定义及概述

利用弥散、超滤和对流原理清除血液中有害物质和过多水分,是最常用的肾脏替代治疗方法之一,也可用于治疗药物或毒物中毒等。

(二)患者血液透析治疗前准备

1.加强专科随访

(1)CKD4 期[估算肾小球滤过率 eGFR<30 mL/(min・1.73 m²)]患者均应转至肾脏专科随访。

(2)建议每 3 个月评估一次 eGFR。

(3)积极处理并发症和合并症:①贫血:建议外周血 Hb<100 g/L 开始促红细胞生成素治疗。②骨病和矿物质代谢障碍:应用钙剂和(或)活性维生素 D 等治疗,建议维持血钙 2.1～2.4 mmol/L、血磷 0.9～1.5 mmol/L、血 iPTH 70～110 pg/mL。③高血压:应用降压药治疗,建议控制血压于 17.3/10.7 kPa (130/80 mmHg)以下。④其他:纠正脂代谢异常、糖代谢异常和高尿酸血症等。

2.加强患者教育,为透析治疗做好思想准备

(1)教育患者纠正不良习惯,包括戒烟、戒酒及饮食调控。

(2)当 eGFR<20 mL/(min・1.73 m²)或预计 6 个月内需接受透析治疗时,对患者进行透析知识宣教,增强其对透析的了解,消除顾虑,为透析治疗做好思想准备。

3.对患者进行系统检查及评估,决定透析模式及血管通路方式

(1)系统病史询问及体格检查。

(2)进行心脏、肢体血管、肺、肝、腹腔等器官组织检查,了解其结构及功能。

(3)在全面评估基础上,制订患者病历档案。

4.择期建立血管通路

(1)对于 eGFR<30 mL/(min・1.73 m²)患者进行上肢血管保护教育,以避免损伤血管,为以后建立血管通路创造好的血管条件。

(2)血管通路应于透析前合适的时机建立。

(3)对患者加强血管通路的维护、保养、锻炼教育。

(4)建立血管通路。

(5)定期随访、评估及维护保养血管通路。

5.患者 eGFR<15 mL/(min・1.73 m²)时,应更密切随访

(1)建议每 2～4 周进行一次全面评估。

(2)评估指标包括症状、体征、肾功能、血电解质(血钾、血钙、血磷等)及酸碱平衡(血 HCO₃⁻ 或 CO₂CP、动脉血气等)、Hb 等指标,以决定透析时机。

(3)开始透析前应检测患者肝炎病毒指标、HIV 和梅毒血清学指标。

(4)开始透析治疗前应对患者凝血功能进行评估,为透析抗凝方案的决定做准备。

(5)透析治疗前患者应签署知情同意书。

(三)适应证及禁忌证

患者是否需要血液透析治疗应由有资质的肾脏专科医师决定。肾脏专科医师负责患者的筛选、治疗方案的确定等。

1.适应证

（1）终末期肾病透析指征：非糖尿病肾病 eGFR＜10 mL/(min・1.73 m²)；糖尿病肾病 eGFR＜15 mL/(min・1.73m²)。

当有下列情况时,可酌情提前开始透析治疗:严重并发症,经药物治疗等不能有效控制者,如容量过多包括急性心力衰竭、顽固性高血压;高钾血症;代谢性酸中毒;高磷血症;贫血;体重明显下降和营养状态恶化,尤其是伴有恶心、呕吐等。

（2）急性肾损伤。

（3）药物或毒物中毒。

（4）严重水、电解质和酸碱平衡紊乱。

（5）其他:如严重高热、低体温等。

2.禁忌证

无绝对禁忌证,但下列情况应慎用。

（1）颅内出血或颅内压增高。

（2）药物难以纠正的严重休克。

（3）严重心肌病变并有难治性心力衰竭。

（4）活动性出血。

（5）精神障碍不能配合血液透析治疗。

（四）血管通路的建立

临时或短期血液透析患者可以选用临时中心静脉置管血管通路,需较长期血液透析患者应选用长期血管通路。

（五）透析处方确定及调整

1.首次透析患者（诱导透析期）

（1）透析前准备:透析前应有肝炎病毒、HIV 和梅毒血清学指标,以决定透析治疗分区及血透机安排。

（2）确立抗凝方案。

1）治疗前患者凝血状态评估:评估内容包括患者出血性疾病发生的危险、临床上血栓栓塞性疾病发生的危险和凝血指标的检测。

2）抗凝剂的合理选择:①对于临床上没有出血性疾病的发生和风险;没有显著的脂代谢和骨代谢的异常;血浆抗凝血酶Ⅲ活性在 50％以上;血小板计数、血浆部分凝血活酶时间、凝血酶原时间、国际标准化比值、D-双聚体正常或升高的患者,推荐选择普通肝素作为抗凝药物。②对于临床上没有活动性出血性疾病,血浆抗凝血酶Ⅲ活性在 50％以上,血小板数量基本正常;但脂代谢和骨代谢的异常程度较重,或血浆部分凝血活酶时间、凝血酶原时间和国际标准化比值轻度延长具有潜在出血风险的患者,推荐选择低分子肝素作为抗凝药物。③对于临床上存在明确的活动性出血性疾病或明显的出血倾向,或血浆部分凝血活酶时间、凝血酶原时间和国际标准化比值明显延长的患者,推荐选择阿加曲班、枸橼酸钠作为抗凝药物,或采用无抗凝剂的方式实施血液净化治疗。④对于以糖尿病肾病、高血压性肾损害等疾病为原发疾病,临床上心血管事件发生风险较大,而血小板数量正常或升高、血小板功能正常或亢进的患者,推荐每天给予抗血小板药物作为基础抗凝治疗。⑤对于长期卧床具有血栓栓塞性疾病发生的风险,国际标准化比值较低、血浆 D-双聚体水平升高,血浆抗凝血酶Ⅲ活性在 50％以上的患者,推荐每天给予低分子肝素作为基础抗凝治疗。⑥合并肝素诱发的血小板减少症,或先天性、后天性抗凝血酶Ⅲ活性在 50％以下的患者,推荐选择阿加曲班或枸橼酸钠作为抗凝药物。此时不宜选择普通肝素或低分子肝素作为抗凝剂。

3）抗凝方案:①普通肝素:一般首剂量 0.3～0.5 mg/kg,追加剂量 5～10 mg/h,间歇性静脉注射或持续性静脉输注(常用);血液透析结束前 30～60 min 停止追加。应依据患者的凝血状态个体化调整剂量。②低分子肝素:一般选择 60～80 U/kg,推荐在治疗前 20～30 min 静脉注射,无需追加剂量。③局部枸橼酸抗凝:枸橼酸浓度为 4％～46.7％,以临床常用的 4％枸橼酸钠为例。4％枸橼酸钠 180 mL/h 滤器前持续注入,控制滤器后的游离钙离子浓度 0.25~0.35 mmol/L;在静脉端给予 0.056 mmol/L 氯化钙生理盐水(10%氯化钙 80 mL 加入到 1 000 mL 生理盐水中)40 mL/h,控制患者体内游离钙离子浓度 1.0~1.35 mmol/L;直至血液净化治疗结束。也可采用枸橼酸置换液实施。重要的是,临床应用局部枸橼酸抗凝时,需要考虑患者实际血流量,并应依据游离钙离子的检测相应调整枸橼酸钠(或枸橼酸置换液)和氯化钙生理盐水的输入速度。④阿加曲班:一般首剂量 250 μg/kg,追加剂量 2 μg/(kg·min),或 2 μg/(kg·min)持续滤器前给药,应依据患者血浆部分活化凝血酶原时间的监测,调整剂量。⑤无抗凝剂:治疗前给予 0.4 mg/L(4 mg/dL)的肝素生理盐水预冲、保留灌注 20 min 后,再给予生理盐水 500 mL 冲洗;血液净化治疗过程每 30~60 min,给予 100~200 mL 生理盐水冲洗管路和滤器。

4)抗凝治疗的监测:由于血液净化患者的年龄、性别、生活方式、原发疾病以及合并症的不同,患者间血液凝血状态差异较大。因此,为确定个体化的抗凝治疗方案,应实施凝血状态监测。包括血液净化前、净化中和结束后凝血状态的监测。不同的药物有不同的监测指标。

5)并发症处理。并发症主要包括抗凝不足引起的凝血而形成血栓栓塞性疾病、抗凝太过而导致的出血及药物本身的不良反应等。根据病因不同而做相应的处理。

(3)确定每次透析治疗时间:建议首次透析时间不超过 2~3 h,以后每次逐渐延长透析时间,直至达到设定的透析时间(每周 2 次透析者 5.0~5.5 h/次,每周 3 次者 4.0~4.5 h/次;每周总治疗时间不低于 10 h)。

(4)确定血流量:首次透析血流速度宜适当减慢,可设定为 150~200 mL/min。以后根据患者情况逐渐调高血流速度。

(5)选择合适膜面积透析器:首次透析应选择相对小面积透析器,以减少透析失衡综合征发生。

(6)透析液流速:透析液流速可设定为 500 mL/min。通常不需调整,如首次透析中发生严重透析失衡表现,可调低透析液流速。

(7)透析液成分:透析液成分常不作特别要求,可参照透析室常规应用。但如果患者严重低钙,则可适当选择高浓度钙的透析液。

(8)透析液温度:透析液温度常设定为 36.5 ℃左右。

(9)确定透析超滤总量和速度:根据患者容量状态及心肺功能、残肾功能等情况设定透析超滤量和超滤速度。建议每次透析超滤总量不超过体重的 5%。存在严重水肿、急性肺水肿等情况时,超滤速度和总量可适当提高。在 1~3 个月逐步使患者透后体重达到理想的"干体重"。

(10)透析频率:诱导透析期内为避免透析失衡综合征,建议适当调高患者每周透析频率。根据患者透前残肾功能,可采取开始透析的第 1 周透析 3~5 次,以后根据治疗反应及残肾功能、机体容量状态等,逐步过渡到每周 2~3 次透析。

2.维持透析期

维持透析患者每次透析前均应进行症状和体征评估,观察有无出血,测量体重,评估血管通路,并定期进行血生化检查及透析充分性评估,以调整透析处方。

1)确立抗凝方案。

2)超滤量及超滤速度设定。

(1)干体重的设定:干体重是指透析后患者体内过多的液体全部或绝大部分被清除时的体重。由于患者营养状态等的变化会影响体重,故建议每 2 周评估一次干体重。

(2)每次透析前根据患者既往透析过程中血压和透析前血压情况、机体容量状况以及透前实际体重,计算需要超滤量。建议每次透析超滤总量不超过体重的 5%。存在严重水肿、急性肺水肿等情况时,超滤速度和总量可适当提高。

(3)根据透析总超滤量及预计治疗时间,设定超滤速度。同时在治疗中应密切监测血压变化,避免透析中低血压等并发症发生。

3)透析治疗时间:依据透析治疗频率,设定透析治疗时间。建议每周 2 次透析者为每次 5.0~5.5 h,每周 3 次者为 4.0~4.5 h/次,每周透析时间至少 10 h 以上。

4)透析治疗频率:一般建议每周 3 次透析;对于残肾功能较好[Kru 2 mL/(min·1.73 m²)以上]、每天尿量 200 mL 以上且透析间期体重增长不超过 3%～5%、心功能较好者,可予每周 2 次透析,但不作为常规透析方案。

5)血流速度:每次透析时,先予 150 mL/min 血流速度治疗 15 min 左右,如无不适反应,调高血流速度至 200～400 mL/min。要求每次透析时血流速度最低 200～250 mL/min。但存在严重心律失常患者,可酌情减慢血流速度,并密切监测患者治疗中心律的变化。

6)透析液设定。

(1)每次透析时要对透析液流速、透析液溶质浓度及温度进行设定。

(2)透析液流速:一般设定为 500 mL/min。如采用高通量透析,可适当提高透析液流速至 800 mL/min。

(3)透析液溶质浓度:①钠浓度:常为 135～140 mmol/L,应根据血压情况选择。顽固高血压时可选用低钠透析液,但应注意肌肉抽搐、透析失衡综合征及透析中低血压或高血压的发生危险;反复透析中低血压可选用较高钠浓度透析液,或透析液钠浓度由高到低的序贯钠浓度透析,但易并发口渴、透析间期体重增长过多、顽固性高血压等。②钾浓度:为 0～4.0 mmol/L,常设定为 2.0 mmol/L。对慢性透析患者,根据患者血钾水平、存在心律失常等合并症或并发症、输血治疗、透析模式(如每日透析者可适当选择较高钾浓度透析液)情况,选择合适钾浓度透析液。过低钾浓度透析液可引起血钾下降过快,并导致心律失常甚至心搏骤停。③钙浓度:常用透析液钙浓度为 1.25～1.75 mmol/L。透析液钙浓度过高易引起高钙血症,并导致机体发生严重异位钙化等并发症,因此当前应用最多的是钙浓度为 1.25 mmol/L 的透析液。当存在高钙血症、难以控制的继发性甲旁亢时,选用低钙透析液,但建议联合应用活性维生素 D 和磷结合剂治疗;血 iPTH 水平过低时也应选用相对低浓度钙的透析液;当透析中反复出现低钙抽搐、血钙较低、血管反应性差导致反复透析低血压时,可短期选用高钙透析液,但此时应密切监测血钙、血磷、血 iPTH 水平,并定期评估组织器官的钙化情况,防止出现严重骨盐代谢异常。

(4)透析液温度:为 35.5 ℃～36.5 ℃,常设定为 36.5 ℃。透析中常不对透析液温度进行调整。但如反复发作透析低血压且与血管反应性有关,可适当调低透析液温度。对于高热患者,也可适当调低透析液温度,以达到降低体温作用。

(六)血液透析操作

血液透析操作流程见图 6-1。

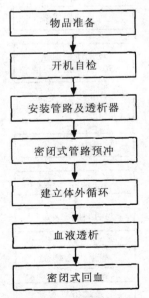

图 6-1　血液透析操作流程

操作步骤如以下几个方面。

1.物品准备

血液透析器、血液透析管路、穿刺针、无菌治疗巾、生理盐水、碘伏和棉签等消毒物品、止血带、一次性手套、透析液等。

护士治疗前应核对 A、B 浓缩透析液浓度、有效期；检查 A、B 透析液连接。

2.开机自检

(1)检查透析机电源线连接是否正常。

(2)打开机器电源总开关。

(3)按照要求进行机器自检。

3.血液透析器和管路的安装

(1)检查血液透析器及透析管路有无破损，外包装是否完好。

(2)查看有效日期、型号。

(3)按照无菌原则进行操作。

(4)安装管路顺序按照体外循环的血流方向依次安装。

4.密闭式预冲

(1)启动透析机血泵 80～100 mL/min，用生理盐水先排净透析管路和透析器血室(膜内)气体。生理盐水流向为动脉端→透析器→静脉端，不得逆向预冲。

(2)将泵速调至 200～300 mL/min，连接透析液接头与透析器旁路，排净透析器透析液室(膜外)气体。

(3)生理盐水预冲量应严格按照透析器说明书中的要求；若需要进行闭式循环或肝素生理盐水预冲，应在生理盐水预冲量达到后再进行。

(4)推荐预冲生理盐水直接流入废液收集袋中，并且废液收集袋放于机器液体架上，不得低于操作者腰部以下；不建议预冲生理盐水直接流入开放式废液桶中。

(5)冲洗完毕后根据医嘱设置治疗参数。

5.建立体外循环(上机)

1)操作流程：如图 6-2。

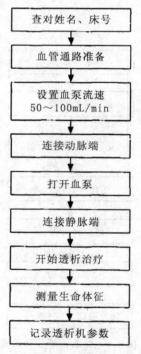

图 6-2　建立体外循环操作流程

2）血管通路准备。

（1）动静脉内瘘穿刺：①检查血管通路：有无红肿、渗血、硬结，并摸清血管走向和搏动。②选择穿刺点后，用碘伏消毒穿刺部位。③根据血管的粗细和血流量要求等选择穿刺针。④采用阶梯式、纽扣式等方法，以合适的角度穿刺血管。先穿刺静脉、再穿刺动脉，以动脉端穿刺点距动静脉内瘘口3 cm以上、动静脉穿刺点的距离10 cm以上为宜，固定穿刺针。根据医嘱推注首剂量肝素（使用低分子肝素作为抗凝剂，应根据医嘱上机前静脉一次性注射）。

（2）中心静脉留置导管连接：①准备碘伏消毒棉签和医用垃圾袋。②打开静脉导管外层敷料。③患者头偏向对侧，将无菌治疗巾垫于静脉导管下。④取下静脉导管内层敷料，将导管放于无菌治疗巾上。⑤分别消毒导管和导管夹子，放于无菌治疗巾内。⑥先检查导管夹子处于夹闭状态，再取下导管肝素帽。⑦分别消毒导管接头。⑧用注射器回抽导管内封管肝素，推注在纱布上检查是否有凝血块，回抽量为动、静脉管各2 mL左右。如果导管回抽血流不畅时，认真查找原因，严禁使用注射器用力推注导管腔。⑨根据医嘱从导管静脉端推注首剂量肝素（使用低分子肝素作为抗凝剂，应根据医嘱上机前静脉一次性注射），连接体外循环。⑩医疗污物放于医疗垃圾桶中。

3）血液透析中的监测。

（1）体外循环建立后，立即测量血压、脉搏，询问患者的自我感觉，详细记录在血液透析记录单上。

（2）自我查对：①按照体外循环管路走向的顺序，依次查对体外循环管路系统各连接处和管路开口处，未使用的管路开口应处于加帽密封和夹闭管夹的双保险状态。②根据医嘱查对机器治疗参数。

（3）双人查对：自我查对后，与另一名护士同时再次查对上述内容，并在治疗记录单上签字。

（4）血液透析治疗过程中，每小时1次仔细询问患者自我感觉，测量血压、脉搏，观察穿刺部位有无渗血、穿刺针有无脱出移位，并准确记录。

（5）如果患者血压、脉搏等生命体征出现明显变化，应随时监测，必要时给予心电监护。

6. 回血下机

（1）基本方法：①消毒用于回血的生理盐水瓶塞和瓶口。②插入无菌大针头，放置在机器顶部。③调整血液流量至50～100 mL/min。④关闭血泵。⑤夹闭动脉穿刺针夹子，拔出动脉针，按压穿刺部位。⑥拧下穿刺针，将动脉管路与生理盐水上的无菌大针头连接。⑦打开血泵，用生理盐水全程回血。回血过程中，可使用双手揉搓透析器，但不得用手挤压静脉端管路；当生理盐水回输至静脉壶、安全夹自动关闭后，停止继续回血；不宜将管路从安全夹中强制取出，将管路液体完全回输至患者体内（否则易发生凝血块入血或空气栓塞）。⑧夹闭静脉管路夹子和静脉穿刺针处夹子，拔出静脉针，压迫穿刺部位2～3 min。⑨用弹力绷带或胶布加压包扎动、静脉穿刺针部位10～20 min后，检查动、静脉穿刺针部位无出血或渗血后松开包扎带。⑩整理用物。⑪测量生命体征，记录治疗单，签名。⑫治疗结束嘱患者平卧10～20 min，生命体征平稳，穿刺部位无出血，听诊内瘘杂音良好。⑬向患者交代注意事项，送患者离开血液净化中心。

2）推荐密闭式回血下机：①调整血液流量至50～100 mL/min。②打开动脉端预冲侧管，用生理盐水将残留在动脉侧管内的血液回输到动脉壶。③关闭血泵，靠重力将动脉侧管近心侧的血液回输入患者体内。④夹闭动脉管路夹子和动脉穿刺针处夹子。⑤打开血泵，用生理盐水全程回血。回血过程中，可使用双手揉搓滤器，但不得用手挤压静脉端管路。当生理盐水回输至静脉壶、安全夹自动关闭后，停止继续回血。不宜将管路从安全夹中强制取出，将管路液体完全回输至患者体内（否则易发生凝血块入血或空气栓塞）。⑥夹闭静脉管路夹子和静脉穿刺针处夹子。⑦先拔出动脉内瘘针，再拔出静脉内瘘针，压迫穿刺部位2～3 min。用弹力绷带或胶布加压包扎动、静脉穿刺部位10～20 min后，检查动、静脉穿刺针部位无出血或渗血后松开包扎带。⑧整理用物。⑨测量生命体征，记录治疗单，签名。⑩治疗结束嘱患者平卧10～20 min，生命体征平稳，穿刺点无出血。⑪听诊内瘘杂音良好。⑫向患者交代注意事项，送患者离开血液净化中心。

（七）透析患者的管理及监测

加强维持性血液透析患者的管理及监测是保证透析效果、提高患者生活质量、改善患者预后的重要手段，包括建立系统而完整的病历档案和透析间期患者的教育管理，定期监测、评估各种并发症和合并症情况，并做出相应处理。

1.建立系统完整的病历档案

应建立透析病史，记录患者原发病、并发症和合并症情况，并对每次透析中出现的不良反应、平时的药物及其他器械等治疗情况、患者的实验室和影像学检查结果进行记录。有利于医护人员全面了解患者病情，调整治疗方案，最终提高患者生活质量和长期生存率。

2.透析间期的患者管理

1）加强教育，纠正不良生活习惯。包括戒烟、戒酒、生活规律等。

2）饮食控制。包括控制水和钠盐摄入，使透析间期体重增长不超过5%或每日体重增长不超过1 kg；控制饮食中磷的摄入，少食高磷食物；控制饮食中钾的摄入，以避免发生高钾血症。保证患者每日蛋白质摄入量达到1.0～1.2 g/kg，并保证足够的糖类摄入，以避免出现营养不良。

3）指导患者记录每日尿量及每日体重情况，并保证大便通畅；教育患者有条件时每日测量血压情况并记录。

4）指导患者维护和监测血管通路。对采用动静脉内瘘者每日应对内瘘进行检查，包括触诊检查有无震颤，也可听诊检查有无杂音；对中心静脉置管患者每日应注意置管部位出血、局部分泌物和局部出现不适表现等，一旦发现异常应及时就诊。

3.并发症和合并症定期评估与处理

常规监测指标及其检测频率如下（表6-4）。

表6-4　血液透析患者常规监测指标及评估频率

指标	推荐频率
血常规，肝、肾功能，血电解质（包括血钾、血钙、血磷、HCO_3^- 或 CO_2CP 等）	每月1次
血糖、血脂等代谢指标	每1～3个月（有条件者）
铁状态评估血	3个月1次
iPTH水平	3个月1次
营养及炎症状态评估	3个月1次
Kt/V和URR评估	3个月1次
传染病学指标必须检查（包括乙肝、丙肝、HIV和梅毒血清学指标）	开始透析6个月内，应每1～3个月1次；维持透析超过6个月，应6个月1次
心血管结构和功能	6～12个月1次
内瘘血管检查评估	

（1）血常规、肾功能、血电解质（包括血钾、血钙、血磷、HCO_3^- 或 CO_2CP 等）等指标：建议每月检测1次。一旦发现异常应及时调整透析处方和药物治疗。血糖和血脂等代谢指标，建议有条件者每1～3个月检测1次。

（2）铁指标：建议每3个月检查1次。一旦发现血清铁蛋白低于200 ng/mL或转铁蛋白饱和度低于20%，需补铁治疗；如血红蛋白（Hb）低于110 g/L，则应调整促红细胞生成素用量，以维持Hb于110～120 g/L。

（3）iPTH监测：建议血iPTH水平每3个月检查1次。要求血清校正钙水平维持在正常低限，为2.10～2.37 mmol/L（8.4～9.5 mg/dL）；血磷水平维持在1.13～1.78 mmol/L（3.5～5.5 mg/dL）；血钙磷乘积维持在55 mg/dL及以下；血iPTH维持在150～300 pg/mL。

（4）整体营养评估及炎症状态评估：建议每 3 个月评估 1 次。包括血清营养学指标、血 hsCRP 水平、nPCR 及与营养相关的体格检查指标等。

（5）Kt/V 和 URR 评估：建议每 3 个月评估 1 次。要求 spKt/V 至少 1.2，目标为 1.4；URR 至少 65%，目标为 70%。

（6）传染病学指标：必须检查。包括肝炎病毒标记、HIV 和梅毒血清学指标。要求开始透析不满 6 个月患者，应每 1～3 个月检测 1 次；维持性透析 6 个月以上患者，应每 6 个月检测 1 次。

（7）心血管结构和功能测定：包括心电图、心脏超声波、外周血管彩色超声波等检查。建议每 6～12 个月 1 次。

（8）内瘘血管检查评估：每次内瘘穿刺前均应检查内瘘皮肤、血管震颤、有无肿块等改变。并定期进行内瘘血管流量、血管壁彩色超声等检查。

（八）血液透析并发症及处理

1. 透析中低血压

透析中低血压是指透析中收缩压下降超过 2.7 kPa（20 mmHg）或平均动脉压降低 1.3 kPa（10 mmHg）以上，并有低血压症状。其处理程序如下。

（1）紧急处理：对有症状的透析中低血压应立即采取措施处理。①采取头低位。②停止超滤。③补充生理盐水 100 mL，或 20% 甘露醇、或清蛋白溶液等。④上述处理后，如血压好转，则逐步恢复超滤，期间仍应密切监测血压变化；如血压无好转，应再次予以补充生理盐水等扩容治疗，减慢血流速度，并立即寻找原因，对可纠正诱因进行干预。如上述处理后血压仍快速降低，则需应用升压药物治疗，并停止血透，必要时可以转换治疗模式，如单纯超滤、血液滤过或腹膜透析。其中最常采用的技术是单纯超滤与透析治疗结合的序贯治疗。如临床治疗中开始先进行单纯超滤，然后再透析，称为序贯超滤透析；如先行透析，然后再行单纯超滤，称为序贯透析超滤。

（2）积极寻找透析中低血压原因：为紧急处理及以后预防提供依据。常见原因有以下几种。①容量相关性因素：包括超滤速度过快[0.35 mL/(kg·min)]、设定的干体重过低、透析机超滤故障或透析液钠浓度偏低等。②血管收缩功能障碍：包括透析液温度较高、透前应用降压药物、透析中进食、中重度贫血、自主神经功能障碍（如糖尿病神经病变患者）及采用醋酸盐透析者。③心脏因素：如心脏舒张功能障碍、心律失常（如房颤）、心脏缺血、心脏压塞、心肌梗死等。④其他少见原因：如出血、溶血、空气栓塞、透析器反应、脓毒血症等。

（3）预防：①建议应用带超滤控制系统的血透机。②对于容量相关因素导致的透析低血压患者，应限制透析间期钠盐和水的摄入量，控制透析间期体重增长不超过 5%；重新评估干体重；适当延长每次透析时间（如每次透析延长 30min）等。③与血管功能障碍有关的透析低血压患者，应调整降压药物的剂量和给药时间，如改为透析后用药；避免透析中进食；采用低温透析或梯度钠浓度透析液进行透析；避免应用醋酸盐透析，采用碳酸氢盐透析液进行透析。④心脏因素导致的应积极治疗原发病及可能的诱因。⑤有条件时可应用容量监测装置对患者进行透析中血容量监测，避免超滤速度过快。⑥如透析中低血压反复出现，而上述方法无效，可考虑改变透析方式，如采用单纯超滤、序贯透析和血液滤过，或改为腹膜透析。

2. 肌肉痉挛

肌肉痉挛多出现在每次透析的中后期。一旦出现应首先寻找诱因，然后根据原因采取处理措施，并在以后的透析中采取措施，预防再次发作。

（1）寻找诱因：是处理的关键。透析中低血压、低血容量、超滤速度过快及应用低钠透析液治疗等导致肌肉血流灌注降低是引起透析中肌肉痉挛最常见的原因；血电解质紊乱和酸碱失衡也可引起肌肉痉挛，如低镁血症、低钙血症、低钾血症等。

（2）治疗：根据诱发原因酌情采取措施，可快速输注生理盐水 100 mL（可酌情重复）、高渗葡萄糖溶液或甘露醇溶液，对痉挛肌肉进行外力挤压按摩也有一定疗效。

（3）预防：针对可能的诱发因素，采取措施。①防止透析低血压发生及透析间期体重增长过多，每次透析间期体重增长不超过干体重的5%。②适当提高透析液钠浓度,采用高钠透析或序贯钠浓度透析。但应注意患者血压及透析间期体重增长。③积极纠正低镁血症、低钙血症和低钾血症等电解质紊乱。④鼓励患者加强肌肉锻炼。

3.恶心和呕吐

(1)积极寻找原因:常见原因有透析低血压、透析失衡综合征、透析器反应、糖尿病导致的胃轻瘫、透析液受污染或电解质成分异常(如高钠、高钙)等。

(2)处理:①对低血压导致者采取紧急处理措施。②在针对病因处理基础上采取对症处理,如应用止吐药。③加强对患者的观察及护理,避免发生误吸事件,尤其是神志欠清者。

(3)预防:针对诱因采取相应预防措施是避免出现恶心呕吐的关键,如采取措施避免透析中低血压发生。

4.头痛

(1)积极寻找原因:常见原因有透析失衡综合征、严重高血压和脑血管意外等。对于长期饮用咖啡者,由于透析中咖啡血浓度降低,也可出现头痛表现。

(2)治疗:①明确病因,针对病因进行干预。②如无脑血管意外等颅内器质性病变,可应用对乙酰氨基酚等止痛对症治疗。

(3)预防:针对诱因采取适当措施是预防关键,包括应用低钠透析,避免透析中高血压发生,规律透析等。

5.胸痛和背痛

(1)积极寻找原因:常见原因是心绞痛(心肌缺血),其他原因还有透析中溶血、低血压、空气栓塞、透析失衡综合征、心包炎、胸膜炎等。

(2)治疗:在明确病因的基础上采取相应治疗。

(3)预防:应针对胸背疼痛的原因采取相应预防措施。

6.皮肤瘙痒

皮肤瘙痒是透析患者常见不适症状,有时严重影响患者生活质量。透析治疗会促发或加重症状。

(1)寻找可能原因:尿毒症患者皮肤瘙痒发病机制尚不完全清楚,与尿毒症本身、透析治疗及钙磷代谢紊乱等有关。其中透析过程中发生的皮肤瘙痒需要考虑与透析器反应等变态反应有关。一些药物或肝病也可诱发皮肤瘙痒。

(2)治疗:可采取适当的对症处理措施,包括应用抗组胺药物、外用含镇痛药的皮肤润滑油等。

(3)预防:针对可能的原因采取相应的预防手段,包括控制患者血清钙、磷和iPTH于适当水平,避免应用一些可能会引起瘙痒的药物,使用生物相容性好的透析器和管路,避免应用对皮肤刺激大的清洁剂,应用一些保湿护肤品以保持皮肤湿度,衣服尽量选用全棉制品等。

7.失衡综合征

失衡综合征是指发生于透析中或透析后早期,以脑电图异常及全身和神经系统症状为特征的一组病症,轻者可表现为头痛、恶心、呕吐及躁动,重者出现抽搐、意识障碍甚至昏迷。

(1)病因:发病机制是由于血液透析快速清除溶质,导致患者血液溶质浓度快速下降,血浆渗透压下降,血液和脑组织液渗透压差增大,水向脑组织转移,从而引起颅内压增高、颅内pH改变。失衡综合征可以发生在任何一次透析过程中,但多见于首次透析、透前血肌酐和血尿素很高、快速清除毒素(如高效透析)等情况。

(2)治疗:①轻者仅需减慢血流速度,以减少溶质清除,减轻血浆渗透压和pH过度变化。对伴肌肉痉挛者可同时输注高张盐水或高渗葡萄糖,并予相应对症处理。如经上述处理仍无缓解,则提前终止透析。②重者(出现抽搐、意识障碍和昏迷)建议立即终止透析,并做出鉴别诊断,排除脑血管意外,同时予输注甘露醇。之后根据治疗反应予其他相应处理。透析失衡综合征引起的昏迷一般于24 h内好转。

(3)预防:针对高危人群采取预防措施,是避免发生透析失衡综合征的关键。①首次透析患者:避免短时间内快速清除大量溶质。首次透析血清尿素氮下降控制在30%～40%。建议采用低效透析方法,包括减慢血流速度、缩短每次透析时间(每次透析时间控制在2～3 h内)、应用面积小的透析器等。②维持性透析患者:采用钠浓度曲线透析液序贯透析可降低失衡综合征的发生率。另外,规律和充分透析,增加透析频率、缩短每次透析时间等对预防有益。

8.透析器反应

既往又名"首次使用综合征",但也见于透析器复用患者。临床分为两类:A 型反应(变态反应型)和 B 型反应(表 6-5)。其防治程序分别如下。

表 6-5 透析器反应

	A 型透析器反应	B 型透析器反应
发生率	较低,<5 次/10 000 透析例次	3～5 次/100 透析例次
发生时间	多于透析开始后 5 min 内,部分迟至 30 min	透析开始 30～60 min
症状	程度较重,表现为皮肤瘙痒、荨麻疹、咳嗽、喷嚏、流清涕、腹痛腹泻、呼吸困难、休克、甚至死亡	轻微,表现胸痛和背痛
原因	环氧乙烷、透析膜材料、透析器复用、透析液受污染、肝素过敏、高敏人群及应用 ACEI 等	原因不清,可能与补体激活有关
处理	立即终止透析;夹闭血路管,丢弃管路和透析器中血液;严重者予抗组胺药、激素或肾上腺素药物治疗;需要时予心肺支持治疗	排除其他引起胸痛原因;予对症及支持治疗;吸氧;如情况好转则继续透析
预后	与原因有关,重者死亡	常于 30～60 min 后缓解
预防	避免应用环氧乙烷消毒透析器和管路;透析前充分冲洗透析器和管路;停用 ACEI 药物;换用其他类型透析器;采用无肝素透析等	换用合成膜透析器(生物相容性好的透析器);复用透析器可能有一定预防作用

1)A 型反应:主要发病机制为快速的变态反应,常于透析开始后 5 min 内发生,少数迟至透析开始后 30 min。发病率不到 5 次/10 000 透析例次。依据反应轻重可表现为皮肤瘙痒、荨麻疹、咳嗽、喷嚏、流清涕、腹痛、腹泻,甚至呼吸困难、休克、死亡等。一旦考虑 A 型透析器反应,应立即采取处理措施,并寻找原因,采取预防措施,避免以后再次发生。

(1)紧急处理:①立即停止透析,夹闭血路管,丢弃管路和透析器中血液。②予抗组胺药、激素或肾上腺素药物治疗。③如出现呼吸循环障碍,立即予心脏呼吸支持治疗。

(2)明确病因:主要是患者对与血液接触的体外循环管路、透析膜等物质发生变态反应所致,可能的致病因素包括透析膜材料、管路和透析器的消毒剂(如环氧乙烷)、透析器复用的消毒液、透析液受污染、肝素过敏等。另外,有过敏病史及高嗜酸细胞血症、血管紧张素转换酶抑制药(ACEI)应用者,也易出现 A 型反应。

(3)预防措施:依据可能的诱因,采取相应措施。①透析前充分冲洗透析器和管路。②选用蒸汽或 γ 射线消毒透析器和管路。③进行透析器复用。④对于高危人群可于透前应用抗组胺药物,并停用 ACEI。

2)B 型反应:常于透析开始后 20～60 min 出现,发病率为 3～5 次/100 透析例次。其发作程度常较轻,多表现为胸痛和背痛。其诊疗过程如下。

(1)明确病因:透析中出现胸痛和背痛,首先应排除心脏等器质性疾病,如心绞痛、心包炎等。如排除后考虑 B 型透析器反应,则应寻找可能的诱因。B 型反应多认为是补体激活所致,与应用新的透析器及生物相容性差的透析器有关。

(2)处理:B 型透析器反应多较轻,予鼻导管吸氧及对症处理即可,常不需终止透析。

(3)预防:采用透析器复用及选择生物相容性好的透析器可预防部分 B 型透析器反应。

9.心律失常

多数无症状。其诊疗程序如下。

(1)明确心律失常类型。

(2)找到并纠正诱发因素,常见的诱发因素有血电解质紊乱,如高钾血症或低钾血症、低钙血症等,酸碱失衡如酸中毒,心脏器质性疾病等。

（3）合理应用抗心律失常药物及电复律对于有症状或一些特殊类型心律失常如频发室性心律失常,需要应用抗心律失常药物,但应用时需考虑肾衰竭导致的药物蓄积。建议在有经验的心脏科医生指导下应用。

（4）严重者需安装起搏器,对于重度心动过缓及潜在致命性心律失常者可安装起搏器。

10. 溶血

表现为胸痛、胸部压迫感、呼吸急促、腹痛、发热、畏寒等。一旦发生应立即寻找原因,并采取措施予以处置。

（1）明确病因。①血路管相关因素:如狭窄或梗阻等引起对红细胞的机械性损伤。②透析液相关因素:如透析液钠过低,透析液温度过高,透析液受消毒剂、氯胺、漂白粉、铜、锌、甲醛、氟化物、过氧化氢、硝酸盐等污染。③透析中错误输血。

（2）处理:一旦发现溶血,应立即予以处理。①重者应终止透析,夹闭血路管,丢弃管路中血液。②及时纠正贫血,必要时可输新鲜全血,将 Hb 提高至许可范围。③严密监测血钾,避免发生高钾血症。

（3）预防:①透析中严密监测血路管压力,一旦压力出现异常,应仔细寻找原因,并及时处理。②避免采用过低钠浓度透析及高温透析。③严格监测透析用水和透析液,严格消毒操作,避免透析液污染。

11. 空气栓塞

一旦发现应紧急处理,立即抢救。其处理程序如下。

（1）紧急抢救:①立即夹闭静脉血路管,停止血泵。②采取左侧卧位,并头和胸部低、脚高位。③心肺支持,包括吸纯氧,采用面罩或气管插管。④如空气量较多,有条件者可予右心房或右心室穿刺抽气。

（2）明确病因:与任何可能导致空气进入管腔部位的连接松开、脱落有关,刺针脱落、管路接口松开或脱落等,另有部分与管路或透析器破损开裂等有关。

（3）预防:空气栓塞一旦发生,死亡率极高。严格遵守血透操作规章操作,如动脉穿刺避免发生空气栓塞。①上机前严格检查管路和透析器有无破损。②做好内瘘针或深静脉插管的固定,透析管路之间、管路与透析器之间的连接。③透析过程中密切观察内瘘针或插管、透析管路连接等有无松动或脱落。④透析结束时不用空气回血。⑤注意透析机空气报警装置的维护。

12. 发热

透析相关发热可出现在透析中,表现为透析开始后 1～2 h 出现;也可出现在透析结束后。一旦血液透析患者出现发热,应首先分析与血液透析有无关系。如由血液透析引起,则应分析原因,并采取相应的防治措施。

（1）原因:①多由致热原进入血液引起,如透析管路和透析器等复用不规范、透析液受污染等。②透析时无菌操作不严,可引起病原体进入血液或原有感染因透析而扩散,而引起发热。③其他少见原因如急性溶血、高温透析等也可出现发热。

（2）处理:①对于出现高热患者,首先予对症处理,包括物理降温、口服退热药等,并适当调低透析液温度。②考虑细菌感染时做血培养,并予抗生素治疗。通常由致热源引起者 24 h 内好转,如无好转应考虑是感染引起,应继续寻找病原体证据和抗生素治疗。③考虑非感染引起者,可以应用小剂量糖皮质激素治疗。

（3）预防:①在透析操作、透析管路和透析器复用中应严格规范操作,避免因操作引起致热原污染。②有条件可使用一次性透析器和透析管路。③透析前应充分冲洗透析管路和透析器。④加强透析用水及透析液监测,避免使用受污染的透析液进行透析。

13. 透析器破膜

（1）紧急处理:①一旦发现应立即夹闭透析管路的动脉端和静脉端,丢弃体外循环中血液。②更换新的透析器和透析管路进行透析。③严密监测患者生命体征、症状和体征情况,一旦出现发热、溶血等表现,应采取相应处理措施。

（2）寻找原因:①透析器质量问题。②透析器储存不当,如冬天储存在温度过低的环境中。③透析中因凝血或大量超滤等而导致跨膜压过高。④对于复用透析器,如复用处理和储存不当、复用次数过多也易发生破膜。

(3)预防:①透析前应仔细检查透析器。②透析中严密监测跨膜压,避免出现过高跨膜压。③透析机漏血报警等装置应定期检测,避免发生故障。④透析器复用时应严格进行破膜试验。

14.体外循环凝血

(1)原因:寻找体外循环发生凝血的原因是预防以后再次发生及调整抗凝剂用量的重要依据。凝血发生常与不用抗凝剂或抗凝剂用量不足等有关。另外如下因素易促发凝血,包括以下几个方面。①血流速度过慢。②外周血 Hb 过高。③超滤率过高。④透析中输血、血制品或脂肪乳剂。⑤透析通路再循环过大。⑥使用了管路中补液壶(引起血液暴露于空气、壶内产生血液泡沫或血液发生湍流)。

(2)处理。①轻度凝血:常可通过追加抗凝剂用量,调高血流速度来解决。在治疗中仍应严密检测患者体外循环凝血变化情况,一旦凝血程度加重,应立即回血,更换透析器和管路。②重度凝血:常需立即回血。如凝血重而不能回血,则建议直接丢弃体外循环管路和透析器,不主张强行回血,以免凝血块进入体内发生栓塞。

(3)预防。①透析治疗前全面评估患者凝血状态、合理选择和应用抗凝剂是预防关键。②加强透析中凝血状况的监测,并早期采取措施进行防治。包括:压力参数改变(动脉压力和静脉压力快速升高、静脉压力快速降低)、管路和透析器血液颜色变暗、透析器见小黑线、管路(动脉壶或静脉壶内)小凝血块出现等。③避免透析中输注血液、血制品和脂肪乳等,特别是输注凝血因子。④定期监测血管通路血流量,避免透析中再循环过大。⑤避免透析时血流速度过低。如需调低血流速度,且时间较长,应加大抗凝剂用量。

(九)血液透析充分性评估

对终末期肾病患者进行充分的血液透析治疗,是提高患者生活质量,减少并发症,改善预后的重要保证。对血液透析进行充分性评估是改进透析,保证透析质量的重要方法。

1.血液透析充分性评价指标及其标准

广义的透析充分性指患者通过透析治疗达到并维持较好的临床状态,包括血压和容量状态、营养、心功能、贫血、食欲、体力、电解质和酸碱平衡、生活质量等。狭义的透析充分性指标主要是指透析对小分子溶质的清除,常以尿素为代表,即尿素清除指数 Kt/V[包括单室 Kt/V(spKt/V)、平衡 Kt/V(eKt/V)和每周标准 Kt/V(std-Kt/V)]和尿素下降率(URR)。

(1)评价指标。①临床综合指标:临床症状如食欲、体力等;体征如水肿、血压等;干体重的准确评价;血液生化指标如血肌酐、尿素氮、电解质、酸碱指标;营养指标包括血清清蛋白等;影像学检查如心脏超声波检查等。②尿素清除指标:URR、spKt/V、eKt/V 和 std-Kt/V。

(2)充分性评估及其标准:达到如下要求即可认为患者得到了充分透析。①患者自我感觉良好。②透析并发症较少,程度较轻。③患者血压和容量状态控制较好。透析间期体重增长不超过干体重5%,透析前血压低于18.7/12.0 kPa(140/90 mmHg),透析后血压低于 17.3/10.7 kPa(130/80 mmHg)。④血电解质和酸碱平衡指标基本维持在正常范围。⑤营养状况良好。⑥血液透析溶质清除较好。具体标准见后。小分子溶质清除指标单次血透 URR 达到 65%,spKt/V 达到 1.2;目标值 URR 70%,spKt/V 1.4。

2.采取措施达到充分透析

(1)加强患者教育,提高治疗依从性,以保证完成每次设定透析时间及每周透析计划。

(2)控制患者透析间期容量增长。要求透析间期控制钠盐和水分摄入,透析间期体重增长不超过干体重的 5%,一般每日体重增长不超过 1 kg。

(3)定期评估和调整干体重。

(4)加强饮食指导,定期进行营养状况评估和干预。

(5)通过调整透析时间和透析频率、采用生物相容性和溶质清除性能好的透析器、调整透析参数等方式保证血液透析对毒素的有效充分清除。

(6)通过改变透析模式(如进行透析滤过治疗)及应用高通量透析膜等方法,努力提高血液透析对中大分子毒素的清除能力。

(7)定期对心血管、贫血、钙磷和骨代谢等尿毒症合并症或并发症进行评估,并及时调整治疗方案。

3.Kt/V测定及评估

Kt/V是评价小分子溶质清除量的重要指标。主要是根据尿素动力学模型,通过测定透析前后血尿素水平并计算得来。目前常用的是 spKt/V、eKt/V 和 std-Kt/V,其中 spKt/V 因计算相对简单而应用较广。

1)spKt/V 计算:spKt/V=-In[透后血尿素/透前血尿素-0.008×治疗时间]+[4-3.5×透后血尿素/透前血尿素]×(透后体重-透前体重)/透后体重

治疗时间单位:小时(h)。

2)eKt/V 计算:这是基于 spKt/V 计算得来。根据血管通路不同,计算公式也不同。

(1)动静脉内瘘者:eKt/V=spKt/V(0.6×spKt/V)+0.03。

(2)中心静脉置管者:eKt/V=spKt/V-(0.47×spKt/V)+0.02。

3)Kt/V 评价标准:当 Kru<2 mL/(min·1.73 m^2)时,每周 3 次透析患者达到最低要求 spKt/V 1.2(或 eKt/V 1.0,不包括 Kru),相当于 stdKt/V 2.0;如每次透析时间短于 5 h,达到 URR 65%。目标值是 spKt/V 1.4(或 eKt/V 1.2,不包括 Kru),URR 70%。当 Kru 2 mL/(min·1.73 m^2)时,spKt/V 的最低要求可略有降低(表 6-6),目标值应该比最低要求高 15%。

表 6-6　不同残肾功能和透析频率时 spt/V 最低要求

透析次数(次/周)	Kru<2 mL/(mino1.73 m^2)	Kur 2 mL/(mino1.73 m^2)
2	不推荐	2.0 *
3	1.2	0.9
4	0.8	0.6
6	0.5	0.4

* 一般不推荐每周 2 次透析,除非 Kru>3 mL/(min·1.73 m^2)。

(1)残肾尿素清除率(Kru)2 mL/(min·1.73 m^2)时[相当于 GFR 4.0 mL/(min·1.73m^2)],spKt/V 的最低要求:①每周 3 次透析:spKt/V 需达到 1.2。②每周 4 次透析:spKt/V 需达到 0.8。

(2)Kru≥2 mL/(min·1.73 m^2)时,spKt/V 的最低要求:①当 Kru 3 mL/(min·1.73 m^2)时,可考虑每周 2 次透析,spKt/V 需达到 2.0。②每周 3 次透析,spKt/V 需达到 0.9。③每周 4 次透析,spKt/V 需达到 0.6。

为保证透析充分,要求无残肾功能、每周 3 次透析患者每次透析时间最少不能低于 3 h,每周透析时间需 10 h 以上。

4)血标本的留取:采取准确的抽血方法是保证精确评价患者 Kt/V 的前提。根据患者血管通路及抽血时间等的不同,操作规程如下。

(1)透析前抽血:①动静脉内瘘者:于透析开始前从静脉端内瘘穿刺针处直接抽血。②深静脉置管者:于透析前先抽取 10 mL 血液并丢弃后,再抽血样送检。避免血液标本被肝素封管溶液等稀释。

(2)透后抽血:为排除透析及透后尿素反弹等因素影响血尿素水平,要求在透析将结束时,采取如下抽血方法。①方法 1:首先设定超滤速度为 0,然后减慢血流速度至 50 mL/min 维持 10 s,停止血泵,于 20 s 内从动脉端抽取血标本。或首先设定超滤速度为 0,然后减慢血流速度至 100 mL/min,15~30 s 后从动脉端抽取血标本。②方法 2:首先设定超滤速度为 0,然后将透析液设置为旁路,血流仍以正常速度运转 3~5 min后,从血路管任何部位抽取血标本。

5)Kt/V 监测:对于透析稳定患者,建议至少每 3 个月评估 1 次;对于不稳定患者,建议每月评估 1 次。

6)Kt/V 不达标的原因及处理。

(1)原因分析:①治疗时间没有达到透析处方要求如:透析中出现并发症而提前停止或中间暂停透析;

患者晚到或因穿刺困难而影响治疗时间;透析机是否因报警等原因而使实际透析时间短于处方透析时间;提前终止透析。②分析绝对血流速度是否达到透析处方要求:因血管通路或透析并发症原因,透析中减慢了血流速度;血流速度相对降低如血管通路因素导致血流速度难以达到透析处方要求,此时虽然设定血流速度较高,但很大部分为再循环血流,为无效血流。③血标本采集不规范可影响 Kt/V 的估算:检查透前血标本采集是否规范,如是否在开始前采血、中心静脉导管患者抽取送检的血标本前是否把封管液全部抽出并弃除;检查透后抽血是否规范,如是否停止了超滤、血流速度是否调低或停止血泵、是否把透析液设置为旁路、血流调低后是否有一定的稳定时间再抽血;抽血部位是否正确。④应对透析器进行分析及检测:透析器内是否有凝血;透析器选择是否合适(如选择了小面积或 KoA 小的透析器);是否高估了透析器性能,如透析器说明书上的清除率数据高于实际清除性能。⑤血液检测:如怀疑血液检测有问题,应该再次抽血重新检测,或送检其他单位;抽取的血样应尽快送检,否则会影响检测结果。⑥其他:透析液流速设置错误;错误关闭了透析液(使透析液旁路了);患者机体内尿素分布异常,如心功能异常患者外周组织中尿素蓄积量增大。

(2)透析方案调整流程:①保证每次透析时间,必要时需要适当延长透析时间。②保证透析中血流速度达到处方要求。③严格规范采血,以准确评估 Kt/V。④定期评估血管通路,检测血流量及再循环情况。至少 3 个月检测 1 次。⑤合理选用透析器。⑥治疗中严密监测,包括管路和透析器凝血、各种压力监测结果、各种透析参数设置是否正确等。

三、单纯超滤和序贯透析

(一)单纯超滤

单纯超滤指血液引入透析器后,不用透析液,单纯依赖增加负压,扩大透析膜跨膜压力差达到清除体内水分的目的。单纯超滤与常规透析时超滤不同,前者是依赖于静水压梯度和跨膜压差达到单纯超滤脱水,不进行透析;后者超滤系在透析的同时进行超滤,它除依赖于静水压梯度外,尚取决于透析液的渗透浓度。单纯超滤与血液滤过也不同,后者一次超滤出液体约 18~20 L,并同时从静脉径路内补充置换液;而单纯超滤是单纯清除 1~3 L 水分以减轻体液过多或以控制心力衰竭为目的,一般不需补液,由于超滤量相对少,不能满意清除潴留的溶质和纠正代谢性酸中毒,而体内丢失氨基酸、激素等显著少于血液滤过。

1.方法

单纯超滤法的操作简单,将中空纤维透析器直立,动脉端朝上,透析液侧出口孔用橡皮塞封紧,透析液入口孔连接在负压瓶上(上有刻度),后者连接负压泵,当血液引入透析器时启动负压泵,以增加跨膜压差,液体依赖静水压梯度而被超滤入负压瓶内,一般用负压 20 mmHg;亦可使用透析机上配有的单纯超滤系统进行透析。1 小时可超滤水分 1 200~1 500 mL,共 1~2 小时。负压的大小应根据患者体液潴留多少、心力衰竭程度、血流量、个体耐受情况及透析膜耐压差等因素而定。

2.临床应用

(1)对中小分子量物质和水的清除:单纯超滤系血浆水在跨膜压力作用下通过半透膜被清除出体外,在这一过程中,血浆水中小于膜孔的溶质分子也随水分一起被动地被清除,但因单纯超滤清除体内水分 1~3 L,以减轻体液过多或控制心力衰竭为主要目的,由于超滤量较少,随水分被清除的溶质和中分子量物质有限,不能达到有效清除氮质、钾离子和纠正酸中毒的目的,如在单纯超滤前或后进行弥散透析,则可达到此目的。

(2)对血流动力学的影响:单纯超滤为等张性脱水。其次,单纯超滤时血浆去甲肾上腺素及血浆肾素 Ⅱ 的含量均显著上升,此可能是单纯超滤不易发生低血压的原因。

(3)适应证:单纯超滤法能迅速有效地清除体内过多水分,在 1~2 小时内控制或改善心力衰竭症状,疗效确切,操作方便,副反应少。因此,本疗法最适用于下列情况:①尿毒症性急性肺水肿或严重充血性心力衰竭的急救;②维持性血液透析的尿毒症患者,未能满意控制体液潴留者;③常规透析易发生低血压者;④老年患者、心血管状态不稳定者;⑤肾移植术前准备:有体液潴留的受肾者,术前超滤净脱水 2~3 L,以减轻心脏负荷能力,增加术中快速补液的耐受能力。

(4)不良反应。①低血压:单纯超滤一般安全可靠,但过度或过快超滤脱水亦可发生低血压。②心脏骤停:对重危患者,特别对终末期尿毒症患者伴心脏明显扩大或严重心力衰竭和急性肺水肿者,要掌握超滤量与速度,注意透析低氧血症的发生和程度,重危患者用单纯超滤纠正心力衰竭后不要立即转为弥散透析,以策安全。在整个治疗过程中仍应严密观察血压、心率和呼吸,以防止发生透析意外。

(二)序贯透析

常规血液透析系将弥散和超滤两个过程同时进行。序贯超滤弥散透析(简称序贯透析)则是将超滤和弥散两个过程分别进行,即在单纯超滤时不进行弥散透析,只靠增加跨膜压力差,以清除体内水分;在单纯弥散时不用负压超滤脱水,只单纯清除溶质。这样可明显降低症状性低血压发生率,它特别适合于伴有心力衰竭或症状性低血压的急慢性肾衰竭患者的急救。

1.方法

序贯透析在单纯超滤结束时,撤去负压瓶及泵,将透析器倒置,静脉端朝上,透析器的透析液孔连接到透析液供给装置,继续血液透析3~5小时。当然也可将弥散过程置于超滤之前。目前有行序贯透析的透析机,操作更方便。序贯透析时氮质清除效果与常规透析相同,水分清除多于常规透析,超滤总量也易控制,低血压发生率低,但因弥散与超滤分别进行,故每次治疗时间稍长于常规透析。

2.临床应用

(1)单纯超滤与血液透析的顺序:超滤与弥散透析顺序,视病况决定。一般在有明显体液潴留、心力衰竭时应先行单纯超滤,若有严重高钾血症、代谢性酸中毒时应先行弥散透析,无心力衰竭患者先弥散后超滤,低血压发生率更少。超滤后透析可获得较好的疗效,对少数病例无论先超滤或先透析均易引起低血压,这时应将超滤和血液透析隔时分开进行,以免透析不良反应的发生。

(2)序贯透析适应证:序贯透析后体内潴留的氮质下降和二氧化碳结合力的上升均较单纯超滤显著,故除了急救目的或垂危病例不宜透析者外,凡能耐受单纯超滤的体液潴留尿毒症患者均可选择序贯透析,这样既能清除水分控制心衰症状,又能达到清除体内代谢废物、改善尿毒症症状的目的。

四、血液滤过

血液滤过使用具有良好性能的滤过器,在跨膜压作用下,在4~5小时内从体内均匀滤过出水分20~25 L,并依靠输液装置从滤器的动脉端或静脉端同步输入与细胞外液成分相仿的等量或略低于超滤量的置换液。由于模拟了肾小球滤过和肾小球重吸收过程,所以血液滤过是一种更接近于生理状态的血液净化疗法,但超滤液中丢失一定量氨基酸、蛋白质和某些对体内有用的生物活性物质。血液滤过是一个对流过程,它对中分子物质的清除优于血液透析,因滤过量的限制,其对小分子物质的清除逊于常规血液透析。

(一)方法

1.滤过器装置

目前常用的滤过器有瑞典 Gambro 的 FH55、费森尤斯的 F8(聚砜膜)及日本 Toray 的 BK16(聚丙烯酸甲酯膜 PMMA)等。此类滤过膜生物相容性相对好、滤过性能优良、去除中分子量物质多,能负荷的跨膜压力达 500 mmHg,每小时可超滤体内血浆水约 4~6 L。

2.调节输液速率平衡控制系统

可自动调节超滤量与补液量平衡,避免血容量不足或过多。动脉端输液(前稀释法)由于血液稀释,可滤过溶质的浓度减低,清除率下降,但非滤过物质不易在滤膜上形成覆盖层,故随着滤过时间延长不至于降低滤液量,滤出量和补入置换液量均增大;而静脉端输液的(后稀释法)主要优点为可滤过物质清除率高,但非滤过物质如蛋白质等易在滤膜上形成覆盖层,致使阻力增加,影响滤液量。目前多使用滤器静脉端的补液法。

3.置换液成分

补充液体成分应与血浆电解质成分相当。多数使用改良的复方氯化钠溶液,含电解质的浓度(mmol/L)为:钠 140,钾 2.0,钙 1.75,镁 1.0,氯 110,乳酸根 34;但乳酸盐系非生理性体液物质,故主张改补碳酸氢盐为宜,每次治疗所需补充碳酸氢盐量为体内所需估计量及从滤液中丢失碳酸氢盐量的总和。

4.滤过时间

每周 3 次,每次 4～5 小时,一般每次滤出液为 20～25 L,故每分钟超滤血浆水约为 80～100 mL。

(二)原理

血液滤过是一个对流过程,即血浆内水分在跨膜压力差作用下通过滤过膜时,溶液中小于膜孔的溶质也随着血浆水分被动地转移到滤出液中,这就是溶质的对流转运。若每周滤出 60～75 L 滤出液,则其清除中小分子溶质量是相当可观的,可达到既清除水分又清除溶质的目的。由于它的置换液中缓冲碱可用碳酸氢盐代替,更符合生理状态,免疫学反应也少。

(三)临床应用

1.对中小分子量物质和水的清除

血液滤过对大中分子量物质的清除显著优于血液透析,滤过量增加,清除的溶质也增多。溶质随滤过而被清除,清除率还与超滤率和膜的筛系数有关,一般溶质的筛系数在 0.6 以上属甚满意。血液滤过清除水分属等张性脱水,血浆渗透浓度不降低,且因血液浓缩,其胶体渗透压还有所增加,使细胞间质内水分向血管内移动,而细胞内水分则又向细胞间质转移,故可以认为血液滤过所清除的水分主要来自细胞内,而对有效循环血容量影响甚微。

2.血液滤过对血流动力学的影响

测定患者在血液滤过前后的各项血流动力学指标,结果表明血液滤过可使心排出量和心搏出量降低,但周围血管阻力增高,故血压保持稳定。此外,血液滤过对血氧、二氧化碳分压、血浆蛋白浓度等改变较一般透析的影响为少。

3.适应证

血液滤过是治疗慢性肾衰竭患者较为安全且有效的方法。适用于:①慢性肾衰患者采用常规维持性透析不能控制的体液过多、高血压和心力衰竭;②常规透析易发生低血压和失衡综合征者;③明显高磷血症或有严重继发性甲状旁腺功能亢进的患者,经血液滤过可清除较多的甲状旁腺激素,减轻肾性骨营养不良。

4.不良反应

(1)蛋白质和氨基酸的丢失:有报道血液滤过 5 小时可丢失氨基酸 4～6 g,蛋白质 1 g 左右,故应保证营养,提高蛋白质摄入。

(2)体内生物活性物质的丢失:长期血液滤过可丢失一定量的激素,如皮质素、胰岛素、生长激素,出现激素丢失综合征。此外尚丢失一定量体内必需的微量元素。

(刘艳芳)

第七章 内分泌系统疾病

第一节 甲状腺功能亢进症

甲状腺功能亢进症（hyperthyroidism），简称甲亢。指由多种病因引起甲状腺功能增强，合成分泌甲状腺激素（TH）过多引起的临床综合征。引起甲亢的病因很多（表7-1），但以Graves病为多见（约85%以上）。本章主要讨论该种疾病。

表7-1 甲亢的分类

1.甲状腺性甲亢

　　(1)毒性弥漫性甲状腺肿，又称弥漫性甲状腺肿伴甲亢，Graves病

　　(2)毒性多结节性甲状腺肿，又称多结节性甲状腺肿伴甲亢

　　(3)自主性高功能甲状腺结节或腺瘤，又称毒性甲状腺腺瘤

　　(4)甲状腺癌甲亢

　　(5)碘甲亢

　　(6)新生儿甲亢

2.垂体性甲亢（TSH甲亢）

　　(1)垂体瘤（TSH瘤）致甲亢

　　(2)非垂体瘤致甲亢（下丘脑-垂体功能紊乱）

3.异位性TSH综合征（绒毛癌、葡萄胎、支气管癌及直肠癌等均可分泌TSH样物质引起甲亢）

4.卵巢甲状腺肿甲亢

5.症状性甲亢又称甲状腺毒症、假性甲亢

　　(1)药源性甲亢（甲状腺激素服用过多）

　　(2)甲状腺炎（亚急性甲状腺炎、无痛性甲状腺炎、放射性甲状腺炎等）

对甲亢这一综合征，还有一个常用的名称为甲状腺毒症（thyrotoximsis），是对机体在过多的甲状腺激素的刺激下，处于一种"中毒"状态的阐述。有些学者认为，甲状腺功能亢进症一词与甲状腺毒症一词本质无区别，都是甲状腺激素过多所致的高代谢症候，故两词可以互相通用。有的学者认为两者的区别是，甲状腺功能亢进时，甲状腺本身亢进，合成、分泌甲状腺激素过多，导致高代谢症；而甲状腺毒症除包括甲亢（如Graves病）外，还包括只引起血循环中TH暂时性增高的因素，如桥本氏甲状腺炎、亚急性甲状腺炎、过量服用甲状腺激素或异位促甲状腺激素分泌等，此时甲状腺功能可以正常，甚至偏低。

一、毒性弥漫性甲状腺肿

毒性弥漫性甲状腺肿又称Graves病，是一种合成分泌过多的甲状腺激素的甲状腺自身免疫性疾病。本病是最常见的一种甲状腺功能亢进症，约占甲亢总数的85%以上，可发病于各种年龄，但以20～40岁女性多见，男女之比为1:(4～6)。Graves首先描述了本病，具有高代谢、弥漫性甲状腺肿和突眼三大特点。其实本病是一种累及多个系统的综合征，除以上特点外，还可出现胫前黏液性水肿、指端病及肌肉病变等。而且有些病例典型症状相继出现或临床表现可不典型，如可有突眼，也可没有突眼；也可以有严重突眼而甲状腺功能正常。

（一）病因及发病机制

本病已确定是一种自身免疫性疾病,但其病因及发病机制尚未完全阐明。Graves 病的基本病理是甲状腺功能亢进,合成及分泌甲状腺激素过多。而这一变化是基于血液存在类似 TSH 的刺激物,刺激甲状腺导致功能亢进。现在认为这种刺激物质就是 TSH 受体抗体(TRAb),该物质能刺激甲状腺增强功能,促进组织增生,作用缓慢而持久。许多证据提示 TRAb 是由于辅助 T 淋巴细胞致敏,刺激 B 淋巴细胞分泌的。它是本病淋巴细胞分泌的 IgG,其对应抗原为 TSH 受体或邻近甲状腺细胞浆膜面部分。TRAb 为一种多克隆抗体,分为两类,一类是兴奋型或刺激型抗体:①甲状腺刺激免疫球蛋白(TSI)或称甲状腺刺激抗体(TSAb)。②甲状腺生长免疫球蛋白(TGI)。另一类是抑制型或封闭型抗体:①甲状腺刺激抑制免疫球蛋白(TSII)或称甲状腺刺激阻断抗体(TSBAb)。②甲状腺生长抑制免疫球蛋白(TGII)。当 TSI 与甲状腺细胞结合时,TSH 受体被激活,导致腺苷环化酶被激活,致使 cAMP 增多。cAMP 作为第二信使兴奋甲状腺功能,促使甲状腺激素合成、分泌增多,表现临床甲亢,其作用与 TSH 酷似。而 TGI 对甲状腺的刺激作用,只表现甲状腺细胞的增生肿大,不促进甲状腺激素的合成及释放。当 TSI 及 TGI 同时增高时,患者既有甲亢又有甲状腺肿大,而以 TSI 增高为主时,则可只有甲亢而无甲状腺肿大。

综前所述,甲亢发病的自身免疫监护缺陷假说的主要内容是,甲亢患者体内特异性抑制 T 淋巴细胞存在基因缺陷,致使辅助 T 淋巴细胞与抑制 T 淋巴细胞的平衡功能失调,导致辅助 T 淋巴细胞不受监护、抑制,不适当地致敏、刺激 B 淋巴细胞产生抗自身抗体(TRAb),引发甲亢。尽管这一假说,对甲亢某些特异免疫变化不能完全解释,但 TRAb 在甲亢致病的意义是肯定的。

甲亢的家族聚集、遗传易感性是明显的,因自身免疫监护缺陷也受基因控制,同卵双胞儿甲亢的共显率可达 50%,异卵者 3%～9%。有人发现本病发病与特定某些组织相溶抗原(HLA)有关。同一疾病不同人种 HLA 类型各异,如高加索人为 HLA-138,日本人为 HLA-B35,中国人为 HLA-Bw46。基因位点 Gm 是控制 IgG 的同种异形决定簇,甲亢与 Gm 基因有关。有试验表明 T 细胞受体基因也存在甲亢易感性的位点。以上均说明甲亢与遗传有关。

临床上经常遇到因重大精神创伤而诱发甲亢的病例,常见的有惊恐、悲愤、暴怒等突发情绪亢奋或长期劳累及抑郁等。目前认为情感变化可导致抑制 T 淋巴细胞群功能失常,也可促进细胞毒性产生,继而引起一系列自身免疫学改变,最后引发甲亢。

感染引起甲亢是人们很感兴趣的课题,近年来进行了感染因子与自身免疫性甲状腺疾病的大量研究,观察到细菌或病毒可通过三类机制引发甲状腺自身免疫性疾病。①分子模拟,感染因子和 TSH 受体间在抗原决定簇上有相似的分子结构,感染因子引起 TSH 抗体对自身 TSH 受体的交叉反应。如近年来发现甲亢患者中,结肠炎耶尔森菌抗体检出率很高(72%),它具有与 TSH 受体相似的抗原决定簇。②感染因子直接作用于甲状腺和 T 淋巴细胞,通过细胞因子诱导二类 HLA-DR 在甲状腺细胞表达,向 T 细胞提供自身抗原作为免疫反应对象。③感染因子产生超抗原分子,诱导 T 淋巴细胞对自身组织起反应。

（二）病理解剖

1. 甲状腺

多呈弥漫性、对称性肿大,以双叶增大为主,或伴有峡部肿大。质脆软至坚韧,包膜表面光滑、透亮,也可不平或呈分叶状。甲状腺内血管增生、充血,使其外观呈鲜牛肉或猪肝色。腺滤泡细胞增生肥大,从立方形变为柱形,并可形成乳头状折皱突入泡腔,腔内胶质常减少或消失。细胞核位于底部,可有分裂相。高尔基器肥大,内质网发育良好,核糖体、线粒体常增多。这些现象均提示腺细胞功能活跃,处于分泌功能亢进状态。滤泡间组织中淋巴组织呈现不同程度的增生,可以是弥漫性淋巴细胞浸润或是形成淋巴滤泡,或表现淋巴组织生发中心。

2. 眼

突眼患者,球后组织常有脂肪浸润、眼肌水肿增大,纤维组织增多,炎细胞浸润,糖胺聚糖(glycosaminoglycan,GAG)沉积及透明质酸酶增多,并有淋巴细胞及浆细胞浸润。眼球肌纤维增粗、纹理模糊、脂肪增多、肌纤维透明变性、断裂及破坏,肌细胞内也有 GAG 增多。

3.胫前黏液性水肿

病变皮损光镜下可见黏蛋白样透明质酸沉积,伴多数带有颗粒的肥大细胞、吞噬细胞和含有增大的内质网的纤维母细胞浸润;电镜下见大量微纤维,伴糖蛋白及酸性糖胺聚糖沉积。

4.其他

骨骼肌及心肌有类似眼肌的上述变化,但改变较轻,久病者肝内可有脂肪浸润、灶状或弥漫性坏死、萎缩、门脉周围纤维化乃至肝硬化,少数患者可有骨质疏松。

(三)病理生理

甲状腺激素分泌过多的病理生理作用是多方面的,近年研究认为,甲状腺激素可促进磷酸化,主要通过刺激细胞膜的 Na^+-K^+-ATP 酶(即 Na^+-K^+ 泵),该酶在维持细胞内外 Na^+-K^+ 梯度过程中,需大量能量以促进 Na^+ 的主动转移,以致 ATP 水解增多,从而促进线粒体氧化磷酸化反应,结果氧耗及产热均增加。甲状腺激素主要促进蛋白质合成、促进产热作用,与儿茶酚胺具有相互促进作用,从而影响各种代谢和脏器功能,如甲状腺激素增加代谢率,加速多种营养物质的消耗,肌肉也易消耗。两者的协同作用,还可加强儿茶酚胺在神经、血管和胃肠道上的直接刺激作用。非浸润性突眼可能由交感神经兴奋性增高引起,浸润性突眼原因不明,可能和自身免疫有关(甲状腺球蛋白-抗甲状腺球蛋白免疫复合物与球外肌肉结合后引起肌肉病变),球后组织淋巴细胞浸润,以及血中存在突眼抗体均为自身免疫病变说法的佐证。

(四)临床表现

本病多数发病缓慢,少数在精神创伤、感染等刺激后急性起病。临床表现多样,老年、小儿患者多表现不典型,典型者表现甲状腺激素过多所致高代谢症候群,甲状腺肿及突眼。

1.甲状腺激素过多症候群

(1)高代谢症:由于 T_3、T_4 分泌过多,促进物质代谢加快,氧化加速、产热、散热明显增多,表现怕热、多汗,皮肤潮湿红润(特别于手足掌、脸、颈、胸前、腋下明显)。低热、甲亢危象可表现高热,T_3、T_4 可促进肠道吸收碳水化合物加速糖元分解,使血糖升高;T_3、T_4 可促进脂肪分解、氧化,胆固醇合成转化增加,表现消瘦、乏力、血胆固醇含量降低。

(2)神经系统:神经过敏、容易激动、多言多动、多疑多虑、失眠难入睡、思想不集中、记忆力减退,有时有幻觉,甚至有亚躁狂症。偶有表现为神情淡漠、寡言抑郁。也可有手、眼睑和舌的细微震颤,腱反射亢进。

(3)心血管系统:可有心悸、胸闷、气短,严重者可发生心脏病。体征有:①心动过速(90~120 次/分),常为窦性,休息及睡眠时仍快。②心尖部第一音亢进,常有Ⅰ~Ⅱ级收缩期杂音。③心律失常以过早搏动,尤其房性多见,也可为室性及交界性,还可发生阵发性或持久性心房纤维颤动或心房扑动,偶有房室传导阻滞。④心脏增大,如有房颤或增加心脏负荷时则易发生心力衰竭。⑤收缩压上升舒张压下降脉压增大,有时出现周围血管征,如水冲脉、毛细血管搏动等。

(4)消化系统:常有食欲亢进、多食消瘦。老年甲亢及有胃肠道疾病的人可有食欲减退,甚至厌食。由于胃肠道蠕动快,消化吸收不良而排便次数增多,大便不成形含较多不消化食物,少有脂肪泻。病情重者,可有肝肿大、肝损害,偶发黄疸。

(5)肌肉骨骼系统:多数患者有肌无力和肌萎缩,呈现慢性甲状腺亢进性肌病,首先受累主要是肩胛与骨盆带近躯体的肌群。有不少的病例伴周期性麻痹症。我国及东方黄种人青年男性多见,原因不明。有人认为甲亢是甲状腺激素增进 Na^+-K^+-ATP 酶活性可以引起钾进入细胞增加,而钠移出细胞增加,结果出现血钾降低,导致肢体麻痹。其发作诱因往往是饱食、甜食、疲劳、精神紧张等,多于夜间发作。伴重症肌无力者,可发生在甲亢前后,或同时起病,二者同属自身免疫性疾病,可发生于同一有自身免疫缺陷的患者。

本病可影响骨代谢,使钙脱失过多导致骨质疏松,尿钙增多血钙多正常,病程长久患者可发生病理性骨折,故应测量骨密度。偶可见到甲亢患者的手指、足趾肥大粗厚,外形杵状,甲软与甲床分离,X 线片上显示骨膜下新骨增生,似肥皂泡沫样粗糙突起,是一种增生性骨膜下骨炎称 Graves 病肢端病,确切病因尚未明了。

（6）生殖系统：女性患者常有月经减少，周期延长，甚至闭经，但仍有部分患者可妊娠、生育。男性多有阳痿，偶有男子乳房发育症，催乳素及雌激素水平增高。

（7）内分泌系统：T_3、T_4过多除影响性腺外，尚促肾上腺皮质功能早期活跃，而重症、危象时，功能相对减退甚至不全，垂体分泌 ACTH 增多，血浆皮质醇正常，但运转和利用增快，清除率可增大。

（8）造血系统：周围血中白细胞总数偏低，淋巴细胞的绝对值及百分比及单核细胞增多，血小板寿命较短，有时出现紫癜，血容量大偶可见贫血。

（9）皮肤：少部分患者可有典型对称性黏液水肿样皮损，不是甲功减低。多见于小腿胫前下段，有时也可见于足背、膝部、上肢甚至面部。初起呈紫红色皮肤粗糙，以后呈片状或结节状突起，最后呈树皮状，可有继发感染和色素沉着。

2. 甲状腺肿

多数患者呈弥漫性对称性肿大，少数为非对称性肿大，个别患者甲状脖可无明显肿大，甲亢病情轻重与肿大程度无明显关系。病程早期甲状腺软如豆腐，病程长者可韧如橡胶；左右叶上下极可触及震颤和听及血管杂音，是诊断本病的重要特殊性体征，但要注意甲状腺血管杂音与颈静脉杂音加以区别。罕见有甲状腺肿大延伸于胸骨后者，核素甲状腺显像可确诊。

3. 眼症

突眼分以下两种。

（1）非浸润性突眼，又称良性突眼，是甲亢突眼的大多数，眼球突出度一般不超过 18 mm（正常＜16 mm），且多为两侧对称性突出，可一侧突眼发病先于另一侧。突眼为交感神经兴奋眼外肌群和上睑肌张力增高所致，眼球后组织病变不明显，主要改变为眼睑及眼外部的表现，有四个眼症：①OStellwag征：眼裂增宽，少瞬凝视炯炯有神。②Mobius征：眼球内侧聚合不能或欠佳。③Grade征：因上睑后缩，向下看时眼睑不能随眼球下落。④QJoffroy征：眼向上看时，前额皮肤不能皱起。

（2）浸润性突眼，又称内分泌突眼，眼肌麻痹性突眼或恶性突眼。较少见（仅占5％），病情较严重，常见于甲亢不明显或无高代谢症候的患者。突出度在 19 mm 以上，甚至达 30 mm，双侧多不对称，相差可达 2～5 mm，有时也可只一侧突眼。患者常有视力疲劳、异物感、怕光、复视、视力减退，甚至眼部胀痛、刺痛、流泪、眼肌麻痹视野变小、斜视、眼球活动度变小或固定。突眼严重者，眼睑水肿不能完全闭合。结膜、角膜外露易引起充血、水肿，可形成角膜溃疡或全眼球炎，以致失明。这些主要由于眼外肌和球后组织体积增加，淋巴细胞浸润和水肿所致。

（五）特殊临床表现

1. 甲状腺危象

甲状腺危象是甲亢病情严重的表现，可危及生命。在甲亢未予治疗或治疗不当未有效控制情况下，遇到以下诱因：精神创伤、过度劳累、急性感染、心肌梗死、药物中毒、高温酷热、大中手术及甲亢术前准备不充分等，均有可能发生甲亢危象。除淡漠型甲亢外，危象发生前往往可有危象先兆，主要有：①全身症状：严重乏力、烦躁不安、多汗、体重明显下降、发热体温在 39 ℃以下。②心血管症状：明显心悸，活动后气短、心率加快，常超过 120 次/分、脉压增大，出现心律不齐。③食欲亢进消失、食欲不振、恶心、呕吐、腹泻、肝功能受损。当出现先兆未予重视或及时处理则可发生危象。临床表现有：

（1）全身表现：高热 39 ℃以上，极度多汗、皮肤潮红、脱水者则可出现汗闭、面色苍白。

（2）心血管系统：心速更快 140～160 次/分以上，常伴有早搏、房颤、心房扑动、室上性心动过速、房室传导阻滞，可出现心衰。

（3）消化系统：恶心、呕吐、腹泻加剧，可出现黄疸、肝功受损明显。

（4）神经系统：极度烦躁不安、精神变态，严重者昏迷或谵妄。淡漠型甲亢的危象，则可表现神志淡漠、嗜睡、软弱无力、体温低、心率慢，重者也可昏迷。

危象实验检测与甲亢相仿，T_3增高较明显，故不能单纯认为危象是由甲状腺激素产生过多造成，而可能是由于患者体内与蛋白结合的甲状腺激素转化为游离的甲状腺激素过多所致，因只有游离激素具有生物活性。另外原因可能与交感神经兴奋性或反应性增高有关。此外白血细胞增高，肝、肾功能可出现异常。

2.浸润性突眼

浸润性突眼又称恶性突眼性 Graves 病，水肿性突眼及眼球麻痹性突眼，甲功正常性 Graves 病，为区别其他疾病造成的突眼，有的学者建议称内分泌性浸润性突眼。本病是 Graves 病的特殊临床体征之一，发病率占甲亢的 5%～10%，男性多于女性，40 岁以上多发。其发病与体液免疫和细胞免疫的联合作用有关：①体液免疫：一般认为本病是自身免疫性疾病，眼部及甲状腺存在着共同的抗原决定簇，TSH 受体抗原，甲状腺球蛋白-抗甲状腺球蛋白抗体免疫复合物，抗某些细菌及病毒等外来抗原的抗体等可能参与发病。最近有资料支持眼窝组织内有脏器特异性抗原，属独立的脏器特异性自身免疫性疾病。本病患者的血清中已检出眼外肌的 64 kDa 蛋白及其特异抗体，推测该种蛋白与突眼症发病有关。②细胞免疫：对患者的眼外肌内浸润的 T 细胞的研究表明，该种 T 细胞有认别眼外肌抗原的功能，能刺激 T 细胞增殖和产生移动抑制因子。约有半数患者存有抗体依赖性细胞介导细胞毒作用（ADCC）。突眼症患者 NK 活性多低下，故自身抗体生成亢进。③球后成纤维细胞的作用：IGF-I 和成纤维细胞生成因子（FGF）有刺激成纤维细胞作用。免疫组化染色证明眼外肌、脂肪细胞、炎症浸润细胞中存在 IGF-1，考虑与发病有关。成纤维细胞活性增强，特别是黏多糖有较强的吸水性，进而使脂肪组织、眼外肌间质水肿。浸润性突眼发病可急可缓，可伴有高代谢症群也可不伴有，突眼可出现于高代谢症群之前，也可在其后。突眼可为进行性双侧或单侧，双侧突眼往往不一致，眼突度多较良性突眼为高，可在 19～20 mm 以上，且多有眼部症状，如眶内、眶周围组织充血、眼睑水肿、伴有眼球转动受限，伴斜视、复视，严重时球结膜膨出、红肿胀痛、畏光、流泪、视力减退等。由于眼睑收缩，眼球突出，眼睑不能完全闭合，角膜暴露时，可引起角膜干燥，发生炎症、溃疡，继发感染。可因角膜穿孔而失明，当然角膜受累可因治疗而不出现严重结果。少数患者眶内压力增高，影响视神经血供，可引起一侧或双侧视神经乳头水肿、视神经炎及球后神经炎，乃至神经萎缩丧失视力。突眼轻重与甲亢病情轻重无一定关系，部分浸润性突眼患者伴发胫前黏液性水肿皮损或伴发甲亢肢端病，部分突眼不重者也可有眼肌麻痹，而眼球转动失灵。为了估计病情和判断疗效，根据突眼的临床表现，将内分泌突眼分为二类 6 个级别（见表 7-2）。

表 7-2　内分泌突眼分类及分级

分类	分级	临床表现
单纯性突眼	（1）	有眼症，上睑收缩、凝视、轻度突眼，突眼度<18 mm，无明显症状。
浸润性突眼	（2）	有明显症状，异物感、怕光、流泪、球结膜充血及水肿，眼睑增厚，眼突度 18～22 mm。
	（3）	突眼明显，眼突度>22 mm。
	（4）	眼肌受累，眼球活动障碍。
	（5）	角膜受累，角膜炎、溃疡等。
	（6）	视神经病变，视力低下或丧失。

内分泌突眼的诊断一般较易确定，但临床遇到无明显甲亢症状体征，实验室资料又不明确时，要进行鉴别诊断。单侧突眼可见于眼眶肿瘤、血液病眼眶内浸润、眼球后出血、海绵窦或眼静脉血栓形成，静动脉-海绵窦瘘；双侧突眼可见于尿毒症、肝硬变、慢性肺部疾病、家族遗传性突眼；可单可双侧突眼可见于近视及某些垂体瘤。关键的鉴别检测是 T_3 抑制试验和 TRH 兴奋试验，当 T_3 抑制试验显示不受抑制或 TRH 兴奋呈低平曲线时，往往内分泌突眼就可成立。而 X-CT、MRI 等影像检查也有助于鉴别。一般认为以下因素可加重突眼：①甲亢控制过快，抗甲药物用量过大，又未加用甲状腺片。②甲亢控制过头产生甲减。③原有浸润性突眼，采用手术治疗。④严重甲亢伴突眼未予以治疗。

浸润性突眼的转归及结局，一般如得到适当的保护和治疗，常在半年到三年内逐渐稳定和缓解，软组织受累症状和体征往往消失或减轻，但常遗留眼睑挛缩及肥厚，眼突及眼肌纤维化。5 级、6 级突眼遗留问题可能更多。

3. 甲亢肌病

(1)慢性甲亢性肌病:临床较多见,甲亢患者多有消瘦,包括肌肉不同程度的无力萎缩,并有进行性加重趋势,称此种情况为慢性甲亢性肌病。起病缓慢,早期最多累及近端肌群和肩或髋带肌群,其次是远端肌群进行性肌无力、消瘦甚至萎缩,患者以肌无力表现突出,严重者日常生活都受到影响,如上楼困难,甚至蹲下不能迅速起立,需扶物借助上肢力量才能站起,梳头和提物都会出现困难,用新斯的明治疗无效。此病与甲亢关系未明,可能由于过多的 T_3、T_4 作用于肌肉细胞线粒体,发生肌细胞水肿变性。因近端肌群的肌肉由红肌组成,此红肌肉有丰富的线粒体,故本病最早受累为近端肌群。

(2)甲亢伴周期性麻痹:甲亢患者中约有 4% 出现下肢或四肢麻痹,患者多见于东方年轻男性,发作时多有血钾过低,发病的可能机制为,甲亢时 Na^+-K^+-ATP 酶活性增高,可引起钾进入细胞内增加,钠移出细胞增加,从而出现血钾降低,而导致肢体麻痹。主要诱因有饱食、甜食、劳累、精神紧张和胰岛素静脉滴注。本病多于夜间发作,发作频度不尽一致,少者一年仅数次,多者一天数次,发作时间和长短不一。本病大多为可逆病变,甲亢治愈后往往不再发作,若仍频发者,甲亢可能不是肢体麻痹的病因,因家族性周围性麻痹常与甲亢同时存在。

(3)甲亢伴重症肌无力:重症肌无力是一种肌肉神经间传递功能障碍的疾病。肌肉中可检出自身性抗体,发病可能与自身免疫失常有关。主要累及眼部肌群,有睑下垂、眼球转动障碍和复视,还可累及呼吸肌、颈肌和肩胛肌,主要表现受累肌肉易疲劳,越活动肌无力越重,休息后力量恢复,故有朝轻暮重,用新斯的明有良好疗效。甲亢与重症肌无力可同时存在,但多数学者认为甲亢不直接引起重症肌无力,仅是一种偶合,可能两者先后或同时存在于对自身免疫有遗传缺陷的同一患者中,故甲亢治愈后,重症肌无力多无明显改善。

(4)急性甲亢肌病:临床较罕见。甲亢未及时治疗并发生感冒、肝炎等诱发因素,以致出现甲亢危象。病情急骤,可影响延脑及脑神经,出现说话和吞咽困难、发音不准、呼吸困难,由于甲亢危象还可出现神志不清、谵妄、躁动。有人称此为急性甲亢肌病或急性甲亢脑病。本病如能迅速确诊,并有效控制甲亢,临床症状可以消失,病情可能恢复。

(5)眼球麻痹性突眼:本病系浸润性突眼的表现,当眼部肌群受累及而出现麻痹后,眼球活动障碍或眼球偏于一侧,伴斜视或复视,本病治疗效果不十分理想。

4. 老年性甲亢

老年甲亢发病率我国北京医院报告为甲亢的 4.7%,国外报告,住院者老年甲亢发生率 0.7%~6%,门诊甲亢患者老年占 15% 左右。老年甲亢主要病因为毒性多结节性甲状腺肿和自主性高功能腺瘤,Graves 病相对较少。

临床表现:大多起病缓慢,甲亢不典型,1/3 患者甲状腺不肿大,仅有 1/5~1/4 可闻甲状腺血管杂音,很少伴有突眼眼症。但淡漠型甲亢多见(30%~40%),原因可能是甲亢不典型,长期未予诊断和治疗,机体消耗所致,也有人解释为老年人交感神经对甲状腺激素不敏感或是儿茶酚胺耗竭所致。心血管系统表现:心率多不快,40% 在 100 次/分以下,11% 在 80 次/分以下,常伴有缺血性心脏病、心绞痛、节律紊乱,如心房颤动发生率很高可达 1/2,有随年龄增加而增多趋势。房颤时心率仍不超过 100 次/分,老年甲亢心脏异常约占 70%。消化系统主要出现厌食,而食欲亢进者少见,厌食原因:老年人胃酸缺乏或有萎缩性胃炎或抗胃壁细胞存在,或 TH 作用下蛋白基质不足,脱钙血钙升高及心衰等。神经、肌肉、骨骼改变较具特点,肌肉软弱无力和筋疲力尽是老年甲亢主要症状,上楼、起立都感困难,腱反射消失或减弱,老年震颤存在,但可由多种原因引起,不具有诊断特殊性。骨骼脱钙,是老年甲亢的特点,尤其绝经期妇女,可表现骨质疏松及病理性骨折。此外,老年甲亢临床表现常以一个系统为主,称为单一系统性。由于老年甲亢临床特异性差,因此实验室检查至关重要,如 sTSH、FL、FT_4、TSAb 测定,甲状腺吸[131]I 试验及甲状腺核素显像对诊断和鉴别诊断有重要意义。

5.儿童甲亢

(1)新生儿甲亢：主要见于母亲患甲亢,甲亢孕妇血中存在促甲状腺素受体抗体(TRAb),可通过胎盘传给胎儿,使之发生甲亢,故出生时已有甲亢。一般多为暂时性,出生后1~3月自行缓解,少数可迁延数年。轻度无症状不必治疗,重者表现极度烦躁不安、易激惹、易饥饿、皮肤潮红、呼吸心率加快,可有突眼、甲状腺肿大、肝肿大、偶见黄疸,需治疗。第二型较少见,孕妇可无甲亢,多有家族史,症状可在婴儿期出现,往往不能自行缓解,可有智力障碍及颅骨发育异常,应及早治疗。

(2)儿童期甲亢：儿童期甲亢占甲亢发病数1%~3%,3岁以下少见,3~4岁渐多,11~16岁发病的儿童甲亢最多。其临床表现类似成人,可有甲状腺肿大、高代谢症群及突眼。儿童甲亢以毒性弥漫性甲状腺肿多见,几乎所有患儿生长速度明显增加,且青春发育期年龄比一般儿童提早。儿童甲亢治疗宜采用抗甲状腺药物治疗,一般不用外科手术或核素治疗。

6.甲亢与妊娠

甲亢患者与妊娠同时存在的情况,在临床上时有发生,如何诊断和处理至关重要,因正常妊娠时可有高代谢症群表现,如心率可增至100次/分,甲状腺稍增大,基础代谢明显增高,妊娠时雌激素水平增多,血中甲状腺结合球蛋白(TBG)明显增高,总T_3、总T_4也可增高,但并非甲亢,这给诊断造成困难。一般认为妊娠期甲亢诊断有以下特点：①代谢增高和交感神经兴奋的症状更明显。②甲状腺肿大更显著,可伴有血管杂音及震颤。③伴有内分泌性突眼。④血清游离T_3及游离T_4增高,sTSH明显降低,TSAb检测阳性。甲亢对妊娠不利影响为早产、流产、妊毒症或死胎,而妊娠又可加重甲亢症状及增加心脏负担。妊娠不利影响为早产、流产、妊毒症或死胎,而妊娠又可加重甲亢症状及增加心脏负担。一般认为病情中度以下的甲亢可继续妊娠,因妊娠为一免疫相对静止期,甲亢此时多减轻和缓解,但重度甲亢则宜终止妊娠。治疗应采用抗甲药物丙基硫氧嘧啶且剂量不要过大,放射性核素体内检查及治疗绝对禁止。

7.甲亢与糖尿病

甲亢对糖代谢的影响有两个方面。即甲状腺激素过多时可有升糖作用也有降糖作用,前者的作用机制为：促进肠道吸收葡萄糖入血;促进肝糖原异生;拮抗胰岛素作用。后者的作用机制为：促进胰腺分泌胰岛素,其数量增加降糖作用加强;促进外周组织利用葡萄糖。但临床上甲亢患者血糖表现偏高,多数患者未达到糖尿病血糖水平。少数甲亢患者血糖升高可达到糖尿病较高水平,有人对此类患者称为甲亢继发性糖尿病,是由于超高量甲状腺激素拮抗胰岛素作用更强,并促进肠道吸收糖及糖元异生更多引起的血糖增高,导致糖尿病,经抗甲药物治疗,甲亢控制后,虽未加降糖药,血糖可完全恢复正常。

另一种情况,患者既有甲亢又有糖尿病,两者并存的解释是,两病可能具有和遗传有关的自身免疫共同基础,如甲亢患者近亲中糖尿病患病率高;甲亢与糖尿病可发生在同卵双胎中,糖尿病患者血中TRAb增高,甲亢妇女巨大儿阳性率高,糖尿病发病率也高等。本种糖尿病甲亢控制后,糖尿病不能痊愈,相反甲亢还可加重糖尿病,必须进行降糖药物治疗及同时进行甲亢治疗,因抗甲状腺治疗可减轻糖尿病。

(六)实验室检查

1.血清甲状腺激素测定

(1)血清游离甲状腺素(FT_4)及游离三碘甲状腺原氨酸(FT_3)：FT_3、FT_4是血中甲状腺激素的活性部分,它不受血中TBG含量的影响,真实反映甲状腺功能状态。现已广泛用于临床,其敏感性及特异性明显超过总T_3(TT_3)及总T_4(TT_4)。由于FT_3的生物活性比FT_4强3~5倍,甲亢时代谢旺盛,FT_4转变为FT_3加速,故甲亢FT_3升高较FT_4早且增高幅度大,因而FT_3比FT_4诊断甲亢更灵敏。

(2)血清总三碘甲状腺原氨酸(TT_3)及总甲状腺素(TT_4)：TT_3、TT_4测定是传统的判定甲状腺功能,尤其是临床筛选甲亢的重要指标,其结果虽然受到TBG含量的影响,但临床上影响TBG含量的情况不太多,再加本测定技术成熟、较准确与甲亢符合率较高,故目前仍常规应用,是判定甲状腺功能的重要检测。TT_3与TT_4变化常是一致的,但甲亢早期或甲亢复发初期TT_3上升比TT_4更明显,故认为TT_3是诊断本病的敏感指标,对甲亢早期诊断、疗效观察及作为复发先兆均有较大意义。

(3)血清反T_3(rT_3)：rT_3是甲状腺素在代谢中脱碘后的产物,在其结构式中与T_3仅是碘原子的位置不同,故称反 T_3。它无生物活性,但在血中与 T_3、T_4 维持一定比例,含量与 T_3、T_4 变化一致。甲亢患者 rT_3 明显升高,抗甲状腺治疗后,病情好转 rT_3 下降,rT_3 不下降者复发率高,但要注意在低 T_3 综合征及服用乙胺碘呋酮后,rT_3 也明显增高。

2.TSH 免疫放射测定分析(sTSH IRMA)

免疫放射测定分析(IRMA)是检测 TSH 目前最灵敏的方法,因此又称高灵敏 TSH 测定(sTSH,sensitive TSH)。一般 TSH 正常值 $0.4\sim3~\mu U/mL$,本法灵敏度可达 $0.03~\mu U/mL$,甲亢时 TSH 明显降低,因此 TSH 检测对甲亢诊断意义较大。由于 RIA(放射免疫分析)法测定的 TSH 下限值太高,对甲亢诊断意义不大,因此目前 RIA 测定 TSH 法已不适于甲亢诊断。目前各大医院开展的自动发光法也是高灵敏的 TSH 检测法。

3.促甲状腺素释放激素(TRH)兴奋试验

对于临床不典型、一般检测也难确诊的甲亢可疑者,可进行本试验,其基本原理为,甲亢时,T_3、T_4 增高,反馈抑制 TSH 分泌,注射 TRH 后,垂体不被兴奋,TSH 分泌不增高,表现弱反应或无反应曲线。但甲功正常 Graves 病、垂体 TSH 分泌不足者,均可出现类似结果。本试验较甲状腺激素抑制试验安全,无不良反应,故可用于伴有冠心病及甲亢心脏病的患者。

4.甲状腺吸 ^{131}I 试验

初诊甲亢(未用含碘及抗甲状腺药物),本检测符合率可高达 90%,其表现为吸 ^{131}I 量多速快,即吸 ^{131}I 值高及高峰在 24 小时以前出现。吸 ^{131}I 数值大小与病情无关系,甲亢严重者多有吸 ^{131}I 高峰前移。本试验对亚急性甲状腺炎、无痛性甲状腺炎等的诊断也有较大意义,因为这些疾病可有血中甲状腺激素升高,表现部分甲亢症状,但吸 ^{131}I 率明显低于正常(<5%),出现吸 ^{131}I 降低,T_3、T_4 升高的分离现象。判断结果时要注意排除影响甲状腺吸 ^{131}I 的疾病外各种因素。

5.甲状腺核素显像

甲亢患者进行核素甲状腺显像的意义在于:①了解甲状腺形态、大小及摄取核素功能,以辅助 Graves 病诊断。②发现甲状腺热结节,提供自主性高功能甲状腺腺瘤的诊断依据。③某些甲状腺炎引起的症状性甲亢,甲状腺核素显像可出现三种图像:放射性普遍性稀疏,放射性疏密(峰谷)相间分布,结节处放射性局部稀疏。④发现甲状腺癌及转移灶甲亢(滤泡癌)。

6.甲状腺抗体测定

(1)甲状腺过氧化酶抗体(TPO-Ab)、甲状腺球蛋白抗体(TGAb),大多呈中等水平升高,但无诊断特异性。

(2)甲状腺刺激抗体(TSAb)测定有重要意义,如可对初诊甲亢确立诊断;对 Graves 病与其他类甲亢进行鉴别;抗甲亢治疗后判定病情估计复发;对甲功正常 Graves 病确立诊断;对新生儿甲亢及产后甲亢确立诊断。

(七)诊断与鉴别诊断

1.诊断

典型病例诊断的确立是不困难的。对临床表现不典型的初期甲亢,老年、儿童甲亢等要密切结合实验室检查进行诊断。通常具有甲亢诊断意义的临床表现是怕热、多汗、易于激动、食多伴瘦、静息时心动过速、特殊眼征、甲状腺肿,如伴甲状腺血管杂音、震颤更有诊断意义。甲亢的检验检查表现为 T_3、rT_3 及 T_4 血含量增高,尤其 FT_3、FT_4 结果更为可靠,T_3 升高比 T_4 升高更明显,因而甲亢早期 T_4 尚未升高时,T_3 及 rT_3 已有明显升高。高灵敏 TSH 检测对甲亢的诊断也很敏感,甲亢时 TSH 含量明显降低,而 TRH 兴奋试验,甲亢时则出现弱反应或无反应曲线。

2.鉴别诊断

(1)甲亢病因鉴别:有甲状腺结节的甲亢患者要与自主性高功能甲状腺腺瘤及毒性多结节甲状腺肿鉴别。前者甲亢较轻无突眼,甲状腺核素显像出现热结节,结节外甲状腺组织被抑制;后者甲亢也较轻,起病缓慢甲亢症状多在结节形成后的数年出现,50 岁以上患者多见,核素显像放射性分布不均匀,可集中于数个散在的结节上,结节外组织有轻度抑制;亚急性甲状腺炎甲亢症状不典型,甲状腺疼痛明显,且甲状腺吸 ^{131} I 明显低于正常(5%以下);桥本氏甲状腺炎甲亢时,除症状较轻外,TPOAb 或 TMAb 及 TGAb 明显增高;地方性碘甲亢有明显的高碘饮水、高碘饮食的地域性分布,散在性碘甲亢则有明显的高碘摄入病史,除临床表现轻、无突眼外,去除碘源后多能自行缓解;甲状腺癌甲亢可有三种情况:①甲状腺癌为滤泡癌。②甲状腺癌灶与甲亢病变同时存在。③转移癌甲亢。在病因学鉴别时都要有所了解。

(2)其他疾病鉴别:①单纯性甲状腺肿:有甲状腺弥漫性或结节性肿大,但无甲亢症状和体征,T_3、T_4 多正常,sTSH 及 TRH 兴奋试验正常。②自主性高功能甲状腺结节:结节核素显像呈热结节,周围甲状腺组织为完全或部分抑制,T_3 或 TSH 介入显像,显示热结节不受 TSH 调节呈自主性。③神经官能症:可有部分甲亢症状如精神神经、心血管症侯,但无典型高代谢症群,甲状腺肿及突眼,实验检测甲功正常。④其他:低热、盗汗及消瘦、衰弱,要与结核及肿瘤鉴别;腹泻长期不愈,要与慢性结肠炎鉴别;心速、心律失常,要除外其他心脏病;单侧突眼要除外眶内肿瘤、血液病眶内浸润、眼球后出血等症。

(八)治疗

1.一般治疗

由于甲亢时机体代谢加快,消耗增加,应适当休息,避免重体力劳动,并要补充足够的热量及营养。为此,要增加糖、蛋白质及维生素 B 的摄入,补充的主要手段应为饮食,这是最经济、方便的。有精神紧张、不安和失眠较重患者,可给予心得安、镇静药物对症治疗。

2.抗甲亢治疗

甲亢治疗主要有三种方法。内科抗甲状腺药物治疗、放射性核素(^{131}I)治疗及手术治疗。三种方法各有优缺点,每种方法有特定的适应证,临床医师要正确掌握适应证,根据患者具体情况,建议选择最佳治疗方案。

1)抗甲状腺药物:种类较多,临床应用最多的是硫脲类药物,主要有甲基硫氧嘧啶(methyl thiouracil,MTU)、丙基硫氧嘧啶(propyl thiouracil,PTU)、他巴唑(methimazole,MM)及甲亢平(卡比马唑,carbimazole,CMZ)。过氯酸钾及硫氰酸盐也曾用于临床,因毒性大,如引起肾病和再生障碍性贫血,现已不用于治疗甲亢。锂化合物因可阻止 TSH 和 TRAb 对甲状腺作用,故也单独或与放射性碘联合应用治疗甲亢,也因毒性作用较大,如引起肾性尿崩症、精神抑制等严重副反应,现已不经常应用。作为第一线抗甲状腺药物,他巴唑及丙基硫氧嘧啶临床应用最为普遍。硫脲类药物的药理作用为,抑制甲状腺过氧化物酶活性,抑制碘离子转化为活性碘,影响酪氨酸的碘化及碘化酪氨酸的偶联,从而妨碍甲状腺激素合成。近年研究发现丙基硫氧嘧啶尚有阻止 T_4 向 T_3 转化及改善自身免疫异常的功能。此类药物对已合成的甲状腺激素无作用,故用药后数日血中甲状腺激素降低时,才能出现临床效果。

(1)适应证:原则上适于各种甲亢患者。主要有①青少年、儿童及老年甲亢。②甲亢症状较轻,甲状腺肿大中度以下。③妊娠妇女。④术后复发又不适放射碘治疗。⑤甲亢伴严重突眼。⑥甲亢伴心脏病或出血性疾病。⑦手术及放射碘治疗的准备及辅助治疗。不适于继续本药治疗的情况有:①有严重过敏或毒性反应。②正规治疗两个疗程后又复发。③甲亢病情严重,且药物疗效不佳。④任何原因难以坚持长期用药及复诊。⑤甲状腺巨大或伴有多结节或自主高功能结节。

(2)服药方法:治疗分控制、减量及维持三个阶段。控制症状的用药量要根据病情严重程度,一般剂量丙基硫氧嘧啶为 300~450 mg/d,他巴唑为 30~45 mg/d,病情较轻者丙基硫氧嘧啶 100~200 mg/d,他巴唑 10~20 mg/d,病情严重者亦以丙基硫氧嘧啶不超过 600 mg/d,他巴唑不超过 60 mg/d 为宜,尤其严重突眼及合伴妊娠者剂量更宜较小。控制症状阶段历时 4~12 周,一般控制症状及 T_3、T_4 恢复正常需 4~8 周,达到上述目标后,宜再巩固两周后方进入减量阶段。若服药 4 周后症状及检验均无改善,则应增加剂量。减量阶段历时 4~6 周,减量应逐渐减小,可每 5 天减 5 mg(他巴唑),直至减到维持量 5~10 mg/d,维持量阶段历时至少 1 年至数年,维持量结束前可减至 2.5~5 mg/d,再维持 4 周而停药。合适维持量的标准应为:①甲亢症状不复出现。②心率维持正常。③体重回升后稳定于病前标准。④T_3、T_4、TSH 检测正常。

关于服药方法,传统服药为日剂量分次服用,新方法为一次服入,有学者对比他巴唑两法疗效相似。但一般认为一次服入法仅适于他巴唑及甲亢平,而甲基硫氧嘧啶或丙基硫氧嘧啶仍以分次服入为好。因后者生物效应时间较短,另外有些学者主张小剂量治疗,他巴唑 15 mg/d,丙基硫氧嘧啶 150 mg/d,并将日剂量一次服入。但多数学者认为病情较重者,仍以传统剂量和服法为好。

坚持正规服药的病例可得到缓解,而长期缓解的病例,往往有以下条件:①剂量不大就可使病情缓解。②甲状腺较短时间就恢复正常大小、杂音消失。③突眼减轻明显。④血清 TSAb 恢复正常或下降明显。⑤T_3 抑制试验或 TRH 兴奋试验恢复正常。近年来文献报告本类药物治疗甲亢复发率有上升趋势,可达 50%～80%,分析与机体摄入碘量增加有关。有人观察到在长期缓解的 Graves 病患者中,甲减的发生率约为 20%,发病可早可晚,分析为桥本氏甲状腺炎造成。治疗后甲状腺肿或突眼加重者,要分析是药量不足,还是药量过大,采取相应措施。

(3)药物毒副作用:各种硫脲类药物发生不良反应的种类及机率近似。主要有白血细胞减少,严重时出现粒细胞缺乏症,以甲基硫氧嘧啶多见;他巴唑及丙基硫氧嘧啶相对较少。常见于用药后 1～3 个月内,也见于任何时间,故在用药初期每周应检测白血细胞一次。当白血细胞为 3.0×10^9～4.0×10^9/L 时,可在密切观察、监测下继续服用抗甲状腺药物,大多数病例经过一段时间,白血细胞有所上升。而白血细胞低于 3.0×10^9/L 或中性粒细胞低于 1.5×10^9/L 时,应停药加用升白血细胞药物,如维生素 B_4、鲨肝醇、利血平等,必要时应用强的松(10 mg,3/日)。白血细胞回升后,可考虑改用另一种硫脲类药物或其他疗法。粒细胞缺乏症是严重的毒副作用,如发生或治疗不及时,可危及生命。此症可发生于服药后任何时间,但 4～8 周多发,表现为发热、咽痛或感染。常见于大于 40 岁和服药剂量过大者,一旦可疑本症就应立即停药,进行抢救。

(4)其他不良反应:药疹多为轻型的红色皮疹,一般不必停药,但少数可发生剥脱性皮炎等严重周身性皮损,必须停药,治疗剥脱性皮炎。少数患者服药后可有发热、关节痛、肌肉痛、头痛、胃肠道症状、肝功能受损,出现黄疸、肝炎甚至急性肝坏死。

2)其他药物治疗。

(1)碘剂:碘剂治疗甲亢,可迅速显效,但作用短暂(4 周左右)不能持久。原因是:①碘可抑制合成的甲状腺激素释放到血中,服碘后 24 小时,患者往往就可出现症状好转。②碘可抑制甲状腺激素的合成,通过甲状腺的碘阻断作用(Wolff-Chaikoff 效应)抑制 T_3、T_4 合成,但此效应持续 4 周左右就如现"脱逸"。对 T_3、T_4 的合成不再抑制,因此碘治疗甲亢作用是短暂的。③碘剂可使亢进的甲状腺血流减少,腺体缩小变硬。故目前碘剂只用于手术前准备,减少手术出血过多,而不作为甲亢的单独使用的决定性治疗手段。原则上讲甲亢患者服碘(包括中西药物和高碘饮食)不仅无益,而且有弊。因为:①碘治疗甲亢取得短暂疗效后,很快复发并加重,给硫脲类药物治疗造成困难,疗效降低。②用过碘的甲亢患者一旦出现危象,用碘合剂无效,给抢救造成困难。③长期服碘,给放射性碘诊疗造成困难。

(2)β受体阻滞剂:也是一种有效的甲亢治疗药物,现临床上作为甲亢治疗辅助药物。本类药物可降低交感神经的兴奋性,减慢心脏的传导和对外周血中 T_4 向 T_3 转换有抑制作用,故可减轻患者心动过速、震颤、多汗、怕热等症状。但不能抑制甲状腺激素的合成或释放,甲状腺功能和肿大不能恢复。常用的药物为心得安 10～40 mg,3～4 次/天,有哮喘史、慢性肺心病、窦性心动过缓、Ⅱ度以上房室传导阻滞、充血性心力衰竭者禁用,可改为阿替洛尔、美托洛尔。甲状腺制剂,甲亢患者在抗甲状腺药物治疗过程中,部分患者出现甲状腺代偿性肿大,机制为抗甲状腺药物抑制甲状腺激素生成并阻止碘进入甲状腺,甲状腺以代偿性肿大补充摄碘不足及 T_3、T_4 合成不足。加服甲状腺片则可防止血中甲状腺激素下降过快,进而防止甲状腺肿,并对突眼有缓解作用。因此,大部分医生主张在甲亢好转时加用小剂量甲状腺制剂。临床常用者为甲状腺素(T_4)和甲状腺片。

3)放射性[131]I治疗:放射性碘治疗甲亢已有 50 余年历史,至今世界上至少有 100 万例以上患者接受放射性碘治疗。经过半个多世纪的实践观察,证明[131]I治疗甲亢是安全、简便、经济、疗效好及并发症少的方法。甲状腺具有高度选择性吸收[131]I的功能,功能亢进的甲状腺组织吸收[131]I更多。[131]I放射的 β 射线,射程较短(2 mm),电离辐射仅限于甲状腺局部,不损伤周围组织。β射线使部分甲状腺组织抑制或破坏,减少甲状腺激素合成,达到缩小甲状腺、控制甲亢症状的目的。

(1)适应证:①年龄 20 岁以上,病情中等的 Graves 病。②抗甲药物治疗无效,复发或药物过敏。③甲亢手术复发。④各种原因不能或不愿手术治疗。

(2)禁忌证:①妊娠或哺乳期甲亢。②甲亢近期发生心肌梗死。

(3)疗效及并发症:本法疗效已为国内外肯定,总有效率在 90% 以上,患者服 ^{131}I 后 3 个月内逐渐改善症状,6～12 个月症状消失及体征改善者占大多数。并发症主要有早发和晚发甲状腺功能减退症,服 ^{131}I 后 1 年内发生的称早发甲减,大多可恢复,与服 ^{131}I 量及个体敏感有关;服 ^{131}I 后一年至数年产生晚发甲减、多难以恢复,要用甲状腺素替代治疗。此病发生与服 ^{131}I 量无明显相关,可能与免疫功能异常有关,因 Graves 病、桥本氏病及特发性甲减同为甲状腺自身免疫性疾病,共存的自身免疫性抗体,可能是晚发甲减的致病原因。晚发甲减发病率,国内报告比国外低,第 10 年发病率 13%～20%,年递增率 1%～3%。

4)手术治疗:手术治疗甲亢是一种很好的根治方法,缓解率在 70% 以上,但可引起多种并发症,复发率 5% 左右。

(1)适应证:①中、重度甲亢,长期服药无效,停药后复发。②甲状腺巨大,有压迫症状。③毒性多结节性甲状腺肿,或毒性自主性高功能甲状腺腺瘤。④胸骨后甲状腺肿伴甲亢。

(2)禁忌证:①浸润性突眼。②严重心、肾合并症。③妊娠早期(3 个月前),晚期(6 个月后)。

(3)并发症:伤口出血、感染、甲亢危象、喉上、喉返神经损伤、甲状旁腺暂时或永久减退,甲减及恶性突眼加重。

3. 甲状腺危象的治疗

甲状腺危象为少见而严重的甲亢并发症,死亡率高,应及时诊治,不能贻误。治疗原则为:

(1)减低甲状腺激素浓度治疗:①大剂量抗甲状腺药物:丙基硫氧嘧啶优于他巴唑,其有外周 T_4 转化 T_3 的抑制作用。丙基硫氧嘧啶 150～300 mg 或他巴唑 15～30 mg,每 4～6 小时口服一次,不能口服者鼻饲给药。②碘剂:可迅速抑制 T_3、T_4 释放,疗效快捷。常用 lugoll 液,每次 30～45 滴,每 6 小时一次。也可静脉点滴碘化钠,每日 1～3 g(碘化钠 1 g 溶于 500 mL 液体中)。如有胺碘苯酸效果更好,它尚可抑制外周 T_4 向 T_3 转化,从而降低甲状腺激素浓度。③换血浆或透析疗法:以上治疗二天仍无效者,可采用部分血浆交换或腹膜透析治疗,以清除血中过多的甲状腺激素。每次放血 300～500 mL,离心去除血浆后,将白细胞悬浮于乳酸盐复方氯化钠溶液中,再重新输入患者体内;尿毒症的患者可考虑用透析治疗。

(2)降低周围组织对甲状腺激素-儿茶酚胺的反应:常选用心得安 20～80 mg,每 6 小时口服一次,或利血平或胍乙啶,后两者有代替心得安之势,利血平肌内注射或口服每次 2 mg,每 6 小时一次;胍乙啶 1～2 mg/(kg·d),分次口服。用心得安监测心率,利血平及胍乙啶监测血压。

(3)其他治疗:降温、给氧。降温以物理降温为主,药物为辅,不要应用阿司匹林类,因阿司匹林可与 TBG 结合,使血中 T_3、T_4 被置换出,从而增加游离甲状腺激素水平。支持治疗不能忽视,补充水分、电解质、葡萄糖、维生素等。对兴奋、躁动、谵妄、抽搐患者,应给予镇静药物,苯巴比妥尚有加速 T_3、T_4 代谢作用,宜作为首选药物进行肌内注射,也可用安定肌内注射或水合氯醛保留灌肠。由于甲亢的肾上腺皮质激素分解加速,应激状态皮质素需要量增加,危象时皮质功能低下,皮质激素相对不足,再加此激素可抑制外周 T_4 向 T_3 转化,并且具有非特异性退热、抗毒、抗休克作用,故国内多主张甲亢危象时应使用肾上腺皮质激素,如氢化可的松 24 小时滴注 200～400 mg,或地塞米松 24 小时滴注 10～30 mg。

4. 浸润性突眼的治疗

因突眼病因及发病机制尚不十分明确,故尚无满意根治方法。在选择治疗时,应注意防止突眼恶化,如突眼严重者避免甲状腺次全切除术。有的资料证明突眼与吸烟有明显相关,故患者应戒烟以防止突眼加重。

(1)局部一般治疗:注意眼睛休息,戴保护眼镜,避免强光及外界各种刺激,睡眠时外用抗菌眼药水或药膏,用纱布或眼罩遮盖患眼,以防止角膜暴露干燥,继发炎症发生,单侧戴眼罩可减轻复视。高枕卧位,限制食盐及应用利尿剂可减轻眼睑水肿。用 0.5% 甲基纤维素或 0.5% 氢化可的松滴眼,可减轻局部刺激症状,严重病例如有结膜膨出明显如水泡者,可考虑暂时缝合患眼,以保护角膜,各种治疗无效时,可施行眼眶减压术。

(2)全身治疗:①甲状腺制剂:用于甲亢治疗过程中,同时对伴有突眼者,每日口服 40～80 mg 甲状腺片,直至收效,减量至每日 20～40 mg,维持一年以上。②糖皮质醇:目前应用广泛,因其具有抗炎及免疫抑制作用,可改善眼部软组织肿胀的症状和体征。常用药物强的松剂量适病情而定,一般口服量 40～120 mg/d,有眼外肌及视神经受累者,剂量更大。一般用药一个月见效后,可改为维持量每日 10～20 mg,维持 3～6 个月,甚至一年。不良反应往往不可避免,要密切观察,调整用药。一般用药物初期疗效较好。其他免疫抑制剂如环磷酰胺、硫嘌呤、环孢素也可酌情试用。③眶部放射治疗:现在认为本治疗在大剂量免疫抑制及糖皮质醇治疗无效的病例进行,本法疗效多表现在眼部水肿、充血好转,突眼度改善多不明显,一般总剂量 20 GY,分十次照射,每次 2 GY。本法与免疫抑制剂同用,效果更佳。④血浆换血法:有人报告血浆换血法对病程较短,眼突急骤伴有软组织浸润,角膜病变或视力障碍者有一定效果。换血浆的机制为,可迅速去除作为病因的血浆抗眼外肌抗体,免疫球蛋白及免疫复合物等。此法实践尚少,确切效果尚待进一步研究。

5.妊娠期甲亢治疗

妊娠期合并甲亢如何处理,近年来有较新的认识,由于妊娠只加重甲亢患者的心血管负担,不加重甲状腺毒症本身的病情,而妊娠为一免疫相对静止期,即妊娠期间免疫反应趋于缓和,各种自身免疫疾病趋于缓解,甲亢也不例外。妊娠期 TSAb 含量下降,症状减轻或趋于缓解,抗甲状腺药物治疗需量很少。因此,妊娠合并甲亢的治疗原则是控制甲亢,而非中止妊娠,在选择治疗方案时,既要控制母亲的甲亢,又要照顾胎儿正常发育。

(1)抗甲状腺药物治疗是首选,但此类药物可通过胎盘,抑制胎儿甲状腺功能,造成胎儿甲状腺肿大、克汀病及难产等。因此,使用剂量要小,一般为正常成人剂量的 1/2～2/3。妊娠前已有甲亢,但已基本控制者,可用小量维持,妊娠时尚未控制或发现甲亢者,要有效控制。一般丙基硫氧嘧啶 100 mg 每日三次,4～6 周控制后,迅速改为维持量,这样极少有胎儿的不利影响。服药过程中定期检测 FT_3、FT_4 及 TSH。因丙基硫氧嘧啶通过胎盘最少,不会造成畸胎,所以为妊娠控制甲亢首选药物,而他巴唑有可致胎儿先天性皮肤发育不全一说,故此时慎用。甲状腺制剂是否合用看法尚不一致,不同意应用者认为合用甲状腺制剂时,要提高抗甲状腺药物剂量,对胎儿可能造成不利影响;主张联合应用者认为,尽管通过胎盘不多,但此量足以预防胎儿甲状腺肿及克汀病。心得安等 β 受体阻滞剂的应用也存在两种看法,主张不用者认为,可使子宫持续收缩而引起小胎盘及胎儿发育不良、心动过速、早产及新生儿呼吸抑制。大多数学者认为妊娠甲亢使用心得安是必要的,一般是安全的,尤其小剂量抗甲药物不能很好控制甲亢时,应加用心得安,20～40 mg/d,2～4 次服用,甲亢控制后减量、渐停。

(2)放射性碘及稳定性碘均为禁用,前者可造成胎儿克汀病,后者可造成胎儿甲状腺肿及甲状腺功能异常。

(3)外科手术治疗:个别妊娠甲亢者,服用丙基硫氧嘧啶不能控制病情或有严重药物反应,可选择在妊娠 4～6 个月进行手术,病情需要也可任何时间手术,但术前药物准备要小心慎重,如碘剂应用时间尽量缩短,术后密切监测母亲及胎儿。

二、毒性多结节性甲状腺肿

本病又称多结节性甲状腺肿伴甲亢。多为单纯性结节性甲状腺肿患病多年后发生甲亢,故也称继发性甲亢。它是一种独立疾病,还是某些致病因素导致一种临床综合征,尚不能肯定。在病理上毒性和非毒性多结节性甲状腺肿常难以区别,它的诊断主要靠临床表现及实验室检查。

(一)临床表现

多见于老年,突眼罕见,症状较 Graves 病为轻,女性多见,起病缓慢,甲状腺结节性肿大多年,可以因服碘剂而起病,临床表现可突出某一器官或系统,如在心血管系统表现心律失常,甚至出现心衰;也可表现消瘦、多汗、无力、颤抖;还可表现厌食、精神不振、极度衰弱的淡漠型甲亢。但都有可触及多个结节的甲状腺肿大,多无血管杂音或震颤。

（二）实验室检查

甲状腺激素 T_3、T_4 检测多为正常高值或略高值,sTSH 明显低于正常或测不出,甲状腺吸 ^{131}I 率多为正常高值,TMAb、TGAb 轻度增高,TRAb 阴性,TRH 兴奋试验无反应是本病重要诊断依据。甲状腺核素显像表现结节处放射性浓集,结节外组织放射性稀疏。

（三）治疗

本病治疗比较困难,短期难以奏效,抗甲状腺药物要多年服用;手术治疗因患者多为老年体弱不宜采用,只在甲状腺肿大明显,引起压迫症状时才予考虑。目前多主张使用放射性碘治疗,因甲状腺吸 ^{131}I 率不太高,且甲状腺体积较大,故要用大量放射性碘治疗,并要多次服放射性碘才能达到控制目的,因一次很难将全部结节破坏。

三、自主性高功能甲状腺腺瘤

本病又称毒性甲状腺腺瘤或自主性功能亢进性甲状腺结节。本病以单一结节发病者多见,也可见两个或多个结节者。本病的高功能结节不是 TRAb 刺激引起,因血中无刺激物,其病因不明。结节本身不受 TSH 调节,故有自主性。结节外组织由于 TSH 受反馈抑制而呈萎缩性改变。结节一般质地较韧,病理呈腺瘤样改变。结节生长一般较缓慢,随着结节增大,功能增高亦明显,一般直径大于 3 cm 者多伴有甲亢症状。

（一）临床表现

本病多发于中老年,但比毒性多结节性甲状腺肿为早。起病缓慢,常有甲状腺结节性肿大,直径小于 3 cm 时多无表现,大于 3 cm 者可表现甲亢,但较轻,可仅有心动过速、消瘦、乏力或腹泻,不引起突眼。甲状腺检查多为圆形或卵圆形结节,表面光滑,质地坚韧,边界清楚,结节外甲状腺触及不到,无杂音及无震颤。

（二）实验室检查

有甲亢时,T_3、T_4 增高,TSH 明显降低;甲状腺吸 ^{131}I 率正常或偏高;甲状腺核素显像为本病诊断主要手段,结节处可呈"热结节",周围甲状腺组织受抑制可完全不显像或轻微显影,此时要与先天性一叶缺如等相鉴别,可用 TSH 刺激试验或 ^{99m}Tc-MIBI 及甲状腺激素抑制试验后二次显像进行鉴别诊断。

（三）治疗

本病病程进展缓慢不伴甲亢,腺瘤不大,且无压迫症状时,可随访观察;伴甲亢或腺瘤较大有压迫症状者,宜手术切除。甲亢症状明显者,术前应认真准备,控制甲亢;对热结节以外甲状腺完全不显像的本病患者,还可考虑放射性碘治疗,但放射性碘用量较大（25～50 mCi）,为治疗 Graves 病的 5～10 倍。当手术或放射性碘去除热结节后,核素显像可见被抑制的周围甲状腺组织重新显影。

四、碘甲亢

1983 年 Fradkin 等曾对碘致甲亢进行了全面综述。认为该病可发生于缺碘地方性甲状腺肿病区居民服碘后,也可发生于非地甲病区甲状腺功能正常的甲状腺肿患者,或原来没有甲状腺疾病的患者,或原有甲亢服抗甲状腺药物病情控制后,但这些人一旦应用碘剂后可能出现甲亢均称为碘诱发甲亢或称碘巴塞多氏症,简称碘甲亢。在我国高碘地甲病区,甲亢发病率亦很高,有学者在河北病区与在山东病区均发现并报道了水源性及食物性高碘甲亢的病例,这类病例也应属于碘甲亢。现分别简述之。在缺碘病区,Coindet 首先报告了每天每人给予碘 250 μg 后,经数周有 6 人发生临床甲亢,之后相继有人报告服用大量加碘面包、碘盐、碘化物及应用其他碘剂后均有碘甲亢病例发生;非地甲病区甲状腺功能正常的甲状腺肿患者,在应用碘化钾、乙胺碘呋酮、氯碘羟喹啉及含碘造影剂后也可诱发甲亢;原无甲状腺疾病的人,引发碘甲亢的常见药物是乙胺碘呋酮，而且多为年龄较大的人；甲亢患者经服抗甲状腺药物而控制后，往往因服卢戈氏液又诱发甲亢，也有应用碘化钾而诱发甲亢者；高碘地甲病区的碘甲亢，可以因食用高碘水或高碘食物诱发。我国此类病区的碘甲亢发病率约为 $1\% \sim 2\%$，远大于非地甲病区的甲亢发病率。

本病发病机制，仍不十分明了，一种假说认为，缺碘甲状腺肿患者，因碘缺乏甲状腺激素合成不足，机体处于 TSH 代偿性分泌过多状态，当补充大量碘剂后，在 TSH 的刺激下，甲状腺激素合成增多，导致甲亢，这种甲亢是暂时的，多可自行缓解；另一种解释为，甲状腺内存在着甲状腺结节，结节为自主功能性结节，不受 TSH 调节，当碘充足时，结节可自主利用大量的碘合成甲状腺激素，从而导致甲亢。还有学者认为一些人存在甲状腺潜在的缺陷——有亚临床甲亢，有不典型或极轻的症状，甲状腺合成甲状腺激素不高，但当碘充足时，合成甲状腺激素水平突然增高，则可出现临床甲亢。

碘甲亢临床表现多较 Graves 病为轻。发病多无精神刺激、急慢性感染等诱因，患者多为 $25 \sim 40$ 岁女性，且有应用碘剂或服高碘水及食物的历史，甲状腺多为轻度肿大，无杂音及震颤，心率多在 100 次/分以下，大多无突眼无肢体震颤。TT_4、FT_4 多高于正常，T_3 可升高或正常，TRAb 及 TSAb 多为阴性，TSH 多为正常，TRH 兴奋试验为无反应或低反应曲线。尿碘高于正常，甲状腺吸^{131}I 率低于正常（在高碘地甲病区病例，可高于当地正常值）。

严格掌握碘剂适应证及慎重掌握碘剂剂量，是预防碘甲亢的重要环节。一旦发生并确诊碘甲亢后，首先直即停止碘的摄入，一般停碘 $2 \sim 3$ 个月后症状多可缓解，停碘期间可用心得安等对症处理，一般不必应用抗甲状腺药物，更不能^{131}I 治疗。但有自主性高功能结节时可考虑手术切除。

五、甲状腺癌甲亢

因大多数甲状腺癌功能低于正常甲状腺组织，甲状腺癌并发甲亢者临床较为少见，约占甲状腺癌的 $0.25\% \sim 2.5\%$，多发生于 $30 \sim 40$ 岁的女性患者。临床上甲状腺癌发生甲亢一般有以下三种情况：①甲状腺原发癌为滤泡癌，此种癌组织功能增高，可以分泌甲状腺激素，通常其分泌的甲状腺激素水平不至发生临床甲亢，但当癌组织体积较大时（一般直径大于 $3 \sim 4$ cm 时），则血中甲状腺激素水平明显增高，而出现甲亢症状。有学者遇到过数例此种患者，均经病理证实。②甲状腺癌伴发甲亢，患者有典型甲亢症状及明显甲状腺肿大，往往在手术或病理检查时发现在甲亢组织中，包埋着体积较小甲状腺癌灶，多为恶性度较低的乳头状癌。③甲状腺癌转移灶可引起甲亢，这些转移灶数量较多，且多为能分泌甲状腺激素的滤泡癌转移灶。另外，甲状腺癌手术后，垂体分泌的 TSH 增高，其刺激转移灶及术后残留甲状腺组织，分泌甲状腺激素增多引起甲亢。甲状腺核素显像对本病尤其对甲状腺转移癌诊断有意义，但要结合临床诊断。如发现冷结节，再结合结节质地较硬、单发、生长迅速、无痛及有淋巴结肿大等临床表现，应尽快控制甲亢而手术切除。由于癌灶可埋于正常甲状腺组织故可以表现温结节，由于癌肿可是巨大滤泡癌又可表现热结节。因此，甲亢疑有甲癌者宜手术切除，病理检查，以免贻误。

六、垂体性甲亢

垂体性甲亢很少见，病因有两类，大多数为垂体 TSH 分泌腺瘤引起，少数为下丘脑-垂体功能紊乱所致，如 TRH 分泌过多，垂体对甲状腺激素抵抗。垂体分泌 TSH 增多造成的甲亢，临床表现可轻可重，大多症状中等多有弥漫性甲状腺肿大，少数有突眼。经抗甲药物治疗，不能根治，往往反复发作。实验室检查以 TSH 增高为特点，T_3、T_4 及吸^{131}I 率可增高但 TSAb 可为阳性。垂体 TSH 腺瘤患者，可有蝶鞍扩大和视野缺损等垂体占位性病变的表现，血清 TSH-a 亚单位浓度升高，TRH 兴奋试验多为低或无反应曲线；而非垂体瘤垂体性甲亢，TSH-a 亚单位浓度不升高，TRH 兴奋试验呈正常反应曲线。本病的治疗多主张先应用抗甲状腺药物和心得安等控制症状，如为垂体 TSH 腺瘤者要进行肿瘤手术切除，而不采用甲状腺次全切除，因本病的本质是 TSH 增高所致继发性甲亢。近年来有人应用生长抑素类似药物 Sandostatin 治疗，该药可抑制 TSH 分泌，临床效果不错，也有用三碘乙酸治疗获满意疗效的报告。但应用 T_4 来抑制 TSH 的方法已不再用于临床，因可加重甲亢。

七、卵巢甲状腺肿甲亢

当卵巢畸胎瘤中以甲状腺组织为主,或全部为甲状腺组织时,称为卵巢甲状腺肿。多发生在单侧,以良性为主,恶性者很少。有较少数本病患者发生甲亢。临床表现常可出现腹水和胸水,腹部可触及卵巢肿块。但并不表示本病为恶性,一旦发现以上体征就要考虑诊断本病的可能。大多数患者同时存在甲状腺肿大,有时为毒性多结节性甲状腺肿或毒性弥漫性甲状腺肿,故认为卵巢甲状腺肿甲亢是卵巢甲状腺肿及甲状腺肿两者分泌甲状腺激素过多的共同作用,只有当卵巢甲状腺肿形成较大的自主性高功能结节时,才会单独形成甲亢。本病的诊断检测手段,主要有甲状腺、卵巢的核素显像、甲状腺激素、TSH 测定等,治疗则以手术切除卵巢甲状腺肿为主。

八、异位 TSH 综合征

有些甲状腺以外的肿瘤可分泌大量的具有 TSH 活性的类似物质,可兴奋甲状腺造成甲亢,这些疾病有绒毛膜上皮癌、葡萄胎、睾丸胚胎瘤、支气管癌、胃肠道及血液系统肿瘤、前列腺癌、乳腺癌及子宫癌等。

此类疾病中较常见的是绒癌、葡萄胎及睾丸胚胎瘤,它们的共同特点为能分泌大量 HCG(绒毛膜促性腺激素),其具有 TSH 样生物活性,可产生继发甲亢。有人报告胎盘中也有 HCG 及葡萄胎促性腺激素,后者也有类似 TSH 生物活性。此类患者大多只有甲亢的实验室证据,而无明显的甲状腺肿大的甲亢临床表现。但少数患者也可既有实验室证据,又有明显甚至严重甲亢表现,此时应仔细分析实验结果及想到对原发肿瘤的诊断,如年轻妇女甲亢是否为葡萄胎所引起。实验室表现一般 T_3、T_4 增高,而 T_3 增高不明显,T_3/T_4 比值低,TRH 兴奋试验表现低反应或无反应曲线。治疗以去除原发肿瘤为主,个别症状严重者可用抗甲状腺药物及心得安对症处理。

九、症状性甲亢

本病又称假性甲亢,它和甲状腺性甲亢(如 Graves 病)不同,只有血中甲状腺激素短时升高,而没有甲状腺功能增高,也没有甲状腺激素持续性合成和分泌增多。当血液中甲状腺激素增高时,患者可以出现心慌、多汗、消瘦、乏力、腹泻等甲亢的症状及心速、手颤、甲状腺肿大等部分体征,此时检验 T_3、T_4 可增高,TSH 也可降低。往往被误诊为甲亢,而进行抗甲亢药物治疗,可造成药物性甲减。其实,当血中甲状腺激素耗尽后,甲亢可自愈。故名短时症状性甲亢、假性甲亢,也有称为甲状腺毒症者。

假性甲亢主要由两类原因引起,其一,服用甲状腺激素造成超量所致,大多为不遵医嘱超量,也有误服或因减肥等意图故意超量的。此时临床表现及检验 T_3、T_4 及 TSH 均可表现甲亢。此类患者在减小用量或停服甲状腺激素后,约 2~4 周甲亢症状逐渐减轻直至消失,4~6 周后检验可恢复正常。其二,为甲状腺炎所引起。常见者为亚急性肉芽肿性甲状腺炎及无痛性甲状腺炎,此类炎症可破坏甲状腺滤泡组织,使滤泡腔内贮存的大量甲状腺激素释放入血循环中,波及全身组织代谢增快,表现甲亢症状。当甲状腺滤泡不再被炎症破坏,甲状腺激素不再向血循环中释放激素时,甲亢症状就会缓解,所以本病多有自限性或自愈性。当炎症侵及另一些甲状腺组织时,又有甲状腺激素释放入血,所以假性甲亢也有易复发性。

桥本病(慢性淋巴性甲状腺炎)也可引起假甲亢,机制基本同亚甲炎。但有一种类型桥本病可与 Graves 病共存,即甲状腺肿内有两种病理组织学存在的证据,此时不要误诊为假甲亢。

诊断与鉴别诊断的要点是:有甲亢部分症状,但不典型、不严重;有部分甲亢体征,也不典型;实验室检测 T_3、T_4 增高,TSH 降低,但甲状腺吸 ^{131}I 率明显低于正常(5%以下),核素显像出现局部或普遍性放射性稀疏。

处理:据不同原因针对处理。

(刘利红)

第二节 甲状腺功能减退症

甲状腺功能减退症简称甲减,是由多种原因引起的甲状腺激素(thyroid hormone,TH)合成、分泌或生理效应不足所致的全身性疾病,依起病年龄分为:①呆小病:功能减退起病于胎儿或新生儿。②幼年型甲减:起病于儿童。③成年型甲减:起病于成年,病情严重时各型均表现为黏液性水肿。

一、病因(表 7-3)

表 7-3 甲减的病因分类

一、甲状腺性或原发性甲减

　　(一)获得性

　　1.甲状腺自身受破坏

　　(1)特发性黏液性水肿(可能为慢性淋巴细胞性甲状腺炎的后果)

　　(2)桥本氏甲状腺炎(慢性淋巴细胞性甲状腺炎)

　　(3)甲亢^{131}I 治疗后

　　(4)甲状腺全切或次全切除手术后

　　(5)颈部疾病放射治疗后

　　(6)亚急性甲状腺炎(一般为暂时性)

　　(7)胱氨酸症

　　(8)甲状腺内广泛病变(甲状腺癌或甲状腺转移癌等)

　　2.甲状腺激素合成障碍

　　(1)缺碘性地方性甲状腺肿

　　(2)碘过多(每日摄入＞6 mg)

　　(3)药物诱发:锂、硫脲类、磺胺类、对氨柳酸、过氯酸钾、SCN 等

　　(4)致甲状腺肿物质:某些白菜、芜菁、甘蓝、木薯等

　　(二)先天性

　　1.孕妇缺碘或口服过量抗甲状腺药物

　　2.胎儿甲状腺激素合成酶系异常

　　3.甲状腺生长发育异常

二、垂体性或称继发性甲减

　　(一)垂体肿瘤

　　(二)垂体手术或放射治疗后

　　(三)Sheehan 综合征

　　(四)特发性甲减(有时为单一 TSH 分泌不足)

三、下丘脑性或称三发性甲减

　　(一)肿瘤

　　(二)慢性炎症或嗜酸性肉芽肿

　　(三)放射治疗后

四、甲状腺激素抵抗综合征或外周型甲状腺激素受体抵抗性甲减

病因有多种,以甲状腺性为多见,其次为垂体性,下丘脑性及 TH 抵抗性少见。发病机制也随病因类型不同而异。

临床以起病年龄分类较为实用,因此病因亦按起病年龄分述如下。

(一)呆小病(克汀病)

呆小病(克汀病)分为地方性及散发性两种类型。

1.地方性呆小病

主要见于地方性甲状腺肿流行地区,因母体缺碘,使胎儿供碘不足,以致甲状腺发育不全和激素合成不足。此型甲减对迅速生长中的胎儿的神经系统特别是大脑发育危害极大,易造成神经系统不可逆的损害。某些胎儿在碘缺乏或甲状腺激素不足的情况下有发生呆小病的倾向,其发病机制可能与遗传因素有关。

2.散发性呆小病

病因未明,散发于各个地区,母体既无缺碘,又无甲状腺肿的病史。一般是先天性的原因引起胎儿期甲状腺发育不全或甲状腺激素合成障碍所致。胎儿期甲状腺不发育或发育不全可能是母体妊娠期患有某些甲状腺自身免疫性疾病,即血清中产生了破坏甲状腺细胞的自身抗体,后者通过胎盘进入胎儿体内,对胎儿甲状腺细胞起到破坏作用,使甲状腺变小、硬化、萎缩,常被称之为无甲状腺性克汀病。在少数情况下,母体在妊娠期间服用抗甲状腺药物或其他的致甲状腺肿物质,使胎儿的甲状腺发育或甲状腺激素合成发生障碍;所谓甲状腺肿性克汀病也可由于近亲结婚所致的某些遗传基因缺陷造成。由于甲状腺激素合成障碍,TSH分泌代偿性增多,造成甲状腺肿大。

甲状腺激素合成障碍常有家族史,共分为五型。

(1)甲状腺集碘功能障碍:影响碘的浓集,这种缺陷可能是由于参与碘进入细胞的"碘泵"发生障碍。

(2)碘的有机化过程障碍:包括过氧化物酶缺陷和碘化酶缺陷,使酪氨酸不能碘化或碘化的酪氨酸不能形成单碘及双碘酪氨酸。

(3)碘化酪氨酸偶联缺陷:甲状腺已生成的单碘及双碘酪氨酸发生偶联障碍,以致甲状腺素(T_4)及三碘甲状腺原氨酸(T_3)合成减少。

(4)碘化酪氨酸脱碘缺陷:因脱碘酶缺乏,碘化酪氨酸不能脱碘而大量存于血中而不能被腺体利用,并从尿中排出,间接引起碘的丢失过多。

(5)甲状腺球蛋白合成与分解异常:酪氨酸残基的碘化及由碘化酪氨酸残基形成T_3、T_4的过程,都是在完整的甲状腺球蛋白分子中进行。甲状腺球蛋白异常,可致T_3、T_4合成减少,并可产生不溶于丁醇的球蛋白,影响T_4、T_3的生物效应。

(二)幼年甲状腺功能减退症

病因与成人患者相同。

(三)成年甲状腺功能减退症

成年期发病,常引起黏液性水肿,按累及的器官分为甲状腺性(甲状腺激素缺乏);垂体性或下丘脑性(促甲状腺激素及释放激素缺乏);周围性(末梢组织对甲状腺激素不应症)三大类型。

1.甲状腺性甲减

由于甲状腺本身病变致甲状腺激素缺乏,有原发性和继发性两种病因。

(1)原发性:病因未明,故又称"特发性"。可能与甲状腺自身免疫反应有关,病例较多发生甲状腺萎缩,为甲减发病率的5%,偶见由Graves病转化而来。亦可为多发性内分泌功能减退综合征(Sehmidt综合征)表现之一。

(2)继发性:有以下比较明确的病因:①甲状腺破坏:甲状腺手术切除,放射性碘或放射线治疗后。②甲状腺炎:与自身免疫有关的慢性淋巴细胞性甲状腺炎,由亚急性甲状腺炎引起者罕见。③伴甲状腺肿或结节的功能减退:慢性淋巴细胞性甲状腺炎多见,偶见侵袭性纤维性甲状腺炎,可伴有缺碘所致的结节性地方性甲状腺肿和散发性甲状腺肿。④腺内广泛病变:多见于晚期甲状腺癌和转移性肿瘤,少见于甲状腺结核、淀粉样变、甲状腺淋巴瘤等。⑤药物:抗甲状腺药物治疗过量;摄取碘化物(有机碘或无机碘)过多;使用阻碍碘化物进入甲状腺的药物,如过氯酸钾、对氨基水杨酸钠、保泰松、磺胺类药物、碳酸锂等。

2.由于促甲状腺激素或释放激素不足引起的甲减

(1)垂体性甲减：由于垂体前叶功能减退，使促甲状腺激素(TSH)分泌不足所致，常称为"垂体性甲状腺功能减退"。可因肿瘤、手术、放疗和产后垂体坏死所致。垂体前叶被破坏广泛者，多表现为复合性促激素分泌减少；个别原因不明者表现为单一性 TSH 分泌不足，但较少见。本症最常见的疾病为席汉氏综合征，嫌色细胞瘤及颅咽管瘤。

(2)下丘脑性甲减：由于下丘脑及其周围组织病变(肿瘤、炎症、变性、出血等)使 TRH 分泌不足而发病。又称为下丘脑性(或三发性)甲状腺功能减退症。本型甲减典型表现为血中促甲状腺激素低值，经用 TRH 刺激，血中 TSH 可增高。

3.周围性甲减

指末梢组织对甲状腺激素不应症。主要是周围组织的甲状腺激素受体缺陷或数目减少，使组织对甲状腺激素的敏感性降低，而出现功能低下现象。本病多为先天性、家族性发病，父母往往为近亲结婚，本病又称 Refetoff 症群。此外，有的是由于甲状腺分泌的 T_4 不能转变为 T_3 而转变为无生物活性的反 T_3(rT_3)，其特点是血中 rT_3 增多。多见于营养不良症、神经性呕吐等。另一种是血中出现能与甲状腺激素结合的抗体，使甲状腺激素失去生物效应，因而出现甲减症。

二、病理

(一)甲状腺

按病因不同分为以下几种。

1.萎缩性病变

多见于桥本氏甲状腺炎等，早期腺体内有大量淋巴细胞、浆细胞等炎症性浸润，久之腺泡受损代之以纤维组织，残余腺泡细胞变矮小，泡内胶质显著减少。放疗和手术后患者的甲状腺也明显萎缩。继发性甲减者也有腺体缩小，腺泡萎缩，上皮细胞扁平，泡腔内充满胶质。呆小病者除由于激素合成障碍致腺体增生肥大外，一般均呈萎缩性改变，甚至发育不全或缺如。

2.甲状腺肿大伴多结节性改变

常见于地方性甲状腺肿流行地区，由于缺碘所致；桥本氏甲状腺炎后期也可伴结节；药物所致者，腺体可呈代偿性弥漫性肿大。

(二)垂体

原发性甲减由于 TH 减少，反馈性抑制减弱而 TSH 细胞增生肥大，嗜碱粒细胞变性，久之腺垂体增大，甚或发生腺瘤，或同时伴高催乳素血症。垂体性甲减患者，其垂体萎缩，或有肿瘤、肉芽肿等病变。

(三)其他

皮肤角化，真皮层有黏多糖沉积，PAS 或甲苯胺蓝染色阳性，形成黏液性水肿。内脏细胞间有同样物质沉积，严重病例有浆膜腔积液。骨骼肌、平滑肌、心肌均有间质水肿，肌纹消失，肌纤维肿胀断裂，并有空泡。脑细胞萎缩，胶质化和灶性衰变。肾小球和肾小管基底膜增厚，内皮及系膜细胞增生。胃肠黏膜萎缩以及动脉硬化等。

三、临床表现

一般取决于起病年龄，成年型甲减主要影响代谢及脏器功能，及时诊治多属可逆性。发生于胎儿或婴幼儿时，由于大脑和骨骼的生长发育受阻，可致身材矮小和智力低下，多属不可逆性。另外根据疾病演变过程及临床症状轻重，可表现为暂时性甲减(一过性甲减)、亚临床甲减(无临床症状 TSH 升高，血清 FT_4 正常或稍低)、轻度甲减、重度甲减(黏液性水肿甚至昏迷)。

(一)呆小病

初生儿症状不明显，于出生后数周内出现症状，起病越早病情越严重。病因较多，但临床表现有共性，也各有其特点，共同表现有皮肤苍白、增厚、多折皱、多鳞屑，口唇厚、流涎、舌大外伸、口常张开、外貌丑陋、表情呆钝、鼻梁扁塌、鼻上翘、前额多皱纹,身材矮小,四肢粗短,出牙、换牙延迟,骨龄延迟,行走晚呈鸭步,心率慢,心浊音区扩大,腹饱满膨大伴脐疝,性器官发育延迟。

各种呆小病的特殊表现:

1.先天性甲状腺发育不全

腺体发育异常的程度决定其症状出现的早晚及轻重。腺体完全缺如者,症状出现在出生后 1～3 个月,症状较重,甲状腺不肿大。如残留部分腺体或异位时,症状多出现在 6 个月～2 岁,可伴有代偿性甲状腺肿大。

2.先天性甲状腺激素合成障碍

一般在新生儿期症状不明显,以后逐渐出现代偿性甲状腺肿,多为显著肿大。典型的甲状腺功能低下出现较晚,称为甲状腺肿性呆小病,可能为常染色体隐性遗传。在碘有机化障碍过程中除有甲状腺肿和甲状腺功能低下症状外,常伴有先天性神经性聋哑,称为 Pendred 综合征。上述二型多见于散发性呆小病,因其母体不缺碘且甲状腺功能正常,胎儿自身虽不能合成甲状腺激素,但能从母体得到补偿。故不致造成神经系统严重损害,出生后 3 个月左右,母体赋予的甲状腺激素已耗尽,由于本身甲状腺发育不全或缺如或由于激素合成障碍,使体内甲状腺素缺乏,从而出现甲状腺功能低下症状,但智力影响较轻。

3.先天性缺碘

因母亲患地方性甲状腺肿,造成体内胎儿缺碘,胎儿及母体的甲状腺激素合成均不足,胎儿神经系统发育所必需的酶生成受阻或活性下降。造成胎儿神经系统严重而不可逆的损害,出生后永久性智力低下、听力、语言障碍。患儿出生后若供碘情况好转,甲状腺激素合成得到加强,甲状腺机能低下症状可不明显,这种类型又称为"神经型"克汀病。

4.母体怀孕期服用致甲状腺肿制剂或食物

某些食物(卷心菜、大豆)和药物(对氨水杨酸、硫脲类、保泰松及碘剂)中致甲状腺肿物质能通过胎盘,影响甲状腺功能,胎儿出生后引起一过性甲状腺肿大,甚至甲状腺功能低下,此型临床表现轻微、短暂,常不易发现,如母亲妊娠期服大量碘剂且时间较长,碘化物通过胎盘导致新生儿甲状腺肿,巨大者可引起初生儿窒息死亡,哺乳期中碘通过乳汁进入婴儿体内可引起甲状腺肿伴甲减。

(二)幼年型甲减

临床表现随起病年龄而异,年龄小者临床表现与呆小病相似。较大儿童及青春期发病者,大多似成人型甲减。

(三)成年型甲减

多见于中年女性,男女之比为 1：(5～10),除手术或放射治疗腺体受累者外,多数起病隐袭,发展缓慢,早期缺乏特征,有时长达 10 余年后始有典型表现。

1.一般表现

有畏寒、少汗、乏力、少言、懒动、动作缓慢,体温偏低,食欲减退而体重无明显减轻。典型黏液性水肿往往呈现表情淡漠、面色苍白、眼睑浮肿,唇厚舌大,全身皮肤干燥、增厚、粗糙多落屑,毛发脱落,少数患者指甲厚而脆、多裂纹。踝部非凹陷性浮肿。由于贫血与胡萝卜素血症,可致手脚掌呈姜黄色。

2.精神神经系统

精神迟钝,嗜睡,理解力和记忆力减退。听觉、触觉、嗅觉均迟钝,伴有耳鸣、头晕,有时多虑而有神经质表现,可发生妄想、幻觉、抑郁或偏狂。严重者可有精神失常,呈木僵、痴呆、昏睡状,在久病未获治疗及刚接受治疗的患者易患精神病,一般认为精神症状与脑细胞对氧和葡萄糖的代谢减低有关。因黏蛋白沉积可致小脑功能障碍,呈共济失调、眼球震颤等。亦可有手足麻木,痛觉异常,腱反射变化具有特征性,反射的收缩期往往敏捷、活泼,而松弛期延缓,跟腱反射减退,膝反射多正常,脑电图亦可异常。

3.心血管系统

脉搏缓慢,心动过缓,心音低弱,心输出量减低,常为正常之一半,由于组织耗氧量和心输出量减低相平行,故心肌耗氧量减少,很少发生心绞痛和心力衰竭。但个别患者可出现心肌梗死之心电图表现,经治疗后可消失。超声心动图常提示心包积液,很少发生心包填塞。同时也可有胸腔或腹腔积液,久病者由于血胆固醇增高,易发生冠心病。

4.肌肉和骨骼

肌肉松弛无力,主要累及肩、背部肌肉也可有肌肉暂时性强直、痉挛、疼痛或出现齿轮样动作,腹背肌及腓肠肌可因痉挛而疼痛,关节亦常疼痛,骨质密度可增高,少数病例可有肌肥大。

5.消化系统

常有厌食、腹胀、便秘,严重者发生麻痹性肠梗阻,或黏液性水肿巨结肠。由于胃酸缺乏或吸收维生素 B_{12} 障碍,可导致缺铁性贫血或恶性贫血,胆囊收缩减弱而有时胀大。

6.呼吸系统

由于肥胖、黏液性水肿、胸腔积液、贫血及循环系统功能降低等综合因素可导致呼吸急促,肺泡中二氧化碳弥散能力降低,从而产生呼吸道症状,甚至二氧化碳麻醉现象。

7.内分泌系统

性欲减退,男性出现阳痿,女性多有不育症。长期患本病者体重常常增加。原发性甲减,由于 TSH 增高,可同时出现泌乳素增高,从而出现溢乳,肾上腺皮质功能一般比正常低,血、尿皮质醇降低,ACTH 分泌正常或降低,如伴有原发性自身免疫性肾上腺皮质功能减退症和糖尿病称为多发性内分泌功能减退综合征(Schmidt 综合征)。在应激或快速甲状腺激素替代治疗时上述病情可加速产生。

8.泌尿系统及水电解质代谢

肾血流量降低,酚红试验排泌延缓,肾小球基底膜增厚可出现少量蛋白尿,水利尿作用较差。由于肾脏排水功能受损,导致组织水潴留。Na^+ 交换增加,出现低血钠。血清 Mg^{2+} 增高。

9.血液系统

甲状腺激素缺乏使造血功能遭到抑制,红细胞生成素减少,胃酸缺乏使铁和维生素 B_{12} 吸收障碍,加之月经量多,致使患者 2/3 可有轻、中度正常色素或低色素小细胞型贫血,少数恶性贫血(大红细胞型),血沉增快,Ⅷ和Ⅸ因子缺乏导致机体凝血机制减弱,易发生出血倾向。

10.黏液性水肿昏迷

常见于病情严重者,特别是年老长期未获治疗者。大多在冬季寒冷时发病,受寒及感染是常见的诱因,其他如创伤、手术、麻醉、使用镇静剂等均可促发。昏迷前常有嗜睡,四肢昏迷时松弛,反射消失,体温可降至 33 ℃以下,呼吸浅慢,心动过缓,心音微弱,血压降低、休克,常可伴有心、肾功能衰竭而危及生命。

四、实验室检查

(一)一般检查

(1)由于 TH 不足影响促红细胞生成素合成,而骨髓造血功能减低,可致轻、中度正常细胞型正常色素性贫血,由于月经量多而致失血及铁吸收障碍,可引起小细胞低色素性贫血,少数由于胃酸低、缺乏内因子维生素 B_{12} 或叶酸可致大细胞性贫血。

(2)基础代谢率减低,常在 -15% 以下,有的在 $-35\% \sim -45\%$,严重者达 -70%。

(3)血清胡萝卜素增高。

(4)血脂:病因起始于甲状腺者,胆固醇、甘油三酯、G-脂蛋白均升高;病因始于垂体或下丘脑者胆固醇多属正常或偏低。但克汀病婴儿,甘油三酯增高,LDE 增高,HDL-胆固醇降低。

(5)跟腱反射迟缓,时间延长,常大于 360 ms,严重者达 500~600 ms。

(6)磷酸肌酸激酶(CPK)乳酸脱氢酶(LDH)增高,尿 17-酮类固醇、17-羟类固醇降低。糖耐量试验呈扁平曲线,胰岛素反应延迟。

(7)心电图示低电压,窦性心动过缓,T 波低平或倒置,偶有 P-R 间期延长及 QRS 波时限增加。

(8)脑电图检查某些呆小病患者有弥漫性异常,频率偏低,节律不齐,有阵发性双 Q 波,无 α 波提示脑中枢功能障碍。

(9)X 线检查:骨龄检查有助于呆小病的早期诊断,X 线片骨骼特征有:骨龄延迟,骨骺与骨干愈合延迟,成骨中心骨化不均匀呈斑点状(多发性骨化灶)。95％呆小病患者蝶鞍的形态异常。心影在胸片常为弥漫性增大,记波摄影及超声波检查示心包积液。

(10)甲状腺 ECT 检查:有助于检查甲状腺形态,诊断先天性缺如及甲状腺异位功能不全所致的甲减,判断亚急性甲状腺炎性甲减或桥本氏甲炎所致的甲减。并根据甲状腺内核素分布情况间接判断甲状腺的功能情况。

(二)甲状腺功能检查

(1)血清 TSH(或 STSH)升高为原发性甲减最早表现;垂体性或下丘脑性甲减,TSH 则偏低乃至测不出,同时可伴有其他垂体前叶激素分泌低下。不管何种类型甲减,血清总 T_4 和 FT_4 大多均低下,轻症患者 T_3 可在正常范围,重症患者可以降低。临床无症状或症状不明显的亚临床型甲减中部分患者血清 T_3、T_4 可正常,此系甲状腺分泌 T_3、T_4 减少后,引起 TSH 分泌增多呈进行性代偿反馈的结果。部分患者的 T_3 正常,T_4 降低,可能是甲状腺在 TSH 刺激下或碘不足情况下合成生物活性较强的 T_3 相对增多,或周围组织中的 T_4 较多地转化为 T_3 的缘故。因此,T_4 降低而 T_3 正常可视为较早期诊断甲减的指标之一。新生儿采脐血或新生儿血或妊娠 22 周羊水测 sTSH 及 T_4 有助于新生儿和胎儿甲减症的早期诊断。另外本病血清 rT_3 明显降低,是由于 T_4 转化为 T_3 倾向增多而减少 rT_3 的转化所致。

(2)甲状腺吸 ^{131}I 率明显低于正常,常为低水平曲线,而尿 ^{131}I 排泄量增大。

(3)促甲状腺激素(TSH)兴奋试验:原发性甲减用本试验后,甲状腺摄 ^{131}I 率不升高或血中 T_4、T_3 增加反应很低,而继发性甲减则可得正常反应。

(4)促甲状腺激素释放激素试验(TRH 兴奋试验)静脉注射 TRH 200～500 μg 后,血清 TSH 无升高反应者提示为垂体性甲减,延迟升高者为下丘脑性,如 TSH 基值已增高,TRH 刺激后更高,提示原发性甲减。

(5)抗体的测定:病因与自身免疫有关的甲减患者,可测出抗甲状腺球蛋白抗体(TGAb)和/或抗微粒体抗体(TMAb),目前认为 TMAb 是抗甲状腺过氧化物酶抗体(TPO)。

五、诊断与鉴别诊断

当甲减临床表现很典型时,诊断并不困难,但早期患者多不典型,特别是呆小病的早期诊断更为重要,为了避免或尽可能减轻永久性智力发育缺陷,应常规进行新生儿的甲状腺激素及 TSH 检查项目,争取早日确诊,早日治疗。在婴儿期应细微观察其生长、发育、面貌、皮肤、饮食、睡眠、大便等各方面的情况。必要时做有关实验室检查,对疑似不能确诊病例,实验室条件有限者,可以试验治疗,由于呆小病的特殊面容应注意和先天性愚呆(伸舌样痴呆称唐氏综合征)鉴别。

年龄稍长者,智力和体格发育障碍与正常相比日趋明显,诊断不难,但应和其他原因所致的侏儒症相区别。对疑似贫血、肥胖、特发性水肿、慢性肾小球肾炎、肾病综合征、冠心病、低代谢综合征、月经紊乱、垂体前叶功能减退症等病,临床确诊证据不足时,应进行甲状腺功能测定,以资鉴别。对末梢性甲减的诊断有时不易,患有临床甲减征象而血清 T_4 浓度增高为主要实验室特点,甲状腺 ^{131}I 摄取率可增高,用 T_3、T_4 治疗疗效不显著,提示受体不敏感。部分患者可伴有特征性面容、聋哑、点彩样骨骺,甲状腺可以不肿大。

六、预防

预防极为重要,对地方性甲状腺肿流行区,孕妇应供应足够碘化物,妊娠最后 3～4 个月每日可加服碘化钾 20～30 mg。妊娠合并 Graves 病用硫脲类药物治疗者,应尽量避免剂量过大,并同时加用小剂量干甲状腺制剂,妊娠期内禁用放射性 ^{131}I 治疗。由于目前国内开展了普及食用加碘盐及在地方性甲状腺肿流行区服碘油等防治工作,呆小病已非常少见。成人甲状腺功能减退,如因手术或放射性 ^{131}I 治疗甲亢引起者,应在治疗时严格掌握甲状腺切除的多少和放射性 ^{131}I 的剂量,尽量避免或减少发生该症。

七、治疗

（一）呆小病的治疗

治疗原则愈早愈好。初生期呆小病最初口服三碘甲状腺原氨酸 $5\ \mu g$，每 8 小时一次及 L-甲状腺素钠（T_4）$25\ \mu g/d$，3 天后，T_4 增加至 $37.5\ \mu g/d$，6 天后 T_3 改至 $2.5\ \mu g$，每 8 小时一次。在治疗过程中 T_4 逐渐增至每日 $50\ \mu g$，而 T_3 逐渐减量至停用。或单用 T_4 治疗，首量 $25\ \mu g/d$，以后每周增加 $25\ \mu g/d$，3～4 周后至 $100\ \mu g/d$，以后进增缓慢，如临床疗效不满意，剂量可略加大。年龄 9 月至 2 岁婴幼儿每天需要 50～$150\ \mu g\ T_4$，如果其骨骼生长和成熟没有加快，甲状腺激素可增加，虽然 TSH 值有助于了解治疗是否适当，但是从临床症状改善来了解甲减治疗的情况更为有效，治疗应持续终身。

（二）幼年黏液性水肿治疗

治疗与较大的呆小病患儿相同。

（三）成人黏液性水肿治疗

甲状腺激素替代治疗效果显著，并需终身服用。使用的药物制剂有合成甲状腺激素及从动物甲状腺中获得的甲状腺球蛋白。

1. 甲状腺片

其应用普遍，从小剂量开始，每日 15～$30\ mg$，最终剂量为 120～$240\ mg$。已用至 $240\ mg$ 而不见效，应考虑诊断是否正确或为周围型甲减。当治疗见效至症状改善，脉率及基础代谢率恢复正常时应将剂量减少至适当的维持量，大约每日为 90～$180\ mg$。如果停药，症状常在 1～3 个月内复发。治疗过程中如有心悸、心律不齐、心动过速、失眠、烦躁、多汗等症状，应减少用量或暂停服用。

2. L-甲状腺素钠（T_4）或三碘甲状腺原氨酸（T_3）

T_4 $100\ \mu g$ 或 T_3 20～$25\ \mu g$ 相当于干甲状腺片 $60\ mg$。T_3 的作用比 T_4 和干甲状腺制剂快而强，但作用时间较短，作为替代治疗则干甲状腺片和 T_4 比 T_3 优越。由于甲状腺干制剂生物效价不稳定，而以 T_4 片治疗为优。

3. 甲状腺提取物

USP 和纯化的猪甲状腺球蛋白已用于临床。

年龄较轻不伴有心脏疾患者，初次剂量可略偏大，剂量递增也可较快。干甲状腺片可从每日 $60\ mg$ 开始，2 周后每日再增 $60\ mg$ 至需要的维持量。老年患者剂量应酌情减少，伴有冠心病或其他心脏病史以及有精神症状者，甲状腺激素更应从小剂量开始，并应更缓慢递增，干甲状腺片每日 $15\ mg$ 开始，每两周或更久增加一次，每次 $15\ mg$。如导致心绞痛发作，心律不齐或精神症状，应及时减量。

垂体前叶功能减退且病情较重者，为防止发生肾上腺皮质机能不全，甲状腺激素的治疗应在皮质激素替代治疗后开始。

周围型甲减治疗较困难可试用较大剂量 T_3。伴有贫血的患者，应给予铁剂、叶酸、维生素 B_{12} 或肝制剂。铁剂治疗时尚须注意胃酸水平，低者须补充。

有心脏症状者除非有充血性心力衰竭一般不必试用洋地黄，在应用甲状腺制剂后心脏体征及心电图改变等均可逐渐消失。

黏液性水肿昏迷的治疗有以下几点。

（1）甲状腺制剂：由于甲状腺片及 T_4 作用太慢，故必须选用快速作用的三碘甲状腺原氨酸（T_3）。开始阶段，最好用静脉注射制剂（D,L-三碘甲状腺原氨酸），首次 40～$120\ \mu g$，以 T_3 每 6 小时静脉注射 5～$15\ \mu g$，直至患者清醒改为口服，如无针剂，可将三碘甲状腺原氨酸片剂研细加水鼻饲，每 4～6 小时一次，每次 20～$30\ \mu g$。无快作用制剂时可采用 T_4，首次剂量 200～$500\ \mu g$ 静脉注射，以后静脉注射 $25\ \mu g$，每 6 小时一次或每日口服 $100\ \mu g$。也有人主张首次剂量 T_4 $200\ \mu g$ 及 T_3 $50\ \mu g$ 静脉注射，以后每日静脉注射 T_4 $100\ \mu g$ 及 T_3 $25\ \mu g$。也可用干甲状腺片每 4～6 小时一次，每次 40～$60\ mg$，初生儿剂量可稍大，以后视病情好转递减，有心脏病者，起始宜用较小量，为一般用量的 1/5～1/4。

（2）给氧、保持气道通畅，必要时可气管切开或插管，保证充分的气体交换。

（3）保暖，增加室温，添加被褥，室温要逐渐增加，以免耗氧骤增对患者不利。

（4）肾上腺皮质激素：每 4～6 小时给氢化可的松 100～200 mg 静脉滴注，清醒后如血压稳定可适当减量。

（5）积极控制感染，给予一定量的抗生素。

（6）补液及电解质：给予 5％～10％葡萄糖盐水静点，一般每日仅需 500～1 000 mL，补液中加维生素 C、氯化钾，并随时注意电解质平衡及酸碱平衡、尿量、血压等，如血压经补液后仍不升者，可用少量升压药，给药时注意心率的变化。因甲状腺激素与升压药合用易发生心率紊乱。

经以上治疗，24 小时左右病情可有好转，一周后可逐渐恢复。如 24 小时后不能逆转，多数不能挽救。

（刘利红）

第三节　原发性醛固酮增多症

一、西医概述

原发性醛固酮增多症（简称原醛症）是指肾上腺皮质发生病变（大多为腺瘤，少数为增生）使醛固酮分泌增多，导致水钠潴留，血容量扩张，从而抑制了肾素-血管紧张素系统，以高血压、低血钾、肌无力、夜尿多为主要临床表现的一种综合征。

原醛症的主要病理生理变化为醛固酮分泌增多，肾素活性被抑制，引起高血压、低血钾、肌无力、周期性麻痹，血钠浓度升高，细胞外液增多，尿钾排出相对地过多，二氧化碳结合力升高，尿 pH 为中性或碱性。原醛症患者之所以醛固酮分泌增多，肾上腺皮质腺瘤是一个主要原因，而且占原醛症病因的大多数，其次是增生，再其次是癌。Conn 氏为 95 例原醛症患者做手术探查，发现 82 例（86％）为腺瘤和 13 例（14％）为双侧肾上腺皮质增生。

二、诊断要点

（一）临床表现

1. 高血压

高血压为最早出现的症状，一般不呈恶性演变，但随病情进展血压渐高，大多数在 22.7/13.3kPa（170/100 mmHg）左右，高时可达 28.0/17.3 kPa（210/130 mmHg）。

2. 神经肌肉功能障碍

（1）肌无力及周期性麻痹较为常见，一般说来，血钾愈低，肌肉受累愈重，常见诱因为劳累，或服用氯噻嗪、呋塞米等促进排钾的利尿药。麻痹多累及下肢，严重时累及四肢，也可发生呼吸、吞咽困难。麻痹时间短者数小时，长者数日或更久；补钾后麻痹即暂时缓解，但常复发。

（2）肢端麻木、手足抽搐。在低钾严重时，由于神经肌肉应激性降低，手足抽搐可较轻或不出现，而在补钾后，手足抽搐往往明显。

3. 肾脏表现

（1）因大量失钾，肾小管上皮细胞空泡变性，浓缩功能减退，伴多尿，尤其夜尿多，继发口渴、多饮。

（2）常易并发尿路感染。

4. 心脏表现

（1）心电图呈低血钾图形：R-T 间期延长，T 波增宽、降低或倒置，U 波明显，T、U 波相连或成驼峰状。

（2）心律失常：较常见者为过早搏动或阵发性室上性心动过速，严重时可发生心颤。

（二）实验室检查

1.血、尿生化检查

（1）低血钾：大多数患者血钾低于正常，一般在 2～3 mmol/L，严重者更低。低血钾往往呈持续性，也可为波动性，少数患者血钾正常。

（2）高血钠：血钠一般在正常高限或略高于正常。

（3）碱血症：血 pH 和 CO_2 结合力为正常高限或略高于正常。

（4）尿钾高：在低血钾条件下（低于 3.5 mmol/L），每日尿钾仍在 25 mmol 以上。

（5）尿钠排出量较摄入量为少或接近平衡。

2.尿液检查

（1）尿 pH 为中性或偏碱性。

（2）尿常规检查可有少量蛋白质。

（3）尿比重较为固定而减低，往往在 1.010～1.018 之间，少数患者呈低渗尿。

3.醛固酮测定

（1）尿醛固酮排出量：正常人在普食条件下，均值为 21.4 mmol/24 h，范围 9.4～35.2 nmol/L（放免法），本症中高于正常。

（2）血浆醛固酮：正常人在普食条件下（含 Na 160 mmol/d，K 60 mmol/d）平衡 7 天后，上午 8 时卧位血浆醛固酮为 413.3±180.3 pmol/L，患者明显升高。

醛固酮分泌的多少与低血钾程度有关，血钾甚低时，醛固酮增高常不明显，此因低血钾对醛固酮的分泌有抑制作用。另一特征是血浆肾素-血管紧张素活性降低，而且在用利尿剂和直立体位兴奋后也不能显著升高。若为继发性醛固酮增多症，则以肾素-血管紧张素活性高于正常为特征。

4.肾素、血管紧张素 II 测定

患者血肾素、血管紧张素II基础值降低，有时在可测范围下。正常参考值前者为0.55±0.09 pg/(mL·h)，后者为 26.0±1.9 pg/mL。经肌肉注射呋塞米（0.7 mg/kg 体重）并在取立位 2h 后，正常人血肾素、血管紧张素II较基础值增加数倍，兴奋参考值分别为 3.48±0.52 pg/(mL·h)及45.0±6.2 pg/mL。原醛症患者兴奋值较基础值只有轻微增加或无反应。醛固酮瘤中肾素、血管紧张素受抑制程度较特发性原醛症更显著。

5.24 h 尿 17-酮类固醇及 17-羟皮质类固醇

一般正常。

6.螺内酯试验

螺内酯可拮抗醛固酮对肾小管的作用，每日 320～400 mg（微粒型），分 3～4 次口服，历时1～2周，可使本症患者的电解质紊乱得到纠正，血压往往有不同程度的下降。如低血钾和高血压是由肾脏疾患所引起者，则螺内酯往往不起作用。此试验有助于证实高血压、低血钾是由于醛固酮过多所致，但不能据之鉴别为原发性或继发性。

7.低钠、高钠试验

（1）对疑有肾脏病的患者，可作低钠试验（每日钠摄入限制在 20 mmol），本症患者在数日内尿钠下降到接近摄入量，同时低血钾、高血压减轻，而肾脏患者因不能有效地潴钠，可出现失钠、脱水。低血钾、高血压则不易纠正。

（2）对病情轻、血钾降低不明显的疑似本症患者，可作高钠试验，每日摄入钠 240mmol/L。如为轻型原发性醛固酮增多症，则低血钾变得更明显。对血钾已明显降低的本症患者，不宜行此试验。

三、诊断标准

（一）临床症状

（1）高血压。

（2）低钾血症。

(3)四肢麻痹、手足抽搐、多饮多尿。

(二)检查所见

(1)血浆肾素活性(PRA)受抑制及下述 A、B 任何一项刺激试验无反应。A:速尿 40～60 mg 静脉注射,立位 30～120 min。B:减盐食(10 mEq/d)4 天,再保持立位 4 h。

(2)血浆醛固酮浓度(PAC)或尿醛固酮排泄量增多。

(3)尿 17-羟皮质类固醇及 17-酮类固醇排泄量正常。

(4)肾上腺肿瘤定位诊断:A:腹膜后充气造影。B:肾上腺静脉造影。C:肾上腺扫描([131]I-胆固醇、CT)。D:肾上腺或肾静脉血中醛固酮含量测定。

四、鉴别诊断

对于有高血压、低血钾的患者,除本症外,还要考虑以下一些疾病。

(1)原发性高血压患者因其他原因如服用氯噻嗪、呋塞米或慢性腹泻等而导致低血钾者。

(2)肾缺血而引起的高血压,如急进性原发性高血压、肾动脉狭窄性高血压,患这些疾病的一部分患者可因继发性醛固酮增多而合并低血钾,但患者的血压一般较本症患者更高,进展更快,可伴有明显的视网膜损害。此外,此组高血压患者往往有急进性肾功能衰竭的临床表现,伴氮质血症、酸中毒等。肾动脉狭窄患者中部分可听到肾区血管杂音,放射性肾图、静脉肾盂造影、分测肾功能显示一侧肾功能减退。这类患者血浆肾素活性高,对鉴别诊断甚重要。

(3)失盐性肾病(失钾性肾病):通常由于慢性肾盂肾炎所致,往往有高血压、低血钾,患者肾功能损害较明显,尿钠排出量较高,常伴有脱水。血钠不高反而偏低,无碱中毒,往往呈酸中毒。低钠试验显示肾不能保留钠。

(4)分泌肾素的肾小球旁细胞的肿瘤(肾素瘤):分泌大量肾素,可引起高血压、低血钾。但患者的年龄较轻,而高血压严重,血浆肾素活性甚高,血管造影可显示肿瘤。

(5)肾上腺其他疾病:皮质醇增多症,尤以腺癌和异位 ACTH 综合征所致者,可伴明显低血钾,临床症群可助鉴别诊断。

(6)先天性 11β-羟类固醇脱氢酶(11β-HSD)缺陷为近年确认的一种新病种。临床表现近似原发性醛固酮增多症,包括严重高血压、明显的低血钾性碱中毒,多见于儿童和青年人。可发生抗维生素 D 的佝偻病,此由于盐皮质激素所致高尿钙。此病用螺内酯治疗有效,用地塞米松治疗也可奏效。发病机制为先天性 11β-羟类固醇脱氢酶缺陷。患者 17-羟及游离皮质醇排量远较正常为低,但血浆皮质醇正常。此外,尿中皮质素(可的松)代谢物/皮质醇(氢可的松)代谢物比值降低。

五、诊断提示

(1)因早期症状常表现为单一血压升高而易误诊,此病所致高血压约占所有高血压症的0.4%～2%,多为轻-中度高血压。它可早于低血钾症群 2～4 年出现。作出原发性高血压诊断应慎重,凡是小于 40 岁的高血压患者或用一般降压药物治疗效果不佳,或伴有肌无力时应警惕本病的可能性。应常规检查血钾、24 h 尿钾排泄量、肾上腺 B 超。

(2)低钾所致发作性肌无力、肌麻痹易与周期性麻痹混淆,对于低血钾者,应仔细寻找低钾原因,在确立周期性麻痹诊断时应慎重。尤其在补钾过程中出现抗拒现象者应警惕此病。

(3)原醛症的定位诊断 CT 准确性更高;B 超强调采用多个切面探查,CT 扫描时则强调薄层增强扫描(3～5 mm),范围应包括整个肾上腺。

六、西医治疗

原醛症的治疗分手术治疗及药物治疗两方面。

（一）手术治疗

如系醛固酮瘤，单侧腺瘤者术后可使65％患者完全治愈，其余患者也可获好转。如系双侧肾上腺皮质增生患者，安体舒通治疗效果不佳，则肾上腺全切除或次全切除也不能使血压下降。临床上诊断为特醛症的，经肾上腺手术后其醛固酮分泌过多可能得到纠正，低肾素活性仍存在，血压可能有所下降，但达不到正常水平。有时高血压仍持续不降。因此不少人主张，这一类型的醛固酮增多症不适合肾上腺外科手术。

（二）药物治疗

对肾上腺皮质增生所致的原醛症，近年来趋向于用药物治疗。

（1）安体舒通（spironolactone）可能是治疗醛固酮分泌增多症患者最有效的药，它作为竞争抑制剂，竞争与醛固酮有关的细胞溶质受体，因此，在靶组织上有对抗盐皮质激素的作用。安体舒通也是一种抗雄激素和孕激素的药物，这可以解释它的许多不良反应，性欲减退、乳房痛和男子女性型乳房可发生在50％或更多的男性。而月经过多和乳房痛可发生于服药妇女。这样，不良反应将有碍于安体舒通的长期使用，特别是年轻的男女，安体舒通的剂量范围从每天50 mg一次到每天100 mg两次。

（2）药物如amiloride（阿米洛利，咪吡嗪）或triamterene（USP，氨苯喋啶，三氨喋呤）也可以对抗醛固酮对肾小管的作用，这些制剂是通过抑制钠的重吸收和钾的排泄，通过对肾小管细胞的直接作用，而不是竞争醛固酮的受体。这可以解释为什么氨苯喋啶和咪吡嗪比安体舒通的抗高血压作用要小。

（3）钙通道阻滞剂，如nifedipine（硝基吡啶，心痛定，利心平）也是醛固酮增多症患者有效的药物，它除了抗高血压作用外，还可减少醛固酮的生成。

（4）氨基导眠能也可抑制醛固酮的合成，治疗原醛症有一定疗效。

七、治疗提示

腺瘤的根除方法为手术切除。特发性增生型虽可作大部分肾上腺切除术（一侧切除，另一侧切除大部分），但手术疗效差，目前趋向于药物治疗，有时难以确定为腺瘤或增生，需做手术探查。

八、中医概述

原醛症是以头痛、眩晕、肌肉麻痹、震颤，甚至痿废不用、夜尿增多、膝软腰痛为主要临床表现。属中医"肝风""痉证""痿痹""眩晕""头痛"等范畴。中医学虽无原醛症的病名，但对其病因病机却早有类似的论述。如《素问·至真要大论》云："诸风掉眩，皆属于肝。……诸痉项强，皆属于湿。"《证治汇补·眩晕》亦云："以肝上连目系而应于风，故眩为肝风，然亦有因火、因痰、因虚、因暑、因湿者。"

中医学认为，本病病因多因肝肾阴虚，夹有实热湿瘀阻滞。肾为先天之本，肾中精气宜固藏，若生活不节、纵欲妄为，或大病久病之后、失于调理，或先天不足、素体多病，均可致肾精受损。湿热内伤、肝经湿热瘀阻，可致下肢沉重软弱无力，肌肉痹着麻木或阵发性肌肉痉挛。总之，本病病位在肝肾，多因肝肾阴虚、实热湿瘀阻滞所致。

九、辨证纲目

（一）肝肾阴虚

证候：目眩耳鸣，遗精盗汗，下肢痿软无力，腰脊酸软，不能久立，舌红少苔，脉细数。

辨析：肝肾精血亏虚，不能上承，故见目眩耳鸣。肾藏精，肾虚不能藏精，故见遗精盗汗。肝肾亏虚，精血不能濡养筋骨经脉，故下肢痿软不用。精髓不足，故腰脊酸软，不能久立。舌红少苔，脉细数，均为阴亏内热之象。

（二）肝阳上亢

证候：眩晕耳鸣，头痛且胀，每因烦劳或恼怒而头晕、头痛加剧，面时潮红，急躁易怒，少寐多梦，口苦，舌质红，苔黄，脉弦。

辨析：肝阳上亢，上冒清空，故头晕头痛。劳则伤肾，怒则伤肝，均可使肝阳更盛，故头晕头痛加剧。阳升则面部潮红,肝旺则急躁易怒。肝火扰动心神,故少寐多梦。口苦,舌质红,苔黄,脉弦,皆是肝阳上亢之征。

（三）肝经湿热

证候:胸痞脘闷,小便短赤涩痛,四肢痿软,身体困重,足胫热气上膝,或有发热,苔黄腻,脉细数。

辨析:湿阻气机,升降失常,故见胸膈痞闷。湿热下注,故小便热赤涩痛。湿热浸渍肌肤,则见肢体困重。浸淫经脉,气血阻滞,故痿软无力。湿热郁蒸,气机不化,可见身热不尽。苔黄腻,脉濡数,均为湿热内蕴之征。

十、治疗方法

（一）辨证选方

1.肝肾阴虚

治法:补益肝肾,滋阴清热。

方药:六味地黄丸合杜仲秦艽汤加减。熟地 30 g,山萸肉 15 g,干山药 12 g,泽泻 10 g,茯苓 10 g,丹皮 10 g,杜仲 15 g,秦艽 12 g,天麻 12 g,防己 10 g,乳香 10 g,没药 10 g,红花 10 g,威灵仙 10 g,桂枝 15 g。若阳亢明显者,加决明子、珍珠母以平肝潜阳。

2.肝阳上亢

治法:平肝潜阳,滋养肝肾。

方药:天麻钩藤饮合独活寄生汤加减。天麻 9 g,钩藤 12 g(后下),石决明 18 g(先煎),山栀、黄芩各 9 g,川牛膝 12 g,杜仲、益母草、桑寄生、夜交藤、茯神各 9 g,独活 10 g,寄生 10 g,细辛 6 g,秦艽 10 g,茯苓 10 g,人参 6 g,甘草 3 g,当归 10 g,芍药 10 g,干地黄 12 g。

3.肝经湿热

治法:清热利湿,通利筋脉。

方药:二妙散加减。黄柏 15 g,苍术 15 g,生熟地各 12 g,枸杞子 12 g,当归 12 g,川芎 15 g,五加皮 10 g,桂枝 10 g。瘀阻偏盛者加龙胆草;阳盛上冲者加夏枯草、珍珠母。

（二）中成药

罗布麻叶冲剂:功能清火降压,平肝安神,强心利尿。每次 1 袋,每日 3 次,温开水冲服。

十一、中西医结合治疗思路与方案

（1）本病患者多以高血压、低血钾症群前来就诊,因此临床上首先给予西药以控制高血压的发展是必要的。

（2）待病情稳定后,根据中医辨证分型进行中西医结合治疗比单纯用西药治疗收效显著,无不良反应,不产生耐药性。但中药是否具有拮抗醛固酮的作用还尚待定论。

（刘利红）

第四节　腺垂体功能减退症

腺垂体功能减退症(hypopituitarism)是一种或数种腺垂体激素分泌不足或缺失所导致的综合征。垂体分为 2 个部分:前叶和后叶。后叶为神经垂体,本身不合成激素,但是分泌由下丘脑合成的 2 种激素——血管升压素和缩宫素。前叶即腺垂体,分泌促甲状腺激素(TSH)、卵泡刺激素(FSH)、黄体生成素(LH)、生长激素(GH)、促肾上腺皮质激素(ACTH)、泌乳素(PRL),作为沟通下丘脑和靶腺的桥梁,受下丘脑调控并影响全身内分泌腺体功能。

典型的腺垂体功能减退症不难诊断,症状和体征在轻症时不明显或没有特征,很容易被忽略,多以疲乏无力或异常的精神状态就医。垂体功能减退也可能是无法解释的异常检验数据和生命体征危险的原因。

一、病因

腺垂体功能减退的病因主要是下丘脑病变和垂体本身病变。由下丘脑损伤所致，则为继发性腺垂体功能减退；如病变发生在垂体，则属原发性腺垂体功能减退。此外，若垂体柄损伤，切断了两者间的联系，也导致该症发生。

(一)肿瘤

垂体肿瘤是造成该症最常见的原因，约占该病的50%。体积较大的腺瘤压迫周围正常垂体组织，垂体前叶分泌激素的细胞遭到破坏，发生功能失调。破坏可殃及部分或全部垂体激素。若肿瘤向上生长，下丘脑因受压迫或损伤可造成继发性功能减退。此时，下丘脑的调节激素不足或缺失，干扰了垂体前叶激素的正常分泌。此外，若压迫到垂体柄，也可造成腺垂体功能减退。虽然尸检和磁共振检查表明垂体腺瘤的患病率高达10%～20%，但是表现出临床症状者极为罕见。

下丘脑及其邻近区域的肿瘤如颅咽管瘤等，可压迫下丘脑，引起腺垂体激素释放激素分泌减少，导致腺垂体功能减退。

(二)腺垂体缺血坏死

缺血性损伤很早即被认为是腺垂体功能减退症的原因之一。最典型的例子即为希恩综合征。怀孕期间，由于泌乳素细胞增生和肥大，使得垂体体积增加。当血容量减少时，向垂体供血的血管收缩，继而发生痉挛，导致垂体坏死。坏死的程度取决于出血的多少。30%经历过产后出血的女性会患上不同程度的垂体功能减退。这些患者还可能患有肾上腺功能不足、甲状腺功能减退、闭经、尿崩症和哺乳障碍（缺少乳汁）。

(三)外伤

严重头颅外伤可导致垂体前叶功能不足和尿崩症。有闭合性头部外伤史者应给予重视。脑外伤患者在损伤后3个月乃至12个月内会伴有一定程度的垂体功能减退。几乎所有由此造成的垂体功能不足患者都曾在创伤后出现过意识丧失，且大约半数患者伴随颅骨骨折。

其他原因还包括自身免疫性疾病、浸润性疾病、放射治疗损伤、感染等。此外，生理或心理状态会扰乱调节激素的合成和分泌，从而影响下丘脑-垂体轴。

二、临床表现

临床表现与垂体激素原发性缺乏或靶腺体功能不足密切相关。症状出现与否及严重程度取决于激素缺乏的程度和速度。垂体功能减退通常会合并数种激素缺乏，但很少累及全部垂体激素。而终末腺体激素分泌不足可认为是靶器官继发性功能缺乏。临床表现依激素缺乏的种类，表现为下丘脑-垂体-肾上腺轴、下丘脑-垂体-甲状腺轴、下丘脑-垂体-性腺轴功能减退，并涉及生长发育及乳汁分泌。不仅如此，原发病灶，如垂体肿瘤，会引起头痛、视神经受压、眼球运动障碍等，进一步侵犯下丘脑可出现类似下丘脑综合征反应。

(一)促性腺激素缺乏

由促性腺激素缺乏引起的性功能异常远较其他激素缺乏常见。绝经前女性促性腺激素缺乏可表现为月经紊乱，可从规律的无排卵月经直到绝经。此外，可见潮热、乳房萎缩、性欲减退、阴道干燥和性交困难、阴毛和腋毛脱落、外阴及子宫萎缩，尤以希恩综合征表现明显。绝经后女性通常表现为头痛或视觉异常，原因在于激素缺乏或肿瘤损伤。男性患者常表现为性欲减退、不同程度的勃起障碍、精液减少、肌肉无力和疲乏倦怠。长期性腺功能减退的男性患者出现头发稀疏、睾丸变软、乳房女性化。青春期前发病的患者依激素缺乏的程度可表现为青春期发育延迟或发育不全。此外，低FSH、LH和雌激素水平致骨密度降低，增加了罹患骨质疏松的风险，应引起注意。

（二）ACTH 不足

ACTH 不足的特征在于皮质醇的分泌下降。醛固酮分泌不受影响，因其分泌不受 ACTH 调节，而取决于肾素-血管紧张素系统。ACTH 缺乏的症状和体征严重时很可能是致命的，具体包括肌痛、关节痛、疲劳、头痛、体重下降、食欲减退、恶心、呕吐、腹痛、精神或意识状态改变、皮肤皱缩、腋毛和阴毛稀疏、慢性贫血、稀释性低钠血症、低血糖、低血压乃至休克。该症的症状和原发性肾上腺功能不全几乎相似，但该症无色素沉着且多无低血钠、高血钾发生。

（三）TSH 缺乏

由 TSH 分泌减少所致的继发性甲状腺激素缺乏，表现出与原发性甲状腺功能减退相似的症状，仅病情较轻微。TSH 缺乏的症状和体征包括疲劳、虚弱、体重增加、皮下组织增厚、便秘、怕冷、精神状态改变、记忆力衰退及贫血等，偶可有幻觉、躁狂等精神症状。体格检查可能会发现心动过缓、深肌腱反射延缓及眶周水肿。先天性患者类似克汀病，身材矮小、智力低下，发育不全。

（四）GH 缺乏

单纯性生长激素缺乏，以儿童期最为常见，可引发侏儒症，但体型比例均匀；在成人，则不会造成明显改变，多不易觉察。表现为虚弱、伤口不愈、运动耐力下降和不愿交际。此外，GH 缺乏亦导致肌肉减少和脂肪增加，由于发展缓慢，也不易发觉。由于缺乏 GH 的糖异生作用，拮抗胰岛素的效应下降，患者可能会出现空腹低血糖。

（五）PRL 缺乏

PRL 缺乏非常罕见。肿瘤生长致使 PRL 合成下降，继而影响乳汁分泌。这些肿瘤仅在产后才表现得明显。任何影响下丘脑、垂体柄的病变都会减弱由下丘脑分泌的多巴胺对垂体 PRL 的正常抑制作用，导致PRL 反跳性增高，出现高泌乳素血症，表现为溢乳、月经紊乱、性功能减退。

值得警惕的是垂体功能减退危象。各种应激如感染、腹泻、寒冷、急性心肌梗死、脑血管意外、手术、外伤等，均可在全垂体功能减退的基础上诱发垂体危象。临床表现多样，可出现高热、循环衰竭、休克、呕吐、头痛、抽搐、昏迷等严重危急症状。

三、辅助检查

（一）实验室检查

为确认诊断和评价病情，实验室检查是必需的。许多检验可以采用，但何种方法最理想，仍存在较大争议。急诊时由于许多特异的内分泌检查无法立即得到结果，垂体功能减退可能无法快速证实。通过病史采集和临床检查获取初步诊断，可能是揭示病因、指导随后诊治的唯一手段。但是，此时尽早评估 TSH和 ACTH 缺乏程度还是非常必要，因为这两种疾病有可能威胁生命。

1.下丘脑-垂体-肾上腺轴功能评估

ACTH 缺乏患者通常检测发现 24 h 尿游离皮质醇下降，同时血 ACTH 缺乏。多次测定血皮质醇水平有一定的帮助作用。由垂体功能不足造成的继发性患者表现为面色较苍白，对醛固酮反应正常，ACTH水平低下。原发性肾上腺功能不全表现与之相反。该症中，由于 ACTH 产生过多，同时伴有和 ACTH 共享同一前体的黑色素细胞刺激素产生过多，导致色素沉着过度。

用于评估下丘脑-垂体-肾上腺轴功能的 ACTH 兴奋试验可作为区分垂体功能减退和原发性肾上腺功能不全的良好手段。该动力试验需测定注射 ACTH 前后的血清皮质醇。在肾上腺功能正常时，注射ACTH 后 30～60 min，皮质醇水平应至少升高 2 倍。注射 ACTH 后，未能升高的低皮质醇水平提示对皮质的反应异常低下，见于原发性肾上腺功能不全。然而，由于垂体功能减退患者的肾上腺发生萎缩，对ACTH 反应常略微下降，即皮质醇水平可增加。

在评价 ACTH 缺乏程度时，对甲状腺功能的评估很重要。在甲状腺功能减退状态下，皮质醇清除率下降，导致血清皮质醇升高。如此时开始甲状腺素替代治疗，皮质醇水平急剧下降，导致肾上腺皮质功能减退危象。

2.下丘脑-垂体-甲状腺轴功能测定

应测定 TSH 和 FT_3、FT_4、T_3 和 T_4。正常 FT_4 水平可以排除甲状腺功能减退,相反这些激素均处在低水平。可通过 TRH 兴奋试验明确病变在下丘脑还是垂体。

3.下丘脑-垂体-性腺轴功能测定

LH、FSH、女性雌二醇、男性睾酮均处于低值,提示可能为继发性性腺功能减退。测定 LH、FSH 是可能的,但一日内其数值波动较大,故不可靠。确诊性腺激素缺乏前应测量多个标本并计算其均值。对于男性,测定血清睾酮水平是有帮助的。如垂体功能正常,睾酮减少应与 FSH、LH 水平升高相关。低下或正常的 FSH、LH 水平伴睾酮低下,提示垂体功能减退。精液分析也需进行。正常的精液可以排除原发性或继发性性腺功能减退。升高的 FSH、LH 水平可以区分原发性性腺功能减退和继发性性腺功能减退。

4.GH 轴功能测定

GH 缺乏可通过直接测定其血清浓度来确诊。考虑到 GH 的分泌呈脉冲样,单次测得的低 GH 水平必须再次重复以求确认。然而单次测得升高或正常的 GH 可排除 GH 缺乏。测定血清 IGF-1 水平也可反映机体 GH 分泌状态,其半衰期长,血清浓度稳定,可能较直接测定 GH 更加确切。

5.PRL 测定

PRL 缺乏也可以通过直接测定其血清水平来证实。相比其他大部分垂体激素,PRL 的分泌呈节段性,故为诊断必须多次采血以减小误差。

(二)影像学检查

腺垂体功能减退多由颅内占位病变所致,因此影像学检查在定位诊断中必不可少。尤其是病史和体格检查提示颅内损伤的患者,可进行头部检查(如 MRI、CT 扫描)。MRI 和 CT 都应该加做静脉增强对比以增加检查的敏感性。MRI 在定位和显示颅内损伤时占优,可作为首选的检查手段;而 CT 扫描更加快捷,用于不适合做 MRI 的患者。两者都可提供病灶定位、周围组织关系等信息,为治疗提供方案。

四、诊断

腺垂体功能减退症的诊断应包括评价内分泌状态的功能诊断和病因诊断。重视病史的采集,可以获得关键线索:产后大出血、产后泌乳减少、产后闭经、阴毛和腋毛脱落,多提示希恩综合征;头部外伤史、颅内感染、手术等提示腺垂体组织可能遭到破坏。完整的体格检查也是必需的,应包括甲状腺触诊、生殖器视诊,在神经和眼的检查中尤其应关注视力、眼球运动及双颞侧偏盲等。

五、鉴别诊断

垂体功能减退必须与其他疾病鉴别,包括神经性厌食症、慢性肝病、肌强直性营养不良、多内分泌腺体自身免疫病等。

六、治疗

诊断明确后,针对腺垂体功能减退的原因,采取适当的治疗。垂体腺瘤导致的垂体功能减退可以通过肿瘤切除而完全逆转,或采取药物、放射治疗的方式缩小肿瘤。垂体手术的取舍有赖于肿瘤的大小、邻近组织的破坏程度、神经外科医生的能力(确保切除肿瘤而不伤及正常垂体组织)。垂体放射治疗可作为肿瘤未完全切除的辅助治疗。若患者不适合手术,放射治疗可为初始选择。对于去除病因后内分泌仍然无法恢复正常的患者,以及下丘脑或垂体组织曾遭到放射线、手术(垂体全切)或出血而损伤,垂体功能几乎不可能恢复到基础水平的患者,激素替代治疗是缓解症状最简便的方法。在仔细地评估全部垂体激素后,有针对性地选择药物,避免使激素治疗复杂化。必须替代的激素包括糖皮质激素和甲状腺激素,从小剂量开始,逐步增加,直到合适的维持剂量。

甲状腺激素缺乏可通过每日服一次药轻松解决,但需要结合患者的年龄、伴发疾病、代谢水平等综合考量。通常可首次给予左甲状腺素初始剂量 25 μg,之后按需要递增到维持剂量。加量宜缓慢,以每两周增加 25 μg 为宜。需要注意的是,甲状腺功能减退可掩盖肾上腺皮质功能减退。开始甲状腺激素替代后,患者的皮质醇水平急剧下降,导致肾上腺皮质危象。在甲状腺激素替代前,如果可能存在肾上腺功能减退,应该凭经验给予糖皮质激素预防。

肾上腺功能不全的维持治疗为每日 10~20 mg 氢化可的松。通常,每日清晨服 10 mg,傍晚服 5 mg。相近的治疗可采取泼尼松(龙),每日清晨给予 5 mg 泼尼松,傍晚给予 2.5 mg。为避免医源性高皮质醇血症,应给予患者最小有效剂量。当遇到疾病、手术或外伤等应激时,需要增加剂量。推荐增加至基础量的 2~3 倍,在应激消退后逐步减量。在抢救急性肾上腺功能不全时,首剂静脉给予 100~250 mg 氢化可的松,随后每 8 h 静脉输注 100 mg 氢化可的松,此治疗可维持患者度过感染、损伤等急性应激。该症与原发性肾上腺功能不全不同,往往不需要补充盐皮质激素。平时患者应随时佩戴标识病情的腕环,以保证能在紧急时刻得到及时救助。

绝经前妇女补充雌激素非常重要。恰当的雌激素替代可维持患者的第二性征,阻止骨质疏松,预防血管舒缩,明显改善患者感觉。多种雌激素制剂可供选择,但需配合孕激素周期性使用,以实现撤药出血,人工模拟月经周期,避免子宫内膜过度增生。亦可采取含雌激素、孕激素的口服避孕药。药片可模拟激素周期性释放,并刺激子宫内膜的正常生长和脱落。男性患者可每 2~3 周口服睾酮的庚酸盐片剂 200~300 mg,或每 3 周肌内注射己酸睾酮 300 mg,有益于维持性欲、肌肉力量等。值得注意的是,男性应用雄激素替代可能会诱发或加重前列腺癌。

重组人 GH 对儿童有重大意义。在成人,人 GH 替代治疗的推荐初始剂量为 300 μg/d 或者更低,并根据 IGF-1 水平和对不良反应的耐受程度逐步增加剂量。但它不适宜于肿瘤患者。

PRL 缺乏很少表现出来,仅在产后哺乳妇女中明显。然而,当前没有对 PRL 缺乏有效的替代治疗。通常经过合理的激素替代后,患者愈后良好。

对于垂体危象的处理:首先静脉注射 50% 葡萄糖液 40~60 mL,继而补充 10% 葡萄糖氯化钠液,每 500~1 000 mL 中加入氢化可的松 50~100 mg,以解除肾上腺功能减退危象。针对造成危象的诱因给予抗感染、抗休克治疗。体温过低者可给予小剂量甲状腺激素,并加强保温。有水中毒者需加强利尿,可给予泼尼松(龙)或氢化可的松。

(孙海玲)

第五节 糖尿病

一、糖尿病病因及高危人群

(一)糖尿病的病因及发病机制

1.1 型糖尿病(T_1DM)

1)1 型糖尿病是自身免疫性疾病:T_1DM 在发病前胰岛素分泌功能虽然维持正常,但已经处于免疫反应活动期,血液循环中会出现一组自身抗体:胰岛细胞自身抗体(ICAs)、胰岛素自身抗体(IAA)、谷氨酸脱羧酶自身抗体(GAD_{65})。T_1DM 患者的淋巴细胞上,HLA-Ⅱ类抗原 DR_3、DR_4 频率显著升高。患者经常与其他自身免疫性内分泌疾病如甲状腺功能亢进、桥本甲状腺炎及爱迪生病同时存在。有自身免疫病家族史,如类风湿关节炎、结缔组织病等家族史。50%~60% 新诊断的 T_1DM 患者外周血细胞中,具有杀伤力的 T 淋巴细胞 CD_{88} 数量显著增加。新诊断的 T_1DM 接受免疫抑制剂治疗可短期改善病情,降低血糖。

2)1 型糖尿病的自然病程。

(1)第一阶段:具有糖尿病遗传易感性,临床上无异常征象。

(2)第二阶段:遭受病毒感染等侵袭。

（3）第三阶段：出现自身免疫性损伤，ICA 阳性、IAA 阳性、CAD65 阳性等，此阶段在葡萄糖的刺激下胰岛素的释放正常。

（4）第四阶段：胰岛 β 细胞继续受损，β 细胞数量明显减少，葡萄糖刺激下胰岛素释放减少，葡萄糖耐量试验示糖耐量减低。

（5）第五阶段：胰岛 β 细胞受损大于 80%，表现为高血糖及尿糖、尿酮体阳性，由于有少部分 β 细胞存活，血浆中仍可测出 C-肽，如果病变继续发展，β 细胞损失增多，血浆中 C-肽很难测出。

2. 2 型糖尿病（T_2DM）

2 型糖尿病具有明显的遗传异质性，受到多种环境因素的影响，其发病与胰岛素抵抗及胰岛素分泌相对缺乏有关。

（1）遗传因素：目前认为 2 型糖尿病是一种多基因遗传病。与其相关的基因有：胰岛素受体底物-1（IRS-1）基因、解偶联蛋白 2 基因（UCP_2）、胰高血糖素受体基因、β_3 肾上腺素能受体（AR）基因、葡萄糖转运蛋白基因突变、糖原合成酶（GS）基因等。有遗传易感性的个体并不是都会发生糖尿病，环境因素在 2 型糖尿病的发生发展中起着重要作用，这些环境因素包括肥胖、不合理饮食、缺乏体育锻炼、吸烟、年龄、应激等。

（2）肥胖：近年来有一种"节约基因"假说（见图 7-1），生活贫困的人群具有一种良好的本能，就是在贫困和强体力劳动的情况下，当营养充足时，体内的营养物以脂肪方式储存而节约下来，以备在饥荒时应用，当这些人进入现代社会，体力活动减少、热量充足或过剩，节约基因便成为肥胖和 2 型糖尿病的易感基因。

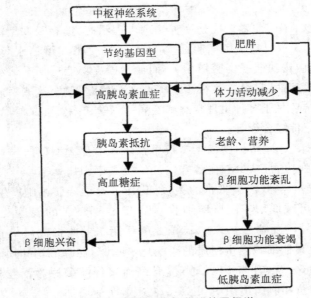

图 7-1 2 型糖尿病的节约基因假说

肥胖者的胰岛素调节外周组织对葡萄糖的利用明显降低，周围组织对葡萄糖的氧化、利用障碍，胰岛素对肝糖生成的抑制作用减低，游离脂肪酸（FFA）升高，高水平 FPA 可刺激胰岛 β 细胞过度分泌胰素而造成高胰岛素血症，并损害胰岛 β 细胞功能；FFA 可抑制胰岛 β 细胞对葡萄糖刺激的胰岛素分泌；FFA 升高可使胰岛细胞中脂酰辅酶 A 升高，从而甘油三酯（TG）合成增多；胰岛 β 细胞中脂质的增加可能影响其分泌胰岛素的功能。另外，在人类 β_3 肾上腺素能受体（β_3AR）活性下降对内脏型肥胖的形成具有重要作用。

肥胖者存在明显的高胰岛素血症，高胰岛素血症降低胰岛素与受体的亲和力，从而造成胰岛素作用受阻，引发胰岛素抵抗，也就需要胰岛 β 细胞分泌更多的胰岛素，又引发高胰岛素血症，形成糖代谢紊乱与 β 细胞功能不足的恶性循环，最终导致 β 细胞功能严重缺陷，引发糖尿病。

(3)不合理饮食:目前认为脂肪摄入过多是 2 型糖尿病的重要环境因素之一。食物中不同类型的脂肪酸对胰岛素抵抗造成不同的影响,饮食中适量减少饱和脂肪酸和脂肪摄入有助于预防糖尿病。

食用水溶性纤维可在小肠表面形成高黏性液体,包被糖类,对肠道的消化酶形成屏障,延缓胃排空,从而延缓糖的吸收;食用水溶性纤维可被肠道菌群水解形成乙酸盐和丙酸盐,这些短链脂肪酸可吸收入门静脉,并在肝脏刺激糖酵解,抑制糖异生,促进骨骼肌葡萄糖转运蛋白(GLUT-4)的表达;此外水溶性纤维还可减少胃肠肽的分泌,胃肠肽可刺激胰岛分泌胰岛素,可见,多纤维饮食可改善胰岛素抵抗、降低血糖。

果糖可加重 2 型糖尿病患者的高胰岛素血症和高甘油三酯血症,食物中锌、铬缺乏也可使糖耐量减低,酗酒者可引发糖尿病。

(4)体力活动不足:运动可改善胰岛素敏感性,葡萄糖清除率增加,而且运动也有利于减轻体重,改善脂质代谢。

(5)胰岛素抵抗:胰岛素抵抗是指胰岛素分泌量在正常水平时,刺激靶细胞摄取和利用葡萄糖的生理效应显著减弱,或者靶细胞摄取和利用葡萄糖的生理效应正常进行,需要超量的胰岛素。

1)胰岛素抵抗的发生机制:胰岛素抵抗的主要原因是胰岛素的受体和受体后缺陷,包括下列方面:①在肥胖的 2 型糖尿病中可发现脂肪细胞上胰岛素受体的数量和亲和力降低,肝细胞和骨骼肌细胞上受体结合胰岛素的能力无明显异常。②β亚单位酪氨酸激酶的缺陷是 2 型糖尿病受体后缺陷的主要问题。③胰岛素受体基因的外显子突变造成受体结构异常,使胰岛素与受体的结合减少。④GLUT-4 基因突变也是胰岛素抵抗的原因之一,GLUT-4 基因的启动基因区突变可能与 2 型糖尿病的发生有关。⑤游离脂肪酸(FFA)增多:2 型糖尿病患者经常存在 FFA 增多,从而引起胰岛素抵抗,其机制与 FFA 抑制外周葡萄糖的利用和促进糖异生有关。

2)胰岛素抵抗的临床意义:①胰岛素抵抗是一种病理生理状态,贯穿于 2 型糖尿病发病的全过程,由单纯胰岛素抵抗到糖耐量减低(IGT)到糖尿病早期、后期。②研究发现,2 型糖尿病的一级亲属及糖尿病患者都存在胰岛素抵抗,且与血管内皮功能损伤密切相关,而血管内皮功能损伤又是动脉硬化的初始阶段,所以胰岛素抵抗还可以引起心血管疾病,它经常存在于众多心血管代谢疾病,这些疾病常集中于一身,称为胰岛素抵抗综合征。③胰岛素抵抗还见于多种生理状态和疾病,如妊娠、多囊卵巢综合征、胰岛素受体突变、肢端肥大症、皮质醇增多症、某些遗传综合征等。

3)防治胰岛素抵抗的临床意义:防治胰岛素抵抗可预防和治疗 2 型糖尿病;预防、治疗代谢综合征;改善糖、脂代谢;改善胰岛 β 细胞功能;减少心血管并发症的发生率和病死率。

4)肿瘤坏死因子-α(TNF-α)与胰岛素抵抗的关系:TNF-α 是由脂肪细胞产生的一种细胞因子,在胰岛素抵抗中起着重要作用。它可减低培养的脂肪细胞 GLUT-4 mRNA 的表达及 GLUT-4 蛋白含量;抑制脂肪及肌肉组织中胰岛素诱导的葡萄糖摄取。TNF-α 的作用机制为抑制胰岛素受体突变,酪氨酸激酶、胰岛素受体底物-1(IRS-1)及其他细胞内蛋白质的磷酸化,使其活性降低,同时降低 GLUT-4 的表达,抑制糖原合成酶的活性,增加脂肪分解,升高 FFA 浓度,升高血浆纤溶酶原激活物抑制物-1(PAI-1)的浓度。在肥胖、2 型糖尿病患者的脂肪和肌肉组织中 TNF-α 表达量明显增加。

5)抵抗素与胰岛素抵抗的关系:抵抗素是新近发现的由脂肪细胞分泌的一种含有 750 个氨基酸的蛋白质,具有诱发胰岛素抵抗的作用,基因重组的抵抗素能使正常小鼠的糖耐量受损,并降低胰岛素激发的脂肪细胞的糖摄取及胰岛素敏感性。目前认为它是一种潜在的联系肥胖与胰岛素抵抗及糖尿病的激素。

6)胰岛素敏感性的检测方法:①空腹胰岛素:是较好的胰岛素抵抗指数,与正糖钳夹结果有很好的相关性,适用于非糖尿病人群。②稳态模式评估法的胰岛素抵抗指数(HOMA-IR):HOMA-IR 指数=空腹血糖(mmol/L)×空腹胰岛素(mIU/L)/22.5。③空腹胰岛素敏感性指数(IRI):IRI=空腹血糖(mIU/L)×空腹胰岛素(mmol/L)/25。④空腹血糖与胰岛素乘积的倒数(IAI):IAI=1[空腹血糖(mmol/L)×空腹胰岛素(mIU/L)],本方法由我国学者李光伟提出。⑤空腹血糖与胰岛素比值(FPI):FPI=空腹血糖(mmol/L)/空腹胰岛素(mIU/L)。⑥高胰岛素-正葡萄糖钳夹技术:是在胰岛素-葡萄糖代谢平衡状态下,精确测定组织对胰岛素敏感性的方法。在指定时间内,使血浆胰岛素水平迅速升高并保持于优势浓度

（100 μU/L 左右），在此期间，每 5 min 测定一次动脉的血浆葡萄糖浓度，根据测定的血糖值调整外源性的葡萄糖输注速度，使血糖水平保持在正常范围（5 mmol/L 左右），一般经过 2 h 达到胰岛素-葡萄糖代谢稳定状态。由于优势浓度的胰岛素可基本抑制肝糖的输出（内源性葡萄糖产量），因此稳定状态下的葡萄糖输注率（M）相等于外周组织的葡萄糖利用率。M 值可作为评价外周组织胰岛素敏感性的指标。本法具有精确、重复性好的特点，缺点是不能知晓肝糖产生的真实情况以及葡萄糖在细胞内代谢的机制。⑦扩展葡萄糖钳夹技术：在正葡萄糖钳夹技术的基础上，联合应用放射性同位素追踪技术和间接测热技术，精确测定内源性葡萄糖生成量（肝糖）和机体葡萄糖利用率及细胞内葡萄糖氧化和合成的情况，从而全面了解机体葡萄糖的生成和利用。基本方法为：在钳夹前2～3 h，输注一定量 3H 标记的葡萄糖，根据所标记底物的放射性，分别计算出葡萄糖消失率（又称葡萄糖利用率）、肝糖产量（HGP）。应用间接测热法得出葡萄糖氧化率和非氧化率（糖原合成率），此外，还可得知脂肪和蛋白质氧化利用的情况。该项组合技术是世界上公认的测定胰岛素敏感性的一套较完整技术。此项技术的应用为揭示胰岛素对葡萄糖、脂肪及蛋白质代谢的影响，胰岛素抵抗发生的机制、抵抗发生的部位提供了证据。目前国际上应用的扩展钳夹技术还有很多，但都以正糖钳夹为基础，如正钳夹联合局部插管法、联合局部组织活检等。⑧微小模型和静脉胰岛素耐量试验：基本方法是静脉注射葡萄糖（0.3 g/kg）以刺激内源性胰岛素分泌，在 3 h 内抽血26～30 次，检测胰岛素和葡萄糖浓度，将测定值输入计算机，应用微小模型进行计算。此法的优点是能同步测定和评估胰岛素敏感性和葡萄糖自身代谢效能，并可知晓 β 细胞分泌功能，应用本法计算出的胰岛素敏感性与正糖钳夹测定的结果有很好的相关性。目前已有简化样本法和改良法。⑨短时胰岛素耐量试验：静脉注射胰岛素（0.1 U/kg），在 15 min 内抽取血标本测定葡萄糖浓度，根据葡萄糖的下降率计算胰岛素敏感性。此法与正糖钳夹结果有很好的相关性，具有操作简单、耗时少、相对精确的特点。

3. 特殊类型糖尿病

特殊类型糖尿病共有 8 类。

（1）胰岛 β 细胞功能缺陷：为单基因缺陷所致胰岛 β 细胞分泌胰岛素不足，目前发现的基因有：①MODY3基因、MODY2 基因和 MODY1 基因。②线粒体基因突变：线粒体 DNA 常见为 tRNALeu（UUR）基因 3243 突变（A→G）。

（2）胰岛素作用的遗传缺陷：此型呈明显的高胰岛素血症，明显的胰岛素抵抗，包括 A 型胰岛素抵抗、脂肪萎缩性糖尿病、矮妖精症。

（3）胰岛外分泌疾病：胰腺炎、血色病、外伤或胰腺切除、纤维钙化性胰腺病、肿瘤、囊性纤维化。

（4）内分泌疾病：肢端肥大症、甲状腺功能亢进、库欣综合征、生长抑素瘤、胰高血糖素瘤、醛固酮瘤、嗜铬细胞瘤等。

（5）其他：药物或化学物诱导所致糖尿病，感染所致糖尿病，免疫介导的罕见疾病，伴糖尿病的其他遗传综合征。

（二）糖尿病的高危人群

①老龄化：随着年龄增长，体力活动减少，体重增加，胰岛素分泌能力以及身体对胰岛素的敏感性下降，使糖尿病特别是 2 型糖尿病的发生机会增多，所以年龄≥45 岁的人群，是糖尿病的高危人群。②肥胖：体重≥标准体重20%，或体重指数（BMI）≥27 kg/m²。③糖尿病有明显的遗传倾向，家族中有患糖尿病的一级亲属的人群也是糖尿病发病的高危人群。④有妊娠糖尿病史或巨大胎儿分娩史者，妊娠期间可能有未发现的高血糖，血糖经过胎盘达到胎儿，而胎儿的胰岛功能正常，充分利用了这些多余的糖分，形成巨大儿。⑤原发性高血压患者。⑥高脂血症：高密度脂蛋白（HDL）≤0.9 mmol/L，甘油三酯≥2.8 mmol/L。⑦曾经有空腹血糖受损（IFG）或糖耐量减低（IGT）史者。

二、糖尿病诊断

（一）临床表现

①代谢紊乱症状群："三多一少"，即多尿、多饮、多食和体重减轻。T_1DM 患者大多起病较快，病情较

重,症状明显且严重。T_2DM 患者多数起病缓慢,病情相对较轻,肥胖患者起病后也会体重减轻。患者可有皮肤瘙痒,尤其外阴瘙痒。高血糖可使眼房水晶体渗透压改变而引起屈光改变致视力模糊。②相当一部分患者并无明显"三多一少"症状,仅因各种并发症或伴发病而就诊,化验后发现高血糖。③反应性低血糖:有的 T_2DM 患者进食后胰岛素分泌高峰延迟,餐后3～5 h血浆胰岛素水平不适当地升高,其所引起的反应性低血糖可成为这些患者的首发表现。

(二)实验室检查

部分反映糖代谢的指标见表7-4。

表7-4　反映糖代谢水平的有关检查指标的意义

实验室指标	代表血糖水平时间
血糖(空腹、餐后)	瞬间
24 h尿糖	当天
果糖胺	最近7～10 d
糖化血红蛋白(HbA1c)	最近2～3个月

1.血糖测定

血糖测定是糖尿病的主要诊断依据,也是指导糖尿病治疗及判断疗效的主要指标。最常用的方法是葡萄糖氧化酶法。用血浆、血清测得的血糖比全血高15%。如果作为诊断我们建议应用血浆或血清葡萄糖,正常值3.9～6.0 mmol/L。

2.尿糖测定

正常人每日尿中排出的葡萄糖不超过 100 mg,一般常规的尿糖定性测不出。若每日尿中排出糖超过100 mg,则称为糖尿。但尿糖阴性并不能排除糖尿病的可能。

3.葡萄糖耐量试验

(1)口服葡萄糖耐量试验(OGTT):此方法是检查人体血糖调节功能的一种方法,是诊断糖尿病、糖耐量减低(IU)的最主要方法,应用非常广泛。儿童 1～1.5 岁 2.5 g/kg,1.5～3 岁 2.0 g/kg,3～12 岁1.75 g/kg,最大量不超过 75 g。非妊娠成人服 75 g 葡萄糖。

1)方法:试验前一夜禁食 10 h 以上,16 h 以下,次日清晨(7～9 时)开始,把 75 g 葡萄糖稀释至 25%的浓度,5 min 之内饮完,分别在空腹、服糖后 30 min、60 min、120 min、180 min 采血,测血糖,若患者有低血糖史可延长试验时间,并于第 4 小时及第 5 小时测血糖,每次采血后立即留尿查尿糖以排除肾脏因素的影响。正常人服糖后血糖迅速上升,30～60 min 内血糖达到最高峰,高峰血糖水平比空腹超过50%,此时肝脏摄取及其他组织利用与吸收进入血液的葡萄糖数量相等。在 1.5～2 h 血糖下降至正常水平。

2)口服葡萄糖耐量试验的影响因素:①饮食因素:试验前三天应该摄入足够的糖类,一天大于 250 g,否则容易出现糖耐量减低而导致假阳性,特别是老年人。另外,还要注意脂肪摄入的标准化。②体力活动:试验前体力活动过少或过多都会影响糖耐量试验结果。③精神因素及应激:情绪激动及急性应激均可以引起血糖升高,试验前要避免。④生理因素:妊娠、老年都可影响糖耐量试验结果。⑤药物:口服避孕药、烟酸、某些利尿剂、水杨酸类药物可影响糖耐量试验结果,试验前应停药。⑥疾病:一些疾病,如肝脏疾病、心脏疾病、肾脏疾病、胰腺疾病、骨骼肌疾病、某些内分泌疾病、代谢紊乱等均可影响糖耐量试验结果。

(2)静脉葡萄糖耐量试验(IVGTT):由于缺乏肠道的刺激,IVGTT 不符合生理条件,所以只用于有胃肠功能紊乱者。具体方法为:按每千克体重 0.5 g 计算,静脉注射 50%葡萄糖溶液,2～3 min 注完,在注射过程中的任何时间为零点,每 5 min 取静脉血验血糖 1 次,共 60 min。将葡萄糖值绘在半对数纸上,横坐标为时间,计算某一血糖值下降到其一半的时间作为 $t_{1/2}$,再按公式 $K = 0.69/t_{1/2} \times 100$ 算出 K 值。正常人$K \geqslant 1.2$,糖尿病患者$K < 0.9$。IVGTT 可了解胰岛素释放第一时相的情况。

4.糖化血红蛋白

糖化血红蛋白($GHbA_1$)是血红蛋白 A 组分的某些特殊分子部位和葡萄糖经过缓慢而不可逆的非酶

促反应结合而形成的,其中以 $GHbA_{1c}$ 最主要,它反映 8～12 周的血糖的平均水平,可能是造成糖尿病慢性并发症的一个重要致病因素,是糖尿病患者病情监测的重要指标,但不能作为糖尿病的诊断依据。其参考范围为 4%～6%。

5.糖化血浆清蛋白

人血浆蛋白与葡萄糖发生非酶催化的糖基化反应而形成果糖胺(FA),可以评价 2～3 周内的血糖波动情况,其参考值为 1.7～2.8 mmol/L。此项化验也不能作为糖尿病的诊断依据。

6.血浆胰岛素和 C-肽测定

β 细胞分泌的胰岛素原可被相应的酶水解生成胰岛素和 C-肽,这两个指标可以作为糖尿病的分型诊断应用,也用于协助诊断胰岛素瘤。目前血浆胰岛素用放免法测定,称为免疫反应性胰岛素(IRI),正常参考值为空腹 5～25 mU/L。C-肽作为评价胰岛 β 细胞分泌胰岛素能力的指标比胰岛素更为可信,它不受外源胰岛素的影响,正常人基础血浆 C-肽水平为 400 Pmol/L。周围血 C-肽/胰岛素比例常大于 5。胰岛β 细胞分泌胰岛素功能受许多因素所刺激,如葡萄糖、氨基酸(亮氨酸、精氨酸)、激素(胰升糖素、生长激素)、药物(磺脲类、α 受体阻滞剂、α 受体激动剂)等,其中以葡萄糖最为重要。正常人口服葡萄糖(或标准馒头餐)后,血浆胰岛素水平在 30～60 min 上升至高峰,可为基础值的 5～10 倍,3～4 h 恢复到基础水平。C-肽水平则升高 5～6 倍。血浆胰岛素和 C-肽水平测定有助于了解 β 细胞功能(包括储备功能)和指导治疗,但不作为诊断糖尿病的依据。

(三)诊断过程中应注意的问题

糖尿病是以糖代谢紊乱为主要表现的代谢综合征,其病因及发病机制非常复杂,发病后涉及多个脏器的并发症,所以其诊断必须统一、规范,内容项目要齐全,应包含病因诊断、功能诊断、并发症及合并症诊断。首先,要根据诊断标准确定是糖尿病还是 IGT,如果确定糖尿病还应该注意区分糖尿病的类型。其次,要明确有无急、慢性并发症,如果有慢性并发症应该注意分期。最后还应注意是否同时存在合并症,如合并妊娠、Graves 病或肝和肾疾病等,了解这些情况有助于在治疗过程中采取正确的治疗方案及正确的估计预后。另外,因为糖尿病是一种高遗传性疾病,还应该注意,一定不要忘记询问患者的家族史。体检时注意患者的营养状态、是否肥胖、甲状腺情况等,对已经确诊糖尿病者还应注意进行视网膜、肾脏及周围神经的检查,确定是否存在并发症。

(四)诊断与鉴别诊断

1.糖尿病的诊断标准

1980 年以来,国际上通用 WHO 的诊断标准,1997 年美国糖尿病协会提出修改建议,1999 年 WHO 接受了此标准,见表 7-5、7-6,具体内容如下。

表 7-5　WHO 诊断标准(1)

	全血(mmol/L)	
	静脉血	毛细血管血
糖尿病		
空腹和(或)	≥6.1	≥6.1
糖负荷后 2 h	≥10.0	≥11.1
IGT		
空腹	<6.1	<6.1
糖负荷后 2 h	≥6.7 和<10.0	≥7.8 和<11.1
IFG		
空腹	≥5.6 和<6.1	≥5.6 和<6.1
糖负荷后 2 h	<6.7	<7.8

表 7-6　1999 年 WHO 诊断标准(2)

	血浆(mmol/L)	
	静脉血	毛细血管血
糖尿病		
空腹和(或)	≥7.0	≥7.0
糖负荷后 2h	≥11.1	≥12.1
IGT		
空腹	<7.0	<7.0
糖负荷后 2 h	≥7.8 和<11.1	≥8.9 和<12.1
IFG		
空腹	≥6.1 和<7.0	≥6.1 和<7.0
糖负荷后 2 h	<7.8	<8.9

(1)空腹血浆葡萄糖(FPG)的分类:FPC<6.0 mmol/L 为正常,FPG6.0～7.0 mmol/L 为空腹血糖过高(简称 IFG),FPG≥7.0 mmol/L 为糖尿病(需另一天再次证实)。空腹的定义是至少 8 h 没有热量的摄入。

(2)OGTT 中 2 h 血浆葡萄糖(2 hPG)的分类:2 hPG<7.8 mmol/L 为正常,2 h PG 7.8～11.1 mmol/L 为糖耐量减低(IGT),2 hPG≥11.1 mmol/L 考虑为糖尿病(需另一天再次证实)。

(3)糖尿病的诊断标准:症状＋随机血糖≥11.1 mmol/L,或 FPG≥7.0 mmol/L,或 OGTT 中 2 hPG ≥11.1 mmol/L。症状不典型者,需另一天再次证实。随机指一天当中任意时间而不管上次进餐时间。

对于临床工作,推荐采用葡萄糖氧化酶法测定静脉血浆葡萄糖。临床医生在作出糖尿病诊断时,应充分确定其依据的准确性和可重复性,对于无急性代谢紊乱表现,仅一次血糖值达到糖尿病诊断标准者,必须在另一天按以上标准复测核实,如复测结果未达到糖尿病诊断标准,应让患者定期复查,直至诊断明确为止。应注意在急性感染、创伤或各种应激情况下可出现暂时血糖升高,不能以此诊断为糖尿病。IFG 或 IGT 的诊断应根据 3 个月内的两次 OGTT 结果,用其平均值来判断。

2.2 型糖尿病与 1 型糖尿病的鉴别

见表 7-7。

表 7-7　1 型糖尿病与 2 型糖尿病的鉴别

鉴别要点	1 型糖尿病	2 型糖尿病
发病年龄	各年龄均见	10 岁以上多见
季节	秋冬多见	无关
发病	急骤	缓慢
家族遗传	明显	明显
肥胖	少见	多见
酮症酸中毒	多见	少见
胰岛炎	有	无
胰岛 β 细胞	减少	不一定
血胰岛素	明显减少	稍减少、正常或增多
空腹血 C-肽	<1μg/L	>1μg/L
血胰岛细胞抗体	＋	－
胰岛素	依赖	暂时性
口服降糖药	无效	有效

3.糖尿病的鉴别诊断

(1)其他原因所致的血糖、尿糖改变:急性生理性应激和病理性应激时,由于应激激素如肾上腺素、促肾上腺皮质激素、肾上腺皮质激素和生长激素分泌增加,可使糖耐量减低,出现一过性血糖升高,尿糖阳性,应激过后可恢复正常。

（2）其他糖尿和假性糖尿：进食过量半乳糖、果糖、乳糖，可出现相应的糖尿，肝功能不全时果糖和半乳糖利用障碍，也可出现果糖尿或半乳糖尿，但葡萄糖氧化酶试剂特异性较高，可加以区别。大量维生素C、水杨酸盐、青霉素、丙磺舒也可引起班氏试剂法的假阳性反应。

（3）药物对糖耐量的影响：噻嗪类利尿药、呋塞米、糖皮质激素、口服避孕药、水杨酸钠、心得安、三环类抗抑郁药等可抑制胰岛素释放或拮抗胰岛素的作用，引起糖耐量减低，血糖升高，尿糖阳性。另外，降脂药物、乳化脂肪溶液、大量咖啡等也可以引起糖耐量异常。

（4）继发性糖尿病：肢端肥大症（或巨人症）、Cushing综合征、嗜铬细胞瘤可分别因生长激素、皮质醇、儿茶酚胺分泌过多、拮抗胰岛素而引起继发性糖尿病或糖耐量减低。此外，长期服用大量糖皮质激素可引起类固醇糖尿病。

（5）胰源性糖尿病：胰腺全切除术后、慢性酒精中毒或胰腺炎等引起的胰腺疾病可伴有糖尿病，临床表现和实验室检查类似1型糖尿病，但血中胰高糖素和胰岛素均明显降低，在使用胰岛素或其他口服降糖药物时，由于拮抗胰岛素的胰高糖素也同时缺乏，极易发生低血糖，但不易发生严重的酮症酸中毒。无急性并发症时，患者多有慢性腹泻和营养不良。

三、糖尿病治疗

2型糖尿病的治疗程序见图7-2。

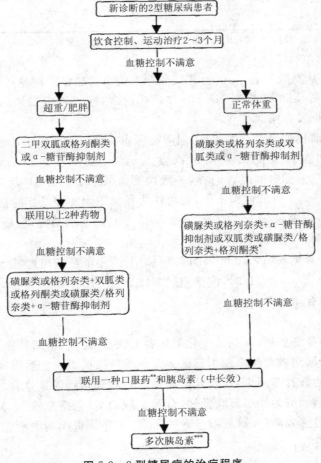

图7-2　2型糖尿病的治疗程序

注：＊有代谢综合征表现者可优先考虑

　　＊＊肥胖、超重者可优先考虑实用二甲双胍或格列酮类

　　＊＊＊如胰岛素用量较大，可加用非胰岛素促分泌剂

（一）糖尿病的控制目标及病情监控

1. 糖尿病的控制目标

根据 2003 年美国糖尿病联合会临床指南确立下列标准，见表 7-8。

在表 7-8 中，血糖控制于理想水平为严格控制，适用于新诊断的糖尿病患者、青少年、妊娠糖尿病、强化胰岛素治疗者和持续胰岛素皮下注射者；上表中差的适应人群为 70 岁以上老年人、脆性糖尿病、严重肾功能不全、严重冠心病或缺血性脑血管病患者。

表 7-8　糖尿病的控制目标

指标	理想	一般	差
血糖（mmol/L）			
空腹	4.4~6.1	≤7.0	>7.0
非空腹	4.4~8.0	≤10.0	>10.0
HbA$_{1c}$(%)	<6.5	6.1~7.5	>7.5
血压 kPa(mmHg)	<17.3/10.7	17.3/10.7~18.7/12.0	≥18.7/12.0
	(130/80)	(130/80~140/90)	(140/90)
BMI(kg/m²)			
男	<25	<27	≥27
女	<24	<26	≥26
TC(mmol/L)	<4.5	>4.5	≥6.0
HDL-C(mmol/L)	>1.1	1.1~0.9	<0.9
TG(mmol/L)	<1.5	1.5~2.2	≥2.2
LDL-C(mmol/L)	<2.6	2.6~3.3	≥3.3

TC：胆固醇，HDL-C：高密度脂蛋白胆固醇，IG：甘油三酯，LDL-C：低密度脂蛋白胆固醇

2. 糖尿病患者的病情监控

（1）血糖控制：幼年、70 岁以上老年人、合并其他严重疾病者血糖的控制可以放宽，视患者的综合情况而定；要经常监测餐后血糖，以帮助达到 HbA1c 的目标；在治疗过程中如果出现严重和反复的低血糖发作，应该及时调整治疗目标及方案。

血糖的自我监测：目前提倡患者自测血糖，但应确保患者测定方法的正确性，并定期校对血糖仪；医务人员告知患者如何根据血糖检测结果调整饮食及运动，血糖仪检测结果是全血，比静脉血糖高 10%~15%；测定血糖的频率和时间因人而异，一般检测每餐前、餐后 2 h 及睡前，便于了解全天血糖情况。HbA$_{1c}$ 可反映过去 2~3 个月的血糖水平，也可作为预测糖尿病并发症的指标。所以提倡血糖治疗达标的患者应该 6 个月检测一次 HbA1c 以了解过去 2~3 个月的血糖情况；血糖治疗不达标、治疗刚开始或调整治疗时，每 3 个月检测一次 HbA$_{1c}$。

（2）尿糖：当血糖低于肾糖阈（10 mmol/L）时，尿糖阴性，不能反应出血糖水平。

（3）尿酮体：血糖超过 20 mmol/L 时，应检测尿酮体。

（二）糖尿病的现代综合治疗原则

1. 糖尿病教育

由于糖尿病是一种终身性疾病，其病情变化与患者的饮食、运动、情绪等密切相关，而控制这些因素都需要患者的配合，所以，糖尿病教育越来越引起医务工作者的高度重视。糖尿病教育的具体内容包括社会宣传教育，卫生保健人员的教育与培训，患者及家属糖尿病知识培训等。这样，能够使患者得到早期诊断与治疗，最终能够把患者培训成为能够自我保健、自我护理的"糖尿病专家"。另一方面，广泛宣传糖尿病的知识，可以使糖尿病的易感人群（如糖尿病患者的子女）充分认识疾病的危害，并采取健康生活方式，减少或延缓糖尿病的发生、发展。

2. 糖尿病饮食控制

糖尿病的饮食控制是一切治疗的基础，无论在何种情况下，糖尿病患者都应该严格控制饮食，维持正常体重。

3.糖尿病运动疗法

运动治疗是指除了围绕生存、工作、生活的基本活动之外而特意设计的运动。2型糖尿病患者运动可以增加胰岛素敏感性,增加糖的摄取和无氧糖酵解,改善脂代谢,防治并发症。

4.糖尿病的病情监控

一些代谢紊乱如高血压、高血脂等是糖尿病病情发展及并发症的主要原因,所以严密监控这些因素对防治糖尿病及其并发症有重要意义。

5.糖尿病的药物治疗

根据糖尿病患者的类型、病情选择个体化的药物治疗方案,利于有效控制糖尿病。

(三)糖尿病教育

1.糖尿病基础知识教育

(1)糖尿病是一种不能根治的疾病,但是如果得到良好控制,多数患者可以像正常人一样的生活。

(2)糖尿病需要终身治疗。

(3)糖尿病控制欠佳可以造成急慢性并发症,严重者可以造成劳动能力的丧失,甚至最终造成死亡。

(4)糖尿病的并发症与高血压、高血脂、肥胖、体力活动减少、饮食不合理等因素有关。

(5)胰岛素治疗是各种类型糖尿病治疗的有效手段。

2.糖尿病教育应该注意的几个关键问题

(1)使患者根据自己的工作、生活情况的变化随时调整热量摄入、食物成分比例、食量增减的方法与原则。

(2)能较准确地计算和调整胰岛素的用量,学会胰岛素注射技巧,部位变换以及低血糖的防治方法。

(3)口服降糖药的患者能自己调整用量,失效时遵从医师的指导。

(4)不要乱寻医问药,而应以最低的医疗费用达到最佳的治疗效果。

3.糖尿病的心理教育

患者得知自己患有糖尿病时,心理行为表现多样,医生应该及时进行解释说明,让患者了解本病的可治性和可防性,解除心理压力、配合治疗。在治疗过程中避免精神刺激,同时需要家属配合。

4.糖尿病饮食治疗教育

(1)标准体重及热量控制。

(2)学会制定饮食计划。

(3)养成良好的健康饮食习惯。

(4)能够根据运动量、时间以及药物作用时间等灵活调整加餐。

5.糖尿病运动治疗教育

(1)掌握运动原则,确定适合自己的运动方式。

(2)确定适合自己的运动时间、频率及强度。

(3)明确锻炼强度如何监测。

(4)应该避免哪些运动方式。

(5)在运动中应该警惕哪些症状(如低血糖和心脏症状)出现及应该采取哪些预防和保护措施。

(6)锻炼前后如何调节膳食计划及胰岛素用量。

6.糖尿病的药物治疗教育

(1)了解口服药的作用、应用原则、适应证、禁忌证。

(2)继发性磺脲类药物的失效。

(3)胰岛素的作用、种类、适应证、注射技术及用量调整。

(4)明确药物治疗的同时不能放松饮食治疗及运动。

(5)了解低血糖及其处理。

7.糖尿病的病情自我监测及护理教育

(1)血糖监测的时间,检测糖化血红蛋白及糖化血清蛋白的意义。

(2)监测血压、血脂水平,同时了解他们对糖尿病并发症的作用。

(3)定期检测重要脏器功能。

(4)加强慢性并发症的处理,特别是足部护理。

(四)糖尿病的饮食治疗

1.糖尿病饮食治疗的目的

(1)减轻胰岛负担。

(2)维持正常体重。

(3)纠正已经发生的高血糖、高血脂等代谢紊乱。

(4)降低餐后高血糖,可减轻对胰岛细胞的刺激。

(5)有利于预防和治疗急性并发症,改善整体健康水平。

(6)妊娠糖尿病患者饮食治疗能保证孕妇和胎儿的健康,糖尿病儿童饮食治疗能保证糖尿病儿童的正常发育。

2.糖尿病饮食治疗的方法

(1)热量的计算:见表7-9、表7-10、表7-11。①患者可按照实际体重判断自己属于肥胖、正常还是消瘦。②根据体重状态和劳动强度选择每千克体重的热量并计算每日总热量。③肥胖者最好按每日总热量摄入减少 2 092~4 184 kJ(500~1 000 kcal)的要求远渐减少,其减少是根据肥胖程度和患者的耐受能力而定。体重降低不宜过速过猛,否则患者可因蛋白质摄入不足而感乏力,不能坚持。④儿童、孕妇、哺乳妇女及消耗性疾病患者应适当增加热量。

表 7-9　糖尿病患者每日每千克理想体重所需热量[kJ(kcal)]

劳动强度	消瘦	正常	肥胖
卧床休息	83.8~104.8(20~25)	62.9~83.8(15~20)	62.9(15)
轻体力劳动	146.4(35)	125.5(30)	83.8~104.8(20~25)
中等体力劳动	167.6(40)	146.4(35)	125.5(30)
重体力劳动	188.6~209.5(45~50)	167.6(40)	146.4(35)

(2)营养成分的合理分配:营养物质的分配原则是高糖类、高纤维素、低脂肪。

表 7-10　儿童每千克体重所需热量

年龄(岁)	每日所需热量[kJ(kcal/kg)]
<4	209.5(50)
4~10	188.6~167.6(45~40)
10~15	167.6~146.4(40~35)

表 7-11　劳动强度的种类

活动水平	职业工作时间分配	工作内容举例
轻	75%时间坐或站立	办公室工作、售货员、酒店服务员
	25%时间站立或活动	化验室操作、讲课
中	75%时间坐或站立	学生日常活动、机动车驾驶、车床操作
	25%时间特殊职业活动	金工切割
重	75%时间坐或站立	非机械化农业劳动、舞蹈、体育活动
	25%时间特殊职业活动	采矿等

糖类含量占总热量的 50%~60%,忌单糖和双糖,应含各种聚糖8~10 g/d。吸收过快的糖类血糖峰值出现早而集中,不利于控制,吸收过慢,尤其糖尿病患者胃排空时间延长,将使餐后晚期血糖升高,可以

用吗丁啉以促进胃排空，并使用较长效的降血糖药物为宜。

蛋白质含量一般不超过总热量的15%，成人每日每千克理想体重0.8～1.0 g，儿童、孕妇、乳母、营养不良或伴有消耗性疾病者宜增至1.5～2.0 g。伴有糖尿病肾病而肾功能正常者应限制至0.8 g；血尿素氮升高者，应限制在0.6 g。许多患者严格控制糖类的摄入，同时增加蛋白质及脂肪的摄取来控制血糖，这种方法是错误的。如饮食中糖类过低，将减低胰岛 β 细胞的贮备功能，对患者不利，而过多的蛋白摄入对糖尿病患者也不利。

脂肪占总热量20%～25%，其中饱和脂肪酸与不饱和脂肪酸的比例应为1：1。动物性脂肪除鱼油外主要含饱和脂肪酸，植物油主要含不饱和脂肪酸，目前认为多价不饱和脂肪酸的热量与饱和脂肪酸热量的比值越大，对降低胆固醇和预防动脉硬化越有利。所以，在限制脂肪总量的前提下应以植物油代替动物油。肥胖患者特别是伴有心血管疾病者脂肪摄入应限制在总热量的30%以下，胆固醇每日摄入量应在300 mg以下。

此外，各种富含可溶性食用纤维的食品可延缓糖和脂肪的吸收，制约餐后血糖的急剧上升和胰岛素分泌，有利于改善血糖、脂代谢紊乱，并促进胃肠蠕动，防止便秘。每日饮食中纤维素含量以不少于24 g为宜。提倡食用绿叶蔬菜、豆类、块根类、粗谷物、含糖成分低的水果，不但提高饮食中纤维素含量，而且有利于各种纤维素和微量元素的摄取。限制饮酒。每日摄入食盐应限制在10 g以下。

（3）食谱和热量的计算：①粗算法：体重正常、身体较好者，每日主食按劳动强度计算，休息者200～250 g；轻体力劳动者250～350 g；中体力劳动者350～400 g；重体力劳动者400～500 g。蛋白质30～40 g，脂肪40～50 g。肥胖者每日主食200～250 g，蛋白质30～60 g，脂肪25g左右。②细算法：本方法科学性强，但应用起来比较烦琐。其步骤为：根据患者性别、年龄、身高计算标准体重。根据患者劳动强度确定每日所需总热量。确定糖类、蛋白质、脂肪的供给量。

每克糖类和每克蛋白均产生16.7 kJ（4 kcal）热量，每克脂肪产生37.7 kJ（9 kcal）热量。设全日总热量＝X，全日糖类（g）＝X·（50%～60%）/4；全日脂肪（g）＝X·（20%～35%）/9；全日蛋白（g）＝X·（12%～20%）/4。总热量三餐分配按1/5、2/5、2/5分配。

糖尿病患者应该戒酒，但某些患者戒酒困难，在血糖控制良好、无糖尿病并发症、肝肾功能正常、非肥胖者，允许少量饮酒（白酒50 mL，啤酒200 mL）。饮酒时一般不需减少其他食物的摄入量，但饮酒摄入了多余的能量，故应相应减少脂肪的摄入量。

（4）随访：以上饮食治疗方案仅是原则估算，在治疗过程中应随访患者并按实际效果作必要调整。

3.微量元素与糖尿病的关系

（1）铬的作用：①铬是人体必需的微量元素，无机铬人体基本不能吸收，只有三价有机铬人体才能吸收。②铬的食物来源是粗粮、酵母、啤酒、豆类和肉类。③铬可作用于葡萄糖代谢中的磷酸变位酶，如果缺铬，这种酶的作用就会降低，长期缺铬会影响糖耐量，不利于糖尿病病情的控制。④活化胰岛素，有助于葡萄糖的转化。

（2）锌的作用：①锌与胰岛素联结复合物调节和延长胰岛素的降血糖作用。②缺锌会导致免疫功能低下，容易患疾病，加重糖尿病的病情。③锌存在于多种食物中，动物性食物含锌丰富，且吸收率高，牡蛎、鲜鱼含锌量非常高，肉类、肝脏、蛋类含锌量也较多，植物性食物中以黄豆、大白菜、白萝卜含锌较多。

（3）硒的作用：①含有硒的谷胱甘肽过氧化物酶可使视网膜的氧化损伤减低，改善糖尿病视网膜病变。②海味、肾、肝、肉类和整粒的谷物含硒较丰富。

4.甜味剂的种类及应用

（1）分类：①营养性甜味剂：包括山梨醇、糖醇、麦芽糖醇、甘露醇、乳糖醇及低聚糖类。低聚糖类如低聚异麦芽糖、低聚果糖、大豆低聚糖等，除了有糖醇的功能外，还多了一个双歧杆菌的增殖效果，所以称双歧因子。②高倍非营养性甜味剂：包括天然提取物和化学提取物，如化学合成的糖精、甜蜜素、阿斯巴糖等，以及天然提取物如甜菊糖、甘草甜等。

（2）应用：糖尿病患者推荐使用营养性甜味剂，如糖醇和低聚糖。

5.健康饮食的注意事项

(1)改进进餐顺序:①饭前先吃一点生黄瓜或西红柿。②饭前先喝汤。③饭前先吃些用餐的菜。④最后吃主食和蔬菜。

(2)改变进食方法:①细嚼慢咽。②专心吃饭,不要边吃边干活。③饭要一次盛好,不要一点一点盛饭。④不打扫剩饭菜。

(3)改变进餐习惯:少吃零食、少荤多素、少细多粗、少盐多醋、少量多餐、少吃多动、少稀多干。

(4)改变进程品种:①吃带叶、茎类蔬菜,少吃根、块类的菜。②不吃油炸食物或过油食物。③不要勾芡。④不要吃含淀粉高的食物,如吃要交换主食。⑤血糖控制好的可在两餐间加水果,但不要喝果汁。⑥喝汤去掉上面的油。⑦吃肉丝比吃肉片、肉排、红烧肉好。⑧吃带刺鱼比吃鱼块好,因为可以减慢进餐速度,增加饱腔感。⑨吃带骨头肉比吃肉块好,既满足要求,吃进的肉量又不大。⑩吃鸡肉去掉鸡皮及肥肉。

(五)糖尿病的运动治疗

对于2型糖尿病患者来说,运动能改善胰岛素敏感性,增加糖的摄取和糖的无氧酵解,调节脂代谢。

1.糖尿病患者的运动疗法可以达到下列效果

(1)减轻体重。

(2)减轻或消除胰岛素抵抗现象。

(3)改善脂代谢和肝糖代谢。

(4)可促进凝血酶形成和纤溶活性,减少血小板聚集和血栓形成。

(5)运动可增加磺脲类口服降糖药物的疗效。

(6)应用胰岛素治疗者,运动可促进胰岛素的吸收。

运动治疗适用于空腹血糖在16.7 mmol/L以下的2型糖尿病患者,特别是超重或肥胖者。运动强度起码应该达到60%中等强度的脉率才能达到目的。运动的形式多种多样,采取的方式因人而异,但应以容易调节运动强度的运动为宜。运动量的大小取决于运动强度和时间,在实施运动计划时应根据个人的具体情况,由轻到重地增加运动强度。

2.糖尿病患者运动强度指标的测定

(1)计算法:最大运动能力的百分比脉率=安静时脉率+(运动中最大脉率-安静时脉率)×强度。运动中最大脉率=210-年龄,如60岁的人安静时脉率为70次/分,其60%中等强度运动时脉率=70+(210-60-70)×60%=118次/分。

(2)简易法:运动时脉率(次/分)=170-年龄(岁)。

开始运动时应从最大运动量的30%~40%开始,适应后可逐渐增加运动量。运动存在一定的风险,如引起缺血性心脏病加重、高血压患者诱发心脑血管意外、视网膜病变者发生视网膜出血、肾病者使蛋白尿加重、足溃疡者溃疡加重、1型糖尿病胰岛素用量不足时促使血糖升高甚至诱发酮症,而注射胰岛素后又可使胰岛素吸收过快引起低血糖等。因此,运动要掌握适应证。

3.糖尿病患者不适于运动的情况

(1)严重1型糖尿病。

(2)肾脏并发症。

(3)高血压和各种心脏病。

(4)眼底病变。

(5)暂时性脑缺血。

(6)严重神经、肌肉及关节病变。

(7)极度肥胖等。

4.糖尿病运动疗法的安全原则

(1)所有的体育锻炼应以运动后没有不适感为标准。

（2）运动时要掌握适合的锻炼进度，心率是检测有氧运动调节心肺功能的最好指标。

（3）选择适合的锻炼方式。

（4）锻炼时心率不应超过安全最高心率，即180-年龄。

（5）锻炼要逐渐增加运动量，同时调整药物及饮食。

（6）锻炼前要做好预备锻炼，锻炼后要放松。

（7）预防运动性低血糖的发生。

（六）糖尿病的口服药物治疗

应用口服降糖药物治疗适合于饮食、运动无法控制的2型糖尿病患者。口服降糖药物治疗的适应证为：血糖不太高，改善生活方式1～2个月后仍然不能使血糖控制在正常范围者；存在显著高血糖症状的患者在改善生活方式的同时可给予药物治疗。应用口服降糖药物时应注意，每种药物都有不同的组织作用特异点，当联合用药时要根据患者的具体情况决定哪种组合最合适。口服降糖药物分为胰岛素促泌剂（磺脲类、格列奈类）和非胰岛素促泌剂（α-葡萄糖苷酶抑制剂、双胍类、格列酮类）。

治疗糖尿病药物的选择和治疗的程序：对于肥胖或超重的2型糖尿病患者，在饮食和运动不能满意控制血糖的情况下，首选非胰岛素促泌剂；2型糖尿病的药物治疗应着眼于解决胰岛素缺乏和胰岛素抵抗两个问题。有代谢综合征或伴有心血管疾病危险因素者，首选双胍类或格列酮类；对于正常体重的2型糖尿病患者，在饮食和运动不能满意控制血糖的情况下，首选胰岛素促泌剂，如血糖控制仍然不满意，有代谢综合征或伴有心血管疾病危险因素者应选用双胍类或格列酮类。α-葡萄糖苷酶抑制剂适用于餐后血糖升高而空腹血糖升高不明显者。

使用口服降糖药时应注意：①掌握适应证：1型糖尿病患者在胰岛素治疗的基础上，可联合使用胰岛素增敏剂、双胍类和α-糖苷酶抑制剂，而不应该用促胰岛素分泌剂；2型糖尿病肥胖者，首选双胍类、α-糖苷酶抑制剂或胰岛素增敏剂，后用促胰岛素分泌剂；2型糖尿病消瘦者首选促胰岛素分泌剂或胰岛素增敏剂，可联合使用α-糖苷酶抑制剂或双胍类药物。②先从小剂量开始，再根据餐后2 h血糖情况（一定要服药），调整药物剂量。③合理联合用药：同类降糖药一般不合用（如糖适平不应与达美康同用），用一种降糖药物后，如效果尚不理想，可考虑联合用药，不同作用机理的药物联合可以扬长避短，每一类药物不要用到最大剂量，可避免或减少药物的不良反应。单一药物治疗疗效逐年减退，长期疗效差。一般联合应用2种药物，必要时可用3种药物。④兼顾其他治疗：在降血糖治疗的同时，还要考虑其他问题，如控制体重、控制血压、调整血脂紊乱等等。⑤要考虑药物的相互作用：当与下列具有增强降血糖作用的某个药物合用时，可能会导致低血糖反应，例如胰岛素、其他降糖药、别嘌呤醇、环磷酰胺、喹诺酮类、水杨酸等；当与下列具有减弱降血糖作用的某个药物合用时，可能引起血糖升高，例如皮质类固醇、高血糖素、雌激素和孕激素、甲状腺素、利福平等。

1.磺脲类药物

（1）磺脲类药物的作用机制：磺脲类药物通过与胰岛β细脑膜上的K^+通道相结合，使β细胞去极化，细胞内Ca^{2+}增加，触发胰岛素释放；还可以改善胰岛素受体及受体后缺陷，增加外周组织对胰岛素的敏感性，从而促进周围靶器官，特别是肌肉组织对胰岛素介导的葡萄糖的利用。其代谢及作用特点见表7-12。

（2）磺脲类药物的适应证：①新诊断的非肥胖的2型糖尿病患者经饮食、运动治疗2个月疗效不满意者。②肥胖的2型糖尿病患者服用双胍类药物血糖控制不满意或因胃肠道反应不能耐受者。由于其增加胰岛素分泌，可使患者体重增加，一般不作为肥胖患者的首选药物。

（3）磺脲类药物的服用方法与应用特点：磺脲类药物应在餐前半小时服用。不同磺脲类制剂的降糖作用和时间差别很大，应根据病情做出合适的选择。一般空腹血糖轻中度升高者宜选用甲苯磺丁脲（D-860）或格列喹酮（糖适平），也可选格列齐特（达美康）或格列吡嗪（美吡达）；空腹血糖中度以上升高者可选用格列本脲（优降糖）或格列吡嗪（美吡达）；对老年人应选降糖作用温和、剂量范围大的甲苯磺丁脲、格列喹酮和格列吡嗪，应慎用格列本脲。另外，要根据作用时间决定每日给药次数，甲苯磺丁脲、格列喹酮和格列吡嗪半衰期短，每日给药3次，格列本脲、格列美脲、格列齐特1～3次/天。

表 7-12　磺脲类药物代谢及作用特点

药名	排除途径	高峰时间(h)	持续时间(h)	通常剂量	最大剂量
甲磺丁脲 (D-860)	肾排 100%	3～4	6～8	500 mg/次 3 次/天	1 000 mg/次 3 次/天
格列本脲 (优降糖)	肾排 50%	2～5	16～24	2.5 mg/次 3 次/天	5 mg/次 3 次/天
格列齐特 (达美康)	肾排 60%～70%	0.5	10～24	80 mg/次 2 次/天	80 mg/次 3 次/天
格列吡嗪 (美吡达)	肾排 90%	1～2.5	6～24	5 mg/次 3 次/天	10 mg/次 3 次/天
格列喹酮 (糖适平)	肾排 5% 胆汁排 95%	2～3	10～20	30 mg/次 3 次/天	60 mg/次 3 次/天
格列吡嗪控释 (瑞易宁)	肾排 90%	2～3	6～12	5 mg/次 1 次/天	20 mg/次 1 次/天
格列美脲 (亚莫利)	肾排 90%		24	1～4 mg/次 1 次/天	8 mg/次 1 次/天

(4)不良反应:磺脲类药物,尤其是第一代和长效类药物容易发生低血糖及低血糖昏迷,所以应从小剂量开始,缓慢加量;特别是老年患者更应注意;少数患者发生皮疹、黄疸;偶见肝功能异常和骨髓异常;肾功能不全者除格列喹酮外,不宜服用。

(5)磺脲类药物的禁忌证:①1 型糖尿病。②单纯饮食及运动治疗能够满意控制血糖的轻型患者。③并发急性代谢紊乱如酮症酸中毒、乳酸酸中毒、非酮症性高渗性昏迷等。④严重感染、外伤、手术等应激情况。⑤严重肝、肾功能不全,影响药物动力学者。⑥妊娠期(有致畸危险和引起胎儿和新生儿低血糖)。

(6)磺脲类药物的原发或继发失效:①原发失效:指糖尿病患者接受足量的磺脲类药物治疗开始 1 个月内空腹血糖仍然高于 14 mmol/L,常见于自然病程晚期才获得初诊的 2 型糖尿病患者,是由于胰岛功能丧失或严重受损造成。这种情况往往在合并使用双脲类药物后病情有所改善。②继发失效:指糖尿病患者接受磺脲类药物治疗后收到明显的治疗效果,但继续原来治疗降血糖疗效逐渐减弱,加大剂量至足量后空腹血糖仍高于 11.1 mmol/L,餐后血糖高于 14 mmol/L,且这种高血糖持续数月,此时宜加用或改用胰岛素治疗。双胍类药物也部分存在继发失效。

(7)影响磺脲类药物作用的药物:加强磺脲类降糖作用的药物:①从蛋白结合位点代替磺脲类、抑制磺脲类从尿中排出:阿司匹林、水杨酸、非激素类抗炎药、磺胺药。②竞争抑制磺脲类代谢:乙醇、H_2 受体阻滞剂、抗凝药、单胺氧化酶抑制剂。③拮抗内源性胰升糖素:β 受体阻滞剂。减弱或对抗磺脲类降糖作用的药物:①增强磺脲类排除的酶诱导剂:乙醇(慢性饮用)、巴比妥类药物、氯普吗嗪。②胰岛素分泌抑制剂,拮抗胰岛素作用:噻嗪类利尿剂、糖皮质激素、雌激素、吲哚美辛(消炎痛)、烟酸。

2.双胍类药物

(1)双胍类药物的作用机制(代谢及作用特点见表 7-13):①双胍类药物可延缓肠道对葡萄糖的吸收,但葡萄糖吸收总量不减少。②抑制糖原异生、肝糖分解从而减少肝糖输出。③增加机体对胰岛素的敏感性,从而增加外周组织对葡萄糖的摄取和利用,达到降糖目的。④促进各类细胞葡萄糖转运因子的转位。双胍类药物在高血糖状态下有降糖作用,但对正常血糖无降糖作用,故不引起低血糖。见表 7-13。

(2)双胍类药物的适应证:①以胰岛素抵抗为主的糖尿病患者,特别是肥胖的 2 型糖尿病患者。②非肥胖 2 型糖尿病患者用磺脲类药物不能满意控制血糖时。③1 型和 2 型糖尿病患者使用胰岛素治疗时若联合应用双胍类,不仅可增加胰岛素的降糖作用,减少胰岛素用量,并可减少血糖不稳定者的血糖波动。④葡萄糖耐量减低者。

表 7-13　双胍类药物代谢及作用特点

药名	排除途径	高峰时间(h)	持续时间(h)	通常剂量	最大剂量
苯乙双胍	肾排 50%6～10	25 mg/次	50 mg/次		
(降糖灵)				3 次/天	3 次/天
二甲双胍	肾排 80%	2	5～6	250 mg/次	500 mg/次
	粪排 20%			3 次/天	3 次/天
美迪康	肾排 80%	2	5～6	250 mg/次	500 mg/次
	粪排 20%			3 次/天	3 次/天
迪化糖锭	肾排 80%	2	5～6	250 mg/次	500 mg/次
	粪排 20%			3 次/天	3 次/天
格华止	肾排 90%	5～6		500 mg/次	1 000 mg/次
	粪排 10%			3 次/天	3 次/天

(3)双胍类药物的不良反应:①消化道反应,有食欲不振、恶心、呕吐、腹痛及腹泻等。②乳酸增高及乳酸酸中毒:因其促进肌肉中糖的无氧酵解,产生大量乳酸,机体缺氧时易致乳酸中毒,应引起重视。苯乙双胍比二甲双胍多见,尤其在肝、肾功能不全,心肺疾病,贫血及老年人。

(4)双胍类药物的禁忌证:①糖尿病酮症酸中毒、高渗性昏迷、严重感染、创伤及大手术等。②糖尿病患者伴心力衰竭、肝及肾功能衰竭、慢性肺部疾病、组织缺氧、酗酒等均禁用双胍类药物,因易引起乳酸性酸中毒。③糖尿病患者在妊娠期间亦不能应用双胍类药物。④消化道反应剧烈不能耐受者或有慢性消化道疾病者。⑤酒精中毒者。

(5)影响双胍类药物作用的其他药物:①利福平抑制双胍类药物的吸收而减弱其降糖作用。②乙醇抑制苯乙双胍代谢,加强其降糖作用。③甲氰咪呱减少双胍类药物在肾脏清除,加强其降糖作用。

3.α-糖苷酶抑制剂

(1)作用机制:该类药物的降糖机制是抑制多糖或双糖转变为单糖,延缓葡萄糖在肠道的吸收从而降低餐后血糖并兼有减轻胰岛素抵抗的作用。长期应用也可降低空腹血糖。其中阿卡波糖主要是抑制 α-淀粉酶,伏格列波糖主要是抑制双糖水解酶的作用,其代谢及作用特点见表 7-14。

表 7-14　α-糖苷酶抑制剂的代谢及作用特点

药名	排除途径	每片剂量	每日剂量
阿卡波糖	胃肠道 50%	50 mg	50～200 mg/次
(拜糖平)	尿 35%		
伏格列波糖(倍欣)	胃肠道	0.2 mg	0.2～0.4 mg/次 3 次/天

(2)适应证:该类药物的适应证很广,可单独或与双胍类同用于肥胖的 2 型糖尿病患者;与磺胍类联合用于仅用磺胍类血糖控制不理想的 2 型糖尿病患者;与胰岛素合用于 1 型和 2 型糖尿病需用胰岛素者,不仅可减少胰岛素用量还有助于减轻餐后早期高血糖及餐后晚期低血糖。

(3)不良反应:主要是消化道反应,表现为腹部胀满、胀气、肠鸣音亢进和排气过多,少数患者有腹泻或便秘。这些症状多在服药 2 周左右缓解,仅少数患者不能耐受而停药。

(4)禁忌证:原有消化不良、消化道溃疡、肠梗阻倾向、感染、恶性肿瘤、酗酒、严重肝和肾功能损害者;妊娠或哺乳妇女及小儿。

(5)注意事项:α-糖苷酶抑制剂的使用应从小剂量开始,渐增加剂量,并与第一口饭一起嚼碎咽下。避免同服消胆胺、肠道吸附剂、消化酶制剂。

4.胰岛素增敏剂

胰岛素增敏剂除了二甲双胍外,目前还有噻唑烷二酮类药物(TZDs)。它属于过氧化物酶增殖体所激活的受体,是一种核受体(简称 PPAR-γ)。被激活后的这种受体蛋白,能够结合 DNA 的反应成分,继而影响基因的转录,其生物效应是改变和调节一系列糖类和脂肪的代谢。现在应用于临床的有罗格列酮和吡格列酮。

(1)作用机制:目前噻唑烷二酮类药物的作用机制还在进一步的探讨当中,根据最近的研究可归纳为以下几点:①激活 PPAR-γ,能够减少脂肪的溶解和增加脂肪细胞的分化,减少外周组织的胰岛素抵抗。②降低瘦素和肿瘤坏死因子-α 的表达,减少 PAI-1 分泌,降低游离脂肪酸水平,从而增加周围组织对胰岛素的敏感性和反应性,提高糖原合成酶的活性,促进骨骼肌对胰岛素介导的葡萄糖摄取和利用。③通过抑制肝糖异生的限速酶即 1,6-二磷酸果糖酶和 2,6-二磷酸果糖酶的活性而降低肝糖输出。④提高胰岛素敏感性,从而抑制肝内合成内源性甘油三酯并促进其清除,改善糖尿病患者的血脂,防止动脉硬化的产生,延缓其发展。⑤清除自由基,降低过氧化脂质的形成,抑制动脉硬化的形成。⑥减少血管平滑肌细胞的钙离子内流,内皮细胞合成一氧化氮增加,改善血管内皮功能。见表 7-15。

表 7-15　噻唑烷二酮类药物的代谢及作用特点

药名	每片剂量(mg)	每天剂量(mg)	每天服药次数	半衰期(h)
罗格列酮	1、2、4	4～8	1～2	4
(文迪雅)				
吡格列酮	15	30	1～2	16～24
(艾汀、艾可拓)				

(2)适应证:①胰岛素抵抗、肥胖,或伴有高血压的 2 型糖尿病患者。②胰岛素抵抗者。③可单独用于 2 型糖尿病的治疗,也可与磺脲类、双胍类药物或胰岛素合用。

(3)不良反应:转氨酶升高、头痛、头晕、恶心、腹泻、体重增加和液体潴留。

(4)禁忌证:1 型糖尿病患者、酮症酸中毒、肝功能异常者。

(5)用药注意事项:用药期间监测肝功能,转氨酶升高 3 倍以上者停药。

5.非磺脲类胰岛素促泌剂

非磺脲类胰岛素促泌剂又称餐时促胰岛素分泌剂,其化合物能促进胰岛 β 细胞中胰岛素的第一时相分泌。其特点是只在进餐时才会迅速而短暂的刺激胰腺分泌胰岛素,起效快,作用持续时间短,安全性好。此类药物包括瑞格列奈和那格列奈。

(1)作用机理:通过与胰腺 β 细胞膜上的 ATP 敏感性钾通道(K^+ATP)偶尔受体相互作用,使浆膜去极化,随即通过电压敏感性 L 型钙通道的开放,引起钙离子内流和胰岛素分泌。它与磺脲类药物不同之处在于:它在胰岛 β 细胞膜上的结合位点不同;不直接刺激胰岛素的胞泌作用。见表 7-16。

表 7-16　格列奈类药物的代谢及作用特点

药名	排除途径	起效时间(h)	高峰时间(h)	半衰期(h)	持续时间(h)	每顿餐前剂量(mg)	最大剂量(mg)
瑞格列奈	胆汁90%	0.5	1	1～1.5	6	0.5～4	12
(诺和龙)	尿10%						
那格列奈	肝代谢	0.3	0.3	1.3	4	120～180	360～540
(唐力)	主要肾排泄						

(2)适应证:2 型糖尿病、餐后高血糖。

(3)不良反应:①轻度胃肠功能紊乱、腹泻、呕吐。②个别患者出现乳酸、转氨酶升高,疗程结束后即可消失。③少数患者出现轻微低血糖。④变态反应。⑤体重轻微增加。

(4)禁忌证:1 型糖尿病患者,肝、肾功能不全者。

(5)应用:可以单独或与双胍类、噻唑烷二酮联合使用。格列奈类药物不能与格列苯脲或其他促胰岛素分泌剂合用。格列奈类药物可减少餐后高血糖并且在单独使用时,一般不导致低血糖。一般进餐前服药(餐前 15 min 即可),不进餐不服药。

(6)影响格列奈类药物的其他药物:①增强降糖作用:单胺氧化酶抑制剂、非选择性 β 受体阻滞剂、ACEI、非甾体类抗炎药、乙醇、促合成代谢激素、奥曲肽。②减弱降血糖作用:口服避孕药、噻嗪类、皮质激素、甲状腺素、拟交感神经药。③因格列奈类药物均经肝细胞色素 P_{450} 酶代谢，凡影响肝脏 P_{450} 酶活性的药物如酮康唑、某些抗生素、环孢霉素、类固醇可抑制该类药物代谢，而诱导 P_{450} 酶活性的药物如利福平、巴比妥、卡马西平可促进该类药物代谢。

6.胰岛素治疗

(1)胰岛素的生理作用：胰岛素通过与肝脏、脂肪组织、肌肉等组织的细胞膜受体结合后发挥效应。主要作用是增加葡萄糖的穿膜转运，促进葡萄糖摄取、促进葡萄糖在细胞内的氧化或糖原合成，并为合成蛋白或脂肪提供能量，促进蛋白质及脂肪的合成，减少酮体生成。其与生长激素有协同作用，促进生长、促进钾向细胞内转移，有水、钠潴留作用。

(2)适应证：①1型糖尿病患者。②2型糖尿病患者经饮食及口服降血糖药治疗未获得良好控制者。③糖尿病并发急性代谢紊乱如酮症酸中毒、高渗性昏迷和乳酸性酸中毒伴高血糖时。④合并重症感染、消耗性疾病、视网膜病变、肾病、神经病变、急性心肌梗死、脑卒中。⑤因存在伴发病需外科治疗的围手术期。⑥妊娠和分娩。⑦全胰腺切除引起的继发性糖尿病。

(3)胰岛素的类型：胰岛素制剂可分为速(短)效、中效和长(慢)效3类。速效有普通(正规)胰岛素(RI)，皮下注射后发生作用快，但持续时间短，是唯一可经静脉注射的胰岛素，可用于抢救糖尿病酮症酸中毒。中效胰岛素有低精蛋白胰岛素(NPH,中性精蛋白锌胰岛素)和慢胰岛素锌混悬液。长效制剂有精蛋白锌胰岛素注射液(PZI,鱼精蛋白锌胰岛素)和特慢胰岛素锌混悬液。速效胰岛素主要控制1餐饭后高血糖；中效胰岛素主要控制2餐饭后高血糖，以第2餐饭为主；长效胰岛素无明显作用高峰，主要提供基础水平胰岛素。胰岛素的种类及作用特点见表7-17。

表 7-17　胰岛素的种类及作用特点

种类	起效时间(h)	峰时间(h)	有效作用时间(h)	最大持续作用时间(h)
猪胰岛素				
短效(RI)	0.5～2	2～4	4～6	6～8
中效(NPH)	2～4	6～12	12～20	18～24
长效(PZI)	4～6	12～24	14～20	24～36
人胰岛素				
超短效(Lispro)	0.08～0.25	1～2	2～4	4～5
短效(RI)	0.5～1	2～4	3～6	6～8
中效(NPH)	1～3	4～12	13～18	18～24
长效(Ultralente)	2～4	8～14	18～20	20～30

(4)胰岛素的不良反应：①低血糖反应：最常见，一般由体力活动太多、饮食减少、药物用量过大引起，发作多较急，如昏迷持续6h以上可能导致中枢性不可逆性损害。②变态反应：以注射局部疼痛、硬结、皮疹为主，偶有全身性变态反应，如荨麻疹、紫癜、血清病、局限性水肿、支气管痉挛、虚脱、胃肠道反应、急性肺水肿。多见于注射含有附加蛋白的制剂时。③注射部位皮下脂肪营养不良。④胰岛素拮抗或胰岛素耐药性糖尿病：耐药性的定义为每日胰岛素需要量超过200 U，持续48 h以上。发生率为0.1%～3.6%。⑤胰岛素性水肿：糖尿病控制后4～6 d可发生水钠潴留而导致水肿。⑥屈光失常：视力模糊属暂时性变化，多见于血糖波动较大的1型糖尿病患者。⑦高胰岛素血症与肥胖：与胰岛素剂量与使用方法有关，剂量越大越易引起肥胖和高胰岛素血症，故应强调胰岛素治疗的同时饮食控制和运动。加用双胍类及 α-糖苷酶抑制剂有助于减少胰岛素用量，减轻外周高胰岛素血症。

(5)胰岛素的应用原则：①急需控制糖代谢紊乱者用短效类，如酮症等急性并发症、急性感染、大手术前后、分娩前及分娩期。1型或2型糖尿病初治阶段，为摸索剂量和治疗方案，可用短效胰岛素，每日3～4次。②可采用长效制剂于早餐前注射或中效制剂晚10时睡前注射，以维持血浆胰岛素基础水平，并使次晨血糖控制较好。③为减少注射次数可采用混合剂，早晚餐前注射，中效和长效的比值可以灵活掌握，在制备混合剂时为避免鱼精蛋白锌进入普通胰岛素瓶内，应先抽普通胰岛素再抽鱼精蛋白锌胰岛素。也可直接应用混合好的胰岛素。④如病情严重伴循环衰竭、皮下吸收不良、有抗药性需极大剂量时,常使用正规胰岛素或锌结晶胰岛素静脉滴注。⑤采用纯度较高的制剂时剂量减少 30% 左右,从动物胰岛素转为人胰岛素时剂量减少 10%~25%。⑥1 型糖尿病血糖波动大不易控制者,2 型糖尿病伴胰岛素抵抗者可与口服降糖药联合应用。

(6)应用胰岛素的注意事项:①患者需要密切监测血糖,学会根据血糖情况调节胰岛素用量,特别是在患病期间、饮食运动改变时,见表 7-18。②指导患者如何识别低血糖症状,处理低血糖发作。③胰岛素剂量取决于进食量、体力活动、精神状态、伴发疾病、应激状态、胰岛素制剂种类、患者体内抗体情况、注射部位、联合用药情况、是否伴有肥胖、肝及肾功能是否异常等。

表 7-18　胰岛素治疗时的血糖控制目标

血糖控制指标	血糖控制目标	需调整胰岛素量
餐前血糖		
(mmol/L)	4.4~6.7	<4.4 或>6.7
睡前血糖		
(mmol/L)	5.6~7.8	<5.6 或>7.8
HbA1c(%)	≤7	≥8

(7)影响胰岛素作用的因素:①胰岛素制剂的种类,胰岛素的来源。②胰岛素的浓度与剂量:浓度高、剂量大的吸收缓慢,作用延迟。③给药方法:不同的给药方法会影响胰岛素的吸收,按吸收速度由快至慢分别为静脉注射、腹膜内注射、肌内注射、皮下注射。④注射技术。⑤注射部位和温度:不同部位吸收由快至慢分别为腹部、前臂、大腿、臀部。洗热水澡可加速胰岛素的吸收。⑥注射与进食的间隔时间,进食种类。⑦患者有无胰岛素抗体。⑧运动:运动增加肌肉对胰岛素的敏感性,注射部位的肌肉运动加速胰岛素的吸收。⑨肝、肾功能:当肝、肾功能不全时,影响胰岛素的清除,使胰岛素半衰期延长,血液循环中游离胰岛素增多可导致严重低血糖,故应减少胰岛素用量,特别是避免中长效胰岛素。⑩应激因素:机体处于应激状态时,儿茶酚胺等拮抗胰岛素的激素分泌增多,使胰岛素效价降低、血糖升高,此时需要增加胰岛素用量。

(8)胰岛素的一般用法:口服降糖药效果欠佳时可采用口服降糖药与中长效胰岛素联合治疗的方法,即白天用口服药,加睡前注射一次中效胰岛素。当血糖仍然不理想时可停口服药,而完全胰岛素治疗,具体方法如下:①给予速效和长效胰岛素混合制剂,2 次/天,早餐和晚餐前注射。此方法可能出现中午或(和)午夜低血糖,但上午吃一些零食可预防中午低血糖,睡前注射中效胰岛素代替晚餐前的混合胰岛素可预防午夜低血糖。②3 次/天餐前注射速效胰岛素,加睡前注射中、长效胰岛素,此方法可以灵活安排进餐时间。③灵活应用,餐前注射短效胰岛素加长效胰岛素,以模仿生理胰岛素基础分泌。此法可以根据进食和运动时间安排,或饮食中糖类的含量调整胰岛素的使用,饮食中每 10~15 g 糖给予 1~2 U 胰岛素。④胰岛素抵抗患者胰岛素用量较大,可加用噻唑烷二酮类药物、二甲双胍或 α-糖苷酶抑制剂。⑤胰岛素泵持续皮下给药。⑥胰岛素注射笔匹配专用胰岛素制剂,定量准确、注射方便,特别适合老年和视力减迟的患者。

(9)胰岛素用量:开始胰岛素治疗时每日总剂量的计算。①按体重计算:1 型糖尿病 0.5~1 U/(kg·d);新诊断的 1 型糖尿病 0.2~0.6 U/(kg·d);青春期 1 型糖尿病 1.0~1.5 U/(kg·d),因青春期生长发育迅速,故需要量增大;2 型糖尿病 0.1~0.2 U/(kg·d)。②按生理需要量计算:正常人每天分泌 30~40 U 胰岛素,起始量胰岛素可从 24~40 U/d 开始。③按空腹血糖(FPG)估算:FPG 为 8~10 mmol/L 时,给 0.25 U/(kg·d);FPG>10 mmol/L 时,每增加 1 mmol/L 胰岛素增加 4 U/d。

(10)胰岛素泵治疗:①胰岛素泵的脉冲式连续输注方式符合生理状态下胰岛素分泌,能够持续提供基础胰岛素,减少了餐前胰岛素用量,可更快地消除胰岛素抵抗状态。避免了高胰岛素血症,且较普通胰岛素吸收快,缩短了胰岛素吸收入血的起效时间。②胰岛素泵只使用速效或超短效胰岛素,减少了使用多种胰岛素制剂引起的吸收差异。③可自由调整基础量,减少低血糖的发生,并能有效抑制"黎明现象"。④24h持续输入基础量胰岛素,不进食、晚进食也不至于引起低血糖,而多进食也可适量追加胰岛素,从而使患者全天血糖接近正常,更适于生活方式多变的人、低血糖无感知者及糖尿病自主神经病变者。

适应证:①所有1型糖尿病患者,尤其是经常规治疗血糖控制不佳、血糖剧烈波动、对低血糖不能感知而多次发生低血糖、夜间低血糖、对胰岛素特别敏感或胰岛素需求量很少者。②胰岛功能差需要胰岛素治疗的2型糖尿病患者。③有"黎明现象"者,空腹血糖>11.1 mmol/L。④生活方式多变,工作、进食、活动不规律者。⑤妊娠。⑥器官移植后血糖难以控制者。⑦严重糖尿病自主神经病变,如胃麻痹、下肢疼痛等。

胰岛素泵治疗时胰岛素用量的计算:可根据实际体重或以前胰岛素总量进行计算。①体重在理想体重的20%以内时,每日胰岛素总量=0.4～0.9 U/kg,或按以前胰岛素总量的75%计算。②基础量=40%～50%每日胰岛素总量。③餐前量=50%～60%每日胰岛素总量,如果基础量已经平衡了生物节律因素,则可将餐前量平均分配到三餐前。

胰岛素泵治疗时胰岛素用量的调整:①基础量的调整主要根据早晨空腹血糖。②餐前量的调整根据下次餐前血糖值调整。③如果连续2 d血糖值大于靶血糖值,增加餐前量1 U/次,连续2 d血糖值小于靶血糖值,减少餐前量1 U/次。④每次剂量调整不超过1～2 U,观察2～3 d后再根据血糖情况继续调整。

7.胰岛素类似物

(1)胰岛素类似物与普通人胰岛素比较,有着诸多的益处,促使胰岛素的给药方式更趋完善。①起效快速,避免人胰岛素的起效时间需30～60 min,必须餐前30 min给药的缺点,仅邻近程前15 min注射,或于餐后即用,同时作用持续时间短。②贴近生理治疗,胰岛素类似物和长效胰岛素联合应用,三餐时注射短效类似物及睡前注射甘精胰岛素,可帮助糖尿病患者更准确地模拟正常人在生理状态下的胰岛素代谢过程;以最大限度地将血糖控制在正常范围,且不易引起低血糖的发生。③峰效时间与餐后血糖峰值同步,更好地控制餐后血糖升高。另注射时间随意,便于灵活应用,如根据进餐的需要及在餐后追加使用。④显著减少夜间低血糖发生。⑤可降低糖化血红蛋白(HbA_{1c}),达到<7%的指标。⑥注射部位的药物吸收较稳定,个体内的变化以及个体间的差异较小,吸收的变异度有很大的改善。另外,人胰岛素注射剂量较大时,可在皮下形成储存,疗效与持续时间难以预计,而类似物极少出现此类现象。⑦睡前注射甘精胰岛素与口服降糖药联合应用将提高2型糖尿病患者的血糖控制,且比通常预想的更容易实行和节约费用。⑧口服肾上腺皮质激素的糖尿病患者的缺陷常是餐后血糖处理受损,皮质激素可抑制胰岛素的分泌,增加糖异生,减少外周组织对葡萄糖的摄取。但胰岛素类似物可改变这一弊端。

(2)胰岛素类似物的应用原则:①甘精胰岛素的pH值低,不能与其他胰岛素注射剂混合,以免发生凝聚,使吸收延迟。②由动物胰岛素改用人胰岛素类似物时,剂量应减少10%左右,否则易致低血糖的发生。③对过敏者、妊娠妇女、动物源性胰岛素呈现免疫抵抗者、初始采用胰岛素治疗者、间断应用胰岛素者宜尽量首选人胰岛素。④甘精胰岛素宜提倡睡前给药,以控制"黎明现象"高血糖及白天葡萄糖毒性所致的夜间高血糖。并可替代三餐间的基础胰岛素的分泌。⑤与可升高血糖的药物联合应用,如肾上腺皮质激素、异烟肼、雌激素、口服避孕药、烟酸、噻嗪类利尿药,可适当增加剂量;当与含硫抗菌药、水杨酸盐、单胺氧化酶抑制剂、血管紧张素转换酶抑制剂、β受体阻滞剂、奥曲肽等药联合应用,可减少胰岛素类似物的需求量。且β受体阻滞剂可能掩盖胰岛素所致的低血糖现象,需特别警惕。

(孙海玲)

第六节 糖尿病酮症酸中毒

糖尿病酮症酸中毒(DKA)为最常见的糖尿病急症,是由于体内胰岛素缺乏引起的以高血糖、高血酮和代谢性酸中毒为主要表现的临床综合征。当代谢紊乱发展至脂肪分解加速、血清酮体积聚超过正常水平时称为酮血症,尿酮体排出增多称为酮尿,临床上统称为酮症。当酮酸积聚而发生代谢性酸中毒时称为酮症酸中毒,常见于 1 型糖尿病患者或 B 细胞功能较差的 2 型糖尿病患者伴应激时。

一、病因

DKA 发生在有糖尿病基础,在某些诱因作用下发病。DKA 多见于年轻人,1 型糖尿病易发,2 型糖尿病可在某些应激情况下发生。发病过程大致可分为代偿性酮症酸中毒与失代偿性酮症酸中毒二个阶段。诱发 DKA 的原因如下。

1.急性感染

以呼吸、泌尿、胃肠道和皮肤的感染最为常见。伴有呕吐的感染更易诱发。

2.胰岛素和药物治疗中断

是诱发 DKA 的重要因素,特别是胰岛素治疗中断。有时也可因体内产生胰岛素抗体致使胰岛素的作用降低而诱发。

3.应激状态

糖尿病患者出现精神创伤、紧张或过度劳累、外伤、手术、麻醉、分娩、脑血管意外、急性心肌梗死等。

4.饮食失调或胃肠疾患

严重呕吐、腹泻、厌食、高热等导致严重失水,过量进食含糖或脂肪多的食物,酗酒,或每天糖类摄入过少(<100 g)时。

5.不明病因

发生 DKA 时往往有几种诱因同时存在,但部分患者可能找不到明显诱因。

二、发病机制

主要病理基础为胰岛素相对或绝对不足、拮抗胰岛素的激素(胰高血糖素、皮质醇、儿茶酚胺类、生长激素)增加以及严重失水等,因此产生糖代谢紊乱,血糖不能正常利用,导致血糖增高、脂肪分解增加、血酮增高和继发性酸中毒与水、电解质平衡失调等一系列改变。本病发病机制中各种胰岛素拮抗激素相对或绝对增多起重要作用。

1.脂肪分解增加、血酮增高与代谢性酸中毒的出现

DAK 患者脂肪分解的主要原因有:①胰岛素的严重缺乏,不能抑制脂肪分解;②糖利用障碍,机体代偿性脂肪动员增加;③生长激素、胰高血糖素和糖皮质激素的作用增强,促进脂肪的分解。此时因脂肪动员和分解加速,大量脂肪酸在肝经氧化生成乙酰辅酶 A。正常状态下的乙酰辅酶 A 主要与草酰乙酸结合后进入三羧酸循环。DAK 时,由于草酰乙酸的不足,使大量堆积的乙酰辅酶 A 不能进入三羧酸循环,加上脂肪合成受抑制,使之缩合为乙酰乙酸,再转化为 β-羟丁酸、丙酮,三者总称为酮体。与此同时,胰岛素的拮抗激素作用增强,也成为加速脂肪分解和酮体生成的另一个主要方面。在糖、脂肪代谢紊乱的同时,蛋白质的分解过程加强,出现负氮平衡,血中生酮氨基酸增加,生糖氨基酸减少,这在促进酮血症的发展中也起了重要作用。当肝内产生的酮体量超过了周围组织的氧化能力时,便引起高酮血症。

病情进一步恶化将引起:①组织分解加速;②毛细血管扩张和通透性增加,影响循环的正常灌注;③抑制组织的氧利用;④先出现代偿性通气增强,继而 pH 下降,当 pH<7.2 时,刺激呼吸中枢引起深快呼吸(Kussmaul 呼吸),pH<7.0 时,可导致呼吸中枢麻痹,呼吸减慢。

2.胰岛素严重缺乏、拮抗激素增高及严重脱水

当胰岛素严重缺乏和拮抗激素增高情况下,糖利用障碍,糖原分解和异生作用加强,血糖显著增高,可超过 19.25 mmol/L,继而引起细胞外高渗状态,使细胞内水分外移,引起稀释性低钠。一般来说,血糖每升高 5.6 mmol/L,血浆渗量增加 5.5 mmol/L,血钠下降 2.7 mOsm/L。此时,增高的血糖由肾小球滤过时,可比正常的滤过率[5.8~11 mmol/(L·min)]高出 5~10 倍,大大超过了近端肾小管回吸收糖[16.7~27.8 mmol/(L·min)]的能力,多余的糖由肾排出,带走大量水分和电解质,这种渗透性利尿作用

必然使有效血容量下降,机体处于脱水状态。此外,由此而引起的机体蛋白质、脂肪过度分解产物(如尿素氮、酮体、硫酸、磷酸)从肺、肾排出,同时厌食、呕吐等症状,都可加重脱水的进程。在脱水状态下的机体,胰岛素利用下降与反调节激素效应增强的趋势又必将进一步发展。这种恶性循环若不能有效控制,必然引起内环境的严重紊乱。

3.电解质失衡

因渗透性利尿作用,从肾排出大量水分的同时也丢失 K^+、Na^+ 和 Cl^- 等离子。血钠在初期可由于细胞内液外移和排出增多而引起稀释性低钠,但若失水超过失钠程度,血钠也可增高。血钾降低多不明显,有时由于 DKA 时组织分解增加使大量细胞内 K^+ 外移而使测定的血钾不低,但总体上仍以低钾多见。

三、临床表现

绝大多数 DKA 见于 1 型糖尿病患者,有使用胰岛素治疗史,且有明显诱因,小儿则多以 DKA 为首先症状出现。一般起病急骤,但也有逐渐起病者。早期患者常感软弱、乏力、肌肉酸痛,是为 DKA 的前驱表现,同时糖尿病本身症状也加重,常因大量尿糖及酮尿使尿量明显增加,体内水分丢失,多饮、多尿更为突出,此时食欲缺乏、恶心、呕吐、腹痛等消化道症状及胸痛也很常见。老年有冠心病者可并发心绞痛,甚而心肌梗死及心律失常或心力衰竭等。由于 DKA 时心肌收缩力减低,每搏量减少,加以周围血管扩张,血压常下降,导致周围循环衰竭。

1.严重脱水

皮肤黏膜干燥、弹性差,舌干而红,口唇樱桃红色,眼球下陷,心率增快,心音减弱,血压下降;并可出现休克及中枢神经系统功能障碍,如头痛、神志淡漠、恍惚,甚至昏迷。少数患者尚可在脱水时出现上腹部剧痛、腹肌紧张并压痛,酷似急性胰腺炎或外科急腹症,胰淀粉酶亦可升高,但非胰腺炎所致,系与严重脱水和糖代谢紊乱有关,一般在治疗 2～3 d 后可降至正常。

2.酸中毒

可见深而快的 Kussmaul 呼吸,呼出气体呈酮味(烂苹果味),但患者常无呼吸困难感觉,少数患者可并发呼吸窘迫综合征。酸中毒可导致心肌收缩力下降,诱发心力衰竭。当 pH＜7.2 时中枢神经系统受抑制则出现倦怠、嗜睡、头痛、全身痛、意识模糊和昏迷。

3.电解质失衡

早期低血钾常因病情发展而进一步加重,可出现胃肠胀气、腱反射消失和四肢麻痹,甚至有麻痹性肠梗阻的表现。当同时合并肾功能损害,或因酸中毒致使细胞内大量钾进入细胞外液时,血钾也可增高。

4.其他

肾衰竭时少尿或无尿,尿检出现蛋白、管型;部分患者可有发热,病情严重者体温下降,甚至降至 35 ℃以下,这可能与酸血症时血管扩张和循环衰竭有关;尚有少数患者可因 6-磷酸葡萄糖脱氢酶缺乏而产生溶血性贫血或黄疸。

四、实验室检查

1.尿糖、尿酮检查

尿糖、尿酮强阳性,但当有严重肾功能损害时由于肾小球滤过率减少而导致肾糖阈增高时,尿糖和尿酮亦可减少或消失。

2.血糖、血酮检查

血糖明显增高,多高达 16.7～33.3 mmol/L,有时可达 55.5 mmol/L 以上;血酮体增高,正常＜0.6 mmol/L,＞1.0 mmol/L 为高血酮,＞3.0 mmol/L 提示酸中毒。

3.血气分析

代偿期 pH 可在正常范围,HCO_3^- 降低;失代偿期 pH＜7.35,HCO_3^- 进一步下降,BE 负值增大。

4.电解质测定

血钾正常或偏低,尿量减少后可偏高,血钠、血氯多偏低,血磷低。

5.其他

肾衰竭时,尿素氮、肌酐增高,尿常规可见蛋白、管型,白细胞计数多增加。

五、诊断及鉴别诊断

DKA 的诊断基于如下条件:①尿糖强阳性;②尿酮体阳性,但在肾功能严重损伤或尿中以β-羟丁酸为主时尿酮可减少甚至消失;③血糖升高,多为 16.7～33.3 mmol/L,若＞33.3 mmol/L,要注意有无高血糖高渗状态;④血 pH 常＜7.35,HCO$_3^-$＜10～15 mmol/L。在早期代偿阶段血 pH 可正常,但 BE 负值增大。关键在于对临床病因不明的脱水、酸中毒、休克、意识改变进而昏迷的患者应考虑到 DKA 的可能。若尿糖、尿酮体阳性,血糖明显增高,无论有无糖尿病史,都可结合临床特征而确立诊断。

DKA 可有昏迷,但在确立是否为 DKA 所致时,除需与高血糖高渗状态、低血糖昏迷和乳酸性酸中毒进行鉴别外,还应注意脑血管意外的出现,应详查神经系统体征,特别要急查头颅 CT,以资鉴别,必须注意二者同时存在的可能性。

六、急诊处理

治疗原则为尽快纠正代谢紊乱,去除诱因,防止各种并发症。补液和胰岛素治疗是纠正代谢紊乱的关键。

（一）补液

输入液体的量及速度应根据患者脱水程度、年龄及心脏功能状态而定。一般每天总需量按患者原体重的 10% 估算。首剂生理盐水 1 000～2 000 mL,1～2 h 静脉滴注完毕,以后每 6～8 h 输 1 000 mL 左右。补液后尿量应在每小时 100 mL 以上,如仍尿少,表示补液不足或心、肾功能不佳,应加强监护,酌情调整。昏迷者在苏醒后,要鼓励口服液体,逐渐减少输液,较为安全。

（二）胰岛素治疗

常规以小剂量胰岛素为宜,这种用法简单易行,不必等血糖结果;无迟发低血糖和低血钾反应,经济、有效。实施时可分两个阶段进行。

1.第 1 阶段

患者诊断确定后（或血糖＞16.7 mmol/L）,开始先静脉点滴生理盐水,并在其中加入短效胰岛素,每小时给予每千克体重 0.1 U 胰岛素,使血清胰岛素浓度恒定达到 100～200 μU/mL,每 1～2 h 复查血糖,如血糖下降＜30%,可将胰岛素加量;对有休克和（或）严重酸中毒和（或）昏迷的重症患者,应酌情静脉注射首次负荷剂量 10～20 U 胰岛素;如下降＞30%,则按原剂量继续静脉滴注,直至血糖下降为≤13.9 mmol/L 后,转第 2 阶段治疗;当血糖≤8.33 mmol/L 时,应减量使用胰岛素。

2.第 2 阶段

当患者血糖下降至≤13.9 mmol/L 时,将生理盐水改为 5% 葡萄糖（或糖盐水）,胰岛素的用量则按葡萄糖与胰岛素之比为 3～4：1（即每 3～4 g 糖给胰岛素 1 U）继续点滴,使血糖维持在 11.1 mmol/L 左右,酮体阴性时,可过渡到平日治疗剂量,但在停止静脉滴注胰岛素前 1 h 酌情皮下注射胰岛素 1 次,以防血糖的回升。

（三）补钾

DKA 者从尿中丢失钾,加上呕吐与摄入减少,必须补充。但测定的血钾可因细胞内钾转移至细胞外而在正常范围内,因此,除非患者有肾功能障碍或无尿,一般在开始治疗即进行补钾。补钾应根据血钾和尿量:治疗前血钾低于正常,立即开始补钾,头 2～4 h 通过静脉输液每小时补钾为 13～20 mmol/L（相当于氯化钾 1.0～1.5 g）;血钾正常、尿量＞40 mL/h,也立即开始补钾;血钾正常、尿量＜30 mL/h,暂缓补钾,待尿量增加后再开始补钾;血钾高于正常,暂缓补钾。使用时应随时进行血钾测定和心电图监护。如能口服,用肠溶性氯化钾 1～2 g,3/d。用碳酸氢钠时,鉴于它有促使钾离子进入细胞内的作用,故在滴入 5%碳酸氢钠 150～200 mL 时,应加氯化钾 1 g。

(四)纠正酸中毒

患者酸中毒系因酮体过多所致,而非 HCO_3^- 缺乏,一般情况下不必用碳酸氢钠治疗,大多可在输注胰岛素及补液后得到纠正。反之,易引起低血钾、脑水肿、反常性脑脊液 pH 下降和因抑制氧合血红蛋白解离而导致组织缺氧。只有 pH<7.1 或 CO_2CP<4.5～6.7 mmol/L、HCO_3^- <5 mmol/L 时给予碳酸氢钠 50 mmol/L。

(五)消除诱因,积极治疗并发症

并发症是关系到患者预后的重要方面,也是酮症酸中毒病情加重的诱因,如心力衰竭、心律失常、严重感染等,都须积极治疗。此外,对患者应用鼻导管供氧,严密监测神志、血糖、尿糖、尿量、血压、心电图、血气、血浆渗量、尿素氮、电解质及出入量等,以便及时发现病情变化,及时予以处理。

(孙海玲)

第七节　嗜铬细胞瘤

一、西医

(一)概述

嗜铬细胞瘤是一种较罕见的继发性高血压。高血压中嗜铬细胞瘤的发生率约为 0.05%～0.1%。临床上常呈阵发性或持续性高血压、多个器官功能障碍及代谢紊乱症群,其特征为头痛、心悸、出汗三项主症与高血压、高代谢、高血糖三高症,以及血压、心率大幅度波动。

嗜铬细胞瘤是一种产生儿茶酚胺的肿瘤,大多数为良性约占 90%,恶性仅占 10%,肿瘤的数目,在成人中约 80% 为单个单侧。单个肿瘤多发生于右侧,原因尚不明确。嗜铬细胞瘤约 80%～90% 位于肾上腺髓质。许多资料证明肾上腺髓质嗜铬细胞瘤内含有肾上腺素和去甲肾上腺素两种颗粒,而肾上腺髓质以外的嗜铬细胞瘤细胞只含有去甲肾上腺素颗粒。嗜铬细胞瘤若能及早正确地诊疗,是完全可以治愈的,但如不能及时诊断或错误治疗则可导致严重后果,乃至死亡。

(二)诊断要点

1. 临床表现

(1)高血压症群:由于肾上腺素作用于心肌,心搏出量增加、收缩压上升,但对周围血管除皮肤外有扩张作用,故舒张压未必增高;去甲肾上腺素作用于周围血管引起其收缩,促使收缩压和舒张压均升高,此为本病主要症群。临床上据血压发作方式,可分阵发性和持续性两型。阵发性高血压具有特征性,每因精神刺激、弯腰、排尿、排便、按摩、触摸、肿瘤手术检查、组胺试验、灌肠、麻醉诱导等而激发,血压骤然上升,收缩压高者可达 40.0 kPa(300 mmHg),舒张压也相应明显升高,可达 24.0 kPa(180 mmHg),一般在 26.7～33.3/13.3～20.0 kPa(200～250/100～150 mmHg)之间。患者感心悸、心动过速(少数有心动过缓),剧烈头痛、头晕,表情焦虑,四肢及头部有震颤,皮肤苍白,尤以脸部为甚,全身多汗,手足厥冷、发麻或有刺感,软弱无力,有时出现气促、胸闷、呼吸困难,有时伴以恶心、呕吐,中上腹痛,瞳孔散大,视力模糊,神经紧张,濒死感。严重发作时可并发肺水肿、心力衰竭、脑出血或休克而死亡。阵发性高血压发作历时一般为数分钟,大多少于 15 min,但长者可达 16～24 h。早期血管并无器质性改变,晚期动脉发生器质性变化,此时血压呈持续性升高,但仍可有阵发性加剧。儿童及青年患者常病情发展较快,可似急进性高血压,短期内可出现眼底病变,多为Ⅲ、Ⅳ度,并可有出血、乳头水肿、视神经萎缩,以至失明。另外尚可发生氮质血症或尿毒症、心力衰竭、高血压脑病。嗜铬细胞瘤若得不到及时诊断和治疗,经一定时间(可长达十数年),则可出现诸多高血压心血管系统严重并发症,包括左心室肥大、心脏扩大、心力衰竭、冠状动脉粥样硬化、肾小动脉硬化、脑血管病变等。

（2）代谢紊乱：儿茶酚胺可使体内耗氧量增加，基础代谢率上升。发作时可见发热，体温上升1℃～2℃，多汗者由于散热体温升高可不明显。体重减轻多见，此系糖原分解，胰岛素分泌受抑制，血糖升高，脂肪过度分解所致。由于游离脂肪酸升高、糖耐量降低等代谢紊乱，易诱发动脉粥样硬化。

（3）其他特殊临床表现：①低血压及休克：少数患者血压增高不明显，甚至可有低血压，严重者乃至出现休克，另外可有高血压与低血压相交替出现现象。发生低血压的原因：肿瘤坏死、瘤体内出血，导致儿茶酚胺释放锐减乃至骤停；大量儿茶酚胺引起严重心律紊乱、心力衰竭或心肌梗死以致心排血量锐减，诱发心源性休克；肿瘤分泌大量肾上腺素，兴奋肾上腺素能β受体，引起周围血管扩张；部分瘤体可分泌较多量多巴胺，抵消了去甲肾上腺素的升压作用；大量的儿茶酚胺引起血管强烈收缩，微血管壁缺血缺氧，通透性增高，血浆渗出，有效血容量减少，血压降低。②腹部肿块：嗜铬细胞瘤瘤体一般较大，少数患者（约10％）能在腹部扪及。触诊时应警惕可能诱发高血压发作。③消化道症状：由于儿茶酚胺可使肠蠕动及张力减弱，故常可引起便秘、腹胀、腹痛，甚至结肠扩张，还可引起胃肠壁血管发生增殖性及闭塞性动脉内膜炎，以致发展为肠梗死、出血、穿孔、腹部剧痛、休克、胃肠出血等急腹症表现。儿茶酚胺又可使胆囊收缩减弱，胆道口括约肌张力增高，引起胆汁潴留和胆石症发生。④膀胱内肿瘤：膀胱内的嗜铬细胞瘤罕见。患者每于膀胱尿液充盈时、排尿时或排尿后刺激瘤体释放儿茶酚胺引起高血压发作，有时可致排尿时昏厥。⑤红细胞增多症：由于嗜铬细胞瘤体可分泌红细胞生成素样物质，进而刺激骨髓引起红细胞增多。

2.实验室及其他检查

（1）血、尿儿茶酚胺及其代谢产物测定：尿中儿茶酚胺及其终末代谢产物香草基杏仁酸（VMA）和中间代谢产物甲氧基肾上腺素（MN）、甲氧基去甲肾上腺素（NMN）的排泄量测定对本病的诊断具有一定的价值。但这些检查干扰因素多，波动性大，需多次测定才可靠。

（2）药理试验：①胰高糖素试验：胰高糖素一次注射负荷量为0.5～1.0 mg。适用于血浆儿茶酚胺相对较低（400～1000 pg/mL）及血压低于22.7/13.3 kPa（170/100 mmHg）者。该剂有刺激瘤体分泌儿茶酚胺作用，分别采集胰高糖素注射前和注射后3 min的血标本，注射后血浆儿茶酚胺浓度若为注射前的3倍或以上、或注射后浓度高于2000 pg/mL诊断则可确立。试验时备有酚妥拉明，以期在发生显著升压反应时使用，以终止试验。胰高糖素试验的不良反应和假阴性极少，是目前值得推荐的激发试验。②酚妥拉明：系肾上腺素能受体阻滞剂，可使本病患者血压迅速下降。负荷量1～5 mg/次。如注射后2 min内血压迅速下降，其幅度＞4.7/3.3 kPa（35/25 mmHg），且持续时间为3～5 min，可判为阳性。如一度下降后又迅速回升则为假阳性。正常人及其他高血压患者收缩压下降不明显。

（3）定位诊断：B型超声波、电子计算机断层扫描摄片法（CT）及磁共振（MRI）均可作出较准确的诊断，其中MRI尤佳，敏感性极高，几乎达100％，且不需注射造影剂。

（三）诊断标准

（1）波动性高血压：①发作型：血压波动于正常与高血压之间。②持续型：在高血压基础上的激烈变化。③因俯卧、倒卧、饱食、排便等诱因而使血压波动，血压上升时出现搏动性头痛、频脉、出汗、面色苍白、四肢冷、视力障碍。④一般抗高血压药无效，但α及β-阻滞剂有效。

（2）尿蛋白、糖阳性，白细胞增多、高脂血症，血糖增高，CTT异常，与肾功能成比例的眼底异常，BMR上升。

具备以上症状，检查所见一部分或大部分条件，同时还必须具备下列第（3）～（5）条者即可做出诊断。

（3）血或尿中儿茶酚胺浓度增高。

（4）尿中儿茶酚胺代谢产物如甲氧基肾上腺素、甲氧基去甲肾上腺素及香草基杏仁酸（VMA）等排出增加。

（5）经IVP（静脉肾盂造影）、超声检查、腹部CT等证实存在的肿瘤。

（四）鉴别诊断

1.嗜铬细胞瘤的鉴别诊断主要应与其他继发性高血压及高血压病相鉴别

包括急进性高血压、间脑肿瘤、后颅凹瘤（小脑及脑干肿瘤）、中风（中风后2～3个月内有血压波动、尿

VMA 值升高)等引起的高血压。本病持续高血压者的表现酷似高血压病,发展快者似急进型高血压,不同之处是患者有儿茶酚胺分泌过多的某些表现,如头痛、畏热、多汗、肌肉震颤、消瘦、疲乏、精神紧张、焦虑、心动过速、心律失常、体位性低血压等。

2.特殊病例尚须与甲状腺机能亢进症、糖尿病、更年期综合征等相鉴别

但上述疾病绝大多数不伴有血浆总儿茶酚胺、游离儿茶酚胺以及尿中其代谢产物值的上升。

(五)诊断提示

(1)临床上遇见以下情况时,应当考虑嗜铬细胞瘤的诊断:①阵发性高血压;②持续性高血压伴有某些特异性的本病症状者;③急进性、恶性高血压,大多是年轻患者;④高血压患者有一些难以解释的临床征象,如原因不明的休克、阵发性心律失常、剧烈腹痛者。

(2)典型嗜铬细胞瘤的诊断不难,困难在于一个不典型的患者,常具有不典型的和非特异性的临床表现。嗜铬细胞瘤模仿其他疾病的情况较为多见,以致造成早期、初次诊断的错误。因此,临床上必须根据其症状、体征配合相应的生化及影像学检查,以便早期确诊及时治疗。

(六)治疗方法

应用药物长期控制嗜铬细胞瘤高血压是困难的,且其中恶性约占 10%,故手术治疗是首选。要获得满意的手术效果,需内、外科的密切配合。

1.内科处理

控制嗜铬细胞瘤高血压的药物有 α_1-肾上腺素能阻滞剂、钙拮抗剂、血管扩张剂和儿茶酚胺合成抑制剂等。β-肾上腺素能阻滞剂有时可用于治疗心律不齐和心动过速,但应在 α-肾上腺素能阻滞剂已起作用的基础上方可使用。

当骤发阵发性高血压症群时,应立即予以抢救,主要措施有:①给氧;②静脉注射酚妥拉明 1～5 mg(与 5% 葡萄糖溶液混合),同时严密观察血压、心率、心律,并以心电图监护,继以酚妥拉明 10～50 mg 溶于 5% 葡萄糖生理盐水缓慢静脉滴注,同时观察以上各指标,一般病例约需 40～60 mg 可控制;③如有心律不齐、心力衰竭、高血压脑病、脑血管意外和肺部感染等并发症时,应及时对症处理。

对有癌肿转移及不能手术者,可采用甲基对位酪氨酸,此为一种酪氨酸羟化酶抑制剂,可减少多巴胺合成,初始计量 500～1 500 mg/d,以后 3～4 g/d,分 3～4 次,口服,约可抑制 50%～80% 儿茶酚胺的合成,使患者血压、VMA 排出量降至正常,症状有所改善、寿命也可延长。应争取早期使用,晚期疗效较差。不良反应有嗜睡、焦虑、腹泻、口干、溢乳、精神失常、震颤等。恶性嗜铬细胞瘤发生肝转移时可给链脲霉素 2 g/次,加入 0.9% 生理盐水 500 mL 中,每月 1 次静脉滴注,2 月后瘤体可缩小 50% 左右。也可用栓塞疗法或间位 ^{131}I-MIBG(M-^{131}I-Iodobenzylguanidine)治疗,可缩小瘤体,减少儿茶酚胺产量。

2.手术治疗

大多数嗜铬细胞瘤为良性,可手术切除而得到根治;如为增生则应作次全切除。

(1)为了避免在麻醉诱导期、手术剥离、结扎血管和切除肿瘤时的血压波动以致诱发高血压危象和休克,应在术前 2 周及术中做好准备工作。

常用药物有:①苯氧苄胺:为非竞争性 α 受体阻滞剂,对 α_1 受体作用较 α_2 受体强 100 倍,半衰期长。初始常用剂量每 12 h 10 mg,以后每隔数日递增 10～20 mg,渐增至每日 40～100 mg 或以上,直至血压降至正常或接近正常。不良反应有鼻黏膜充血、体位性低血压、心动过速等。②哌唑嗪:为 α_1-受体选择性阻滞剂,作用时间相对较短。首次剂量 1 mg,以后渐增至 6～8 mg/d 维持,不良反应有体位性低血压,低钠倾向等。③盐酸普萘洛尔:为非选择性 β 受体阻滞剂,可在 α-受体阻滞剂应用后心律失常或心动过速(P>100 次/分)时使用,应用剂量不宜过大,每次 10 mg,每日 3～4 次,当心率过快确需进一步控制时再谨慎增加。④其他:在上述药物降压效果不佳时,也可试用尼卡地平、卡托普利等。

(2)在手术过程中需要尽可能地探查两侧肾上腺和整个交感神经链,以期发现和摘除多发性肿瘤。手术期间和术后期间要适当应用儿茶酚胺阻滞剂和输血、输液,以恢复手术中丢失的血容量,这样可以防止切除肿瘤后引起的严重低血压或休克状态,以及可能发生的肾衰竭或心肌栓塞等。术后应用去甲肾上腺

素和可的松等维持疗法是有益的;心得安等对控制心动过速和心律失常有价值,因而这种手术是安全的。

（七）治疗提示

（1）嗜铬细胞瘤的预后完全取决于早期诊断和治疗。如果患者在心肾等系统合并症未发生不可恢复功能之前,成功地切除肿瘤,患者常可获得完全治愈。即或患者是存在多年的嗜铬细胞瘤,肿瘤切除后亦多可获得改善或治愈。只有少数肿瘤是恶性的。

（2）如术后血压仍未能满意地下降,应当考虑是否另有肿瘤存在,即多发性嗜铬细胞瘤,因此手术后必须反复检验尿儿茶酚胺水平,以了解是否还有肿瘤存在.

二、中医

（一）概述

嗜铬细胞瘤是以头痛头晕,目眩,面色苍白,口唇青紫,牙关紧闭,两目上视,汗出肢厥,甚则突然昏仆等临床表现为主要特征。《素问·大奇论》说:"暴厥者,不知与人言"。《类经·厥逆》也说:"厥者,逆也,气逆则乱,故忽为眩仆脱绝,是名为厥……轻则渐苏,重则即死,最为急候。"本病当属中医之厥症范畴。

中医学认为,厥症总由脏腑阴阳失调,气机逆乱所致,每因气、血、痰、食、暑、虚等病因而成。患者多系由肝肾之阴亏于下,心肝之火亢于上,阴阳失调,水火不济,气机逆乱所为。

（二）辨证纲目

本病患者平素多头晕头痛、目眩,腰膝酸软,失眠多梦,属本虚标实之证。肝肾阴虚为本,水不济火则心火独亢,肝阳上扰,甚则暴厥为标。临证须辨明虚实,方可因证施治。

1.肝阳上亢

证候:头胀痛,头晕,耳鸣,烦躁易怒,失眠多梦,面红目赤,口苦,便秘尿赤,舌红,苔薄黄,脉弦大数或弦滑。

辨析:肝肾之阴不足,肝阳亢逆无制,气血上冲,则眩晕耳鸣、头目胀痛、面红目赤。肝性失柔则急躁易怒。阴虚心失所养,神不得安,则见失眠多梦。肝火上冲则口苦、便秘、尿赤。舌红苔薄黄、脉弦大数或弦滑为肝阳亢盛之象。

2.痰浊阻遏

证候:头晕,头痛,头重如裹,心烦胸闷,纳差,多眠,腹胀痞满,舌质淡,苔白腻,或舌质偏红,苔黄腻,脉弦滑。

辨析:痰浊阻遏中焦则纳差、腹胀痞满。中焦受遏清阳不升则头晕、头痛、头重如裹。痰阻郁而化热扰心则心烦胸闷。舌淡苔白腻或舌质红苔黄腻、脉弦滑均为痰浊内阻或有内热之象。

3.肝肾阴虚

证候:头晕眼花,目涩而干,耳鸣乏力,腰酸腿软,足跟疼痛,舌质红或红绛,无苔或少苔,脉沉细,双尺脉弱。

辨析:肾阴亏虚,水不涵木,肝阳上亢,则头晕目眩,耳鸣乏力,目涩而干。筋脉失养,故腰酸腿软,足跟疼痛。舌红少苔、脉细为阴虚内热之象。

4.阴阳两虚

证候:头晕眼花,耳鸣乏力,腰腿酸软,心悸气短,肢冷麻木,腹胀腹泻,舌质淡,苔白或少苔,脉沉细,双尺脉尤甚。

辨析:肝肾阴虚,故见头晕眼花,耳鸣乏力,腰腿酸软。阴虚及阳,以至阴阳两亏,证见心悸气短,肢冷麻木,腹胀腹泻。舌质淡、苔白、脉沉细均为阴阳双亏之象。

（三）治疗方法

本病治疗应以标本兼顾为要,治本重在滋补肝肾,治标则重在平抑肝阳,祛湿化痰。总之,临证施治,要根据病机不同,辨证用药,或先治标后治本,或先治本后治标或标本同治。

1.辨证选方

(1)肝阳上亢:清热降火,平肝潜阳。方药:龙胆泻肝汤加减。泽泻12g,生地、龙胆草、珍珠母各15g,栀子、黄芩、丹皮、钩藤、菊花、当归、草决明各10g,柴胡6g。若头晕明显者,加天麻10g。

(2)痰浊阻遏:化痰降逆。方药:半夏白术天麻汤加减。白术、钩藤、薏苡仁各15g,法半夏、车前子、天麻、莱菔子、佩兰、陈皮、枳壳各10g。若偏湿热者,加竹茹、黄芩各10g,茵陈12g。

(3)肝肾阴虚:滋补肝肾。方药:滋水清肝饮加减。茯苓、生地、枸杞子、熟地各12g,山萸肉、山药、丹皮、泽泻、菊花各10g,怀牛膝6g,磁石30g,决明子15g。若肢体麻木者,加鸡血藤、桑寄生各10g。

(4)阴阳两虚:阴阳双补。方药:二仙汤加减。黄芪、党参各15g,山萸肉、仙茅、仙灵脾、女贞子各10g,熟地、枸杞子各12g,炙甘草、肉桂各6g。若腰腿酸困明显者,加杜仲、川断各10g。

2.专方验方

(1)茯苓桂枝甘草大枣汤:茯苓30g,桂枝15g,炙甘草6g,大枣10枚,生龙牡各30g水煎服。主治本病之上焦阳虚下焦阴盛证。

(2)黄连阿胶汤合二至丸加味:川黄连3g,黄芩6g,阿胶9g(烊化),杭白芍12g,鸡子黄2枚(分冲),生地黄12g,夏枯草15g,益母草12g,旱莲草12g,女贞子9g,生牡蛎30g(先煎)。水煎服。主治本病之肝肾阴虚于下,心火偏亢于上,阴虚火旺,心肾不交之证。

(3)大补阴丸、知柏地黄丸、二至丸加减:生熟地黄各12g,制龟板12g(先煎),盐知柏各6g,旱莲草12g,女贞子9g,牡丹皮9g,泽泻9g,桑葚12g,车前子9g(包),益母草15g,豨莶草12g。水煎服。主治本病之肝肾亏乏,心火渐敛,兼扶湿邪。

3.其他

(1)针灸:针刺取穴曲池、足三里、三阴交、太冲穴。头晕加印堂、百会穴;失眠加神门、安眠穴;心悸加内关穴。

(2)外敷:蓖麻仁50g,吴茱萸、附子各20g,共研末,加生姜150g,共捣如泥,然后再加冰片10g和匀,调成膏状,每晚贴两涌泉穴,7日为1疗程,连用3~4个疗程。

(孙海玲)

第八节　乳酸性酸中毒

乳酸性酸中毒是由于大量乳酸在体内堆积所致。体内乳酸来源于葡萄糖的无氧酵解。生理情况下,机体皮肤、肌肉、脑组织、红细胞、白细胞、血小板、肾髓质和肠黏膜等处的葡萄糖在无氧酵解的过程中均产生乳酸,其中大部分被肝脏摄取转化为肝糖原,小部分由肾排出体外。正常人安静时静脉血乳酸含量为0.4~1.4 mmol/L,如乳酸产生过多和(或)利用、清除障碍使血乳酸浓度大于5 mmol/L时可发生乳酸性酸中毒。临床上分为两型:Ⅰ型是由于缺氧和(或)休克,组织灌流和供氧不足,葡萄糖无氧酵解增加,从而使乳酸生成增多所致;Ⅱ型是由于乳酸产生过多和(或)利用、清除障碍引起,组织多无明显供氧障碍,多见于肝脏病、肾脏病、糖尿病、白血病和恶性网状细胞增多,以及不恰当使用双胍类药、山梨醇、木糖醇、果糖、三聚乙醛(副醛)、乙醇及甲醇等。

糖尿病乳酸性酸中毒多见于不适当服用双胍类降糖药的老年患者。多为混合型,但亦可以某一型为主。双胍类药引起乳酸性酸中毒以苯乙双胍(降糖灵)为多见,因该药可使乳酸生成增加,肝脏处理乳酸使之转变为肝糖原的能力减弱,如合并有大、小血管硬化以致组织灌流不良,若同时伴肝、肾功能减退,使乳酸清除及利用障碍,则更容易发生。

一、诊断

(一)临床表现特点

大多起病急骤,开始可有恶心、呕吐、腹痛、头晕、烦躁、气促等症状,数小时后即出现典型严重的代谢性酸中毒表现,如过度换气、呼吸加快和神志改变,继而出现谵妄、神志模糊、木僵、昏睡以至昏迷。I型患者并有心血管功能不全、发绀、血压降低甚至休克。II型患者多无发绀,早期血压正常,后期或由于心血管功能不全诱发者则血压可以降低。此外还可伴有原发病的症状和体征。

(二)实验室检查特点

血乳酸增高,如静脉血浆乳酸大于或等于 3 mmol/L 为高乳酸血症;大于或等于 5 mmol/L 则可确诊为乳酸性酸中毒。由于采静脉血时需上止血带而使局部乳酸增高,影响测定结果,故有怀疑时可取动脉血测定。动脉血(微血管血)乳酸含量可稍低于静脉血。动脉血 pH 常低于7.3,严重者可在 7.0 以下。阴离子间隙大于 18 mmol/L[计算公式:阴离子间隙 $=(Na^+ + K^+) - (Cl^- + HCO_3^-)$(单位均以 mmol/L 计算),正常参考值为 8~16 mmol/L;式中的 HCO_3^- 如无法测定,可以 CO_2 结合力 1 容积% $=0.45$ mmol/L HCO_3^- 推算]。血 HCO_3^-、缓冲碱(BB)、剩余碱均降低,CO_2 结合力常在 13.5 mmoL/L(30 容积%)以下。除合并糖尿病酮症酸中毒时酮体可轻度升高外,由于高乳酸可抑制脂肪分解,血酮体大多正常,尿酮体阴性,故又称为非酮症性乳酸性酸中毒。

(三)诊断要点和鉴别诊断

对于迅速出现严重代谢性酸中毒的患者,根据原发病和诱发因素,特别是年龄大并(伴)有心血管病变和肝、肾功能不全服用双胍类降糖药的患者,应考虑乳酸性酸中毒的可能。实验室检查显示代谢性酸中毒;阴离子间隙增大,除外酮症、尿毒症及水杨酸等药物所致的酸中毒,提示乳酸酸基积聚,如血乳酸大于或等于 5 mmol/L 可以确诊。糖尿病酮症酸中毒时血糖升高、血酮体增高、尿酮体阳性。尿毒症则有慢性肾功能不全病史,尿素氮增高、高磷血症。水杨酸所致的酸中毒,其神志改变等症状与乳酸性酸中毒相似,但 pH 降低则不如乳酸性酸中毒严重。

二、治疗

乳酸性酸中毒病情严重,如不及时抢救常因休克而死亡,病死率高达 48%,尤以合并休克为最,因此是严重的内科急症。治疗的关键主要是及时地纠正酸中毒,清除乳酸产生过多的来源和体内过多的乳酸。

1.迅速纠正酸中毒

严重的酸中毒如 pH 小于 7.0 时,肝脏不但不能清除乳酸,反而还会产生乳酸,使酸中毒加重,而严重的酸中毒又可抑制心肌的收缩力而导致心源性休克,形成恶性循环。因此应争取在短时间内把血 pH 提高至 7.1 以上,力争在 2~8 h 内恢复并维持血 pH 在正常水平。纠正酸中毒主要用等渗(1.25%)碳酸氢钠液,高渗(5%)碳酸氢钠液不宜使用,因可抑制氧分离而加重缺氧,特别是有循环衰竭的患者。在治疗的前 12 h 内,碳酸氢钠用量一般为 600~1 500 mmol/L(1.25%碳酸氢钠 4 000~10 000 mL)。由于在短期内输入较大量的碳酸氢钠,故需每小时监测血 pH、PCO_2、HCO_3^-、钾、钠、乳酸和血糖,以及中心静脉压等;根据血 pH、PCO_2 调整碳酸氢钠剂量,注意水、电解质平衡,防治低血钾和心力衰竭。部分患者,特别是年龄较大并有肾功能不全者,使用大量碳酸氢钠后可引起水过多和高钠血症,此时可给予呋塞米(速尿)以促使水、钠排出。必要时可进行人工肾透析,除能排出体内水分。纠正血 pH 外,并能有效地降低血乳酸和苯乙双胍浓度。氨丁三醇(THAM)能迅速穿入细胞膜纠正细胞内酸中毒,因不含钠盐,适用于中心静脉压增高和有高钠血症的患者。但 THAM 碱性较强(pH10.2),易引起静脉痉挛、静脉炎、血栓形成和组织坏死,使用时应予注意。

2.纠正循环衰竭

维持良好的心排血量和循环状态是治疗本病的基础,因此无论休克发生在酸中毒之前或之后,都必须予以及时纠正。中心静脉压降低、血容量不足,应及时补充生理盐水,必要时可输注全血或血浆。肾上腺素和去甲肾上腺素等血管收缩药可使乳酸产生增加,应避免使用。异丙肾上腺素具有血管扩张和兴奋心肌作用,因此可改善组织灌流和心排血量,是本病常用的血管活性药,必要时可予以使用。

3.胰岛素的应用

胰岛素可增加葡萄糖利用,减少肝脏和周围组织中葡萄糖无氧酵解,减少乳酸的生成。因此当血糖大于 14 mmol/L(250 mg/dL)时,可使用小剂量胰岛素,每 1～2 h 静脉注射或肌内注射 6 U;如血糖低于 14 mmol/L(250 mg/dL)时,改用 5%葡萄糖溶液,加入适量胰岛素(一般 3～6 g 葡萄糖加入 1 U 普通胰岛素)静脉滴注。根据血糖浓度调整胰岛素用量,避免低血糖的发生。大量补碱和使用胰岛素常导致血钾下降,因此应密切监测、及时纠正。

4.清除过多的乳酸

亚甲蓝是一种 H^+ 接收剂,能促使乳酸脱氢氧化为丙酮酸,对血乳酸明显增高的严重酸中毒患者可试用。剂量为 1～5 mg/kg,稀释后缓慢静脉滴注。由于其作用十分短暂,故疗效难以肯定。二氯醋酸盐为丙酮酸脱氢酶活化剂,对肝损害所致的乳酸性酸中毒,能使糖异生增强,促进乳酸利用,是较理想的药物。但目前临床应用不多,有待进一步观察。

5.病因治疗

应根据不同病因予以治疗,去除乳酸产生过多的原因。休克、糖尿病酮症酸中毒、非酮症高渗性糖尿病昏迷及肝、肾功能不全等所致的高乳酸血症,经积极治疗后乳酸常很快恢复正常。苯乙双胍、甲醇、乙醇等药物引起的乳酸性酸中毒,应立即停止使用此药物。在治疗期间应注意改善心、肾、肝功能,以保证治疗进行。

(孙海玲)

第九节　尿崩症

一、病因和病理生理

(一)尿浓缩的三要素

1.抗利尿激素(ADH)

即血管加压素。视上核和球旁核所分泌的 ADH,经垂体柄输送到垂体后叶储存。这种长途的神经路径受破坏,则出现中枢性尿崩症。

2.远曲小管的 ADH 受体

远曲小管的 ADH 受体的基因发生先天灾变,则 ADH 不能发挥作用,即远曲小管细胞膜不能呈现水通透增强及相应的尿浓缩。

3.高渗肾髓质

肾髓质实现大量水的重吸收,即实现尿的浓缩。高渗状态的建立,使远曲小管液的水,经过通透性增高的远曲小管细胞,进入高渗肾髓质。

(二)3 种尿崩症

这 3 种病共同点:多尿和多饮,低比重尿,正常血钠。

1.中枢性尿崩症

对血渗透压升高不能出现相应的加压素(又名抗利尿激素 ADH)血水平上升。下丘脑分泌障碍为主,可为 ADH 传输、储存部位的病变。肾集合管内稀释的小球滤过液得不到水大量重吸收进入高渗髓质区的浓缩,因而排出大量尿液。这引起血渗透压上升刺激口渴中枢和继发性多饮。血浆 ADH 水平很低或测不到。

2.肾性尿崩症

肾性尿崩症是指其他诸功能均正常的肾脏对 ADH 不能起反应。血 ADH 水平升高,是代偿现象。V_2 受体基因异常的家族性肾性尿崩症只见于纯合子病例(在一定位点上具有一对相同等位基因的个体),受累的男性从出生开始就出现严重多尿和脱水。

3.原发性多饮

原发性多饮是口渴中枢受刺激的疾病。大量饮水是原发异常(可为精神性)→血渗透压下降→抑制 ADH 分泌。由于缺乏 ADH 对肾的作用,则尿液不能浓缩、尿量大,所测血 ADH 水平降低。

(三)中枢性尿崩症病因

先天性少见,获得性多见。获得性成人中枢性尿崩症中包括以下几点。

1.特发性和自体免疫性者

缺乏直接证据,是排除法诊断。可占 30% 病例。凡诊断特发性中枢尿崩者,应定期随访,可每年作一次下丘脑 MRI,共 4 年,以便发现缓慢生长的颅内病变(良性肿瘤、慢性肉芽肿、慢性感染)。

2.头外伤和颅内手术

头外伤和颅内手术可分别占 16% 和 20% 的中枢性尿崩症。

3.良性或恶性肿瘤

可占 30% 病例。计有颅咽管瘤、松果体瘤、来自肺和乳腺的颅内转移癌。出现尿崩症后,可迟达10 年才出现其他下丘脑表现。

一切中枢性尿崩症患者对外源性 ADH 药物(加压素、长效尿崩停、弥凝)反应良好:①尿量减少。②尿渗透压上升。这一点显然不同于家族性、肾性尿崩症所表现的对外源性 ADH 药无效。

(四)手术或外伤累及垂体或下丘脑所致尿崩症

有 3 型。

1.一过性尿崩症

在术后第一日内突然发病,几天内自然缓解。占手术后尿崩症的 50%~60%。

2.长期或永久性尿崩症

术后早期突然发病后,病情继续数周或永久不恢复。机制是损伤到下丘脑,或垂体柄、垂体后叶。

3.三期型

三期型 包括急性期多尿(术后 0~4 d),中间期尿量正常(持续 5~7 d),第三期为永久多尿期,常在术后10~14 d开始。开始多尿期的原因,可能是神经元休克,无活性 ADH 前体物质释放出来。第二期尿量正常是由于变性神经元漏出有活性的 ADH。

二、临床表现

(一)多尿状态

首先查尿比重,分为 2 类:①尿比重不降低者(尿比重高,或至少不低),溶质性利尿如糖尿病重症的多尿、高尿钙症的多尿、静脉滴注甘露醇或山梨醇的多尿。其他利尿剂。②尿比重明显降低的多尿状态,多次比重常达<1.005,最有尿崩症的诊断意义,但可以间或比重升到 1.010。其中包括中枢性尿崩症(ADH 不足)、肾性尿崩症(先天性远曲肾小管 ADH 受体异常,后天性肾疾患所致肾髓质高渗状态的破坏),以及精神性多饮所致多尿状态。

(二)夜间多尿

几乎无例外的见于中枢性尿崩症;反之,原发性多饮(精神性尿崩症)夜间多尿则不常见。大多数中枢性尿崩症患者多尿多饮的发病突然。相反,肾保水功能损害者的多尿则缓慢起病。

(三)中枢性尿崩症临床特点

外伤性颅底骨折或手术创伤累及下丘脑和垂体后,突然出现低张性多尿症。即便特殊病因或特发性下丘脑尿崩症所致更隐袭发展的病例,多尿的发病也常相对突然,只不过几天而已。口渴与多尿在夜间持续。部分性中枢尿崩症者,在血渗透压正常时的 ADH 分泌能力明显减弱。中枢尿崩症时伴有甲减,伴有糖皮质激素减少时,对 ADH 需要量减少。给予考的松替代治疗或甲状腺素替代,则出现突然的大量排出低张尿。

（四）肾性尿崩症的临床特点

肾性尿崩症有四大特点:①肾小球滤过率正常,尿中溶质(糖、甘露醇、电解质等)正常。②尿渗透压低下。③血加压素水平正常或升高。④外源性加压素不能升高尿渗透压和减少尿量,即肾小管 ADH 受体先天性无反应,或后天性肾小管周围的肾髓质高渗不能建立,共同点是不能对加压素起良好反应。包括2 类:①家族性:与基因相关。②获得性:多种类型。

（五）家族性肾性尿崩症的诊断

包括 4 项:①婴儿期发病。②阳性家族史。③口渴、多尿、对外源性加压素无治疗反应。④血清加压素水平与血浆渗透压关系变化不定。

（六）获得性肾性尿崩症

获得性肾性尿崩症呈现对加压素无反应的多尿症,给外源加压素后尿渗透压上升值小于 10%。药物所致(如锂、氟)、肾盂肾炎、间质性肾炎等,严重损害肾髓质高渗状态。某些肾脏疾病所引起尿不能浓缩和多尿,是继发于肾髓质血流的异常,或者继发于某些疾病损害高渗肾髓质区的高渗维持。肾盂肾炎、止痛药性肾病、多发性黑色素瘤、结节病、镰形细胞病等,可引起肾性尿崩症。

（七）原发性多饮

又名精神性尿崩症。

大多数病例发病相当缓慢,病程更不规则。但某些病例是在下丘脑急性外伤后发生,病情严重、不缓解。饮水量可以大于下丘脑性尿崩症,比如可达 1 d 饮水 20 L,但仍然可以通夜睡眠而甚少中断睡眠。精神紧张时病情可加重。有时发现全家有饮水过多的习惯。某些病例因精神性疾病引起尿崩症。治疗精神病药物所致口干能引起多饮,继而多尿;药物可致肾性尿崩,药物可致口渴。

三、诊断

包括尿崩症的诊断和其病因诊断。

（一）实验室所见

1. 尿崩症的标志

尿崩症的标志是持久性尿比重≤1.005,尿渗透浓度<200 mmol/L。等张的尿渗透压易于排除尿崩症,而诊断高血糖、肾损害等。

2. 血渗透浓度

随意测定的平均值大于 287 mmol/L。血钠升高与血渗透压升高相联系。与此相反,原发性多饮患者的口渴机制不正常,不依赖于生理刺激而摄水,故摄水过多伴血钠轻度被稀释。中枢或肾性尿崩症若起病于儿童期可发生膀胱扩张、输尿管扩张,甚至肾盂扩张。

难点在鉴别加压素的部分或完全缺乏症和原发性多饮。提示强制性多饮的:①24 h 尿量>8 L。②随意血渗透压<285 mmol/L。③既往发作性多尿的病史。

（二）禁水和加压素试验

大多数门诊患者有多尿多饮和正常血钠者,应做此试验。它是经验最多、最易实行的实验。病轻者在夜间开始禁饮,病重者限水时间选择在白天以便严密观察病情。试验开始,同时测血和尿的渗透压,然后禁止一切水摄入,每小时测尿渗透压和体重。邻近的 2 次尿渗透浓度之差小于30 mmol/kg,或体重丢失达 3%～5%时,皮下注射 5U 水剂加压素或垂体后叶素。60 min 后测尿渗透压。须监视原发性多饮者:①继续秘密地饮水。②在注射加压素后发生水中毒、严重低血钠。

禁水和加压素试验的诸疾病病例"点图"如图 7-3。

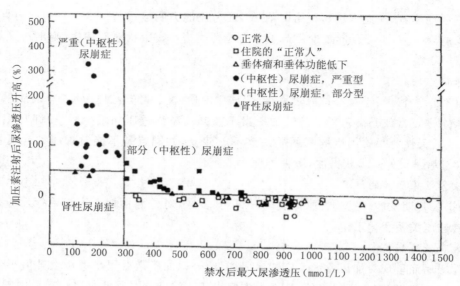

图 7-3 禁水和加压素试验

诸疾病在禁水后尿渗透压(mOsm/kg)水平和加压素注射后尿渗透压升高(%)反应(仿 Miller M)

1. 正常值

禁饮后达最大尿浓缩所需时间为 4～18 h。正常人：①水剥夺后尿渗透压为血渗透压的2～4倍。②更重要的是注射加压素后正常人尿渗透压进一步升高值<9%。

2. 原发性多饮者

因长期水利尿作用而致肾髓质高渗状态洗脱而降低,则出现：①水剥夺后仅出现轻度尿浓缩。②但因存在最大内源性加压素释放。故给外源加压素后尿渗透压的上升小于 9%。

3. 完全性中枢性尿崩症

①水剥夺后尿渗透压不能增加到大于血渗透压。②但注射加压素后尿渗透压的增加大于50%注射前值,可达 400%增加。

4. 部分性中枢性尿崩症

①于水剥夺后存在一定程度的尿浓缩,可达 300～600 mmol/L。②注射加压素后尿渗透压增加至少达10%,可达 50%。③可能在水剥夺后出现一个尿渗透压峰值(加压素储备突然排空),再继续禁水则尿渗透压降低(加压素排空后无后续加压素释放)。

5. 肾性(先天性)尿崩症

①水剥夺后尿渗透压不能大于血渗透压。②给外源加压素后尿渗透压也不能大于血渗透压(增加值小于50%)。

水剥夺后尿浓缩的绝对值并无诊断意义,原因是最大浓缩能力取决于：①肾髓质高渗的程度。②存在足够量的加压素。③远曲小管细胞膜的加压素受体正常。随意选择的住院病例于水剥夺后最大尿渗透浓度为 764 mmol/L,健康志愿者为 1 067 mmol/L,原因是住院患者肾髓质部间质高渗透压程度降低。

(三)中枢性尿崩症确诊

1. 住院者

尿渗透压很低,伴血钠高所致血清渗透压升高。血浆加压素(ADH)水平很低或测不到。水剥夺和加压素试验符合中枢性尿崩症。

2. 门诊患者中典型者

高血钠、低尿渗(尿比重<1.005),正常肾功能三者构成尿崩症(DI)诊断。只需应用加压素激动剂(比如服用弥凝每天 2 次,每次 1 片 0.1 mg;或注射长效尿崩停 0.15 mL),并证明肾脏反应是尿量明显减少和尿渗透压增加(尿比重达到 1.015 以上),则证明下丘脑尿崩症的诊断。

3.手术后水利尿

手术后水利尿是继发于手术期间的水潴留。可能误诊为尿崩症（DI）的情况是补液追赶排尿量，引起持久多尿者。此时应限制补液速度，观察尿量和血钠。确诊尿崩症的条件为限液后血钠上升到正常，伴尿仍然低张，给加压素激动剂后出现尿量减少和尿渗透压上升。

（四）部分性中枢尿崩症和原发性多饮的鉴别

难度较大，以下供参考。

1.二者于禁水后尿呈某种程度浓缩

尚不能达到正常人的最大浓缩。原因是一切原因的尿量大，最终可以洗脱掉决定最大尿浓缩程度的肾髓质（高渗）的渗透压梯度。

2.对外源加压素注射

原发性多饮者的尿渗透压不出现进一步增高（但可以例外）；部分性中枢性尿崩症者尿渗透压进一步增高（通常大于10％），但有例外，这种差别不可靠。

3.血浆加压素水平

如果血浆加压素测定（水剥夺终末期）敏感、可靠，可较好鉴别原发性多饮（加压素正常）和部分性中枢性尿崩（血加压素降低）。

4.病程随访中鉴别二病

部分性中枢尿崩症患者应用加压素期内出现尿量减少和尿渗透压上升，但无低血钠。随访中原发性多饮者应用加压素则出现低血钠。

（五）中枢性尿崩症（加压素缺乏症）的病因鉴别

1.脑部磁共振检查

只是80％～90％加压素分泌细胞被破坏才出现尿崩症，而一对室旁核在第三脑室室壁的后上方，另一对视上核在视交叉的侧上方。因此，病变须破坏4个核团，就必须足够巨大；或病变须位于鞍隔上方、四群核团神经纤维进入垂体柄处。这种病变容易被脑部磁共振检查识别。

2.视上核垂体通道损伤后的尿崩症

呈3期反应：急性多尿→中间期尿量正常→永久性多尿。

3.正常人

80％人群的垂体后叶在MRI的T_1图上显示亮区，表示加压素或其前体的储备量足够。中枢性尿崩者失去这种亮点。

4.引起（中枢性）尿崩症的肿瘤

最常见的是良性颅内肿瘤，如颅咽管瘤、鞍上胚组织瘤、松果体瘤等。垂体前叶瘤只是达到鞍上侵犯时才引起尿崩症。

5.特发性中枢性尿崩症

可能是自体免疫疾病，难于证实。须每年磁共振检查特发性中枢性尿崩症患者，共4年，以便发现生长缓慢的颅内肿瘤。换句话说，病因不明的中枢性尿崩症，每年进行CT或MRI检查，共4年随访未发现肿瘤或浸润性病变者，才可拟诊特发性中枢性尿崩症。

四、治疗

目的减少多尿和多饮。避免过量加压素替代引起水潴留和低钠血症。

（一）常用药物

1.最佳药物

精氨酸加压素激动剂或类似物，商品名叫Desmopressin，它又称为DDAVP，结构：1-脱氨，8-右旋。避免了加压效应，延长了作用时间。它作用于V_2（抗利尿）受体，对V_1受体（加压作用）作用甚微。口服Desmopressin（又称弥凝）的生物利用度低下，开始剂量为0.05 mg，每天2次，以后调整剂量。口服剂弥凝 0.1 mg，每天 1～2 次。

2.长效尿崩停（油剂鞣酸加压素）

0.1～0.3 mL 注射，1～3 d 注射 1 次。

3.氯磺丙脲

可加强加压素对肾小管的作用，对部分性中枢尿崩症特别有用，须防止低血糖。每天 100～400 mg。

4.安妥明

可刺激释放内源性加压素，0.5 g，每天 4 次。

5.噻嗪类利尿剂

引起钠脱失和血容量收缩，由于肾小球滤过液在近曲小管重吸收量增加，从而减少尿量。应补钾，但不应补钠，以保证疗效。

6.芬必得（布洛芬）

正常人前列腺素 E 可抑制加压素对肾小管的作用，芬必得可解除这种抑制。它可与其他药联用。

7.尿崩症患者妊娠期的处理

可以用弥凝治疗，它不被加压素酶破坏，它对子宫的催产素受体几乎无作用。因为孕妇正常血渗透压降低 10 mmol/kg（因为血钠低），应该用足量以维持血钠在此较低的水平。

（二）高渗性脑细胞脱水的治疗

应该使血钠每 2 h 下降 1 mmol/L。

1.高渗性脑（细胞脱水）病

中枢性尿崩症或肾性尿崩症均可因为多尿和饮水不足而发生高渗性脑（细胞脱水）病而需紧急治疗。目的是恢复体液渗透环境和补充细胞内脱水的水分。

2.脑水肿

因为严重高血钠而接受快速输注低张溶液的患者中，可高达 40% 患者发生抽搐。原因是细胞外液稀释太快→水进入细胞太快→脑水肿。

3.应该血钠每 2 h 下降 1 mmol/L 左右

较慢的补充水，则脑细胞可排除脱水过程中逐渐积累起来的细胞内溶质，渗透压逐渐平衡的结果是脑细胞不会发生水肿。液体补充速度是使血钠水平下降速度大约为每 2 h 1 mmol/L。

液体的选择取决于 3 个因素：①有无低血压和休克。②高血钠发生的速度。③高血钠的程度。

液体选择的指征：①以下患者选择低张 NaCl 溶液或口服液体作为起始治疗者：血钠轻度上升（<160 mmol/L），血容量收缩为中度（血压和尿量无明显异常）。②选择 5% 葡萄糖溶液的患者者：急性高钠血症，不伴明显循环衰竭（休克），速度是输入的糖和糖代谢消失速度相平衡，而不致发生尿糖阳性以及相应失水。③以下患者选择生理（等张）盐水：高血钠更加严重，尤其是逐渐出现，业已超过 24 h，并且伴有循环衰竭。此时选择生理盐水理由：①生理盐水相对于体液的高渗透压状态，仍为低渗性，可稀释体液，同时减少医源性脑水肿的危险。②生理盐水是提供血容量膨胀的有效方法，可治疗休克。

（三）中枢性尿崩症的激素替代治疗

1.垂体后叶素

5～10 U，皮下或肌内注射，作用持续 4～6 h，用于诊断试验和外伤或手术后急症处理。

2.鞣酸加压素油剂

1.5～5 U，肌内注射，作用持续 24～72 h。用于长期治疗。疗效不好可能是由于鞣酸加压素油剂用手加温和摇匀不充分，以致未能注射到加压素。不良反应包括腹部平滑肌痉挛性疼痛、呕吐、心绞痛。

3.精氨酸加压素

2 个氨基酸改变结构而称为弥凝，优点是延长作用时间，消除平滑肌痉挛作用，不良反应甚少。大剂量可有头痛和面部潮红。弥凝 5～20 μg 滴鼻，或 10～40 μg 鼻喷，均可维持药效达 12～24 h，宁可选滴鼻制剂。1～4 μg 皮下注射，药效持续 12～24 h。0.1～0.8 mg 口服，药效维持 12 h。

（四）中枢性尿崩症的辅助治疗

1.噻嗪类

如双氢克尿塞 50～100 mg/d，口服，药效持续 12～24 h。亦用于肾性尿崩症。供钠则疗效差，应供钾。机制：①轻度钠脱失→等张的近曲小管液的吸收量增加。②钠脱失→到达集合管的尿液体积减少。

2.氯磺丙脲

250～750 mg/d，口服，药效持续 24～36 h。只用于部分性中枢性尿崩症，加强精氨酸加压素（AVP）对肾小管的作用。低血糖并不少见。

3.冠心平

250～500 mg 每 6～8 h 一次口服，药效持续 6～8 h。只用于部分性中枢性尿崩症，似可刺激 AVP 释放。可联合应用冠心平和氯磺丙脲。

（五）肾性尿崩症的治疗

适量饮水以防高血钠性脑病和休克，这点容易做到。

1.噻嗪利尿剂和轻度钠盐限制摄入

有效治疗方法是诱导轻度血容量不足，从而减少尿量、减轻夜尿、减轻膀胱和输尿管扩张。最常用的方法是联合噻嗪类利尿剂和轻度钠盐限制摄入。随着血容量不足，近曲小管液体重吸收的百分比升高，结果是到达远曲小管的溶质和液体的量均减少。因此，尿量减少。噻嗪类联合保钾利尿剂氨苯蝶啶可减轻低血钾所致肾浓缩功能受损。

2.非激素抗炎药（NSAIDs）

应用于儿童肾性尿崩症。最常应用的是消炎痛，可减少尿量。芬必得似乎不如消炎痛那样减少尿量有效。不能抑制肾脏前列腺素合成的药，不出现疗效。NSAIDs 的疗效似乎是由于到达远曲肾小管的溶质的量减少所致，不是由于加压素对肾小管作用的改善。

3.加压素

无论是天然加压素或其类似物（Analogue 译为配体类似物，Agonist 译为受体激动物）赖氨酸加压素和弥凝对本病均无任何疗效。同样，刺激内源性加压素释放的药或增强加压素对肾小管作用的药（氯磺丙脲）对肾性尿崩症均无疗效。

（孙海玲）

第十节　库欣综合征

库欣综合征主要是多种原因使肾上腺皮质分泌过多的糖皮质激素（主要为皮质醇）所致。临床表现为满月脸、多血质外貌、向心性肥胖、皮肤紫纹、痤疮、高血压和骨质疏松等。本症成人多于儿童，女性多于男性。

一、病因和发病机制

（一）原发性肾上腺皮质肿瘤

原发性肾上腺皮质肿瘤包括腺瘤或腺癌，因分泌过多皮质醇引起本病，腺瘤约占 20%，多为单侧，女性多见；腺癌约占 5%，病史短，生长快，常有远处转移。

（二）垂体 ACTH 分泌过多

约占本病的 70%。主要见于垂体微腺瘤，少数患者可见垂体 ACTH 细胞增生，由于 ACTH 分泌过多，刺激双侧肾上腺皮质弥漫性增生，分泌大量皮质醇而致本病。

（三）异位 ACTH 综合征

异位 ACTH 综合征系指垂体以外的肿瘤产生 ACTH，刺激肾上腺皮质增生，分泌过量皮质醇。最常见于支气管肿瘤，其次为胸腺癌和胰腺癌。

（四）医源性皮质醇增多症（类库欣综合征）

长期大量使用糖皮质激素可引起医源性库欣综合征，患者本身下丘脑－垂体－肾上腺轴受到抑制而趋萎缩，ACTH 及皮质醇分泌功能低下，一旦停药或应激，可发生肾上腺皮质功能低下。

二、临床表现

主要由于皮质醇分泌过多，引起代谢障碍和对感染抵抗力降低所致。

（一）脂代谢障碍

面部和躯干肥胖（向心性肥胖）为本病的特征。患者面如满月脸，胸、腹、颈、背部脂肪甚厚，面色潮红，四肢肌肉进行性萎缩，疲乏无力。可能由于皮质醇一方面动员脂肪，使甘油三酯分解为甘油和脂肪酸，另方向促进糖异生，使血糖增高，兴奋胰岛素分泌而促进脂肪合成，因此，皮质醇增多症患者中脂肪的动员和合成都受促进，使脂肪重新分布，行成典型的向心性肥胖。

（二）蛋白质代谢障碍

大量皮质醇促进蛋白质分解，抑制蛋白质合成。临床上出现蛋白质过度消耗的许多现象：皮肤变得菲薄，毛细血管脆性增加，轻微的损伤即可引起淤斑。在腹下侧、臀部、大腿等处，更因脂肪沉积，皮肤弹力纤维断裂，可通过菲薄的皮肤透见微血管的红色，形成典型的紫纹。病程较久者，肌肉萎缩，骨质疏松，脊椎可发生压缩畸形，身材变矮，有时呈佝偻、骨折，常易感染。儿童患者生长发育受抑制。

（三）糖代谢障碍

大量皮质醇抑制糖利用而促进肝糖异生。另外，皮质醇又拮抗胰岛素，对葡萄糖耐量减低。部分患者出现类固醇性糖尿病。

（四）高血压

在本病中常见，可能与大量皮质醇，去氧皮质酮等增多有关。此外，患者血浆肾素浓度增高，从而催化产生较多的血管紧张素Ⅱ，引起血压升高。同时患者常伴有动脉硬化和肾小动脉硬化，因而存治疗后部分患者血压仍不能降至正常。长期高血压可并发左心室肥大，心力衰竭和脑血管意外。

（五）造血系统及血液改变

皮质醇刺激骨髓使红细胞计数和血红蛋白含量偏高。白细胞总数及中性粒细胞增多，淋巴细胞和嗜酸粒细胞绝对值和分类均减少。

（六）性功能障碍

性欲减退，性器官萎缩，月经减少、不规则或闭经，轻度多毛，可以出现痤疮。明显男性化（乳房萎缩，多毛，喉结增大，阴蒂肥大）者少见，但如出现，要警惕肾上腺癌。

（七）神经精神障碍

情绪不稳定，抑郁或烦躁失眠，严重者精神变态。

（八）水、电解质紊乱

皮质醇有储钠排钾作用，但本症血钠多正常或仅轻度升高，血钾呈轻度降低。少数病者出现水钠潴留性水肿。严最低血钾和低血钾性碱中毒主要见于肾上腺皮质腺癌和异位 ACTH 症群病者，而肾上腺皮质增生的病者亦可出现，其程度可以较轻。

（九）对感染抵抗力减弱

长期皮质醇分泌增多使人体的免疫功能减弱，到达炎症区病灶的单核细胞减少，巨噬细胞对抗原的固定、吞噬和杀伤能力减弱；中性粒细胞向血管外炎症区域的移行减少，其运动能力、吞噬作用减弱，抗体的形成也受到抑制。大量皮质醇作用下，细胞内的溶酶体膜保持稳定，也不利于消灭抗原。由于上述原因，患者对感染的抵抗力减弱，故皮肤真菌感染多见，且较严重；化脓性细菌感染不容易局限化，可发展成蜂窝组织炎、菌血症、甚而败血症。患者在患感染后，炎症反应往往不显著，发热不高，易于漏诊造成严重后果。

三、实验室及其他检查

(一)血象

红细胞计数和血红蛋白偏离,白细胞增多,淋巴细胞及嗜酸粒细胞减少。

(二)尿 17-羟皮质类固醇

在 2025 mg/d 以上。

(三)小剂量地塞米松抑制试验

每 6 h 口服地塞米松 0.5 mg,或每 8 h 服 0.75 mg,服药 2 d,第 2 天尿 17-羟皮质类固醇不能抑制到对照值的 50% 以下。

(四)血液生化

糖耐量试验阳性。血钾、氯化物也降低。

(五)血中皮质醇定量

多数增高,由于浓度有波动性,宜反复多次测定。若正常的昼夜节律变化消失(即晚上浓度不明显低于清晨浓度)更具有诊断意义。

(六)X 线检查

可见骨质疏松或病理性骨折,蝶鞍可能扩大。肾上腺断层摄片可能显示一侧肿瘤影或双侧增大。

四、诊断

(一)主要症状

(1)向心性肥胖及满月样容貌。

(2)高血压。

(3)皮肤紫纹(多数宽 5 mm 以上)。

(4)皮下出血。

(5)压疮。

(6)多毛。

(7)水肿。

(8)月经紊乱。

(9)肌力减弱。

(10)精神异常。

(11)色素沉着。

(12)糖尿。

(13)生长发育延迟。

(二)检查所见

(1)证明皮质醇(或 ACTH)分泌过多。

(2)血皮质醇(或 17-OHCS)增加及(或)24 h 分泌量的正常波动节律消失。

(3)尿中 17-羟类固醇(17-OHCS)或 17-酮类固醇(17-KGS)增加。

(4)对皮质醇分泌过多的抑制试验异常。

(三)除外诊断

(1)除外由产生类 ACTH 的肿瘤引起者。

(2)除外由原发于肾上腺的疾病(增生、肿瘤)引起者。

(3)除外因使用 ACTH 或糖皮质激素(外源性)引起者。

判定:确定诊断要全部具备(2)(3)中各项。怀疑诊断具备(1)中的几项及完全具备(3)中的各项。

五、鉴别诊断

做好本症的病因鉴别诊断及与单纯性肥胖症的鉴别诊断。此外，尚需除外医源性库欣综合征，后者停用糖皮质激素后可完全缓解；及假性库欣综合征，见于酗酒兼有肝损害后，在戒酒1周者，生化异常即消失。

六、治疗

最理想的治疗效果是临床症状缓解，血内ACTH和皮质醇含量恢复到正常水平。

（一）病因治疗

1. 垂体性库欣病

（1）首选经蝶窦选择性切除垂体微腺瘤，术后可发生暂时性垂体。肾上腺皮质功能不足，需补充糖皮质激素治疗。

（2）未能摘除垂体微腺瘤的重症患者，宜做一侧肾上腺全切，另一侧次全切（90%）或全切除术，术后须作垂体放疗，以免发生奈尔森综合征；病情较轻者可做垂体放疗，单独垂体放疗对于儿童患者疗儿甚佳。在放疗奏效之前用药物治疗，以控制肾上腺皮质激素过度分泌。

（3）垂体大腺瘤患者，需经额骨行垂体切除术，术后辅以放疗。

（4）影响神经递质的药物如溴隐亭、赛庚啶等，可用做辅助治疗。

2. 肾上腺腺瘤

手术切除可获根治，近年存有经验的中心经腹腔镜切除一侧肿瘤可加速手术后的恢复。腺瘤大多为单侧性，术后需较长期使用氢化可的松（每日约20～30 mg）或可的松（每日约25.0～37.5 mg）作替代治疗。在肾上腺功能逐渐恢复时，可的松的剂量也随之递减，大多数患者于6个月至1年或更久可逐渐停用替代治疗。

3. 肾上腺腺癌

应尽可能早期做手术治疗。未能根治或已有转移者用药物治疗，减少肾上腺皮质激素的产生量。

4. 不依赖ACTH

小结节性或大结节性双侧肾上腺增生作双侧肾上腺切除术，术后做激素替代治疗。

5. 异位ACTH综合征

应治疗原发性恶性肿瘤，视具体病情做手术、放疗和化疗。如能根治，库欣综合征可以缓解；如不能根治，则需要用肾上腺皮质激素合用阻滞药。

（二）药物治疗 对

于癌肿患者除早期手术切除外，可采用下列化学药物治疗。

1. 甲吡酮

此药能抑制11-β羟化酶，从而抑制皮质醇。每日2～6 g，分4次口服。主要不良反应为消化道反应。

2. 双氯苯二氯乙烷

机制是使皮质束状层及网状层细胞坏死和萎缩，不影响球状层。初用剂量每日2～6 g，分3次口服，疗效不明显可增至每日8～10 g，维持量为每日3 g。长期服用不良反应较多，如厌食、恶心、呕吐、腹泻、皮疹等。

3. 氨基导眠能机制

氨基导眠能机制是能抑制胆固醇转变为5-孕烯醇酮，减少皮质醇合成。每日0.75～1.0 g，分3次口服。不良反应较少。

4. 赛庚啶

此药有抗血清素作用，可抑制下丘脑－垂体释放ACTH，仅对部分肾上腺皮质增生有效，每日24 mg，分3次口服。

5.酮康唑

常用于异位 ACTH 综合征病原尚未定位前封锁肾上腺皮质激素的合成,开始时每日 1.0~1.2 g,维持量每日 0.6~0.8 g。此药对肝脏有毒性,治程中需观察肝功能。

(三)放射治疗

对肾上腺皮质增生较轻的病例,可先试垂体放射治疗,但疗效尚不理想,且多复发。一般用深部直线加速器或⁶⁰钴外射垂体。若病情无好转,则采用手术治疗。

七、预后

经有效治疗后,病情可望存数月后逐渐好转,向心性肥胖等症状减轻,尿糖消失,月经恢复,甚至可受孕,精神状态也有好转,血压下降。如病程已久,肾脏血管已有不可逆的损害,则血压不易下降到正常。癌的疗效取决于早期发现及能否完全切除。腺瘤如早期切除,预后良好,库欣病患者治疗后的疗效不一,应定期观察有无复发,或有无肾上腺皮质功能不足如患者皮肤色素沉着逐渐增深,提示有 Nelson 综合征的可能性。

(孙海玲)

第十一节 垂体瘤

垂体瘤是一组从垂体前叶或后叶或颅咽管上皮残余细胞,发生在垂体的肿瘤的总称。垂体瘤约占颅内肿瘤的 10%,这不包括没有症状和功能的,在解剖时发现的微腺瘤。其中主要是前叶的腺瘤,后叶的少见。

临床上垂体前叶腺瘤分类,以往按病理及染色分类,分为无颗粒无功能的嫌色细胞瘤和有颗粒有功能的嗜酸细胞瘤、嗜碱细胞瘤。目前按细胞分泌功能进行分类分为有功能的肿瘤和无功能的肿瘤。

一、临床表现

垂体瘤起病缓慢,早期可无症状。

(一)激素分泌异常的综合征

1.激素过多

出现相应过多的激素的综合征。

2.激素过少

当无功能肿瘤增大,压迫正常垂体组织导致腺垂体功能减少的综合征。性功能减退往往是首发症状。

(二)肿瘤压迫垂体周围组织的综合征

(1)头痛是常见症状。不定点,持续性胀痛,也可伴阵发性加剧。

(2)双颞侧偏盲,视野缺损、视力减退均可出现。

(三)其他

肿瘤过大向上生长,如颅咽管瘤可侵入下丘脑,引起下丘脑综合征,侵入海绵窦压迫第三、四、六对脑神经,使眼球运动障碍或突眼等海绵窦综合征。当面神经受累时可出现三叉神经痛或面部麻木。

二、辅助检查

(1)垂体激素测定 FSH、LH、TSH、PRL、ACTH。

(2)靶腺激素测定 E_2、P、T、T_3、T_4、Coflisone。

(3)MRI 对垂体软组织的分辨率优于 CT。

三、诊断标准

垂体瘤的诊断应包括定位、定性和功能判定三部分。通过影像学检查确定垂体瘤的存在，根据临床表现和辅助检查判定是什么性质的垂体瘤，根据实验室检查和影像学的发现认定垂体功能状态及对周围组织的影响。

四、治疗

(一)药物治疗

1. 溴隐亭

溴隐亭可抑制催乳激素(PRL)的分泌，治疗 PRL 瘤。从小剂量 1.25 mg 开始，每晚 1 次，或餐中服用，以后可递增至 5～7.5 mg 每日 1 次或分次服，以减少胃肠道症状。治疗 4～6 周后溢乳减少，2～3 个月后 PRL 恢复正常，月经恢复。垂体瘤可以由大变小，乃至消失。但应长期小剂量维持，以防复发。治疗后可怀孕，怀孕后应停药，待产后视病情再定是否继续用药。但若停药后肿瘤增大者，也可续用小剂量溴隐亭治疗，对胎儿影响不大。溴隐亭也可抑制生长激素腺瘤分泌，但所需剂量较大，每日要 7.5～60 mg 以上。

2. 赛庚定

赛庚定可抑制血清素刺激促肾上腺皮质素释放激素(CRH)的释放，对库欣病及 Nelson 综合征有效。一般 1 日需 24～32 mg，有嗜睡、多食等不良反应。

3. 奥曲肽

奥曲肽是长效的生长抑素，可用来治疗生长激素瘤，100 μg，每日 3 次，治疗 6 个月后才可能有效。

(二)手术治疗

由于近年显微外科的展开和手术路径的改进，除泌乳素瘤外，其他的应首先考虑及早切除肿瘤。但无论何种手术，都不容易彻底切除肿瘤，术后往往需要辅以药物等治疗。术后有半数患者伴垂体功能不全，需激素补充治疗。

(三)放射治疗

有内照射和外照射。一般运用于瘤体小，无鞍上、鞍外压迫又不愿手术者。

(1)内照射在手术时用 $Cr^{32}PO_4$ 胶体混悬液、^{198}金胶液注入鞍内，或^{198}金种子固体植入，^{98}钇植入法疗效较好。

(2)外照射：多用深度 X 线、^{60}钴、高能质子束、α 粒子束治疗。现有用 201 个^{60}钴的放射原，将 γ 射线聚集于病灶局部，起到破坏病灶的目的，但又不损伤邻近组织，即 γ 刀。γ 刀适用于颅内深部，生长缓慢，体积较小的肿瘤。

(孙海玲)

第十二节　先天性肾上腺皮质增生症

肾上腺皮质是人体内一个重要的内分泌腺体，分泌的激素主要有皮质醇、醛固酮和雄激素。肾上腺皮质分泌皮质醇和雄激素受下丘脑-垂体-肾上腺皮质轴调节，促肾上腺皮质激素(ACTH)促使肾上腺皮质分泌皮质醇和雄激素，ACTH 还有一个非常重要的功能即促进肾上腺皮质生长。醛固酮的分泌受肾素-血管紧张素系统调节，血管紧张素能刺激醛固酮的分泌。

合成肾上腺皮质激素的原料是胆固醇，它主要来自于血液中的低密度脂蛋白(LDL)，ACTH 能增加肾上腺皮质细胞膜上的 LDL 受体，从而促进对胆固醇的摄取。肾上腺皮质激素合成的具体步骤见图 7-4。

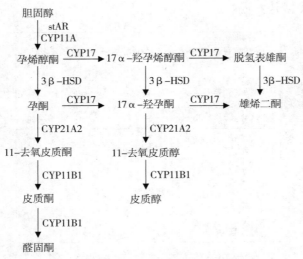

图 7-4 肾上腺皮质类固醇激素的合成途径

参与皮质醇合成的酶有先天性缺陷时,皮质醇分泌不足,垂体前叶 ACTH 分泌增加,从而导致肾上腺皮质增生,这些由皮质醇合成酶缺陷引起的疾病就被称为先天性肾上腺皮质增生症(CAH)。由于皮质醇合成途径与雄激素合成途径有重叠,因此皮质醇合成酶有缺陷时可伴有雄激素分泌异常。临床上,许多 CAH 患者因此有性分化异常或性发育异常,男性和女性均可发生 CAH。

一、21-羟化酶缺陷

21-羟化酶缺陷(21-hydroxylase deficiency)是最常见的先天性肾上腺皮质增生症,占 CAH 总数的 90%~95%。21-羟化酶缺陷既影响皮质醇的合成,也影响醛固酮的合成。由于 21-羟化酶缺陷者的肾上腺皮质可分泌大量的雄激素,因此女性患者表现为性分化或性发育异常。21-羟化酶缺陷是最常见的女性假两性畸形,根据临床表现可分为 3 种类型:①失盐性肾上腺皮质增生症;②单纯男性化型肾上腺皮质增生症;③非典型肾上腺皮质增生症,又被称为迟发性肾上腺皮质增生症。

(一)发病机制

21-羟化酶(cytochrome P450 21-hydroxylase,CYP21)基因位于人类 6 号染色体的短臂上,由无活性的 CYP21P(假基因)和有活性的 CYP21(真基因)组成,它们均由 10 个外显子组成,真假基因的外显子和内含子的同源性分别达到 98% 和 95%。当 CYP21 基因发生突变时,就会引起 21-羟化酶缺陷。

CYP21 的作用是把 17-羟孕酮(17-hydroxyprogesterone)和孕酮分别转化成脱氧皮质醇和脱氧皮质酮,CYP21 有缺陷时,皮质醇和皮质酮生成受阻(图 7-5)。因此,患者会出现糖皮质激素功能低下和盐皮质激素功能低下的表现。由于皮质醇对下丘脑-垂体-肾上腺皮质轴的负反馈抑制作用减弱,垂体前叶会分泌大量的 ACTH。在过多的 ACTH 作用下,肾上腺皮质增生并分泌大量的 17-羟孕酮和雄激素。

由于女性外阴的分化发生在孕 20 周前,因此如果在孕 20 周前发病,患者会出现严重的外阴男性化;如果在孕 20 周后发病,患者仅出现轻度外阴男性化。

(二)临床表现

21-羟化酶缺陷的临床表现差别很大,一般来说,21-羟化酶缺陷的表现与其基因异常有关,基因突变越严重,酶活性受损越大,临床表现也越重。根据疾病的严重程度,21-羟化酶缺陷分为以下 3 种。

1. 失盐型

患者的酶缺陷非常严重,体内严重缺少糖皮质激素和盐皮质激素。女婴出生时已有外阴男性化,表现为尿道下裂。患儿在出生后不久就会出现脱水、体重下降、血钠降低和血钾升高,需要及时抢救。目前能在患儿出生后 1~2 天内明确诊断,进一步的治疗在儿科和内分泌科进行。

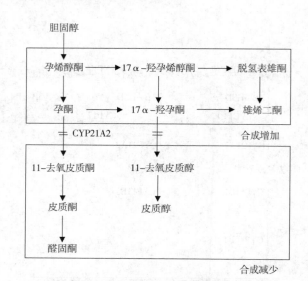

图 7-5　21-羟化酶缺陷者肾上腺皮质类固醇激素合成变化

2.单纯男性化型

21-羟化酶缺陷较轻的女性患者,如果在胎儿期发病,表现为性发育异常,临床上称为单纯男性化型。

(1)外阴男性化:临床上一般采用 Prader 方法对外生殖器男性化进行分型:Ⅰ型,阴蒂稍大,阴道与尿道口正常;Ⅱ型,阴蒂增大,阴道口变小,但阴道与尿道口仍分开;Ⅲ型,阴蒂显著增大,阴道与尿道开口于一个共同的尿生殖窦;Ⅳ型表现为尿道下裂;Ⅴ型,阴蒂似正常男性。

(2)其他男性化体征:患者身材矮壮、皮肤粗糙且有较多油脂分泌、四肢有较多毛发、声音低沉、有喉结、乳房小。

(3)体格发育:儿童期过高的雄激素水平可以促进骨骼迅速生长,骨骺提前闭合,因此患者的最终身高较矮。许多患者往往是因为原发性闭经来妇产科就诊,此时她们的骨骺已经闭合,因此任何治疗对改善身高都没有意义。

(4)妇科检查:由于雄激素的干扰,患者有排卵障碍,表现为原发性闭经。另外,由于雄激素对抗雌激素的作用,乳房往往不发育或乳房发育不良。Prader Ⅰ型和Ⅱ型很容易看到阴道,PraderⅢ型可通过尿生殖窦发现阴道。PraderⅣ型和Ⅴ型在检查时会发现阴囊空虚,阴囊和腹股沟均扪及不到性腺。肛门检查可在盆腔内扪及偏小的子宫。

3.迟发型

迟发型 21-羟化酶缺陷在青春期启动后发病,青春期启动后患者出现多毛、痤疮、肥胖、月经稀发、继发性闭经和多囊卵巢等表现,易与多囊卵巢综合征相混淆。

(三)内分泌激素测定

1.单纯男性化型

患者的促性腺激素在正常卵泡早期范围。孕酮、睾酮、硫酸脱氢表雄酮(DHEAS)和 17-羟孕酮(17-OHP)均升高。其中最有意义的是 17-羟孕酮的升高。正常女性血 17-羟孕酮水平不超过2 ng/mL,单纯男性化型 21-羟化酶缺陷者体内的血 17-羟孕酮水平往往升高数百倍,甚至数千倍。

2.迟发型

FSH 水平正常、LH 和 DHEAS 水平升高、睾酮水平轻度升高。部分患者的 17-羟孕酮水平明显升高,这对诊断有帮助。但是也有一些患者的 17-羟孕酮水平升高不明显(<10 ng/mL),这就需要做 ACTH 试验。静脉注射 ACTH60 min 后,迟发型 21-羟化酶缺陷患者体内的血 17-羟孕酮水平将超过10 ng/mL(图 7-6)。

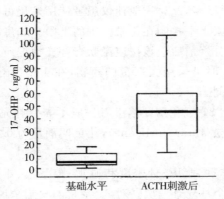

图 7-6　迟发型 21-羟化酶缺陷者的基础 17-羟孕酮水平和 ACTH 刺激后的水平

通过前面的介绍,可以看出迟发型 21-羟化酶缺陷与多囊卵巢综合征的临床表现几乎完全一致,因此临床上经常把迟发型 21-羟化酶缺陷误诊为多囊卵巢综合征。

（四）诊断和鉴别诊断

根据临床表现、体格、妇科和超声检查,内分泌激素测定和染色体分析,女性单纯男性化型 21-羟化酶缺陷不难诊断。女性单纯男性化型 21-羟化酶缺陷最容易与 11β-羟化酶缺陷相混淆,后者也有 17-羟孕酮水平的升高。11β-羟化酶缺陷者体内的脱氧皮质酮水平升高,因此临床上表现为高血压,而单纯男性化型 21-羟化酶缺陷者没有高血压。

迟发型 21-羟化酶缺陷需要与多囊卵巢综合征相鉴别。患者初次就诊时,医生一般不诊断为迟发型 21-羟化酶缺陷,而是诊断为多囊卵巢综合征。对难治性的多囊卵巢综合征要考虑误诊的可能,此时需要测定 17-羟孕酮。如果 17-羟孕酮＞10 ng/mL,就可诊断为迟发型 21-羟化酶缺陷;如果 17-羟孕酮＜10 ng/mL,还需进一步做 ACTH 试验。如果静脉注射 ACTH60 min 后,17-羟孕酮＞10 ng/mL 就可诊断为迟发型 21-羟化酶缺陷。

（五）单纯男性化型 21-羟化酶缺陷的治疗

1.治疗时机的选择

应尽可能早地治疗单纯男性化型 21-羟化酶缺陷。肾上腺皮质分泌过多的雄激素可加速骨骺愈合,因此治疗越晚,患者的最终身高就越矮。另外,早期治疗还可避免男性化体征加重。

2.药物治疗

糖皮质激素是治疗 21-羟化酶缺陷的特效药。补充糖皮质激素可以负反馈地抑制 ACTH 的分泌,从而降低血 17-羟孕酮、DHEAS 和睾酮水平。

（1）糖皮质激素:常用的糖皮质激素有氢化可的松、泼尼松和地塞米松。儿童一般使用氢化可的松,剂量为每天 10～20 mg/m²,分 2～3 次服用,最大剂量一般不超过每天 25 mg/m²。由于泼尼松和地塞米松抑制生长作用较强,因此一般不建议儿童使用。成人使用氢化可的松 37.5 mg/d,分 2～3 次服用;泼尼松 7.5 mg/d,分 2 次服用;或者地塞米松 0.4～0.75 mg/d,每晚睡觉前服用 1 次。

在应激情况下,需要把皮质醇的剂量增加 1～2 倍。在手术或外伤时,如果患者不能口服,就改为肌肉或静脉给药。应激情况具体用药见表 7-19。

表 7-19　不同年龄段患者在应激情况下的用药方案

年龄段（岁）	应激情况下用药方案（氢化可的松）
≤3	先静脉注射 25 mg,然后 25 mg/d,静脉滴注
3～12	先静脉注射 50 mg,然后 50 mg/d,静脉滴注
青春期及成人	先静脉注射 100 mg,然后 100 mg/d,静脉滴注

患者怀孕后应继续使用糖皮质激素,此时一般建议患者使用氢化可的松或泼尼松,根据患者的血雄激素水平进行剂量调整,一般将雄激素水平控制在正常范围的上限。如患者曾行外阴整形术,分娩时应选择剖宫产,这样可以避免外阴损伤。分娩前后应该按应激状态补充糖皮质激素。

本症需要终身服药。开始治疗时可采用大剂量的药物,在17-羟孕酮水平下降后逐步减量到最小维持量。不同的患者,最小维持量不同。

(2)盐皮质激素:单纯男性化型21-羟化酶缺陷患者一般不需要补充盐皮质激素。对需要补充盐皮质激素的失盐型患者,使用氟氢可的松(fludrocortisone),儿童期剂量为0.05～0.2 mg/d。在使用氟氢可的松的同时,还需补充NaCl。

(3)定期随访:治疗期间随访体重、血压、骨密度和血17-羟孕酮、雄烯二酮及睾酮水平。儿童期一般每3个月复查一次,成人可6～12个月复查一次。对21-羟化酶缺陷来说,最主要的随访指标是17-羟孕酮和睾酮水平,目前的观点是并不需要把17-羟孕酮水平抑制到正常人群的水平。事实上,也很难把17-羟孕酮水平抑制到正常范围(表7-20)。

表7-20 长期皮质醇治疗后患者的17-羟孕酮和睾酮水平

项目	结果
糖皮质激素治疗时间(年)	23.0(16.4～28.5)
氢化可的松剂量(mg/m²)	19.4±1.0
血17-羟孕酮(ng/mL)	13.4(2.4～272.0)
血睾酮(ng/mL)	0.2(0.1～3.2)

(4)糖皮质激素的不良反应及解决策略:长期使用超生理剂量的糖皮质激素可以造成Cushing综合征、骨质疏松和抵抗力低下等并发症(表7-21),而剂量不足则无法消除高雄激素血症。为解决上述矛盾,可在使用生理剂量糖皮质激素的同时,加用抗雄激素的药物,如螺内酯、环丙孕酮/炔雌醇和非那雄胺等。

表7-21 长期使用皮质激素治疗的21-羟化酶缺陷者与正常人群的骨密度比较

骨密度	失盐型	单纯男性化型	正常对照
脊柱骨密度	0.96	1.04	1.13
总骨密度	1.05	1.18	1.20

螺内酯有抗雄激素的活性,所以可用于治疗21-羟化酶缺陷。螺内酯20 mg。每天3次,口服。在使用螺内酯时应注意电解质代谢情况。

由于环丙孕酮/炔雌醇中所含有的环丙孕酮具有很强的抗雄激素活性,因此环丙孕酮/炔雌醇可用于治疗21-羟化酶缺陷。治疗方案:从月经周期的第3～5天开始每天服用1片环丙孕酮/炔雌醇,连服21天后等待月经的来潮。

非那雄胺是美国默克公司于20世纪90年代研制开发的新一类Ⅱ型5α-还原酶抑制剂,其结构与睾酮相似,临床上主要用于治疗前列腺疾病,近年来也开始用于治疗女性高雄激素血症。非那雄胺每片5 mg,治疗前列腺增生时的剂量为5 mg/d,女性用药的剂量较低。目前尚无成熟的治疗经验,需要进一步摸索。

(5)其他治疗:尽可能早地发现21-羟化酶缺陷并给予糖皮质激素治疗是改善患者最终身高的最佳方法。近年有学者发现在使用糖皮质激素的同时,加用GnRH-a和生长激素都能更有效地改善患者的身高(图7-7)。

3.手术治疗

女性21-羟化酶缺陷患者不存在性别选择的问题,均应视为女性。外生殖器异常者可通过手术纠正。手术的目的是使阴蒂缩小,阴道口扩大、通畅。阴蒂头有丰富的神经末梢,对保持性愉悦感非常重要,因此应做阴蒂体切除术,以保留阴蒂头及其血管和神经(图7-8)。

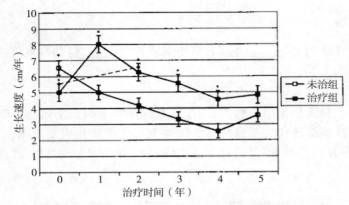

图 7-7　GnRH-a 和生长激素对 21-羟化酶缺陷患者身高的影响

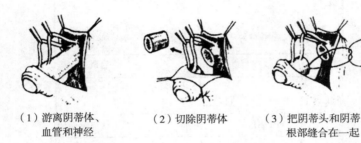

（1）游离阴蒂体、　　　（2）切除阴蒂体　　　（3）把阴蒂头和阴蒂
　　血管和神经　　　　　　　　　　　　　　　　　根部缝合在一起

图 7-8　阴蒂体切除术

4.生育问题

多数患者经糖皮质激素治疗后,可恢复正常排卵,因此可以正常受孕。对女性患者来说,需终身服药,怀孕期间也不可停药。如果孕期不治疗,即使怀孕的女性胎儿没有 21-羟化酶缺陷,依然会发生女性外阴男性化。经糖皮质激素治疗后,如果患者没有恢复排卵,可以使用氯米芬、HMG 和 HCG 诱发排卵。

（六）迟发型 21-羟化酶缺陷的治疗

迟发型 21-羟化酶缺陷的治疗为对症治疗,一般根据患者的年龄、临床表现和有无生育要求选择治疗方案。

1.年轻、无生育要求者

如果患者没有多毛、痤疮、睾酮水平升高等高雄激素血症表现,可以给予孕激素治疗,目的是保护子宫内膜,定期有月经来潮。方法:甲羟孕酮 6~10 mg,每天 1 次,连用 5~10 天;或者甲地孕酮 6~10 mg,每天 1 次,连用 5~10 天。停药 3~7 天后有月经来潮,一般让患者每 30~45 天来一次月经。

如果停药 10 天以上还没有月经来潮,应排除怀孕可能。如果患者没有怀孕,那么应考虑患者体内的雌激素水平偏低,此时改用雌、孕激素序贯治疗或联合治疗,一般多选用复方口服避孕药做雌、孕激素联合治疗。

2.有高雄激素血症但无生育要求者

选择抗雄激素治疗。单用复方口服避孕药(包括环丙孕酮/炔雌醇)或螺内酯可能效果不好,因为过多的雄激素主要来自于肾上腺皮质,因此可加用泼尼松或地塞米松。如环丙孕酮/炔雌醇 1♯/d＋泼尼松 2.5~5 mg/d,或者环丙孕酮/炔雌醇 1♯/d＋地塞米松 0.4~0.75 mg/d。

3.有生育要求者

往往先给予抗雄激素治疗,使血睾酮水平恢复正常。然后应用氯米芬促排卵治疗。

4.年龄大、无生育要求者

给予孕激素治疗,目的是保护子宫内膜,定期有月经来潮。方法:甲羟孕酮 6~10 mg,每天 1 次,连用 5~10 天;或者甲地孕酮 6~10 mg,每天 1 次,连用 5~10 天。

二、11β-羟化酶缺陷

11β-羟化酶(CYP11B1)缺陷也会引起先天性肾上腺皮质增生症,但是其发病率很低,约为21-羟化酶缺陷发病率的5%。

（一）发病机制

CYP11B1基因位于8号染色体的长臂上,与编码醛固酮合成酶的基因(CYP11B2)相邻。CYP11B1的生理作用是把11-脱氧皮质醇转化成皮质醇,把11-脱氧皮质酮转化成皮质酮。当CYP11B1存在缺陷时,皮质醇合成受阻,ACTH分泌增加,结果肾上腺皮质增生,雄激素分泌增加(图7-9)。

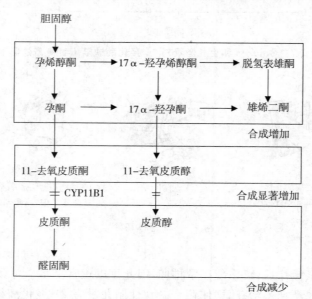

图7-9　11β-羟化酶缺陷者肾上腺皮质类固醇激素合成变化

目前已发现30多种CYP11B1基因突变类型,发生率为1/250000~1/100000。在该综合征中,CYP11B2基因不受影响,而醛固酮的合成将受到影响,但由于11-脱氧皮质酮在体内积聚,11-脱氧皮质酮有盐皮质激素活性,因此患者不仅没有脱水症状,反而会出现高血压。

（二）临床表现

11β-羟化酶缺陷的临床表现与21-羟化酶缺陷的临床表现既有相似之处,也有不同之处。

(1)外阴男性化:根据酶缺陷程度的不同,患者外阴可表现为PraderⅠ~Ⅴ型中的任何一种。

(2)其他男性化体征:如身材矮壮、皮肤粗糙且有较多油脂分泌、四肢有较多毛发、声音低沉、有喉结等。

(3)体格发育:儿童期过高的雄激素水平可以促进骨骼提前生长、骨骺提前闭合,因此患者的最终身高往往较矮。

(4)妇科检查:与21-羟化酶缺陷一样,在阴囊和腹股沟内扪及不到性腺,肛门检查在盆腔内扪及偏小的子宫。

(5)高血压:由于11-脱氧皮质酮在体内积聚,患者出现水钠潴留和高血压。这是11β-羟化酶缺陷与21-羟化酶缺陷在临床表现上的区别。

（三）内分泌激素测定

与21-羟化酶缺陷相同的是,11β-羟化酶缺陷患者的血促性腺激素水平在正常范围,孕酮、睾酮、硫酸脱氢表雄酮(DHEAS)和17-羟孕酮水平均升高。

与21-羟化酶缺陷不同的是,11β-羟化酶缺陷患者的血11-脱氧皮质醇和脱氧皮质酮水平显著升高。

（四）诊断及鉴别诊断

根据临床表现，体格、妇科和超声检查，内分泌激素测定和染色体分析，11β-羟化酶缺陷不难诊断。11β-羟化酶缺陷最容易与21-羟化酶缺陷相混淆（表7-22），两者的血17-羟孕酮水平均升高。11β-羟化酶缺陷患者体内的11-脱氧皮质醇和脱氧皮质酮水平升高，有高血压；而21-羟化酶缺陷患者没有这些表现。

表7-22　21-羟化酶缺陷和11β-羟化酶缺陷的鉴别

疾病	男性化	高血压	17-羟孕酮	脱氧皮质酮
21-羟化酶缺陷	有	无	高	低
11β-羟化酶缺陷	有	有	高	高

（五）治疗

11β-羟化酶缺陷的治疗与单纯男性化型21-羟化酶缺陷的治疗相似，以糖皮质激素治疗为主。如果使用糖皮质激素后，血压仍不正常，需要加用抗高血压药。

1.糖皮质激素

儿童一般使用氢化可的松，剂量为每天 $10\sim20\ mg/m^2$，分 $2\sim3$ 次服用。成人每天使用氢化可的松 37.5 mg，分 $2\sim3$ 次服用；泼尼松 7.5 mg/d，分 2 次服用；或地塞米松 $0.4\sim0.75$ mg，每晚睡前服用 1 次。需要终身服药。

在应激情况下，需要将剂量增加 $1\sim2$ 倍。在手术或外伤时，如果患者不能口服，就改为肌肉或静脉给药。

2.抗高血压药物

糖皮质激素治疗后，如果患者的血压仍偏高，需要加用抗高血压药。

3.手术治疗

有外阴畸形者需要手术治疗。

4.生育问题

与21-羟化酶缺陷者一样，11β-羟化酶缺陷者可以正常生育。糖皮质激素治疗后，如果患者恢复自发排卵，就能自然受孕。如果患者没有自发排卵，需要促排卵治疗。促排卵治疗首选氯米芬，如治疗失败，再选 HMG。怀孕期间应继续使用糖皮质激素。

三、17α-羟化酶缺陷

17α-羟化酶（CYP17）缺陷是先天性肾上腺皮质增生症中非常少见的类型，约占总数的 1%。

（一）发病机制

CYP17 的作用是将孕烯醇酮和孕酮转化成 17-羟孕烯醇酮和 17-羟孕酮，皮质醇、雌激素和雄激素的合成均需要 CYP17，因此，当 CYP17 有缺陷时皮质醇、雌激素和雄激素的合成均受影响。肾上腺皮质醇和雄激素合成受阻时，脱氧皮质酮和皮质酮的合成可增加（图7-10）。

对女性来说，17α-羟化酶缺陷也会使卵巢的雌激素合成受阻，因此她们的第二性征发育将受到影响。

（二）临床表现

对女性患儿来说，她们的染色体为 46，XX，性腺是卵巢，性分化不受任何影响，不存在两性畸形。

青春期启动后，由于卵巢不能合成雌激素，因此患者的乳房不发育，外阴为幼稚型，没有排卵和月经。

另外，由于脱氧皮质酮合成增加，患者有水钠潴留、高血压和低钾血症。

（三）内分泌激素测定

患者的血促性腺激素水平升高，血睾酮和雌激素水平低，血黄体酮、脱氧皮质酮和皮质酮水平升高。

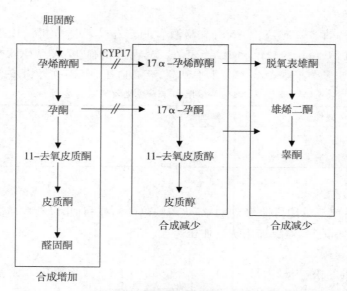

图 7-10 17α-羟化酶缺陷者肾上腺皮质类固醇激素合成变化

（四）诊断及鉴别诊断

17α-羟化酶缺陷与性腺发育不全和原发性中枢性闭经的区别在于，后两者没有高血压，没有血黄体酮、脱氧皮质酮和皮质酮水平升高。与21-羟化酶的区别在于后者没有性幼稚和高血压；与11β-羟化酶缺陷的区别在于后者有男性化表现，没有性幼稚（表 7-23）。

表 7-23 17α-羟化酶缺陷的鉴别诊断

疾病	男性化	性幼稚	高血压	睾酮	17-羟孕酮	脱氧皮质酮
21-羟化酶缺陷	有	无	无	高	高	低
17α-羟化酶缺陷	无	有	有	低	低	高
11β-羟化酶缺陷	有	无	有	高	高	高

（五）处理

治疗原则是补充糖皮质激素、抗高血压和补充雌、孕激素。17α-羟化酶缺陷患者没有外阴畸形。不需要手术治疗。

1.糖皮质激素

儿童一般使用氢化可的松，剂量为每天 $10\sim20$ mg/m²，分 $2\sim3$ 次服用。成人每天使用氢化可的松 37.5 mg，分 $2\sim3$ 次服用；泼尼松 7.5 mg/d，分 2 次服用；或地塞米松 $0.4\sim0.75$ mg，每晚睡前服用 1 次。

在应激情况下，需要增加剂量 $1\sim2$ 倍。在手术或外伤时，如果患者不能口服，就改为肌肉或静脉给药。女性患者需要终身服药。

2.抗高血压药物

糖皮质激素治疗后，如果患者的血压仍偏高，需要加用抗高血压药。

3.雌、孕激素治疗

进入青春期后，为促进第二性征的发育，避免骨质疏松，患者需补充雌、孕激素。在骨骺愈合前，如果患者还想继续长高，可先给予小剂量的雌激素，如妊马雌酮（倍美力）$0.15\sim0.3$ mg/d 或戊酸雌二醇 $0.5\sim1$ mg/d。如果不需要继续长高，可给予妊马雌酮 $0.3\sim0.625$ mg/d 戊酸雌二醇 $1\sim2$ mg/d。每个周期加用甲羟孕酮 $5\sim10$ 天，$6\sim10$ mg/d。

4.生育问题

由于患者性激素分泌异常，卵泡不能发育，所以无法受孕。

四、3β-羟类固醇脱氢酶缺陷

约 2% 的先天性肾上腺皮质增生症是由 3β-羟类固醇脱氢酶缺陷引起的。

(一)发病机制

3β-羟类固醇脱氢酶(3β-HSD)作用是把类固醇激素合成的 $\triangle^5$ 途径转换成 $\triangle^4$ 途径,人体内有两种 3β-羟类固醇脱氢酶,即 3β-羟类固醇脱氢酶Ⅰ型和Ⅱ型。Ⅰ型分布在周围组织,Ⅱ型分布在性腺和肾上腺皮质。引起内分泌紊乱的是Ⅱ型酶缺陷。

当基因缺陷造成Ⅱ型酶缺陷时,睾酮、雌二醇、皮质醇和醛固酮的合成都受阻,体内可以积聚大量的 DHEA 和 $\triangle^5$-雄烯二醇(图 7-11)。女性胎儿可有外阴男性化表现。

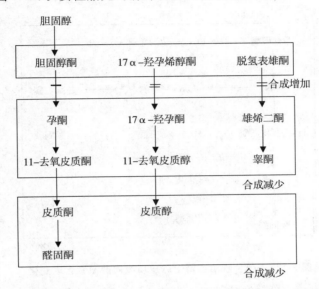

图 7-11 3β-羟类固醇脱氢酶缺陷者肾上腺皮质类固醇激素合成变化

(二)临床表现

患者的临床表现差异很大。3β-羟类固醇脱氢酶缺陷严重时,患者会出现肾上腺皮质功能减退、脱水和低血压等,此类患者一般不来妇产科就诊,而是去内分泌科就诊。症状轻者可能无明显异常或有单纯男性化表现。

还有一些不典型的患者,其临床表现类似肾上腺皮质功能早现和高雄激素血症。

妇科检查:外阴有不同程度的男性化,有阴道、子宫和卵巢,阴唇和腹股沟处无性腺。

(三)内分泌激素测定

血 ACTH、17-羟孕烯醇酮和 DHEAS 升高。

(四)诊断及鉴别诊断

测定 17-羟孕烯醇酮/17-羟孕酮比值对诊断和鉴别诊断很有意义(表 7-24)。

表 7-24 3β-羟类固醇脱氢酶缺陷的鉴别诊断

疾病	男性化	高血压	17-羟孕酮	17-羟烯醇酮/17-羟孕酮
21-羟化酶缺陷	有	无	高	正常
3β-脱氢酶缺陷	有	无	低	高
11β-羟化酶缺陷	有	有	高	正常

(五)治疗

治疗同 21-羟化酶缺陷,需终身补充肾上腺皮质激素,失盐型需补充盐皮质激素。青春期开始加用雌、孕激素治疗。

五、先天性类脂质性肾上腺皮质增生症

先天性类脂质性肾上腺皮质增生症极为罕见,目前全球报道不超过100例。

(一)发病机制

由于患者的肾上腺增大并含有大量的胆固醇和其他脂质,因此被称为先天性类脂质肾上腺皮质增生症。过去认为该疾病病因是胆固醇P450侧链裂解酶基因(CYP11A1)突变,目前认为病因是StAR基因突变,当StAR发生基因突变时,胆固醇不能进入到线粒体内,所有的类固醇激素都不能被合成(图7-12)。

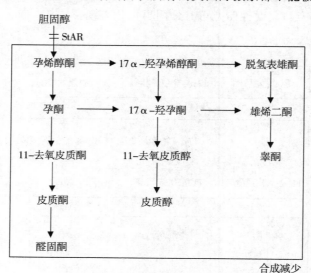

图7-12 StAR缺陷者肾上腺皮质类固醇激素合成变化

(二)临床表现

患者会出现肾上腺皮质功能减退、脱水和低血压等。女性患儿的性分化不受任何影响,不存在两性畸形。

青春期启动后,由于卵巢不能合成雌激素,因此患者的乳房没有发育,外阴为幼稚型,没有排卵和月经。

(三)内分泌激素测定

患者的类固醇激素水平均非常低。

(四)处理

多数患儿夭折。对幸存者首先要进行抢救,补充肾上腺皮质激素,并需终身服用。青春期加用雌激素。

(孙海玲)

第八章 精神分裂症

一、概述

精神分裂症是一组病因未明确,最常见和最重要的精神障碍,多起病于青少年,常有感知、思维、情感和行为多方面的障碍和精神活动不协调,一般没有意识障碍。急性精神分裂症或急性期主要表现为"阳性"症状(幻觉、妄想和思维紊乱),慢性精神分裂症或慢性期主要表现为"阴性"症状(情感淡漠、意志缺乏、动作迟缓和社会退缩)。

精神分裂症病程迁延,有的患者会在急性期后得到康复,有的则向慢性期(综合征)发展。慢性综合征一旦形成,患者难以完全康复,部分患者出现社会性残疾。精神分裂症占精神病院住院患者首位。

精神分裂症的病因迄今未明,现认为其由多种因素共同作用或交织影响下引起疾病的发生,这些因素包括遗传和器质性等生物学因素以及心理和社会因素等。

精神分裂症的终生患病率为 6.55‰(1998)。约 2/3 的患者需住院,但仅一半的患者得到治疗。

二、诊断步骤

(一)病史采集要点

由于精神分裂症的特殊性,故在采集精神分裂症病史时应包含尽可能详尽的信息来源。精神分裂症因其特殊的临床表现,社会功能受损和自知力损害等原因,病史常由家人等知情人提供,必要时还需找旁人补充相关信息予以证实病史的全面性与可靠性。采集精神分裂症病史时要注意病史的全面性、客观性、可靠性,以防止所采集到的病史带有片面性和主观性。

1. 可能的诱发因素

如发病前不良心理社会因素的影响或其他可能的诱发因素。

2. 此次发病的主要情况

含起病的轻、重、缓、急,在精神症状出现时最早出现的精神症状或最突出的精神症状,尤其要注意有无伤人、毁物、自伤和自杀、出走等方面的症状,以及有无言语、行为等方面的异常。睡眠、饮食、体重变化和社会功能等信息也需了解。在了解病史时,还需注意了解症状出现的先后顺序,症状与症状间有否相互影响等信息。一般而言,单纯型精神分裂症(以阴性症状为主要临床表现的精神分裂症)发病较缓慢,而紧张型或青春型精神分裂症的发病较急骤,偏执型精神分裂症的发病介于上述各型之间。

3. 病程特点

如为初次发病,应详细了解或追询最初的症状(如性格改变等)及演变过程,如既往有发作,应了解首次发病时的年龄,每次发作时的主要症状,每次发作的症状特点是否一致,严重程度和发作的持续时间,间歇期或稳定期的持续时间及有无残留精神症状和社会功能恢复情况等。

4. 治疗情况

询问既往的药物治疗情况,含药物治疗的疗效、不良反应、药物的种类、最大剂量及用药时间等。如患者曾使用过多种药物,需了解合并或调换药物的原因。如患者曾使用过非药物治疗,也应了解治疗的方法、疗程、疗效及有无不良反应等。

5. 既往病史

有无躯体疾病、脑部器质性疾病和物质依赖等病史,及有否上述疾病诱发精神症状的病史及可能。既往有否药物及食物过敏史。

6.个人史

包括母亲在孕期或围生期的心身健康状况,有否病毒等感染及用药史,有否不良嗜好等;患者出生时的情况(包括是否顺产、有否缺氧或窒息、低体重等情况);患者早年心身发育状况,是否有过家庭暴力和受虐待史等;患者个性心理特征,是否孤僻内向、沉默寡言、敏感多疑、消极回避等;患者入学后的学习情况,有否逃学与学习成绩不佳等情况。如为已婚患者,需了解患者的婚后生活状况(含夫妻关系、性生活是否和谐等)。如为女性患者,还需了解月经情况。

7.家族史

主要了解患者二系三代中有否精神疾病和异常行为病史。如有,还需了解诊断、治疗及不良反应和最终结局等方面的情况。

在询问病史前,在必要时应先了解与患者诊疗有关的医疗档案和其他相关资料。在听取病史提供者介绍病史时,患者一般不应在场。由于几乎任何精神症状均是非特异性的,故在询问病史时应注意患者躯体方面的情况,避免过分强调精神因素,要注意询问阴性症状和早期(或潜伏期)阶段的精神异常情况,尽量避免仅注意了解患者情感变化和行为异常而忽视思维与内心体验的异常。如为老年患者,尤其要了解意识、记忆或智能损害和人格改变等方面的情况,以排除老年患者的精神异常是由脑器质性病变所致。如为儿童患者,尤其应了解患者的身心发育情况和其父母亲的心理状况,必要时可请老师与同学补充有关信息。

(二)检查要点

尽管精神分裂症患者一般不存在躯体与神经系统方面的体征,精神检查是获取诊断资料的主要手段,但仍须认真全面地进行。精神分裂症患者在患精神病的同时也可能患躯体疾病或出现脑器质性病变,故一般的躯体检查、神经系统检查和必要的实验室检查是不可偏废的。精神分裂症患者精神检查要点如下。

1.一般情况

(1)意识:意识的清晰度,对时间、地点和人物的环境定向和对职业、年龄、姓名等的自我定向。

(2)接触:接触是否主动,对检查是否合作。

(3)就诊方式:有否人陪伴。

(4)仪表:穿着是否整洁和符合时令,有否奇装异服或刻意修饰。

2.认知障碍

(1)感知觉障碍:主要是知觉障碍,包括:①错觉;②幻觉;③感知综合障碍。应注意了解知觉障碍的持续时间、广度和与其他精神症状之间的关系,患者对知觉障碍的态度,知觉障碍对社会功能的影响等。如患者存在幻听,要深入了解幻听是真性的或假性的,言语性的或非言语性的,具体内容,清晰程度,幻听出现的时间和频率,患者对幻听的具体态度和是否有情感反应,对社会功能和思维功能的影响,与其他精神症状(如妄想)的关系和对幻听有否分析、批判能力(自知力)等。

(2)思维障碍:①思维连贯性和形式障碍包括患者回答的语速、语量、流畅性、连贯性、切题性和是否及时等;②思维逻辑性障碍包括逻辑性障碍的类型、性质、广度、频率、出现与持续时间等和思维逻辑性障碍对社会功能的影响及与其他精神症状的关系;③思维内容障碍包括各种观念和妄想的类型、性质、广度、出现与持续时间、频率、对社会功能的影响和与其他精神症状的关系(也包括患者有多种妄想同时存在时,妄想与妄想之间的关系)。如存在妄想,还需进一步了解患者的妄想是原发性抑或是继发性、具体内容和是否系统、荒谬、泛化与坚信程度,妄想出现时患者的态度和情感、行为反应和指向性,患者对妄想的分析、批判能力等。

(3)注意力:包括注意减退、注意涣散或不集中、注意增强等。

(4)记忆力:包括记忆增加、记忆减退和遗忘等。

(5)智能:包括计算、理解、分析综合和想像概括能力和一般常识等内容。

3.情感障碍

情感障碍包括情感反应的类型、广度、出现与持续时间、频率、面部表情与内心体验、稳定性、协调性、感染力和情感障碍与其他精神症状之间的关系等。

4. 意志行为

意志行为包括意志行为障碍的类型、性质、强度、广度、出现与持续时间、姿势和与其他精神症状之间的关系,对社会功能的影响等。

5. 自知力

自知力对表现出的精神症状是否存在认识、分析和批判能力。如患者为不合作患者,在进行精神检查时的重点应放在意识状态、姿势、一般情况(含饮食、生活自理程度等)、情感反应和面部表情、言语、动作和行为的观察方面。

三、诊断对策

(一)诊断要点

精神分裂症的基本或主要特征性的精神症状是思维、情感和行为分离而互不协调,精神活动脱离现实环境。中华医学会精神科分会制定的"中国精神障碍分类与诊断标准(CCMD-3)"中精神分裂症的诊断标准如下。

1. 症状标准

至少有下列 2 项,并非继发于意识障碍、智能障碍、情感高涨或低落,单纯型另有规定。

(1)反复出现的言语幻听。

(2)明显的思维松弛、思维破裂、言语不连贯,或思维贫乏或思维内容贫乏。

(3)思维被插入、被撤走、被播散,思维中断,或强制性思维。

(4)被动、被控制,或被洞悉体验。

(5)原发性妄想(包括妄想知觉、妄想心境),或其他荒谬的妄想。

(6)思维逻辑倒错、病理性象征性思维,或语词新作。

(7)情感倒错,或明显的情感淡漠。

(8)紧张综合征、怪异行为,或愚蠢行为。

(9)明显的意志减退或缺乏。

2. 严重程度标准

自知力障碍,并有社会功能严重受损或无法进行有效交谈。

3. 病程标准

(1)符合症状标准和严重程度标准至少已持续 1 个月,单纯型另有规定。

(2)若同时符合分裂症和情感性精神障碍的症状标准,当情感障碍减轻到不能满足情感性精神障碍症状标准时分裂症症状需继续满足分裂症的症状标准至少 2 周以上,方可诊断为分裂症。

(二)鉴别诊断要点

1. 脑器质性精神障碍

部分脑器质性疾病(常见的有散发性脑炎、额叶或颞叶的肿瘤、癫痫等)可出现类似精神分裂症症状(如情感淡漠、思维散漫或幻觉、妄想等),尤其在缺乏典型的意识障碍、记忆障碍和智能缺损时更易与精神分裂症混淆。鉴别的重点是去发现产生此类症状的各种脑器质性损害的证据,而不是仅去分析这类症状的特征性。

2. 心境障碍

急性躁狂症的患者,因异常兴奋、激动、联想异常迅速而出现言语不连贯或大量片断的单词,而被误诊。而急骤起病,兴奋多语的精神分裂症也可被误诊。但是躁狂症患者情绪活跃、生动,有感染力,无思维逻辑障碍,情感协调,无怪异行为,幻觉与妄想不多见。而精神分裂症患者虽有言语动作增加,并无情感高涨,情绪反应与思维和环境不协调,兴奋躁动往往带有冲动性和杂乱无章。

精神分裂症木僵时需与抑郁症相鉴别。精神分裂症的情感反应淡漠,面部表情呆板,不存在情感上的共鸣,且幻听内容复杂。抑郁症的精神活动虽也处于抑制状态,但深入接触可获得某种程度上的应答,情感反应存在,思维与情感反应是相互协调配合的,如有幻听则内容简单。

3.应激相关障碍

精神分裂症可在不良的心理社会因素影响或精神刺激下发病,但精神刺激的时间与发病时间的联系不紧密。随着时间推移,精神症状与精神刺激之间愈来愈缺乏内在联系,且日益脱离现实,思维内容怪异,情感不活跃。而应激相关障碍的情感反应强烈且鲜明,精神症状与精神刺激的内容联系紧密,且精神症状随精神刺激的消除而逐渐消失。

4.躯体疾病所致精神障碍

伴有躯体疾病的精神分裂症,可出现明显的意识障碍,而躯体疾病所致精神障碍也可出现思维不连贯、幻觉、妄想、情感淡漠、精神运动性兴奋或抑制等类似精神分裂症症状。但是,伴有躯体疾病的精神分裂症虽有意识障碍,持续时间一般不长,意识清晰后,精神分裂症的基本症状日益明显,且在有躯体疾病前已有精神分裂症病史。躯体疾病所致精神障碍的精神症状仅在某一阶段与精神分裂症相似,精神症状的发生、发展和转归与躯体疾病有密切的依存关系,意识障碍有昼轻夜重的特点或有明显波动性,意识障碍消失或减轻时,患者可与环境保持良好的接触。

5.神经衰弱

在精神分裂症的早期,患者可出现头痛、失眠、记忆下降、乏力等类似神经衰弱症状,但其情感反应平淡,求治要求不迫切,年龄一般较年轻,人格保持欠完整,社会功能也受到损害,精神检查可发现患者显得呆滞、被动,思维离奇难解释,自知力也欠完整。

6.强迫性神经症

在精神分裂症早期,患者可以强迫状态为主,但其强迫症症状繁复或复杂,荒谬而离奇,对存在的症状缺乏主动克制的欲望,情感反应不鲜明,也不感到痛苦,求治心不迫切,社会功能受损,自知力欠完整。

7.偏执性精神障碍

偏执性精神障碍以妄想为主要临床表现,其妄想内容固定、系统,与现实生活较为贴切,有一定现实性,情感反应和行为与妄想内容相一致,不出现精神衰退。而妄想型精神分裂症的妄想内容离奇、荒谬、结构松散,与现实环境联系不紧密,具有特征性的思维、情感和行为互不协调的症状,发病年龄较早。

8.人格障碍

在青少年期起病的精神分裂症,如果病程进展缓慢,人格改变较为明显者易与人格障碍相混淆。人格障碍虽在遭受精神刺激或在不良的心理社会因素影响下可有明显的精神异常,但其思维内容较为接近现实,不荒谬离奇,思维与行为一致,精神症状消除后无残留症状。人格障碍只是人格发展的偏离,非一般疾病的过程。而精神分裂症在病前与病后存在明显的差异,存在精神分裂症的特征性症状,病程多为迁延。

(三)临床表现与临床类型

1.临床表现

(1)思维联想障碍:联想障碍是精神分裂症的基本症状之一,其特点是患者在意识清晰的情况下出现联想散漫和思维破裂,思维内容缺乏逻辑性以致令人难以或无法理解。患者失去正常的思维结构,混乱而不符合逻辑的讲话使人无法理解,语句之间、概念之间或上下文之间缺乏内在的联系。严重者的言语支离破碎,甚至个别语句也缺乏联系(思维破裂或"词的杂拌")。有的患者在无任何外界因素的影响下觉得自己的思维活动在进行过程中突然出现停顿或阻塞,脑中顿时空白无物,稍后重新开始新的思维(思维中断)。有的患者突然感到脑中涌现出大量不自主而又无法摆脱的思维(思维涌现或强制性思维)。有的患者会用一些极为普通的词或动作来表示某些特殊的、除其本人外他人无法理解的意义(病理性象征性思维)。有的患者用自己创造的词或短语来描述病态的体验(语词新作),有的患者在脑中同时存在两种相反的概念,因而在行动上犹豫不决(矛盾观念)。也有的患者推理、判断似是而非,或不合逻辑,或自相矛盾。

(2)情感障碍:情感活动变得狭窄,严重者可达到情感淡漠的程度。患者对与其切身利益有关的事物缺乏应有的情感反应,对任何人或事都显得感情平淡。患者的情感反应还可表现为不协调、情感倒错和矛盾情感。部分患者可出现抑郁情绪。

（3）意志与行为障碍：活动减少，缺乏主动性，被动，退缩，孤僻，对前途毫不关心，没有任何打算。患者不主动与人交往，对工作、学习与生活的要求减低，无故矿工与旷课。严重时，患者的行为极为被动，甚至连本能的要求也缺乏，可长期不梳头、不洗澡。有的患者可出现意向倒错，进食一些不能进食的东西（如粪便、泥土等），或伤害自己的身体等。有的患者可出现紧张、呆坐、独处、无故自笑和冲动行为。还有的患者可出现紧张综合征和自杀。

（4）认知功能障碍：①智能损害：精神分裂症患者的智商虽在正常范围内，但低于病前水平，也低于普通人群。精神分裂症的智能损害在首次发病或发病的最初两年中尤为明显。②注意损害：主动注意和被动注意两者均受损，难以集中注意从事学习与工作，因而接受外界信息的能力受到影响，对外界刺激的敏感性降低，注意转移的速度减慢。③记忆损害：在任何严重程度的患者均可出现记忆损害。严重程度轻的患者的主要记忆损害是短时记忆的损害，损害涉及数字记忆、语词记忆、视觉记忆等。如症状严重程度在中度或中度以上，记忆的损害将涉及记忆的各个方面。由于记忆损害，患者的学习能力受到明显影响。④言语功能损害：主要表现在患者与他人进行言语交流时用词不恰当或不确切，或使用少用或偏的词汇，或在交谈中无法体现谈话的主题或中心。

（5）运动协调性损害：部分患者有运动的始动性下降，速度减慢和眼球运动的跳跃和不规则，在服用抗精神病药物后更为明显。

（6）其他症状：其他症状并非见于所有临床类型，但在一定阶段、一些类型中常见且为突出的症状。①幻觉：幻觉是精神分裂症常见的症状之一。临床上以听幻觉最多见，而视幻觉、触幻觉、嗅幻觉和味幻觉等则少见。属于幻听范畴的思维化声、争论性幻听或评论性幻听对精神分裂症的诊断有特殊意义。精神分裂症的幻觉多在意识清晰的情况下出现，患者常不能察觉幻觉的不现实性。尽管幻觉的感受有时很模糊，但患者却能据此做出准确的判断。②妄想：妄想也是精神分裂症的常见症状，妄想的内容和对象易变化和泛化。妄想内容以被害、关系、钟情、疑病和夸大等为多见，结构松散。妄想和幻觉常互相影响，互相加重。内容荒谬的关系妄想、被洞悉感、被控制感等妄想是常见于精神分裂症的特征性症状。

（7）早期表现：在疾病早期虽无肯定的、有助于诊断的症状或表现，但仍有一些症状和表现可供参考。有的患者在疾病早期出现无明显诱因的意志行为减退或适应能力的改变或下降、懒散、孤僻、被动，工作或学习效率下降，或出现不可理解的、突发的残暴行为。有的患者在疾病早期整天沉溺于与学习和工作并无关联的所谓研究或探讨之中；或言语单调重复、刻板，中心内容不突出；或觉得头脑空虚，不能进行思考。有的患者在疾病的早期就出现对周围环境的兴趣减退，对家人疏远，毫无关心和亲切感，甚至对家人和环境充满敌意，情绪波动较大。有的患者在疾病的早期可出现类似神经衰弱、疑病症、强迫症或癔症样表现，失眠、多梦、头痛、全身不适、疲乏无力、注意难集中、记忆下降；或焦虑不安、坐卧不宁、惶惶不可终日，总认为患了某种疾病；反复想或做一些毫无意义的事难以自控；或多次发生伴有精神分裂症基本症状的情感障碍发作、附体发作、意识障碍发作或木僵发作。虽然患者有上述神经症和癔症样表现，但却无迫切的求治欲望或要求，对精神症状也缺乏完整的自知力。

2. 临床类型

（1）传统分型：精神分裂症的临床表现极其复杂，但仍可根据其某一阶段所表现出的主导症状而分为若干类型。①青春型：青春期发病多见。临床上以思维破裂、思维内容离奇古怪与费解，情感不稳或喜怒无常，表情做作、行为幼稚、愚蠢，常有兴奋冲动和本能意向亢进，容易发生衰退为特征，可伴有幻觉、妄想。患者的言语常用词不当，内容荒谬离奇，所用词汇的含义多为过度概括或含义不清，幻觉与妄想的内容多与色情有关。情感反应极不协调，往往在痛哭流涕的同时又无故发笑。行为奇特或古怪、杂乱，给人一种愚不可及的印象。青春型精神分裂症的病程发展较快，部分可呈周期性发作，少数很快进入衰退。青春型精神分裂症预后较差。②紧张型：多起病于青壮年，起病较急，病程多呈发作性。临床上以紧张性兴奋和紧张性木僵（两者可交替出现）为主要表现。患者言语行为受抑制的程度可从运动缓慢、少语少动（亚木僵）到不语不动、表情呆板、大小便潴留，固定于某个姿势（木僵）或表现为蜡样屈曲。急性兴奋的患者往往有冲动性的伤人毁物行为。伴有急性兴奋的患者的病程较短,而仅有木僵的患者的病程可长可短,长者可达数年甚至数十年。目前,紧张型精神分裂症已极为罕见。③偏执型:又称妄想型,在临床上最为常见,发病年龄多在 30 岁左右,起病形式以亚急性和慢性较为多见,主要症状为妄想。在起病初期,患者对环境有一些异样的感觉或敏感多疑,此后渐渐成为妄想,且有泛化趋势。妄想内容以关系、被害、自罪、夸大、嫉妒、钟情、影响或被控制等较为常见。妄想往往与幻觉同时存在。患者的情感反应和行为受妄想幻觉的支配。在妄想幻觉的支配下,患者可出现自伤或伤人等异常行为。由于患者发病年龄较晚,起病又以慢性居多,故在相当长的一段时间内,人格受损的程度轻微,社会交往能力和工作能力可部分保存,在疾病早期往往不易被人们所察觉。经适当治疗,效果较好。④单纯型:多在青少年期发病,起病缓慢潜隐,逐渐进展,常因症状潜隐而不易被识别,临床上以思维贫乏、情感淡漠、行为退缩为主要表现。在疾病早期,患者往往出现类似神经衰弱的症状,疲乏无力、失眠、头痛、注意力不集中、记忆减退等,以后逐渐出现日益明显的被动、孤僻、懒散、脱离集体、日常生活规律紊乱、不关心周围事物和家人、脱离现实生活和不能适应社会的需求。单纯型的病程持续时间应在 2 年以上,治疗效果欠佳,预后不良。⑤未分化型:又称为未定型或混合型,有许多患者的临床表现符合精神分裂症的诊断标准,但又因其临床症状相互交叉混合,很难纳入以上四型的任何一型中,或很难分型,则可纳入本型中。⑥精神分裂症后抑郁:有的患者在经抗精神病药物治疗后,精神分裂症症状得到适当控制时,可出现持续时间较久的抑郁症状。抑郁症状的产生,可能与抗精神病药物的使用有关(药源性抑郁),或可能与患者对病情的担心及考虑今后前途的忧虑有关,也可能是精神分裂症症状的组成部分。抑郁症状的出现可能预示预后不良。⑦残留型:又称为后遗性精神分裂症。有的患者在患病一段时间以后,幻觉、妄想等阳性症状消失,临床上以缺乏主动性、情感反应淡漠、面部表情呆板、活动减少、思维贫乏及人格障碍为主要症状,病程呈慢性化。残留型的治疗效果差,预后欠佳。⑧衰退型:以精神衰退为主要临床表现,意志缺乏或明显减退、情感淡漠衰败、思维贫乏、行为明显退缩、社会功能严重损害,丧失工作或劳动能力。⑨分裂样精神病:患者出现典型的精神分裂症样症状,但病程不足 1 个月。

（2）阳性、阴性症状分型:阳性症状是指精神功能的亢进或异常,包括幻觉、妄想,明显的思维形式障碍,反复的行为紊乱等。阴性症状为精神功能的减退或缺失,包括情感淡漠、言语贫乏、意志缺乏等。①Ⅰ型精神分裂症:临床表现以阳性症状为主,有明显的幻觉、妄想,有明显的思维形式障碍,反复出现离奇古怪的行为,阴性症状不明显,认知功能无明显改变,无智能缺损,对抗精神病药物治疗的反应良好,预后较好。②Ⅱ型精神分裂症:临床表现以阴性症状为主,思维贫乏,情感淡漠,意志缺乏或明显减退,行为退缩,社会功能明显受损,有注意障碍,没有或不存在阳性症状,可能存在认知功能改变,对抗精神病药物治疗的反应差,预后不良。③混合型:临床症状交叉混合,阳性症状和阴性症状兼而有之,不能归于上述两型。

四、治疗对策

（一）治疗原则

①早期发现,早期诊断,及时治疗;②积极进行全病程治疗;③尽可能选用疗效确切,症状作用谱较为广泛,不良反应轻,便于长期治疗的抗精神病药物;④积极进行家庭教育,争取家属重视、配合对患者的全程治疗;⑤定期对患者进行心理治疗,康复和职业训练。

（二）治疗计划

以抗精神病药物治疗为主,辅以心理治疗等治疗方法。

1.急性期治疗原则

治疗前需进行必要的体格检查、神经系统检查和实验室检查,并进行治疗前、治疗中各项指标的评估、对照,以评定疗效和不良反应。

（1）采取积极的强化性药物治疗,以便及时控制阳性症状、激越冲动、认知功能损害等症状。

（2）争取尽快缓解或控制症状,增加基本痊愈的可能性,预防病情的不稳定性。

（3）药物治疗应尽量按程序进行,急性期的治疗时间至少为 4～6 周。

(4)根据具体情况,决定住院治疗或门诊治疗。

(5)如存在明显的危害社会安全问题和存在严重的自杀观念和行为、自伤时,应尽早住院治疗。

(6)对家人进行卫生宣传教育和对患者进行心理治疗。

2.巩固期(恢复期)治疗原则

(1)以药物治疗为主。以原治疗有效的药物,原有效剂量继续巩固治疗至少3～6个月。

(2)根据具体情况,决定住院治疗、门诊治疗或社区治疗。

(3)对家人进行卫生宣传教育和对患者进行心理治疗。

(4)促进患者社会功能的康复。

3.维持期治疗原则

(1)根据个体差异等具体情况,确定是否减少药物剂量,有效把握预防复发的有效剂量。

(2)疗效稳定,无明显或特殊的不良反应,尽可能仍用原治疗有效的药物治疗,尽可能不换用药物。

(3)维持治疗时间因人而异,一般不少于2～5年。

(4)维持治疗一般应在门诊或社区进行。

(5)加强对家人的卫生宣教和对患者进行心理治疗。

4.对慢性患者的治疗原则

因慢性精神分裂症患者的病程多迁延,症状并未能有效或完全控制,常残留有阳性症状和情感症状(包括情感低落和自杀观念与行为),而阴性症状和认知功能损害可能是主要的临床表现,故治疗原则有别于以上三期的治疗原则。

(1)为进一步控制症状,可采用增加药物剂量,更换药物或合并治疗的方法,以提高治疗效果。

(2)加强随访(缩短定期随访周期等),以便更好地掌握病情变化规律,调整治疗方案。

(3)治疗可在住院时进行,也可在门诊或社区等进行。

(4)加强家人的卫生宣教和对患者进行心理治疗工作。

5.对难治性患者的治疗原则

难治性精神分裂症一般指用通用的治疗方法进行治疗后仍未获得理想疗效的精神分裂症,包括:①过去5年对三种剂量和疗程适当的抗精神病药物足量足疗程治疗反应不佳;②或不能耐受抗精神病药物的不良反应;③即使有充分的维持治疗或预防治疗,但病情仍然复发或恶化。

(1)重新审定诊断,进一步了解患者既往用药史,及掌握有关影响因素,着重考虑用药个体化。在必要时监测药物血浆浓度。

(2)重新制定治疗方案,更换合适的药物,足量足疗程治疗。

(3)治疗时间不少于2～5年。

6.抗精神病药物治疗原则

(1)一旦确立精神分裂症诊断,应立即开始抗精神病药物治疗。根据临床症状群表现,选用一种非典型抗精神病药物或典型抗精神病药物治疗。如治疗6～8周后疗效不佳,可换用另一种化学结构不同的抗精神病药物。以单一用药为原则。急性期患者(包括复发和病情恶化),应根据既往用药情况继续使用原有效药物,如治疗剂量低于有效剂量的患者,应增加剂量至有效治疗剂量。如已达到有效治疗剂量以及够疗程的患者,可酌情加量或换用不同类型的抗精神病药物,但仍以单一用药为主。治疗应个体化,因人而异。

(2)经上述治疗疗效欠佳的患者,可考虑两种药物合并治疗。合并使用的抗精神病药物应以化学结构不同、药理作用不尽相同为宜。达到预期治疗目标后仍应单一用药。

(3)从小剂量起始,逐渐增加至有效推荐剂量。加药的速度应视药物的药理特性和患者的身体状态等而定。维持剂量可酌情减少,并需足疗程治疗。

(4)积极认真定期评定治疗效果,以便及时调整治疗方案。认真观察评定药物的不良反应,并做积极处理。

（5）抗精神病药物的使用，一般采用口服的方式，剂量应从小剂量开始，隔日适当加量，直至治疗量。急性期或起病急的患者加药要快，可在 3～7 天达到有效治疗量。起病缓慢或潜隐的患者、老年患者、躯体状况欠佳患者，加药要缓慢，一般可在 10～14 天达到治疗量。对兴奋躁动明显的患者，可考虑以肌内注射或静脉滴注的方式给药，以求在较短时间内控制病情。老年患者和躯体状况欠佳的患者，药物治疗量不宜过大。

一般而言，非典型抗精神病药物，如利培酮、奥氮平、喹硫平等可作为一线或首选药物使用。典型抗精神病药物，如奋乃静、氯丙嗪、氟哌啶醇、舒必利等和非典型抗精神病药物中的氯氮平，作为第二线或次选药物使用。因氯氮平的毒副作用较大（尤其是可导致粒细胞缺乏症、痉挛发作等不良反应），使用时尤应小心谨慎。

7. 心理治疗

心理治疗作为一种辅助治疗，多在恢复阶段进行。在使用抗精神病药物治疗的同时，给予心理治疗，可使患者正确认识和对待所患疾病，消除顾虑，减少社会生活中的应激，改善患者家庭和环境中的人际关系，减少复发，促进患者心理和社会功能的康复。在不同的疾病时期，心理治疗的目的和方式有所不同。

在对患者进行心理治疗的同时，也应对患者的家庭成员进行有关疾病知识的卫生宣教或心理教育工作，此关系到患者治疗的依从性、社会与家庭支持和预后。

（1）急性期的心理治疗：在急性期，因受丰富的精神症状的影响，患者可出现恐惧、紧张和不安全感等。在理解、同情、尊重患者的基础上，可采用含支持性心理治疗在内的一般性心理治疗。此时，心理治疗的目的是让患者接受、配合治疗。

（2）巩固期的心理治疗：在接受系统、全面的抗精神病药物治疗之后，患者的精神症状基本得到控制，自知力逐渐恢复。此时，心理治疗的目的是让患者能对自己的疾病有较为全面的了解，提高对精神症状的分析、批判能力，掌握一定的有关精神分裂症的治疗知识和预防原则，提高治疗的依从性，加快回归社会的康复进程，提高应对心理社会应激的能力与技巧，提高生活质量等。

（3）慢性期的心理治疗：慢性期精神分裂症，残留有精神症状，对精神症状的分析、批判能力不完整。如患者长期住院，与社会的接触少，生活单调，社会功能会受到一定程度的损害。此时，心理治疗的目的是鼓励患者多参加集体活动或治疗，避免过早地出现精神衰退。此时，可采用集体心理治疗、行为治疗、音乐治疗和支持性心理治疗等方法。

8. 其他治疗

（1）电抽搐治疗电抽搐适用于：①精神分裂症急性期有极度兴奋躁动、冲动伤人者；②紧张型精神分裂症出现拒食、违拗及木僵者；③精神分裂症伴有严重抑郁者（如有强烈的自伤、自杀企图及行为）；④抗精神病药物治疗无效或对药物治疗不能耐受者。但不适用于伴有脑器质性疾病、心血管疾病、骨关节疾病、急性全身感染、有潜在引起视网膜脱落的疾病、动脉瘤畸形、严重的呼吸系统疾病、严重的肝脏和肾脏疾病、老年人、儿童和孕妇。即使是改良的电抽搐，对老年人、儿童和孕妇也要谨慎使用。

（2）精神外科手术治疗：对少数久治不愈的患者可考虑进行精神外科治疗，但疗效难以肯定。

（3）中医中药治疗：对部分患者有一定的治疗效果，必要时可考虑使用。

（三）治疗程序

1. 合作患者的治疗程序

（1）第一步治疗：口服一种非典型抗精神病药物（如利培酮、奥氮平或喹硫平）或一种典型的抗精神病药物（如氯丙嗪、奋乃静或舒必利等）治疗。小剂量开始，一般 1～2 周加至治疗剂量，然后持续治疗 6～8 周。根据疗效和不良反应对药物剂量进行适当调整，进行个体化治疗，有效后可继续治疗。如治疗无效，可换用另一种非典型或典型抗精神病药物，或用氯氮平。

（2）第二步治疗：如第一步治疗无效则进行第二步治疗，采用合并治疗，如用一种非典型抗精神病药物合并一种典型抗精神病药物（含典型抗精神病药物长效制剂，如氟哌啶醇癸酸酯），或用氯氮平。

（3）第三步治疗：如第二步治疗无效，可考虑进行电抽搐治疗。

2.不合作患者的治疗程序

对不合作的精神分裂症患者,可选用典型抗精神病药物氯丙嗪肌内注射或静脉滴注,或氟哌啶醇肌内注射,疗程1～2周,也可口服一种非典型抗精神病药物合并注射氯硝西泮或劳拉西泮等苯二氮䓬类药物,小剂量开始快速加至治疗量,疗程7～10天。如治疗有效,可换口服药物进行治疗(同合作患者)。如患者表现有明显的兴奋躁动、激越,或慢性患者急性恶化,或患者的临床表现以阳性症状为主,可参照上述治疗程序进行。如患者伴有明显的抑郁情绪,可考虑合并使用抗抑郁药物。

(四)常用抗精神病药物的起始剂量与常用治疗剂量

1.非典型抗精神病药

①利培酮:起始剂量1～2 mg/d,治疗剂量4～6 mg/d。②奥氮平:起始剂量5～10 mg/d,治疗剂量10～20 mg/d。③喹硫平:起始剂量50～100 mg/d,治疗剂量400～750 mg/d。④氯氮平:起始剂量25～50 mg/d,治疗剂量200～600 mg/d。

2.典型抗精神病药

①氯丙嗪:起始剂量25～50 mg/d,治疗剂量300～600 mg/d。注射起始剂量25～50 mg/d,治疗剂量150～200 mg/d。②奋乃静:起始剂量4～6 mg/d,治疗剂量20～60 mg/d。③氟哌啶醇:起始剂量2～4 mg/d,治疗剂量10～20 mg/d。肌内注射,起始剂量5～10 mg/d,治疗剂量20 mg/d。④舒必利:起始剂量100～200 mg/d,治疗剂量600～1400 mg/d。注射起始剂量100～200 mg/d,治疗剂量100～400 mg/d。⑤氟哌啶醇癸酸酯:肌内注射,治疗剂量50～100 mg/2w。

一般而言,剂量大小与疗效有关,但非成正比。超过药物的常用治疗剂量,疗效不一定增加,但不良反应却更为明显。

(五)换药指征与换药方法

由于目前使用的各种抗精神病药物均非特效,故尽管在治疗时已按全程治疗的要求进行,但仍有相当部分患者的疗效不理想或欠佳或不能耐受而需要更换药物。

1.换药指征

(1)治疗效果不理想。

(2)虽然患者遵医嘱用药,但仍复发。

(3)存在明显不良反应(如明显的肝功能损害、锥体外系不良反应、粒细胞缺乏症、高催乳素血症等)。

2.换药方法

(1)因明显或严重的药物不良反应需立刻停止使用原治疗用药,最适宜的方法是住院后换药。如原治疗用药为氯氮平,最好不要突然骤停,以免出现撤药综合征或疗效空档。

(2)因出现较为严重或明显的药物不良反应,需突然停止使用原治疗用药,最好原治疗用药与新换药物有一短时间的重叠。

(3)一般情况下,在换药时应采用逐渐减少原治疗用药,逐渐增加新换药物的方法,以便减少因突然停药而出现的撤药反应。在两种药物合用或在逐渐更换药物过程中,有增加药物不良反应的可能。

3.换药中存在的问题

(1)疗效不满意如在原治疗用药已足剂量、足疗程治疗后因疗效欠佳确需换药,应不失时机地进行,逐渐减少原治疗用药剂量,逐渐增加新替换药物剂量,直至替换完成。

(2)不能耐受药物的不良反应如在治疗过程中出现不良反应,应根据具体情况酌情进行处理。如因剂量依赖性不良反应,应先减少所用药物的剂量,并进行对症处理,必要时再考虑换药。如出现严重的不良反应或致死性不良反应,应立即停药,及时对症处理,密切观察后再进行换药。在换药过程中,患者可能出现:①撤药反应、症状复燃、情绪焦虑等;②药量使用不足或过多;③疗效空档(因新更换药物尚未起效,而原治疗用药的疗效已消失);④新换药物的疗效不如原治疗用药;⑤新换药物引发新的不良反应或使原有的不良反应加重。

五、病情观察及处理

（一）病情观察要点

（1）在治疗期间（尤其是住院治疗期间）应密切观察病情变化。住院患者在入院初期应每日查房并记录病情变化、生活自理情况、用药及用药后的不良反应和处理措施，或其他的治疗方法。

（2）定期进行肝肾功能、血糖、血脂、血常规、尿常规、心电图、脑电图等实验室检查。定期测量体重、血压及心率。

（3）定期进行精神症状、药物不良反应的评定。

（4）患者初次发病年龄在40岁以上需排除各种器质性原因引起的精神分裂症样精神障碍。

（二）疗效判断与处理

1.疗效判断

（1）痊愈：经治疗后，精神症状得到彻底缓解，社会功能恢复正常或基本恢复正常。

（2）改善：经治疗后，精神症状得到部分控制，但残留有部分精神症状，社会功能受到部分损害。

（3）无效：虽系统、全面治疗，精神症状未控制甚至病情恶化，出现精神症状残留甚至精神衰退。

2.处理

（1）有效者急性期治疗有效，按治疗程序，经过至少4～6周治疗后过渡到巩固期治疗和维持期治疗。

（2）病情反复或急性发作进行包括增加原治疗药物剂量或更换新的药物或合并用药（详见治疗原则与治疗程序）在内的处理。

（3）无变化与病情恶化如按治疗原则进行足够剂量、足够时间的治疗，病情无改善甚至恶化者，应及时调整治疗方案（详见治疗原则与治疗程序）。

六、预后评估

精神分裂症的预后与多种因素有关。

1.年龄

发病年龄与预后有关，发病年龄越早，预后越差，发生精神衰退和人格损害的几率越大。

2.病前人格

病前人格相对完好的患者的预后好于病前存在人格缺陷的患者。病前人格为分裂样人格的患者的预后较差。

3.起病形式

急性起病的患者的预后好于起病缓慢或潜隐的患者。

4.起病诱因

因受明显的不良心理社会因素或精神刺激而诱发的患者的预后好于无心理社会因素或精神刺激的患者。

5.症状特点

间断发作的患者预后好于持续病程的患者，临床症状不典型患者的预后好于临床症状典型的患者。

6.临床类型

偏执型的预后较好，紧张型的近期预后也较好，但易复发，青春型的预后较差，单纯型的预后最差。

7.情感反应

情感丰富（如抑郁、焦虑明显）的患者的预后好于情感淡漠的患者。

8.病程

病程较短患者的预后好于病程较长的患者。

9.治疗

能得到早期全面和系统治疗的患者的预后较好；反之则较差。

10. 依从性

有良好依从性的患者的预后好于依从性差的患者。

11. 家庭因素

家庭关系和睦、经济条件较好、婚姻关系保持良好、能获得良好监护的患者的预后好于家庭关系不良、婚姻破裂、经济条件较差、无人监护的患者。

12. 社会因素

有良好工作记录和人际关系患者的预后好于无固定工作和人际交往不良的患者。

七、预防

由于精神分裂症的病因迄今未明,故精神分裂症的预防体现在下面几个方面。

(1)优生优育:因精神分裂症的发生与遗传有关,故处于生育年龄阶段的患者不宜在精神症状未缓解前生育子女。如配偶双方均为精神分裂症患者,则要避免生育。在寻找配偶时,如一方的家人中已有精神分裂症患者,则不宜与有同样遗传负荷的另一方谈婚论嫁。

(2)早期发现,早期诊断,早期开始全程治疗。

(3)注意预防复发和加强康复工作,尽量保持患者的社会功能,防止精神衰退和精神残疾的发生。

(4)普及教育:在基层单位的医务人员和全社会普及精神卫生知识,建立康复卫生机构,有助于早期发现患者,确立诊断,正确实施全程治疗,预防精神衰退和精神残疾的发生。

八、出院随访

如患者为住院患者,在患者出院时应对患者及其家人交待有关在出院后的注意事项。①出院带药。②交待应注意的问题(如注意起居饮食,按时按量服药等)。③定期门诊复诊及取药。④定期检测药物的不良反应。⑤定期进行心理治疗。⑥注意社会功能恢复问题。

（徐亚南）

第九章 职业性中毒

一、概述

毒物是指凡少量进入机体后,能与机体组织发生化学或物理化学作用,并能引起机体暂时的或永久的病理状态的物质。在工业生产中所接触的毒物,通常指化学物质,统称为工业毒物或生产性毒物。它们可能是生产过程中的原料、中间体、成品、副产品、废弃物和夹杂物。劳动者在职业活动中组织器官受到工作场所毒物的毒作用而引起的功能性和(或)器质性疾病称为职业中毒。2002 年我国颁布的职业病名单中,职业中毒种类最多,共有 56 种。

(一)来源及存在的形式

生产性毒物主要来源于原料、辅助原料、中间产品(中间体)、成品、副产品、夹杂物或废弃物;有时也可来自热分解产物及反应产物,例如聚氯乙烯塑料加热至 160℃～170℃ 时可分解产生氯化氢、磷化铝遇湿分解生成磷化氢等。生产性毒物可以固态、液态、气态或气溶胶的形式存在。

(二)接触机会

在生产劳动过程中主要有以下操作或生产环节有机会接触到毒物,例如原料的开采与提炼,加料和出料;成品的处理、包装;材料的加工、搬运、储藏;化学反应控制不当或加料失误而引起冒锅和冲料,物料输送管道或出料口发生堵塞,作业人员进入反应釜出料和清釜,储存气态化学物钢瓶的泄漏,废料的处理和回收,化学物的采样和分析,设备的保养、检修等。

(三)进入人体的途径及代谢转化

生产性毒物主要经呼吸道吸收进入人体,亦可经皮肤和消化道进入。大多数毒物在体内呈不均匀分布,相对集中于某些组织器官,如铅、氟集中于骨骼,一氧化碳集中于红细胞。在组织器官内相对集中的毒物随时间推移而呈动态变化。进入机体的毒物,有的直接作用于靶部位产生毒效应,并可以原形排出。但多数毒物吸收后需经生物转化(biotransformation),即在体内代谢酶的作用下,其化学结构发生一系列改变,形成其衍生物以及分解产物,主要通过肾脏、呼吸道、消化道等途径排出体外。

(四)蓄积

进入机体的毒物或其代谢产物在接触间隔期内,如不能完全排出而逐渐在体内积累的现象称为毒物的蓄积(accumulation)。蓄积作用是引起慢性中毒的物质基础。当毒物的蓄积部位与其靶器官一致时,则易发生慢性中毒,例如有机汞化合物蓄积于脑组织,可引起中枢神经系统损害。当毒物的蓄积部位并非其靶器官时,又称该毒物的"储存库"(storage depot),如铅蓄积于骨骼内。储存库内的毒物处于相对无活性状态,在一定程度上属保护机制,对毒性危害起缓冲作用。但在某些条件下,如感染、服用酸性药物等,体内平衡状态被打破时,库内的毒物可释放入血液,有可能诱发或加重毒性反应。

有些毒物因其代谢迅速,停止接触后,体内含量很快降低,难以检出;但反复接触,因损害效应的累积,仍可引起慢性中毒。例如反复接触低浓度有机磷农药,由于每次接触所致的胆碱酯酶活力轻微抑制的叠加作用,最终引起酶活性明显抑制,而呈现所谓功能蓄积。

(五)职业中毒分类

根据接触生产性毒物剂量大小、时间长短、发病缓急,职业性中毒可分三种类型:①急性职业中毒:指劳动者在职业活动中,短时间内吸收大剂量毒物所引起的中毒,一般指接触毒物数小时内发病。②慢性职业中毒:指劳动者在职业活动中,长期吸收较小剂量毒物所引起的中毒,一般指接触毒物 3 个月以上时间发病。在慢性中毒病程中,有时可出现临床表现的急性发作。例如,慢性铅中毒时可有铅绞痛急性发作。③亚急性职业中毒:一般指劳动者在职业活动中,接触毒物数天至 3 个月而引起机体功能和(或)器质性损害。

(六)职业中毒治疗原则

治疗可分为病因治疗、对症治疗和支持疗法三类。病因治疗的目的是尽可能消除或减少致病的物质基础,并针对毒物致病的机制进行处理。及时合理的对症处理是缓解毒物引起的主要症状,促进机体功能恢复的重要措施。支持疗法可改善患者的全身状况,促进康复。

(七)预防措施

预防职业中毒必须采取综合治理措施,从根本上消除、控制或尽可能减少毒物对劳动者的侵害。应遵循"三级预防"原则,推行"清洁生产",重点做好"前期预防"。具体控制措施可概括为以下几方面。

1.根除毒物

从生产工艺流程中消除有毒物质,可用无毒或低毒物质代替有毒或高毒物质。例如用硅整流器代替汞整流器,用无汞仪表代替汞仪表;使用二甲苯代替苯作为溶剂或稀释剂等。

2.降低毒物浓度

减少人体接触毒物水平,以保证不对接触者产生明显健康危害是预防职业中毒的关键。其中心环节是加强技术革新和通风排毒措施,将环境空气中毒物浓度控制在最高容许浓度以下。

3.工艺、建筑布局

有毒物逸散的作业,应根据毒物的毒性、浓度和接触人数等对作业区实行区分隔离,以免产生叠加影响。有害物质发生源,应布置在下风侧;如布置在同一建筑物内时,放散有毒气体的生产工艺过程应布置在建筑物的上层。对容易积存或被吸附的毒物如汞,可产生有毒粉尘飞扬的厂房,建筑物结构表面应符合有关卫生要求,防止粘积尘毒及二次飞扬。

4.个体防护

是预防职业中毒的重要辅助措施。个体防护用品包括呼吸防护器、防护帽、防护眼镜、防护面罩、防护服和皮肤防护用品等。选择个人防护用品应注意其防护特性和效能。在使用时,应对使用者加以培训;平时经常保持良好的维护,才能很好发挥效用。

在有毒物质作业场所,还应设置必要的卫生设施,如盥洗设备、淋浴室、更衣室和个人专用衣箱。对能经皮吸收或局部作用危害大的毒物还应配备皮肤和眼睛的冲洗设施。

5.职业卫生服务

应对作业场所空气中毒物浓度进行定期或不定期的监测和监督;对接触有毒物质的人群实施健康监护,认真做好上岗前和定期健康检查,排除职业禁忌证,发现早期的健康损害,并及时采取有效的预防措施。

6.安全卫生管理

管理制度不全、规章制度执行不严、设备维修不及时及违章操作等常是造成职业中毒的主要原因。因此,采取相应的管理措施来消除可能引发职业中毒的危险因素具有重要作用。应积极做好管理部门和作业者职业卫生知识的宣传教育,使有毒作业人员充分享有职业中毒危害的"知情权",企业及安全卫生管理者应力尽"危害告知"义务,双方共同参与职业中毒危害的控制和预防。

二、常见的金属及类金属毒物

(一)铅

1.理化特性

铅(lead,Pb)为灰白色重金属,加热至 400 ℃～500 ℃即有大量铅蒸气逸出,在空气中迅速氧化为铅的氧化物,并凝集成铅烟。铅的氧化物大多不溶于水,但可溶于酸。

2.接触机会

主要的接触机会:①铅矿开采及含铅金属与合金的冶炼;②蓄电池制造业;③交通运输业,如火车轴承挂瓦;④桥梁船舶修造业,如涂含铅防锈漆的钢板焊接或熔割;⑤电力电子业,如电缆包铅、保险丝和电子显像管制造;⑥其他行业,如颜料、油漆、印刷、玻璃、陶瓷、橡胶、塑料、制药等行业。

3.毒理

(1)吸收:在生产条件下,铅及其化合物主要以粉尘、烟或蒸气的形态经呼吸道进入人体,经消化道可摄入少量,铅及其无机化合物不能通过完整的皮肤吸收。铅在肺内沉积吸收率一般为 30%～50%,在胃肠道内吸收率为 7%～10%,空腹时可达 45%。

(2)分布:血液中的铅 90% 以上与红细胞结合,约 10% 在血浆中。血浆中的铅由两部分组成,一部分是活性较大的可溶性铅,主要为磷酸氢铅($PbHPO_4$)和甘油磷酸铅,另一部分是血浆蛋白结合铅。进入血液中的铅初期随血循环分布于全身各组织器官中,软组织以肝、肌肉、皮肤、结缔组织含量较高,其次为肺、肾、脑。几周后约有 90% 贮存在骨内,骨铅最初以不稳定的形式存在,后来以不溶性的正磷酸铅[$Pb_3(PO_4)_2$]形式存在。骨铅可分两部分,一部分处于较稳定状态,半减期约为 20 年;另一部分具有代谢活性,半减期约为 19 天,可迅速向血液和软组织转移,骨铅与血液和软组织中的铅保持着动态平衡。

(3)代谢:铅在体内的代谢与钙相似,凡能促使钙在体内贮存或排出的因素,均可影响铅在体内的贮存和排出。高钙饮食有利于铅在骨内贮存,而缺钙、感染、饥饿、饮酒、创伤、发热和服用酸性药物造成体内酸碱平衡紊乱时,均可使骨铅向血液转移,常可诱发铅中毒症状发作或使其症状加重。

(4)排出:体内的铅主要经肾脏随尿排出,其次随粪便排出,少量可经唾液、汗液、乳汁、月经等排出。乳汁内的铅可影响婴儿,血铅可通过胎盘进入胎儿体内而影响子代。

(5)中毒机制:铅作用于全身各系统器官,主要累及神经系统、血液系统、消化系统、肾脏等。铅可影响体内许多生物化学过程,其中毒机制尚未完全阐明。卟啉代谢障碍是铅中毒较为严重和早期变化之一。

铅对血液系统的作用是由于它抑制卟啉代谢过程中所必需的一系列含巯基的酶,导致血红蛋白合成障碍,见图 9-1。铅主要抑制 δ-氨基-γ-酮戊酸脱水酶(ALAD),粪卟啉原氧化酶和亚铁络合酶,还可抑制 δ-氨基-γ-酮戊酸合成酶(ALAS)和粪卟啉原脱羧酶等。ALAD 受抑制后,δ-氨基-γ-酮戊酸(ALA)形成卟胆原的过程受阻,血中 ALA 增加并由尿排出。粪卟啉原氧化酶受抑制,则阻碍粪卟啉原Ⅲ氧化为原卟啉Ⅸ,而使血和尿中粪卟啉增多。亚铁络合酶受抑制后,原卟啉Ⅸ不能与二价铁结合形成血红素。同时红细胞游离原卟啉(FEP)增加,后者可与红细胞线粒体内的锌结合,形成锌原卟啉(ZPP),红细胞锌原卟啉(ZPP)也增加。由于血红蛋白合成障碍,导致骨髓内幼红细胞代偿性增生。

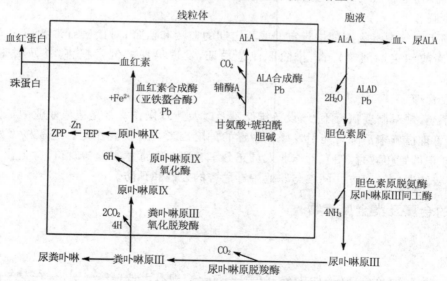

图 9-1　铅对血红蛋白合成过程的影响

铅对神经系统的毒作用除了其直接作用外,还由于血液中增多的 ALA 可通过血脑屏障进入脑组织,与 γ-氨基丁酸(GABA)竞争突触后膜上的 GABA 受体,产生竞争性抑制作用,干扰了神经系统功能,出现意识、行为及神经效应等改变。铅还能影响脑内儿茶酚胺代谢,使脑内和尿中高香草酸(HVA)和香草扁桃酸(VMA)显著增高,最终导致中毒性脑病和周围神经病。

铅可抑制肠壁碱性磷酸酶和 ATP 酶的活性,使肠壁或小动脉壁平滑肌痉挛收缩,肠道缺血引起腹绞痛。

铅可影响肾小管上皮线粒体的功能,抑制 ATP 酶的活性,引起肾小管功能障碍甚至损伤,造成肾小管重吸收功能降低,同时还影响肾小球滤过率。

4. 临床表现

(1)急性中毒:工业生产中急性铅中毒极其罕见,但可见到亚急性铅中毒。急性中毒多因误服大量铅化合物所致。主要表现为口内有金属味、恶心、呕吐、阵发性腹绞痛、便秘或腹泻等消化系统症状。此外,还可有头痛、血压升高、尿少及肝、肾功能损害等。严重者出现痉挛、抽搐、昏迷和循环衰竭。

(2)慢性中毒:职业性铅中毒多为慢性中毒,早期表现为乏力、关节肌肉酸痛、胃肠道症状等,随着病情的进展出现神经、消化、血液等系统症状。

1)神经系统:主要表现为类神经症、周围神经病,严重者可出现中毒性脑病。类神经症是铅中毒早期和常见症状,主要表现为头痛、头昏、乏力、失眠、多梦、记忆力减退等。周围神经病可分感觉型、运动型和混合型。感觉型表现为肢端麻木,四肢末端呈手套、袜套样感觉障碍。运动型先出现握力减退,继之伸肌无力和麻痹,甚至出现"腕下垂""足下垂"。中毒性脑病表现为头痛、恶心、呕吐、高热、烦躁、抽搐、嗜睡、精神障碍、昏迷等症状,在职业性中毒中已极其少见。

2)消化系统:轻者表现为消化不良,重者出现腹绞痛。消化不良症状,常有食欲减退、口内有金属味、腹胀、恶心、便秘和腹部隐痛等。腹绞痛多为突然发作,常在肚脐周围,亦可在上、下腹部,呈持续性疼痛阵发性加重,每次发作自数分钟至数小时。发作时面色苍白、烦躁不安、出冷汗,可伴有呕吐、血压升高和眼底动脉痉挛。检查时腹部常平软,或腹壁稍紧张,按压腹部疼痛稍感缓解,无固定压痛点,无明显反跳痛,肠鸣音可减弱、正常或阵发性增强。口腔卫生差者可在齿龈边缘见到约 1 mm 蓝灰色线,称为"铅线(lead line)"。

3)血液系统:可出现轻度贫血,多呈低色素正细胞型贫血,亦有小细胞型贫血。外周血可有网织红细胞、点彩红细胞和碱粒红细胞增多。

4)其他系统:由于慢性铅中毒主要损害肾小管,肾小球滤过率和内生肌酐的清除率降低,而出现氨基酸尿、糖尿及低分子蛋白尿等。铅可引起男性精子数目减少、活动能力降低和畸形率增加。女性对铅更为敏感,接触大量铅的女工可出现不育、流产、死胎、胎儿畸形。

5. 治疗原则

(1)驱铅疗法:常用金属络合剂驱铅,首选依地酸二钠钙(CaNa₂-EDTA);也可以用二巯丁二钠(Na-DMS)和二巯基丁二酸(DMSA)。

(2)对症疗法:根据病情给予支持疗法,如适当休息、合理营养等;如有类神经症状可给以镇静剂,腹绞痛发作时可静脉注射葡萄糖酸钙或皮下注射阿托品。

(二)汞

1. 理化特性

汞(mercury,Hg)又称水银,为银白色液态金属,比重 13.59,熔点 −38.87 ℃,沸点 357 ℃。汞在常温下即能蒸发,气温愈高蒸发愈快,汞蒸气比空气约重 6 倍。汞表面张力大、黏度小、易流动,在生产和使用过程中一旦流散或溅落即形成许多小汞珠,无孔不入地留存于地面、工作台等处的缝隙中。汞蒸气可被吸附于墙壁、天花板、衣物上,洒落和吸附的汞则成为作业场所的二次污染源。汞不溶于水和有机溶剂,可溶于热硫酸、硝酸和类脂质中。汞能与金、银等金属生成汞齐。

2. 接触机会

汞在自然界中广泛存在,职业接触主要有:①汞矿开采及冶炼:尤其是火法冶炼,将矿石放在炉中焙烧分解出汞蒸气,再冷凝成金属汞;②化学工业:用汞作为生产汞化合物的原料;氯碱行业用汞作阴极电解食盐制造氯气和烧碱;有机合成工业,如乙炔法生产氯乙烯用 HgCl₂ 作触媒;③仪表行业:如温度计、气压计、血压计、流量计的制造、校验和维修;④电气行业:如荧光灯、汞整流器、X 线球管、石英灯、电子管等的生产和维修;⑤其他行业:如用银汞齐填补龋齿,用汞齐法提取金银等贵重金属以及镀金、镏金,用雷汞制造起爆剂雷管,用金属汞作钚反应堆的冷却剂,用硝酸汞处理毛绒制毡,用醋酸苯汞处理皮革等。

3.毒理

(1)吸收:在生产条件下,金属汞主要以蒸气形态经呼吸道进入人体。汞蒸气具有高蒸气压、高脂溶性和单原子性质故易透过肺泡壁,吸入肺内的汞蒸气约有 80% 吸收入血。金属汞经消化道吸收量甚微,基本不能通过完整的皮肤吸收,但汞盐和有机汞易被消化道吸收。汞的无机化合物虽可经呼吸道和皮肤吸收,但吸收量不大,主要侵入途径是消化道,经消化道吸收率取决于其溶解度,一般仅为 7%~15%,溶解度较高的可达 30%。

(2)分布:汞及其化合物进入机体后,在血液内通过过氧化氢酶将其氧化为二价汞离子,最初分布于红细胞和血浆中,主要与血红蛋白和血浆蛋白的巯基结合。血浆中的蛋白结合汞不仅与红细胞中的汞形成动态平衡,而且还不断地解离成低分子的"可扩散"汞,进而分布于全身各组织器官中。汞及其化合物进入体内的初期,在体内各组织中的含量与其血流量有关,并且大致平衡。数小时后开始向肾脏转移,肾脏中汞含量高达体内总汞量的 70%~80%,主要分布在肾皮质,以近曲小管含量为最多,并大部分与金属硫蛋白结合形成较稳定的汞硫蛋白,贮存于近曲小管上皮细胞中。汞可通过血脑屏障进入脑组织,以小脑和脑干含量最多。汞也能通过胎盘进入胎儿体内,可影响胎儿的发育。

(3)排出:体内的汞主要经肾脏随尿排出,在尚未产生肾损害时,尿排汞量约占总排汞量的 70%,汞经尿排出较为缓慢,在停止接触后 300 天在尿中可检出较多量的汞,脱离汞作业多年,尿汞仍可高于正常值。少量汞可随粪便、呼气、汗液、唾液、乳汁等排出。

(4)中毒机制:汞中毒机制尚不完全清楚。目前研究认为,Hg^{2+} 与酶、结构蛋白质等大分子物质发生共价结合,造成功能和结构损伤。体内的 Hg^{2+} 具有高度亲电子性,可与体内含有硫、氧、氮等电子供体的巯基、羰基、羧基、羟基、氨基等共价结合,使体内这些最重要的活性基团失去活性,而影响机体的生理生化功能,尤其是 Hg^{2+} 对巯基有高度亲和力。血液和组织中的汞易与蛋白质及酶系统中的巯基结合,可通过抑制多种含巯基酶及与低分子巯基化合物结合,影响机体正常代谢。例如,与含巯基的硫辛酸、泛酰巯氢乙胺与辅酶 A 结合,影响大脑丙酮酸代谢。汞作用于还原型谷胱甘肽,损害其氧化还原功能。汞与体内蛋白质结合可由半抗原成为抗原,引起变态反应,出现肾病综合征。

4.临床表现

(1)急性中毒:职业性急性中毒很少发生,多见于意外事故,因短时间吸入大量高浓度汞蒸气所致。患者起病急骤,有咳嗽、咳痰、胸闷、胸痛、呼吸困难等呼吸道症状和头痛、头晕、全身酸痛、乏力、寒战、发热等全身症状,以及胃肠道与口腔炎症症状,如恶心、呕吐、腹痛、腹泻、流涎以及牙龈肿痛、溃疡、出血等,严重者可发生化学性支气管炎或肺水肿。部分患者 2~3 天后可出现肾损害和汞毒性皮炎。

(2)慢性中毒:职业性汞中毒多为慢性,系长期接触一定浓度的汞蒸气所引起。初期常表现为神经衰弱综合征,如头晕、头痛、健忘、失眠、多梦、食欲减退等,部分患者可伴有心悸、多汗、皮肤划痕试验阳性等自主神经功能紊乱,病情进一步发展则出现易兴奋症、震颤、口腔牙龈炎三大典型表现。①易兴奋症:为慢性汞中毒时所特有的精神症状和性格改变,具有重要的诊断意义。如急躁、易怒、胆怯、害羞、多疑、好哭等。②震颤:最初为眼睑、舌、手指出现细小震颤,病情加重时向肢体发展,则为粗大的抖动式震颤。手腕、前臂,甚至小腿、两脚也有震颤,震颤为意向性,即震颤开始于动作时,在动作过程中加重,动作完成后停止,愈想加以控制,震颤愈明显。③口腔牙龈炎:主要表现有牙龈肿痛、易出血、流涎、舌和口腔黏膜肿胀、牙齿松动脱落等。④其他:除上述中枢神经系统和口腔病变外,汞还可引起肾脏损害、生殖功能异常、汞毒性皮炎和影响免疫功能。一般表现为近端肾小管功能障碍,如出现低分子蛋白尿、氨基酸尿和糖尿等,严重者可出现肾病综合征。动物实验和接触人群调查结果表明,汞可引起性欲减退、月经失调、精子畸形和不育等。

5.处理原则

驱汞治疗主要应用巯基络合剂,常用二巯基丙磺酸钠(Na-DMPS)和二巯丁二钠(Na-DMS)。急性中毒时,可用二巯基丙磺酸钠 125～250 mg,肌内注射,每 4～6 小时 1 次,2 天后 125 mg,每日 1 次,疗程视病情而定。

对症治疗原则与内科相同。急性中毒时应迅速脱离现场,脱去被污染的衣服,静卧保暖;特别要注意的是口服汞盐患者不应洗胃,需尽快服蛋清、牛奶或豆浆等,以使汞与蛋白质结合,保护被腐蚀的胃壁。也可用 0.2%～0.5% 的活性炭洗胃,同时用 50% 硫酸镁导泻。

（三）其他金属及类金属

1. 锰

锰（manganese,Mn）,浅灰色、质脆金属,反应活泼,溶于稀酸。在锰矿开采、运输和加工,制造锰合金过程中,可以接触到金属锰。常见的锰化合物有二氧化锰、四氧化三锰、氯化锰、硫酸锰、铬酸锰、高锰酸钾等,多用于制造干电池,焊料、氧化剂和催化剂等。用锰焊条进行电焊作业时,可以接触到锰烟尘。

锰中毒的毒作用机制不十分清楚。锰对线粒体有特殊亲和力,在有线粒体的神经细胞和神经突触中,抑制线粒体三磷酸腺苷酶和溶酶体中的酸性磷酸酶活力,从而影响神经突触的传导能力。锰还引起多巴胺和 5-羟色胺含量减少。锰又是一种拟胆碱样物质,可影响胆碱酯酶合成,使乙酰胆碱蓄积,这可能与锰中毒时出现帕金森病样症状有关。

生产中过量吸入锰烟及锰尘可引起中毒,急性锰中毒十分少见。慢性中毒主要表现为锥体外系神经障碍,早期主要表现为类神经征,继而出现锥体外系神经受损症状,肌张力增高,手指明显震颤,腱反射亢进,并有神经情绪改变。严重患者锥体外系神经障碍恒定而突出,表现为帕金森病样症状;还可出现中毒性精神病的表现,如感情淡漠、不自主哭笑、强迫观念、冲动行为等。

锰中毒早期可用金属络合剂治疗;肌张力增强者可用苯海索（安坦）或左旋多巴治疗;凡诊断为锰中毒者,包括已治愈的患者,不得继续从事锰作业;神经系统器质性疾病、明显的神经症、各种精神病、明显的内分泌疾病均属于职业禁忌证。

2. 镉

镉（cadmium,Cd）,是一种微带蓝色的银白色金属,质软,延展性较好,耐磨,易溶于硝酸,但难溶于盐酸和硫酸。常见的镉化合物有氧化镉（CdO）、硫化镉（CdS）、硫酸镉（CdSO$_4$）和氯化镉（CdCl$_2$）等。单纯镉矿少见,主要和锌、铅及铜矿共生。镉及其化合物主要用于电镀,以及工业颜料。塑料稳定剂、镍镉电池、光电池及半导体元件制造等,镉合金用于制造高速轴承、焊料、珠宝等。从事上述职业（包括金属冶炼、电镀及镉的工业应用等）均可接触镉及其化合物。

镉可经呼吸道和消化道进入人体。经呼吸道吸入的镉尘和镉烟,因粒子大小和化学组成不同,约有 10%～40% 经肺吸收。吸收入血循环的镉大部分与红细胞结合,主要与血红蛋白结合,亦可与金属硫蛋白结合,后者是一种可诱导的低分子蛋白。血浆中的镉主要与血浆蛋白结合。镉蓄积性强,体内生物半减期长达 8～30 年,主要蓄积于肾脏和肝脏,肾镉含量约占体内总含量的 1/3,而肾皮质镉含量约占全肾的 1/3。镉主要经肾脏缓慢排出。镉具有明显的慢性毒性,可致机体多系统、多器官损害。镉中毒机制目前尚不十分清楚。研究表明,镉与巯基、羟基等配基的结合能力大于锌,因此可干扰以锌为辅基的酶类,主要是置换酶中的锌而使酶失活或发生改变,导致机体功能障碍。

急性吸入高浓度镉烟（每立方米数毫克或数十毫克）数小时后,出现咽喉痛、头痛、肌肉酸痛、恶心、口内有金属味,继而发热、咳嗽、呼吸困难、胸部压迫感,胸骨后疼痛等。严重者可发展为突发性化学性肺炎,伴有肺水肿,肝、肾损害,可因呼吸衰竭死亡。低浓度长期接触可发生慢性中毒,最常见的是肾损害。肾小球滤过功能多为正常,而肾小管重吸收功能下降,以尿中低分子蛋白（分子量 30 000 以下）增加为特征,如 β$_2$-微球蛋白。继续接触,可发展成 Fanconi 综合征,伴有氨基酸尿、糖尿、高钙和高磷酸盐尿。肾小管功能障碍可引起肾石症和骨软化症。也可引起呼吸系统损伤和肺气肿。有报道慢性接触镉者可出现嗅觉减退及贫血（主因红细胞脆性增加）,可致肺部损害,如肺气肿等。流行病学调查表明接触镉工人中肺癌及前列腺癌发病率增高。

急性吸入氧化镉烟者常应入院观察,应注意急性肺损伤,加强对症治疗。早期可短期、小剂量使用肾上腺皮质激素治疗,有利于防止肺水肿。严重者可用 EDTA 等络合剂治疗,但应严密监视肾功能,因络合剂可增加肾毒性。禁用二巯丙醇。慢性中毒者,包括肾损伤、肺气肿及骨病,应脱离进一步接触,加强对症处理,积极促进康复。

3. 砷

砷(arsenic,As),在自然界中主要伴生于各种黑色或有色金属矿中。砷有灰、黄、黑三种同素异构体,不溶于水,溶于硝酸和王水,在潮湿空气中易氧化。砷的化合物种类很多,主要为砷的氧化物和盐类,常见有三氧化二砷、五氧化二砷、砷酸铅、砷酸钙、亚砷酸钠等。含砷矿石、炉渣遇酸或受潮及含砷金属用酸处理时可产生砷化氢。

铅、铜、金及其他含砷有色金属冶炼时,砷以蒸气状态逸散在空气中,形成氧化砷。处理烟道和矿渣、维修燃烧炉等都可接触三氧化二砷粉尘。从事含砷农药(如砷酸铅、砷酸钙)、含砷防腐剂(如砷化钠)、除锈剂(如亚砷酸钠)等制造和应用的工人可接触砷。此外,砷化物在玻璃工业中常作为颜料,砷合金用做电池栅极、半导体元件、轴承及强化电缆铅外壳。工业中,在有氢和砷同时存在的条件下,如有色金属矿石和炉渣中的砷遇酸或受潮时,可产生砷化氢。

(1)砷化合物:砷化合物可经呼吸道、消化道或皮肤进入体内。职业性中毒主要由呼吸道吸入所致。吸收入血的砷化合物主要与血红蛋白结合,随血液分布到全身各组织和器官,并沉积于肝、肾、肌肉、骨、皮肤、指甲和毛发。五价砷和砷化氢在体内转变为三价砷,吸收的三价砷大部分通过甲基转移酶两次甲基化生成单甲基砷酸和二甲基砷酸从尿中排出,少量砷可经粪便、皮肤、毛发、指甲、汗腺、乳腺及肺排出。砷可通过胎盘屏障。

砷是一种细胞原生质毒。在体内,砷是亲硫元素,三价砷极易与巯基(—SH)结合,从而引起含巯基的酶、辅酶和蛋白质生物活性及功能改变,尤其是甲基化三价砷毒性最强,这是砷中毒重要毒性机制。砷与酶作用可有单巯基反应和双巯基反应两种方式,前者主要形成 As-S 复合物,使酶中活性巯基消失而抑制酶的活性,此时加入过量单巯基供体,如 GSH 即可使酶活性恢复。后者是砷与酶或蛋白中的两个巯基反应,形成更稳定的环状化合物。单巯基供体不能破坏此环状化合物使酶活性恢复,只有二巯基化合物供体才能破坏该环状结构,将巯基游离,使酶活性恢复。砷与丙酮酸氧化酶辅酶硫辛酸的反应,以及用二巯丙醇(BAL)恢复其活性就基于这一机制。此外,砷进入血循环后,可直接损害毛细血管,引起通透性改变。

急性砷化合物中毒比较少见。主要表现为呼吸道症状,如咳嗽、喷嚏、胸痛、呼吸困难以及头痛、头晕、全身衰弱,甚至烦躁不安、痉挛和昏迷。恶心、呕吐和腹痛、腹泻等消化道症状出现较晚。严重者多因呼吸和血管中枢麻痹而死亡。职业性慢性中毒主要由呼吸道吸入所致,除一般类神经症外,主要表现为皮肤黏膜病变和多发性神经炎。皮肤改变可主要表现为脱色素和色素沉着加深、掌跖部出现点状或疣状角化。慢性中毒可发展为 Bowen 病、基底细胞癌和鳞状细胞癌。砷诱导的末梢神经改变主要表现为感觉异常和麻木,严重病例可累及运动神经,伴有运动和反射减弱。此外,呼吸道黏膜受砷化物刺激可引起鼻出血、嗅觉减退、喉痛、咳嗽、咳痰、喉炎和支气管炎等。

砷是确认的人类致癌物,职业暴露主要致肺癌和皮肤癌,也有报道与白血病、淋巴瘤及肝癌等有关。

砷可通过胎盘屏障并引起胎儿中毒、胎儿体重下降或先天畸形。

急性职业性中毒应尽快脱离现场,并使用解毒剂。经口中毒者应迅速洗胃、催吐,洗胃后应给予氢氧化铁或蛋白水、活性炭至呕吐为止并导泻。一经确诊,应使用巯基络合剂,首选二巯基丙磺酸钠,肌内注射,成人每次 5 mg/kg,第 1 天 6~8 小时 1 次,第 2 天 8~12 小时 1 次,以后每天 1~2 次,一疗程 5~7 天,直到尿砷低于 50 μg/d。亦可用二巯丙醇肌内注射或二巯丁二钠静脉注射,并辅以对症治疗。

(2)砷化氢:砷化氢是强烈溶血性毒物,毒作用主要表现为大量溶血引起的一系列变化。溶血的机制还不十分清楚,一般认为是由于砷化氢和血红蛋白结合后形成过氧化物,通过谷胱甘肽过氧化物酶的作用,大量消耗维持红细胞膜完整性的还原型谷胱甘肽所致。

砷化氢急性中毒,可在吸入砷化氢数小时至十余小时内发生,出现急性溶血引发的症状和体征,腹痛、黄疸和少尿三联征是砷化氢中毒的典型表现。尿中可见大量血红蛋白、血细胞及管型尿,伴有头痛、恶心、腹疼、腰痛、胸部压迫感、皮肤青铜色、肝大、脾大等症状,严重者可导致急性肾衰竭。

砷化氢中毒需严密监视血细胞变化和肾功能,碱性尿可减少血红蛋白在肾小管沉积和引起肾损伤,血浆游离血红蛋白高于 150 mg/L 时或少尿是换血的指征。如果发生急性肾衰,应进行血液透析,二巯丙醇对砷化氢中毒无效。

4. 铬

铬(chromium,Cr),银灰色、硬而脆的金属,溶于稀盐酸及硫酸。铬的价态对铬化合物毒性起重要作用,六价铬毒性最大,其次是三价铬,工业接触的铬多为六价。常用的六价铬化合物有铬酸酐、铬酸盐、重铬酸钾等。

铬矿开采、冶炼、镀铬、不锈钢弧焊等作业可以接触到铬,使用铬酸盐的颜料、染料、油漆、鞣皮、橡胶、陶瓷等工业,照相、印刷制板用做感光剂等,可接触到各种铬的化合物。

铬酸盐可经呼吸道、消化道和皮肤吸收。六价铬在细胞内被转变成三价铬后,通过和蛋白质及核酸紧密结合发挥毒性作用。低浓度可致敏,高浓度对皮肤有刺激和腐蚀作用。

急性接触高浓度铬酸或铬酸盐,可刺激眼、鼻、喉及呼吸道黏膜,引起灼伤、充血、鼻出血等。慢性接触可发生以鼻黏膜糜烂、溃疡和鼻中隔穿孔为主的铬鼻病。皮肤可发生"铬疮",表现为不易愈合的侵蚀性溃疡。六价铬是确认的人类致癌物,从事铬化合物生产工人肺癌发病率增高。

急性吸入性损伤应住院观察,严密注意肾功能改变;慢性鼻黏膜和皮肤溃疡可用 10% 依地酸二钠钙软膏涂抹;凡出现鼻中隔穿孔者,应调离铬作业。应采取防护措施和改善卫生条件,减少工人对铬化合物接触,以降低对呼吸道和鼻黏膜的刺激,并规劝接触铬工人戒烟。

5. 镍

镍(nickel,Ni),银白色、坚韧并带磁性的金属,可溶于硝酸,镍可形成液态羰基镍。常用的化合物有一氧化镍、氧化镍、氢氧化镍、硫酸镍、硝酸镍等,毒性最大的化合物是羰基镍。

镍矿开采、冶炼,不锈钢生产,铸币、电池、原子能工业应用等可接触到镍及其各种镍合金。羰基镍用于精炼、有机合成、橡胶工业等。

可溶性镍化合物和羰基镍易经呼吸道吸收并与清蛋白结合,但并不在组织中蓄积,主要经尿排出,半减期约 1 周。不溶性镍化合物可蓄积在呼吸道,这可能是致癌的原因。镍还易透过胎盘屏障。

可溶性镍化合物主要引起接触性皮炎和过敏性湿疹,高浓度镍气溶胶也可引起鼻炎、鼻窦炎、嗅觉缺失、鼻中隔穿孔,偶可诱发镍性哮喘。镍烟可引起类似金属烟尘热症状。接触羰基镍可引起头痛、疲劳、恶心、呕吐,严重者可发生肺水肿。镍化合物及镍精炼工人鼻和呼吸道肿瘤发病率增高。

镍皮炎可用局部激素疗法并脱离进一步接触,严重过敏者应脱离镍作业;接触羰基镍应注意呼吸道症状和全身毒性,防止肺水肿发生,可检测尿中镍含量,过度接触可用二乙基二硫代甲酸钠驱镍。

6. 铊

铊(thallium,Tl),银灰色金属,易溶于硝酸和浓硫酸。常用的化合物有醋酸铊、硫酸铊等。铊可用于制造合金、光电管、光学透镜、颜料等;硫酸铊可用作杀虫剂和灭鼠剂。

铊属高毒类,具有蓄积毒性,为强烈的神经毒物。可通过消化道、皮肤和呼吸道吸收,尤其可溶性铊盐,口服 0.5~1 g 即可致命。铊可迅速分布到机体各组织中的细胞内,铊和钾类似,可稳定地和一些酶结合,包括 Na^+-K^+-ATP 酶。铊还可和巯基结合干扰细胞内呼吸和蛋白质合成,铊和维生素 B_2 结合可能是其神经毒性的原因。铊还可通过血脑屏障在脑内蓄积而产生明显的神经毒作用。

职业性铊中毒可表现为急性或慢性中毒,由于短期内吸入较大量或长期慢性接触含铊烟尘、蒸气、气溶胶或可溶性铊盐引起。急性中毒表现为胃肠道刺激症状,上行性神经麻痹,精神障碍。2~3 周后可发生脱发,包括头发和体毛,是铊中毒特异性体征之一,但也有中毒患者不发生脱发。慢性中毒主要有周围神经损害、毛发脱落及皮肤干燥,并伴疲劳和虚弱感,可发生失眠和内分泌紊乱,包括阳痿和闭经。严重时出现中毒性脑病或中毒性精神病。

对于铊作业,应严格按照操作规程,严禁在接触铊的工作场所进食和吸烟。误服时应催吐,用1‰鞣酸或硫酸钠洗胃,洗胃后使用普鲁士蓝,重度中毒可考虑血液透析或血液灌流等治疗。慢性铊中毒尚无特效治疗方法。

（杨　霖）

[1] 苏彦超.心血管内科疾病临床诊疗技术[M].北京:中国医药科技,2016.

[2] 霍勇,葛均波,方唯一.冠状动脉疾病影像学[M].北京:北京大学医学出版社,2015.

[3] 蒋莹.消化内科住院医师问答[M].北京:军事医学科学出版社,2015.

[4] 霍勇.心血管内科常见病临床思路精解[M].北京:科学技术文献出版社,2017.

[5] 钱桂生,任家顺.野战内科常见疾病诊断与治疗[M].重庆:西南师范大学出版社,2016.

[6] 王志敬.心内科诊疗精萃[M].上海:复旦大学出版社,2015.

[7] 邢昌赢.肾内科临床处方手册[M].南京:江苏科学技术出版社,2015.

[8] 李学文,任洁,高宇平.心血管内科疾病诊疗路径[M].北京:军事医学科学出版社,2014.

[9] 于为民.肾内科疾病诊疗路径[M].北京:军事医学科学出版社,2014.

[10] 闫雪洁,张洪青,于风云.临床内科疾病诊疗学[M].北京:知识产权出版社,2014.

[11] 范贤明,曾晓荣,徐勇.内科疾病及相关诊疗技术进展[M].北京:北京大学医学出版社,2014.

[12] 张江灵,刘甲兴,程莉.内科医师首诊医嘱手册[M].北京:人民军医出版社,2015.

[13] 陈信义,赵进喜.内科常见病规范化诊疗方案[M].北京:北京科学技术出版社,2015.

[14] 刘洋,刘铁英,陈惠军.临床疾病概要[M].武汉:华中科技大学出版社,2015.

[15] 于为民.新编肾内科住院医师问答[M].武汉:华中科技大学出版社,2016.

[16] 屠春林,陈颖敏.社区内科常见病例诊治策略[M].上海:上海科学技术出版社,2016.

[17] 高级卫生专业技术资格考试命题研究委员会组.消化内科副主任、主任医师资格考试习题精编[M].上海:上海科学技术出版社,2016.

[18] 高级卫生专业技术资格考试命题研究委员会组.心血管内科副主任、主任医师资格考试习题精编[M].上海:上海科学技术出版社,2016.

[19] 何胜虎.心血管内科简明治疗手册[M].武汉:华中科技大学出版社,2015.

[20] 高世东.实用中西医内科常见疾病诊疗[M].兰州:兰州大学出版社,2015.

[21] 丁震,苏颖,魏芬.内科查房问答精要[M].武汉:湖北科学技术出版社,2015.

[22] 于志刚.内科常见疾病临床诊疗与思维全科医师手册[M].杭州:浙江大学出版社,2015.

[23] 何建国,柳志红.肺血管疾病专家解读240问[M].北京:中国协和医科大学出版社,2016.

[24] 王拥军.神经内科常见病临床思路精解[M].北京:科学技术文献出版社,2016.

[25] 葛建国.内分泌及代谢病用药指导[M].北京:人民军医出版社,2015.

[26] 李晓红,曲辅政,史金英.心血管内科疾病专家点评[M].北京:科学技术文献出版社,2013.

[27] 马鹏.消化内科疾病基础与临床[M].北京:科学技术文献出版社,2013.

[28] 刘胜武.实用神经内科疾病诊疗概论[M].北京:科学技术文献出版社,2013.

[29] 黄茂.呼吸内科临床处方手册[M].南京:江苏科学技术出版社,2015.

[30] 王巍.心脏瓣膜疾病专家解读237问[M].北京:中国协和医科大学出版社,2016.

[31] 董淑雯,曹文元.内科疾病防治[M].西安:第四军医大学出版社,2015.

[32] 李亚.临床常见神经内科疾病诊治策略[M].天津:天津科学技术出版社,2014.

[33] 邵迥龙.内科疾病临床诊疗[M].石家庄:河北科学技术出版社,2013.

[34] 马忠金.实用内科疾病的诊治与护理[M].石家庄:河北科学技术出版社,2013.

[35] 龚四堂.小儿内科疾病诊疗流程[M].北京:人民军医出版社,2013.

［36］闫西茹.临床常见神经内科疾病诊治策略［M］.天津：天津科学技术出版社,2014.

［37］毕晓莹,黎佳思,吴云成.神经内科疾病的精神心理障碍［M］.上海：上海科学技术出版社,2015.

［38］侯晓华.实用内科疾病临床处理手册［M］.武汉：湖北科学技术出版社,2015.

［39］王佃亮.当代全科医师处方［M］.北京：人民军医出版社,2016.

［40］李卓江.内科临床思维［M］.贵阳：贵州科技出版社,2015.

［41］李晓莉.常见心内科疾病诊疗技术［M］.北京：科学技术文献出版社,2013.

［42］徐勇,李晓明,刘建.内科临床医师手册［M］.北京：北京大学医学出版社,2015.

［43］裴毅.临床医师问答丛书 新编肿瘤科住院医师问答［M］.武汉：华中科技大学出版社,2015.

［44］陈海飞.心衰治疗临床有了新进展——访复旦大学附属华山医院心内科主任医师施海明［J］.自我保健,2016,0(12):42-43.

［45］许绵绵,杨茵茵,林美华.核心制度关键指标干预对心内科住院患者医院感染的防控效果［J］.中华医院感染学杂志,2017,27(5):1175-1178.

［46］廖成涛.无痛胃肠镜在消化内科疾病临床诊治中的应用价值分析［J］.中外医学研究,2017,15(7):3-5.

［47］矫德山.慢性萎缩性胃炎患者消化内科临床治疗体会［J］.中外女性健康研究,2016,0(2):21-21.